中西医结合神经系统疾病症候学

王厹东　著
王文健　审

上海科学技术出版社

内 容 提 要

本书基于循证医学和神经科逻辑思维方式,从症候神经定位中探索出一种临床推理过程。这一过程可以按照临床遇到的突出症状和检得的重要体征,按图索骥地搜索出一系列比较可靠的定位方向,通过主要症状和体征即症候,进行树状定向和链式神经定位的搜索。这一方法经过著者临床实践验证,再总结归纳,将在理论层面进行创新性的中西医结合尝试。

本书参考国内外相关专著和期刊论述,从解剖学、生理学、病理学、影像学、实验技术、治疗学、预防学等方面对神经科常见病、多发病的症候定位诊断进行阐述,兼顾少见病和疑难病,并补充一些新概念。本书首先论述了中西医学神经内科定位的历史、思维的碰撞和重构。继而以临床常见症状或重要特殊的体征为体例,以症候为推手,开展中西医结合探讨,运用现代神经病学的科学知识,来理解和阐述中医理论体系的科学内涵,发挥中医药在诊治疑难病上的独特优势,以期提高中西医结合治疗神经系统疾病的疗效。

本书秉承中西医汇通派注重理论研究的传统,从症候神经定位框架上重构临床思维,对中西医结合神经内科临床思维提出看法和建议,让读者比较全面地了解神经系统疾病相关症候的神经定位思维,从理论到实践再到理论,让读者比较全面地了解神经定位思维,指导中西医结合神经内科临床实际工作。

本书可供中医、中西医结合神经科临床医生及相关科研工作者参考阅读。

图书在版编目(CIP)数据

中西医结合神经系统疾病症候学 / 王丕东著. -- 上海 : 上海科学技术出版社, 2023.12
ISBN 978-7-5478-6421-0

Ⅰ. ①中… Ⅱ. ①王… Ⅲ. ①神经系统疾病—中西医结合疗法 Ⅳ. ①R741.05

中国国家版本馆CIP数据核字(2023)第221863号

中西医结合神经系统疾病症候学

王丕东 著

王文健 审

上海世纪出版(集团)有限公司
上海 科 学 技 术 出 版 社 出版、发行
(上海市闵行区号景路159弄A座9F-10F)
邮政编码 201101 www.sstp.cn
上海盛通时代印刷有限公司印刷
开本 889×1194 1/16 印张 34 插页 3
字数 980 千字
2023 年 12 月第 1 版 2023 年 12 月第 1 次印刷
ISBN 978-7-5478-6421-0/R·2896
定价:298.00 元

序　言

神经系统疾病发病机制复杂，诊断困难，汇集了许多罕见病、疑难病，对于有些神经系统疾病，即使了解了其发病机制，但在治疗上目前仍然束手无策。由于医学教育的目标是以掌握常见病、多发病为主，许多神经系统疾病并非教学的重点，因此神经内科被一些医务人员视为一个难度甚高、难以企及的学科领域，这也导致中西医结合神经内科的发展比较缓慢。长期以来，神经内科领域的中西医结合只是局限于少数病种，停留在将西医和中医的一些治疗手段简单加成这一粗浅层面上，很少有理论层面较高水平的结合。王厷东教授在长期临床实践的基础上，积数年之功，撰写了《中西医结合神经系统疾病症候学》一书，试图在理论层面进行创新性的中西医结合的尝试。

症候是人们认识疾病的切入点和判断疾病性质的基础，也是确定治疗原则和选择治疗措施的依据，中医、西医概莫能外。中西医的理论体系、诊断方法和治疗措施有很大的差异，但他们面对的患者是同一客体，遭遇的挑战是同一疾病或症候，只是由于医学体系的不同，在各自理论的指导下，对同一个患者、同一种症候，在认识手段、分析方法、判断结果以及应对措施方面出现很大不同，但客观的疾病和症候始终是两者的联系桥梁和沟通渠道。从疾病的症候着手开展中西医结合的探讨，一方面有助于运用现代神经病学的科学知识，来理解和阐述中医理论体系的科学内涵，另一方面，也可发挥中医药在诊治疑难病方面的独特优势，提高中西医结合治疗神经系统疾病的疗效。

人体的神经系统是一个非常精细的调控系统，每一个疾病及各种症候的发生都会涉及包括神经递质在内的各种生物活性物质的变化和相互作用，以及各种物质信号在中枢和外周的一系列传导途径，因此，神经系统疾病和症候具有客观性、物质性，有明确的定位和定向性。中医对症候的认识则不同，"脏居于内，象现于外"，中医是依据外现的征象来推测内在脏腑的病变以及机体气血阴阳的变化；在中医理论中，这些内在的变化或机制，其落脚点不是具体的物质，而是气血阴阳、寒热虚实等抽象的属性，两者的理论存在巨大的落差。要在中西医两者的症候理论方面进行比较、对照和联系，并结合临床实践找到结合的渠道，需要丰富的临床经验、扎实的理论基础和创新的科学探索精神。本书作者选择以症状为主、结合体征的定位诊疗思路，以及中医的辨证思维，来系统梳理神经系统疾病的常见症候，从中西医学两方面在作出定向定位定性诊断的同时，进行辨证的思考，为中西医结合神经系统疾病和症候的治疗，寻求更加科学和合理的诊治方案，使治疗更加精准化和多样化，进一步提高疗效。

王厷东教授在撰写本书过程中，参考了国内外大量的相关专著和期刊的论述，尽力从解剖学、生理学、病理学、影像学、实验技术、治疗学等方面对神经科常见病多发病的症候定位诊断进行阐述，同时兼顾了部分罕见病和疑难病，并补充了一些新概念。书中试图从症候神经定位框架上对临床思维提出一些看法和建议，以求让读者比较全面地了解神经系统疾病相关症候的神经定位思维，为临床实际工作提供帮助。

王尕东教授秉承中西医汇通派注重理论研究、勇于开拓创新的优良学术传统，为中西医结合神经病学的发展作出了新的贡献。

王文健

教授，主任医师，博士生导师

上海中医药大学中西医结合临床研究所所长

中国中西医结合学会原副会长

上海市中西医结合学会原会长

2023 年 5 月

前　言

1897年2月,高更在大溪地完成了创作生涯中最大的一幅油画《我们从哪里来? 我们是谁? 我们往哪里去》。我们是谁? 从哪里来? 到哪里去? 永远是亘古不变的主题,于中西医结合神经病学亦如是。作为起步较晚的中西医结合学科之一,在诸多前辈尤其中国中西医结合学会神经科专业委员会主任委员高长玉教授率领下,中西医结合神经科近年有了长足发展。

历近30年,疾病谱物换星移,神经内科如一轮红日,在众学科中冉冉升起,国内大部分神经内科从一无所有到蕞尔小室乃至泱泱大科,而神经外科更是气贯长虹,小儿神经科也长足飞跃,许多三级医院神经科还分出脑血管病科、神经肌肉科等亚专科。以CT/MRI为代表的神经影像学,被认为是神经内科发展史上的里程碑。正是凭借这些翅膀,最近30年卒中专科发展一日千里。而临床实验的飞速发展,使我们日趋依赖于辅助检查。然而临床经验的积累和实践,永远离不开临床细节的捕捉和初步定位,更何况其他亚专科如神经肌肉、锥体外系、神经心理学等,无法完全依赖影像学和实验室。

前岁仲春,上海市神经免疫分会的同仁,照例在陈向军教授召集下,于苏州穹窿山孙武书院与同道比武论剑,业界前辈吕传真教授又一次全程参加,他谆谆教导:临床经验的积累和沉淀,是真正意义上的临床功底确立,没有工匠精神万万不能。记得多年前,我反复揣摩脊髓疾病的纵横定位,发现很难融会贯通,但还是觉得从整个摸索过程中受益匪浅。在徐桂芝教授鼓励下,我摸索着帕金森病嗅觉研究,后来在《临床神经病学杂志》首次公开发表相关论文(此前没有相关国际杂志发表)。

神经科临床建立在坚实的解剖和病理生理基础上,神经系统疾病诊断难、治疗更难,临床思维独特,入门大不易,罔论精之。神经内科一直重诊断轻治疗,虽然近年改观不少,但空白点依然颇多,这正是发挥中医针灸优势所在,也是开展中西医结合神经内科临床实践的契机。这个领域的中西医结合研究起步很晚,全国第一届神经系统疾病中西医结合会议1996年才召开。20多年前,我从中医住院医师开始,历经中医主治医师、神经内科主治医师,当了7年神经内科医生后,进入上海医科大学附属华山医院神经内科的哈佛楼学习,方觉自己才入神经医学的大门。

既然如此,选择以症状为主、结合体征的定位思路,是否是对神经科经典的忤逆之举? 是又回到了起点,还是殊途同归? 于神经科医生而言,再没有比神经定位更高的临床准则,这是严密神经科逻辑思维的核心,是建立在坚实神经解剖和神经生理等分支学科基础上的王冠。但真实临床情景如是:繁重临诊背景下,医者首先面对着患者主诉,随后通过神经系统检查引出阳性体征,然后期盼能在几分钟内,凭掌握的症(症状)候(体征),迅速作出初步定向定位诊断,指导下一步诊疗方案。当然,这种定位诊断尽可能在全医学框架下寻找疾病坐标,或者说是求最大公约数还是疾病定性的排他性,有待进一步回归临床检验,这需要日常临床思维敏锐性的磨炼、临床直觉的培养，方能在短时内迅速决断。

最近30年，随着神经影像学的崛起和飞速发展，将神经科医生带入一个个新的境遇。网络信息和教育，尤其是网站教育实际上甚至超过了医学院的继续教育，我在这里尤其要向一些专业的医学网站致敬，不单是因为本书引用了他们的文献，更是因为他们哺育了新一代神经内科医生。

神经系统定位的定义：某处神经功能或结构异常所能引起的身体相应部位的症状和体征，由于支配神经系统各部位的解剖结构和生理功能不同，损伤时会产生不同的神经功能障碍，表现出不同的临床症状和体征，定位诊断是根据这些症状和体征的表观，结合神经解剖、神经生理和神经病理知识，推断产生神经功能或结构异常的病灶部位的一种诊断思维过程。

神经系统疾病集中罕见病中的很大一部分，目前医学教育目标是学习掌握20％的常见病、多发病，而精英式医学教育恰恰相反，必须掌握80％的罕见病。所以，我对症候神经定位诊疗的愿景，不是泛泛而谈的症候罗列，掉书袋式的训诂学噩梦，而是临床实弹上阵的压箱子弹。当接诊一位患者时，总有一个主症，其时，脑海中浮现出几十甚至上百种疾病，而不能主诉眩晕，就拍脑袋式地搜索良性阵发性位置性眩晕（BPPV）、梅尼埃病、后循环缺血等，极易误诊、漏诊。我们应该都是在无意识中完成了部分思维训练和归纳，然而，这种训练如何规范建立和完善？

医学是研究人体的生命科学，但扪心自问，还远不够严谨。然而医学又不仅仅只有逻辑可言。纽约东北部的撒拉纳克湖畔，长眠着特鲁多医生，他的墓志铭激励着一代又一代行医人："To Cure Sometimes, To Relieve Often，To Comfort Always."即"有时去治愈，常常去帮助，总是去安慰"。有时、常常、总是，如三个阶梯。我们如果仅仅掌握那20％，如何去治愈？凭什么去帮助？也许你无奈安慰的患者，说不定可以治愈。这正与王国维先生《人间词话》中人生追求三境界不谋而合，也是为医者的三个境界。

中西医两种不同的医学体系，当都触碰到神经病学的时候，从中医角度去看疾病就会多一个角度。遗憾的是，很多时候还迷失在表象里。抑郁症的肝郁，脑梗死的血瘀，是结果还是原因，表象还是实质？我辈当"悟已往之不谏，知来者之可追"。由于中西医思维方式不同，甚至神经病学与内科分支学科，思维方式和诊治方法迥异，其融合很具挑战。我虽然能力有限，还是要去探路，就算失败，也是为后来者探明是死胡同还是活弄堂。

本书编写自始至终在王文健老师关注和指导下进行，就书名我们讨论了一年，最终，王老师在一个子夜发给我微信，定下书名《中西医结合神经系统疾病症候学》。王老师说："以症候学的名义，对写的内容、中西医的比例和两者融合的程度就没有严格的束缚，可以比较自由。症候学强调由症溯源，在西医是从症状出发的神经定位诊断，在中医是由症候归纳出脏腑和气血阴阳辨证，两者的结合实际上是这两种理论的融会贯通。"

三十四年如一日，专注中西医结合神经内科之路，筚路蓝缕，以启山林，不问收获，埋头耕耘。阳明先生云：行知合一，天人合一是也，于神经科如此，于中医学亦然。是为医者，理应超绝恒流，造福病家，乃一生一世之修行。我初入门即专注癫痫和脑电生理，而后专注心身医学（神经症科）。秉持学科交叉发展的理念，参加并见证全国第一个神经内分泌学会（上海市中西医结合神经内分泌学会）的组建和发展，潘卫东教授任主任委员，刘军教授即将任第三届主任委员，我任副主任委员。回首书架上的《神经内分泌学》，已然是20余年的旧书，中西医结合神经内分泌研究即滥觞于复旦大学附属华山医院中西医结合科，诸多大家的提携，铭刻于心。

本书初衷在于，在循证医学和神经科逻辑思维方式基础上，既可从症候神经定位中探索一种临床推理过程，又可以按照临床遇到的最突出症候和检得的重要体征，按图索骥般地搜索出几个比较可靠的定位方向，如同一叶知秋，通过一个主要症候，进行树状定向和链式神经定位的搜索，穿插一部分我在临床中的实践总结，也是临床得益和感悟，期盼能管中窥豹，举一反三，终成掌上乾坤。中医一直以来似乎是一门秘学，其实从来就应该是显学，知识与理念应该与大家共享，中西医结合神经定位更加应该如此，希望与更多的同道分享。

我是按照以下神经定位的路线图进行探索的：在神经解剖和病理生理学的基础上进行症状和体征的定向诊断定位诊断，包括经典临床定位、神经影像学和神经电生理定位，历代中医和针灸的理论体系，融合西医学的探索，我的临床个案和系列探索启示，还有以疾病为单位的定位研究，我常常通过定位线索回归中西医结合临床，检验症候在临床神经定位的实际效用，再总结归纳，修正神经定位，如此实践—理论—实践—理论循环，螺旋式上升，去芜存菁，神经定位理论和实践均得到淬炼和升华。察舌苔，终弃癫痫遗传之陈见，解血瘀等困惑。而望诊，瞳孔的不规则使你敏锐地要考虑梅毒。流涎、吐唾一样吗？闻，是听还是嗅？切，神经反射算不算？这些都是体征的来源。问当然是重头戏，提炼主症的必经之路。中医的辨证要点其实就是症候群的辨证。然而在更细腻的传统神经定位上，比如自主神经，也远远没有多少临床医生能像一些教科书上这样演绎，更不要说把最具传统的中医特点和神经系统定位结合到一起，既能定出各种层次的神经损害位置，又能捕捉中医精髓、一些画龙点睛的证候特点。

中医内科学实际上也是症候诊疗学，无论是现代医学还是传统医学，对症治疗是亘古不变的主题之一，以症状学为中心的临床理念也体现于定位诊疗中。无论以前、现在抑或将来，都是一个现实的重要临床决策内容，于神经科也如此，其时，以症状和体征为中心的症候神经定位诊断就凸显其必要性，也是进一步对因诊疗的依据和补充。在 ChatGPT 大潮来临的时代，终将通过搜索链接整合所有的知识储备资源，大家深感危机，但我坚信临床经验是不可能被套用的，创新性的临床思维过程也是人工智能所难以拥有的人类顶级思维，临床经验也是医生个性和独特思维的最后阵地。

本书旨在从临床实际工作出发，尽力而为，不求全面，从已经成熟的症候学研究进行多角度、多层面、多方位论述，对一些不成型的研究也列出探讨，留有进一步商榷空间和余地，以防武断结论误人，突出临床的实用性。

复旦大学附属华山医院神经内科乔向阳博士一直是指导我的老师，早年毕业并留教于北京协和医学院，他认为症候的中西医命名应该双向。在收稿阶段又请教他，他对整本书的架构甚至许多细节提出了建设性的意见。对于在现代神经病学看来中医概念比较含混的麻木、头晕等，就进行拆分，如麻木分为发麻和发木，头晕为头晕和眩晕；而脑鸣、梅核气、奔豚气等没有相对应的西医学之名，则按中医之命名；而恶心呕吐、呃逆、尿频尿急、便秘、口渴等内脏症候，似乎与神经定位关系并不大，实际上仍可探索。本书序列，按躯体部位分，第三章头部症候（包括颈部），有眩晕、头晕、头痛、脑鸣、项强、颈痛；第四章面部症候有面瘫（口僻）、面部抽搐、面部发木、面痛、流涎等；第五章眼部症候包括瞳孔异常、偏盲、复视（视歧）、斜视、眼球震颤、眼睑下垂（睑废）、视力减退、眼睑抽搐、眼痛和眼眶痛、幻视，幻视本不应属神经眼科范畴，但幻视以眼部症候为主诉；第六章耳鼻咽喉症候包括耳聋、耳鸣、耳痛、幻听、嗅觉异常、幻嗅、梅核气、吞咽障碍、构音障碍；第七章四肢症候有肩痛、四肢发麻、四肢发木、上肢痛、下肢痛、四肢无力、四肢萎缩，其中肌萎缩和肢痛、麻、木和肌无力的上肢下肢在分节中列出；第八章躯干症候有胸痛、背痛、肋痛（胁痛）、腹痛；第九章内脏症候有奔豚气、恶心呕吐、呃逆、便秘、尿频尿急、呼吸困难；第十章的发作性症候包括晕厥、癫痫、发呆、发笑、强哭、抽动；第十一章运动症候运动包括随意和不随意运动，随意运动由锥体束司理，不随意运动

（不自主运动）由锥体外系和小脑司理，强调不随意运动，包括共济失调、痉挛、震颤、肌阵挛、肌强直、舞蹈症；第十二章睡眠症候包含失眠（不寐）、嗜睡（多寐）、磨牙、睡眠运动障碍与行动异常，其中磨牙似乎属于口面部，但神经科领域以夜间多发，故归于此；第十三章高级神经活动异常有意识障碍（昏迷）、认知障碍（痴呆）、失语、抑郁、躁狂、强迫；第十四章其他症候有肌痛、肉跳、多汗、口渴、瘙痒。

至于每一症候，又分为5～10个部分。第一部分概述包括神经解剖和病理生理；第二部分为树状的神经定向；第三部分是切入主题的神经定位，分别以自上而下链式的各个神经肌肉部位剖析症候和体征的具体神经定位，详细介绍神经系统常用症候的临床症状和体征以及诊断思路，包含鉴别诊断；第四部分为影像学或神经电生理定位，大多时候合在神经定位中，视其为临床神经定位的延伸；第五部分为中医学认识，有时候与中西医结合并；第六部分为中西医学的定位或病位探讨；第七部分为相关神经疾病的定位诊疗。视症候在临床的高发频次和复杂程度，结合目前临床研究状况，以及个人临床实践深度、广度，每一节长短不一，不求均衡。

本书绝大多数病例来自上海市浦东新区中医医院中西医结合神经内科，部分来自我工作学习过的湖州市第三人民医院（原浙江省精神病院）神经内科、复旦大学附属华山医院神经内科等。在此，向我的上级医生、老师、同事表示深深的谢意，特别是上海市浦东新区中医医院中西医结合神经内科的沈丽萍、王萍、陈雪莲、顾竞、沈利荣、杨周剑医生和神经电生理室许佩佩主管技师、姚晓庆护师及蔡鸣春护士长等，更要向蒋鲁艺书记、胡宗德院长和储亚庚老院长致意，还要感谢医教科齐佳龙主任和刘骁华老师、影像科闫成功主任等。上海市第六人民医院吴耀持教授、上海市中医文献馆石云副教授和复旦大学附属华山医院中西医结合科李晓明和陈瑜副教授，以及复旦大学附属华山医院影像科周林江副教授，还有中国科学院脑科学与智能技术卓越创新中心（神经科学研究所）神经遗传研究室主任刘静宇教授、上海中医药大学附属曙光医院张勤华教授等，在编写中他们均提出宝贵意见，同时，更有家人的陪伴和付出，在此深表感谢。

本书获"上海市浦东新区中西医结合神经内科高原学科"和"上海市浦东新区王厹东名家中医工作室"等课题资助，在此感谢上海市浦东新区卫生健康委员会的大力支持和帮助。

王厹东

2023 年 5 月

目　录

第一章
症候神经定位临床思维的构建

第一节　神经定位的历史

从神经系统疾病症候的搜集与归纳,到诊断治疗,神经科临床有一个极其重要的过程,即神经定位,也是显著区别于其他学科的特点,可以说神经定位是神经科的金科玉律。所以贯穿本书的症候学以神经定位为纲,才能对临床有指导意义,期望尝试神经内科领域的中西结合乃至汇通能不落窠臼。厘清神经定位的发展脉络有非常重要意义,以脑为主的神经系统是高度复杂的系统,前辈的突破性研究和相关进展对神经科学的创立与发展至关重要,尤其陈宜张曾进行系统总结,现摘录梳理如下。

1. **混沌时期**　这一时期对脑的认识主要以功能为主,公元前 30—前 17 世纪埃及卢克索象形文字中首现"脑"字。公元前 5 世纪,亚里士多德(公元前 384—前 322)认为神智在心。新近发现心跳加速竟然也能直接关联大脑焦虑。稍晚加伦(129—199)准确、详细描述了动物脑解剖,看到了胼胝体。中世纪曾经认为歇斯底里起源于子宫,hysteria 一词,正是起源于 hystera,即子宫。

2. **文艺复兴时期**　文艺复兴运动促发脑科学启蒙,有了神经和脑的解剖。早期达·芬奇(1452—1519)绘出前中后 3 个脑室,后又加上侧脑室。维萨里(1514—1564)在《人体构造》(1543)中完成现今脑神经解剖框架。命名 Willis 环的威利斯(1621—1675),其《大脑解剖》(1664)中解剖结构图插图与当代解剖学教科书几近。

3. **17—18 世纪**　神经科学几个主要理论基础发端包括动物电发现、神经元学说、神经系统整合、脑功能定位。17 世纪中叶显微镜促使脑解剖向神经组织学深入,神经细胞和神经纤维构造清晰起来。18 世纪末伽伐尼(1737—1798)发现蛙腿可因神经接受电刺激而收缩,神经肌肉活动时有电产生。动物电活动的产生神经传导,证明神经活动实质是独特的生物电活动。18 世纪沙尔科(1825—1893)是早期研究脑功能定位的先驱,开创神经病理检查结合临床研究思路,如确立布罗卡(Broca)区。1897 年谢灵顿(1857—1952)的突触概念和神经系统整合作用理论,基于突触假设,神经活动包括神经传导和突触的传递过程,对脑功能理解推进到机制性层次,为神经定位体系的诞生打下坚实解剖和生理基础。

4. **近代(19—20 世纪)**　神经解剖学始创于 19 世纪中叶,脑大体解剖及显微结构研究为神经病理研究提供基础。大体解剖与显微解剖厘清了局部脑细胞和纤维构筑、脑分区和定位、不同脑部位间连接关系。19 世纪中叶,加尔(1758—1828)最早提出脑功能定位,认为大脑各区有功能特异性,大脑不同区有不同功能定位。19 世纪 50—60 年代,神经科学基础框架基本完成,现代神经科学开始独立,包括 3 个主要分支,即细胞和分子神经科学、认知神经科学及发育神经科学,为数十年后临床神经医学的起飞奠定基础。20 世纪以后,许多神经科学领域诺贝尔奖项与神经定位有关:1906 年 C.戈尔季(1843—1926)、S.拉蒙-卡哈尔(1852—1934)开始对神经系统进行精细结构研究;1930年S.拉蒙-卡哈尔创立神经元学说,其《大脑之美》脍炙人口;1944年J.厄兰格(1874—1965)、H.S.加塞(1888—1963)开始神经纤维机制研究;1949年W.R.赫斯(1881—1973)发现动物下丘脑对内脏调节功能;2003年保罗·劳特布尔(1929—2007)和彼得·曼斯菲尔德(1933—)发现核磁共振成像技术;2014年约翰·奥基夫(1939—)、梅-布里特·莫泽(1963—)和爱德华·莫泽(1962—)夫妇发现大脑GPS。

对脑的不断探究,正是引领神经定位发展的原动力,从文艺复兴到现在,神经科学飞跃前进,但临床思维结构依然迷雾重重,阻碍临床神经医学继续前行。陈宜张认为一是整体论如何与还原论相整合,二是主观神智现象如何用客观方法来研究。整体论与还原论的整合远未得到解决,制约神经定位思路进一步拓宽,显见科学的局限性。而神经回路与脑功能中,神经传导和突触传递要能够上升为脑区活动,需有特定神经回路活动,这方面所知更少。以客观方法对主观现象的探究,尤其是对症状的解析,笔者做了一些尝试,但对高级神经活动如认知还是乏善可陈,深知没有捷径可走。

随着实验室检查和影像学的飞速发展,许多专科医生觉得,临床诊断不必再依赖费力的症状和体征收集,问诊和查体都匆匆而过。事实上,合格的神经科医生,一旦获取完整的病史后,就有一个大致的定向定位框架,脑海里就会提出一个假设的定向定位,进一步获取的症状和床边查体的体征则可以佐证初步诊断,当然还需依靠那些实验室、电生理和影像学检查,但是望(眼底,体征)、闻(音叉)、问(症状)、切(叩划锤)等临床技能,还需要临床医生演绎逻辑推理和分析,方能获得可靠的最终诊断。

William Osles说:在病史采集过程中,追随每一条思路,不要抢先提问,绝不给予提示,让患者用自己的话去说。Adolph Sahs则告诫:如果你用30分钟接诊一位患者,花28分钟询问病史,2分钟体格检查,不要在头颅CT、MRI或EEG上花费时间。Rene Laennee忠告:洗耳恭听! 多听听你患者的心声! 他在为你提供诊断!

肯塔基大学医学院神经病学系Joseph R认为,只有神经科医生一直默默坚守着叩诊锤,从头到脚敲敲划划,就这一点而言,神经科医生确实是最后的临床医生。为什么神经科医生在问诊和查体方面迥异于其他科医生? 定位,定位,还是定位。定向框出是否属于神经科的范畴,定位首先是周围和中枢神经系统的分野,然后是进一步的细化,最后才是定性。神经科医生从入行第一天就被教导:可以不定性,但须尽最大努力去定位。以症候为主导的神经定位,也是捍卫临床神经医学最后的尊严,这一切有赖于严谨的临床神经专科检查和详细病史的搜集。

以症状和体征为主导的神经定位,并非空穴来风,无中生有,有其传承脉络。我们这一代人都受益于王笑中的《神经系统疾病症候学》,其书又取材于日本《神经》。神经科医生描述病史与内科不大一样,情节化的描述叙述,故事式的叙事记录,无不是尊重症候的原汁原味书院式教学模式古风,这是早期神经科与精神科还没有分家时的遗迹,可惜我们正在迅速走远,甚至背离这些传统。笔者较多地将一些所谓躯体化症状甚至精神症状均列为单独章节讨论,得益于30余年前入道时保留至今的刘贻德和夏警予的著作《高级神经活动的症状和诊断》,也是基于遵循经典临床神经科的初衷。

参 考 文 献

[1] 陈宜张.神经科学的历史发展和思考[M].上海:上海科学技术出版社,2008.
[2] 圣地亚哥·拉蒙-卡哈尔.大脑之美(The Beautiful Brain)[M].严青译.长沙:湖南科学技术出版社,2020.
[3] Berger J R. Neurologists: the last bedside physician-scientists[J]. JAMA Neurol, 2013, 70(8):965-966.
[4] 王笑中,焦守恕.神经系统疾病症候学[M].北京:人民卫生出版社,1979.
[5] 刘贻德,夏警予.高级神经活动的症状与诊断[M].合肥:安徽科学技术出版社,1985.

第二节 临床神经定位的思维重构

最厉害的本领,往往都是基本功。基本功不仅仅是初学者入门时需要掌握的内容,往往反映一个行业的底层逻辑与本质规律,也决定一个从业者未来能走多远,很多高手之所以成为高手,并不是掌握了多少特殊技能,而是在日复一日的积累中,炉火纯青的技艺令他们无可替代。多年前,一位芭蕾舞者长辈说,看一个人舞跳得好不好,不是看她学过多少舞曲,会跳多少舞步,是看她双腿与脚掌的力度及对节奏感的把握。古稀之年的她还每日把杆训练,这正是芭蕾基训,舞者借助固定在墙壁上的把杆,加强身体各个部位的力量、柔韧性、灵活性、伸展度、稳定性与协调性。所谓"拳不离手,曲不离口",基本功的训练,也贯穿医者整个职业生涯,尤其神经科医生。

床边查体是针对性检查的前提,指向下一步仍需要哪些辅助检查。无论是神经科的视触叩听,还是中医的望、闻、问、切,这些基本功潜藏着临床医生的核心实力,尤其在患者多、医生少、诊疗时间短的门急诊,快速而有效的体检和症状搜集,迅速的逻辑推理形成定位诊断,是每个经验丰富的神经科医生的临床必经路径。据中华医院管理学会临床误诊误治研究会调查报告显示,对标准误诊文献 15 048 篇中 46 万份报道病例进行计算机处理,发现 12.8 万份误诊病例,误诊率达 27.8%,原因主要有:医生经验不足,医生问诊及检查不细致,医生过分依赖或迷信辅助检查结果,医生未选择特异性检查项目。尤其后两项,缘于一些神经科临床医生过分依赖影像检查,对常规神经系统体检及病史采集重视不够,基于症候的基本功日渐荒废。各种现代仪器和检测方法只是体检的延伸,不可能取代基本的临床观察和临床思维。况且一些特异性检查必须在临床体征和症状线索指引下,选择性地恰当运用,方能导出阳性结果,获得正确诊断结论。神经科的误诊往往与神经定位有密切关系,缘于以下多方面原因。

首先,临床医生对不少疾病诊疗都有经验,临诊都有印象预判,而后形成一个结论,这没有一个程式,更多时候,往往可以在没有辅助检查证据下,取得某些初步诊断。在某些检查结果出来后再次确认,某种程度上已成为一种定式,造成某些盲目的拉大网式普查,这些无谓检查也是医疗资源的浪费。尤其在那些高度依赖经验模式识别的特定专科专病中,在某些经验不足又难以充分识别某些临床特征意义疾病的医生中,也存在相同的诊断风险。

其次,平素的临床思维训练,从定位诊断到疾病,往往定位诊断根据神经解剖,疾病诊断又是另外一套归纳总结的还原式思维模式,而症状和体征往往被游离于定位诊断和疾病之间,甚至被任意解读。诚然,漏诊、误诊除主观因素,从认识论上看,单纯思维、定向思维、惯性思维等思维缺陷是导致漏诊、误诊的主要原因。循证不全、证据检索不力、思维方法错误及盲目运用不可靠证据,是导致可能误诊的因素。事实上,这与医学的系统性思维漏洞有关,尤其神经科临床需要医者具有严谨的逻辑思维和缜密的推理能力,但是许多医者并没有受过严格的逻辑训练,这个问题至今没有引起重视。鉴于此,整个神经科临床思维架构是否需要修整,不仅仅是一个樊迟之问。

确实,仅有快速而有效的体检和症状搜集,没有严谨的逻辑推理,定位诊断可能就会出现偏差。有一天晚上,笔者和身为律师的女儿促膝长谈,第二天,笔者发给她微信:你对专业的热忱敏锐自信,我深深地感受到了,昨天晚上你和我说的法律"精妙设计"。于神经科医生而言,仰望那严谨而富于逻辑的法律,随时鞭策笔者临诊时,神经科思维应该更缜密更周详。临床逻辑思维能力是指运用逻辑思维方法解决临床实际问题的能力,随着医学检查技术的日益进步,医学生和医者对临床逻辑思维能力的训练和重视程度日趋下降。《神经的逻辑》里脑科学家从神经元角度发现人脑工作原理,人脑在神经元上确实存在以前额叶为主的逻辑意识和以脑干等为主的无意识行为,记忆也分有逻辑记忆神经元和无逻辑记忆神经元。强迫症与前额叶无法调取习惯性记忆有关,与心理学家推断出意识和潜意识的思维截然不同。

症状和体征的收集过程以及最终分析综合,都须依靠严谨的逻辑推理过程呈现出来,临床逻辑思维能力才是临床医师应该拥有的核心关键技术,尤其是具有高度逻辑性的神经医学,这是根据患者症状、体征、病情演变过程和诊疗经过,正确运用概念、判断和推理,最后得出结论的一系列过程。神经病学由于神经解剖复杂、内容繁多,难以理解和记忆,诊断时不能满足于单一的临床诊断,还须有定位诊断和定性诊断,这就对神经科医生的临床思维提出更高要求。常见的临床思维形式包括临床概念、临床判断、临床推理、临床假说、临床经验、临床直觉、临床想象、临床灵感和临床机遇等系列过程,聂志余等倡导神经科"Windows 临床思维",受电脑 Windows 操作系统启发,无论是电脑桌面上任何一个文件还是文件夹中某一程序,只要用鼠标指针选中点击鼠标右键,就会弹出与之相关的所有操作,这些电脑里的文件或程序如临床症状、诊断或治疗等,弹出相关操作就像与该症状、诊断或治疗等密切相关选项,只要遇到一种症状、诊断或治疗等,就应像 Windows 系统一样不遗漏地联想到相关知识。是不是有点类似 ChatGPT?但是缺了搜索引擎,说到底就是神经定位的逻辑思维推理过程,人工智能可以替代吗?

真正要重建神经定位思维极其艰难,基本上不是一代人可以完成的。以症候为中心的神经定位,也许只见树木,不见森林,在这片森林里,相似的树木实在太多太多了,你如何区分?比如那么多头痛头晕,如何鉴别诊断?正如下面,您如何在上百个"各"中找出一个"吝"?

各各各各各各各各各各各各各各各各各各各各各各各各各各各各各各各
各各各各各各各各各各各各各各各各各各各各各各各吝各各各各各各各
各各各各各各各各各各各各各各各各各各各各各各各各各各各各各各各

记得很多年前,上级医师率领查房,当笔者的手指挥动在患者眼眦旁时,她就说你是否怀疑他外展神经麻痹?而她拿起锤子,敲在桡骨上,就要笔者确定具体脊髓节段,当时许多人认为她在刁难笔者,其实我们是默契其中,当然这种灵动思维主导的神经系统检查,最终都必须在严谨全面检查背景下才能得出初步诊断结论,但对神经定位的临床思维建立,不无裨益。这就牵涉到下面讨论的临床思维模式比较和选择。

禅宗的神秀和慧能,是两种不同思维模式交汇和碰撞的代表人物。弘忍禅师让弟子们作偈,神秀作偈书于壁上:"身是菩提树,心如明镜台。时时勤拂拭,莫使有尘埃。"慧能则曰:"菩提本无树,明镜亦非台。本来无一物,何处惹尘埃!"当然陈寅恪依敦煌写本《坛经》版本批评到:神秀"此偈之譬喻不适当";考据佛典,认为佛经观身之法,往往将人身比喻为芭蕉等易于剥解之植物,以说明阴蕴俱空,肉体可厌之意。而在上述偈语中,却以菩提树来比喻人身,恰恰与佛教的意思相反,慧能"此偈之意义未完备"。认为慧能之偈语意在身、心对举,本来是要说明"身则如树,分析皆空;心则如镜,光明普照"。陈寅恪认为:"神秀、慧能之偈仅得关于心者之一半,其关于身之一半,以文法及文意言,俱不可通。"临床直感非常重要,所谓下意识,在此并不是鼓励武断地下结论。神经科的临床思维应该是缜密的逻辑思维过程加上灵动的顿悟,规矩和灵感,方能"心如明镜台"。

美国社会学家罗伯特·莫顿说,科学就是有组织的怀疑。西医学以科学为基石,在怀疑和反思中不断自我纠错,匍匐前行。独特学术思维的形成,有赖于研究者对其研究对象与方法的深刻反思。反思萌芽于古希腊,肇始于苏格拉底,这正是他的名言:承认我们的无知,乃是开启智慧之母。洛克首先提出反思一词,康德和黑格尔将反思发展到顶峰。黑格尔直言其含义是思维后思维,认为:"反思以思想本身为内容,力求思想自觉为其思想。"但正如黑格尔定义哲学的目标:"简言之,达到概念的概念,自己返回自己,自己满足自己,就是哲学这一科学唯一的目的、工作和目标。"虽然神经医学与哲学研究相反,一如其他经验科学从具体到抽象再回到具体,即从研究具体的表象,上升到抽象的理论,再为具体实际服务。反思既往神经科的临床思维,是否该到重构之时,不得而知,但在基因时代呼之欲出的氛围中,笔者甚至返思,即使症候神经定位能够有益于临床,说不定也可能是经典神经医学终极前,神经定位思维的回光返照。

笔者在本书中,分别剖析每个症状或体征的临床神经定向、定位以及神经电生理、神经影像定位及症候神经定位指导下的临床诊疗实践。临床中查体与电生理影像等检查必须并重,影像是病理的投影,电生理是叩诊锤、大头针和音叉的部分延伸,后面几节会反复强调影像生化电生理等与临床症候对应的重要性,责任病灶理念也是神经科医生坚守的一条底线。那么基因的定位是否终极定位?神经递质的所在是否也是?(在笔者修改此节时,陈向军刚提出自身免疫性脑炎责任抗体概念)还有病位与定位的关系。有一种特殊定位,如一部分偏头痛与卵圆孔未闭(PFO)有关,部分偏头痛患者接受封堵术治疗后,症状消失,这也算是神经定位吗?当然也有效果不佳者,事实上 PFO 也与脑卒中和减压病等有关。

黑格尔三段论由正方、反方和合方三部分组成,正方是逻辑默认的前提,反方是逻辑对立的前提,合方则在逻辑上从两个相互对立的矛盾前提中扬弃而来。我们往往宁可陷入循环论证中不能自拔,而怀着对矛盾的恐惧心理,这种对矛盾的恐惧心理容易使我们陷于抛弃矛盾片面性,甚至掩耳盗铃,不懂得矛盾就是绝对能动性和绝对根据,也就不可能认识总体与实在的真实本性。黑格尔说:"理念是自在自为的真理,是概念和客观性的绝对统一。理念的实际的内容只是概念自己的表述,像概念在外部的定在的形式里所表现的那样。"2005 年诺贝尔生理学或医学奖发现的特定神经定位细胞——大脑 GPS 细胞,又称网格细胞,通过了解大脑如何在复杂环境中定位路径,佐证了意识能正确反映物质和思维与存在具有同一性。

在临床神经定位分析推理过程中,逻辑思维起着极为重要的作用,将收集到的症状和体征进行分析,不回避矛盾,一旦出现矛盾可以扬弃,以使支配神经定位的逻辑思维臻于严谨和富于条理,尽可能使诊断无懈可击。但对部分相关缺乏体征的精神科及功能性症状的推理过程中,即使你熟练掌握精神病理学,临床逻辑思维也会捉襟见肘。所以既要运用逻辑思维透彻地分析症状和体征,不惧怕矛盾的出现,同时在进行神经定位时厘清逻辑层次。临床思维不是天然锤就而成,是在临床实践中不断积累而来。临床医学的认识对象是活生生、具有社会性的患者,神经科临床尤其门诊时,面对诸多患者,尤其是初诊的疑难杂症,以一时片刻、只言片语,企图快速诊断,难度颇大,但是现状必须马上有一个诊断,起码是定向诊断,无论中西医学,四诊合参的诊断思维模式中,均是以主症为中心、四诊合参的诊断思维方法及各种辨证方法的综合技能,对临床常见症候进行归纳分析后诊断。

在分析和推理神经科患者的临床症候时,神经医学领域内各亚专业化可能会导致其神经定位出现诊断偏倚,比如对于肌无力表现,各神经亚专科医生有其定位倾向性,这种判断偏倚与临床神经医学的特点相关,如运动障碍或神经肌肉疾病之间重叠,更不用说其他学科与神经医学交叉,疾病的合并出现。

医学作为一种技术样态,在现实社会中遭受诸多指责,医学精神的合理样态分析具有理论和现实意义及教育价值。有人以黑格尔《精神现象学》为方法论资源可以分界出医学精神样态,在伦理世界、教化世界和道德世界中分别表征为朴素关怀性医学、技术工具性医学与生态和谐性医学三种样态。将医学技术工具性与医学人文关怀本性有机结合的生态和谐性样态是完整的医学精神样态,也应作为症候神经定位参考的合理理念,鉴于此,对所谓功能性的症候表现包括躯体化障碍的表述穿插全书,反过来,笔者坚持在除外器质性基础上诊断功能性疾患,而功能性与器质性的合并诊断,需怀有更全面的临床思维。

基于此,神经定位的临床思维面临着重构的愿景。规范地思考总比永远糊里糊涂地以守着一片背景模糊的森林或黑箱为好,无论是下面几章论述的以树状思维导图为背景的定向诊断,还是链式神经定位思维模式或立体神经定位,还有纠偏的假性神经定位和动态神经定位及缺乏体征的神经定位,抑或提供进一步证据和接近实际定位的神经系统临床体检延伸即神经电生理定位和影像神经定位,都是构成症候为导向的临床神经定位思维的重要组成部分。这种思考方法其实也适合全科临床思维,如北京协和医院董炳琨概括张孝骞的临床思维:"两个突出之点,一是全面和辩证,二是发展和变化。"如此,避免在疾病谱森林中迷失方向而首尾两端。

参 考 文 献

［1］ 刘虹.医学逻辑思维［M］.南京：东南大学出版社，2011.
［2］ 汪敬业，汪凯.从神经内科疾病诊治谈临床逻辑思维能力的培养［J］.医学与哲学，2017，38(8)：80－82，封3.
［3］ 霍俊艳，傅瑜.卵圆孔未闭相关的偏头痛研究进展［J］.中国神经精神疾病杂志，2020，v.46(7)：57－60.
［4］ 杨伟民，尤吾兵.医学精神样态的嬗变与医学人文品格——黑格尔《精神现象学》为方法论的分析［J］.医学与哲学(人文社会医学版)，2011，32(1)：5－7.
［5］ 聂志余，靳令经.神经科"Windows 临床思维"初探［J］.中风与神经疾病杂志，2014，1(1)：95－96.
［6］ 罗伯特·所罗门，凯思林·希金斯.大问题：简明哲学导论：a short introduction to philosophy［M］.桂林：广西师范大学出版社，2014.
［7］ 黑格尔.小逻辑［M］.贺麟译.北京：商务印书馆，2009.
［8］ 赵刚.反思与临床诊断思维初探［J］.医学与哲学，1991(5)：45－46.
［9］ 黑格尔.大逻辑［M］.贺麟译.北京：商务印书馆，2009：439.

第三节　树状神经定向思维模式

在这个医学信息爆炸的时代，思维导图是较好地表达发散性思维的有效图形思维工具，简洁直接有效，图文并重的形式和技巧，把各级主题的关系用相互隶属与相关的层级图表现，主题关键词与图像、颜色等建立记忆链接。作为思维导图中最简单的形式，树状思维导图把所有信息都组织在一个树状结构图上，每一个分支上写着不同的关键词或短语。思维导图创始人托尼·巴赞(Tony Buzan)开发的思维导图软件 iMindMap 中的树状思维导图，充满着色彩和图像，能同时刺激人两个半脑，在思考、记忆、分析、触发灵感同时发挥潜能。

近年来思维导图在神经科临床和文献中屡有试水，赵重波等功莫大焉，其按层次分三个依次下沉的树状结构：主题、大纲及内容。广义而言，笔者倡导的神经定位链式思维模式也脱胎于思维导图模式，只是分类和因果关系按以症状和体征为导向的神经解剖通路主线来安排内在逻辑联系。然而神经科以外的定向诊断，无法以神经解剖模式进行归纳统合，这种松散甚至有些散漫的树状结构思维导图，主干以下的枝叶之间，并没有绝对的因果关系、内在联系和逻辑关系，原因与结果的关系通常是以单线的树状结构来展现，至于枝叶之间可以没有任何关联。神经系统定向诊断和定性诊断多启用这种思维模式，定向诊断可以说是定位诊断前的一次预演和更大范围内的拉网式树状思维搜索，以便接下来链式神经定位之后，再运用树状思维如 Midnights 原则进行定性，更精准地诊断神经系统疾病。

事实上，要将每种症候都在纸上用图画和线条形成发散性的结构，是劳苦而重复的工作，也没有必要，毕竟思维的核心比形式过程更重要，思维是过程，最终直奔诊断和治疗。笔者结合思维导图和传统的直线记录方法，组合成树状思维神经网络图，较思维导图更为灵活和实用，通过各个相关分支学科为纲目，顺着发散思维，由一个症状或体征，扩布到具体可能的诊断。

如何将症状和体征整合，逐步进行定向以致后继的定位和定性诊断，这是最关键、最核心的神经系统疾病诊断思维过程，而以往和目前，医者更多地依赖其临床实践经验和教训，与所谓幸存者偏差类似，我们不能仅依据所见得出结论，还要将不可见的部分也纳入考量，乔向阳也认为，医者的认知是有限的，大量的疾病诊断不在认知范围之内。所以规范化思考和逻辑推理至关重要，树状思维的缺点是没有明显的逻辑和规律，如果医者自身不了解、不熟悉该领域的疾病，往往可能漏诊乃至误诊。

好在我们还有定位诊断，如果说医者非博不能精，非深不能专，那么，以树状思维模式的定向诊断和定性诊断就是博采,以链式思维模式为导向的神经定位就是深耕。树状思维应该是相关学科拥有共同研究对象的交叉点,就是拥有共同症状和体征。树状思维模式的两个分岔口是共病和全身表现,正是症候的复杂和组合的必要前提。更进一步而言,神经医学和各科的关系,正是树状思维模式的内核和定向诊断的标的,所以树状思维更多地体现在各章节的定向诊断中。下面来看看神经医学与各科的关系。

1. 神经科与精神科的渊源　神经科本来就是从精神科分出来的,20世纪90年代,神经科和精神科还是同一个学会,《中华神经精神科杂志》是《中华神经科杂志》《中华精神科杂志》两本杂志的前身,还有一本杂志至今仍名为《中国神经精神疾病杂志》。不少以症状为标识的章节,如抑郁、强迫等,本身属于精神科范畴,本书专列章节讨论,旨在坚守神经精神同源的理念,研究脑是两个科共同的头等任务,试想,有多少精神科疾病最终还是功能性?君不见,神经科门诊聚集了大量抑郁焦虑躯体化障碍患者,反过来,尽管内科、外科许多患者伴发抑郁焦虑躯体化障碍,但总体而言,神经科比例和绝对数量最多。所以在本书构架上,也体现这种树状思维的模式。

2. 神经科和内科　尽管如此,神经科医生应该是一个称职的内科医生,很多情况下,神经系统症状体征只是内科疾病的一个表现而已,不要只从表面和神经科角度联系。笔者曾经多次遇到癫痫样发作的低血糖患者,不能只是对症处理,找到低血糖原因才能对因治疗,也不能漏了胰腺原因,血淀粉酶升高可能是胰腺坏死,B超也可能指向胰岛细胞腺瘤,预后和处理完全不同。反过来,内科疾病导致的神经系统损害,包括治疗中对神经系统的药物不良反应,也是定向诊断中普遍性的思考盲区。

3. 孪生的神经外科　犹如心血管内外科一样,对同一类疾病的不同侧重治疗方法,天然的剪不断理还乱。但临床思考角度不同,如帕金森病的DBS治疗手术指征、选择的时机,两个科经常会有分歧。

4. 与眼科关系　眼科医生常说,前房属于我们,后房归你们。神经眼科本身就是神经科重要的分支学科,眼睛是心灵的窗户,笔者拿着检眼镜,绝不放弃这唯一肉眼能窥见大脑奥秘的机会,本书神经眼科症候一章有整整10节。

5. 五官科、口腔科、颌面外科　头面部是与神经科共同的研究对象。

6. 骨科　俗语云:打断骨头连着筋。末梢神经、单神经、神经干、神经丛和脊髓本身就与骨科疾病有千丝万缕的联系,骨科的分支学科手外科也可说从神经科分化。

儿科包括有小儿神经内外科,以往神经科从0岁看到100岁,没有年龄之分。其他如妇科、外科(包括泌尿外科、普外科等)、肿瘤科等,都是神经定向关注的内容,内容分散在各节。

第四节　链式神经定位模式的建立

以往神经影像学不发达的年代,我们知道不同部位脑卒中(定性诊断如梗死或出血甚至是根据起病急缓来鉴别)可导致相应部位的症状和体征,由于其相应的功能与解剖结构有一定对应关系,通过这种特定临床表现及功能损害(症状和体征)可以初步推测定位,也因此衍生出品类繁多的神经综合征。神经影像学飞速发展的时代,又矫枉过正地忽视经典的临床神经定位。我们有时候看到的,触及的也未必是真实的,就如影像学有时与您开玩笑:部分容积效应、伪影等,简直就是忙中添乱,肌电图中的巨大电位、脑电图伪差等也莫不如此,更不要说分析推理过程中的偏差,导致许多临床误诊和漏诊。

遇到常见的眩晕患者,往往下意识地诊断为梅尼埃病,后来发现是所谓的椎基底动脉供血不足,最近几年良性阵发性位置性眩晕(BPPV)又占据你的大片脑海。而健忘,首先让人想到阿尔茨海默病(AD),这实际上是一种程式化的先入为主临床诊断思维,许多其他疾病的鉴别诊断,可能就这样武断地被程式化碎片化的临床思维排斥。

　　许多医学教科书和杂志,描述疾病头头是道,实际上是溯源倒推的回顾性思维过程,临床诊疗过程不是这么回事。你首先接触到的是患者一个或几个症状,突出的一个或几个体征,大部分时间,你来不及包罗万象地缜密推理。此时,临床直感非常重要。很多时候临床碰到仅仅一个症状或体征,感到很难诊断。20 年前,呐吃患者朱某前来求诊,当时笔者灵光一现,多发性硬化(MS)?后来 MRI 证实及其发展变化正是指向 MS,其实就是多年后的临床孤立综合征。这一点,从中医的直观思维中可以获取许多灵感,且看具体各章节中一鳞半爪的讨论和探索。

　　更多时候,很多症候罗列在一起,眼花缭乱,莫衷一是,如上这种临床直感,具有很大的随机性和风险性,大胆推理,小心求证,需要周密的逻辑,开阔的思维,方能支持坚实的神经定位诊断。神经系统疾病诊断有三个步骤:① 详细的临床资料:询问病史和体格检查,着重神经系统检查,医生像侦探,不放过一点蛛丝马迹,医院是人体侦探事务所,其时实际上定向诊断已经有眉目;② 定位诊断:用神经解剖生理等分析、解释有关临床资料,确定病变发生的解剖部位,见微知著;③ 定性诊断:联系起病形式、疾病发展和演变过程、个人史、家族史、临床检查资料,综合分析,筛选出初步的病因性质。定向诊断、定位诊断、定性诊断则堪称神经科医师临床思维的基本准则,但过于墨守成规的定位诊断也有弊病,往往被框框束缚而导致思维局限。

　　相比前一节的树状思维模式,笔者觉得这种过于发散的思维导图,临床不易掌握,仅对定向诊断比较实用,不大适应于逻辑思维相对严谨的定位诊断。根据神经系统解剖为纲的链式传递特点,笔者认为建立链式的神经定位模式,更契合神经定位临床思维特点和实用性,当然在链式神经定位思维模式建立中,也借鉴部分树状思维导图的模式。

　　神经系统症状和体征千奇百怪,变幻莫测,同病异象、异象同病司空见惯,从肌肉到神经肌肉接头,进而基于神经解剖的周围神经、脊髓、脑完整神经系统的链式定位,如同福尔摩斯侦探案证据链的医学翻版。我们把一个个单纯的症状如“头痛”和体征如“眼球震颤”分列出队,按中枢神经系统和周围神经系统两大部分,中枢神经系统又包括脑和脊髓,周围神经系统包括脑神经和脊神经,还有神经肌肉接头、肌肉,以神经解剖为主线的全系列神经定位诊断路径(大脑皮层、基底节、脑干、小脑、脊髓、周围神经、神经-肌肉接头、肌肉等),实际上同时进行了临床鉴别诊断,自然每个症状或体征的链式侧重点和完整性不完全一样。下面以非经典的神经科症状“神经性瘙痒”为例,演示我们尝试建立的链式神经定位思维模式。

　　神经性瘙痒的神经定位分为中枢性和周围性,中枢包括脊髓后角(脑干三叉神经脊束核)、脊髓丘脑束、丘脑和皮层感觉中枢;周围包括脊髓背根神经节和神经根、颅神经,这些结构中与痒觉有关部分受累都有可能产生瘙痒感。

一、中枢部分

　　中枢神经传导通路分脊髓和颅内两大部分,包括脊髓后角、脊髓丘脑束、脑干三叉神经脊束核以及丘脑和皮层感觉中枢。

　　(一)脊髓

　　瘙痒可为首发症状,是视神经脊髓炎及其谱系病早期临床表现。

　　1. 脊髓后角　脊髓内介导瘙痒发生的神经元在后角灰质,分为组胺能或非组胺能。脊髓感觉神经节病:非长度依赖性瘙痒,感觉异常和神经根症状,包括由于大感觉纤维丢失引起 NP 和本体感觉性共济失调。

2. 脊髓丘脑束　缘于破坏深层椎板中抑制瘙痒的中间神经元,脊髓丘脑束的损害。神经性瘙痒与脊髓炎发病的解剖部位关联,瘙痒最常见于面肩部及颈胸分布区域;瘙痒与脊髓受累节段有明显相关性,对病灶部位提示作用。

（二）颅内

存在瘙痒通路-痒抑制的中间环节,又分 7 个节点控制。

1. 脑干三叉神经脊束核　多发性硬化最常见。我们观察 37 例临床孤立综合征中有 7 例(18.9%)伴发作性瘙痒,且预示病情变化先兆,似与病变部位相关,发现脑干三叉神经脊束核损害比较多。

2. 延髓　瓦伦贝格(Wallenberg)综合征。

3. 中脑　不安腿综合征的瘙痒在下肢深部,不在皮肤表面,夜间最明显最严重,双腿活动后,症状可部分或完全缓解。阴部瘙痒也可能与此有关。

4. 脑桥　部分脑桥梗死和出血。

5. 丘脑　没有直接证据,动物疾病痒病(scrapie)最明显病理变化在脑髓、脑桥、中脑和丘脑。

6. 皮层下　笔者报道 11 例具有发作性症状的多发性硬化,占同期 34 例住院患者的 30.9%,瘙痒(5 例)为常见发作形式。

7. 皮层　发现以瘙痒首发的脑血管炎,提示新活动病灶。

二、周围部分

包括脊髓背根神经节、神经根、神经丛、神经干、周围神经、自主神经和颅神经。感觉性多发性神经病、神经根病、带状疱疹、卒中、多发性硬化等导致的神经病理性疼痛(NP)一样,麻风性神经炎,癌症(尤其小细胞肺癌)、代谢、感染、自身免疫性疾病、神经性瘙痒(NI)也是其症状表现之一,常由病灶位置而非原发病因决定。多发性小纤维神经病常从足部开始,以长度依赖性模式向近端发展,偶尔累及手部(橙色)。在局灶性神经性瘙痒综合征中,带状疱疹后瘙痒最常影响影像眼神经支(V1)——眼睛或前额、前头皮,颈部和上胸部。非带状疱疹相关的三叉神经综合征通常影响鼻翼附近的上颌神经(V2)和下颌神经(V3)皮区之间的边界区域。

（一）周围神经（包括脊髓背根神经节和神经根）

1. 广泛性小纤维多发性周围神经病　慢性瘙痒或抓痕,符合长度依赖模式,远端肢体早期受累,40% 合并纤维肌痛,半数引起广泛轴突病变,远端 NI 可导致神经性足溃疡、感染和截肢,任意原因多发性神经病均可引起广泛 NI:糖尿病、医源性神经毒性远端神经变性和 NI 等;干燥综合征是最常见和最具特征小纤维神经节病。

2. 局灶性单神经病　局灶性单神经病因脊神经、神经丛或神经根内小纤维病变引起,是局灶性 NI 的主要原因;因末端轴突分支,局灶性 NI 扩散至神经分布的皮节以外。手部感觉异常为手背侧桡神经浅支受累引起的瘙痒。带状疱疹所致以颈部和上胸部水平多见,腰骶带状疱疹和其他低级神经根病往往仅引起 NP(与 NI 不同,NP 常从下肢远端开始);多发性内分泌腺瘤 2A 型较为少见,可见于儿童无法解释的慢性瘙痒;阴部神经痛也可伴发。

3. 多发性神经病　首先出现四肢近端或皮节分布区,随后增加其他局灶性单神经病易感性,反复刮擦或摩擦使瘙痒斑块受刺激后皮肤变色并形成苔藓样结节或溃疡性病变,分布于头部、上部躯干或手臂,腰以下少见,瘙痒常位于受损神经根分布皮肤,远端神经和神经束内病灶引起局灶性瘙痒,肱桡肌瘙痒为远端肢体的瘙痒,背部感觉异常为肩部和躯干瘙痒,与肋间神经背侧支有关。

4.卡压性神经病　瘙痒通常累及相关神经的分布区域。神经卡压综合征包括枕大神经、正中神经、桡神经(手部感觉异常为手背侧桡神经浅支受累)、肩胛上神经、臀上皮神经、闭孔神经、肩胛上神经卡压综合征。

5.神经根病　中年人肱桡肌瘙痒的最常见原因有神经孔狭窄、椎间盘突出和椎管狭窄,压缩性比较多。带状疱疹(颈部和上胸部水平多见);腰骶带状疱疹和其他低级神经根病往往仅引起NP(与NI不同,NP常从下肢远端开始);多发性内分泌腺瘤2A型;吉兰-巴雷综合征(GBS)。

6.神经丛病　腰骶神经丛病。

(二)脑神经

1.头面颈部三叉神经　颅神经Ⅶ或Ⅸ居多,后神经节切除术后溃疡因过度刮擦引起,三叉神经节或下部根部损伤后特征部位:鼻中线旁或颊部,鼻尖最为突出。来自前筛窦神经的对侧外鼻支受到中间神经交叉支配。

2.非三叉神经病变　非三叉神经性面部NI病灶;C1或C2之间;部分非典型性面痛会有伴发。

三、神经肌肉接头

重症肌无力一般无瘙痒,兰伯特-伊顿(Eaton-Lambert)综合征部分出现瘙痒。

四、肌肉

合并皮肌炎时有瘙痒;烧伤后瘢痕疙瘩可以伴发瘙痒。

基因时代到来,但面对每个患者,不可能都测一下序列。我们会面临特斯拉对燃油车一样的降维打击吗? 经典神经医学诊疗式微了吗? 基因诊断和治疗还有很长一段路要走,更何况经典神经医学的往昔荣光和未来前景,是一脉相承的推陈出新过程。

参 考 文 献

[1]　王尘东,蔡定芳.多发性硬化发作性症状[J].脑与神经疾病杂志,2001,9(2):113-114.
[2]　苏惠琳,王尘东.多发性硬化之发作性瘙痒[J].浙江临床医学,1999,1(5):341.

第五节　纵横交错的立体定位

神经系统是一个立体的纵横交错结构,如在脊髓定位中,我们不得不面对两条主线的脊髓定位诊断,即自下而上的纵向定位和横断面的横向定位,当你通过神经定位发现了所谓压迫下肢神经的腰椎间盘突出,谁料突出的颈椎间盘还在上面睥睨着你;横断面的横向定位诊断,可能对哪一侧的压迫始终无法明确,这是由于脊髓狭小空间和解剖特殊性,兼杂有对冲性损伤,症候表现诡异无比,莫衷一是。如第二章第十三节中,纵向神经定位于C2-C6、C4,T6-T10,小脑,部分半卵圆区,侧脑室前角;横断面神经定位于小脑蚓部及双侧半球；C2－C6、C4 脊髓中央；T6－T10 脊髓背外侧，脊髓蛛网膜，T6－T10 支配的背根脊神经。

神经定位需要立体空间的思维重塑，脊髓的纵横交错，脑干和颅神经的纠缠环绕，更不用说大脑的八面玲珑。神经科立体定位也呈链式的一环扣一环：如脊髓髓外的横断面定位于骨膜下、硬膜外、硬膜下、蛛网膜、蛛网膜下腔、软膜，脊髓内定位又是另一番天地，由于脊髓丘脑束的解剖特点，中枢神经系统的上行传导束中，脊髓丘脑束在脊髓中完全交叉，薄束和楔束在延髓中完全交叉，延髓大部分下行传导束与皮质脊髓侧束相交，而不与皮质脊髓前束相交，脊髓分布有控制下肢和躯干感觉的上行传导束和控制运动功能的下行传导束，分布在颈椎的薄束和楔束是位于后索的上行传导束，其从同侧身体传导本体感受和精细触摸。脊髓丘脑束侧束和脊髓丘脑前束的延续，两者在脑干内逐渐靠近，又称脊丘系，该纤维束与止于脑干网状结构的脊髓网状束、止于中脑顶盖和导水管周围灰质的脊髓中脑束相伴。在延髓，它们位于外侧区，下橄榄核的背外侧；在脑桥和中脑，位于内侧丘系的背外侧。脊髓丘脑束终于丘脑腹后外侧核，传递对侧躯干、四肢的痛温觉和粗略触压觉。起自脊髓灰质板层Ⅰ和Ⅳ～Ⅶ，是经白质前连合交叉后在对侧上行的纤维束，传导对侧的痛温触压觉，一侧损伤时出现对侧痛、温觉障碍。

然而，脊髓丘脑侧束也并不是全部交叉，前脊髓丘脑束在前索中延伸，大部分与对侧交叉，小部分不交叉，传导双侧躯干和四肢的粗糙触觉。因为是双侧神经支配，它不同于外侧丘脑束的对侧神经支配，所以当一个脊髓丘脑束受伤时，对侧疼痛和温度感觉降低。薄束和楔束沿着后索行进，进行本体感受和同侧肢体和躯干的精细触摸。内侧丘系在延髓处交叉；脊髓丘脑束在脊髓白质前连合交叉；三叉丘脑束在延髓和脑桥处交叉。在白质前连合处可分为两部分，一部分传导痛温觉，发生交叉，形成脊髓丘脑侧束；另一部分传导触压觉，部分交叉，形成脊髓丘脑前束。

锥体束由有髓鞘、无髓鞘神经纤维组成，起源于初级运动区（中央前回、4 区）、初级感觉区（1～3 区）和运动前区（6 区）。锥体束向下进入内囊后支，途经大脑脚的 3/5、脑桥基底部、延髓，在延髓腹侧形成锥体，并大部分交叉到对侧，锥体再分为皮质脊髓束及皮质脑核束。在内囊和中脑水平，皮质核束与锥体束的走行关系密切。

脊髓的纵向定位，尤其上段颈髓，反射亢进的最高节段可能即是定位点，但下段颈及胸腰骶，由于成人脊髓与椎管长度不一致，所以脊髓各个节段与相应椎骨不在同一高度，脊髓定位需要依椎管的体表定位依次减去节段，而胸髓压迫按痛很重要，颈膨大和腰膨大又是定位中比较注重的两个区域。

目前临床过度依赖影像学定位，忽略临床问诊和体检的基本功。曾经一位患者主诉一侧下肢无力、麻木，腰椎 CT/MRI 确诊腰椎间盘突出，手术摘除突出的椎间盘后，症状反而加重，临床体检一侧下肢腱放射亢进，巴宾斯基征（＋），查头颅 MRI 中央沟附近脑膜瘤，后手术切除，症状缓解。而下肢无力、麻木的患者，手术摘除了突出的腰椎间盘，再检查还有颈髓椎间盘突出，需第二次手术的也屡见不鲜。"四肢无力"一节中诊断多年的胸髓血管瘤患者，入院检查后发现定位不限于胸髓，再做颈 MRI，发现颈髓信号不均，内见多发迂曲低信号影，所幸没有手术。

支配肢体运动功能的上运动神经元主要来自对侧的脊髓和脑部，不同于小脑或延髓下部病灶，大脑半球梗死灶通常引起对侧肢体症状。但病灶与体征症状同侧的脑梗死也并不罕见。病案：患者，男，62 岁，因右侧肢体乏力 3 日入院，有高血压病史，表现为右上肢持物无力和右下肢行走乏力；神经系统检查：右利手，构音可，右侧鼻唇沟浅，右侧肢体肌力 3 级，右侧偏身痛觉减退，余颅神经、高级智能及共济运动未见明显异常；头颅 MRI 示右侧半卵圆中心急性脑梗死；患者表现为右侧肢体无力，影像检查却发现病灶位于同侧大脑半球。是影像报告错误，还是神经定位诊断问题？

其实这正是部分不交叉锥体束导致，手-口-足综合征局限于同侧口周、手、足的偏侧感觉障碍，临床较少见，随着神经影像学发展，尤其 MRI 诊断技术提高，报告日渐增多。病案：患者，男，58 岁，突发右侧面部和上下肢麻感、疼痛感3日,于1999年1月20日入院,高血压病史。查体:血压150/85 mmHg,右面部、右手肘以下、右下肢膝以下痛觉减退,左上下肢肌力Ⅳ级,头颅 MRI 示左丘脑中央有 T1 加权低信号,T2 加权高信号之小梗死灶。给予低分子右旋糖酐治疗2周好转出院。这牵涉到责任病灶问题,脊髓丘脑束的小部分不交叉导致。

这种表现更多表现为手-口综合征(COS),临床症候轻微,以感觉障碍为主,局限于单侧手/指(主要累及上肢远端)及同侧面部(以口周为中心)的感觉障碍,通常无精神、记忆、运动或小脑功能受损,易被忽视,影像学提示病变位于相应皮质、丘脑、基底节、脑干、放射冠、脊髓或多部位同时受累,多为腔隙灶。根据感觉障碍分布范围 COS 分为4型:Ⅰ型:单侧口周及同侧手/指感觉障碍;Ⅱ型:双侧口周及手/指对称分布的感觉障碍;Ⅲ型:双侧口周及单侧非对称性的手/指感觉障碍;Ⅳ型:交叉型口周及手/指感觉障碍。COS 最常见于脑干脑桥,多位于脑桥背盖部正中处,可能与此部位基底动脉分支小血管病变有关,其次为丘脑及皮质。

参 考 文 献

王公东,王素娟,刘欣.手-口-足综合征的临床和磁共振成像[J].洛阳医专学报,2000,18(1):57-58.

第六节　动态的神经定位

神经定位的过程应该以动态视角进行,方能最大限度地探究临床真相。临床对神经系统症状尤其体征的动态监测或检查,对危重患者特别是颅脑损伤或卒中患者的神经系统监测非常重要,为避免单一指标局限性,常需结合临床表现、神经系统检查、仪器监测结果进行综合分析,做出及时有效判断。神经电生理一个分支——神经电生理监测(术中电生理监测),通过监测电化学活动传递信息的独特功能,评估意识状态改变时(如昏迷、麻醉)的神经系统功能状态。神经系统体征动态检查包括意识状态、眼部体征、神经反射、肌张力、运动功能及诱发试验等。

1. 神经反射　生理性反射减弱或消失及病理性反射出现均提示神经系统功能改变,如巴宾斯基(Babinski)征指锥体束损害时大脑失去对脑干和脊髓抑制作用,释放出踝和趾背伸异常反射,但1岁半前儿童出现并不一定属于异常,就如神经影像中脑萎缩之于各个年龄段的临床意义不同。

临床静态的神经体征容易理解,但有时候第一日查有巴宾斯基征,第二日主任查房时可能会消失。事实上,有些症候瞬息万变,这个时候,你一定要自信,不一定没有捕捉到体征,一则转换一下检查手法,还有角度,更可能为疾病本身的病理生理变化所致。临床不是所有的症状体征都可以用定位来梳理,甚至没有定向,但是不等于未来没有办法定位,症状和疾病的概念是一个动态发展趋势,或者通过临床其他检查诱发,以期捕捉到有证据的定位依据。

识别动态神经体征需要知识储备和临床思维的敏锐性及整体观,如动态霍夫曼征的临床意义,在于不同颈椎体位时,霍夫曼征对脊髓型颈椎病具有早期诊断价值。脊髓型颈椎病起病时症状往往较轻,且临床表现多隐匿,缺乏重要的神经系统阳性体征,早期容易被忽视。1991年 Denno 首先报道动态霍夫曼征为临床早期诊断脊髓型颈椎病的指标,颈椎处于中立位时(静态)霍夫曼征阴性的部分患者,在颈椎伸屈(动态)状态下可表现出阳性。在患者能忍受的范围内,令其分别保持颈椎过伸及过屈位20～30秒,为脊髓型颈椎病和先天性颈椎管狭窄症提供重要判断指标,简称动态霍夫曼征。其实脊髓压迫时,屈颈就可以诱发,颈椎过伸状态下,霍夫曼征均有阳性表现,值得注意的是,两侧反射强度可能相同也可能强弱有差别。

霍夫曼征是锥体束或大脑运动皮层损害体征，是上肢锥体束征的表现形式，动态霍夫曼征的神经体征主要针对颈部脊髓锥体束损害，锥体束系脊髓白质内的下行有髓鞘运动纤维，在颈脊髓内分为锥体前束和锥体侧束，分别位于前索和侧索。脊髓型颈椎病晚期锥体束往往受累，表现为霍夫曼征阳性。然而脊髓型颈椎病早期脊髓损害轻，颈椎中立位（静态）霍夫曼征表现为阴性，颈椎伸屈动态下，对脊髓所造成的压迫和缺血机制瞬间强化，短暂波及锥体束，霍夫曼征阳性外显。石志才等认为动态霍夫曼征（DHS）与颈椎病发病密切相关，对 96 例 DHS 阳性颈肩痛患者 3～7 年定期随访，同期以 122 例无 DHS 颈肩痛患者作对照组，结果 DHS 组 72 例发展成颈椎病并需手术，对照组 11 例症状进展，DHS 组颈椎管狭窄、颈椎间盘突出及颈椎不稳等发生率与对照组有显著差异。

Tromner 征是将患者中指上提，向掌心轻弹中指指甲，引出拇指和示指的对向运动，是变相的动态霍夫曼征，在 85 例脊髓型颈椎病研究中霍夫曼征、Tromner 征诊断敏感性分别为 76％、94％。

2. 运动功能　观察患者自主活动能力，尤其当患者有意识障碍、检查无法合作时，自发活动是判断患者是否存在瘫痪及瘫痪类型的无奈之举。

3. 肌张力变化　去大脑强直时四肢可呈现伸展体位，有时可呈角弓反张姿势。两侧大脑皮层受累时可见去皮质强直状态。肌张力变化一定程度可反映病情转归，而锥体外系疾病有不为人意志控制的不自主运动和肌张力改变，情绪激动、紧张时加重，安静时减轻，睡眠时消失，如果睡眠时尚有提示可能波及锥体外系以外神经核团，如有一例帕金森病，我们在睡眠监测时发现其有强直阵挛症状，再做脑电图，发现其尚有夜间额叶癫痫。

4. 体位　如果不是 3 个体位的连续检测，怎么可能有怀疑 SDS 的体位性低血压依据？

5. 意识状态　神经系统功能监测时最常用、最简单、最直观观察项目，直接反映大脑皮层及网状结构功能状况。意识障碍分嗜睡、昏睡、浅昏迷与深昏迷等，其动态变化往往与神经定位和预后密切相关。

6. 眼部体征　包括瞳孔变化及眼球位置变化。正常人瞳孔等大同圆，对光反射灵敏，一侧瞳孔散大提示的脑疝可能瞬息万变。瞳孔对光反射的灵敏变化程度与昏迷程度成反比，斜视、偏视和复视也是一种变幻或有时难于捕捉的体征，眼球震颤也是，这些眼球的运动情况与脑干及相邻结构如海绵窦的状况有关。病案：蔡某，男，55 岁，进行性遗忘 5 个月，外院诊断为阿尔茨海默病，表情淡漠，照例查了瞳孔，右侧基本正常，左侧略有不规则，会聚尚可，考虑阿-罗瞳孔。但患者否认冶游史，收入院并坚持查螺旋体和人类免疫缺陷病毒（HIV）。第二日主治医师查房，发现患者瞳孔等大等圆，下午再去看，拍摄下来，似乎又与"瞳孔异常"一节中的滴水样瞳孔类似。次日即报螺旋体阳性，最终诊断为麻痹性痴呆（图 1-6-1，见彩图）。

7. 感觉的飘移　如同神经病理反射的变化，感觉更是飘移不定，一方面患者自身判断常有偏差，另一方面刺激时间点位变化，如腕管综合征一般晨起或夜间疼痛症状比较严重，因为睡着时弯着手腕，一夜之间原本已经狭小的管腔压力增大，出现麻木症状，而 Phalen 试验/屈腕试验（被动屈腕，1 分钟内正中神经支配区麻痛为阳性）实际上也是诱发试验。再者，与脊髓丘脑束和后束的分布规律有关，脊髓上行传导束包括脊髓丘脑束（侧束、前束）和后索（薄束、楔束），侧束传递途径为后根外侧部→后角灰质→白质前连合交叉到对侧侧索上行→丘脑。前部传导痛觉、后部传导温度觉、近固有束的内侧部可能传导内脏感觉，其分层定位：由内向外，C/T/L/S。病案：瞿某，男，69 岁，2020 年下半年起右下肢发麻，当时做腰骶髓 MRI 发现椎间盘突出，手术以后效果不佳，2021 年 4 月 30 日求诊。神经系统检查：双下肢腱反射亢进，双侧桡反射、肱二头肌反射亢进，定位于 C4 以上颈髓，脊髓压迫症，颈段脊柱和椎间盘 MRI 平扫：颈 3-4 椎间盘突出（中央偏右型），颈 2-3、颈 4-5、颈 5-6、颈 6-7 椎间盘突出（中央型）；颈 3-4、颈 4-5、颈 5-6 椎管狭窄（图 1-6-2）。

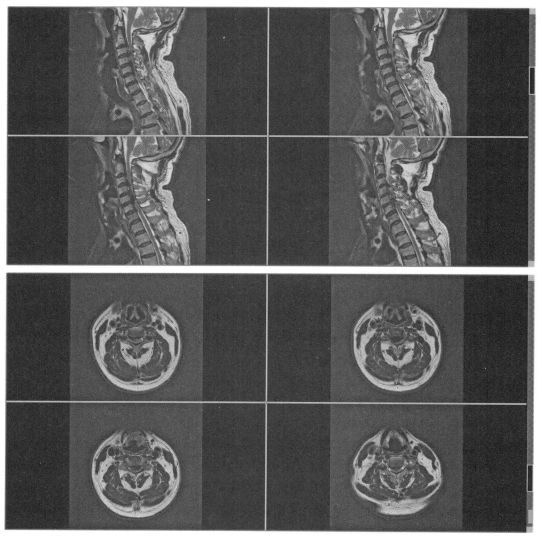

图 1-6-2 患者瞿某颈段脊柱和椎间盘 MRI 平扫

8. 诱发试验　常规检查无法判断甚至查不出阳性结果,如颞叶癫痫,常规脑电图可能正常,加蝶骨电极后可能迎刃而解。如怀疑导致低钙血症的原发性甲状旁腺功能减退症等,必须加诱发试验,如面神经叩击试验(Chvostek 征),即以手指弹击耳前面神经外表皮肤,可引起同侧口角或鼻翼抽搐,重者同侧面部肌肉亦有抽搐。束臂加压试验(Trousseau 征),即将血压计橡皮袋包绕于上臂,袋内打气以维持血压在舒张压及收缩压之间,减少以至停止上臂静脉回流 3 分钟,可引起局部手臂抽搐。

Lhmitte 也是诱发试验,一些加强试验如曼氏征之于龙贝格征,也是广义动态体征。而感觉诡计见之于许多锥体外系疾病,正是诊断和鉴别诊断的重要指标,如痉挛性斜颈患者中的感觉诡计,呈一过性。

刻下的症状观察和体征探查,牵一发而不一定能定位,有些症候更需要随着时间推移,反复动态揣摩和检查。一些首发症状可以窥知端倪,如 MS 的首发症状:一个或多个肢体局部无力麻木、刺痛感或单肢不稳,单眼突发视力丧失或视物模糊,复视,平衡障碍,尿急等,通常持续时间短暂,数日或数周后消失,但仔细检查仍可发现残留体征。所谓空间上和时间上多发,临床上虽然存在所谓孤立综合征,如笔者在第一章第四节"链式神经定位模式的建立"中提到的最终诊断为 MS 的呐吃患者,当时首发呐吃是孤立综合征,患者和同道并不认可诊断,其后数年 MS 症状徐徐展开。

有几种特殊情况,有体征和症状的脑梗死,影像学检查正常,一是时间 24 小时以内,CT 甚至 fMRI 均不能显示;二是由于少量锥体束和脊髓丘脑束不交叉,产生病灶位置和发病肢体均在一侧现象,已在"纵横交错的立体定位"中详述;再次,也可能一直没有影像学表现,而在神经电生理上有表达,笔者在临床上时有遇见,也终于理解德国神经科医生常常将神经电生理和神经影像结果互参的初衷。

临床表象并不如教科书般演绎,观察神经体征也需动态眼光,不得孟浪。神经系统检查时应该对重要部分进行录像,以便将来对照,供不同的神经科亚专业同事间会诊时使用。如起先诊断"脑梗死"导致的中枢性面瘫,最终明确为"左侧面神经炎"的周围性面瘫,远不是孤例,如笔者遇到"面瘫"一节中谢某患者,因口角向左歪斜2日入院,当时检查双侧额纹对称,眼裂无改变,闭目好,右侧鼻唇沟变浅,口角向左歪斜,伸舌居中,四肢肌力、肌张力和感觉未见异常,病理征(—),为脑梗死所致中枢性面瘫。第六日查房,患者出现右耳部疱疹,其右侧额纹浅、闭目不全,此又为周围性面瘫,故这是一例脑梗死导致中枢性面瘫合并累及膝状神经节的周围性面瘫,即 Rumsay-Hunt 综合征。

乔向阳认为,以上内容是狭义的动态定位,而随着疾病进展而出现的症状体征变化过程是从广义的动态定位,更多的时候,动态定位是解决临床错综复杂问题的重要考量。有些体征和症状经过治疗后可以明显改观,但且慢,有时候这是一种假象,也是诊断的线索。如下例 CNS 淋巴瘤激素治疗中,同时出现动态的体征和症状变化过程:任某,男,17 岁,1999 年 4 月 29 日传染科住院。3 月 23 日 T39℃,头痛呈持续性钝痛,血白细胞 240×10^6/L,诊断为病毒性脑炎,地塞米松治疗 1 周后体温正常,停止后 10 日又复。MRI 示多发性占位(右颞及双顶枕),5 月 21 日活检病理诊断:恶性淋巴瘤。6 月 3 日起又给予 DXM+ADM+Vm-26 方案治疗 2 个疗程,患者头痛基本消失,7 月 15 日复查 MRI,示病灶明显缩小。

参 考 文 献

[1]　陈雄生,贾连顺,倪斌,等.颈椎不同位置时 Hoffmann 征对脊髓型颈椎病早期诊断的意义[J].中国脊柱脊髓杂志,1999,(2):101-103.
[2]　石志才,贾连顺,李家顺,等.动态霍夫曼征与颈椎病早期诊断[J].第二军医大学学报,2001,22(10):917-919.
[3]　Chaiyamongkol W, Laohawiriyakamol T, Tangtrakulwanich B, et al. The significance of the tromner sign in cervical spondylotic myelopathy patient[J]. Clinical Spine Surgery,2017,30(9):E1315-E1320.

第七节　缺乏体征的神经定位

传统神经病学中,单凭症状很难定位,客观的体征才是定位的基本依据。阳性体征是指医生通过视、触、叩、听(中医望、闻、问、切)发现的体征变化,反映疾病或某种不正常状态身体器官或组织的表现,一般阳性体征多提示病理现象,但是没有也不能排除异常。

没有定位体征时不要太迷惘,更不能太任性,完善辅检很有必要,包括神经电生理和神经影像等检查,都是临床症候观察的延伸手段。神经影像很重要,但千万不能脱离病史,忽视症状和主诉及查体,不能过分迷信影像报告。反过来,CT 和 MRI 是神经内外科的利器,就算已经有定位,也要行 CT 检查,如出血钙化 MRI 不一定能显示。病案:患者,男,70 余岁,主诉头晕 3 日,反复询问无头痛,非常仔细地查体无脑膜刺激征,也没有其他定位体征,建议查头颅 CT,CT 结果正常,坚持做脑脊液(CSF)检查,结果是蛛网膜下腔出血(SAH)。老年人由于脑部萎缩,疼痛结构改变,痛阈提高,SAH 少量出血或病程稍长者,可无头痛及脑膜刺激征,最多仅有头晕,甚至 CT 也可能阴性,此时需要做腰穿确诊。又如神经影像中的钙化灶,有一次笔者请教中国科学院神经科学研究所神经遗传组刘静宇,她在世界上克隆首个特发性基底节钙化疾病致病基因 SLC20A2。笔者突然感悟到,这些所谓没有多大临床意义的钙化灶,正是症候在借 CT 之像表达脑部的症候外在表现,或者说是通过 CT,钙化作为一个影像体征,静静地等待我们如眼震、肌无力一样的经典体征去分析归纳定位。

在神经影像学高速发展的今天,20 世纪 80 年代以前缺乏脑定位症候的腔隙性脑梗死比比皆是,但许多神经影像阳性意义的病灶,临床不一定有相应的体征对应,对于责任病灶的确定,更需慎重和周全,切不能一叶障目,张冠李戴。临床上缺乏体征和症状的患者,做脑 CT 或磁共振后却发现急性、亚急性或陈旧脑梗死病灶,这些不伴特异性临床症状的脑梗死即静默性脑梗死(silent cerebral infarction),或称无症状脑梗死(ACI)。无卒中症状老年人群中,ACI 比例高达 20%,ACI 患者未来发生卒中风险是对照组的 2 倍,而老年 ACI 患者中认知功能下降更为严重,往往我们关注的所谓体征症状是运动、感觉、共济和语言,而高级神经活动如认知功能的异常、精细感觉、逻辑思维和情感等异常则被患者和医生忽略。另一方面,神经定位的局限性,所谓静区和微小的病灶,或者在深夜睡梦中发生,ACI 体积小、数目少,可能无症状和体征出现。这些 ACI 不是完全没有临床症状,只是表现隐匿或不典型,且多位于内囊、基底节、丘脑或者脑桥以及枕叶、顶枕交界区和额叶深部。

高级神经活动如失认、轻度认知功能障碍等,极其隐匿而不易被发现,甚至被误认为精神症状。如异己手综合征(AHS),指一侧上肢或手不自主、不能控制、无目的性运动,患者对自己受累肢体的陌生感和拟人格化,其与丧失肢体所有权或控制权感觉相关的肢体不自主运动,包括有目的性的运动(如强握反应、摸索动作)及无目的性运动(如手臂举起或者悬浮空中),并伴额叶、胼胝体、顶叶等损害体征,更多的时候,AHS 没有体征。病案:曹某,女,54 岁,2016 年 9 月 7 日入院,2 个月前觉右侧上下肢不适感,认为右手不是自己的,称"人家的手",神经系统检查(一),MRI 示左侧丘脑梗死。

以精神症状为主诉的患者,诊断功能性疾病要慎重。本书中,有许多貌似精神症状相关的章节如抑郁、躁狂,基于如下考量:精神症状最容易受神经科医生和其他非精神科医生忽视,表面上没有神经定位体征,其中隐含巨大风险,对以认知情感等与精神症状相关主诉的患者,不要轻易诊断功能性疾病,要慎之又慎,如癔症等所谓功能性疾病诊断是一个巨大陷阱,在相关章节会进一步说明。诊断功能性疾病前,我们必须排除器质性病变,何况有些器质性病变如病毒性脑炎,所谓静区肿瘤,神经影像和体征都可能正常,应及时做腰穿等进一步检查。病案:患者,男,因"言行异常,乱拉小便 1 月"诊断精神分裂症入精神科,此前已因精神分裂症入院多次。去精神科会诊时,已给予利培酮治疗 10 日,症状反而加重。体检发现双下肢肌张力略高,脑膜刺激征阴性,进一步追问小便不是到处乱拉,而是来不及拉,腰穿结果压力正常,CT 示侧脑室积水,考虑特发性正常压力脑积水,脱水激素治疗后迅速缓解。

神经软体征被认为是一组轻微的神经系统异常表现,主要体现在运动协调、感觉整合、抑制功能的缺损,但其行为水平的缺损,缺乏相对应的脑区定位。神经软体征的缺损与特定的脑功能网络紧密相关,目前仅关注于神经软体征运动协调缺损的大脑功能连接机制,中国科学院心理研究所陈楚侨发现神经软体征是精神分裂症重要的生物标志物,且与小脑-大脑功能连接异常有关。

与 30 年前相比较,综合性医院对精神障碍诊断似过于宽泛,具有相同诊断的患者在临床症状、严重程度、病程和临床结局方面完全不同,另一方面,诊断范围又过于狭窄,许多诊断不同的患者表现为相同症状,疾病之间的界线往往模糊不清,不仅如此,有时候诊断类别的界线不明确,疾病和心理危机之间的界线也是如此,诊断主观性非常强。诊断类别之间症状的重叠也意味着很难将患者精确匹配到特定诊断类别,并且对于患者的诊断可能随时间而改变。精神障碍的跨诊断研究及临床启示,非精神病和其他症状维度之间本质相关,同时,常见非精神病性精神障碍中高达 30% 有阈下精神病性症状,常常被归于精神病跨诊断维度之下,这些精神症状还会影响临床严重程度和治疗有效性。同样武断区分精神病性与非精神病性,也妨碍了临床实践和研究。笔者最近在重读许又新的《神经症》和《精神病理学》后,更加体会到精神病理学中症状之间的动态交互作用,并思考社会环境如何影响精神病理症状,其时,与其说是神经定位,不如说是精神定位。事实上,神经科的起源就是精神科,而不是内科,神经科和精神科是一家,合久必分,分久必合。神经科门诊的心身疾病比例相当高,而且这些没有体征的躯体化障碍日趋增多。从症状学来定位,可能吗?神经定位也应该随时代改变而突破,抑郁症是所谓功能性的疾病,药物治疗可能差不多,但是,我们在进行重复经颅磁刺激(rTMS)和针灸治疗时完全不一样,非常依赖神经定位诊断,反过来,也促进了抑郁定位诊断和治疗。

孙学礼提出临床操作性更强的躯体症状分类,即生物性躯体症状(继发于基础躯体疾病)、情绪性躯体症状(躯体症状是焦虑抑郁情绪的体现)、认知性躯体症状(个体在认知层面对躯体感知的负性解读)、想象性躯体症状和节律性躯体症状,并按照不同分类予相应治疗方式。

医学难以解释症状(medically unexplained symptoms,MUS)是综合医院常见医学现象,机制尚未完全明确,临床缺乏体征,无法进行神经定位。关于 MUS 有几种见解:一是躯体疾病的伴随症状;二是焦虑、抑郁障碍常见主诉;三则 MUS 本身就是疾病核心内容,即躯体化障碍。20 世纪的癔症,后来称为"转换障碍",又称"功能性神经症状障碍"(DSM-5)。这种缺乏体征的 MUS 长期存在,患者往往因没有找到器质性疾病病因来解释其症状而反复就诊,其认知扭曲更增加了神经定位的诊断效度,延误治疗。若患者体征与诊断不符时,务必详细询问病史,考虑精神因素参与。病案:患者,男,67 岁,右侧肢体完全瘫 2 日,CT 报告脑梗死,正规治疗 2 周无效,查体发现左侧也有肌力减退,再读片陈旧性腔隙性脑梗死,影像学与体征不符,非责任病灶,考虑躯体化障碍、癔瘫,抗焦虑药物、针灸治疗后逐渐康复。联想到很多时候中医从疗效反证病机,是否也可反证定位?

自主神经分中枢和周围神经系统两部分,在体内主要负责内脏、血管平滑肌、腺体的活动调节。自主神经系统又分为交感神经及副交感神经,其发生病变可能出现多种相关症状,变幻莫测,来去无踪,很难定位,临床也极难把握。

临床上掌颔反射不被重视,与抓握反射、觅食反射、吸吮反射及鼻口反射一样,其为额叶释放征的原始反射,提示上运动神经元病变。伦敦大学神经科 Schott 认为掌颔反射是鸡肋体征,但据笔者实际临床运用中,掌颔反射有其定位价值,不是如 Schott 称只定位额叶,诱发颏肌收缩一侧之间的皮质脑干束包括额桥束通路均可,双侧同时收缩往往提示双侧病变。

如掌颔反射阳性的意义,很多时候,许多所谓缺乏体征的病例,是我们没有更进一步仔细到位的体检,更没有在整体观下,洞察症状体征背后临床意义的视角。许多年前,徐桂芝老师说起张沅昌教授查房往事,一患者看起来似乎肌力正常,张教授拿起其两只鞋子察看,比较鞋跟的磨损厚薄,得出一侧下肢肌力减退的结论。

参 考 文 献

[1] Lei C, Deng Q, Li H, et al. Association between silent brain infarcts and cognitive function: a systematic review and meta-analysis[J]. J Stroke Cerebrovasc Dis, 2019, 28(9): 2376-2387.

[2] Vermeer S E, Jr W, Koudstaal P J. Silent brain infarcts: a systematic review[J]. The Lancet Neurology, 2007, 6(7): 611-619.

[3] Acaz-Fonseca E, A. R. M, Garcia-Segura L M. Regulation of astroglia by gonadal steroid hormones under physiological and pathological conditions[J]. Prog Neurobiol, 2016(144): 5-26.

[4] Jim VAN O S. The transdiagnositc dimension of psychosis: implications for psychiatric nosology and research[J]. Shanghai Archives of Psychiatry, 2015,(2): 82-86.

[5] Cai X L, Wang Y M, Wang Y, et al. Neurological soft signs are associated with altered cerebellar-cerebral functional connectivity in schizophrenia[J]. Schizophrenia Bulletin, 2021, 47(5): 1452-1462.

[6] Black D W, Grant J E. DSM-5 (R) Guidebook: the essential companion to the diagnostic and statistical manual of

mental disorders[J]. Journal of psychiatric practice, 2015, 21(2)：171-173.

[7] 曹锦亚,魏镜.对医学难以解释的躯体症状的现象学理解[J].医学与哲学,2015,36(22)：70-71,75.

[8] 闻立斗,金朝林.缺乏脑定位症候腔隙性脑梗死的研究(摘要)[J].中华神经科杂志,1988,21(3):159.

[9] 孙学礼,曾凡敏.临床躯体症状的心身医学分类及诊疗共识[M].北京：科学出版社,2015.

第八节 假性神经体征定位

神经系统体检获得的体征需要进行合理分析和逻辑推理后采证,不能照单全收。有时候,这些体征与症状一样,云里雾里,莫衷一是,焉能辨真伪。神经科假性定位体征就如神经影像中的伪影,每每是神经定位途中的烟幕弹,首先此体征可能不具有定位诊断意义,其次该体征不是对臆想的定位病灶负责的"责任体征",再者是体征本身的变幻莫测(参见本章第六节)。

假性定位体征与神经系统解剖和生理的特殊性有关,更与其病理上与其他系统迥异的特殊规律有关：解剖变异如大脑动脉环可能仅1/4所谓正常人群符合;锥体系和脊髓丘脑束交叉部位的变异和小部分不交叉纤维的传导束;相同病理变化在不同部位出现的症状和体征,表现出的程度可能天壤之别,如在顶叶皮质区的微梗死可无症状,而延髓某些部位则后果严重;脊髓椎管内狭小解剖空间导致的对冲现象;对各种致病因子的病理反应如病毒寄生在细胞内,可分别表现为神经元变性、坏死多灶性白质软化、小胶质细胞和星形细胞增生、血管套形成;脑部病变引起颅高压和脑疝的弥散性定位;血-脑积液屏障和血管周围间隙限制炎症反应向脑实质扩散,致使脑外体液任何剧烈变化不影响脑组织;脑内无固有淋巴组织和淋巴管,免疫活性T细胞、B细胞均由周围血液输入。

尽管假性定位体征临床不常见,但容易误导诊断,需认真对待,以下是临床中部分可能导致假性定位的境况。

1. 可能不具有定位诊断意义的体征

(1)生理性的阳性体征：如婴儿巴宾斯基征阳性缘于锥体束未发育好,多不采证;扩大且对光反射迟钝的艾迪瞳孔;鼻唇沟变浅很可能为生理性,一部分由咀嚼不对称造成,而非病理性,不能断然诊断周围性面神经瘫痪;两侧肌力不一定完全对称,大部分人平时双侧用力不一样,与左右利手产生的差异有关;与小部分正常人脑电图异常一样,正常人也有病理征阳性,部分正常人巴宾斯基征阳性。

(2)增龄导致的症状和阳性体征：一部分老年人的体征和症状与衰老有关,按照王文健教授的观点,不是病了,是老了。如认知障碍与增龄有关,增龄认知功能障碍并不需要治疗。大于75岁老人对称性的双侧巴宾斯基征阳性,可能与生理性的皮质萎缩有关,不一定具备病理意义上的神经定位。

2. 不对定位病灶负责的"责任体征" 逻辑推理需要在患者整体背景下进行思考,确认体征是否是责任病灶的依据。一般来说,假性定位体征表现较单一,呈孤单体征,缺乏其他佐证的定位体征,也缺乏定位需要的诊断体征群。

(1)脊髓交叉支配导致的纵向定位诊断偏差：许多神经根型颈椎病由于神经交叉支配等因素存在,致临床体格检查与影像学表现不一致,导致纵向的定位诊断不明确,致使许多患者治疗后根性和长束症状改善不明显。同时皮区、神经根与脊髓定位的对应性,不是十分精确,导致的偏差则在容许范围内。笔者曾接诊一"脑梗死后遗症"患者,双下肢瘫痪4年,当时检查1个小时,确定纵向定位T5,横向定位髓外硬膜下,MRI显示T4占位,很遗憾失去最佳手术时机。

(2)脊髓对冲导致的横向定位诊断混乱：由于脊髓对冲,兼以如上锥体束和脊髓丘脑束交叉支配等,常常出现临床神经系统检查体征与影像学表现不一致,横向定位诊断不明确,曾经为之努力探索无解,最终放弃。

（3）神经解剖特异性导致的模拟体征：假性的神经根型感觉障碍，是大脑皮质损害的特殊类型，常由卒中、脑外伤和颅内肿瘤引起，一般上肢多于下肢，常见三种：上肢桡侧颈 5－6 神经分布区呈条带状感觉障碍；上肢尺侧颈 8 胸 1 神经分布区感觉障碍；手套状感觉障碍，类似颈 7－8 神经损害。此三种情况均可表现为单肢性感觉障碍，也可为单肢运动障碍即单肢瘫。

（4）部分不交叉的脊髓丘脑束或锥体系导致同侧体征：部分不交叉的同侧脊髓丘脑束如半卵圆区，脑桥及中脑梗死引起的手－口－足综合征，CT 和 MRI 证实病变位于内侧丘系及三叉神经腹侧次级上行束。类似手口综合征可以表现为大脑顶叶前部（中央后回），左侧顶叶梗死导致的左侧面部上下肢发麻发术，并与合并的脊髓压迫长束症状体征相混淆。病案：患者，张某，女，77 岁，头晕伴左侧肢体麻木、下肢疼痛 3 日，2022 年 2 月 8 日入院，颅脑常规 MRI 平扫＋DWI＋MRA 示左侧顶叶亚急性脑梗死；腰椎间盘 CT 平扫 T3－T4、T4－T5、T5－S1 椎间盘膨出，体检：左直腿抬高试验阳性，左侧面部及上下肢针刺觉震动觉触觉温度觉均减退，双侧巴宾斯基征阴性（图 1－8－1）。

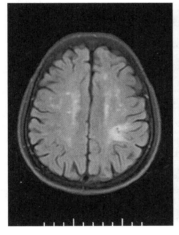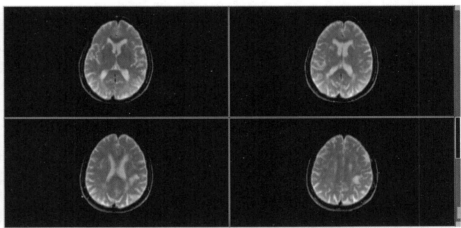

图 1－8－1　患者张某颅脑常规 MRI 平扫

3. 变幻莫测的体征　部分假性体征持续时间短暂，对因治疗后短时间即消失，甚至不需要治疗，如常见的一过性双眼外上方对称性凝视，极大可能是癫痫发作，同样癫痫发作后的托德瘫痪（Todd paralysis）也不必多虑，更不必治疗。体征或可疑阳性体征需反复核实和逻辑推理，严格而言也不能算假性定位体征，可能代表瞬间病理生理变化的相应局灶神经缺损所致，这种体征随病因加剧或缓解而呈可逆性，如短暂性脑缺血发作（TIA）。

（1）与特定解剖特点有关的体征：本章第六节中动态霍夫曼征在脊髓型颈椎病早期诊断中的意义，指明体征不是一成不变的，有时候需要调整体位才能导出，相当于动态霍夫曼征，如此说来，静态霍夫曼征就是某种意义上的假性定位体征。

（2）多种体征的相互参照：如巴宾斯基征阳性需要与查多克征等相互参照，所以几种类似巴宾斯基征的检查有其现实临床意义。

（3）经常不同时间对同一个患者进行检查同一个体征，可以得出不同的阴性阳性结果：最典型的是巴宾斯基征，动态观察和在疾病整体中分析非常重要，如癫痫或 TIA 的发作，曾经遇多例胰岛细胞瘤导致的低血糖昏迷，出现巴宾斯基征阳性，高渗葡萄糖静脉推注后苏醒，再次查巴宾斯基征已然阴性。

（4）弥漫性疾病的神经定位：颅内高压症可有一侧或双侧的外展神经麻痹，以前认为此外展神经麻痹为假性定位体征，实际上不能断然否认其真实性。所谓的特发性颅内高压也需要慎重诊断。病理征阳性不一定是锥体束受损,癫痫发作前后,代谢性弥漫性的全脑损伤性疾病如缺氧、高血糖、低血糖等,均可能有巴宾斯基征阳性的变幻。

第九节　神经影像定位

在没有 CT/MRI 的年代,我们有时仅根据症候与解剖结构的对应关系,就可推断不同部位的病变(但无法定性如脑梗死还是脑出血),也就是根据症状和体征分析推断神经定位。毫无疑问,CT 和 MRI 等主导的神经影像是神经定位史上里程碑的事件,使以往神经科医生如盲人摸象的临床诊断有了一面可以纠正和参考的镜子。对于卒中和脑部肿瘤,神经影像定位几乎是神经定位的决定依据。

但神经影像毕竟是计算机模拟成像,远不能替代神经病理学。神经影像学与临床存在错配,较之于临床与神经病理学诊断比较,神经影像学有更多误诊现象。研究显示,即使头颅磁共振弥散加权成像序列有 1/5 存在“临床-影像学错配”。一则神经影像是某一瞬间的结构变化,随病情不断变化,CT 或 MRI 显示的结构当然也不断地改变,此时临床定位绝不能刻舟求剑。早年,MRI 报告貌似胶质瘤,神经外科手术结果是多发性硬化或结核性脑炎的案例时有发生。神经影像与临床不符合的现象屡见不鲜,与影像学技术中出现的伪影关系最大,包括并行采集伪影、相位编码方向设置错误导致图像变形、化学位移伪影、外周信号伪影、暗相间隔现象运动伪影、交叉伪影、拉链状伪影、截断伪影、魔角伪影、射频场(B1)不均匀、近线圈伪影、发射/接收 RF 不均匀分布导致的伪影、卷积伪影等,而部分容积效应所致的假性病变常见,易被误诊为占位性病变,分析病灶时需要关注病灶相邻层面影像。

除了伪影等技术问题导致的临床误判,一种特别的假性神经影像定位,在本章第八节“假性神经体征定位”中,部分不交叉的脊髓丘脑束或锥体系可表现为同侧体征,如同侧半卵圆区、脑桥及中脑梗死引起的手-口-足综合征,CT 和 MRI 证实病变位于内侧丘系及三叉神经腹侧次级上行束。

神经影像设备选择上,CT 与 MRI 侧重点各不相同,如早期脑梗死和脑出血的显示。神经影像设备的配置规格常左右诊断准确性甚至结果,常规磁共振仍不能发现或确定脑微梗死,7.0T MRI 发现脑微梗死临床病例与尸体解剖病理关系,由此认定认知功能障碍与脑微梗死直接有关。11.7T 超高场磁共振已获得分辨率接近 100～200 微米质量图像。

神经影像学以显示结构改变为主,但对周围神经和肌肉及神经肌肉接头病变不明显,甚至部分中枢神经系统疾病,神经影像没有特征性显示,脑脊液细胞学和神经电生理如磁刺激运动诱发电位(MEP)等却可提供证据。

于神经变性疾病而言,神经影像学有着巨大分歧。一方面如帕金森病几乎不依赖影像定位,主要是临床鉴别诊断,如排除血管性帕金森综合征(VPS)、颅颈交界畸形如小脑扁桃体下疝畸形等;另一方面,某些特征性的神经影像几乎可以马上定位定性,如蜂鸟征是进行性核上性麻痹(PSP)特征,十字面包征即 MRI 的 T2 加权像上脑桥十字形异常高信号影,一度被认为多系统萎缩(MSA)中小脑性共济失调型(MSA－C)的影像学特征,形成机制可能是脑桥核及发出通过小脑中脚到达小脑的纤维(桥横纤维)变性,而由齿状核发出构成小脑上脚纤维和锥体束未受损害,脑桥横行纤维和小脑中脚变性和神经胶质增生使其含水量增加,形成 MRI 的 T2 加权像上脑桥十字形高信号影。后来发现其诊断 MSA 敏感性较差,事实上,特异性也并不高,累及脑干/小脑的部分疾病均可呈现典型十字征,如脊髓小脑性共济失调(SCA)许多型、进行性多灶性白质脑病、克雅病、副肿瘤综合征、乳腺癌脑膜转移、脑膜癌病、脑腱黄瘤病等。曾经认为脊髓亚急性联合变性(SCD)脊髓 MRI 呈典型“倒 V 征”,现在报道有倒 V 征者还包括铜缺乏性脊髓病、笑气中毒、维生素 E 缺乏性脊髓病、艾滋病相关性脊髓病。

在神经影像学日新月异的今日,强调临床症状和体征的定位,期望更好地运用神经影像技术为神经科临床服务,比如"眼眶痛"章节中我们谈到,临床定位在哪里,决定头颅影像选择水平位还是冠状位或矢状位,结果会大相径庭。

参 考 文 献

［1］ 王尘东,王素娟,刘欣,等.手-口-足综合征的临床和磁共振成像［J］.洛阳医专学报,2000,18(1)：52－53.

［2］ Srivastava, Singh, Goyal, et al. "Hot cross bun" sign in two patients with multiple system atrophy-cerebellar［J］. Neurology, 2005, 64(1)：128.

［3］ Michael G. Hennerici, Michael Daffertshofer, Louis R. Caplan,等.卒中病例研究：常见和罕见表现［M］.李海峰,赵洪芹译.北京：人民卫生出版社,2010.

［4］ Jung J B, Kim Y, Oh K, et al. Subacute combined degeneration associated with vitamin E deficiency due to small bowel obstruction：A case report［J］. Medicine, 2019, 98(36)：e17052.

［5］ Keddie S, Adams A, Kelso A R C, et al. Laughing matter：subacute degeneration of the spinal cord due to nitrous oxide inhalation［J］. J Neurol, 2018, 265(5)：1089－1095.

第十节　神经电生理定位

许多章节中设立神经电生理部分,一则神经电生理检查是神经系统检查的延伸,很多时候临床检查无法窥其全貌,借助神经电生理技术可以进一步细化神经定位;二则与从医经历有关,笔者从业神经内科 34 年,从事的神经电生理工作涉及过脑电图、肌电图(EMG)、诱发电位(体感诱发电位,事件相关诱发电位,脑干听觉诱发电位,视觉诱发电位),包括上海最早的经颅磁刺激运动诱发电位检查和经颅磁刺激治疗,建立了睡眠监测室,正准备开展嗅觉诱发电位和感觉定量分析。秦震说过：EMG 是叩诊锤的延伸。笔者学习他的《神经生理学》,在兼顾神经电生理工作的同时,加深了对临床神经病学尤其神经定位意义的理解。

临床神经电生理早已被许多国家列入神经科住院医生培训必备项目,临床住院医生必须在上级医生指导下独立进行神经电生理检测并书写报告。在我国,神经电生理一直为临床忽视,一方面是这门分支学科艰深不易入门,另一方面大部分临床医生没有深入理解其内在含义,轻漫待之。须知神经电生理与其他标准化理化检查的显著区别在于,其与临床密切结合,比如肌群的选择对 EMG 诊断肌萎缩侧束硬化、重症肌无力等至关重要。笔者在 2005—2007 年间跟随黄绥仁学习 EMG 之际,根据 EMG 和神经传导速度等即可区分腓骨肌萎缩症 1 型和 2 型(髓鞘或轴突)。此后见证了多系统萎缩(MSA)肛门 EMG 诊断扩展到帕金森病(PD)及其他神经系统疾病的泛化波澜,后又复归平静。

临床神经电生理检查是诊断神经肌肉病的重要手段,至今仍不能被其他检测技术所替代。神经肌肉疾病谱十分广泛,既包括常见病如糖尿病周围神经病、腕管综合征、神经根型颈椎病和腰椎病等,也包括一些少见疾病如运动神经元病、遗传代谢性肌病等,神经电生理指标对神经肌肉接头、脊髓前角细胞、周围神经等疾病定位具有极其重要诊断意义。

神经电生理学以神经解剖学为基础,各类电生理检测技术是神经系统疾病早期诊断及康复评估的重要手段,经典的神经电生理有以下几种：常规脑电图检测包括脑电检测技术、皮质电图、脑深部电图;脑电地形图,包括脑电地形图或脑等电位分布图、脑电显著概率地形图、脑电时域地形图、偶极子追踪法;脑诱发电位包括脑磁或电运动诱发电位、事件相关电位、伴负变化诱发电位;EMG 评估周围神经和神经肌肉疾病及肌源性疾病;多导睡眠图(PSG)评价睡眠相关疾病。脑电图、诱发电位使用表面电极,属于无创技术,

EMG 包含针电极的有创技术。

狭义神经电生理学仅指 EMG 和诱发电位，是诊断神经肌肉疾病重要手段，包括预后判断、疗效观察。EMG 是临床神经定位诊断的延伸，神经肌肉及神经肌肉接头疾病的客观检测手段，始于 20 世纪 50 年代。组织化学、分子生物学、基因检测和神经影像学均不能取代 EMG，晚近单纤维肌电图、巨肌电图及扫描肌电图等进一步强化了 EMG 在神经定位中的作用。针极 EMG、神经传导速度（NCV），尤近端 NCV 等在肌病和周围神经病（炎性肌病、代谢性肌病及嵌压性、遗传性、自身免疫性周围神经病），还有神经肌肉接头病变的电生理，运动神经元病（MND）临床及神经电生理定位研究，瞬目反射之于面肌痉挛的定位，腕管综合征位移的定位诊疗研究，分别在各节详述。

脑诱发电位始于 20 世纪 70 年代，指从感受器到皮层特定刺激，产生可检出、与刺激有相对固定时间间隔（锁时关系）和特定位相生物电反应，不同感官诱发电位不同，刺激特性差异在诱发电位波形结构。2006—2007 年笔者再次学习诱发电位，有幸跟随复旦大学附属华山医院李盛昌和桂镁琴，系统学习了各种诱发电位包括电刺激运动诱发电位，并开始尝试神经电生理的中西医结合探索。

在视觉诱发电位的帕金森病研究中，听觉诱发电位依各成分潜伏期的长短可分成进行面神经分段定位，指导临床包括针灸的中西医结合治疗研究。

事件相关电位中的 P300，有心理因素参与的诱发电位，包括晚成分、随因电位和运动相关电位（N400，CNV，MMN）。CNV 通常自正常人中央区和额区都能记出，与预期、意动、动力、学习和注意有关。笔者在对血管性认知功能障碍、帕金森病认知功能障碍等中西医结合诊疗中，以 P300 为评估指标。

运动相关电位 4 个成分：N1 缓慢上升负电位，称准备电位（BP），或预备电位（RP）；P1 不恒定小正波；N2 快相负电位；P2 大而慢的正波。运用导航经颅磁刺激 10 例右利手的健康志愿者双手第一骨间背侧肌，定位双手运动功能区及其边界主要在中央前回"Ω"区及其周围，右手运动功能区面积大于左手；通过测定右手拇短展肌和第一背侧骨间肌所对应的皮质运动区面积，在个体水平上精确描计出手运动功能区，并在群组水平上保持稳定的可重复性，有助于无创精准描计手运动功能区，以期指导神经重塑。笔者在 2008 年结题的研究中，运用磁刺激运动诱发电位（MEP）评估针刺治疗对脑梗死患者运动神经功能的改变，随着运动功能恢复，部分消失的 MEP 波出现，中枢传导时间（CMCT）和皮质静息期（CSP）指标明显改善，更令人惊奇的是，在手功能恢复过程中，皮层手运动功能区的刺激靶点也随之不断地移位，这是否神经重塑的标识和证据？

笔者首次报道高频 rTMS 治疗卒中后抑郁（PSD）的临床研究，18 例 PSD 入选，设计为随机单盲对照研究，在左前额叶背外侧皮层（DLPFC）进行 rTMS 治疗，假性 rTMS 为对照组，并观察其汉密尔顿抑郁量表（HAMD）和日常生活能力量表（ADL）评分，并运用治疗伴发症状量表（TESS）进行 rTMS 治疗安全性评估。在 DLPFC 进行 rTMS 能显著降低 HAMD 评分，对照组仅少量患者显示轻微反应，治疗组治疗前后 HAMD 评分比较 $P=0.0009$，两组治疗后 HAMD 评分比较 $P=0.0002$，均有显著差异；治疗组 ADL 评分治疗前后比较 $P=0.02$，两组治疗后 ADL 评分比较 $P=0.02$，差异具有统计学显著性；ADL 评分提示 rTMS 治疗对 PSD 整体康复效果较好；TESS 评分显示 rTMS 治疗无明显不良反应，提示在 DLPFC 进行 rTMS 可能是 PSD 新的安全有效治疗方法，并发现在右前额叶背外侧皮层刺激反而会加重抑郁和焦虑症状。还针对运动系统障碍包括局灶性肌张力不全、帕金森病等展开运动单位、静息期等研究。

自主神经电生理研究中，笔者运用交感皮肤反应（SSR）评估补阳还五汤加减治疗糖尿病自主神经病变（DAN）临床疗效。为评估按 Hoehn-Yahr 分级的 PD 患者自主神经功能，50 例 PD 检测交感神经皮肤反应，PD 组 SSR 测定异常率 78.00%（39/50），SSR 波潜伏期明显延长，波幅降低（$P<0.01$），SSR 可作为判断 PD 患者自主神经功能的参考指标。

嗅觉诱发电位对帕金森病嗅觉障碍的研究，则是延伸笔者 20 世纪 90 年代末在国内最早开始的帕金森病嗅觉研究,其前,国际上没有相关报道。

诱发电位术中监测是神经电生理学的分支。感觉诱发电位研究对 CNS 有诊断价值及监测,皮节刺激体感诱发电位(SEP)在腰骶神经根病/脊髓手术监测,磁/电刺激运动诱发电位中,高频磁刺激 MEP 应用于腰骶神经根病变的手术监测。

神经电生理学发展配合神经药理学,解决了神经传导及传递等诸多机制问题,包括离子通道三维结构,范例是乙酰胆碱治疗重症肌无力和重复电刺激评估。在神经系统疾病康复期,影像诊断 CT、MRI、MRA、单光子发射计算机断层扫描(SPECT)等为理想诊断和动态观察手段,较各类脑电生理检测技术普遍,其实神经电生理也是神经系统疾病早期诊断及康复评估的重要手段,比如 MEP 可以在脑卒中后对运动功能恢复作评价,依此指导临床进行正确康复治疗和训练。事件相关诱发电位(ERP)中 P300 电位作为一种被量化的电生理学指标,客观性强,是认知功能损害早期评定的客观电生理学指标,有助于早期发现卒中等患者的情感、认知障碍,对认知疗法和抗抑郁治疗有积极意义,P300 波潜伏期表达大脑对外来信息认知加工过程,P300 波幅反映高层次的认知功能,反映一定程度情感投入,P300 潜伏期越长,波幅越低,大脑对外来信息感受能力越差,如我们运用事件相关电位评估文拉法辛治疗卒中后抑郁的疗效。

PSG 是同时记录、分析多项睡眠生理学指标的睡眠疾病诊断技术:分析睡眠结构、进程和监测异常脑电;监测睡眠呼吸功能,发现睡眠呼吸障碍,分析其类型和严重程度;监测睡眠心血管功能,记录肢体活动或阴茎勃起等,失眠原因和阳痿性质。我们对 PD 和 RLS 等患者进行 PSG 研究,并评估中西医结合疗效。

将神经电生理学运用于中医学临床疗效评估,是神经电生理诊断技术在中西医结合中的方向之一,虽起步较晚,从脑电到肌电、诱发电位,进而 PSG 等,神经电生理为神经系统疾病早期诊断和早期治疗提供可靠依据。把握临床神经电生理学研究热点,利用神经电生理的方法研究神经再生、神经可塑性、学习和记忆、神经调节、感知功能,远未成气候,深感任重道远。

参 考 文 献

[1] 崔丽英.临床神经电生理如何成为神经系统检查的延伸[J].中华神经科杂志,2013,46(5):289-290.
[2] 李帅,张恺,林雨,等.导航经颅磁刺激定位手运动功能区初步研究[J].中国现代神经疾病杂志,2016,16(8):522-526.
[3] 张恺,林雨,李帅,等.导航经颅磁刺激技术对手运动功能区的定位研究[J].中华实验外科杂志,2017,34(8):1281-1284.
[4] 王玙东.高频重复经颅磁刺激治疗卒中后抑郁的临床研究[J].中华精神科杂志,2007,40(2):99.
[5] 崔丽英.中国临床神经电生理肌电图 70 年梳理[J].中华神经科杂志,2019,52(10):837-840.
[6] 崔丽英.我国临床神经电生理学检查技术应用现状[J].中国现代神经疾病杂志,2008,8(4):279-280.
[7] 张利娜,王玙东,庄国芳,等.文拉法辛治疗卒中后抑郁的汉密尔顿抑郁量表与事件相关电位评估[J].脑与神经疾病杂志,2014(6):432-436.
[8] 王玙东,蔡定芳.帕金森病的嗅觉障碍[J].临床神经病学杂志,2002,15(1):38-39.

第十一节　定性与神经定位

神经定位诊断又称解剖诊断,定性诊断又称病理、病因诊断。虽然神经定位诊断是神经科临床的核心,最终必然进入定性诊断阶段。定位定性并不能截然分开,如在经典的神经电生理诊断中,腓骨肌萎缩症(CMT)就可确定脱髓鞘型和轴突型两大类,按黄绥仁的观点,这是 CMT 的神经电生理定位诊断,不如说定性诊断。CMT 脱髓鞘型(CMT1)定义为正中神经运动神经传导速度 49 m/s;轴索型(CMT2)为正中神经运动传导速度正常或轻度减慢≥38 m/s,轴索变性;中间型电生理特征为 NCV 25～45 m/s,兼以上两种类型特点。随着分子诊断技术的发展,相关基因定位和克隆给临床诊断带来很大帮助,但临床和神经电生理定位诊断仍发挥着重要作用。

如定位诊断一般,许多思维导图对神经定性诊疗思维进行了梳理,我们重温一下神经系统疾病诊断的三个步骤:搜集临床资料即询问症状和神经系统检查以获得体征;定位诊断:根据前一步获得的症状和体征,确定病变解剖部位;定性诊断:综合分析起病形式、疾病发展和演变过程、个人史、家族史(以上均含症状学)、体征,确定疾病性质。无论定位还是定性,都离不开症状和体征,这是诊断最基本的素材,也是核心,否则无异于空中起楼阁。

定性也有定位概念,正如多发性硬化在影像学中的"责任病灶",复旦大学附属华山医院陈向军是上海市免疫学会神经免疫专业委员会的主任委员,他根据多年神经免疫实验与临床实践,近年首次提出自身免疫性脑炎"责任抗体"概念,其实也是遵循经典神经病学的初衷。他谈到:"越来越多的自身抗体不断涌现,但每一个阶段、每一个个体身上发生的每一个临床综合征,都可能有一个抗体在负主要责任,是为责任抗体;理清这一概念有利于临床治疗的针对性。致病性自身抗体可用来临床诊断、判断疾病转归、与治疗的有效性。"正如"不是所有抗体都会造成此次发病的临床表现",不是所有的症候与定位有关,对于神经病学临床而言,如何在一堆乱麻的主诉或体检中厘清主要症状和体征,定位是神经科临床医生的底线思维。

陈向军提出"责任抗体"是自身免疫脑炎治疗靶点,更多地揭示了定性与定位的关系,"同病类证,同病类治",实际上赋予定性以定位意义,都是为了一个共同目标:疗效。神经科学界一向重诊断轻治疗,神经免疫疾病作为可能被治愈的一组神经系统疾病,从定位肌肉的多发性肌炎,神经肌肉接头的重症肌无力,神经根的格林巴利综合征,到脑干脊髓的 MS/NMOSD,大脑的自身免疫性脑炎和血管炎,无论是急性期和间歇期的治疗,都有曾似相识之感。沈自尹提出"同病异证,异病同证"和"同病异治,异病同治",后来王文健又发展为"同病类证,同病类治"。在神经系统疾病诊疗中,笔者也遵循王文健"同病类证,同病类治"的诊疗理念,实际上与神经定位诊疗理念殊途同归。

实际上定性诊断如同定向诊断一样,需要发散思维,但更容易散而无序,散而漏之。Midnights 原则是针对定性诊断的一种临床思维模式,美剧《豪斯医生》中有类似剧情,在赵重波等的倡导下,国内也开始实践。将神经科疾病九大病因进行对应、拆分和汇总,在临床实际操作中,针对具体病例进行病因大类的排除鉴别诊断,不断收缩诊断范围,既保证定性分析思维的逻辑性和连贯性,也避免推理过程中的疏漏。不断加大定性诊断的收缩圈是其主题思路,Midnights 原则正是实施此思维模式的载体,临床定性诊断中实用方便易行,其具体代表如下。

M—metabolism,代谢性。

I—inflammation,炎症。

D—degeneration,变性。

N—neoplasm,肿瘤。

I—infection,感染。

G—gland,腺体,内分泌。

H—hereditary,遗传。

T—toxication,中毒/trauma,外伤。

S—stroke,卒中。

参 考 文 献

陈向军,李海峰,邱伟,等.神经免疫疾病与责任抗体[J].中国神经免疫学和神经病学杂志,2021,28(4):283-287.

第二章

症候神经定位的中西医学结合探索

第一节　症候与病的关系

长矛之于原子弹，不是一个维度的较量，听诊器不敌心电图，X片无法与CT和MRI较量。但叩诊锤不会退出床边，经典的临床诊疗过程永不过时，无论是从人文关怀还是最核心的临床定位，症候的识别与判定是许多疑难杂症诊疗漫漫征途的第一步。

体征与症状一样是临床表现的核心部分，是询问病史之后甚至第一眼看到患者就可以捕获的信息，比辅助检查更加直接、可靠、易行，如果此时已得到初步印象诊断和鉴别诊断，那么接下来的工作就会游刃有余。抓住一个主要症状或体征，就是一条线索，然后定位，再定性，分析总结后就是疾病的全面诊断。在医学临床专业越来越细分的背景下，隔科如隔山，期盼一人通及临床全科不可能，甚至神经科各分支学科中的诊疗思路也相去甚远。临床实践中，各科医生第一反应就想到自己专长相关的疾病，往往一叶障目，忽略其他科室应该关注的症候细节，造成误诊漏诊。所以，定向诊断是诊断第一关，定向诊断更多地延续了内科思维。

树状思维导向为主的定向诊断确立后，就进入了深水区，倡导基于关键症状和体征为中心的链式神经定位思维模式，初衷就是希望这种思维模式能有助于理解神经病学的精髓，虽然症状和体征各异，其神经解剖通路有规律可循，如吞咽困难和排尿困难，均按上下运动神经元定位，在神经定位框架下不会有大的偏差，可以说，神经定位是联系体征症状和疾病之间的桥梁。

各种症状和体征，虽然有很多理论描述，但只有临床亲历才会印象深刻。打一个比方：构音障碍是一个临床体征，又分为弛缓性、痉挛性及共济失调性构音障碍等，但是仅如此认识，很难有条理；肌张力增高又分为齿轮样、铅管样等，分别对应不同的机制和疾病。只有亲力亲为地听过、见过和感受过，才有助于快速定位，进行鉴别诊断，这些实战的感悟，书本上找不到，当然有些体征可以在动态视频里学习。

症状和体征的关系也是神经科永恒的话题，神经定位的金科玉律告诫我们，症状体征与影像学不符合时要果断怀疑，及时复查，责任病灶的确立必须锲而不舍，不得孟浪。在没有核磁共振的很多年前，笔者曾经接诊2小时前外院CT检查一侧小脑半球出血的患者，CT显示出血量5 ml左右，但患者已呈昏睡状态，双侧瞳孔不等大，一侧肢体无自发活动，要求复查CT，家属不同意，反复劝说，经查CT，脑干也有出血。

许多症状无法定位，更是缺乏体征佐证，有时候临诊感到束手无策。近年来躯体化症状的概念日趋深入医者之心，也可能是中西医学汇通的一个突破点。上海中医药大学附属曙光医院潘卫东认为，尽管西医学与中医学均存在一些不足，但医学的正确与否不应以现代科学理论作为唯一判断依据，无论基于哪种理论体系，只要能够以患者可以理解和接受的理论阐明发病机制，能够解除患者"病痛"，能够延长患者有生活质量的生命,就是好的医学。当今的西方医学界已开始引入包括中医学在内的各类传统医学,以治疗各类慢性病和精神情绪障碍等,他倡导西医学应以患者症状为中心开展中西医结合治疗(结合药物治疗、精神疗法、情感治疗及其他疗法)以更好地解除患者"病痛",并建立起完善的中西医结合医学体系。

认知障碍和痴呆本质上都是脑部疾病,哪怕如定向诊断中诸多全身疾病所致者。诚然,痴呆一旦确诊,即被认为不治之症,其实一部分痴呆可治甚至可愈,却因认识不足,临床常被误诊为阿尔茨海默(AD)等,延误治疗时机,早期发现认知障碍是防治痴呆的有效途径。认知障碍的神经定位,重要任务就是梳理各类认知功能障碍和痴呆,区分可治不可治的痴呆,如早期正常压力脑积水、亚急性联合变性、韦尼克脑病所导致的痴呆完全可以逆转,还有可控不可控,预后坏如朊蛋白病(CJD)的进行性程序化还有传播性。此外,系统性神经疾病如肌萎缩侧索硬化(ALS)、多发性硬化(MS),一向并不重视认知障碍的筛选,直至晚期无法治疗,基于患者的生活质量和诊疗整体观的理念,定位诊断的意义已经远远超出诊断本身。

许多神经系统疾病包含很多症状和体征,Syndrome 长期存在"综合征"和"综合症"两种译法。"征"指病征,"症"指病症。病征,是疾病显示出来的征象,病症,在此就是疾病,如"疑难病症"。"综合征"指"同时出现的一系列症状",而不是"同时出现的一系列疾病"。"综合征"常被当作一种疾病,而"综合症"则是一系列疾病而不是一种疾病。总之,Syndrome 以"综合征"为妥。

与许多西医学病名如帕金森病无法等同于古代某个病名一样,西医学也无法给奔豚气、脑鸣、梅核气等一个准确头衔。如梅核气、奔豚气等一些症状,中医描述比较接地气和特征化,而脑鸣之于耳鸣,不得不分开,虽然前者至今没有被西医学所公认,但是临床确实存在。请教王文健老师,他认为大部分应该统一以西医学之名,所以不以中医症候作为索引症状,有些无法通今者,则以中医命名,请同道见谅并斧正,也算是中西医汇通的尝试。

西医学中"病"是医学研究的核心所在,提倡症候为中心的神经系统定位诊断体系,是否有些不合时宜?"病"这一最为常用的名词其实缺乏准确定义,在中医学中,广泛地把症和病放在一起,一部中医内科学,实际上就是一部围绕症状和体征的诊断治疗学。中医学中还有证,症、证、病各不相同,症是人体在疾病状态下发出的每一个信息;证是疾病在瞬间的症状总和,是信息群;病是症状和证候的主体,是一种状态,也是一个过程。

乔向阳认为,症候的采取和归纳,最终需要诊断为病,为了治疗,判断预后,也为了交流研究所需,虽然证很可能揭示了某一阶段的疾病的核心,但证无法判断预后。所以,只有辨证是不够的,没有辨病的辨证犹如空中楼阁,辨证的同时应追求辨病,将辨证与辨病结合起来,在明确疾病诊断的前提下,辨证才比较准确。明确症、证和病的概念与关系,辨病与辨证相结合的临床思维,才能明确基本病机是病证之间相互区别的关键。辨证与疾病之间的关系,也如定位与疾病的关系吗?

对于中医的证与症,笔者只是想以什么思维方式贴近和符合临床,就朝这个方向努力。中医肯定有病位,但有定位吗?脏腑、虚实、表里、六经,没有统一标准。可以比较准确地描述西医学中的神经定位,但是涉及中医症候的神经定位应用,到底是纯粹按中医经典,还是对于《中医内科学》中诸如头痛眩晕章节的临床淬炼,总之,诊断和治疗靶点均无法明确。笔者学习王文健学术思想深有感触,从异病同证到类证,尤其运用于帕金森病非运动症状神经定位的中西医结合诊疗探索。

症状是辨证的基础,若症状出现偏差,辨证辨病必然产生困难,可能作出错误诊断。要进行正确的诊断,特别对那些症状体征复杂的疑难杂症,必须充分搜集尽可能全面详尽,才能减少偏差。不同的感觉器官具有不同的感觉功能,望诊、闻诊、切诊是医生运用视觉、听觉、嗅觉与触觉对患者诊察,而问诊则概括患者感觉及对疾病发生、发展有关问题的叙述,其间相互补充,不能彼此取代。

本书源于临床,目的还是回归临床,作为临床医生接触症候时的思维检索工具和逻辑推理的基本素材,而不是也绝不可能动摇神经系统诊疗的基石——定位诊断,也没有否认中医证的地位,这两点不容置疑。

参 考 文 献

［1］　韩林涛."综合征"还是"综合症"[J].河北科技图苑,2005(2):76.

［2］　陈志强.再论"病"之定义创新医学之路[J].中国中西医结合杂志,2017,37(12):1420－1422.

［3］　肖永华,吴文静,赵进喜,等.从症、证和病的概念与关系谈中医临床思维教学问题——由中医内科见习病例引起的思考[J].现代中医临床,2015(3):49－52.

［4］　潘卫东.现代医学应以患者症状为中心开展中西医结合治疗[J].神经病学与神经康复学杂志,2019,15(1):9－14.

第二节　取象比类的临床思维

取象比类是中国传统文化中特有的认知模式,是研究自然的方法论,《素问·示从容论》有:"夫经人之治病,循法守度,援物比类,化之冥冥,循上及下,何必守圣。"《素问·五运行大论》曰:"天地阴阳者,不以数推,以象之谓也。"以自然界物象比喻的形式来解释事物特征,如上善若水,非中医所特有,如《素问·玉机真藏论》曰:"春脉如弦,夏脉如钩,秋脉如浮,冬脉如营。"取象比类绕过了逻辑推理的途径,通过建立不同事物"象"之间的比喻关系,揭示事物本质特征,这是限于古代逻辑推理条件的匮乏。

段玉裁注《说文解字》"象当作像,像者,似也",象思维是中国哲学思想基本思维的基础与规律,中医学一脉相承。《中医基础理论》教材认为"取象"是从事物形象(形态、作用、性质)中找出能反映本质的特有征象,"比类"以五行各自的抽象属性为基准,与某种事物所特有征象相比较,以确定其五行归属。以取象比类的思维方式,判断病因病机、证候、治则治法方药属性,指导治疗。

《黄帝内经》总结象的内涵、思维方式、思维方法、特征、思维模型等,形成系统的象思维模型与藏象系统。藏象理论以人与自然整体观及人体自身整体观为特征,以人体外在征象为研究对象,在认识与分析生命活动过程中,突出强调藏与象的联系性、整体性、动态性,体现天人合一的整体观及已形成的独特脏腑生理、病理理论体系。张立平认为中医象思维结合形象思维与意象思维,包括外在可观察之象及内在可感知之象,有观物取象—立象尽意—取象比类三个阶段,从现象、形象、意象、象征等认识人体。对自然之象,以象喻理源于《周易》引入阴阳五行,以取象比类方法关联人与自然,阴阳是辨证之大纲,五行机械已被弃用。

象思维的基本模式有取象类推、归纳演绎、据象辨证、体象悟道。于人体之象,中医学通过问询症状和观察征象,取象比类推测内在脏腑之变,见《灵枢·本藏》:"视其外应,以知其内脏,则知所病矣。"其"藏象"多指脏腑之象。而对"神"象的感知则包含整体观和精神(高级神经活动),后者还包括梦象解析,凭借对脉象和症状的把握,这在后面高级神经活动和睡眠部分着重探索。药物之象中,中药多为动植物矿石类,禀天地之精华,取之自然,而万物皆有灵,一物降一物,其有形或无形特质即为药象,四气五味升降沉浮俱为象也,还有色泽部位形状质地属地等象。如伏龙肝取灶心之土,意欲土与火的双重特性,专入土脏脾胃而性质温热,《说文解字》曰:"心,在身之中。"如此表达药物自然属性和功效,即"用药法象"。升降出入等运动规律在不同事物外在表象相似,如每日阴阳消长运动即昼夜交替,与人类"日出日入、起居作息"表象相似(阴阳消长)作用于不同事物而产生外在相似表象,王翘楚提出花生叶对应失眠治疗,源于"入夜则寐,入昼则寤"的规律合乎阴阳变化,如同花生叶昼开夜合现象符合阴阳消长规律。

不同事物间存在同一性和差异性,同一性提供"取象比类"的内在逻辑依据。形式逻辑思维日益被人工智能等信息技术取代,人类特有的非形式逻辑思维活动中,隐喻可以弥补单纯逻辑思维的缺陷,也有认为比类即隐喻,贾春华认为中医语言是一种基于隐喻认知的语言,中医逻辑旨在发现而不重证明的逻辑。隐喻在病因谓"六淫""七情",发病言"正邪胜负",病机有"上热下寒""表寒里热",脏象中"胆者,中正之官,决断出焉",药之四气五味,方剂中君臣佐使。但隐喻要凭借直观体验把握,与中国传统"象"类似。取象比类与象有不同层次,抽象思维如"意象"和"道象",超越经验层次,类似慧能的顿悟,需要灵动的思维。也有认为取象比类主要采用明喻而非隐喻,但在认知模式上与隐喻有相近之处。

中医与西医的脏腑并非同一概念,不可以直接类比。西医传入中国之前,心、肝、脾、肺、肾等名词既有藏象学(即所谓的脏腑虚化内容所指)含义,又有解剖学含义,当然其时解剖学内涵没有西医丰富和具体。《黄帝内经》中的"脏腑"是基于解剖(非解剖学)意义上的脏腑,同时还兼功能性、联系性等描述,不能简单将其割裂为解剖脏腑或功能脏腑。恽铁樵将脏腑虚化,使得脏腑的功能被抽象后得出来一个"象",中医脏腑理论进一步脱离了客观物质的依托。脏腑虚化论对认识功能脏腑有裨益,但过分强调功能性而忽视物质性,往往使人陷入迷茫。

取象比类是一种抽象思维,与类比、比喻又不同,它试图绕过逻辑推理的途径,通过建立不同事物"象"之间的比喻关系,揭示事物本质特征如"春脉如弦",是类比推理的传统认知模式,毋庸讳言,缺乏逻辑和严谨。西医学中形式逻辑思维长期居于主导地位,尤其神经医学最富于逻辑思维,取象比类认知模式无从插手。在影像学和人工智能等新技术日新月异发展背景下,取象比类这种传统认知模式曾经和正在被重新关注。

其实西医学也存在取象比类思维,蜂鸟、梳子、面包和绸带都是特征性的神经影像学图形,曾经几乎是对应于进行性核上性麻痹、多发性硬化、多系统萎缩等的符号,这不就是取象思维吗? 当然是与临床和病理反复对照后归纳而出,随着时间的推移和经验积累,临床进行反思,纠正甚至扭转以前的结论,如现在认为脑桥面包征不仅仅是多系统萎缩的指代;肛门肌电图改变也曾经一度是多系统萎缩的神经电生理特征,越来越多的证据表明,非尽然矣。第十一章第一节《共济失调》中橄榄脑桥小脑萎缩(OPCA)患者,脑桥呈面包征,小脑上中下脚全部消失(图 11-1-1)。

取象比类思维是中医最本质的思维方式,以事物间象的相似性为类比基础,万物普遍联系,其动态功能相同即可归为一象,从而推理出事物的全部特性和属性的思维方式。中医辨证论治实质就是观象、别象、比象的过程,履象之逻辑,依阴阳五行学说之理来推演脏腑之象、四诊之象、理法之象、方药之象的过程。

取象比类并不创造相似性,而是通过直观体验发现各类事物之间的相似性,需要经过一系列推理认知过程,如立象尽意、得意忘象、循理悟道、格物致知、知行合一等。取象比类是中医研究的一种方法,重要意义在于临床思路,不能固执拘泥于具体的象,更不能刻舟求剑,需要与时俱进,善于运用中医思维包括取象比类,要大胆想象,小心取证。至于在以神经解剖为基础的神经定位中结合取象比类思维,创造性地飞跃传统思维模式,以弥补西医学不足和中医学缺陷,需要站在新思维模式高度,依靠现代技术如人工智能支撑,方能超越传统的维度。

参 考 文 献

[1] 盛岩松.《黄帝内经》藏象理论的形成及对临床诊病的影响[D].哈尔滨:黑龙江中医药大学,2008.
[2] 张立平.论中医"象"思维(一)[J].辽宁中医药大学学报,2012,14(6):40-41.
[3] 张立平.论中医"象"思维(二)[J].辽宁中医药大学学报,2012,14(7):31-32.
[4] 邢玉瑞.中医象思维模式研究[J].中医杂志,2014,55(17):1441-1443.
[5] 施明,许红,张晓峰,等.落花生枝叶治疗失眠症临床观察和有关药理研究[J].江苏中医药,2003,24(7):48-50.
[6] 黄慧雯,贾春华,郭瑨.基于中医语言的中医思维研究——来自认知神经科学的新方法[J].北京中医药大学学报,2016,39(8):634-638.
[7] 崔艺馨,刘庚祥.中医比象思维之应用[J].中医杂志,2011(11):9-11.

第三节　神经科思维与中医思维的比较

甫入临床，笔者带着中医本科生思维踏入神经内科病房，自觉不自觉地交织着神经科思维与中医思维。望闻问切的中医之四诊，与神经科经典的事无巨细叙事式病史询问和接近吹毛求疵的听叩锤打得出的体征颇为神似；一部中医内科学，其实就是症候诊疗学，取象比类后的辨证论治与神经科临床中症状体征的分析归纳逻辑推理和定位诊疗，表面上风马牛不相及，内在又是那么暗通款曲，也许就是某种冥冥之中的天然因缘关系，促使笔者从职业生涯开始，就有意无意地展开以症候为中心的中西医结合神经系统疾病的定位诊疗探索。

宋琳莉等研究认为，与以中医西化学派为主的还原论思想指导下研究自底向上的现代还原研究不同，中医的思维方式是整体思维，以阴阳五行学说为纲的抽象思维、以取类比象的直觉认识和推演为特征的形象思维、实践基础上厚积薄发而形成的灵感思维，以整体论思想指导下的自顶向下的研究。如果按照这种在自底向上的还原论思想为指导神经定位研究，以还原论为方法论，用分析、还原方法从神经解剖等层次结构上剖析和寻找相关症候规律，逻辑性强、层次感清晰，似乎只见树木不见森林，又需要有一个把握整体观的思维框架，很难能从各个症状或体征的树状思维为主的定向诊断和链式思维为主的定位诊断模式中，来推理出更具普适性的规律，更何况中西医学有着本质上不同的规律和特性。自底向上的研究对应于分析归纳思维方式，从低层级结构到整体，从局部细节归纳出高层级规律。

在自顶向下的研究中，如果仅遵循中医自身发展规律，以整体论为方法论，用系统、综合的观点从整体层次上把握症候规律，有宏观性、整体性、动态性与综合性，却缺乏分析还原性，无法定量分析，缺乏深层次定位与定性，如眩晕与头晕不分，怎么可能进一步深入，如此框框难以取得研究突破。中医学偏重于直感综合的取象比类等思维方法，而不是神经科的分析归纳逻辑推演，对黑箱内部结构的细节了解匮乏是中医不足，如四肢百骸、五官九窍、脏腑皮毛、血脉经络早期是很粗略的形态学观察，后来增加脏腑、精神情志等功能概念，在此有必要再回顾一下脏腑虚化的历史。

传统中医其实也根据体征定位，尤其依据脏象学说特点进行脏腑定位，如肝开窍于目，在体合筋，其华在爪，在志为怒，在液为泪，在味为酸，色青，脉弦等，凡见上述体征如眼活动障碍如斜视、肢体屈伸不利、爪甲干枯、焦虑忿怒、反酸弦脉等，均可定位在肝(胆)；脾主肌肉、四肢，开窍于口，其华在唇，外应于腹，在味为甘，凡见如口唇苍白无华焦枯、恶心呕吐、腹胀腹痛、嗳气呃逆、味甜、濡脉等均可定位脾(胃)；肾上开窍于耳，下开窍于二阴，主骨，其华在发在齿，情志为恐，口味偏咸，其色为黑，味为咸，脉涩等，可见脱发、白发、齿动、齿脱、振颤摇动、耳鸣、喜伸欠、战栗、味咸、面黧黑、涩脉等，即可定位肾(膀胱)；心其华在面，开窍于舌，在声为笑，在味为苦，在液为汗，色红，脉洪或结代促等，见如面颧部发赤或面部疮痒、舌烂、口苦、发笑、多汗、洪脉或结代促涩等，均可定位心(小肠)；肺在体合皮，其华在毛，开窍于鼻，在液为涕，在志为悲(忧)，但见如皮毛枯槁、肌表调节功能障碍如自汗盗汗、咳喘、口辛、喜哭善悲、脉浮等，均可定位肺(大肠)。

然而，《黄帝内经》所述五脏六腑与十二经脉及奇经八脉(经络实为古人对血管、神经、淋巴管等的初步认识)均实指器官，宋元以后开始偏离解剖概念的脏腑学说，但始终围绕实体解剖脏腑而发微，仅仅《医林改错》纠正一些脏腑解剖部位错误，指明脑的位置和功能"灵机记性在脑不在心"。项忆瑾等系统梳理先秦迄于民国初年的脏腑概念，从解剖学实体转化为生理功能系统的演变，认为上古文化学说对原始脏腑概念塑造有重要影响，以后的中医发展也没有完全脱离解剖学实体。金元后，中医脏腑理论体系已形成，但受传统文化影响，脏腑理论开始不依赖解剖学实体加以引申，从而几乎完全与解剖学实体游离。而20世纪20年代恽铁樵提出气化脏腑概念，从形式上完成脏腑概念从解剖学实体向生理功能系统的转化。

在中医理论框架内,保留整体论,不打破传统中医的黑箱结构,对人体进行整体层次研究,勉为其难。整体论思维是总体不等于部分之和,系统的功能不是组成系统的各系统功能的简单相加。以整体论思想指导下的研究,包括系统整体层次以及从整体到系统的考察归属于自顶向下的研究。自顶向下的研究对应着综合演绎思维方式,从系统整体层次规律基础上,割切低层级的系统属性,从系统整体到低层级结构,企图用现代科学语言表述中医理论体系中的复杂科学内涵,如沈自尹的肾本质研究。与其说中医的证候对症状和体征是一种归纳,不如说一种演绎泛化,实际上漠视具体症状和体征的特殊性,如震颤,头部、下颌和手部临床定位意义不同,而仅仅统以"风"来取象比类,一概辨证为阴虚风动,诊断为帕金森病,无法揭示其真正病因病机和判断预后,更不必谈治疗。事实上,这几年的许多中医量表,已经趋向于将证候描述由定性转为定量,试图建立证候宏观指标群,开展证候微观辨证。

提及证候微观辨证,摆在神经科领域的现实临床思维问题,是如何运用还原分析方法将神经定位理念引入中医领域,要完成这项宏愿,需要建立现代科学视角下的中医理论体系,这是一件艰难而貌似不可能的事情。自顶向下与自底向上两种研究能交汇吗? 在中医整体观和动态辨证的理念指导下,应当致力于弥补其微观细节的粗略,通过树状神经定向和链式神经定位对局部定位规律的进一步探究,细化和深入中医整体观。

参 考 文 献

[1] 宋琳莉,孟庆刚.基于复杂性科学的系统思维与中医整体思维辨析[J].北京中医药大学学报,2009(2):80 - 83.
[2] 项忆瑾,李文伟,黄建华,等.脏腑概念从解剖学实体转化为"生理功能系统"的成因[J].世界科学技术:中医药现代化,2016(6):959 - 963.

第四节　中医可以定位吗

病位与定位概念不同。病位,疾病发生之所在,即疾病发生的部位或场所,正邪相争的具体位置,如《素问·调经论》曰:"病在脉,调之血;病在血,调之络;病在气,调之卫;病在肉,调之分肉;病在筋,调之筋;病在骨,调之骨。"此间皮、脉、肉、筋、骨即不同层次的病位。病位可以是疾病的具体部位如脏腑等,也可谓抽象的功能单位层次如少阳、卫气等。胡希恕认为病位指病邪反应的病位,不完全是病变所在的病位,如即使病变在里,但病邪集中反应于表位,也称之为表证。他应用经方分三步辨证,辨病位、辨病性、辨方证,病位指表、里、半表半里,表指体表,即由皮肤、肌肉、筋骨所组成的外在躯壳,若病邪集中反应于此称为表证;里指人体里面,即由食道、胃、小肠、大肠等组成的消化道,若病邪集中反应于此称里证;半表半里指表之内、里之外,即胸腹两大腔间,为诸脏器所在之地,此体部为半表半里证。

回顾中医病位的历史,中医病位研究有其历史传承,如六经定位、经络定位、表里定位、三焦定位、卫营气血定位、脏腑定位和上下甚至阴阳。表里定位其实是广义的横向定位方法,在外感病证中广泛运用;六经病证中,三阳主表,少阳为半表半里,三阴主里;卫气营血病位由表入里,在六淫邪气致病和湿热温病证中运用,新病入气,久病及血,病轻浅者位在气分,病深重者位在血分,多用于内科杂病,这是以病位深浅区分吗? 似乎有病程与病位混杂之嫌;三焦定位是六腑上、中、下三焦最粗略的定位;上下是病证纵向传变的定位方法,在六淫邪气致病和湿热温病证中运用,如风邪侵上,湿邪伤下;湿热温病证中即上、中、下三焦定位。

病位的重要自不待言,辨识病位是中医辨证的重要过程,方药中认为疾病定位是中医临床辨证论治中最根本的问题。如果在临床辨证论治中不能对确定病所、病位,则对疾病的诊断治疗皆无从谈起,即使治疗也只能是盲目,根本谈不上针对性。病位辨证是综合运用中医理论,根据患者的症状,探求邪之所在即病位后,再辨清病因、病性、病势、正邪盛衰,以确定治则、方药的辨证方法。

病位与定位概念不同,由于脏腑虚化,中医定位很难,或许根本没有定位之说,只有病位。虽然概念不同,中医也不是完全没有定位概念。有人提出辨证过程中确定证候病机的证机位点,是疾病发展态势中最关键病机环节,是引起该病病理状态、左右病变趋势的决定因素,把确定证机位点的过程称为定位辨证。朱文锋 20 项病位证素为:心神(脑)、心、肺、脾、肝、肾、胃、胆、小肠、大肠、膀胱、胞宫(子宫)、精室、胸膈(上焦)、少腹(下焦)、表、半表半里、肌肤、经络、筋骨(关节)。五官专科病位 9 项:目—肉轮、血轮、气轮、风轮、水轮,耳,鼻,咽(喉),齿(龈)。病位不仅指形态结构上的位置,即病变所在,《灵枢·本藏》"视其外应,以知其内脏,则知所病矣"较为直观而具体,如脏腑、经络及外合的皮肉筋骨、五官九窍等;病位更多地指功能位置,对主要症状与体征进行综合分析后,确认的病机所在,较为抽象,如六经、卫气营血、三焦病位等。很多病位辨证方法,如六经辨证、卫气营血辨证、三焦辨证、八纲辨证和表里辨证等,尤其是外感热病及疫病。病位也是相对的,如脑病是里;在脑病自身而言,脑膜是表,脑实质是里,脑膜炎相对就比脑炎危险系数小。

所以,中医病位并非等同于症状或体征之所在,是依据整体观和辨证论治后反映正邪相搏的病变位置。相对具体的病位包括脏腑、经络定位。中医辨病位就是确定病证发生所在的部位,只要有解剖概念的地方,如脏腑、经络、五官九窍、四肢百骸以及气血津液等就有病位。中医的病位,其实还隐含许多内容,其实是附在脏腑等解剖部位上结合生理病理变化的定位、定向、定性混合诊断,距离临床要求的精准定位相距甚远。结合生理病理变化的病位,如肾阳虚证、脾阴虚证等,其中肾阳、脾阴均可理解为病位。另一方面,中医病证传变与病位关联,如表和半表半表里及里、三焦、卫气营血是病位。

最令人迷惑的是脏腑定位,后世掺入更多功能概念,这种定位又结合病因病机等定性,而非尽然解剖定位,如抑郁定位于心,概因脑不是五脏之一,只是奇恒之腑。脏腑虚化以后,所谓的脏腑定位,更是皮之不存毛将焉附,甚至结合与病因关系定位,如风伤肝、火伤心、湿伤脾、燥伤肺、寒伤肾;结合脏器与季节相应关系定位,如春病位在肝、夏病位在心、长夏病位在脾、秋病位在肺、冬病位在肾等;结合脏腑所属经络循行路线定位,如肝之经脉绕阴器、抵少腹、布胁肋等,凡上述部位病证皆可定位于肝;脏腑定位根据脏腑器官、开窍、五体及生理病理,症状体征结合五脏与五体、五志、五液等关系定位,如肝开窍于目、在体为筋、其华在爪、在志为怒、在液为泪,这些病证皆可定位于肝,如脱发、齿摇、腰膝酸软多责于肾;结合脏腑与体表局部对应关系定位,如寸、关、尺脉分候脏腑等;结合脏腑生理和病理表现定位,如肺主气,肺病证表现咳嗽、气喘、吐痰或咯血等,见咳、痰、喘等,可定位于肺;按照年龄、性别、体质、病程等,如小儿《小儿药证直诀》"三不足(肺脾肾)两有余(心肝)",天癸竭即肾衰形极,女性更年期诸多疾病与肾相关;病久及肾,《景岳全书》"五脏之伤,穷必及肾";久病入络责于血瘀。脏腑定位交互错杂,单一症状可见诸多脏腑,如《素问·咳论》"五脏六腑皆令人咳,非独肺也"。

经络定位按经络循行路线确定病位,如头痛在项部,多在太阳经。从经络角度而言,病位有深浅,针灸治疗需要根据病位的深浅选择穴位,刺法选择上,病位深则深刺,病位浅可浅刺,如《素问·刺齐论》曰:"刺骨者无伤筋,刺筋者无伤肉,刺肉者无伤脉,刺脉者无伤皮,刺皮者无伤肉,刺肉者无伤筋,刺筋者无伤骨。"

更模糊的定位是八纲辨证(除虚实寒热之定性)、卫气营血、三焦和六经传变规律,依据空间和时间定位而分。空间定位是对病变空间的判定,如上下表里,甚至阴阳,上下定位见《素问·厥论》"阳气衰于下,则为寒厥;阴气衰于下,则为热厥",《素问·阴阳应象大论》表里定位判别病位内外浅深"四时阴阳,尽有经纪,外内之应,皆有表里"。而外感疾病中邪入之位及不同阶段的界定如六经、卫气营血、三焦等,是按时间定位,表面上是病位,其实质是定性。六经定位分为太阳、阳明、少阳、太阴、少阴、厥阴六个部位,三阳、三阴病证分别以五脏六腑为基础,涵盖外感和内伤杂病。卫气营血定位是虚拟化,没有具体划分定位。三焦定位也不能作为病位,上焦、中焦、下焦更多地区分病程阶段、病机特点等,如《灵枢·营卫生会》"上焦如雾,中焦如沤,下焦如渎",也可以据此为治疗原则如《温病条辨》"治上焦如羽,非轻不举;治中焦如衡,非平不安;治下焦如权,非重不沉",药物的升降沉浮与病位能否真正对应,未置可否。

一些特殊的中医病位,显然已经由于现代解剖学的揭示而显得似乎不合时宜,虽然定位异常模糊,但在临床上尚不能被轻易抛弃,就如经络,其形态学未能了解,但临床诊疗中真实存在,不能断然否定,更何况临床仍据此作为辨证要点与治疗靶点。腠理乃皮肉间隙,气血津液转化之所,如果说膜原是筋的延展部分,腠理是膜外的组织间隙,又称分肉。膜原的具体形态和位置不确定,首见《素问·疟论》:"邪气内薄五脏,横连膜原。"其形态如《素问·太阴阳明论》"脾与胃以膜相连耳",广义指筋膜所在,或空隙之处,为人体内的筋膜组织,与许多免疫性疾病、结缔组织疾病有关。狭义也指温病半表半里病位,既不在肌表经络,又不在脏腑之内,居于卫表肌腠之内,见薛生白《湿热病篇》:"膜原者,外通肌肉,内近胃腑,即三焦之门户,实一身之半表半里也。"当然更指伏邪在体内潜伏部位,如《读医随笔》"伏邪皆在膜原"。心包又名心包络,即心外包膜,但超出解剖概念,心包病位的确定主要参照心神受扰程度,如高热神昏、谵语妄言等为热入心包,痰浊导致神志不清为痰蒙心包,也参入定性概念。

临证定位是一个动态辨证的过程,中医病位也动态变化。中医的证是疾病在某一时期的特定病理状态,随气候、个体体质、邪正关系、治疗等变化。证变治亦变,有是证,用是药,因人因时因地。整个辨证论治过程应该是动态的,根据疾病动态变化去辨证分析,把握趋势,并指导治疗,是为动态辨证,运用动态的思维方法去观察病证变化,从判断疾病传变、病势转归及预后,分析疾病演变规律及病因病机,分析邪正消长及病理演变过程,准确把握病机。笔者倡导脑梗死急性期从肝风论治,恢复期益气祛瘀化痰。帕金森病分为三期:早期肾元亏虚,邪毒停聚;中期肝肾阴虚,虚风内动;晚期阴阳两虚,故早期扶正祛邪,攻补兼施,中晚期以补为主。笔者连续16年追踪不安腿综合征-帕金森病(RLS-PD)相关性研究,发现快动眼睡眠行为障碍(RBD)和不安腿综合征(RLS)是帕金森病(PD)早期信号,临床20%不安腿综合征多年后出现典型PD症候,借鉴中医"治未病"理念,早期预警、早期诊断、早期干预,推迟发病时间,或发病后延缓发展,也是PD的动态辨证研究范畴。

开展中医定位诊疗有可能吗?可以从神经定位中借鉴吗?中药归经学说与定位有关吗?后续将专门讨论。

参 考 文 献

[1] 冯世纶,张长恩,王小岗.胡希恕讲伤寒杂病论[M].北京:人民军医出版社,2009.
[2] 卓鹏伟,吴鸿洲.定位辨证治奇病[J].新中医,2010(6):141-142.
[3] 朱文锋.证素辨证学[M].北京:人民卫生出版社,2008.

第五节　脑与脏腑定位

脑是独立器官吗?前述现代中医学脏腑不是解剖生理之实体概念,而是结构性功能概念,当然还吸纳解剖形态的取象类比思维,并纳入气-阴阳-五行方法论的推理模式。

脑与髓的基本概念很早就有,脑髓由先天之精化生而成,《素问·五藏生成》曰:"诸髓者,皆属于脑。"脑者,头髓也,脑藏于头颅内,由髓汇聚而成,如《灵枢·经脉》曰:"人始生,先成精,精成而脑髓生。"此乃脑的实体解剖概念。《灵枢·海论》进一步定位"脑为髓之海,其输上在于盖,下在风府",脑的上界在天灵盖之下,由督脉百会穴,下至风府穴;风府以下脊骨内之髓为脊髓;脊髓经项后之髓孔上通于脑,为脑之延续,并通过"细络"和五脏相连,宋代邵雍《观物外篇》曰:"今视藏象,其脊骨中髓,上至于脑,下至于尾骶,其两旁附肋骨,每节两向,皆有细络,一道内连腹中,与心肺缘及五脏相通。"脑之粗构见于《道藏·上清洞真九宫紫房图一卷·九宫紫房三丹田诀》之九宫:"夫却入者从南却往就项后之北是也,两眉间上却入三分为守寸双田……凡一头中有九宫也。"即脑分"九瓣"或"九宫",四方四隅,合中央,与神经解剖脑由左右额叶、顶叶、颞叶、枕叶以及中央胼胝体间脑等九部分类似,脑髓之沟回谓"百节"如明代《道藏·云笈七签·黄庭内景经·至道章》:"泥丸百节皆有神,脑神精根字泥丸。"

由于五行体系备受历代推崇,脑已无法作为独立之脏对应于五行,哪怕脑主神明说也只能屈居委身于心之下。作为奇恒之腑,脑也是藏象之一,但需注意,脏腑和藏象概念不同。鲁明源认为脏腑是内脏解剖结构及与之相适应的功能,乃藏象形成的基础;藏象则是脏腑由解剖实体向系统功能演化的结果,是藏于体内之脏腑与若干相关的人体、自然之象集合体。脏腑与藏象既有区别又有联系,完全抛开内脏形态结构,将藏象视为抽象纯功能,缺乏科学依据,与西医学解剖脏器具有可比性的是脏腑而非藏象。脑作为藏象在创生时期也是解剖概念形态,宋元以后随着脏腑逐渐趋向功能化,放弃解剖转而采用以表知里所赋予的功能概念,与初始解剖概念并非机械的叠加组合,脑和脊髓的功能也渐渐分野。故藏象是解剖和功能的混合概念,兼具结构和功能概念。

李国菁等认为脑为髓海,由精气所化生。脑为元神之府,内通清窍、经络、脏腑、血道、气道,外联皮毛、肌腠、筋、骨,故脑髓通过元神、神机、神经,行使统御生命的"神明之主"功能。脑维系经络,内外协调,《灵枢·大惑论》说:"五脏六腑之精气,皆上注于目,而为之精,精之窠为眼,骨之精为瞳子,筋之精为黑眼,血之精为络,其窠气之精为白眼,肌肉之精为约束,裹撷筋、骨、血、气之精而与脉并为系,上属于脑,后出于项中。故邪中于项,因逢其身之虚,其入深,则随眼系以入于脑,入于脑则脑转,脑转则引目系急,目系急则目眩以转矣。"如唐容川云:"脏腑经脉,皆交于脑,源流出入,岂无其路。"

脑以精气为体,神明为用。任继学认为精气神构成人生命之三维体系,精化气,气生精,精成髓,气助精,气旺则精足髓充,髓充则脑健。精有先天与后天之分,脑之先天在肾,程杏轩《医述》曰:"脑为髓海……髓本精生,下通督脉,命火温养,则髓益充……精不足者,补之以味,皆上行至脑,以为化生之源。"肾精化生为髓,充沛脑髓;后天水谷精微为脑所也赖之充养,《灵枢·五癃津液别》有云:"五谷之津液,和合而为膏者,内渗于骨空,补益脑髓而下流于阴股。"气是脑驭周身之通路,宜通不宜塞,宜聚不宜散,《四圣心源》曰:"脑为真气之所聚。"

李时珍首次提出脑与精神活动有关即"脑为元神之府"。但直到清代,脑的解剖形态和功能才被《医林改错》点明,王清任坚持数十年观察人体结构,亲自到义军和刑场等实地观察人体脏器,绘制《亲见改正脏腑图》,其云"两目即脑汁所生,两目系如线,长与脑,所见之物归于脑",其脑髓说及其对癫狂、痫症、中风等神经精神疾病的认识,在《医林改错·脏腑记叙》中显然已经脱棄于心主神明之轨:"其论心,为君主之官,神明出焉,意藏于心,意是心之机,意之所专曰志,志之动变曰思,以思谋远曰虑,用虑处物曰智,五者,皆藏于心,即藏于心,何得又云脾意智,肾主伎巧,肝主谋虑,胆主决断?据所论,处处皆有灵机,究竟未说明生灵机者何物,藏灵机者何所,若用灵机,外有何神情,其论心如此含混。"提出脑主神明说,如《医林改错·脑髓说》:"灵机记性不在于心而在于脑,所听之声归于脑。"

近代恽铁樵的脏腑虚化论,实源于《群经见智录·四时之五脏》"《内经》之五脏,非血肉的五脏,乃四时的五脏",又云"不知五藏气化亦由四时之生长化收藏而来,则求五藏之说不可得"。认为中医脏腑与西医脏腑并非同一概念,不可直接类比,放弃形而下转为形而上的功能之路,当藏象概念完全以功能来界定,脏腑概念就完成从实体到功能态的演化,脑也自然功能化而归属于心肾等脏。从此,将脑与心一样虚拟化,注重于功能脏腑的构架,其实于日后的中医脑科学研究有利有弊,笔者归纳为有形之脑和无形之脑。脑为元神之府,脏腑之主,脑与五脏各司其职,脑神髓海充足,脑主元神功能正常,神与形俱,脑病则五脏六腑皆摇,而五脏失常,髓血真气不足可致有形之脑髓虚损,这固然需要提高脑作为独立脏腑地位来研究,同时五脏之气郁扰于脑,扰动无形之脑的神志,这无形之脑即脑功能,正是当今神经科和精神科的共同研究主题。

有形之脑实统五脏,中医学中脑虽从于心,但脑为奇恒之腑之首,心脑息息相关,脑源性心脏病即脑心综合征,《医学衷中参西录·痫痉癫狂门》有"心脑息息相通,其神明自湛然长醒"。多种中枢神经系统疾病可直接或间接引起心血管疾病如心律失常、应激性心肌病或心脏自主神经功能紊乱,中枢神经系统(CNS)疾病导致心律失常包括室性或室上性心律失常,引起心悸、头昏、眩晕、晕厥、濒死状态,甚至心源性猝死以及癫痫中不明原因的猝死等即脑源性心脏病,癫痫、缺血性脑卒中、蛛网膜下腔出血、可逆性后部脑病综合征等均可致心肌病。急性脑卒中合并脑心综合征可能与丘脑下部、脑干网状结构、边缘系统等自主神经中枢功能失调有关。脑干、丘脑及其邻近部位卒中后缺血、缺氧,继发脑水肿,直接或间接损害脑干及丘脑下部,导致自主神经系统受损,引起交感神经、副交感神经功能障碍,导致心脏神经功能障碍;同时卒中后交感肾上腺素系统在应激状态下,儿茶酚胺、肾上腺素分泌增加,导致神经体液调节紊乱,交感神经功能亢进,迷走神经功能下降,使心血管活动加强,冠状动脉痉挛,影响心脏传导系统和心肌复极,导致心肌损害的相关表现。当脑部症状体征消失,心脏病症状及ECG异常随之好转或消失。

无形之脑也统领五脏,以附体于"神明之心"为主,《素问·灵兰秘典论》"心者,君主之官,神明出焉",实乃精神之所舍,脑之精神意识思维活动归于"心藏神",《黄帝内经》和《难经》将心脑合为一谈,心主神明一直占据主导,《孟子·告子篇》有"心之官则思",明代王守仁在《尊经阁记》尚云:"故六经者,吾心之记籍也;而六经之实,则居于吾心。"脑部疾病常共病抑郁焦虑障碍,两者交互影响,甚至形成恶性循环,心脏疾病也是。最新证据表明,心主神明有其解剖生理基础,Karl Deisseroth等通过无创光遗传学心脏起搏器,发现小鼠心动过速会有效增强焦虑样行为,抑制大脑后岛叶活动能减弱这种影响,意味着或许可通过干预心脏治疗焦虑等。

肺主一身之气,朝百脉,助心行血,肺之功能正常,则气充血足,髓海有余,故脑与肺密切关系,脑病可从肺论治。至于脑脾之间有李东垣"脾胃虚则九窍不通论",从脾胃入手升发清阳之气是许多脑病的治疗方法,如肠道菌群失调与PD的关系,甚至可能是部分PD的起源,通过粪菌移植治疗PD有效,这是脾为后天之本的体现?还是中医脑病新的治疗靶点?同时如多发性硬化等神经免疫疾病也与肠道菌群失调有关,这是脾主运化功能失调在脑部的体现?肝主疏泄藏血,肝气调畅则气血和调,脑清神聪,若肝失疏泄,或情志失调,或清窍闭塞,或血溢于脑,则"血之与气并走于上而为大厥",而肝失藏血,脑失所主。肾生髓,脑为髓海,精生髓,肾藏精,《医碥·卷四》"在下为肾,在上为脑,虚则皆虚",肾气充盛则脑髓充盈,肾精亏虚则髓海不足。《医述》"脑为髓海……髓本精生,下通督脉,命火温养,则髓益之",补肾补髓为治疗脑病大法。

神又分为神、魂、魄、意、志,分别归属于心、肝、肺、脾、肾五脏,除了心实际上是脑实体的附体,又与肝、肾关系密切。肾藏精,精生髓,髓聚于脑,脑的意识认知情感有赖于肾实质的物质载体,肾精充盈,髓海得养,脑发育和功能健全,则耳聪目明、思维敏捷、心平气和,若肾精亏虚,髓海失养,脑髓不足,则抑郁、健忘甚至昏迷。而肝主疏泄,喻嘉言认为"肝主谋虑,性喜疏泄",故可调节情志,但可能是中间病理状态而已。

从早期中医初始解剖概念,后来开始形而上探索,至近代引入功能脏腑概念,对中医利弊如何,暂不评述。都说中医脏腑是功能概念,西医学的定位也是一步步发展而来,比如中世纪西方古医也是形而上,如歇斯底里的定位竟然是子宫,hystiea一词的词根就足以说明。对症用药仿佛已成为治病的基本模式,但是治病仅凭借对症用药不够。研究生命的科学,总有具象,则一定有形态,也是定位之所依。实际上,治病求本,真正的定位,如偏头痛源头在心卵圆孔一样,中医也需要这样不断地自我突破。

脑作为奇恒之腑,凭借取象之脑解剖,类比之脑功能,以经典中医概念之脑作为脏腑定位,并不现实。

既然如此,不如鼓起勇气,拆除藩篱,舍弃经典的脏腑学说,包括奇恒之腑之说。中医对脏腑的探索可以把现代解剖的实体论拿来致用,生理、病理补充其不足之处,则功大莫焉。沈自尹和王文健等发现在不同病种中,按照统一的辨证标准,只要符合肾阳虚证,其反映肾上腺皮质功能的尿17-羟皮质类固醇值明显低下,经补肾中药治疗可恢复正常,后采用同病异证组进行下丘脑-垂体-靶腺轴功能对比观察,推论肾阳虚证主要发病环节在下丘脑,证实肾阳虚证有特定物质基础,采用分子水平检测方法证明唯有补肾药才能作用提高下丘脑的双氢睾酮受体亲力以及CRFmRNA的基因表达,对肾阳虚证达到能定性、定量以至将主要调节中枢定位下丘脑提供有力证据。

中医是黑箱理论的应用,古代中医没有能力了解实体五脏六腑解剖和功能,脏腑虚化之后,通过取象类比结合症状和体征进行诊疗探索和实践,演绎所有治病方法理论基础,进而衍生出六经和三焦学说,其时五脏六腑之名是对黑箱输入输出信息的命名。这种形而上的逻辑表达就是方证对应,以庞大的症候群去对应药和方,药物与症候对应的结合点,就是病理生理和药理的契合点,于西医学的结合点即靶点,而神经医学的最核心思维框架结构就是定位,与中医的结合点在头痛、耳鸣等症状或震颤、肌无力等体征层面,同一个人的症候,中西医学各自有不同的表达和归纳推理,需要有一个纲目担当,这个纲目需要尽可能标准化,可重复,不能模糊表达。那么以神经定位为纲目的症候主导临床诊疗,不同于以往纯还原论思维的临床思维,这正是笔者期盼直接以症状和体征为切入点的神经定位诊疗思维,包括精神科相关的高级神经活动,在具体各章节的中西医结合临床实践中,如能够获得1加1大于1的效用,指导临床诊疗,就算有价值的探索。

参 考 文 献

[1]　鲁明源.脏腑、藏象和脏器[J].山东中医药大学学报,2000,24(5):326-328.
[2]　李国菁,王行宽.中医对脑的认识[J].吉林中医药,2010,30(8):647-648.
[3]　任继学.脑髓述要[J].中国中医基础医学杂志,2003,9(3):162.
[4]　恽铁樵.群经见智录[M].福州:福建科学技术出版社,2006.
[5]　Pataka A, Renata L R. Continuous positive airway pressure and cardiovascular events in patients with obstructive Sleep apnea[J]. Curr Cardiol Rep, 2013(15):385.
[6]　Xiong L, Leung H W, Chen X Y, et al. Autonomic dysfunction in different sub types of post-acute is chemic stroke [J]. J Neurol Sci, 2014(337):141-146.
[7]　刘雅明,董均树,吴绥生,等.脑心综合征的研究进展[J].中华急诊医学杂志,2007,16(12):1341-1342.
[8]　Brian Hsueh, Ritchie Chen, Young Ju Jo, et al. Cardiogenic control of affective behavioural state. Nature, 2023, 1 DOI:10.1038/s41586-023-05748-8.
[9]　沈自尹,王文健,俞瑾,等.肾本质理论研究与临床应用[J].中国中西医结合杂志,2006,26(1):94-95.

第六节　脊髓与经络脏腑

脊髓上通于脑,脑由髓聚而成。髓与脑成分都是脂类,精华汇聚而成脑,《素问·五藏生成》曰:"诸髓者,皆属于脑。"神经解剖中,肌肉通过神经肌肉接头(NMJ)连接末梢神经,汇成周围神经、神经干、神经丛、神经根,进入脊髓,上行入脑,故脊髓与脑同源,皆为髓海。

盖肾主骨生髓,髓有骨髓、脊髓、脑髓,藏于骨腔内之髓为骨髓,位于脊椎管内之髓为脊髓,位于颅腔中者为脑髓,这三种髓均由肾精所化生,脑为髓之海,脊髓上通于脑,聚而为脑髓。肾精充沛,髓海满盈,脑得其养,则精力充沛。肾中精气盛衰,影响骨之生长与发育,更是髓充盈和发育之源。《素问·灵兰秘典论》

曰："肾者,作强之官,伎巧出焉。"脑通过脊髓支配四肢运动感觉系统,与肾主骨生髓充脑,作强之官功用吻合。肾精充足,则筋骨隆盛,动作矫健,感觉敏锐。《灵枢·海论》曰："髓海有余,则轻劲多力,自用过度,髓海不足,则脑转耳鸣,胫酸眩冒,目无所见,懈怠安卧。"督脉下络于肾,肾精主骨生髓,肾精亏损,精血不足,致督脉空虚,肾精耗竭,多见先天性遗传性脊髓病或脊髓变性病,如脊髓小脑共济失调、运动神经元病、亚急性脊髓联合变性、脊髓空洞症,出现四肢无力萎缩,乃由督脉亏虚,肾精耗竭,筋脉失于温煦,四肢未得濡养。

督脉属奇经八脉,为"阳脉之海",在经络系统中居主导地位,《灵枢·营气》曰："上额,循巅,下项中,循脊,入骶,是督脉也。"《难经·二十八难》曰："督脉者,起于下极之俞,并于脊里,上至风府,入属于脑。"督脉的循经路线与脊髓解剖路径相关,反映或代表脊髓很大部分功能,督脉病证大多是脊髓和脑的病症,督脉功能的正常发挥,与肾和络脉的作用密不可分。

督脉循行路径决定其与脑髓关系最为密切,且与现代解剖学中脑和脊髓的部位和功能相当吻合,《灵枢·经脉》载："督脉者……与太阳起于目内眦,上额交巅,入络脑,还出别下项。"督脉联系脑与肾,上通于脑,总督一身之阳气,下络于肾,得肾精之源而上济,若督脉亏虚,脊髓不充,上可波及脑髓,如脊髓空洞症以颈胸段多见,但日久可累及脑干延髓,合并延髓空洞症;下可波及下段脊髓和周围神经。其时,髓海不足,肾精亏虚致眩晕、四肢麻木无力萎缩及步态不稳等脊髓常见症状,更兼头晕目眩、脊背畏冷、腰膝酸软、倦怠乏力等肾虚泛化症状。《素问·骨空论》曰："督脉者,起于少腹以下骨中央……贯脊属肾",其督脉旁络入肾。

络脉之病也与肾精和督脉相关,如脊髓压迫症,可因脊髓丘脑束、神经根等压迫出现一侧肢体或病变节段以下感觉减退、痛温觉丧失、皮肤营养障碍,此乃络脉空虚不荣,气血不足而失于督脉濡养,又可致营卫失和,影响脊髓侧角导致皮肤多汗或无汗,如络虚不荣多四肢发木,络气不畅则可能四肢发麻或疼痛。络脉之病,一方面是督脉与肾精亏虚之外显具象,督脉与肾精亏虚或不畅引起的络脉之病;另一方面,日久则络病,有久病入络之说,如视神经脊髓炎(NMO)谱系疾病发病进展和病复发,均与络脉相关,络脉即病位之一,邪入及传导之径。

经筋是十二经脉之气"结、聚、散、络"于筋肉、关节的体系,联络四肢百骸,主司关节运动。《灵枢·经筋》系统论述经筋循行、病候及治疗方法。经筋实质研究中主要有肌肉说和神经说两种相互矛盾的观点,认为经筋由肌梭、肌腱及韧带关节囊等具有张力本体感受性的线性组织功能连续而成,具有形态、功能与感知信息相统一人体有机系统组织。

笔者认为经筋包括骨骼、皮下脂肪、内脏系膜、内脏平滑肌、神经肌肉接头、肌肉及部分神经实体结构(周围神经及自主神经),当然也含有结缔组织。经筋有似于神经系统的组织结构,《灵枢·经筋》曰："手太阳之筋……弹之应小指之上。""足少阳之筋……左络于右,故伤左角,右足不用,命曰维筋相交。"手太阳经筋类于尺神经,而足少阳之筋与中枢神经对人体运动、感觉为左右交叉(维筋相交锥体交叉)、上下颠倒(皮层感觉运动的定位)的神经解剖生理功能表现形式完全吻合;内脏自主神经损害如膀胱括约肌等均由经筋组成。这可能也是针灸发挥效用的靶点。

针灸在脊髓传导中有其物质基础,如艾灸以温促通,其传入通路与脊髓背角神经元响应有关。吴焕淦首次发现艾灸、针刺响应神经区域不同,为艾灸、针刺精准治疗提供神经定位基础,实验证明给予 SD 大鼠足三里肌内注射辣椒素(CAP)和 49℃艾灸,L4 节段脊髓背角神经元对 49℃艾灸响应,与足三里辣椒素注射不一致,提示高温热灸的传入通路和脊髓响应,部分由辣椒素敏感的 C 纤维和 TRPV1 通道介导。

脊髓疾病难治疗是临床共识,直接近脊髓针刺,是前几十年针灸前辈的尝试,虽然因为风险巨大而复归沉寂,也是勇气可嘉的尝试,如以脊髓针为主治疗外伤性截瘫 286 例,更早以脊髓腔电针治疗 28 例急性脊髓炎取得较好效果。20 世纪 90 年代笔者曾以脊髓针治疗运动神经元病,对下肢痉挛有短暂疗效。针刺治疗脊髓损伤,主要是改善痉挛状态,在 126 例脊髓损伤常规康复训练配合针刺及夹脊脉冲电刺激治疗中,明显改善痉挛状态,提高运动和感觉功能评分,促进患者日常生活活动能力恢复。可依据损伤脊髓节段进行项针、胸、腰夹脊电针增强腰背肌功能,配合手足阳明经穴,在受损脊髓平面上下两个椎体开始针刺,取双侧华佗夹脊,针刺至横突骨膜近神经根处,由上至下,第五腰椎为止点,将两个电针的电极分别连接两侧华佗夹脊的最高点和最低点,痉挛性瘫痪以疏密波为主,弛缓性瘫痪以连续波为主,电流强度以引起肌肉收缩。

病变在脑,首取督脉。脑病疾病也可以通过刺激脊髓取得疗效,督脉是常备穴位。脊髓针虽然不常用于脑部疾病,但有观察以舌针配合脊髓针治疗卒中后遗症临床效果较单纯体针好。

参 考 文 献

［1］　茹凯,刘天君.“经筋”实质的系统科学研究［J］.北京中医药大学学报,2010(4)：229-233.

［2］　王明,蔡辉,吴焕淦,等.艾灸足三里脊髓响应通路的实验研究［J］.世界中医药,2016(12)：1543-1546.

［3］　徐斌.脊髓针为主综合方法治疗外伤性截瘫 286 例疗效观察［J］.中国针灸,1990,10(2)：7-9.

［4］　刘锡民,彭本礼,方思羽.脊髓针治疗急性脊髓炎 28 例疗效观察［J］.神经精神疾病杂志,1979(3)：151-152.

［5］　刘妍妍,陆贵中,张立峰.电针夹脊穴配合康复训练治疗脊髓损伤患者的临床研究［J］.上海针灸杂志,2015,34(1)：45-47.

［6］　李建山,李亚惠.舌针配合脊髓针治疗脑血管病后遗症临床观察［J］.针灸临床杂志,2005,21(9)：10-11.

第七节　经络与神经定位

古代医家多针药并用,现代常重药轻针,针药结合乃回归针灸医道之宗。笔者在 34 年神经科临床中,始终针灸中药并用,针灸临证中,传统与创新并举。

经络的实质是什么? 近代以前,经络的原型解剖实体就是脉,即血管,《汉书·王莽传》记载世界第一例医生参与的人类活体解剖。马王堆简帛医书《足臂十一脉灸经》和《阴阳十一脉灸经》详细描述十一条温(大血管)的部位、路径和所主疾病的病候,是后来十二经脉的直接原型,为中医针灸的理论源头。《黄帝内经》奠定人体结构基本框架,经络精确测量到尺和寸,《灵枢·脉度》描述经脉长短：“手之六阳,从手至头,长五尺,五六三丈。”其十一条脉路线走向基本一致,增加手厥阴心包经就是十二条经脉,同时将脉改称为经脉,还有奇经八脉、十五络脉、浮脉、孙脉、穴位等,经脉和络脉也均为可实体观察和测量的脉,如《灵枢·经脉》：“经脉十二者,伏行分肉之间,深而不见;诸脉之浮而常见者,皆络脉也。”恽铁樵虚化脏腑之际,并没有直接说经络不是血管那种形而下的物质,但此后经络就渐渐虚幻起来,演化成气化功能概念,似乎不再是触手可及解剖结构。20 世纪 80 年代祝总骧等运用生物物理等现代科技手段探寻经络物质基础,认为“经络是多层次、多功能、多形态立体结构的调控系统”。

所以经络的实质包括神经解剖和功能概念,经络与神经系统联系是肯定的,循经感传及其他经络现象的客观存在,是经络尤其十四经脉客观存在证据。对针感循古典经脉路径传导现象的研究,曾经是经络实质研究的切入点。笔者坚信经络的一部分肯定有前人对神经传导的纳入。临床针灸诊疗中,较之于中医脏腑辨证,经络穴位的定位更为重要,也将是各论中神经定位中西医学探索中的结合点,无论从经典文献,临床经络穴位的取舍,还是阿是穴和反阿是穴,甚至泛穴现象,还有脱胎于现代神经解剖的头皮针,一部分神经电生理研究,均印证几代人的足迹。

古籍指经络为血管固然已不可取,但也肯定不能等同于神经系统。按《黄帝内经》解剖结构,如督脉循身之背,对全身经脉督促及统率。督脉的脉气与阳维脉,手足三阳经济带脉相交汇,与各阳经密切联系,督脉进入脊髓和脑内,是为"元神之首",与中枢神经系统关系极其密切。功能概念无法捉摸,颇难探索。宋晓晶等认为,尽管从解剖和形态学上并未观察到公认的经络实体结构,但循经感传、循经性感觉病、循经性皮肤显痕与皮肤病等经络现象客观存在。某些经络现象可能与自主神经的循经接通密切相关;神经电生理证实循经感传有赖于感觉-运动反射活动的相互作用;在脊髓水平同经络相关的运动神经元之间构成一个紧密连接的神经元柱,柱间神经元的树突-树突和树突-胞体定向投射可能是循经感传反射活动的结构基础;循经疼痛与经脉循行线组织存在损伤病灶,机体病变或损伤触发大脑皮层功能状态,与自主神经功能障碍导致的头晕、胸闷、潮热等症状密切相关。通过人体动物穴位注射示踪剂,用放射性核素示踪显影、放射性自显影、荧光照相、MRI 和正电子发射断层成像(PET)成像技术观察到机体存在一个与神经系统、血液循环和淋巴循环分布不同的图像轨迹,其示踪轨迹基本上与古典经络循行路线相符,特别是四肢肘膝以下部位吻合率较高。笔者非常同意乔向阳的观点,临床针刺验之有效,即证明经络之存在证据。

朱兵认为,经络学说起源于对脉的解剖生理学认识,以脉行路径为经脉,以脉行分支横出的径路为络脉,逐渐形成经脉和络脉的概念,经络与神经系统、风湿免疫、内分泌和循环系统均有联系,尤其与神经系统生理功能相似。明末传入的解剖生理学,与经络功能相关的"细筋""系"等曾作为 nerve 的汉译名词,是中西医汇通的初创阶段,奠定经络与神经功能活动相关的文字转换基础。经脉与周围神经脊髓脑等神经系统直接相连,尤其是脑,如《灵枢·大惑论》曰:"精之窠为眼,骨之精为瞳子,筋之精为黑眼,血之精为络,其窠气之精为白眼,肌肉之精为约束,裹撷筋骨血气之精而与脉并为系,上属于脑,后出于项中。"这是视神经的原始解剖模样。

药有药性,穴也有穴性。穴性与定位定性有关吗? 与药物治疗不一样,依赖于经络和穴位的针灸临床定位,可能更为必要,从《灵枢》等沿袭至今的经典定位,文献自不待言,尽管腧穴定位有骨度分寸法、解剖标志法、手指同身寸、简便取穴法等,但神经解剖总是基础,解剖标志法不仅仅是人体相对固定的体外标志,其断面层次结构和穴位穴性依托于神经解剖。临床经络穴位的取舍,1989 年 WHO 统一 361 个穴位名称,2003 年首次颁布国际标准《经穴部位》。临床沿用教材,如卒中下肢运动功能障碍患者头针取穴头针取穴根据普通高等教育规划教材《针灸学》定位,选取顶颞前斜线(前神聪至悬厘穴)上 1/5、顶颞后斜线(百会至曲鬓穴)上 1/5,均取病灶侧穴线。

按一般神经解剖原理,临床针灸常用穴位的定位和主治要点也是经验医学的集大成,如最常见的卒中偏瘫,当取患侧穴位与经脉。但临床往往也针刺健侧,在没有神经解剖指导的古代,显然可归于缪刺,即《素问·缪刺论》曰:"缪刺,以左取右,以右取左。"《素问·阴阳应象大论》曰:"左右者,阴阳之道路也。"左与右是阴阳的道路,阴阳相生相应,生理病理上左右上下呈对应关系,故临床中有上病下治、下病上治、前病后治、后病前治、左病右治、右病左治,如《素问》曰:"气反者,病在上,取之下;病在下,取之上;病在中,傍取之。"《灵枢》曰:"病在上者,下取之;病在下者,高取之;病在头者,取之足;病在腰者,取之腘。"从神经解剖角度而言,笔者认为因为部分不交叉的锥体束和脊髓丘脑束,这可能就是针刺选经选穴的缪刺依据,但切不能随意取对侧穴位和经络,以精准的神经定位,才能确保不脱轨。

头皮针的穴、线、带本就发轫于现代神经解剖,其定位当然偏离于经典的十四经脉。针法根据中医基础理论结合西医学头部功能区投影及血管分布,如额叶的主要功能是控制随意运动、语言、情感和智能,与内脏活动和共济运动有关。头皮针刺激部位不是一个点,多为一个区域或一条线,虽然现在多按《头皮针穴名国际标准化方案》选穴,早期笔者多尊崇焦顺发先生所创立的焦氏头皮针,其所取穴带实际上是各个脑叶、脑沟、脑回与其他颅内容物之局部定位以及在颅骨或头皮上之投影,并非仅仅是"大脑功能皮层功能"的投影。事实上,在以显微外科、微侵袭外科和神经影像等技术相结合为特征的现代神经外科设计颅脑切口前,也根据需要画出重要标志在头部的位置。尽管许多针灸同行认为头皮针脱离了所谓大脑皮层功能定位相关桎梏,毋庸讳言,头皮针与神经定位的不解之缘及关联是无法抹杀的,甚至临床有些症候,笔者以神经定位为主取穴,突破各家甚至标准化方案取穴,否定之否定,一切以临床为准则。

笔者在 2006—2008 年间曾经运用 MEP 研究脑梗死运动神经电生理功能的变化,使用头皮针结合基础治疗,选取主穴:平衡区、感觉区、运动区,语言Ⅰ、Ⅱ、Ⅲ区,配穴:双侧额顶带(前 1/4 和后 1/4)、顶颞带、顶枕带,额顶带位置:神庭至百会穴左右各旁开半寸处的一寸宽带,将全带由前至后分为 4 等分,顶颞带位置:前顶穴至头维穴,向前后各旁开半寸的条带,顶枕带位置:自百会穴至脑户穴连线左右各旁开半寸的一寸条带。抽提法(紧插慢提相当于补法)。分级记分进行治疗前后的评分对比,发现针灸可促进脑梗死患者 MEP 的恢复(其 CMCT 和 CSP),而随着肢体功能的恢复,头皮表面相应的 MEP 刺激靶点也在不断地飘移,这是否是针刺促进神经重塑的神经电生理证据?(图 2-7-1,见彩图)

穴位的特异性与神经系统密切相关,郭义等研究穴位效应的始动机制,针刺后穴位产生局部神经免疫微环境网络,揭示针刺起效的普适性原理。"穴位敏化"是体表特定区域发生感觉异变,使其对各种刺激敏感度增加,在疾病情况下发生和分布有明显的规律性,其内在机制包括脊髓节段性敏化及轴突敏化。穴位是疾病反应点,也是治疗作用点,从针刺触发点——穴位局部神经免疫网络发生一系列动态变化:穴位局部结缔组织变形和缠绕,穴位局部成纤维细胞变形增殖及分泌,促进一系列免疫细胞和神经递质等释放,最终激活神经末梢,并将针刺信号传递到中枢神经系统,通过信息整合和传出神经调节靶器官效应而起效。

阿是现象即疾病导致气血局部临时聚集。阿是穴首见《备急千金要方》,《素问》王冰注曰:"不求穴俞,而直取居邪之处,此类皆阿是穴也。"不是固定专一的穴位,多位于病变附近,也可较远部位,是临时腧穴,《灵枢·经筋》曰:"以痛为输,燔针劫刺。"但凡按压后有酸麻胀痛重等感觉而确定,可能也是病位之一,算是定位诊断吗?如神门的叩击痛,即蒂内尔(Tinel)征是腕管综合征的诊断依据之一。皮肤变化也可为阿是穴,包括循经取穴和腧穴取穴,可与经穴、经外奇穴重合,如反应病候见于体表反应,以肌肉、筋骨为多,如椎间盘突出症在棘突水平两侧;形状反应物的聚结处,如下背痛在两髂骨上缘痛点的圆状反应物。当然阿是穴的所谓定位治疗,包括针刺、艾灸或按摩,症状消失,体征即皮肤变化消失表明缓解,简而言之,可将阿是穴存在与消失作为疗效判定标准。

有谓穴位是肌筋膜触发点(TrPs),实际上也是阿是现象,通过触诊 TrPs 位置,可以帮助判断肌肉和筋膜受累的范围,并进行模糊的定位治疗。TrPs 治疗疼痛效果较好,且更为直观,也更容易掌握。黄强民等认为肌痛触发点可能就是现代科学研究下的中医精准穴位,经络是神经、血管和筋膜力学思路的综合。比较肌痛触发点与穴位的异同点,可明确看到肌痛触发点在 B 超下挛缩结节,而针灸穴位没有;肌痛触发点在临床症状出现的牵涉痛路径与针灸经络路径近似。定位肌痛触发点要以牵涉痛为路径,类似于定位针灸穴位以经络为导向;针刺肌痛触发点以扎跳为准,针刺针灸穴位主要以酸胀麻痛为准。

反阿是穴以指压来确定能使疼痛立即消失的精确部位,先确定所属肌肉或疼痛部位(或邻近部位)上所附着主要肌肉,在所认定肌肉起、止点或肌腹最隆起处以指压来寻找反阿是穴,一般而言,如阿是穴位于肌肉止点或靠近止点,则反阿是穴必位于该肌起点或肌腹高点上。如腕管综合征表现为患侧正中神经支配桡侧三个半手指感觉过敏、麻木、疼痛,腕关节活动不利,劳累在前臂屈肌总腱附着点、肱骨内上髁前下方可有反阿是穴。病案:薛某,男,39 岁,左腕痛伴示指、中指麻痛 1 个月,检查左侧大陵穴及其上 2 寸处按压有疼痛发麻并放射至示指、中指,大陵穴周围压痛均消失,按压右肱骨内上髁前下缘则麻痛消失,定位为反阿是穴,针刺 1 小时,疼痛发麻感消失,随访 1 周后疼痛复发,再如上疼痛即止。

也有观点认为针灸疗效与穴位无关,甚至与经络也无关,认为针灸的最主要医疗作用是能激发或促进人体自愈功能。泛穴现象指人体无处不是穴,是一种普遍生理现象,针刺人体皮肤表面任何部位都可能产生针刺生物学效应或有治疗作用。如德国大样本多中心随机对照临床试验中,针灸治疗背痛比常规药物疗效更好,但穴位和非穴位效果差异无统计学意义。李永明认为,数据分析发现针刺人体皮肤的许多非穴位点均可产生生理效应或疗效,其实是临床试验方法证实泛穴存在和潜在有效性。针刺踝扭伤,一针中诸显效,其他伤痛疾病,也多可验效。这是否是针灸穴位的异穴同效和异病同治?

朱兵又提出针灸等体表刺激疗法与生物进化相关,对针刺镇痛节段性和全身性机制进行深入探讨,创立穴位效应规律分类"单元"和"集元"假说,首次证实耳迷走神经部分传入与孤束核的联系,提出耳-迷走神经是耳针发挥特异效应的机制;采用经皮耳迷走神经刺激仪治疗癫痫和抑郁症等取得良效;在针灸非特异效应领域首次提出"皮-脑轴与针灸广谱效应"观点;倡导穴位敏化理论和"穴位敏化池"微理化环境概念,提出穴位就是能与相应靶器官发生相互沟通联系(cross-talk)的体表位域。

穴位和神经有什么联系?当然,许多学者认为经络是独立于神经系统之外的另一种体系,包括CT/MRI的神经影像不显示并不能说明什么,应用穴位注射同位素、7-闪烁照相技术、经络虹外线成像技术、体表超弱冷光检测和循经声信息检测均可显示与古典经络循行路线大致相同示踪轨迹,不同于神经或淋巴的走向,但是这些检测方法缺陷在于缺乏临床实证。其他对经络现象、循经感传、隐形感传、循经性皮肤病和循经性皮肤显痕、循经性疼痛与循经性感觉异常、经络检测、皮肤电阻和电位检测、同位素示踪法、循经声信息检测法、光检测法及以针效阻滞定位检测法等,经络与神经走向似而不同,显然不能等同,由于经络独特的形成发展及理论临床体系,很难完全用现代科学技术手段来推论。

穴位有深浅定位,刺法也有深浅,与神经定位有关吗?刺皮之法有毛刺、直针刺、半刺,刺脉之法兼豹文刺、络刺、赞刺,刺肉之法有分刺、合谷刺、浮刺,刺筋之法分恢刺、关刺,刺骨之法有短刺、输刺。这些针刺方法分别针对不同病位的疾病而深入浅出。

丛刺即扬刺,以多针集中刺某一穴点或特定部位,刺法浮泛,笔者用之于皮神经炎尤其股外侧皮神经炎每每验效;《灵枢·官针》曰:"浮刺者,傍入而浮之,以治肌急而寒者也。"浮刺即在患部邻近处斜刺进针,进针浅而上浮,治疗因寒邪所致肌肉痉挛等,适于臂丛神经炎一类;分刺"刺分肉之间也",乃深刺近骨的肌肉取气,如腕管综合征一类周围神经卡压性疾病;《灵枢·官针》中记载合谷刺"凡刺有五,以应五脏······四曰合谷刺,合谷刺者,左右鸡足,针于分肉间,以取肌痹,此脾之应也",针对多发性肌炎、皮肌炎、肌炎一类,笔者曾用合谷刺治疗颞动脉炎,瞬间止痛。故分刺、合谷刺用于缓解深部肌肉痉挛。

短刺和输刺用于骨病及所致肢体疼痛、麻木与痿痹。短刺治疗骨痹,《灵枢·官针》曰:"短刺者,刺骨痹,稍摇而深入,致针骨所,以上下摩骨也。"即进针由浅入深时,边摇动针柄、边逐步深入,深刺至骨面,在骨膜处做上下捣动,如摩刮骨状。关于输刺,《灵枢·官针》曰:"输刺者,直入直出,稀发针而深之,以治气盛而热者也。"直刺进针,深入至骨面,在病变部位做捻转提插,然后逐步退针,治疗骨痹、骨刺、软骨炎、骨蒸、骨软等。

刺针方向分平刺、直刺、斜刺,三种角度是由穴位所在部位而决定。病灶在何处,针尖宜向何方,要运气至病痛之所,这是针刺至于定位的重要性意义吗?根据《黄帝内经》"三才五体"结构层次结合现代解剖学组织结构理论,陈德成将人体针刺结构层次分4层,各层产生不同针感:第一层在皮肤层,为痛感;第二层在皮下浅筋膜层,为强烈胀感并沿一定方向传导;第三层在深筋膜,为重感,肌肉为酸楚感;第四层在骨膜和骨层,为剧痛。每一层都有血管和神经,针尖刺至血管为痛,刺到神经为麻,并沿神经走行方向传导,且医者通过患者针感可得知针尖所在层次和部位,这是目前明确的针刺层次定位与针感关系研究。向经脉循行线上刺根据循经取穴的原则,在取穴时"宁失其穴,勿失其经"。根据补虚泻实原则确定刺针方向,针尖顺着经脉走向而刺即补法;针尖逆着经脉走向而刺为泻法,即"随而济之为之补,迎而夺之为之泻"的迎随补泻法。在针法上,笔者仰陆瘦燕前辈之烧山火、透天凉等传统手法,每每请教陆氏针灸传人吴耀持,常配补肾穴位如肾关、复溜、太溪等,以收速效。20世纪90年代湖州织里太湖边一老农,卧床3年,以复溜单针烧山火,其热感传导至肩部,次日独行绕村一周。

笔者将针灸作为病房门诊头痛等应急处理手段。刺络疗法中的点刺法和挑刺法,以一般针具进行刺络舌下,可不选用三棱针,取金津玉液治疗偏头痛发作期、中风后吞咽困难、舌强失语等有效,《针灸大成》

有："左金津、右玉液，两穴。在舌下两旁，紫脉上是穴，卷舌取之……三棱针出血。"体针取穴上强调远端取穴；头皮针选穴多参照现代神经解剖取穴，结合磁刺激诱发电位进一步定位，探索利用神经导航仪进一步精准定位，以更精准地凭借中西医结合定位治疗脑梗死、认知功能障碍、帕金森病等中枢神经系统疾病，并以临床和磁刺激运动诱发电位评价针灸治疗面瘫和卒中等疾病的运动功能等。

经络是纵横交错的立体网络，深浅、循行、透刺、传导，还有头皮针的投射。既然神经系不能涵盖经络，临床实践中就不能将经络神经网络化，经络穴位定位与神经定位的关系也就更加扑朔迷离，也许根本不可能完成汇通，所以笔者目前仍采取中西医学双轨制临床定位思维模式，姑且各说各话，达到1加1大于2的效应。在"面瘫"一节中，按神经解剖及神经定位法选穴治疗面瘫，尤其是按周围性面神经定位诊断法精准选穴，并结合传统经典的经络取穴，有助于提高和评估疗效，判断预后。我们的针灸临床实践全覆盖大部分神经系统疾病，并且最早在上海市开展神经定位指导下的针刺研究工作，结合以神经定位为导向的脑叶投射区为主头皮针治疗帕金森病、脑梗死等神经系统疾病，进行神经定位结合针灸定位治疗，也是中西汇通学派的学术创新。

参 考 文 献

［1］ 宋晓晶，王广军，李宏彦，等.经络研究60年———一条多学科交叉之路［J］.针刺研究，2021，46(6)：527－532.
［2］ 朱兵.经络的内涵与神经的联系［J］.中华医史杂志，2004，34(3)：153－157.
［3］ 邢思邵，刘燕玲.名医之路［M］.哈尔滨：黑龙江科学技术出版社，1989.
［4］ 周良辅.神经外科手术步骤点评［M］.北京：科学技术文献出版社，2010.
［5］ Gong Y, Li N, Lv Z, et al. The neuro-immune microenvironment of acupoints-initiation of acupuncture effectiveness［J］. Journal of Leukocyte Biology, 2020，108(1)：189－198.
［6］ Yao W, Yang H, Yin N, et al. Mast cell-nerve cell interaction at acupoint：modeling mechanotransduction pathway induced by acupuncture［J］. International Journal of Biological Sciences, 2014，10(5)：511－519.
［7］ Arendt-Nielsen L. Headache：muscle tension, trigger points and referred pain［J］. International Journal of Clinical Practice, 2015，69(S182)：8－12.
［8］ 孙定炯.肌筋膜疼痛触发点与传统经络穴位异同点的思考［J］.海南医学院学报，2020，26(17)：1358－1360.
［9］ 黄强民，张亚丹，马彦韬，等.肌筋膜触发点的理解：针灸与干针之争和现代针理学［J］.中国针灸，2018，38(7)：779－784.
［10］ 张文兵，陈羽霄.反阿是穴———肌肉起止点疗法及其临床应用［J］.上海中医药杂志，2002，36(3)：42－43.
［11］ 李永明.针刺研究的困惑与假说［J］.中国中西医结合杂志，2013，33(11)：1445－1448.
［12］ Haake M, Muller H H, Schade-Brittinger C, et al. German Acupuncture Trials (GERAC) for chronic low back pain：randomized, multicenter, blinded, parallel-group trial with 3 groups［J］. Arch Intern Med, 2007，167(17)：1892－1898.
［13］ 李永明.针刺研究的困惑与假说(二)：从假说到循证针灸理论［J］.中国中西医结合杂志，2019，39(10)：1160－1165.
［14］ 朱兵.系统针灸学：复兴"体表医学"［J］.北京：人民卫生出版社，2015.
［15］ 陈德成.针刺层次与针感的关系［J］.中国针灸，2017，37(11)：1219－1222.
［16］ 陆焱垚，王佐良，吴绍德.陆瘦燕朱汝功针灸学术经验选［M］.上海：上海中医药大学出版社，1994.

第八节　中西医结合神经定位探索之标的

望、闻、问、切之四诊，于神经科临床而言，叩诊其实也是切，棉签和针取得感觉体征，音叉在耳部以外就是切取深感觉，望包括以眼观察症状和体征，而检眼镜是通过肉眼能看到内在神经血管分布的唯一工具，闻：音叉可以初步判断听觉障碍性质，还有嗅觉检查。如此看来，望(眼底，体征)、闻(音叉)、问(症状)、切(叩划锤)等神经科基本临床技能,不正与中医望、闻、问、切有异曲同工之妙吗?而四诊合参就是把四诊获得的诊断资料搜集整理,综合分析,由表及里,由此及彼,去芜存菁,去伪存真,实际上是中医整体观念在诊断学的具体体现。值得一提的是,神经科问诊与内科有很大不同,如讲故事式的叙述方式,与同源的精神科类似,这种叙事方式其实就是一个观察和梳理疾病动态发展的诊疗过程,对神经系统疾病的定位、定性都具有重要意义。

在第一章第二节"临床神经定位思维的重构"中,笔者提出重建临床神经定位的思维模式,即以症状和体征为中心的临床思维,接诊每个新患者就诊,尽量先不要看他之前的病历,重新问诊,重新查体。中医望、闻、问、切中,问诊最重要,问的是症状,体征即"候",是望、闻、切。这也正是中医学的特色和思维模式,也是倡导中西医结合神经症候定位的切入点和支点。潘卫东阐述基于微观的精准医学与基于宏观的辨证论治异同点,中西医结合神经科疾病的诊疗需要精准医疗与辨证施治的有机结合,以达到减少误诊误治,认为以症状为中心的辨证论治是中西医结合神经病学乃至结合医学的发展方向,西医学应以患者症状为中心开展中西医结合治疗。以患者主诉为主即以症状为中心,以体征为中心即以客观证据采证,这符合神经系统疾病定位诊断的基本原则:根据体征来定位。症状是中西医学共同的采撷对象,需要体征来佐证和互参,笔者进行部分症状为主的定位诊疗,其实也是尝试着有别于一般定位诊断,是另一种兼以症候定位的临床思路。其实临床常见的思维模式中,是定向、定位、定性的交错糅合,尤其是从中医角度,辨证?辨病?前者与定位实乃不可多得的中西医结合的临床思辨之路。以症状和体征为标的的症候学,比起抽丝剥茧般的纯粹临床体征详细检查,特别在门诊和急诊诊疗时,症状最先入手,那么中医内科学不就是一本症状为纲的疾病诊疗学吗?更不必说许多没有体征可以捕捉的疾病。

为什么还要尝试中医定位?知病传变的治未病思维其实很遥远,如果胸有丘壑,岂不是成竹在胸,这就必须要对路径了然于心。笔者曾经尝试构建惠斯通电桥式的中医传变通路,企图以数学物理公式来化解中医传变规律,当然失败了。辨证论治尤其脏腑辨证如何与神经定位结合?虽不能说凡皆需定位,但是至少要有目标位——标的,很多时候,连许多症候和疾病的病位还很模糊不清。这就是尴尬之处,虽然中医临床实际诊疗中辨证辨病结合,但是对以神经系统疾病诊疗为主的中医而言,辨病位才能清楚症候发生的部位。病位是什么?如脏腑一般?解剖和功能概念的糅合,使得寻觅定位标的这种努力更加迷茫。更多时候,会发现连病位的靶子都找不到。既然是中西医结合神经内科的定位诊疗,绕不过这个问题:中医定位的标的是什么?阴阳五行?八纲辨证中的阴阳和表里?抑或六经传变?经络?无法想象有这么多不统一的定位目标。然而纵观神经病学,其实也未能完全深入细致地定位,比如脊髓的横断面定位,固然与脊髓解剖结构与对冲存在有关,其实更源于逻辑思维能力的匮乏。

吴冠中云:艺术到高峰时是相通的,不分东方与西方,好比爬山,东面和西面风光不同,在山顶相遇了。于中西医结合神经内科的启示又是什么?是继续执于一端,还是勇于相遇相碰?

黑格尔在《精神现象学》前言中说过"花苞为花朵所否定,花朵又为果实所否定",这是否定之否定规律,说明事物的发展经过从肯定到否定,再到否定之否定,即对立面的两次转化,两次否定,新东西不断代替旧东西,这是事物发展的客观规律。譬如流涎,笔者通过症状来思辨神经定位,难道就撇弃了体征?非也。于中医而已,本来就是以表观为主的辨证思维,《素问·宣明五气》曰:"五脏化液,心为汗,肺为涕,肝为泪,脾为涎,肾为唾,是谓五液。"事实上,神经科也并未如此分野。而许多症候,中医概念一直没有厘清,如头晕、眩晕一直混为一体,直接妨碍进一步的辨析和定位。

可以通过定位来辨证论治?这种结合太难,两种医学体系的思维模式截然不同,更不要说神经科与西医学其他学科存在着天然屏障。现代神经病学临床症候的定位,从思维模式上而言,其实已经没有什么悬念。神经解剖是基础,但还不能指导全部临床诊疗,如高级神经思维活动,又比如有针灸医生说:"你们讲神经,我们讲经络。"他说神经根型颈椎病,在手太阳小肠经的循行线上,便可在同侧的后溪穴处找了一个有显著压痛的条索状物,先按揉约 1 分钟,肩臂后侧的紧束不适感立即减轻,为之针灸后可缓解,临床确实有效。

在中西医结合研究中,循证依据也是底线。笔者曾经一度非常迷茫,重温《黄帝内经》《金匮要略》《诸病源候论》《杂病源流犀烛》等经典,对脏腑经络理论及六经、三焦、卫气营血、脏腑、经络等传变规律研究,抛弃幻想,立足现实,从思辨回到临床,反复验证,失败多,成功少,颇感沮丧。瘟疫第三年的春天,满怀疑惑请教王文健老师,他鼓励笔者,又以为师的睿智启迪笔者,信心倍增,顿悟不少,重新出发。同时笔者想到,基于两种截然不同的临床思维,但针对的是同一躯体,只能说"横看成岭侧成峰"。杨振宁曾经警告不要被数学的价值观念所吸引,并因而丧失自己的物理直觉,他曾把数学和物理之间的关系比喻为一对树叶,它们只在基部有很小的共有部分,而其余大部分是分开的。于中西医结合症候定位的启示,不也是如此?医者面对的是同一个人体,不同医学思维的碰撞,不一定都有火花产生,对于中医症候的定位探讨,如陈士铎《辨证录·自序》所言:"今人所共知者,不必辨也,古人所已言者,不必辨也。必取今人之所不敢言,与古人之所未及言者,而畅言之。"在中西医结合神经定位的摸索中,能定多少是多少,不能定就留着,此路不通就告诉后来者避免弯路,所以本书中有许多笔者在临床中定位诊断明确而治疗失败的病案。

这种企图进行的中西医结合定位诊断,与其说是诊断,不如说是鉴别诊断更为妥当,没有鉴别诊断的诊断有失偏颇,中医学中在这方面的研究和实践亟待规范和加强,尤其同一疾病不同型的鉴别,譬如重症肌无力,眼肌型和眼咽型不一样,延髓麻痹型和全身型又不一样;同一疾病不同阶段的鉴别诊断不一样,如帕金森病,早、中、晚期都不一样,鉴别诊断的标的和对象当然也不同。

神经解剖的框架,有与之对应的中医概念吗?脑、髓、任督脉?经筋、络、浮络、孙络、络是血管还是神经?没有就借用或全盘接受?没有实体解剖结构的调整和优化,就没有办法建立定位体系,更不要说完善。但建立或借用神经解剖为主导的神经定位,是否意味着背叛和异化中医?我们知道,譬如一部分卒中患者畏寒怕冷,现代神经医学也不能完全解释,而中医可以通过辨证论治而获效,这是否是脊髓侧角的损害?抑或是自主神经损害?很多医者不能接受经络现象以神经解释,尽管本人坚信与神经系统息息相关,但且慢,有时候以神经系统定位思维还确实不能完全理解和解释这些症状和体征。

神经定位就是发病部位吗?病变部位?那么接近部位算不算?甚至神经科的定位,未必一定是疾病的真正定位,比如偏头痛当然定位在脑部,但一部分患者有卵圆孔未闭,封闭后即能根治偏头痛,那么卵圆孔是偏头痛的病位还是定位?

从神经药理学角度而言,血脑屏障也是神经定位的范畴,组织学上血脑屏障是血-脑、血-脑脊液及脑脊液-脑三种屏障的总称,实际上能阻碍药物穿透的主要是前两者。血脑屏障与肠脑、骨脊髓屏障、胎盘有类比,但绝不雷同,须知,血脑屏障正是中枢神经系统的最后防线,物质的脂溶性、亲水性、与血浆蛋白的结合程度、载体运转系统均是重要因素,外界生化和物理因素加强或损害血脑屏障功能,可使脑组织内环境改变,也应该是非传统意义的神经定位。后面有专节讨论引经药与定位诊疗关系。

必须清醒地认识到,中医有病位,绝不等同于定位定向。以前中医辨证不辨病,八纲辨证指表里、寒热、虚实、阴阳,其中寒热虚实类似于神经科中的定性诊断,表、里、阴、阳有定向定位的意思,较之于阴阳,表里更有定位意义,表里之间还有"半表半里",即胡希恕先生之九纲,与神经定位中的神经肌肉接头有关吗?六经辨证是不是一种病位系统?按胡希恕先生认为:病位(表、里、半表半里)和病情(阴阳)的结合,是万病总纲——六经。有观点认为,表里、卫气营血和六经都是以传变而非病位。三焦呢?卫气营血传变规律昭然,是虚无缥缈的病位还是可算类似于黑洞的宏观定位?那么腠理呢?膜原呢?广义者,指筋膜所在,或空隙之处;狭义者,指温病某一特定的半表半里病位,首见于《素问·疟论》"邪气内薄五脏,横连膜原",主要以其形态而言。《素问·太阴阳明论》云"脾与胃以膜相连耳",膜原为人体内的筋膜组织,至今膜原的具体形态和位置尚不确定。

定位总有一个标的,就如神经科的定位依据和标的就是神经解剖结构,全息理论与其说定位,不如说没有定位。但遗憾的是中医学不但脏腑虚拟化,八纲即表里、寒热、虚实、阴阳的交错纵横,缺乏清晰标的。

但临床还是有一些接近于解剖概念的中医定位,比如舌苔定位,虽然不精确,有据可循,在临床有具体运用,如一例新发的右侧基底节腔隙性脑梗死,左半侧的花剥苔难道仅是巧合?

又如腹部分区的精确定位方法,在大体大腹、少腹和小腹基础上,又细分为心下(剑突以下)、胃脘(心下的上腹部)、大腹(脐以上)、脐腹(脐周)、小腹(脐以下至耻骨上缘)、少腹(小腹两侧)6区,还通过经络进行进一步定位。

前人栽树后人乘凉,有些事情现在看起来不一定合情合理,但是功不一定在当代。医者的成长是内外因共同努力的结果,仰望星空才觉自身之渺小,脚踏实地才能探索更遥远的星空。很多年前,笔者进入神经科病房不久,一次与20世纪60年代初毕业于地理系的父亲长谈中,他以一个行外人身份告诫困惑中的笔者,无论以中医还是神经科模式诊疗,医者面对的患者都是一个主体。此后,笔者临诊同一个患者,常常同时进行神经科和中医诊疗,然后对比中西诊疗方案进行取舍,这种对同一个主体(症候)同步的中西医观察,通过一个主要症状和体征来思考定向和神经定位的诊疗模式,虽也有局限,但不失为一种格式化的思维模式,较之于临诊漫无边际或囿于自己经验分享(几个相关疾病的鉴别诊断),更为思路条理清晰,逻辑思维缜密,也是从循证医学的角度再出发和不断循环。神经定位和定向也并不是简单地罗列树状链式出来就作罢,需要提纲挈领,画龙点睛,直接引领治疗方案。譬如,面瘫的关键节点膝状神经节需要抗病毒治疗,其余并不一定需要。以尿频的症状定位进行治疗,两种医学治疗方法的区别和联系又是什么?体征的医学体系不一样,症状也需要体系认证。虽然这样以中西医两种不同思维对同一患者进行问诊检查诊断,不时可以发现结合的端倪和死胡同,选择存疑和扬弃,其中的内容和形式,还有待于时间和临床考验,最终解释权归于疗效检验。有时候看在最终解决方案上有暗通曲款之处,或可以说是殊途同归。但迷惘的是,症候的中西描述就很难统一,中西医之间的鸿沟远比想象中大,怎么办?如中医中的奔豚气,西医学无法对应什么称谓。中医症候对应神经科症候之名,比如痉挛就是肌张力障碍?颤病就是帕金森病?未必,临床实践中很难对应和套用。哪怕肌张力障碍中,现代神经系统定位也未必能做到分段,而这却直接关系到定位治疗和选择用药。

神经系统症候定位的中西医结合之路能走通吗?症候神经定位大多源于真实的临床情景,这是极难且很可能吃力不讨好的事情。但总要有人去试水,请容笔者试错。如果觉得还有一点点结合可能,就锲而不舍地探索下去,哪怕能结合一点点。医学没有界限,有生命力的东西最后都殊途同归,就如指南"能让庸医不太庸,但不能让良医更良",笔者无意也无能力做大框架的构思和实践。本书仅仅只是症候为主导的神经定位中西医结合探索的第一步,期盼能抛砖引玉。如果不能结合,也有可能是什么地方弄错了,将其一一罗列出来,让后来者不再去钻死胡同。

参 考 文 献

［1］ 王文健.融中汇西录——王文健全国名老中医药专家传承工作室论文选编[M].上海:上海科学技术出版社,2021.
［2］ Nag S. The Blood-Brain Barrier[M]. New York: Nova Science Publishers, 1991.
［3］ 潘卫东.现代医学应以患者症状为中心开展中西医结合治疗[J].神经病学与神经康复学杂志,2019,15(1):9-14.
［4］ 潘卫东.基于个体化治疗的神经病学精准医疗与辨证论治[J].神经病学与神经康复学杂志,2016,12(2):57-63.
［5］ Hegel, Georg Wilhelm Friedrich,贺麟.精神现象学[M].北京:商务印书馆,2013.
［6］ 李渡华,王洪博,于丽,等.中药归经学说与中医辨证的关系[J].中医杂志,2011,52(3):184-186.
［7］ 鲍荟竹,李祖伦,秦旭华,等.中医病证定位与中药作用定位[J].四川中医,2010(7):32-33.
［8］ 武嘉兴,张启明,王义国,等.一种中医腹部分区的精确定位方法[J].中国医药指南,2012,10(3):226-227.
［9］ 张瑜.中药的归经与药物作用的选择性[J].中国中医基础医学杂志,2004,10(8):67-70.

第九节　中西汇通和症候神经定位

恽铁樵在《群经见智录》认为"《内经》之五脏非血肉之五脏,乃四时之五脏",提出脏腑虚化论,将脏腑、经络、气血津液等归化为功能虚相,而非实相,是对中医世界观和方法论的体系解构,他认为中西两种医学各有长处,两种医学之间应相互沟通、取长补短,中医重视人体在整个大自然中随四时阴阳而发生的运动变化,而西医则于生理上重视解剖,于病理上重视局部病灶。还借五脏解剖位置来说明体内气机上下升降,后世整理形成五脏气机升降学说:心肺在上,其气降;肝肾在下,其气升;脾胃斡旋气机于中;心火降而肾水升,水火交济;肝气升而肺气降。

如果要将中医学中已经功能化的虚拟脏腑概念还原为结构解剖层次,把中西医学中的症状和体征统合对应,目前以中西医学各自力量和意愿,均很难汇通,更何况中医的证候概念也绝不是几个生理病理指标可以涵盖的。经过多年的痛定思痛,笔者在临床实施上述的中西医学临床双轨制思维诊疗模式,也是不得已而为之。

前几节提到,中医使用基于隐喻思维的语言和认知思维方式,描绘人体生理病理及疾病治疗的隐喻世界。不同的认知方式导致大脑电磁波信息和代谢信息的差异,中医语言与西医语言的巨大鸿沟,将呈现不同的大脑神经活动。黄慧雯等在分析认知神经科学方法和理论在隐喻认知研究的应用以及中医语言认知研究现况后,提出应用事件相关电位(ERPs)技术与功能性磁共振成像(fMRI)技术研究中医思维的理论假说和中西医语言对比研究方案,开辟中医认知实证研究道路。这是从医者的脑功能技术层面角度捕捉两种医学临床思维的交汇点,能有前景吗?

作为诊病对象的证候,是症状和体征及其时间空间的综合,中医的临床症候就是即时概念,需要有整体观、动态观和辨证论治的基本要素。《素问·调经论》有:"五藏者,故得六府与为表里,经络支节,各生虚实,其病所居,随而调之。病在脉,调之血;病在血,调之络;病在气,调之卫;病在肉,调之分肉;病在筋,调之筋;病在骨,调之骨……必谨察其九候,针道备矣。"皮、脉、肉、筋、骨这五个不同层次的症候,并按九候而分别处置,应该算是中医定位诊疗的雏形。

神经定位诊疗如何衔接辨中医之症候而出的证?由于脏腑经络等虚拟化,无法硬着落定位,气机的升降虽极其简明但有意味,如失眠的中医诊疗,以整体观,通过四诊合参,根据、八纲、经络等辨证,确定心肾不交证型,然后以交通心肾论治,黄连苦寒以移降清心火,肉桂升;针灸治疗可选合谷、太冲以调节气机,选内关、百会以安心神等。但更多症候蕴含的是复杂疾病的表象,没有载体根本无法精确定位。

中西医结合医学概念最早起源于中西汇通学派,以利用西医学技术与手段来研究与发展中医为目标。在发展过程中,此概念逐渐扩展,由中医结合西医逐步转变为结合所有有益于健康及诊治疾病的医学,即结合医学(integrative medicine)或整合医学。追寻中西汇通学派的溯源和发轫,由恽铁樵开创的恽氏中西医汇通派,当代主要代表人物正是王文健,他对中西汇通学派的贡献和地位有目共睹。王氏提出同病类证,强调中医特点辨证论治与辨病论治相结合,他指出张仲景方证相应理论就蕴含辨病论治思想萌芽,病证关系是当代中医发展的瓶颈,也是破解中医创新之难题的切入点。中医不仅能辨证论治,也能辨病论治,且已积累一定临床经验,但理论研究落后于临床实践,如何借鉴中医类证和类治思路,创立中医辨病论治的理论体系,是当今中医药创新发展的重要途径。

中西医结合神经病学涉及的疾病种类与中国传统医学文献记载的病种存在较大差异,尽管疾病的名称无法一一对应,但是在临证诊疗时,却可利用中医学的症状治疗及辨证施治特色及优势,结合现代医学治疗手段,提高神经科部分疑难杂症的疗效。中西医结合神经病学是运用传统中医理论结合现代神经病学,利用现代科技手段,研究神经系统疾病发生、发展、变化规律和诊疗技术的临床学科。中西医结合神经病学学科专业特色强,内容复杂抽象难懂,临床病种繁多,病情多变,临床诊断思维方式与其他学科迥异,尤其诊断包括定向定位诊断和定性诊断,而定位诊断正是其精髓和难点。

以帕金森病的非运动障碍(PD-NMS)为目标,在王文健"同病类证,同病类治"病证结合思想为指导下,针对不同阶段不同症候进行分期辨证论治,提出了规范化辨证标准和治疗方案,制定在西医常规治疗基础上,结合中医药综合治疗方案,既有中医药物治疗,又有外治针灸等非药物治疗,充分发挥中医药多种治疗方法的作用。临床证实,在对 PD-NMS 分型、分期治疗中,"健脾补肾养肝法"可作为"同病类治"基础方,且这一基础方对 PD 的运动症状也有改善作用,能整体延缓 PD 病情发展进程。根据"同病类证,同病类治"理论,对帕金森病尤其是非运动障碍的中西医结合诊治进行症状早期识别和分级,为分期辨证论治干预的临床实践,建立理论基础。

中西医结合治疗 PD-NMS 取长补短,在注重各个阶段中医辨证分型基础上,辨病与辨证结合,既弥补西药治疗不足,又改善运动和非运动症状,延缓疾病发展。中西汇通派认为,病证关系除"同病异证"和"异病同证"外,还表现为"同病类证",同病类证是指同一疾病患者具有相同的中医主证,个体之间只是兼夹证的差异,治疗上可运用中医类治法,即在应用主方治疗的基础上根据兼夹证适当加减,同病类证强调病和证的同质性,使辨病治疗和辨证治疗有更高的融合度,对 PD-NMS 同病类证和同病类治的研究是中西医结合诊治 PD-NMS 的重要内容,在厘清 PD-NMS 中医传变规律基础上,提倡分级干预,提前介入。"同病异证"和"异病同证"作为对病证关系的一种解读,适合部分 PD-NMS 的中医药治疗,比如小便频数、吞咽障碍和抑郁,看起来是风马牛不相及的三个症状,在帕金森病早期可以"异病同证";而同样的吞咽障碍,帕金森病各个时期表现和定位不同即"同病异证",在非运动症状的分阶段诊疗中,我们则又遵照"同病异治"。而同病类证的病证关系理论则将同病异证和辨证微观化紧密结合,通过对发病机制的认识来挖掘中医的核心病机;对基本病变的分析来辨析中医的主证;以方证相应理论来确立主方,指导主证的治疗;同一疾病患者个体间的差异,则可辨为共同主证下的类证,并以主方为基础加减组成不同的类方治疗。同病类证较好地揭示病和证之间的内在联系,完善和发展同病异证的中西医结合研究思路和方法,证实了在"同病类证,同病类治"理念指导下中西医结合治疗 PD-NMS 的优势。临床证实,在对 PD-NMS 分型、分期治疗中,"健脾补肾养肝法"可作为"同病类治"基础方,且这一基础方对 PD 的运动症状也有改善作用,能整体延缓 PD 病情发展进程。

在王文健的直接指导下,笔者进行新的神经系统疾病临床思维模式的尝试,在上百个症状或体征中,精选出与神经科密切相关的 78 个主要症状或体征,在共同症候下的"类证",进行辨病论治和辨证论治相结合,在同病类证模型体系下包括主证、类证、兼证三个层次,探讨一个症候下不同神经定位的涵义及其对临床治疗的价值,如眩晕的神经解剖通路很清晰,但其病理生理五花八门扑朔迷离,不同性质疾病是一种机制,还是不同的机制导致类似症状和体征?

症候神经定位为临床诊疗提供更多更精准的诊疗线索,况且中西医结合诊疗需要新思维,重新梳理,这是中医学的思维模式与神经科临床思维的交汇,是暗通款曲?还是珠胎暗结?症候神经定位是一种临床思路,是手段,不是目的。这是以症状为中心的临床思维回归,还是未来神经系统疾病诊疗的中西医结合路径?可以说回应了潘卫东西医学应以患者症状为中心开展中西医结合治疗的思路。

仍以 PD-NMS 诊疗为例,企图以大一统模式囊括并不现实,随着 PD 病程的进展,绝大部分 PD 症状和体征出现扩布和程度加重,包括运动和非运动症状的 PD 存在多个症状群,但这些症状群显然是无法以所包含所有症状和体征的共同病理生理基础统一解释,诊治这些 PD 症状群是一个漫长的梳理和反复论证的过程,不可能一蹴而就。

立足于中西医结合精准化解决 PD-NMS 诊断和疗效问题,基于症候临床神经定位和神经电生理等客观指标评估 PD-NMS,利用中医理论辨证、辨病解决,这正是制约中医药治疗 PD-NMS 辨证与辨病论治的辨证方向以及客观定量化疗效评价的关键问题,进行中医动态辨证论治分期治疗此类疾病,研发诸多针对千变万化的 PD-NMS,参照中西汇通派"同病类证,同病类治"理论,对帕金森病尤其是非运动障碍的中西医结合诊治进行临床实践,取得较好疗效,也发挥了中西汇通的海派中医临床思维精髓,根据不同 NMS 神经定位开发不同的中药处方与针灸方法,从创新中西医结合诊治 PD-NMS 临床疗效入手,从基础上研发能够反映 PD 及 PD-NMS 形成与进展的动物模型并应用于中医药临床实践,临床与基础结合,转化研究和推广应用结合,形成中西医结合治疗 PD-NMS 诊疗关键技术,是转化医学在中医药参与 PD-NMS 诊治方面的重要实践,也体现了中医药病证结合和个体化诊疗的防病治病特色和优势,提高了临床中西医结合治疗 PD-NMS 客观疗效,以国际公认的客观定量化指标与生化指标为突破口,开展海派中西医汇通流派"同病类证,同病类治"理论指导下,以症候神经定位临床路径诊治 PD-NMS,临床转化研究实践,取得了部分成果。这正是神经系统疾病症候定位诊疗思维的初步系统的临床试水。

神经定性诊断中,陆征宇教授等开展按 Midnights 原则进行中西医结合诊断,我们也在临床上运用 Midnights 原则进行定性诊断,且看一例个案追踪。

时间：2022 年 2 月 22 日。

参加人员：主任医师 1 人,副主任医师 1 人,主治医师 5 人,住院医生 3 人,护士长 2 人,责任护士 1 人,治疗师 1 人,EMG 技师 1 人。

准备：叩诊槌,棉签,音叉,检眼镜,回形针(检查工具);病历;脑电图、肌电图、CT 和磁共振成像片子和报告;rTMS、针灸、敷贴、适宜技术等。

患者基本情况：唐某,男,82 岁,2022 年 2 月 15 日入院。右上肢不自主抖动,持物时加重,行动迟缓 1 年余,持续性加重。入院后诊断为帕金森病,目前用多巴丝肼片 1/2 片,每日 3 次,右上肢抖动未见好转。患者 1 年许前无明显诱因下行动缓慢,未予就诊,1 年来行动缓慢缠绵不愈、进而出现上肢细颤、左侧为甚,1 周前自觉行动缓慢、上肢细颤较前加重,并伴头晕。发病以来,有幻视,无肢体偏瘫,无恶心呕吐,无神志不清。专科检查：神清,波动性视幻觉,近记忆力减退,精神一般,眼震(—),会聚可,颈软无亢,布鲁辛斯基征(—),克尼格征(—),四肢肌力 5-5-5-5,肌张力略增高,四肢腱反射对称无亢进,双侧霍夫曼征、掌颌反射、巴宾斯基征(—),皮肤针刺觉、振动觉、位置觉(—),指鼻试验可,龙贝格征、曼氏征不配合,双上肢水平细颤。刻下患者神志清,精神欠振,头晕不适,伴恶心感,双手不自主抖动,下唇亦有不自主抖动,胃纳一般,夜寐安,二便尚调,舌体胖大,边有齿痕,舌质红,舌苔厚腻,脉细数。MRI 示双侧基底节梗死。

神经定位：锥体外系(震颤,肌张力增高)。

神经定性,按 Midnights 原则分析：

M(代谢性)——病史中未提供明显代谢异常,可排除;

I(炎症)——病程 1 年余进行性加重,不符合炎症顿挫或探底回升特点,可除;

D(变性)——病程 1 年余,进行性加重发展,病程上支持;

N(肿瘤)——病程 1 年余,发展缓慢,影像学不支持;

I(感染)——慢性加重,无发热等全身症状,影像不支持炎症和寄生虫感染;

G(内分泌)——无系统性病变;

H(遗传)——老年起病,病程不算长,不符合遗传性病变;

T(中毒或外伤)——病史不支持;

S(卒中)——虽然影像学有病灶,一年多的慢性病史不支持,VPS 也不支持。

经过 Midnights 原则排查,只留下了 D,在大类上可以定为变性疾病,归纳中年起病,病变位于脑部基底节为主的锥体外系,帕金森病(齿轮样震颤)可疑,1 周替代治疗效果差;正常压力脑积水影像学 Evans

指数正常范围不支持,虽有近记忆力减退,无排尿障碍;进行性核上性麻痹无眼肌麻痹和明显记忆力障碍,走路没有后仰倒;结合波动性幻视,帕金森病样症状,近记忆力减退,考虑路易体认知功能障碍,脑梗死。

辨病辨证依据:老年男性,82 岁,反复行动缓慢 1 年许,加重伴头晕 1 周入院。四诊合参,证属颤病-髓海不足(常伴邪毒停聚),中医病位:脑(奇经)。辨证:行迟举拘,神疲乏力,多伴胸脘痞闷,痰多流涎,面部皮脂分泌增多,小便短,舌体胖大,边有齿痕,舌质红,舌苔厚腻,脉细数。

颤病多因肝肾阴精气血虚损,虚风内生所致。病位在脑,病变脏腑为肾肝,总属本虚标实证。本虚者脏腑功能减退,精血亏虚;标实者有风、痰、瘀、火诸端。初期多实邪表现为主,随病程延长,本虚之象渐重,以虚实并治为则。

诊疗方案临床运用:早期髓海不足(常伴邪毒停聚):行迟举拘,神疲乏力,伴胸脘痞闷,痰多流涎,面部皮脂分泌增多,口苦黏腻,小便短赤,大便秘结,舌胖大,边齿痕,舌质红,舌苔厚腻,脉细数,治拟化痰通络,补精益髓,方用龟鹿二仙胶合导痰汤加减:鹿角胶 10 g、龟甲胶 10 g、生晒参 10 g、山茱萸 30 g、熟地黄 15 g、黄精 15 g、枸杞子 15 g、何首乌 10 g、茯苓 30 g、茯神 30 g、远志 10 g、石菖蒲 15 g、龙齿 15 g。

专科技术和特色疗法:rTMS 结合针灸等非药物治疗,头皮针定位治疗:额中线、顶颞后斜线、枕上正中线、枕上旁线。

中医经典理论指导:高鼓峰《医宗己任编》云:"气血俱虚,不能荣养筋骨,故为之振摇,而不能主持也。"肢体摇动为主症,与肝肾有关。

名中医思想:补充病史有认知功能,结合名中医研究和总结(滋阴祛痰开窍方延缓肝肾阴虚型帕金森病患者轻度认知功能障碍进展的临床研究)。我们曾经探讨多巴丝肼片和还少丹治疗路易体认知功能障碍(NCDLB)的临床疗效,并探讨路易体认知功能障碍的中西医结合治疗方法和思路及其神经电生理特点,6 例患者均予多巴丝肼片和还少丹治疗,疗程开始结束时测定 MoCA 量表。同时观察 NCDLB 的神经电生理特点,运用 P300 潜伏期对 NCDLB 评估。波动性认知功能减退、生动视幻觉、僵直性帕金森症状为 NCDLB 的主要临床特点,认知诱发电位中 P300 潜伏期延长。多巴丝肼片和还少丹治疗 NCDLB 有一定疗效,治疗前后相比较对照相比较有显著差异($P < 0.05$)。

参 考 文 献

[1] 黄慧雯,贾春华,郭瑨.基于中医语言的中医思维研究——来自认知神经科学的新方法[J].北京中医药大学学报,2016,39(8):634 - 638.

[2] 石云,张腾,陈瑜,等.恽氏中西医汇通派的传承与发展[J].上海中医药杂志,2022(5):1 - 6.

[3] 王文健.中医、西医科学思维的差异[C]//第二届江浙沪中西医结合高峰论坛,2010.

[4] 潘卫东.现代医学应以患者症状为中心开展中西医结合治疗[J].神经病学与神经康复学杂志,2019(1):9 - 14.

[5] 施扬,陈准立,王欣,等.中西医结合神经病学 Midnights 原则临床思维探索[J].中国中医药现代远程教育,2018(6):94 - 96.

[6] 沈丽萍,乔向阳,王萍,等.滋阴祛痰开窍方治疗肝肾阴虚型帕金森病轻度认知功能障碍患者的临床观察[J].上海中医药大学学报,2020(4):11 - 14.

第十节 引经药与定位

五味入五脏,用五味之性纠脏腑之偏,以达到治疗疾病目的,这种药物的偏性就是中药性能,最常见有四气、五味、升降浮沉、归经和毒性等。五味理论对临床遣药制方有重要指导意义,酸、苦、甘、辛、咸五味中、辛、甘、淡属阳,酸、苦、咸属阴,五味阐述药物功用,如甘缓、酸收、苦燥、苦泄、辛润等。归经指药物对脏腑、经络病变部位的选择性作用,体现于药物作用定位与疾病定位的内在统一,《素问·至真要大论》曰:"气有高下,病有远近,证有中外,治有轻重,适其至所为故也。"归经即中药作用的定位概念,是某药对某脏腑经络特殊的亲和作用,既是药物治病的适用范围,也是药力之所达,使药力到达医者期望的病所"适其至所",既是立方要旨,也是引经报使的目的。药物作用的定位起源于疾病的定位,而病位的辨别主要依靠辨证方法,判定病变部位所在的脏腑经络。按照疾病所属脏腑、经络等选择适当归其经的药物进行治疗,有助于提高辨证用药的准确性。

药物归经的现代医学依据是什么? 有人通过测量经络电压探索铁皮石斛的归经作用,发现铁皮石斛可显著增加大肠经、胆经、心包经、三焦经、小肠经和膀胱经所属的六腑经络电压,对肺、肝、脾、肾、胃和心经所属的五脏经络电压无显著作用,与石斛归经相吻合。

中药的作用定位依赖于中医病证定位,以八纲脏腑经络卫气营血三焦等理论为指导,以药物功效和所治病证为依据的引经药,在以六经辨证用药时,以引经药为君药,量大功宏可直达病所。中药作用的定位理论与中医脏腑经络、部位器官等基本理论有着必然联系。李渡华等总结了中药归经学说与中医辨证关系,认为中药归经认识方法最终均统一到脏腑辨证中,归经所指脏腑经络是一个有机联系的整体,脏腑经络病证也可包括部位器官病证,以脏腑经络为主,辅以部位器官辨证确定疾病的定位是研究药物归经的主要方法。方剂的君臣佐使中,使药常常被忽略,使者,导引在使之义,吴仪洛认为:"应臣者谓之使,数可出入,而分量更轻,所以备通行向导之使也。"可惜我们临床的引经药,往往力有所不逮。归经理论的认识和标定混乱,也许是阻碍研究深入的原因。

以某药引药入某经,用以治疗该经之病谓引经药。引经药又称"引药",中药归经理论指导下,加引经药直达病所,吴鞠通《医医病书》云:"药之有引经,如人之不识路径者用向导也。"中药讲究升降沉浮,药性有寒热,也有上下,《素问·五常政大论》曰:"病在上取之下,病在下取之上。"归经是引经之前提,引经是归经之发展,引经药药性特点为善走善行,如桔梗、肉桂、细辛、川芎、柴胡、白芷等,肉桂引火归原,牛膝引血下行、引火下行,桔梗"舟楫之剂"以载药上行,柴胡引少阳清气上行,升麻引阳明清气上行,故桔梗向上,牛膝引下,皆为引经。

重视引经药物,可以事半功倍,如补中益气汤中升麻、葛根,《医学衷中参西录》中升陷汤主治胸中大气下陷、气短不足以息等,其中重用黄芪配伍升麻、柴胡以升阳举陷,桔梗载药上行,其云:"柴胡为少阳之药,能引大气之陷者自左上升;升麻为阳明之药,能引大气之陷者自右上升;桔梗为药中之舟楫,能载诸药之力上达胸中,故用之为向导也。"

定位治疗与中药引经导引的交汇点在何处? 引经无非就是特殊的药性表达,虽然神经药理学不能给更多的循证医学依据,但可以参照。王幸福老中医认为连翘是治疗热呕之妙药,连翘煎剂镇吐效果与注射氯丙嗪 2 小时后作用相仿,其镇吐机制可能与抑制延脑的化学感受区有关。《金匮要略》云"呕而发热者,小柴胡汤主之",故小柴胡汤证见呕吐明显者,加连翘尤妙。怀地黄对中枢神经系统有镇静作用,作用部位可能在大脑皮层。黄芪补气、升气、散气,非单纯补气,实乃通阳运载。

观夫经典头痛引经之物如藁本、川芎、柴胡等,每每验之效弱,颇不以为然。张炳厚认为两侧头痛选柴胡黄芩,周身肌肉痛用葛根,肌肉湿痛在表用薏苡仁,里湿选白术,巅顶痛择蔓荆子,部分验之有理,他还认为川桂枝走四肢,桂枝尖对应四肢末,桑枝走上肢,对应周围神经病甚至神经卡压均效验。

笔者所指非经典之导引及引经药,与此无关。非经典之归经药,对于中枢神经系统疾病,善用脂溶性小分子药材如五灵脂、乳香、没药等,易透过血脑屏障(BBB);而姜黄科类药物更是在脑梗死、痴呆和认知功能障碍等神经系统疾病中取得良效;冰片内服在脑部疾病治疗中却可收效;以脂溶性药物如蒲黄透过BBB 的药物定位,在治疗脑梗死等 CNS 疾病中,也较一般活血化瘀药有效,较水溶性的丹参等易透过 BBB

进入脑血管而运用于脑梗死患者。

BBB 遍布整个中枢神经系统——脑和脊髓实质,是位于毛细血管水平的屏障结构,一直被漠视,尤其在中枢神经系统诊疗中。事实上,药理屏障无处不在,与神经系统关系密切的血脑屏障包括血-脑、血-脑脊液及脑脊液-脑三种屏障,还有胎盘屏障、血眼屏障、血-胸腺屏障等。BBB 与神经定位的结合点在哪里?20 世纪 90 年代中期,笔者反复思考这个问题。血脑屏障通透性与药物脂溶性、亲水性、与血浆蛋白结合程度及载体运转系统有关,一般而言,脂溶性高、分子量比较小、化学结构简单、游离的药物,容易通过BBB,如载体病毒载体、脂质体、阳离子聚合物、无机传递体系和其他生物分子等。

常见的给药途径通过口服与静脉注射,最终进入血液循环,对于中枢神经系统,药物只有穿过 BBB,到达病灶,才能发生作用,未加修饰的药物,如果直接注射入体内,被阻挡在屏障外,为单核细胞所吞噬,无法起效。脑膜有炎症时,会开放 BBB,而且较高脂溶性如磺胺类、青霉素及利福平等容易通过 BBB,比如 20 世纪 90 年代昏迷的卒中患者,甚至在没有合并感染情况下,使用小剂量青霉素以开放 BBB。

把药物封装或负载在合适载体上,使其通过 BBB。药物载体指能改变药物进入人体的方式和在体内分布、控制药物释放速度并将药物输送到靶向器官的体系,简单粗暴如巴氯芬直接鞘内注射,II 型脊髓性肌萎缩症的 Zolgensma 鞘内注射疗效显著。纳米载药是把纳米材料作为载体运输药物,使药物通过屏障。纳米技术改善中枢神经系统药物输送的技术日益发展,可突破 BBB,将抗癌药送达已经扩散到 CNS 的癌症部位。

部分芳香开窍类中药开窍醒脑,双向改变 BBB 通透性而引药上行,如开窍类中药麝香、冰片、苏合香、安息香甚至石菖蒲等可增加 BBB 通透性,且能协助其他药物入脑,与减少 BBB 紧密连接、抑制 BBB 转运蛋白、抑制离子通道主动转运相关;开窍类中药如冰片、麝香和补益药如人参、黄芪、白芍也可降低 BBB 通透性。临床上冰片一般作为外用药物,其实冰片的导引作用远没有挖潜发挥,笔者在 CNS 尤其脑梗死等脑部疾病治疗上运用微小剂量冰片内服收效,即是作为透过 BBB 的导引药,葛朝莉等观察冰片可使大鼠血脑屏障的超微结构发生可逆性改变,发现紧密连接出现缝隙,48 小时后恢复正常。

药物配伍可以增效或减毒,如与附子配位,干姜、甘草均可降低附子毒性。裘昌林用马钱子治疗重症肌无力,与全蝎配对使用,可消除大量服用后马钱子引起不良反应。马钱子中士的宁能选择性兴奋脊髓,增强骨骼肌紧张度,能经血脑屏障进入大脑,兴奋 CNS。

给药途径的改良也是重要的导引途径,虽然目前中药无法进行靶向治疗。很多年以前,笔者曾经进行脊髓电针尝试,对运动神经元病的下肢痉挛似乎有短期疗效,与巴氯芬的鞘内注射治疗相比,也可以算是定位治疗。

外用药物也须加入引经导引药增效,如罗替戈汀透皮贴剂透皮吸收治疗帕金森病(PD),芬太尼透皮贴剂治疗中重度慢性疼痛。在腕管综合征的内外结合治疗中,笔者加入冰片直达病所,也乃取其透皮吸收所用。此外,我们进行穴位敷贴治疗面神经炎,中药塞鼻治疗头面部疼痛,中药外敷神阙治疗面瘫、口疮、便秘等,也是中医外治法的临床运用。

鼻腔给药吸收迅速、起效快、生物利用度高、脑靶向性好,无创性递药入脑。芳香开窍的经鼻递药促透研究方兴未艾,李鹏跃等以醒脑静和通窍散瘀方为模型药物,研究对中药经鼻给药后体内药物动力学,以 MDCK/MDCK-MDR1 细胞模拟 BBB,制备载药量大、刺激性小的鼻用微乳,以药动学行为和荧光成像实验对微乳不同途径给药的生物利用度和靶向性进行评价。以辛夷、白芷、蔓荆子、延胡索、滴水珠、藁本、夜交藤、荜茇、冰片制成疏通气机、祛风通络、活血化瘀的滴鼻液,冰片正是导引药,左侧头痛塞右鼻,右侧头痛塞左鼻,全头痛左右鼻交替,治疗组头痛缓解时间短于对照组($P<0.05$)。

参 考 文 献

[1] 张声生,朱培一,陶琳.《黄帝内经》五味理论浅析[J].中华中医药杂志,2006,21(3):183-184.

［2］ 徐树楠,李渡华,王洪博,等.中药归经学说的应用规律[J].中国中医基础医学杂志,2010(7):547-548.
［3］ 严苏晴,郭静科,许明明,等.铁皮石斛的抗氧化性与其脏腑归经作用差异性的研究[J].中国中西医结合杂志,2021(1):41-45.
［4］ 李渡华,王洪博,于丽,等.中药归经学说与中医辨证的关系[J].中医杂志,2011,52(3):184-186.
［5］ 崔盈盈,臧力学.从《医学衷中参西录》探讨"大气下陷"的辨治要点[J].中医文献杂志,2015(6):13-16.
［6］ 张炳厚.神医怪杰张炳厚[M].北京:中国中医药出版社,2007.
［7］ Abbott N J, Ronnback L, Hansson E. Astrocyte-endothelial interactions at the blood-brain barrier[J]. Nature Reviews Neuroscience, 2006, 7(1):41-53.
［8］ Wen J, Wu D, Qin M, et al. Sustained delivery and molecular targeting of a therapeutic monoclonal antibody to metastases in the central nervous system of mice. Nature Biomedical Engineering, 2019, 3(9):706-716.
［9］ 王利苹,奉建芳,胡凯莉.芳香开窍中药对血脑屏障通透性的调节作用及其机制研究进展[J].中国中药杂志,2014,39(6):949-954.
［10］ 葛朝莉,韩漫夫,白润涛,等.冰片促进血脑屏障开放的超微结构研究[J].中西医结合心脑血管病杂志,2008,6(10):1183-1185.
［11］ 陈长勋,徐姗珺.甘草,干姜与附子配伍减毒的物质基础与作用环节研究进展[J].中药新药与临床药理,2006,17(6):472-476.
［12］ 张丽萍,王珏,裘昌林.裘昌林治疗运动神经元病的经验[J].中华中医药学刊,2011(1):86-88.
［13］ 李鹏跃,杜守颖,杨冰.中药经鼻递药的研究[J].中国中药杂志,2015(17):152-158.
［14］ 朱静,赵兰.用于治疗偏头痛的中药制剂及其制作方法和应用,CN104398861A[P],2015.

第十一节　中西医结合神经电生理定位

神经电生理学近年来发展迅速,是与神经科临床密切结合的分支学科。我们整合相关临床力量,为神经专科和针灸、骨科、眼科、五官科等其他相关学科提供诊断、治疗、神经功能监测的神经电生理临床项目。神经内科的学科建设中,神经电生理室必备的硬件包括肌电图及诱发电位仪、rTMS、视频脑电图和PSG等,其中肌电图室可进行如下检查:神经传导速度、F波、针极肌电图、H反射、瞬目反射、交感皮肤反应、体感诱发电位、听觉诱发电位(BAEP)、视觉诱发电位(VEP)、ERP、MEP等。现代科学的诊断技术不但成为神经医学的工具,也应该是延伸中医四诊的外延,尤其是神经电生理和神经影像学,极大地拓展了中医望闻切诊的内涵,我们没有理由也不能拒绝这些现代科学技术。

笔者创立了可能是全国第一个中西医结合神经电生理室,在上海市率先开展rTMS和MEP检查,并最早开展rTMS治疗帕金森病和脑梗死、抑郁症等疾病,在肌电导引下肉毒毒素治疗中风后肌痉挛,将神经电生理技术引入中医药诊疗领域,进行中西医结合神经电生理学评估。

但中西医结合神经电生理学研究现状并不如意,基础理论探索匮乏,临床应用少,范围狭窄,误区不少。临床神经电生理学理念普及不如影像学;神经电生理学专业性强,技师稀缺;神经电生理学和临床脱节,神经电生理学检查误用,臆断并随意诠释某些异常神经电生理学检查结果与临床症状的关系;缺少严格大样本、多中心、随机、双盲安慰剂对照的循证医学研究。

应规范神经电生理学检查,明确神经电生理学临床涵义,认识神经电生理学优势和缺陷,严格界定神经电生理学检查数据,应用中、西医两套疗效评价体系,客观评估中药针灸治疗方案的临床疗效。笔者在跟随上海中山医院肌电图室黄绥仁学习中,深感中医学和神经电生理学探索工作重心,应该是神经电生理学量化评估和预后判定,是中西医结合神经电生理工作的首要任务。

近20年来,笔者应用神经电生理技术评估中医治疗疗效,形成以神经电生理指标评估中医诊疗神经系统疾病模式,是以神经电生理学的诊断、治疗、疗效评估一体化建设为契机。笔者将神经电生理技术与中医学临床相结合,运用神经电生理技术评估中医治疗疗效中,包括脑肌电诱发电位仪、磁刺激器、MCF-B65 线圈、脑电图、睡眠监测室的多导睡眠图(PSG)等完整的神经电生理指导下的诊疗系统。运用神经电生理技术评估中医治疗神经系统疾病的疗效,为诊治提供技术保障现代技术与中医药治疗相结合。在国内率先治疗脑梗死运动功能用 CSP 指标评估,MEP 指标量化评估中西医结合对脑和脊髓、周围神经、肌肉病损害疗效,探索中医治疗脑梗死运动功能机制,揭示潜在神经可塑性机制。

在帕金森病的中西医结合疗效评估中,以帕金森病的睡眠障碍、嗅觉障碍等非运动障碍为抓手,研究帕金森病睡眠障碍等。笔者较早通过客观嗅觉检测发现帕金森病具有嗅觉障碍,同时较早进行帕金森病睡眠障碍的中西医结合研究(嗜睡和快眼动向相障碍、嗅觉障碍方向),心理 CT 和 P300 评估认知功能,MEP 评估运动功能,交感皮肤反应(SSR)检测自主神经功能,体感诱发电位(SEP)检测感觉功能,VEP 和光学相干断层成像技术(OCT)探知视觉通路,PSG 监测睡眠。我们创新中医药诊疗运用神经电生理技术评估体系:包含针灸、rTMS 和西医基础治疗的中西医结合综合治疗 PD 患者的运动功能,针药并举,内外兼治,于治疗前后进行 PD 患者临床神经功能缺损程度评分,并检测其 MEP 作为其神经电生理客观指标,以期评估中西医结合针灸综合治疗对不同阶段和不同类型的 PD 患者运动功能的疗效。针灸尤其头皮针的选穴多参照现代神经解剖进行取穴,并结合 MEP 进一步定位,以更精准地中西医结合定位治疗 PD 及其非运动状态(NMS)。

在 PD 认知功能障碍中医治疗评估诊疗体系中,运用 rTMS 治疗帕金森病抑郁,分析其病理改变相关皮层区域,rTMS 治疗帕金森病采用顶区 Cz 低频重复磁刺激治疗,采用 0.2 Hz 频率的 rTMS。在中药治疗 PSD 研究中,运用 MEP 和 ERP 发现中药可有效治疗 PSD,神经电生理显示治疗后 CMCT 和 CSP 均缩短,P300 波幅上升和潜伏期缩短($P<0.001$),中药促进 PSD 运动/情感/认知,创造性运用 P300/CMCT/CSP 于治疗 PSD 评估,中医和神经电生理学结合。在高频 rTMS 治疗 PSD 研究中,18 例 PSD 入选,随机、单盲、对照,左前额叶背外侧皮层(DLPFC)rTMS,假性 rTMS 对照组,rTMS 前后 HAMD 比较 $P=0.0009$,两组治疗后 HAMD 比较 $P=0.0002$,显著差异,rTMS 组 ADL 比较 $P=0.02$,两组治后 ADL 比较 $P=0.02$,rTMS 对 PSD 整体康复效果好,在 DLPFC 进行 rTMS 可能是卒中后抑郁安全有效的治疗方法,这是国际首报。

我们运用头皮针/文拉法新对照治疗 PSD,29 例 PSD 随机分治疗组和对照组各 15/14,基础治疗均 8 周,治疗组——头皮针+文拉法新(25 mg,每日 2 次),对照组——文拉法新,左顶中线、额旁 1 线、额 3 旁线,抽提法(紧提慢插相当于泻法),头皮针/文拉法新治疗 PSD。两组治疗前后 HAMD 评分显著性差异($P<0.05$),治疗组差异更加显著($P<0.01$),治疗组未出现不良反应,两组 P_{300} 波幅↑和潜伏期缩短($P<0.001$),两组比较 P300 波幅($P=0.002$),潜伏期($P=0.01$),显著差异($P<0.05$),头皮针+文拉法新总有效率显著优于单用文拉法新。

对周围性面神经麻痹预后判断,肌肉综合收缩波波幅测定中,发现中晚期尤其 3 周后瞬目反射是预后判定重要指标。在针灸诊疗 Hunt 综合征中以瞬目反射作为评估指标,研究面神经电生理功能的变化,发现针灸可促进 Hunt 综合征患者瞬目反射功能的恢复。

笔者运用交感皮肤反应评估补阳还五汤加减治疗糖尿病自主神经病变,补阳还五汤加减治疗糖尿病自主神经病变有效,SSR 可作为评估临床疗效的参考指标。帕金森病的 SSR 研究中,Yahr 分级 1 级的 PD 患者进行 SSR 检测,比较患侧肢体 SSR 的波幅和潜伏期的变化,Hoehn-Yahr 分级 1 级的 PD 患者运动患侧有自主神经功能障碍。

笔者还探索神经电生理在 SCA 诊疗中的地位,运用小脑共济失调之 MEP 参数(CMCT/CSP)评估锥体束损害,对其运动功能恢复作评价,依此指导进行正确的康复治疗和训练,ERP 量化评估情感和认知功能,BAEP 评估脑干损害,SSR 评估自主神经功能损害。

确定帕金森病非运动障碍为中心的症候神经定位,基于症候的神经定位诊断治疗,结合神经电生理等客观指标评估,研发精准客观评价方法,避免主观性较强的临床量表评价 PD 及包括痴呆在内的 NMS 等评价方法,对中医药治疗 PD 及其认知功能障碍、睡眠障碍、抑郁等 NMS 的临床与基础指标相结合,证实中医药的有效性与安全性。我们运用神经电生理技术评估中医诊疗 PD‐NMS 疗效,将神经电生理技术与中医学临床相结合。笔者在世界上首次通过客观嗅觉检测发现 PD 嗅觉障碍,SSR 检测自主神经功能,VEP 和 OCT 探知视觉通路,PSG 监测睡眠,MEP 评估 PD 运动功能,ERP 评估 PD 认知功能疗效;针灸尤其头皮针选穴多参照现代神经解剖进行取穴,并结合 MEP 定位,更精准地定位治疗 PD 及其 NMS。

未来十年,中西医结合神经电生理学的前景很难预测,在整个学科布局的选择和局限,加上中医临床研究有效而客观证据不足,缺乏严谨的诊疗评估体系,罔论循证医学依据,是以生化影像指标为主,还是参以神经电生理学评估,目前尚无统一标准。希望更多同道将神经电生理技术引入中医药诊疗领域,探索中医学和神经电生理学结合,用于中风、抑郁症和认知功能障碍等神经系统疾病的中医诊疗评估。亟待建立的中西医结合神经内科评估体系中,神经电生理学理应占有重要地位。

参 考 文 献

［1］　王厹东.未来 10 年中西医结合神经电生理学研究和展望［C］//2012 中国医师协会中西医结合医师分会神经病学专家委员会学术 2010 年会,2010.
［2］　王厹东,蔡定芳,李文伟,等.高频重复经颅磁刺激治疗卒中后抑郁的临床研究［J］.中华精神科杂志,2007,40(2):99.
［3］　王厹东,蔡定芳.帕金森病的嗅觉障碍［J］.临床神经病学杂志,2002,15(1):38‐39.
［4］　王厹东,赵虹.交感皮肤反应评估补阳还五汤加减治疗糖尿病自主神经病变［J］.中医杂志,2010,51(S1):142‐143.
［5］　王厹东,陈雪莲,赵虹,等.帕金森病患者的交感神经皮肤反应(摘)［C］//第十一次中国中西医结合神经科学术会议论文汇编,2015.

第十二节　症候的动态辨证诊疗

传统中医临床多采取静态辨证,殊不知疾病动态变化,证也变化,比如癫痫发作和间歇期的症候显然完全不同,同一个患者不同时期表现不同证型,刻舟求剑式的临床采证,往往导致诊疗的缘木求鱼。笔者近年来动态观察帕金森病患者舌苔变化,发现与 PD 的动态证型变化有密切关系,在整体的辨证论治基础上进行 PD 的辨证分期,也成为临床指导各期 PD 患者诊疗依据之一。

在第一章第七节"动态的神经定位"中,论述症候的动态变化及其定位诊疗,中医的证也是疾病在某一时期的特定病理状态,随气候、个体体质、邪正关系、治疗措施等变化。证变治亦变,有是证,用是药,因人因时因地,否则便是僵化的诊疗模式。辨证论治也应该是动态过程,根据疾病的动态变化去辨证分析,把握趋势,并指导治疗,是为动态辨证,运用动态的思维方法观察病证变化,从判断疾病传变、病势转归及预后,分析疾病演变规律及病因病机,分析邪正消长及病理演变过程,准确把握病机。以症候的动态变化进行神经定位诊疗,是一条艰难的中西汇通之路。下面就以我们获得 2021 年上海中西医结合科技进步奖二等奖的有关内容来表述临证动态辨证实践。

我们在临床上建立分三期的动态辨证论治帕金森病(PD),以"健脾补肾养肝法"为主治疗 PD 及其非运动障碍总纲,以中西医结合临床为中心的三期动态辨证论治,是基于症候神经定位的 PD 病理演变实质与中医辨证的关系,确立分期辨证论治的理念。在 PD 患者常规治疗基础上应用动态中医辨证论治,探讨个性化中西医结合治疗干预对 PD 患者生活质量影响,中西医结合治疗能有效提高 PD 患者生活质量。

PD中医证属"颤病"范畴,轻者现为木讷表情或手足微颤,重者可见头部振摇,肢体颤动不止,甚则肢节拘急,失去生活自理能力。对帕金森病注重"早诊断、早治疗",提倡分三期诊断及中医治疗,并积极干预并发症。与PD一样,其NMS也随着病程发展,我们认为以帕金森病Braak病理分期改变为标的进行中西医结合临床分期分类研究,也许更能揭示PD本质,也是PD诊治终极目标。PD中医病因病机是一个动态变化过程病理生理过程的进展,呈现不同时期的证型和症候,需要动态的中医分期辨证论治,PD属本虚标实,肝肾不足为发病之本,风、火、痰、瘀为致病之标,病变脏腑为肾、肝,病位在脑。无论是痰热动风阴虚风动,仅是PD外在表象而已,均不足以揭示PD病机本质。鉴于PD中医病因病机动态变化过程,提倡三期诊断,分属三期早期肾元亏虚,邪毒停聚;中期肝肾阴虚,虚风内动;晚期阴阳两虚。我们在临床中形成特色鲜明的PD防治非运动症状的理论和临床辨治体系,其证候演变规律和辨证论治如下。

1. 早期肾元亏虚,邪毒停聚　颤振缘起,尚未明了,然与外界毒邪干系不脱,可能与遗传、一氧化碳中毒、重金属中毒以及工业污染、杀虫剂等化学污染等有关。故早期PD感受污秽浊毒之邪,产生痰热、瘀血等病理因素,加重病变,多见胸脘痞闷,痰多流涎,面部皮脂分泌增多,口苦黏腻,咯痰色黄,小便短赤,大便秘结,舌体胖大,边有齿痕,舌质红,舌苔厚腻滑或黄腻,脉细数或弦滑数,一派湿热挟痰浊之观,实乃邪毒所聚之像。针对此期,治疗采用滋补肝肾、育阴潜阳法,代表方:大定风珠加减。

2. 中期肝肾阴虚,虚风内动　帕金森病病因主要为内因,中年后阴气自半,脏腑气血亏虚,即肝肾阴亏,肾虚髓减,脑髓不充,精血俱耗,肾水不能涵养肝木,风阳内动,颤抖震摇,或气血亏虚,筋脉失养,拘急僵直,"肝主身之筋膜"为风木之脏,肝风内动,筋脉不能自持,随风而动,牵动肢体及头颈颤动摇动。除颤证一般症状外,还有动作迟缓,反应迟钝,神情呆滞,健忘失眠等。现代CT和MRI等影像发现PD日久多有脑萎缩,也印证髓海不足之症候。导致肝肾阴虚有二:生理性虚损,与增龄有关;病理性肝肾虚损,年高多病,或久病及肾,使肝肾亏虚,水不涵木。肝肾同源,肾精亏虚,无以生髓,髓海不足,故动作迟缓、表情呆滞;肾虚水不涵木,肝肾阴虚,筋脉失养,虚风内动,肢体拘疼,颤证乃成。延至中期,污秽浊毒之邪伤阴日久,毕现头晕耳鸣、口咽干燥、五心烦热、盗汗颧红、大便艰涩、耳鸣、耳聋、形瘦、腰膝酸软、善忘、失眠多梦、口燥咽干、遗精或遗尿、便干,舌体瘦小干,质黯红,舌苔少苔甚至光剥,舌质红或绛,脉弦细或细数等阴虚之象。此期以采用补精益髓,熄风止颤,代表方:龟鹿二仙胶合安神定志丹加减。

3. 晚期阴阳两虚　PD晚期缠绵不已,迁延不愈,日久生变。阴阳本互根互用,故阴虚日久而及阳,导致阴阳两虚。肾阳不足,命门火衰,筋脉失于温养,故可见肌肉僵直;见淡漠,畏寒等。尽管PD瘀血之象不明显,然久病气虚,无以推动血液,血滞脉中,久病入络成为瘀血。此期宜补肾助阳、滋阴柔筋,代表方:还少丹。

以上PD分三期中医诊断,其病理改变无论轻重,前嗅核和迷走神经背核总会受累;再重便及脑干蓝斑核、中缝核;进而累及中脑,伴随延髓和脑桥病灶;晚期波及全脑。其实自嗅觉系统和延髓迷走神经背核开始,从下向上,到经典的黑质受累就是Braak 3期,然后大脑皮质受累,故PD早期邪毒停聚之象必备有肾元亏虚之质。5期和6期波及边缘系统,有淡漠畏寒等阳虚之候。

我们以中西医结合治疗PD,各个阶段各有侧重。PD中医治疗最早可窥知于《备急千金要方》"金牙酒"治疗"积年八风五痉,举身蝉曳,不得转侧,行步跋躄,不能收摄"。《证治准绳》载治"虚颤"定振丸仍被应用。PD中医证型呈早中晚三期,据此用以指导PD中西医结合三期临床治疗。早期扶正祛邪,攻补兼施;中晚期以补为主,全程中医药治疗介入,缓而图之。早期治当化痰通络为主,不忘补肝肾之本,常用导痰汤加减。中期滋阴潜阳、平肝熄风,大定风珠加减。后期温阳补肾,还少丹合剂,对异动症、开关现象、剂末现象等临床棘手之候,展示精细化用药之长。

我们在临床奉行基于症候神经定位的PD-NMS与中医分期辨证论治的理念,PD非运动症状的是其最常见的症状群,伴随疾病的各期,不仅影响患者生活质量和社会适应能力,而且影响PD整体康复。目前对 PD 认识还大多数停留在其运动症状上,但较之于 PD 经常出现的肢体颤动、运动迟缓等运动症状,便秘、体位性低血压、认知功能障碍等非运动症状容易被忽略。非运动症状诊疗经过晚近多年的探索,西医学已经积累相当经验,但治疗方法匮乏。中医学有巨大发挥空间和优势,对 PD 非运动症状的临床症候认识很丰富,治疗有经验。对症治疗仍是目前 PD 治疗主要策略,神经保护治疗常以运动症状变化作为试验终点,很容易与药物治疗的症状效应造成混淆,不利于正确评价药物神经保护功能。改善运动症状曾是 PD 治疗唯一目标,运动症状得到有效控制后,NMS 是影响患者生活质量主要问题,因此 NMS 成为 PD 治疗新目标。我们的研究表明,PD 可以治疗或预防,早期发现,早期干预,有利于提高患者生活质量,减轻社会负担,中医药在改善症状、提高生活质量、延缓 PD - NMS 病情发展等方面有西医药不可替代的优势。PD - NMS 主要分 4 类:感觉障碍、睡眠障碍、神经精神障碍、自主神经功能障碍,包括抑郁、便秘、嗅觉障碍、REM 期睡眠行为异常、体位性低血压、排尿异常、疼痛、认知下降、精神行为异常和性功能障碍,是近年 PD 病理发展重要节点,对 PD 研究有引领意义,在各论中,我们分别就穿插表述症候神经定位和动态辨证论治的临床工作。在包括各种 PD - NMS 的基础治疗和中医中药及针灸干预,重点提高中西医结合治疗 PD 非运动症状的有效性。我们用针灸治疗 PD 运动和非运动症候,选舞蹈震颤控制区、百会穴等,进行头皮针对 PD 中枢神经 MEP 研究。开展了针灸治疗早中晚期 PD 便秘研究,穴位敷贴治疗 PD 便秘。高频和低频 rTMS 均对 PD 运动症候有治疗作用,对 PD 抑郁疗效尤佳。运用肉毒毒素 A 缓解 PD 疼痛和局部肌张力障碍。

我们还遵循"已病防变"理念,建立 PD 治未病理念,对于已病的 PD - NMS 防变,中医跨期提早介入。PD 的动态辨证论治过程,是根据中西医病理改变髓海不足→阴虚→阳虚分三期辨证论治,与 Hoehn-Yahr 分级不一定完全相对应,还自有不安腿外用方、帕金森病敷贴方、温经通络方、失眠方、平颤汤。PD 的不安腿综合征及 RBD 相关性研究表明,侪属一脉相承,虽然限于伦理不能提早干预,但是动态的随访,20% 高比例的 RBD 和 RLS 演变为 PD,无疑是最好的治未病诊疗实践。通过部分帕金森病患者的治疗启发,在中期阴虚患者没有出现阳虚的时候,加真武汤提前介入补阳,也体现阴阳互根、阴中求阳的理念,《景岳全书·新方八阵》曰:"善补阳者,必于阴中求阳,则阳得阴助而生化无穷;善补阴者,必于阳中求阴,则阴得阳升而泉源不竭。"事实上,85% 多巴胺丧失是帕金森病的必要病理条件,西医学替代治疗也是一种补法,及早介入替代治疗,也可能是现代神经科 PD 动态诊疗的理念体现。

第十三节　症候神经定位指导临床诊疗

定位诊断的最终目的是治疗,确切地说,神经定位的意义在于精准治疗。对症治疗是辨证论治的简单方式或初级形式,徐灵胎《医学源流论》中为"见症施治",最早马王堆医书《五十二病方》中的对症治疗,即所称之病名乃是症状,以一味或数味药物组合治疗。《黄帝内经》中十二方也如是。

明代徐春甫曾云:"四者之要,望闻问之三者先以得其病情之端,而后总切脉于寸口,确乎知病之源。"李延罡则比喻四诊合参为"望闻问切,犹人有四肢也。一肢废不成其为人;一诊缺不成其为医",由此可见古代医家对四诊合参之重视。中医症状和体征,四诊合参望诊是对神、色、形、态、五官、舌象及排出物等进行有目的的观察,以了解病情,测知脏腑病变。闻诊是从患者语言、呼吸等声音以及排出物气味以辨别内在病情;问诊是通过对患者及知情者的询问,从而得知患者平时的健康状态、发病原因、病情经过和患者自觉症状等;切诊是诊察患者脉候和身体其他部位情况,以测知体内外变化。四诊的临床内容十分丰富,其中以望面色、舌诊、问诊、脉诊为要。四诊各有其独特作用,不能相互取代。合参是通过四诊获得的症候,在临床上综合运用,全面而系统地了解病情,进行归纳分析,就如与西医进行病理检查、化验一般,对病证作出正确分析、判断。

中西医结合神经病学是运用传统中医理论结合现代神经病学,利用现代科技手段研究神经系统疾病发生、发展、变化规律和诊疗技术,是一门跨专业、跨学科的临床学科,学科专业性强,内容复杂抽象,临床病种繁多,病情多变,临床诊断思维方式独树一帜,必须有定位诊断和定性诊断,是医学生的学习难点,陆征宇等进行中西医结合神经病学 Midnights 原则临床思维探索,认为 Midnights 原则临床思维可针对临床实际病例轻松进行病因大类的鉴别诊断,是一种开放、非固定、非封闭式教学模式,让学生知识体系更完整。

问乃探寻症状之源,望、闻、切实为体征的出处,当然神经科的切应该涵盖叩叩诊如锤音叉针刺等诊察过程,其实神经科与中医学诊断有很大程度的不谋而合,所以无论什么环境,什么患者,一定要四诊合参,只有这样才能做出比较准确的疾病诊断,其实也是神经系统定位与中医四诊合参的交叉点。

根据中医脏象学说脏腑的功能特点可以定性,如肝主疏泄、藏血,主筋、主决断、藏魂等,出现如胁痛、运动障碍、兴奋激动、失眠、易惊等表现,均可定性肝(胆);脾(胃)主运化,司受纳,布津液、统血、藏意等,某些消化道症状如食欲不振,呕吐、腹泻,津液分布失调如水肿、腹水,消渴,部分肌无力现象,健忘等,均可定性脾(胃);肾主骨,生髓,通脑,主水,其藏精,一是藏生殖之精,主管人的生育繁殖,二是藏水谷之精,主管人体的生长发育,如遗精、早泄、遗尿多尿、生长发育障碍,见之于骨病、髓病、脑病,可定性肾(膀胱);心主神明,主血脉、主火、主热、主化等几个方面,凡有如昏迷、胡语、失眠等,也均可定性心(小肠);虽说肺主气司呼吸,主行水,朝百脉,主治节,但其还藏魄,主声,知香臭,主传导,故活动障碍如汗出异常、大小便异常、呼吸道疾病如咳嗽、哮喘、声嘶或失音,感觉运动障碍等均可定性肺(大肠)。阴阳、气血、表里、虚实、寒热、燥湿、风、毒即所谓定性,是综合患者体征和症状,通过辨证解析疾病性质,衍生八纲辨证、病因辨证,还有六经辨证、三焦、卫气营血辨证等,但都有局限性。定位与定性合参,就是四诊合参过程吗?

在西医学中,如 PD 早期运用替代治疗也是神经定位在临床中的运用。早期发现乙酰胆碱的兴奋相对增强,以抗胆碱能药物苯海索治疗有效,后来发现主要是中脑部位黑质细胞等病理性改变,多巴胺的合成减少,即出现了左旋多巴"准靶向"治疗,此后,新的药物交替登台,替代治疗曾经徘徊,直至受体激动剂和儿茶酚-O-甲基转移酶(COMT)抑制剂等广泛使用,包括金刚烷胺的使用(扮演囊泡多巴胺回收角色)。其实 85% 特定部位的多巴胺丧失是 PD 的必要致病病理条件,故替代治疗越早启动越好,尽管兜了一大圈又回来,实质上还是对疾病本质尤其"神经药理定位"的孜孜以求,值得深思。

同样在 PD 早期诊断早期治疗中,笔者参照西医学替代治疗的"神经药理定位"理念,本着治病求本和"治未病"思想,注重 PD 早期运动症状和 NMS 的识别,分期辨证为髓海不足→阴虚→阳虚,并提出扭转截断和提早介入的学术思想,在中期阴虚患者没有出现阳虚的时候,提前介入补阳的真武汤。事实上,阴阳互根,阴中求阳,如《景岳全书·新方八阵》:"善补阳者,必于阴中求阳,则阳得阴助而生化无穷;善补阴者,必于阳中求阴,则阴得阳升而泉源不竭。"而深部电刺激(DBS)的择机与定位,是否可以提前,是否需要考量新的创伤风险?

将定位引入中医诊疗的终极意义是治疗还是调理? PD-NMS 的异病同证,是中医药在 PD 领域的诊疗优势所在,尤其 NMS 的早期识别。类证同治是王文健对异症同治的发展,笔者运用于 PD-NMS 分阶段诊疗,在现代神经医学 NMS 神经定位同症定位基础上,结合中医证传变规律,分级干预,提前介入。

于宏观而言,阴阳是中医证之两极,可谓最大的定位标的,也是中医调理的重要目标,尤其膏方调理中,阴阳之辨更为紧要。左归丸补肾阴,右归丸补肾阳,源于张景岳的命门学说,命门为真阴之脏,命门所藏元精为"阴中之水",元精所化元气为"阴中之火",命门藏精化气,兼具水火。命门水火是脏腑的化源,命门元阴元阳的亏损是脏腑阴阳病变的根本。扶阳的同时不忘滋阴,是谓"阳得阴助而生化无穷"。所以膏方诊疗中,最重要的是阴阳平衡。

药物副作用与定位也有关,如幻觉、异动、肌肉疼痛等药物副作用与药理作用部位有关。左旋多巴和多巴胺受体激动剂均可致病理性赌博、性欲增加和性欲亢进,归于冲动控制障碍,是 PD-NMS 中神经精神障碍,属强迫性嗜好包括强迫性进食、强迫性购物,涉及中脑皮质边缘系统多个部位的改变。

导引药与药理定位有关,前面已经专节讨论。药有药性,穴也有穴性,针刺与神经定位有一定联系,此前已专节讨论。笔者在临床坚持内服外用兼治,临证也用中药外治法,直达病所。20 世纪 90 年代开展药枕治疗颈椎病,它如中风后遗症和腕肘管综合征中药熏洗、面瘫中药敷贴,头痛头晕中药塞鼻,口疮便秘敷贴神阙、涌泉,穴位敷贴治疗帕金森病便秘,并进行穴位敷贴/低频脉冲电治疗,中药局部熏洗/低频脉冲电治疗脑梗死后遗症、脊髓炎、脊髓压迫症、周围神经损害等。遣方用药,喜选药对并组合,如羌活、独活、白鲜皮、地肤子;又喜用小方组合如二至丸+交泰丸等。

PD 早期更多表现在五花八门的非运动症状,笔者对 PD 非运动症状中西医结合研究始于 20 世纪 90 年代初,PD-NMS 治疗一直没有较大突破,一方面是 NMS 诊断比较粗线条。有感于此,笔者另辟蹊径,注重 PD-NMS 早期诊断和鉴别诊断,近年来提出以非运动症状和体征进行神经定位诊疗,并指导临床实践,在 PD 全程分三期诊疗基础上,指导精准 PD-NMS 中医分期辨证论治。理论框架上,对 PD-NMS 中西医结合诊治始终注重"中西结合、针药并举、内外兼治"思想,充分发挥中医药优势,形成以症候神经定位为指导的诊疗体系,临床取得较好疗效,发挥了中西汇通的海派中医临床思维精髓,多地运用产生较好社会经济效益。PD 诊断首先是症状诊断,是否符合 PD 及其可能原因,然后考虑其严重程度,识别 PD 并发症。早期 PD 不易察知,及诊多已晚期,临证细察详辨,见微知著,"观其脉证,随证治之",方能切中肯綮。借鉴治未病理念,找到若干种与 PD 密切相关体征和症状如 RBD 和 RLS,早期预警、早期诊断、早期干预,推迟其发病时间,或发病后能延缓其发展,也是 PD 研究方向。

以下是某自治州中医医院急诊科一次远程紧急会诊。2019 年 4 月 9 日中午 11:18,患者,女,48 岁。2019 年 3 月 30 日起发热,小便解不出,颈部僵硬,4 月 7 日入院。抗感染治疗后热退便解,颈部僵硬依然。用曲马多无效,并下移至颈背部。依据当时主要神经根痛症状,初步中医诊断:项强;西医诊断:脊髓蛛网膜炎并脊神经根炎(C5 为中心),建议激素、巴氯芬、阿米替林,配合针灸治疗,温阳补肾:熟地黄、菟丝子、淫羊藿、巴戟天、沙苑子、党参、黄芪,加犀牛角(水牛角代)。4 月 11 日加用巴氯芬和阿米替林后,4 月 13 日急诊科段主任告知患者症状明显缓解,开始口服激素让其出院。

为进一步明确诊断,梳理思路,决定 4 月 16 日再次远程会诊。仔细追问病史,读 MRI 片,发现 C2-C6 脊髓中央、C4 脊髓孤立灶、T6-T10 脊髓背外侧、小脑蚓部及双侧半球脱髓鞘。

神经定位诊断 1(纵向):C2-C6,C4,T6-T10,小脑,部分半卵圆区,侧脑室前角;神经定位诊断 2(横向)小脑蚓部及双侧半球;C2-C6,C4 脊髓中央;T6-T10 脊髓背外侧,脊髓蛛网膜,T6-T10 支配的背根脊神经。

神经定性诊断:按 Midnights 原则进行鉴别。

西医诊断:多发性硬化——原发进展型;脊髓蛛网膜炎并脊神经根炎。

中医诊断:痿证,柔痉。

鉴别诊断:急性脊髓炎,视神脊髓炎,副肿瘤综合征,脑白质营养不良。

建议:

(1) 完善检查如脑脊液检查,随访脊髓和脑部 MRI,视觉诱发电位,OCT。

(2) 静脉注射免疫球蛋白和激素治疗,其他免疫治疗。

(3) 肾藏精,主骨生髓而通于脑,"脑为髓海""肾不生则髓不能满"。肾精充盈髓海得养,神机运行正常;肾虚则髓不得生,脑失所养,神机失常。先天不足,肾阳不充,或房劳作肾,或久病伤及肾气,致肾精亏耗,不能生髓,脑及脊髓失充养,神机失用,骨髓失充,肢体无力,临床多见健忘、下肢痿软无力、便秘、遗尿、尺脉沉细等。且本病迁延日久必伤肾气,故肾虚为 MS 主要病机,临床或虚或实皆可参用补肾之品。用熟地黄、菟丝子、淫羊藿、巴戟天、沙苑子、党参、黄芪等,取"阴中求阳、阳中求阴"之义。

（4）局部症状此次以项强为主,问诊汗出,故可诊断为柔痉,此为局部与整体诊断之关系,即多发性硬化导致脊髓蛛网膜炎并脊神经根炎,可以瓜蒌桂枝汤主治(引《金匮要略·痉湿暍病脉证治》):"太阳病,发热无汗,反恶寒者,名曰刚痉。太阳病,发热汗出,而不恶寒,名曰柔痉。太阳病,发热,脉沉而细者,名曰痉,为难治。太阳病,发汗太多,因致痉。夫风病,下之则痉,复发汗,必拘急。疮家,虽身疼痛,不可发汗,汗出则痉。病者,身热足寒,颈项强急,恶寒,时头热,面赤,目赤,独头动摇,卒口噤,背反张者,痉病也。若发其汗者,寒湿相得,其表益虚,即恶寒甚。发其汗已,其脉如蛇(一云其脉浛)。暴腹胀大者,为欲解,脉如故,反伏弦者,痉。夫痉脉,按之紧如弦,直上下行(一作筑筑而弦,《脉经》云:痉家其脉伏坚,直上下)。痉病有灸疮,难治。太阳病,其证备,身体强,几几然,脉反沉迟,此为痉,瓜蒌桂枝汤主之。"如果无汗,则为刚痉,葛根汤主之,为表实证。如痉为病,胸满,口噤,卧不着席,脚挛急,必蚧齿,可与大承气汤,此已入里矣。

背景:MS是最常见中枢神经脱髓鞘疾病,急性活动期中枢神经白质有多发性炎性脱髓鞘斑,陈旧病变则由于胶质纤维增生而形成钙化斑,以多发病灶、缓解、复发病程为特点,好发于视神经、脊髓和脑干,多发病于青中年,女性较男性多见。MS广泛损害神经系统包括脑、脊髓等中枢神经和与中枢神经相连的脑神经、脊神经等周围神经,不论中枢神经、还是周围神经,一旦发生病变,均可使其所支配区域的知觉或运动发生障碍,出现不同症状和体征,可参见各论。进展复发型MS(PRMS)是MS少见病程类型,约5%～10%MS患者为本类型,始终呈缓慢进行性加重,病程中有少数缓解复发过程。MS病因多责之先天禀赋不足、后天失调,发病与脏腑功能失调有关,与肾、肝、脾功能失调密切,核心为肾阴阳功能失调和不足。

本书初衷期望帮助医学生、住院医生和临床医生在理解神经定向定位基础上,尝试中西医汇通,进一步研究神经科学的精髓定位诊断及治疗方法之间联系。还有如下考量:紧密结合真实临床,基于症状和体征为主导的神经定向定位诊断体系;以神经解剖为基本构架的链式神经定位模式和树状神经定向模式来建立临床诊断思维模式;探索中医临床中的定位价值,并尝试以中西医结合思维汇通;诊断治疗程序清晰简明地反映该领域新进展;神经电生理和神经影像学层面的神经定位。

参 考 文 献

［1］ 徐小玉,叶新苗.张景岳对命门学说的贡献[J].辽宁中医药大学学报,2011(8):86-88.

［2］ 陈小翠,承欧梅.帕金森病冲动控制障碍的危险因素及影像学研究进展[J].中华神经科杂志,2021,54(2):167-172.

［3］ 王幺东.药枕治疗颈椎病46例[J].中医外治杂志,1994,3(3):43.

［4］ 大塚敬节.金匮要略研究[M].北京:中国中医药出版社,2015.

第三章

头 部 症 候

第一节 眩 晕

一、概述

眩晕(vertigo)是主体对静态的周围客体或自身位置产生运动错觉的症候,是空间定向的运动幻觉,感觉自身或环境的旋转、摆动。头晕和眩晕在中医学中区分并不严格,注意相近概念:眩晕、头昏(lightheadedness)、头晕(dizziness)、晕厥(syncope)、平衡失调(disequilibrium,ataxia)。

眩晕由支配平衡的三大系统眼、本体感觉或前庭系统疾病引起,视觉确定周围物体方位,自身与外界物体关系;本体觉了解自身姿势位置,为静态位置觉;前庭觉辨别肢体运动方向,躯体所在空间位置,保持动态平衡。

前庭系统包括耳石器、迷路(骨迷路与膜迷路),前庭神经周围支的壶腹、球囊和椭圆囊,中枢支组成前庭神经,与耳蜗神经并行经内耳孔进入颅腔,经脑桥尾端进入脑桥后,终止于脑桥及延髓内的各前庭核(内侧核、外侧核、上核及脊髓核)。由内侧核、上核及脊髓核发出的神经纤维组成两侧内侧纵束,向上止于动眼神经、滑车神经、外展神经核。向下止于副神经核和上部颈髓前柱,以完成头、眼共济运动。由前庭神经前核和外侧核发出神经纤维组成前庭脊髓束,止于脊髓前角细胞。从前庭神经内、外侧核发出前庭小脑纤维进入绳状体,投射到小脑绒球小节叶;同时投射到大脑颞叶前庭感觉皮层投射区。中枢性眩晕病变部位主要位于前庭神经核、第8颅神经在脑桥延髓交界处出入脑干段、小脑中脚(脑桥臂)、第四脑室周围区域、前庭小脑(小脑绒球、小脑小结、小舌)、小脑背侧蚓部等。

眩晕分为旋转性或非旋转性(晃动、倾斜、摇摆、漂移、浮沉)两大类,可能由半规管路径或耳石(椭圆囊、球囊)路径异常引起。内淋巴积水(EH)是内耳损伤疾病相同的病理改变,EH并不等同于梅尼埃病,膜迷路破裂是其眩晕发生主要机制,膜迷路破裂后,高钾的内淋巴液进入外淋巴液,听神经纤维末梢去极化兴奋,形成病理性放电。也有非破裂眩晕发作理论,可能是内淋巴液从耳蜗向着半规管方向的流动,导致耳蜗内EH的减轻,却同时导致半规管-椭圆囊的EH加重,如莱穆瓦耶(Lermoyez)综合征先有耳聋和耳鸣,继之眩晕,眩晕后耳聋和耳鸣相继消失。半规管功能感受正负角加速度的刺激,球囊及椭圆囊感受直线加速度、耳石器感受静态下体位变化和直线加速度。内听动脉起自基底动脉或小脑前下动脉,分支均为终末动脉,由于内耳血供存在较多先天性缺陷和不足,故易遭受先天和后天损害。小脑前下动脉(AICA)供应内耳、脑桥外侧部、小脑中脚和小脑前下部(包括绒球)。AICA缺血性卒中可导致外周和中枢前庭症状及体征。

二、定向诊断

眩晕诊断中梅尼埃病、颈源性眩晕和所谓椎基底动脉供血不足名列前茅,实际前两者占眩晕不足20%。近年来,梅尼埃病和 BPPV 诊断日益被扩大化。

1. 生理性　晕动病;鼓室负压性眩晕;视动性眩晕。
2. 耳科　外耳:耵聍或异物阻塞;中耳:中耳炎,耳硬化症;内耳:前半规管裂,外淋巴瘘,突发性耳聋伴眩晕。
3. 眼科　屈光不正;视网膜黄斑病变;先天性眼病;眼源性眩晕。
4. 心血管　高血压,低血压,心动过缓,颈动脉窦反射,过敏综合征等。
5. 内分泌及代谢　高脂血症,糖尿病,低血糖,甲状腺功能低下,嗜铬细胞瘤。
6. 血液　红细胞增多症,高黏血症,高渗或低渗血症,贫血等。
7. 消化科　反射性眩晕如胆囊炎、结肠炎。
8. 神经外科　外伤迷路外伤(含空气震荡伤),脑震荡。
9. 药物反应　胺碘酮、抗惊厥药、抗精神病药物如锂剂、三环类抗抑郁药、苯二氮䓬类等;庆大霉素等耳毒性抗生素是双侧前庭功能丧失最常见原因,甲硝唑、万古霉素等也可;苯妥英钠等抗癫痫药物。
10. 中毒　多为中枢前庭性眩晕,酒精,毒品,氟乙酰胺(老鼠药)中毒。
11. 精神科　持续性位置感觉性头晕,慢性主观性头晕;急性焦虑发作。
12. 热射病

三、神经定位

评估眩晕,真性与假性眩晕的鉴别为先,真性眩晕"平衡三联症"即眼球震颤、眩晕、身体向一侧倾斜。

中枢性眩晕和周围性眩晕的鉴别最要紧。周围性眩晕由前庭神经核团以下的前庭神经末梢感受器(球囊、椭圆囊、半规管)、前庭神经或前庭神经节病变引发,阵发、偶发严重眩晕,眼球震颤方向固定,单侧耳聋耳鸣常提示周围性,周围性眩晕又分前庭和非前庭。中枢性眩晕是脑干神经核以上病变导致,中枢前庭通路包括从前庭核团开始,到动眼神经核,中脑的整合中枢,前庭小脑、丘脑以及颞顶叶的多感觉前庭皮层区,包括邻近的小脑脑桥角、脑干、小脑、大脑病变。持续眩晕或失平衡,眼球震颤方向不固定,复视、构音不清、共济失调、单侧轻瘫等常提示中枢性病变。

按累及前庭分中枢周围,前庭周围性眩晕80%,波及内耳、听神经为多,眩晕程度重,多旋转性,发作时间短以分时日为计,眩晕与平衡障碍程度一致或眩晕重平衡障碍轻,恶心呕吐,耳鸣耳聋,倒向慢相,眼震短暂、细速、多为水平旋转性。前庭中枢性眩晕20%,累及前庭神经核(脑干)、小脑、大脑,眩晕程度轻,以平衡障碍为主,发作时间长从数日到月,有前庭不协调现象即自主神经紊乱表现较轻,伴脑干缺血症状眼黑、头痛,眼震持续粗大、垂直斜动。

1. 自主神经　颈后交感神经综合征(Barre-Lieou 综合征):C4-C6 节段因关节炎、创伤、颈椎病等压迫颈后交感神经(C5-C8),旋转头部瞬间突然眩晕,强迫头位甚至位置性眩晕。
2. 神经根　椎动脉型颈椎病:旋颈试验出现呕吐或突然跌倒,以眩晕首发;C4-C6 颈椎间盘突出;神经鞘瘤;颈椎损伤。
3. 前庭周围
(1) 内耳:梅尼埃病(MD);迷路炎;缺血性迷路卒中;迷路外伤。

（2）半规管和椭圆囊、球囊：丹迪综合征为囊斑耳石膜功能障碍导致，头位、体位变动中突现头晕、眩晕、不稳和视力模糊等，活动停止即消失。

（3）良性阵发性位置性眩晕（BPPV）：特定头部位置触发、反复发作短暂性眩晕和特征性眼球震颤，后半规管受累多见。

4. 颅神经　前庭性偏头痛；前庭神经元炎；突发性耳聋。

以上为周围性眩晕（前庭和非前庭）的定位，以下为中枢性眩晕的定位。

5. 脊髓　本体觉眩晕，呈假性眩晕特点，易误为头晕，闭眼加重（失去视觉代偿），睁眼减轻或消失（与眼源性眩晕相反），伴深感觉障碍。

6. 后索　本体觉表达所在低位中枢。亚急性联合变性；脊髓压迫；糖尿病假性脊髓痨；梅毒脊髓痨。波及脊髓小脑束也可眩晕。

7. 颅颈交界　颅底凹陷症和阿诺德-基亚里畸形等眩晕、步态不稳和垂直性眼震等。

8. 脑桥小脑角　患侧耳鸣、耳聋及眩晕，眩晕持续长。

9. 椎动脉　颈源性眩晕：常被过度诊断，转颈前无症状，转颈后持续至头位恢复至正中位，血流恢复才消失；椎动脉夹层：枕颈疼痛伴眩晕、构音障碍、共济失调、视野丧失或复视。

10. 基底动脉　基底动脉闭塞；基底动脉尖综合征。

11. 脑干

（1）脑桥（前庭中枢）：后循环提供脑干、小脑和枕叶皮质供血，有前庭中枢系统参与，孤立性头晕/眩晕常见于 TIA 或卒中；前庭阵发症；韦尼克脑病；脑干先兆偏头痛；脑干多发性硬化；橄榄-脑桥-小脑萎缩。

（2）延髓：延髓背外侧综合征。

12. 小脑　单纯小脑半球病变无眩晕，前庭小脑通路损害可眩晕；绒球小结处多见眩晕。小脑前下动脉：迷路动脉是小脑前下动脉分支，可眼球跳动，单侧感音神经性耳聋，甚累及外周和中枢前庭；小脑后下动脉：小脑后下动脉内侧支供血区，前庭神经核、第 8 颅神经在脑桥延髓交界处出入脑干段梗死或多发性硬化等；中枢性阵发性位置性眩晕（CPPV）：第四脑室背外侧部、小脑背侧蚓部、小脑小结叶和舌叶周围区域，类似 BPPV。

13. 大脑　颞上回前庭投射区为主，除眩晕外，尚有前庭功能过敏和大脑皮质受损，无听力障碍；顶上小叶与额叶均与前庭先兆有关；颞-顶-枕交界处可能是导致癫痫前庭神经障碍区域；颞叶癫痫：眩晕、耳鸣等前庭先兆被认为源于颞叶外侧裂周癫痫。

14. 脑室　Brun's 综合征：阵发位置性眩晕，伴后枕部疼痛、恶心呕吐；SAH：突然剧烈眩晕伴恶心呕吐，老年人可无头痛。

四、神经电生理定位

1. 视频眼震图　判断眼震方向、强度及时间等，为 BPPV 提供更精确客观证据。

2. 前庭诱发肌源性电位　包括颈肌前庭诱发肌源性电位（cVEMP）和眼肌前庭诱发肌源性电位（oVEMP），cVEMP 反映前庭下神经及球囊功能，oVEMP 反映前庭上神经及椭圆囊功能，区分前庭下神经元炎和前庭上神经元炎。

3. 脑干诱发电位（BAEP）　对前庭系统性眩晕有定位诊断价值，分野前庭周围性眩晕与前庭中枢性眩晕。138 例前庭系统性眩晕 BAEP 中，98 例异常，异常率 71%，其中内耳型 13/98 例（13%），Ⅰ、Ⅱ波改变；脑干型 48/98 例（49%），Ⅰ、Ⅱ波正常，Ⅲ、Ⅳ、Ⅴ波异常；混合型 37/98 例（38%），各波均异常。

五、神经影像定位

怀疑中枢性眩晕即行头颅 CT 检查，排除脑出血、蛛网膜下腔出血（少数以眩晕起病）、部分脑梗死和肿瘤等。怀疑后循环缺血应尽快行头核 MRI＋颅脑磁共振弥散加权成像（DWI）及磁共振血管成像（MRA）或 CT 血管成像（CTA）、数字减影血管造影（DSA），没有条件可经颅三维多普勒替代。

经颅多普勒（TCD）一直备受争议，后循环缺血（PCI）只包括后循环 TIA 与后循环脑梗死，不含椎基底动脉系统短暂缺血发作（VBI）。TCD 不能诊断脑供血不足，血流速度减慢与脑供血不足不对等，通过血管的血流量也不等同于脑血流量，一条动脉内的血流量不能代表供应该区域的脑血流量，脑血流量下降可通过 CT 灌注、MRI 灌注、SPECT、PET 等获得，动脉内的血流量下降不代表该动脉供应区域脑血流量下降。

六、中西医结合神经定位诊疗

1. 中医认识　虽然中医没有严格界定眩晕和头晕，但在表述中可窥一二，病位在头，临床不尽然。《灵枢·口问》曰："上气不足，脑为之不满，耳为之苦鸣，头为之苦倾，目为之眩。"其实中医很早指出与头晕的区别在于运动感，但临床总是忽视此点，如《素问玄机原病式》："风火皆属于阳，多为兼化，阳主乎动，俩动相搏，则为之旋转。"《伤寒论·辨太阳病脉证并治》："太阳病，发汗，汗出不解，其人仍发热，心下悸，头眩，身瞤动，振振欲擗地者，真武汤主之。"《临证指南医案·眩晕门》的定位甚至快接近于耳："经云诸风掉眩，皆属于肝。头为六阳之首，耳目口鼻皆系清空之窍，所患眩晕者，非外来之邪，乃肝胆之风阳上冒耳。"而《景岳全书·眩运》曰"眩晕一证，虚者十居八九"，强调无虚不作眩，基本是定性诊断。没有完成概念的精确界定，则很难进一步梳理眩晕的中医定位。

临床运用中医病因病机来认识眩晕，存在许多不足，辨证分型过于繁琐，根据微观的病理生理改变，结合神经定位，可以拓展其辨证论治思路。对周围和中枢性眩晕、非前庭和前庭眩晕、周围和中枢前庭眩晕的定位，可了解各节段的特征性眩晕表现，尤其是中枢性眩晕的相关诊疗。

2. 周围性眩晕微观辨证论治　与现代眩晕病理生理学结合进行辨证论治。掌握周围性眩晕疾病病因谱及诊断要点，熟悉眩晕诊疗体系及流程，熟练应用前庭功能检查，定位定性准确，力求精准定位诊疗。如前庭神经炎，认为与病毒感染后的免疫损伤有关，抗病毒抗免疫治疗，中医分期辨证论治，急性期风邪入侵机体，蕴结于内，上扰清窍而眩晕，疏风化痰清热解毒；间歇期益气养血。

老人及女性耳石易脱落，碎屑形成耳石颗粒，与供应囊斑的血液循环不良，囊斑营养不良有关。老年囊斑随之骨质疏松而脆化，乃肾精不足，气血不能上荣，耳窍失养，以致眩晕，治宜补肾养精为主。

迷路积水，耳淋巴管经常作祟，丛生疾患如梅尼埃病，多与水湿痰有关，但责之于脾，《脾胃论·脾胃盛衰论》云："百病皆由脾胃衰而生也。"脾胃虚衰则百病丛生，但脾主运化，按王文健的观点，"脾虚不运证"是脾运化失常的两种不同证候之一，梅尼埃病等病理学特征为膜迷路积水，其发病机制与内耳膜迷路内淋巴液的生成、吸收和流动密切相关，与脾失健运、升降失司、津液输布障碍而致梅尼埃病眩晕发作不谋而合。故笔者在临床治疗此类疾病，着眼于缓解期，以健脾助运为主，化饮利水治标，健脾治本，标本兼治；但对于反复发作者，久病及肾，脾肾双补。

3. 神经定位指导中医临床诊疗　周围性眩晕以前庭和非前庭区分，大部分前庭有发作期和间歇期，故治疗方案也需要及时调整。中枢性以脊髓后索、脑干和大脑相关区域有关，但是尚未总结与脏腑辨证相关性。在本体觉表达所在低位中枢损害为主的亚急性联合变性诊疗中，虽然主要定位在脊髓后索，曾经因为由于内因子缺乏导致维生素 B_{12} 的缺乏,笔者认为从病因上而言,脾为后天之本,生化乏源,应该是脾虚不化,益气补脾为主,但效果不佳,后来认识到亚急性联合变性有先天之本之因在前,故脾肾双补,改善明显,反过来,定位在脊髓后索,其实就是肾精之亏虚。

4. 针刺项部夹脊穴针治疗颈后交感神经综合征　神经根部位有颈后交感神经综合征,眩晕常见,单纯药物治疗效果不佳。近年来,以针刺项部夹脊穴为主治疗,提高了疗效。夹脊穴相应皮下有肌肉和横突间韧带,每穴都有相应椎骨下发出的脊神经后支及其伴行的动静脉丛布。脊椎骨质增生的部分压迫了上述神经、血管等组织。穴位注射夹脊穴可能与调节交感、副交感神经有关,能调节人体功能,降低脊神经的应急能力,加强止痛镇静,促进血循环,调整肌张力和缓解血管痉挛。

七、相关疾病的眩晕诊疗

1. 莱穆瓦耶综合征(LS)　1919 年由莱穆瓦耶(Lermoyez)首报,以耳鸣、耳聋、眩晕发作,眩晕发生在耳蜗症状以后,且耳聋、耳鸣症状常继眩晕发生而减轻。有认为 LS 是梅尼埃病变异型。有认为其病理基础在脑干前庭核至颞叶皮质,先有眩晕,后有耳鸣和听力障碍,与梅尼埃病为不同疾病。2012 年 1 月至 2014 年 12 月间,20 例 LS 均为门诊及住院患者,男 11 例,女 9 例,51~62 岁,平均 55.2 ± 6.47 岁,病程 3~6 个月,平均 3.6 个月。

(1) 诊断标准:发作时均先有高或低音调耳鸣和逐渐加重的耳聋,耳鸣、耳聋达最高峰时突发眩晕,眩晕出现后耳蜗症状随即消失或改善等典型 LS 症状方能纳入临床观察。除上述症状外,可伴视物模糊和站立不稳;严重者伴恶心呕吐、不能睁眼等;眩晕发作持续 10~20 分钟自行缓解,或需肌注镇静剂后方能部分缓解,且随发作次数增多而日渐加重。发作无定时,隔数日发作者 10 例,每日数次发作者 8 例,半月以上发作 1 次者 2 例。左侧 7 例(男性 4 例),右侧 6 例(男性 4 例),双侧 7 例(男性 3 例)(表 3-1-1)。

中医证候:患者均由中医师证候观察。以头重、胸满、口黏、纳呆、苔白腻、脉滑为主症者(寒湿证)12 例;以头昏、耳鸣、易怒、倦怠、口臭、便秘、苔黄腻者(湿热证)6 例;无明显头重、胸满、苔腻等寒湿或湿热症状与体征者 2 例。所有患者纯音测听、前庭功能检查,均有不同程度的神经性耳聋、半规管和耳石平衡功能减弱,头颅 CT、乳突和内听道 X 线检查均无异常。

(2) 治疗方法:均采用中西医结合综合治疗。西医方法:给予利多卡因静脉注射,按体重 1~2 mg/kg(不超过 100 mg)加入 50% 葡萄糖 40~60 ml 中缓慢静脉注射 2~3 分钟,每日 1 次,连用 3 日。个别眩晕、呕吐症状严重者加用 10 mg 地塞米松,加入 10% 葡萄糖 20 ml 中缓慢静脉滴注。中医药:均给予温胆汤加味口服,处方:制半夏 9 g、竹茹 12 g、枳实 10 g、茯苓 15 g、陈皮 12 g、石菖蒲 15 g、郁金 12 g、葛根 9 g、升麻 9 g、蝉蜕 3 g,水煎服,每日 2 次,每次 150 ml,由上海市浦东新区中医医院中药房统一配制。患者连续服用加味温胆汤 2 周,继而进行 4 周的随访(观察期间 6 周)。

(3) 疗效评价:参照依据美国 AAO-HNS(1995)梅尼埃病诊断和疗效评估标准进行眩晕疗效评定,是以数字变化来评价眩晕程度,分 0(A 级),1—40(B 级),41—80(C 级),81—120(D 级),>120(E 级)以及因为眩晕需要二次治疗(F 级)六个级别,数字的计算方法为:治疗后每月发作次数/治疗前每月发作次数×100,A 级为痊愈,F 级为最差。耳鸣及耳闷评估根据患者自己感觉进行评分从无到最重分别为 0~10,0 为痊愈,分值减少 2 分以上为减轻,变化在 2 分以下为不变,分值增加 2 分以上为加重。听力评估按照 250~4 kHz 各频率平均提高 30 dB 以上为显效,15~30 dB 为有效,小于 15 dB 为无效。

(4) 结果:所有患者均有不同程度好转。听力显著好转 3 人(15%),有效好转 9 人(45%),无效者 7 人(35%),其中听力无变化者 1 人,仅占 5%;耳闷感大部分好转(90%),无变化者仅 2 人(10%);耳鸣感均好转;眩晕有效率 100%,其中眩晕完全控制 13 人(65%),基本控制住 7 人(35%)(表 3-1-1)。

表 3-1-1　患者基本情况及治疗后症状控制情况

编号	性别	年龄（岁）	患耳	治前听力（dB）	治后听力（dB）	听力疗效	耳闷胀感（前/后）		耳鸣（前/后）		眩晕控制
1	M	55	左	48.25	32.5	有效	7/3	好转	8/6	好转	A
2	F	61	左/右	66.75/52.30	29.25/25.50	显效	5/2	好转	7/5	好转	B
3	F	57	右	67.75	52.25	有效	6/3	好转	6/4	好转	A
4	M	58	右	57.5	39.75	有效	7/4	好转	6/5	好转	B
5	M	56	左/右	65/57.25	37.25/40.25	有效	4/3	好转	7/3	好转	A
6	M	58	左/右	66.25/67.55	33.75/37.50	显效	5/4	好转	7/5	好转	A
7	F	51	左	55.75	50.25	无效	8/4	好转	5/2	好转	B
8	M	52	左/右	58.25/52.50	43.00/35.25	有效	8/5	好转	6/3	好转	A
9	F	60	右	59.5	47.5	无效	7/3	好转	5/5	好转	B
10	M	58	左	62.25	55	无效	5/5	无变化	7/4	好转	A
11	F	52	左/右	60.75/55.25	57.75/52.5	无效	5/2	好转	8/5	好转	B
12	F	51	右	48.75	37.75	无效	6/3	好转	5/4	好转	A
13	F	54	左	50.5	42.25	无效	6/4	好转	5/3	好转	A
14	M	54	左	67.25	50.75	有效	7/5	好转	6/2	好转	A
15	M	55	右	62.25	45.25	有效	4/4	无变化	5/2	好转	B
16	F	53	右	67.75	37.5	显效	5/3	好转	6/3	好转	A
17	F	61	左/右	64.75/42.75	48.5/37.75	有效	6/4	好转	7/4	好转	A
18	M	55	左	52.75	35.25	有效	6/3	好转	6/2	好转	A
19	M	51	左	47.75	47.75	无效	7/5	好转	7/3	好转	A
20	M	52	左/右	66.5/62.25	50.25/57.25	无效	7/4	好转	5/3	好转	B

中医证候变化：寒湿证者 6 例(6/12)头重、胸满、口黏等症状较前明显好转；湿热证 5 例(5/6)头昏、耳鸣、易怒、口臭等症状有明显好转。患者总体中医寒湿或湿热证者均有好转，但定量性指标较差，以患者主诉为主要参照指标。

眩晕和耳鸣耳聋是 LS 临床常见症状，可为多种疾病所致的共同表现。耳鸣是患者自觉耳内有鸣响声，外界并无相关声源。其产生的机制尚不明确，全身诸多器官疾病与其有关。耳聋是指听力器官传音和感音系统发生病变时产生不同程度和性质的听觉障碍，眩晕是一种主观的、错误的、旋转感觉，病因病理十分复杂，眩晕是最常见的临床症状，具有多种病因，涉及神经科、耳科、精神科和内科。LS 病因不明，颞骨解剖发现内淋巴积水，耳蜗电图描记和梅尼埃病一致，临床特点却不同，推测机制可能为内淋巴积水导致短期内耳蜗功能可逆性的损害，出现耳聋、耳鸣，随着积水程度加重出现眩晕，前庭膜破裂后，耳蜗内淋巴压力释放，耳蜗功能恢复。与梅尼埃病的内淋巴积水导致前庭膜破裂后，内、外淋巴混合引起前庭麻痹、听力下降的机制不同,其原因有待于进一步研究。文献报道许多耳科疾病内耳损伤后,膜迷路积水为相同病理改变。虽然手法治疗对耳石性眩晕或良性位置性眩晕有效,但是因发病机制不同对于 LS 作用甚微。LS 临床治疗除手术治疗外,一般使用利尿剂、前庭神经抑制剂等,其机制是直接阻断内淋巴积水导致的内耳损伤,抑制内淋巴积水引起的异常外周信号向前庭中枢传递。利多卡因能够引起耳蜗外毛细胞纤毛的扭曲和紊乱,消除耳内的异常兴奋,降低放电活动而抑制耳鸣。利多卡因尚有扩张血管作用,可通过血-迷路屏障直接作用于内耳微循环,改善耳蜗和中枢神经系统的血液循环,从而改善螺旋神经节和毛细胞的缺氧状况,缓解耳鸣。利多卡因代谢产物能使脑干结构的生物电活动趋于正常化,可解除脑干血管痉挛,使脑血流充盈良好,改善椎-基底动脉供血,降低脑干结构的病理性兴奋灶。其能使周围小动脉轻度扩张的作用,可解除迷路动脉痉挛,改善内耳的微循环,解除迷路水肿,使耳内淋巴压力降低。此外,还有镇静作用,对自主神经功能失调也有效。

本病当属于中医学"眩晕"范畴,早在《黄帝内经》就有记载:"诸风掉眩,皆属于肝";其发病多与情志及饮食劳倦等有关。饮食劳倦致脾胃失和,水谷不化,湿邪内停,聚湿生痰,清阳不升,浊阴不降,"无痰不作眩"。肝气郁结,气郁化火,风阳内动而发眩晕,"气郁生痰变生的诸症"。胆胃不和,脾不健运,气郁痰搏,痰浊化热而发为本病。因此本病的主要病机为肝失疏泄、脾失健运,水湿运化代谢失调。病初期以寒湿为主,日久水湿蕴而化热转为湿热,无论寒湿还是湿热,聚集中焦,阻遏清气升降,清阳不升,轻则头昏脑涨,重则眩晕、耳鸣;浊阴不降,代谢浊物不能顺利排泄,困扰轻窍,则有头重、四肢困重,加重耳鸣,甚至导致耳聋。

中医中药具有整体综合调节和不良反应小的特点而在治疗 LS 中有独特优势。温胆汤源于《备急千金要方》,治大病后虚烦不得眠,胆寒。陈无择《三因极一病证方论》载温胆汤治心胆虚怯,触事易惊或梦寐不祥,或短气悸乏等症。现今临床多用《三因极一病症方论》之温胆汤,方由半夏、竹茹、枳实、陈皮、茯苓、生姜、甘草、大枣组成,具有理气化痰、清胆和胃的功效。我们运用加味温胆汤治疗 LS,组成如下:制半夏、竹茹、枳实、茯苓、陈皮、石菖蒲、郁金、葛根、升麻、蝉蜕。方中半夏辛温,燥湿化痰、和胃止呕,为君药。臣以竹茹,取其甘而微寒,清热化痰、除烦止呕。半夏与竹茹相伍,一温一凉,化痰和胃、止呕除烦之功备;陈皮辛苦温,理气行滞、燥湿化痰;枳实辛苦微寒,降气导滞、消痰除痞。陈皮与枳实相合,亦为一温一凉,而理气化痰之力增。佐以茯苓、陈皮健脾祛痰,截断"生痰之源"。煎加生姜、大枣调和脾胃,且生姜兼制半夏毒性。以甘草为使,调和诸药。痰浊最易闭窍,为利于祛痰应伍透窍豁痰的石菖蒲,畅行气血的郁金,枳壳理气行滞,利于痰浊排除。耳聋耳鸣是火不能下降,阳气不能通上;升麻、葛根升清降浊,蝉蜕清轻上走,透窍,清利头目。诸药配伍,标本兼治,脾胃得以健,痰湿得以化,烦热得以消,清阳得以升,眩晕诸症可除。

2. 后循环缺血　基本病因为动脉粥样硬化(动脉狭窄、血栓形成)、栓子脱落栓塞(栓子主要来源于心脏、主动脉和椎基底动脉,最常见的部位是椎动脉颅内段和基地动脉远端)、深穿支小动脉病变(玻璃样变、微动脉瘤和小动脉起始部的粥样硬化病变)所致。多见老年患者,五脏之气早衰,脏腑功能失调,气血化生乏源,血液运行不畅,瘀积凝滞在所难免。限于时代,以下研究现在看来已经过时,但也是当年的探索。我们利用 TCD 对 21 例拟用中药治疗的脑供血不足患者进行检测分析。又通过 TCD 观察针刺风池、合谷穴等前后椎基底动脉的血流速度改变,70 例"椎基底动脉供血不足"患者,经 TCD 检查均显示为异常。针刺风池,是风池穴其深层正对着同侧椎动脉,通过针刺及药物的双重效用,直达椎动脉及其周围组织,促进炎症吸收,缓解软组织对椎动脉的压迫,解除椎动脉痉挛,改善后循环椎-基底动脉的血供,从而消除症状。

3. 偏头痛发作　前庭性偏头痛,反复自发眩晕/头晕、恶心呕吐、步态不稳、畏声/畏光/喜静/烦躁,可有视觉先兆,视物模糊,偏盲,部分伴有头部运动不耐受,少数发作时伴有短暂听力下降,反复发作易伴发。误诊率很高,识别最重要,中医需要关注间期治疗,减少复发率,缩短发作周期,而不是急性期的止痛,发作时针刺治疗有优势,偏头痛针刺即刻镇痛,笔者常选合谷、列缺、太冲穴有即刻效能,更应关注伴有的自主神经症状,事半功倍。

4. BPPV 残余眩晕 急性发作期以手法复位为主,针刺可以辅助治疗,减轻症状,中药治疗帮助有限。间期是中药治疗发挥作用的时候,BPPV 可能合并椭圆囊斑和耳石膜功能退化,且 BPPV 手法复位后残余症状常见,总结 214 例 PC - BPPV 患者,31.9% 残留头晕或走路不稳症状。故笔者运用填精补髓法于间期治疗,减少复发率。BPPV 复发与急性眩晕后的抑郁焦虑相关,要关注伴随焦虑共病,适当加入抗焦虑治疗,可以减轻眩晕症状的程度。

手法复位的评述:近年有些泛化,需分类分型分阶段,不同位置需要用不同复位手法。前半规管 BPPV 用 Yacovino 法;后半规管 BPPV 首选 Epley 法;水平半规管 BPPV 用 Barbecue/Gufoni 法。

5. 梅尼埃病(MD) 误诊率临床居高不下。部分患者仅为单纯耳蜗或前庭症状,初始波动性听力下降、眩晕、耳鸣、耳胀满感四联症中的一或几个。听觉过敏也可能是其首发症状。约一半以上患者眩晕伴/不伴耳鸣和耳胀满感为主要症状。膜迷路的破裂是 MD 眩晕发生主要机制,膜迷路破裂后,高钾的内淋巴液进入外淋巴液,听神经纤维末梢去极化兴奋,形成病理性放电。但 MD 眩晕发作初期进行 MRI 检查没有看到中阶膜的塌陷瓦解,故水或各种分子量不同的物质在内淋巴间隙中的异常流动可能是 MD 患者眩晕发作的原因之一,在莱穆瓦耶综合征(一种 MD 亚型)患者(莱穆瓦耶综合征的特征是先有耳聋和耳鸣的发作,随后出现眩晕。待眩晕发生后,先前的耳聋和耳鸣随之相继消失),听力往往在眩晕发作期间或眩晕发作后立刻好转。

利尿剂包括氢氯噻嗪和螺内酯、糖皮质激素、甘露醇,通过减少肾单位内不同部位钠的重吸收,增加尿钠和水丢失,细胞外容量的减少既可以通过增加内淋巴液吸收,也可以减少血管纹分泌内淋巴液,降低内淋巴压力和体积,据此,利水通淋之品如车前子等常佐入,其实治病求本,笔者更关注 MD 的间期治疗,脾失健运,痰饮四溢,上冲于耳,究其源乃肝肾不足。

病例:王某,女,60 岁。眩晕加重 1 周。患者诉近一周无明显诱因下出现眩晕,自觉视物旋转、动摇不定,兼见恶心欲吐,耳鸣,颧红燥热,口苦便干,舌尖红、苔薄白,脉弦。诊断:眩晕,证属痰热上扰,治以疏肝清热、化痰降逆。方药:柴胡 15 g,黄芩 10 g,半夏 9 g,党参 10 g,炙甘草 9 g,陈皮 9 g,竹茹 10 g,竹叶 10 g,川芎 9 g,天麻 10 g,茯苓 10 g,泽泻 10 g,茺蔚子 10 g,草决明 15 g,7 剂。二诊:时有轻微头晕,腰膝酸软,舌脉同前,上方加牡蛎 12 g,川断 20 g,14 剂。

按:MD 属"眩晕"范畴,属痰热型。初期以疏肝清热、化痰降逆为主,方中以柴胡、黄芩疏肝清热、陈皮、茯苓化痰、竹茹等降逆;后期以补益肝肾为主,牡蛎、川断补益肝肾,症状基本缓解,以杞菊地黄丸巩固疗效。

参 考 文 献

[1] Blum C A, Yaghi S. Cervical artery dissection: a review of the epidemiology, pathophysiology, treatment and outcome[J]. Arch Neurosci, 2015, 2(4): e26670.

[2] Gargi Banerjee, Sheldon P Stone, David J Werring. Posterior circulation ischaemic stroke[J]. BMJ, 2018, 361: k1185.

[3] 肖岚,叶玉琴,羊毅,等.脑干听觉诱发电位对前庭系统性眩晕定位价值的研究[J].中国临床神经科学,2006,14(4): 394 - 397.

[4] Choi J Y, Lee S H, Kim J S. Central vertigo[J]. Curr Opin Neurol, 2018, 31(1): 81 - 89.

[5] 王文健,刘毅."脾虚不运"与"脾虚不化"辨析[J].上海中医药大学学报,2013,27(1): 8 - 10.

[6] Committee on Hearing and Equilibrium guidelines for the diagnosis and evaluation of therapy in Meniere's disease[J]. Otolaryngol Head Neck Surg, 1995, p.sep113(3): 181 - 185.

[7] 刘大新.耳鸣、耳聋、眩晕的病因概况[J].中医耳鼻喉科学研究杂志,2011,10(1): 21 - 22.

[8] 季伟华,邹静,李颖,等.3270 例门诊头晕患者的病因分析[J].神经病学与神经康复学杂志,2009(1): 9 - 12.

[9] Schmidt P H, Schoonhoven R. Lermoyez's syndrome, a follow-up study in 12 patients[J]. Acta Otolaryngol, 1989 (107): 467 - 473.

[10] 蒋子栋.内耳膜迷路积水的基础研究和临床诊治[J].中国医学文摘(耳鼻咽喉科学),2008(5):263-265.
[11] 胡文霞,庄建华,张琳,等.颗粒复位手法治疗后半规管良性发作性位置性眩晕的对照研究[J].神经病学与神经康复学杂志,2009(1):17-20.
[12] 蒋子栋,温彦华.内淋巴积水的免疫损伤机制与治疗进展[J].中华耳科学杂志,2011(1):102-105.
[13] 李辉,李明,张剑宁,等.利多卡因不同给药途径辅助治疗耳鸣疗效的 Meta 分析[J].临床耳鼻咽喉头颈外科杂志,2016(2):101-105.
[14] 徐彩凤.温胆汤加味临床应用[J].光明中医,2015(4):846-847.
[15] 邬渊敏,沈丽萍,顾竞,等.加味温胆汤联合利多卡因治疗 Lermoyez 综合征的疗效评价[J].神经病学与神经康复学杂志,2016(2):81-86.
[16] 梅艳,王尘东,蔡敏.多普勒监测针刺前后椎基底动脉血流速度的变化[J].浙江中西医结合杂志,1999,9(6):411.
[17] 梅艳,王尘东,蔡敏.脑供血不足 21 例患者中药治疗前后的经颅多普勒超声观察[J].中国中西医结合急救杂志,1998(7):326-328.
[18] 范金成,李新明,郁东海.上海浦东新区名中医集[M].上海:上海科学技术出版社,2018.

第二节 头 晕

一、概述

头晕多表现头重脚轻、头脑麻木,眼花,不伴眼震、倾倒,发作时没有外界环境或自身旋转的运动幻觉。2010 年 Post 和 Dickerson 从广义临床角度将头晕分为:意识清醒下的头昏(lightheadedness)、眩晕(vertigo)、平衡不稳(disequilibrium)、晕厥前状态(presyncope)。本章主要讨论狭义头晕(dizziness),最容易与眩晕混淆。头昏指阵发或持续性的大脑不清晰感、头昏头沉、头胀、头部发紧感等;晕厥前状态是晕厥前胸闷、心悸、头昏沉、眼前发黑、乏力等;平衡不稳为行动中站立不稳或运动失调的头晕症候。

头晕的神经解剖参见前一节"眩晕",从大脑(额、顶、颞、枕、岛叶)、小脑、间脑、脑干(中脑、脑桥、延髓)到颅神经、周围神经乃至肌肉和 NMJ 都有可能,很多不属于神经科范畴。病理生理学基础有:前庭神经的周围神经异常;血压包括高血压和低血压;颈动脉窦过度异常;心律不齐;中枢神经病变,脑组织所需的氧及能量完全依赖血供,任何影响颅内血管血供的因素均致头晕。

二、定向诊断

与眩晕不同,头晕的定向诊断比定位更重要,除了一部分可能是语焉不详的眩晕被误认为头晕,许多头晕与神经科并没有直接关系。

1. 生理性 高温、缺氧、久立、睡眠不足、疲劳、长时间加夜班等。老年性前庭病:增龄性前庭神经功能退化,慢性头晕、不稳感、步态障碍和/或反复跌倒。

2. 眼科 视觉疲劳,青光眼。

3. 心血管 高血压;直立性低血压;心肌梗死:尤其老年人。20 世纪 90 年代笔者急诊值班,一老年男性,头晕 1 日求诊,无胸痛心悸,神经系统无异常,头颅 CT 正常,EKG 示急性心肌梗死。

4. 消化科 消化道出血;营养不良。

5. 肾脏科 血压控制不佳及并发症。

6. 内分泌代谢 高血糖;低血糖;甲状腺功能亢进或减退;维生素缺乏。

7. 血液科 贫血;真性红细胞增多症。

8. **妇产科** 孕晚期头晕即妊娠眩晕,亦称子眩、子晕。一般不直接引起头晕,间接如月经不调、子宫肌瘤等。

9. **神经外科** 创伤性脑损伤;颅脑外伤后颅内低压综合征。

10. **骨科** 颈性头晕;挥鞭伤;颈部骨关节炎;肌筋膜炎等。

11. **药物反应** 太多的药物可导致头晕,镇静剂首当其冲。帕金森病治疗药物如左旋多巴或多巴胺受体激动剂致直立性低血压而头晕。老年人注意合并用药。

12. **功能性** 没有所谓的神经性头晕诊断。Brandt认为发作性眩晕综合征,如前庭偏头痛、前庭阵发性发作和梅尼埃病,与精神疾病共病显著增加,尤其是焦虑/恐惧症和抑郁症。长期、慢性持续性头晕或眩晕主要与精神障碍有关,如抑郁、焦虑、惊恐、强迫或躯体化障碍等,占20%。持续性姿势知觉性头晕(PPPD):持续性非旋转性头晕和/或不稳,持续时间超过3个月,不能用现有临床证据解释其持续存在的主观性头晕或不稳、对运动高度敏感、视觉性眩晕,好发女性,占所有头晕眩晕20%～25%。基本认为PPPD不是原发性精神疾病。

13. **中毒** 重金属;煤气中毒等。

三、神经定位

头晕极其常见,与眩晕鉴别不易,何况还有大量合并状态。

1. **自主神经** 帕金森病和多系统萎缩、路易体痴呆等突触核蛋白病均有自主神经功能障碍,表现为体位性体血压(OH)和卧位神经源性高血压(nSH),头晕、视物模糊等。OH常见站立时头晕,短暂或轻微,亦可晕厥。

2. **颅神经** 前庭神经以眩晕为主;面神经:面神经炎定位脑干,可伴头晕,见《面瘫》;多颅神经炎。

3. **脊髓** 颈髓压迫症。

4. **脑干**

(1)中脑:剧烈头晕、恶心呕吐。

(2)脑桥:后循环缺血头晕需要区分眩晕(旋转或运动的感觉)、不平衡(行走时感觉不稳定)、晕厥前状态(即将失去意识的感觉)和轻度头晕。

(3)延髓:迷走神经背核:帕金森病晚期伴发OH。

5. **小脑** 慢性:脊髓小脑性共济失调;急性:小脑卒中;亚急性:小脑转移癌。

6. **大脑** 后循环梗死最常见表现;TIA;癫痫:复发性刻板性头晕伴意识障碍;顶叶:可仅头晕;枕叶:卒中。

7. **蛛网膜下腔** 老年SAH可仅头晕,缘于老年人疼痛结构不敏感;原发性低颅压综合征:非典型仅头昏;颅高压:老年仅诉头晕。

8. **脑膜** 硬膜下:硬膜下出血;硬膜外:血肿吸收后可头晕;脑膜炎:头晕恶心呕吐多见于老年患者;脑膜癌病。

四、中西医结合神经定位诊疗

1. **头晕定位对中医诊疗的价值** 头晕是老生常谈的问题,透过定位,讨论点很少,离开定位,天马行空,又收不拢。如前所述,头晕的定向诊断比定位诊断更重要,中医没有定位概念,辨证论治头晕,以脏腑辨证为主,病位肝脾肾为主。皮层头晕的定位诊断对头皮针治疗有指导意义,基于rTMS治疗的有效和理论基础,头晕的针灸定位治疗,以临床神经定位和影像学结合,抛开了传统的取穴方法。

2. **功能性头晕的中医诊疗虚实之辨** 基于大部分头晕属功能性,临床主要立足虚眩之说,定位于脑髓,《灵枢·海论》载:"脑为髓海,髓海有余,则清劲多力,髓海不足,则脑转耳鸣,胫酸眩冒,目无所见,懈怠安卧。"《景岳全书·眩运》云"眩晕一证,虚者十居八九",强调无虚不作眩。许多治疗头晕的中药和方剂需要临床验证,部分中药的功用需要重新评述,比如天麻的效用,个人以为在临床实践中名不副实,《本草纲目》认为天麻"入肝经气分",主内风,事实上于临床诸多不符。又如天麻钩藤汤,疗效也一般。我们不能陷于训诂循环之中。而另外一个倾向,一部分头晕其实隐含着器质性疾病,特别是老年患者,上节中枢神经中 SAH、颅高压及硬膜下硬膜外血肿,甚至脑膜炎和脑瘤等均可仅表现为头晕,如此从微观辨证而言,乃属实证,不可不察。

以头晕为主要表现的躯体化障碍:头晕是极其常见的躯体化症状,抗焦虑抗抑郁治疗结合中医辨证论治,效果不错。

3. **神经定位指导下的针刺诊疗头晕**

(1) 周围神经及自主神经:高血压、低血压可以针灸应急,部分穴位双向调节,明显升压作用的穴位有素髎、水沟、百会、内关、太渊、足三里、三阴交,如低血压休克,可素髎叩刺或艾灸,血压可很快回升。降压穴有百会、大椎、曲池、内关、合谷、足三里、三阴交、太冲、涌泉、太溪等。

(2) 脊髓包括胸腰骶髓的侧角:对应节段的夹脊穴。

(3) 延髓迷走神经背核:指压按摩或皮肤针叩刺,也可艾灸。大椎穴还可先用三棱针点刺出血,然后局部加拔火罐,降压效果更佳。针刺通过诱导神经元一氧化氮合酶(nNOS)表达降低血压,nNOS 可通过抑制交感神经系统活动,从而降低血压,nNOS 在弓状核(ARC)和中脑导水管周围灰质腹外侧区(vlPAG)高表达,在心血管和交感神经系统调节中起重要作用。针刺太冲(LR3)对 SHR 大鼠的降压作用优于足三里(ST36)和风池(GB20),其降压作用可能与针刺对 ARC 和 vlPAG 中 nNOS 的增强有关。

(4) 大脑:头皮针为主,选顶中线、颞前线、额中线。

4. **帕金森病直立性低血压的分期定位诊疗模式尝试** PD 的神经源性直立性低血压最常见,还有夜间高血压、卧位高血压、非杓型血压及餐后低血压。延髓到下丘脑进而皮层的损害,可以进行以神经定位指导针刺治疗吗?笔者尝试了血压调节的神经定位研究。夜间卧位高血压也被称为夜间高血压,卧位高血压≥150/90 mmHg,34%~46% PD 存在卧位高血压,可能致 PD 睡眠障碍,增加卒中、心肌梗死及死亡风险;体位性低血压中,夏-德综合征(SDS)除直立性低血压外,尚有无汗、阳痿等自主神经功能障碍,SDS 病理可见延髓迷走神经背核,自主神经中枢即脊髓中间外侧柱节前交感神经元明显减少弥漫性变性,骶 2-4 节段 Onuf 核细胞完全消失,交感节和节后纤维也变性,此段笔者选取夹脊穴针刺。其实 PD 包括餐后低血压、直立性低血压、PD 晕厥、SDS 的临床表现,需要与多系统萎缩(MSA)相鉴别,一组 349 名 MSA 患者,54%站立 3 分钟内 SBP/DBP20/10 mmHg。从中医学观察中,这个过程也是从气虚→阳虚,临床应及早补阳,扭转截断。

温阳补肾法治疗 20 余例 PD 合并直立性低血压疗效显著,笔者收集 2016 年 4 月至 2019 年 12 月门诊及病房 PD 合并伴直立性低血压患者 20 例,均予益气温阳法:黄芪 30 g,生晒参 20 g,桂枝 10 g,淫羊藿 30 g,附子 6 g,山茱萸 10 g,黄精 15 g,葛根 15 g,玉竹 15 g,随证加减:视物模糊加枸杞子、菊花;性欲减退或阳痿加巴戟天、狗脊;头晕目眩加珍珠母、决明子,每日 1 剂,水煎温服,早晚各 1 次。治疗 8 周观察疗效,每 2 周监测卧、立位血压 1 次。取第 8 周(或最末次)的结果与治疗前相比较明显差异,临床症状及体征明显好转。

低血压临床表现有头晕和手足不温等,中医认为属阳虚证,阳虚阴盛,故手足厥冷。低血压导致各个脏器血流灌注不足,CNS 对供血不足尤为敏感,可导致乏力、眩晕等症状,严重者晕厥。《素问·厥论》曰

"阳气衰于下,则为寒厥",提示本病阳气衰少,针对病因病机,采取益气温阳法治疗,使气虚不足者中气健旺,阳虚不足者阳气升腾,清阳得升而神旺,脑髓得充而眩晕渐愈,理论依据充足。方中黄芪、生晒参甘温益气;附子、淫羊藿补火助阳;桂枝温经散寒,与黄芪配伍,益气温阳,和血通经;山茱萸、黄精滋肾填精;葛根、玉竹滋阴并兼制。气为血之帅,血为气之母,气行则血行,脑得荣养,四肢得以温养。甘草调和诸药。方中大部分药物经现代药理研究证实有提高血压,如人参中人参皂苷可使心肌收缩力增强有类似强心苷作用,可升高血压;附子含去甲乌头碱,为β受体激动剂,能明显加大心肌细胞搏动频率和幅度,增加心肌收缩力,增加心输出量,升高血压;桂枝含桂皮醛,增强心肌收缩力,增加心搏出量,改善血循环,使毛细血管灌输量增加,使血压升高。

参 考 文 献

[1] Brandt T, Dieterich M. Excess anxiety and less anxiety: both depend on vestibular function[J]. Curr Opin Neurol, 2020, 33(1): 136-141.
[2] 张晓天,李晋芳.持续性姿势性知觉性头晕研究现状[J].中国临床神经科学,2018,26(5):575-580.
[3] Gold D R, Zee D S. Dizziness[J].Seminars in Neurology, 2016, 36(5):433-441.
[4] Sparaco M, Ciolli L, Zini A. Posterior circulation ischaemic stroke—a review part I: anatomy, aetiology and clinical presentations[J]. Neurological Sciences, 2019, 40(10): 1995-2006.
[5] Wang L, Yang N N, Shi G X, et al. Acupuncture Attenuates Blood Pressure via Inducing the Expression of nNOS [J]. Evidence-based Complementary and Alternative Medicine, 2021(10100): 1-8.
[6] Pavy-Le Traon A, Piedvache A, Perez-Lloret S, et al. New insights into orthostatic hypotension in multiple system atrophy: a European multicentre cohort study[J]. Journal of Neurology Neurosurgery & Psychiatry, 2016, 87(5): 554-561.

第三节 头 痛

眉弓、耳轮上缘和枕外隆突连线以上部位疼痛称头痛。头痛问题可大可小,差之毫厘,失之千里的教训屡见不鲜。

一、概述

(一) 神经解剖

头皮中痛觉感受器最丰富,其次鼻口眼耳,再次脑组织和颅内外血管本身或继发改变。头痛敏感结构分述如下。

1. 颅内 三叉神经、舌咽神经、迷走神经、C1-C3神经根及动脉周围神经丛。

(1) 硬脑膜:小脑幕上比较敏感,前颅凹及中颅凹处硬脑膜痛觉由V传导,致同侧眼眶及前额痛;小脑幕下和后颅凹的硬膜比较迟钝主要由C1-C3神经传导,致枕部及后颈痛;IX、X传导部分后颅凹硬膜痛觉,引起耳喉痛;颅底较敏感尤以前颅凹嗅窝为最,大脑凸面的硬脑膜及大脑镰几乎无痛觉,垂体肿瘤使蝶鞍隔膜受刺激,眼眶后痛感。

(2) 颅内血管:颈内动脉颅内段,大脑动脉环、大脑前中后动脉、硬脑膜动脉、椎动脉及基底动脉主干、静脉窦(上矢状窦、直窦、乙状窦)等均属痛敏组织,脑膜中动脉为最,幕上动脉由V传导,痛感向眼眶、前额和颞部放射,椎动脉和基底动脉主干痛觉由 C2 - C3 传导,痛感传至枕下部。此外,血管被牵拉伸展、挤压移位;动脉扩张;颅内压改变。

（3）Ⅴ、Ⅶ、Ⅸ、Ⅹ 神经根及颅内分支:Ⅴ痛感在前头部、面部;Ⅶ在耳部;Ⅸ、Ⅹ在枕区。

颅骨、脑实质(除中脑导水管周围灰质)、软脑膜、蛛网膜(除脑底大血管周围蛛网膜)、室管膜、脉络膜丛对疼痛均不敏感。

（4）脑干导水管周围灰质。

（5）丘脑感觉核。

（6）小脑:幕上疼痛在两耳垂线前方,幕下头痛在双耳垂线后方。小脑肿瘤致疼痛缘于脑室积水、血管移位及肿瘤压迫小脑幕上三叉神经末梢。

2. 颅外 主要由三叉神经、上部颈神经传导,一部分舌咽和迷走神经传导。

（1）颅外动脉:眶上动脉、额动脉、颞浅动脉、枕及耳后动脉壁均含痛觉末梢神经,引发局部疼痛并扩散。前头部动脉痛感由Ⅴ传导,后头部动脉痛觉由 C2 - C3 传导。

（2）颅外肌肉:头颈部肌肉持续收缩和血流受阻,引起代谢产物堆积产生疼痛。颞部肌肉由Ⅴ传导,颈后肌肉由 C2 - C3 传导。

（3）颅外末梢神经:眶上神经、耳颞神经、耳蜗神经、枕大神经、枕小神经、耳大神经(C2 - C3 分支)。三叉神经触、痛、温度觉纤维发源于三叉神经核半月节,周围支随眼支分布于额部等,中枢支进入脑桥后,触觉纤维终止于感觉主核,痛、温度觉纤维循三叉神经脊束下降,终止于三叉神经脊束核,再分别由感觉主核及脊束核的二级神经元发出纤维交叉到对侧组成三叉丘系上行,与脊髓丘脑束一起止于丘脑外侧核群中的腹后内侧核。从丘脑发出纤维经内囊后肢最后终止于大脑皮质中央后回感觉中枢的下 1/3 部。Ⅴ1从半月神经节发出通过海绵窦外侧壁,在颈内动脉外侧,动眼神经、滑车神经下方,经眶上裂进入眼眶。在海绵窦内Ⅴ1又分为泪神经、额神经和鼻睫神经。

（4）五官:外耳、中耳、鼻腔、鼻旁窦黏膜、副鼻窦、口腔牙髓等痛觉由Ⅴ1 - Ⅴ3传导;软腭、扁桃体、咽、舌、耳咽等痛感由Ⅸ传导;外耳道、部分耳郭由Ⅶ中间神经和Ⅹ传导,可扩散到前头部及后枕区。

（5）其他组织:头皮、皮下组织、帽状腱膜、骨膜、关节面。

3. 头面部痛感的神经传导 本身病变或受邻近组织病变刺激、压迫、牵引产生神经痛。头面部及颅内外痛觉主要由Ⅴ传导,还有面神经、舌咽神经、迷走神经及 C1 - C3 传导。所有痛觉传入纤维均终于三叉神经脊束核。痛觉二级神经元位于三叉神经脊束核。舌咽和迷走神经主要传导幕上后部感觉,投射到咽喉部和耳部。高位颈神经传导幕下和颈部结构感觉,后颅窝损伤可投射到高位颈段皮节。C1 - C3 脊神经:C1 脊神经(枕下神经)支配寰枕关节,枕区牵涉痛可能来源;C2 脊神经及后根神经节支配寰枢关节和 C2 - C3 关节突关节,后者疼痛牵涉至枕区、额颞和眶周区域。

（二）病理生理

大部分头痛系因颅内外组织结构中的痛觉神经末梢受到机械、化学、生物刺激颅内、外痛敏结构或内环境改变时,产生异常神经冲动,经痛觉传导通路传导到达大脑皮层。颅内痛敏结构包括静脉窦(如矢状窦)、脑膜前动脉及中动脉、颅底硬脑膜、Ⅴ、Ⅸ和Ⅹ、颈内动脉近端部分及邻近大脑动脉环分支、脑干中脑导水管周围灰质和丘脑感觉中继核等;颅外痛敏结构包括颅骨骨膜、头部皮肤、皮下组织、帽状腱膜、头颈部肌肉和颅外动脉、第 2 和第 3 颈神经、眼、耳、牙齿、鼻窦、口咽部和鼻腔黏膜等。如颅内、外动脉扩张或受牵拉,颅内静脉和静脉窦的移位或受牵引,脑神经和颈神经受到压迫、牵拉或炎症刺激,颅、颈部肌肉痉挛、炎症刺激或创伤,各种导致脑膜刺激、颅内压异常、颅内 5 -羟色胺(5 - HT)能神经元投射系统功能紊乱等。全部脑实质、软脑膜及脉络丛等则无痛觉感受器。

偏头痛与皮质功能紊乱、神经元活性异常增高有关,头痛与三叉血管调节机制有关。颅内痛觉敏感组织如脑血管、脑膜血管、静脉窦,其血管周围神经纤维和三叉神经可能是偏头痛发生生理基础和痛觉传导通路。丛集性头痛是下丘脑后部激活,通过下丘脑-三叉途径及三叉-面脑干反射途径激活三叉神经和脑副交感神经系统。躯体化的头痛,与大脑皮质功能减弱导致痛阈降低,对疼痛的感受性增高,系主观感觉体验,是精神障碍以头痛形式的表达,无痛觉刺激病灶。中枢神经系统的异常放电即头痛为主的癫痫发作。

二、定向诊断

国际头痛疾病分类(ICHD)有 150 多种,不要轻易诊断所谓的神经性头痛。头痛问诊是分析症候的最重要途径,包括起因、病程、发生时间、部位、体位、性质、程度及加重减轻原因。

(一)头痛问诊内容

1. 部位　颅外病变头痛多位于病灶附近,颅内病变可能不能对应;小脑幕以上多位于同侧,额部为多,并向额部放散;小脑幕以下多位于后枕部;感染性头痛为全头痛、弥散性。

2. 发生速度　急性起病卒中,炎症;亚急性如颞动脉炎、颅内肿瘤等,青光眼;慢性起病如偏头痛、丛集性头痛、药物依赖性头痛等;迁延反复如紧张性头痛和躯体化障碍。

3. 性质　偏头痛搏动跳动样,神经痛多表浅、针刺样、掣痛或锐痛,大部分类型表现多样性。

4. 出现时间　早晨头痛加重多为颅内占位;三叉神经痛白天较多;丛集性头痛多夜间睡眠中闹钟样发作;昼夜加重高血压、颅内占位、额窦炎等。

5. 诱发因素　丛集性头痛因直立位而减轻;后颅凹病变如脑室占位、脑膜炎等头痛因转头、俯首、咳嗽而加剧;低颅压头痛卧位消失。

6. 伴随症状　伴剧烈恶心呕吐脑肿瘤或脑膜炎;呕吐后缓解偏头痛;明显眩晕见后颅窝病变如小脑肿瘤、后循环缺血、小脑梗死等;体位变化头痛加剧多见第三脑室附近肿瘤;眼源性头痛有视力减退;偏头痛先兆如闪烁性暗点、偏盲等。

7. 年龄　偏头痛儿童不严重;中年后停止发作;50 岁后首次头痛排除颅内占位。

(二)各科头痛定向诊断

1. 眼科　首先排除青光眼;屈光不正、虹膜睫状体炎、角膜炎等,头痛位于眼眶、额部、颞部,可放射枕部及全头部;视网膜型偏头痛。

2. 耳鼻喉科　鼻窦炎:前额及鼻面颊;副鼻窦炎:深在性钝痛无搏动感,上午重下午轻,副鼻窦区扣压痛;上颌窦炎:低头头痛加剧;耳部:急慢性中耳炎、乳突炎,多颞顶枕区持续搏动样痛。

3. 口腔科　牙齿及牙周疾病反射到同侧头部。

4. 皮肤科　带状疱疹:侵犯膝状神经节波及枕后引起枕神经痛的亨特综合征,额部的 V 1 疱疹。

5. 感染科　从感冒到脑膜炎。

6. 心血管　急性心肌梗死:牵涉痛可能是刺激传到颈交感神经节,经丘脑传至大脑皮层,中枢误认为头部传入;偏头痛:半卵圆孔关闭不全的病因,可能的终极定位;高血压,高血压脑病;慢性心功能不全。

7. 血液科　弥漫性血管内凝血、慢性贫血、恶性血液病如白血病、淋巴瘤、多发性骨髓瘤(MM)等。笔者曾经接诊多例血小板减少导致的颅内出血。

8. 肾脏科　尿毒症:头痛(与高血压无关);肾病高血压;嗜铬细胞瘤;肾动脉狭窄:不要用血管紧张素转化酶抑制剂(ACEI)类。

9. **风湿科** 系统性红斑狼疮；巨细胞动脉炎。

10. **骨科** 脊髓压迫：高位颈椎压迫常为颈枕部发作性头痛，头颈转动或前屈及后仰诱发；枕神经痛：枕及上颈部阵发性剧痛，电击样或烧灼样。枕大神经痛：出口处压痛（枕大神经压痛点在乳突和第二颈椎棘突连线的中点，即风池穴部位）；枕小神经痛：压痛点在胸锁乳突肌的后上缘，即完骨穴。

11. **妇产科** 妊娠高压，上矢状窦血栓，月经相关性偏头痛，可逆性脑血管收缩综合征罕见产后早期头痛，为大脑中动脉长时间收缩。

12. **药物反应** 循环系统药物为多，口服避孕药，支气管扩张剂、地高辛、吲哚美辛、麻黄素、抗抑郁剂等。戒酒硫样反应：红霉素、头孢菌素、甲硝唑等抗生素抑制乙醛脱氢酶，使体内乙醛蓄积致头痛。药物过量性头痛。

13. **躯体化障碍** 头痛是许多焦虑抑郁状态的躯体表现形式，笔者一直怀疑所谓的紧张型头痛是否存在，紧张型头痛又称肌收缩型头痛，部位弥散至前额、双颞、顶、枕及颈部，常呈钝痛、头部压迫感、紧箍感。可持续性，也可阵发性、搏动性，很少恶心呕吐，情绪或心理因素可加重。心因性头痛、慢性疲劳综合征值得商榷。

14. **生理性** 美味性头痛：由饥饿反射性头部血管痉挛和随后的被动性血管扩张所致，伴疲倦、出汗、头昏、眼花、焦虑等，进食后10分钟内消失；宿醉性头痛：即轻度酒精中毒，饮酒过多后头痛、恶心等；吸烟性头痛：烟雾刺激缺氧所致，尤其被动吸烟，脱离环境2～4小时后缓解；睡眠性头痛：睡眠中反复发作轻至中度头痛，甚至醒来，疼痛在醒来后持续时间不等，2/3双侧头痛。每月10次或更多次，持续3个月或更久；航空源性头痛：飞行诱发或期间发作，剧烈、单侧、眶周的头痛，不伴自主神经症状。此外，还有月经期头痛，绝经期头痛，性交性头痛。

15. **中毒** 急性CO中毒；铅中毒性脑病；酒精、有机磷、颠茄等中毒。

16. **中暑**

三、神经定位

所谓的神经性头痛不一定存在，是否也如椎基底动脉供血不足一样，又是一个诊断垃圾桶？

（一）颅外

1. **肌肉** 额、颞、枕、颈后、头顶和肩胛部等处肌肉收缩引起紧张性头痛。

2. **自主神经** 包括偏头痛、三叉神经痛等均可能参与。FDA已经批准的偏头痛及丛集性头痛VNS疗法，类于压迫颈部皮肤刺激迷走神经。

3. **周围神经** 皮区感觉对应神经分布节段：耳大神经——耳后部；枕大神经——头顶后部枕部；枕小神经——枕耳之间。

枕神经痛分枕大神经痛和枕小神经痛：后枕部和颈后部痛，两大主要原因：① 上颈椎的骨关节炎改变压迫枕神经或上段颈神经根，椎管内肿瘤压迫C2、C3神经根等，阵发加剧，痛始枕骨下区，向后头皮放射；② 感染。注意枕神经疱疹比枕神经痛更痛。枕大神经痛出口压痛点枕骨粗隆下即风池穴；枕小神经痛其出口压痛点乳突即完骨穴。

耳大神经：脊神经颈丛分支。

4. **颅神经** 除直接损害，三叉神经、面神经、舌咽神经和迷走神经可能为刺激、牵拉、移位、压迫、血管扩张痉挛所致。

（1）视神经：视神经乳头炎和球后视神经炎多为前额和眼球钝痛、胀痛或刺痛，眼球转动或按压眼球时加剧，起病急，多持续性。也可脑缺血、颞动脉炎或原发性眼疾导致。

（2）动眼神经：动眼神经麻痹伴头痛，除外后交通动脉瘤。

（3）三叉神经：皮区感觉对应神经分布节段：眼支——滑车上神经——额前内侧；眶上神经——额前中、外侧；下颌支耳颞神经——颞外侧部。

V1：部分带状疱疹早期仅为 V1 神经痛，可 1 周直至永远没有外显的带状疱疹。2007 年时门诊一患者以左侧额部头痛 3 日就诊，未见皮疹，未发现阳性神经体征，3 日后复诊疱疹纷呈。

眶上神经痛：V1 末梢支，一侧或两侧前额阵发或持续针刺样痛或烧灼感，眶上神经出口处眶上切迹压痛，眶上神经分布区前额部片状痛觉过敏或减退。

V2：耳颞神经痛；颈动脉夹层；巨细胞动脉炎；眼肌麻痹性偏头痛；引起动眼、滑车、外展和 V1 麻痹为海绵窦内。

5. 海绵窦　依据不同动眼神经、滑车神经和展神经受累，分别在前中后海绵窦。痛性眼肌麻痹综合征即托洛萨-亨特（Tolosa-Hunt）综合征。

6. 脊髓　C1 - C3 导致神经根压迫；脊髓空洞。

7. 颅颈交界　如 Chiari 畸形 1 型，多伴咳嗽性头痛。

（二）颅内

1. 颅内压

（1）增高：全身性疾病引起颅内压增高如感染中毒性脑病、尿毒症、水电解质及酸碱平衡失调、糖尿病昏迷、肝昏迷、食物中毒等。良性颅内压增高：又称假性脑瘤，仅有颅内压增高症状和体征，可能蛛网膜炎、耳源性脑积水、静脉窦血栓等。特发性颅内高压（IIH）。

（2）降低：自发性低颅压；腰穿后头痛；继发性低颅压综合征。

2. 脑干　展神经麻痹可能提示颅内压改变。

3. 颅底　烟雾病；后颅凹肿瘤致后枕部疼痛；四脑室占位伴强迫头位。

4. 小脑　轻微枕部疼痛可能小脑出血。

5. 间脑　下丘脑：丛集性头痛是下丘脑上视交叉核为主的生物钟紊乱合并中枢性交感、三叉-副交感神经异常反射。

6. 垂体　垂体肿瘤；垂体卒中；席汉综合征；垂体手术、放疗、外伤、感染。

7. 大脑

（1）弥漫性。

脑炎：疱疹病毒性脑炎；有免疫抑制病史者头痛时，要考虑隐球菌性脑膜炎、弓形虫病、淋巴瘤等；其他 CNS 感染：70％脑脓肿有头痛。

原发性和转移性肿瘤：很少孤立头痛，但头痛发生率 60％，常见颅内转移瘤有肺癌、黑色素瘤、肾癌、乳腺癌、结直肠癌。

放射性脑病：头颈部肿瘤，颅内肿瘤及脑血管畸形等放射治疗后严重后遗症，鼻咽癌放疗后放射性脑病主要位于双侧颞叶，脑干及小脑。病例：顾某，男，60 岁，2016 年 5 月初鼻出血，常以左侧颞部疼痛为主，时发时止。同年 4 月耳鼻喉科医院 MRI 考虑鼻咽癌转移可能。2017 年 9 月 26 日住院，左侧鼻唇沟处皮肤针刺觉减退，舌偏红，苔少，脉细弦。2018 年 9 月 25 日左侧颞部疼痛剧烈，卡马西平每日 0.9 g 无效。头颅 CT 平扫示左侧颞叶片状水肿区，左侧鼻咽部恶性肿瘤伴颅底骨质破坏。

（2）皮质。

枕叶：有先兆偏头痛，月经性偏头痛。

额叶：瘤样卒中：脑叶出血尤其是额叶出血。

（3）皮质下。

8. **脑室** 第三脑室：阻塞的颅内肿物导致突发头痛甚至晕厥、呕吐、嗜睡、意识障碍，头痛在某一体位终止，反复发作；第四脑室：肿瘤导致高颅压出现头痛呕吐及视乳头水肿；第五脑室又称透明隔，如第六脑室即 Verga 腔导致脑脊液回流不畅，颅内压升高而头痛，部分不明原因。病例：李某，女，30 岁，2022年 6 月 29 日门诊，头部胀痛 1 个月 CT 透明隔间腔增宽，考虑第五、六脑室形成（图 3-3-1），余颅脑 CT 检查未见异常，未治疗自行缓解。

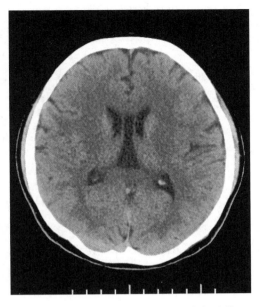

图 3-3-1 患者李某第五、六脑室形成

9. **脑膜**

（1）脑膜炎：头晕头痛、颈强直、恶心呕吐。带状疱疹性脑膜炎，老年多为眩晕呕吐。

隐球菌性脑膜炎：笔者曾经遇一患者 3 次腰穿才从 CSF 中找到隐球菌，每次腰穿都要查墨汁涂片。

结核性脑膜炎：笔者曾经管床一头痛首发者，后大会诊由翁兴华确诊。

IgG4 相关性肥厚性硬脑膜炎：33 例 IgG4-RHP 中头痛占 67%，国内 12 例 IgG4-RHP 均以头痛为首发症状。MRI 增强肥厚硬脑膜大部分呈条带样或结节样均匀强化，以大脑镰、小脑幕强化特征，硬脑膜两侧呈"轨道样"强化、中心为线样无强化"双轨征"，若为结节样强化，硬脑膜肥厚不均即"奔驰征"。笔者20 世纪 90 年代遇多例肥厚性硬脑膜炎，激素甘露醇有效。

Mollaret 脑膜炎：反复头痛，复发倾向，发作期脑脊液巨大易脆"内皮细胞"（鬼影细胞）；回归热螺旋体性脑膜炎；莱姆病；嗜酸性细胞增多性脑膜炎：多系寄生虫如（猪囊虫、蛔虫等）感染直接侵犯中枢神经系统或过敏反应所致，脑脊液白细胞增多，嗜酸性粒细胞为主，笔者曾遇 1 例。

（2）脑膜癌病：头痛常为首发症状，恶性肿瘤细胞弥漫性或多灶性播散或浸润软脑/脊膜、蛛网膜下腔，无明显脑膜炎性反应，后进行性出现颅神经、脊神经症状，也有相反顺序。

（3）脑梅毒：梅毒性脑膜炎；脑膜血管型梅毒：脑底部慢性脑膜炎有头痛、认知障碍、颅神经麻痹、癫痫、脑积水。

此外，还有艾滋病脑膜炎、脑膜炎型白血病、脑部寄生虫病型炎型白塞病、脑部寄生虫病等，也可见头痛。

10. **蛛网膜下腔** 青壮年突发剧烈霹雳样头痛伴恶心呕吐，可能为颅内动脉瘤或脑血管畸形所致 SAH。

11. **硬膜下** 慢性硬膜下血肿。

12. **硬膜外** 有外伤史，无论头部还是其他部位，外伤性硬膜外血肿。

13. **脑血管**

（1）脑动脉：卒中；巨细胞动脉炎；原发性中枢神经系统血管炎。

（2）脑静脉：垂体卒中；上矢状窦血栓形成。病案：杜某，男，18 岁，1999 年 7 月 17 日晨起头痛呕吐，步态不稳 11 日，左侧肢体无力 2 日入院，伴阵发性抽搐，神经系统检查：神清，颅神经（一），左侧上下肢肌张力增高，腱反射亢进，左侧查多克征（+），感觉（一），共济（一），王恭宪读片 MRI 示上矢状窦、横窦、直窦内血栓形成伴脑水肿。

（3）主动脉夹层：单侧头痛、面痛或颈痛，突发性视网膜缺血或霍纳（Horner）综合征。

（4）椎动脉夹层：头晕加后循环卒中为多，可孤立头痛。

（5）颅内动脉瘤：头痛为常见首发症状，70% 剧烈样全头痛和颈后痛，其他多位于额部，伴呕吐、颈项强直、畏光,出血量少时轻微头痛甚至头晕。

(6)头痛型癫痫:是否存在,一直争议,许多 20 世纪 90 年代的类似诊断,以现在视角审视是不严谨的。

头痛最常见于出血性卒中或蛛网膜下腔出血,缺血性卒中相对轻微。不要轻易将发生缺血性脑卒中的年轻女性患者误诊为偏瘫型偏头痛。

四、头痛评估和定位

1. 头痛量表　头痛度量颇难把握,疼痛强度评估视觉模拟评分法(VAS),但在使用过程中,也凸显其短处,临床量表应运而生,偏头痛评估问卷 Nord-Trndelag 健康研究(HUNT4)是基于问卷的头痛诊断。

2. 神经影像定位　首诊的诊断和鉴别诊断利器,但头痛的神经影像学定位,首先应该在临床神经定位指导下选择拍摄位置和片位,而不是盲目地扫描 CT/MRI。定位在哪里,决定头颅影像检查取什么位,如鼻窦炎以冠状位为佳,颅颈交界以矢状位为主。随着神经影像学的普遍运用,颅内病变诊断较颅外病变难的历史在颠覆,对严重头痛又高度怀疑脑内器质性病变者,CT/MRI 检查十分必要,可为颅内肿瘤、寄生虫、血肿及脑血管病变等提供诊断依据。

3. 神经电生理定位　在头痛的诊断中,神经电生理学的定位价值并不高,其实不然。脑干诱发电位可以通过 1~5 波判断从颅神经到中脑的定位。脑电图和脑地形图对癫痫诊断意义明确,对颅内肿瘤、脑炎和卒中等定位有参考价值。

五、头痛的中西医结合诊疗

1. 中医病位　病位在头。头痛的病位与定位关系,中医传统辨证要点其实是内科思维的定性,头痛的定位有表里、六淫、阴阳、脏腑,莫衷一是。中医诊疗头痛根据脏腑定位和脏腑定性,但由于脏腑的功能虚拟性,定位是无法完成的。根据不同定性,感染性头痛以表里比较好,较卫营气血之分操作性强。

对头痛不同部位反应的经络分型,所谓的六经定位,是否为头痛的诊治提供准确具体定位?且看:太阳经头痛,其通自脑后上至巅顶,连及项部;阳明经头痛,痛在前额,上连目珠;少阳经头痛,痛在头之两角或一侧;太阴经头痛,全头作痛,沉重如裹;少阴经头痛,头痛发作剧烈,连及脑、齿、面及指甲发青;厥阴经头痛,痛在巅顶,伴呕吐清水。临床实际上不易运用。

可以用五脏辨证定位吗?定向当然是全身,甚至有肺,但是局部定位是什么?有试图反映六经与脏腑的内在联系:肝(胆)对应于足厥阴肝经-两颞侧;足少阳胆经-巅顶,包括耳周围部位;脾(胃)对应于太阴脾经和足阳明胃经-鼻根部、头角部、前额部、下颌部、舌部、上齿部;肾(膀胱)对应于足少阴肾经和足太阳膀胱经-巅顶、枕后位、项部;心(小肠)对应于手少阴心经和太阳小肠经-两眼内外眦,面颧部;肺(大肠)对应于手太阴肺经和手阳明大肠经-鼻咽部,下牙床。

2. 定位与病因病机　依据不同划分标准,头痛分类各异,如按部位分眉棱骨痛、目眶痛等。头痛无非风、瘀、痰、虚四端。头部多风,"伤于风者,上先受之";头部多瘀,肝胆二经主疏泄,久痛入络;头与脏腑相通,通过开窍以及经络反应到头部;脑为髓之海;五脏精华之血,六腑清阳之气皆上注于头。《伤寒论》除厥阴病头痛外,余均指向症状性头痛,太阳痛、少阳头痛、阳明头痛、少阴头痛、太阴头痛、厥阴头痛(不指伤寒论厥阴头痛)均指头痛的部位而言,而非定位。《景岳全书·头痛》曰:"凡诊头痛者,当先审久暂,次辨表里。盖暂痛者,必因邪气,久病者,必兼元气。以暂病言之,则有表邪者,此风寒外袭于经也,治宜疏散,最忌清降;有里邪者,此三阳之火炽于内也,治宜清降,最忌升散,此治邪之法也。其有久病者,则或发或愈,或以表虚者,微感则发……所以暂病者,当重邪气,久病者,当重元气,此固其大纲也。然亦有暂病而虚者,久病而实者,又当因脉因证而详辨之,不可执也。"此处辨表里,吾以为倒是可据以为之纲要。至于《冷庐医话·头痛》中:"头痛属太阳者,自脑后上至巅顶,其痛连项;属阳明者,上连目珠,痛在额前;属少阳者,上至两角,痛在头角。以太阳经行身之后,阳明经行身之前,少阳经行身之侧。厥阴之脉,会于巅顶,故头痛在巅顶;太阴少阴二经,虽不上头,然痰与气逆壅于膈,头上气不得畅而亦痛。"其义不离六经辨证。

3. 头痛的引经药 药物归经,非沿革而传的头痛引经药,临床运用中不尽人意,有必要重新临床验证。头痛中医循经用药,早见于《丹溪心法·头痛》:"头痛须用川芎,如不愈各加引经药。太阳川芎,阳明白芷,少阳柴胡,太阴苍术,少阴细辛,厥阴吴茱萸。"后世多效仿,吾临床验之,难以苟同。《周慎斋遗书》曰:"额之上痛属肝,用川芎;两旁痛属胆,用柴胡;脑后痛属少阴,用细辛;正额两眉上痛,属阳明,用白芷。"笔者临诊每多不验,故弃之。《杂病源流犀烛》有:"头痛,总不越风、寒、虚三者。太阳经痛在正巅,其症兼恶风寒,其脉必浮紧(宜川芎、麻黄、羌活、独活);少阳经痛在耳前发际,其症兼寒热,其脉必细而弦(宜柴胡、黄芩);阳明经痛在额间,其症兼自汗,发热恶寒,其脉必浮缓长实(宜升麻、葛根、石膏、白芷)。或发热,恶热而渴(宜白虎汤加白芷);太阴经头痛,其症兼体重多痰,其脉必沉缓(宜天南星、半夏、苍术);太阴痰厥,亦头痛(宜柴胡、黄芩、黄连、半夏);少阴经头痛,其症足寒气逆,为寒厥,其脉必沉细(宜麻黄附子细辛汤);厥阴经头痛,其症兼项痛,或吐痰沫冷厥,其脉必浮缓(宜吴茱萸、干姜);或肝风虚动头痛,而兼目眩耳聋(宜生熟地黄丸、钩藤散)。或怒气伤肝而亦头痛(宜沉香降气散);肾与膀胱经挟寒湿而头痛,症亦下虚上实,气上而不能下(玉真丸);心与小肠经挟湿热而头痛,其症兼烦心厥逆(清空膏加麦冬、丹参);三阳经热郁头痛,不敢见日光。"故后世头痛在太阳即用:羌活、蔓荆子、葛根,阳明:葛根、白芷,少阳:柴胡、川芎,厥阴:藁本、吴茱萸,太阴:苍术,少阴:细辛。实际临床运用,也差强人意。笔者体会太阳经常后枕部头痛,大剂量羌活、葛根疗效不错,头为"诸阳之会",三阳经及三阴经在头目均有分布。阳明前额头痛用葛根也可,厥阴巅顶痛常用藁本,川芎为血中之气药,辛温香燥,走而不守,既能行散,上行可达巅顶,又入血分,下行可达血海,各经皆有效。大数据分析,头痛治疗中川芎和白芷用药频次较高,治疗头痛药物多温性,味辛甘苦,归经多为肝、脾、心、肺,为从肝脾心肺论治头痛提供依据。

笔者体会透过血脑屏障(BBB)的冰片、活血化瘀之乳香、没药和失笑散有效,这是笔者在CNS定位诊疗中选择用药的基本理念。而丹参等水溶性大分子者不易透过BBB,故从不入方。

4. 中医定位探索 各种外感及内伤因素导致头部经络功能失常、气血失调、脉络不通或脑窍失养等,均可导致头痛。外感六淫之邪所致头痛者,病性多属实,治疗宜疏风散邪为主;内伤头痛多属虚,以补为主,多用益气养血、滋阴温阳之法,也有挟痰挟瘀者又当攻补兼施。笔者在感染性头痛中采用卫气营血辨证。如疱疹神经痛,疱疹脑炎病变表现了温热病的发展过程,此时用卫气营血辨证就较为合理。卫气营血代表温热病浅深、轻重不同阶段。温热病邪由卫及气,由气入营,由营入血,步步为营,渐渐深入。卫分证主表,邪在肺与皮毛;气分证主里,病在胸、膈、胃、肠、胆等脏腑;营分证为邪入营分,热灼营阴;血分证为邪热深入血分,瘀热内阻。如巨细胞动脉炎应该是热入营血,枕神经痛由感染所致之一概为气入卫分。

卫气营血自有其传变规律:温热病的整个发展过程,就是卫气营血病证的转变过程,有顺传和逆传两种形式,顺传温热病邪按卫分→气分→营分→血分的次序传变,乃由表入里、由浅入深的一般规律。在表:散之;在里,泄之。逆传不按照上述次序及规律传变,许多疾病,如脑炎不经卫气分阶段而直接深入营血分。也有兼具,如卫气同病,气血两燔是否就是脑膜脑炎?如犀角地黄汤与清营汤均以水牛角、生地黄为主,治热入营血证,但清营汤是在清热凉血中伍以银花、连翘等轻清宣透之品,寓有"透热转气"之意,适用于邪初入营尚未动血之证,配伍赤芍、牡丹皮泄热散瘀,寓有"凉血散血"之意,用治热入血分而见耗血、动血之证。

以巨细胞动脉炎验案为例:金某,女,56岁,2019年12月17日无明显诱因下突发巅顶疼痛为主,程度较轻,3 日前头痛持续,伴见发热,鼻塞,咽痛,稍咳,体温 38.4℃,自行在家休息,症状无缓解,12 月 21 日急于遂至外院就诊血常规:中性粒细胞(N)77%,淋巴细胞(L)16%,C 反应蛋白(CRP)37.21 mg/l,头颅 CT 平扫双侧基底节区腔隙灶,轻度老年脑。予复方对乙酰氨基酚片口服无好转,仍见头痛剧烈,胀痛为主,巅顶延及右侧耳后、枕部,两侧颞部胀痛,自觉颜面浮肿,12 月 22 日遂至门诊,红细胞沉降率 83.00 mm/h,入院诊断:巨细胞动脉炎。神经系统检查:神清,头痛较剧,以双颞部疼痛为主,双侧颞动脉搏动减弱,眼底检查和 OCT:双眼视乳头色淡红、边清、网膜平,未见明显异常渗出、出血,黄斑中心反光欠清。舌暗,苔薄白,脉细。四诊合参,证属头痛病之瘀阻脑络证,治拟活血通络止痛,方用血府逐瘀汤加减:桃仁 12 g,红花 9 g,当归 9 g,生地黄 9 g,川芎 9 g,赤芍 6 g,牛膝 9 g,桔梗 6 g,柴胡 6 g,枳壳 6 g,甘草 6 g,3 剂。地塞米松针 15 mg 和甘露醇针静脉滴注。配合针灸治疗取穴:项丛刺、百会、双脑户、风池、率谷、头维、合谷、左侧肩髃、臂臑、曲泽、尺泽、手三里、内关、合谷、阴市、血海、阴陵泉、丰隆、悬钟、太溪、照海。12 月 27 日头痛明显缓解双侧颞动脉搏动对称无减弱,红细胞沉降率 73 mm/h,益气祛瘀继续治疗。2022 年 3 月复诊红细胞沉降率 26 mm/h。需注意,翼状肌肌炎酷似巨细胞动脉炎,为左侧太阳穴处严重的新发头痛和压痛、颌跛行和发热,MRI 左侧翼状肌和颞肌的弥漫强化。

5. 鼻疗治疗偏头痛急性发作　鼻疗对应头痛等疾病,药力直达病位,还可能透过 BBB,进入脑部,如 Civamide 鼻腔溶液用于预防偶发性丛集性头痛期间的丛集性头痛有效。鼻腔给药无胃肠道降解作用,无肝脏首过效应,药物吸收迅速,给药后起效时间快,小分子药物尤其适用于鼻腔给药,药物吸收后直接进入体循环,达到全身治疗目的,而且可以供给胃肠道难以吸收的水溶性药物。

中医鼻疗历史悠久,属于外治法,《理瀹骈文》云:"外治之理,即内治之理,外治之药,亦即内沿之药,所异者法耳",外治之鼻疗,与口服实殊途同归。《素问·五藏别论》云"五气入鼻,藏于心肺",鼻为肺窍,呼吸之门,通过药入鼻腔,药物气味到达肺、心、或肾与小肠后,通过脏腑输布,散布五脏六腑乃至全身,尚可通过经络,既可直入胃腑,使药之气味入达病所,通过温热特性药物,对局部产生刺激作用,类似针灸效应,鼻属五官,同属七窍,虽位居局部,但为经络交会之地,为胃经、大肠经和督脉循行之地,交会之,与十二经脉密切相连,内通全身。笔者曾经用冰片 1、五灵脂 10、细辛 3 比例研为末,发作时用纸吹鼻,对偏头痛和丛集性头痛的止痛效果快速而有效。

6. 针刺诊疗定位　头是各条阳经和厥阴经交汇点,任何导致气血失调、经络不通、脑功能失调的病因均可诱发头痛,故经络辨证和病因辨证可以区分各类头痛,并作为选穴原则。传统针灸临床常按照头痛部位进行辨证归经,其实是病位,不是定位,如前额痛通为阳明部头痛,侧头痛为少阳经头痛,后头痛为太阳经头痛,巅顶痛为厥阴经头痛。阳明头痛:印堂、攒竹、合谷、内庭;少阳头痛:率谷、外关、足临泣;太阳头痛:天柱、后溪、申脉;厥阴头痛:四神聪、太冲、内关。头痛以针刺疗法治疗也有很好的疗效,均毫针泻法。

阿是穴是最原始的定位,以痛为穴。头维在太阳穴斜后方,前发际额角少许外侧,主治偏头痛;百会位于头顶下中央,各种头痛必选穴位,尤其缓解躯体化障碍的头痛;印堂在两眉头连线中点,额区头痛、抑郁等疗效较好;通天在百会穴稍前方两侧约 4 cm 处;听宫可治伴有耳鸣之头痛;天柱于头后部项窝左右各 2~3 cm 处,适于伴有颈痛的头痛;哑门即仰位时的枕外隆起下方约 3 cm 处;玉枕在枕外隆起正上方陷下处左右两侧 2~3 cm,距后发际上方约 8 cm;翳风在耳垂和乳突间,适于耳源性头痛。枕大神经痛出口处就是风池穴,位于耳后部隆起部位(乳突)与项窝中央位置,后发际处;枕小神经痛出口处就是完骨穴,位于耳后乳突边缘,距隆起部 2~3 cm 头后枕部处。这一点在中西医结合神经内科上是难得惊人的一致,什么时候所有症候都能真正按中医定位也能定到穴位(虽然其实只是神经出口),那么也就中西医汇通了。如是,阿是穴也有定位意义。

按病位而言,头皮针也应该是近端取穴,项针也是,头为诸阳之会、清阳之府,手、足三阳经和足厥阴肝经均上头面,督脉直接与脑府相联系,督脉近头部的穴位取之于以上辨证归经的穴位。

六、相关疾病的头痛诊疗

1. 偏头痛

（1）偏头痛诊疗原则：急性期和间歇期分阶段诊疗。

急性期的治疗以减轻或者终止头痛发作，缓解伴发症状为目标，包括非甾体类、曲坦类（舒马普坦、利扎曲普坦、依来曲普坦、佐米曲普坦、那拉曲坦、夫罗曲坦）、止吐药/多巴胺受体拮抗剂（丙氯拉嗪、复方甲氧氯普胺片）、降钙素基因相关肽 CGRP 拮抗剂及 5-HT1F 受体激动剂等。包括 rTMS 治疗，针刺治疗已经鼻疗。麦角胺类是"双刃剑"，目前临床很少用。

预防性治疗其实更重要，适用于：频繁发作，尤其每周发作 1 次以上，严重影响日常生活和工作；急性期治疗无效，或因副作用和禁忌证无法进行急性期治疗；可能导致持久性神经功能缺损的特殊变异型偏头痛，如偏瘫性偏头痛、基底型偏头痛或偏头痛性梗死等。预防性药物需每日服用，至少 2 周才能见效，维持至少半年。一般发作每季发作 1 次以下，笔者不建议患者预防治疗，月经性偏头痛开展间歇性的序贯治疗。

基于神经定位的针刺：间歇期以枕叶为主，取枕上旁线和枕下旁线，急性期以局部阿是穴和头部穴位为主。

（2）偏头痛生活提示：易诱发偏头痛的食物和物品有含酒精饮料（白酒、啤酒及红葡萄酒等，特别是红葡萄酒，约 1/4 偏头痛在饮红葡萄酒、啤酒或含有酒精饮料后会头痛发作），含咖啡因饮料（咖啡、茶和可乐），巧克力，味精，以上这些绝对禁忌。此外烟、乳制品（脱脂或全脂牛奶、羊奶、乳酪，优酪乳等）尤其干酪、腌熏类（火鸡肉、熏鱼肉、火腿、热狗、香肠和腊肉等）、水果包括柑橘类；干果：核果类、花生、无花果、蔬菜（包括番茄、洋葱、扁豆）、羊狗肉、女性首次服用避孕药、代糖"阿斯巴甜"、添加物如盐、辛辣等刺激性食物、强烈气味如香烟和雪茄、油漆、废气、清洁剂和化学洗涤剂、印刷油墨；营造安静环境，避免强光直接刺激，少看电视、电脑，强光、嘈杂环境能诱发偏头痛；减轻工作压力，经常泡温水浴，或尝试一些肌肉放松技巧，例如腹式呼吸：慢慢吸气，令腹部外鼓，吐气时感受腹部渐内扁；睡眠规律，不要晨昏颠倒，即使在假日也定时上床、起床，睡眠不足或睡太多都容易引发偏头痛；避免情绪紧张，偏头痛多伴焦虑和抑郁，有睡眠障碍和躯体症状。

（3）各类偏头痛诊疗

1）偏头痛：笔者参加吴波水主持《中国偏头痛中西医结合防治指南》讨论和编写工作，认为应把偏头痛的急性期对症治疗和间期预防治疗分开，后者是发挥中医优势的可能途径，而针刺完全可以担当部分头痛的急诊处理；增加头皮针治疗的循证医学证据；rTMS 和 VNS 治疗偏头痛是近年尤其非药物治疗的进展，对中医药治疗尤其头皮针定位治疗有启发意义；偏头痛相关抑郁、认知功能障碍、睡眠和视觉障碍等，应在中医实践中给予方向性建议。

2）有先兆偏头痛：偏头痛发作期下丘脑、丘脑、脑干和皮层激活与偏头痛发作期多种症状一致，占偏头痛 10%。头痛在先兆同时或先兆后 60 分钟内发生，一侧或双侧额颞部或眶后搏动性头痛，伴恶心呕吐、畏光畏声等，活动加重，睡眠缓解，先兆部位与体针和头皮针选择穴位有关。

3）眼肌麻痹性偏头痛：益气养血是常用方法，但需要注意添加导引药。然而眼肌麻痹性偏头痛毕竟不同于一般偏头痛，参见"复视"一节中益气升阳活血化瘀法，近年来注重健脾益气，体会到可收到更好疗效。

病案：景某，女，42 岁，2002 年起阵发性中等程度的一侧头痛，常在头痛开始减轻后同侧眼睑下垂，头痛消退仍持续相当时间，每周发作 1~2 次，MRI 未见异常。2006—2008 年给以益气养血补阳还五汤加冰片、葛根、血竭等中药治疗一年，并严格饮食限制，每 2 月发作 1 次，且无眼肌麻痹出现。

4）月经性偏头痛：笔者开展的中药和针灸序贯治疗，源于雌孕激素序贯疗法对月经周期的人为干预。

2. 丛集性头痛 严重单侧眼眶、眶上和/或颞部疼痛为特征,持续时间15～180分钟不等,头痛常伴流泪、结膜充血、鼻充血、流涕、眼睑水肿、前额和面部肿胀、瞳孔缩小、眼睑下垂、躁动不安。丛集性头痛是下丘脑上视交叉核为主的生物钟紊乱及合并中枢性交感、三叉-副交感神经异常反射,发作倾向于特定昼夜节律发生,甚至闹钟样发作,表明下丘脑的定位意义,虽褪黑激素治疗丛集性头痛说法不一,作为三线治疗有部分疗效。丛集性头痛与阵发性偏侧头痛、持续性偏侧头痛、SUNCT综合征等同属三叉神经自主神经性头痛,症状、发病部位相似,眼眶和颞部的疼痛,但持续时间、发作频率和急性期治疗反应有异。丛集性头痛与偏头痛可重叠,有丛集性偏头痛(cluster migraine)之谓。

病案:马某,女,43岁,2019年8月22日首诊,每逢冬春交际右侧眼眶、眶上和/或颞部疼痛,持续20日左右自行好转,平时每个月有1～2次发作性头部搏动样疼痛,伴恶心呕吐,持续1～2日消失,月经前后多发,盐酸阿罗洛尔片预防治疗,冬春之际发作时吸氧、激素和针刺治疗,缩短持续时间。

3. 低颅压综合征 分原发性与症状性,症状性多见于颅脑外伤后,长期使用高渗脱水剂、胰岛素休克治疗后及颅内血管痉挛致脉络丛分泌受抑制,脑脊液产生过少等,可见于腰穿后头痛;颅脑外伤后颅内低压综合征:开放性颅脑外伤或中、轻型闭合性颅脑外伤后,头部挤压性疼痛,卧位或头低位时减轻或消失,坐位或立起时加重;反跳性颅高压:自发性低颅压治疗后直立缓解,卧位加重,磁共振静脉成像(MRV)脑静脉窦异常,横窦狭窄最常见,静脉回流障碍。

低颅压头痛:急性期和间歇期应分阶段诊疗,中医的着眼点应该在于间歇期的治疗,以益气养血升陷为主的补法治疗,可以减轻和减少低颅压头痛的症候。

4. 卒中后头痛 约10%卒中后患者出现慢性头痛。卒中发作时头痛可预示卒中后6个月的头痛,既往有偏头痛史者更容易在卒中时或卒中后头痛。其实,卒中后头痛多为紧张性头痛,主要是三叉神经血管系统受刺激,致病因素包括脑损伤、血管损伤或改变,随后炎症或疼痛途径破坏和/或神经再支配,甚至药物性头痛。更需要注意共病躯体化障碍,抗焦虑治疗往往事半功倍。笔者临床必用左额三针治疗,许多卒中后头痛本质上就是卒中后抑郁。

5. 痛性眼肌麻痹综合征 海绵窦充满肉芽组织,Ⅲ、Ⅳ、Ⅴ1、Ⅵ麻痹,眼痛头痛一侧,反复发作,开始为眶上及眶内顽固性疼痛,数日后出现眼肌麻痹。动脉周围交感纤维及视神经也可受损。持续数日或数周后自行缓解,数月或数年后可再发,肾上腺皮质激素治疗有效。笔者以大秦艽汤为主治疗痛性眼肌麻痹综合征一例,症状全部缓解。又用大秦艽汤和激素等中西医结合治疗5例痛性眼肌麻痹综合征有较好疗效,5例均有眼眶痛和头痛,颅神经受累以Ⅲ、Ⅳ、Ⅴ1、Ⅵ多见,其中4例接受激素和大秦艽汤治疗后症状全部缓解,1例经单用大秦艽汤治疗而未用激素也明显好转。

6. 烟雾病 自发性脑底动脉环闭塞症,双侧颈内动脉末端和(或)大脑前动脉、大脑中动脉起始部缓慢进展性狭窄以致闭塞,脑底代偿性异常血管网,早期癫痫和头痛。笔者临床所遇烟雾病多有头痛,甚至以头痛为首发症状。病案:刘某,女,66岁,2021年12月3日突然头痛,次日左侧上下肢不能活动,MRI示烟雾病。

7. 慢性每日头痛(CDH) 分为慢性紧张型头痛(CTTH)、伴有偏头痛特征的CDH和其他CDH。

病案:杨某,女,60岁,2022年1月6日初诊,头晕、头痛反复发作加重2月。平素每日下午无明显诱因下头痛,左侧为主,有敲击感,时有恶心。无视物旋转,无晕厥。近两月又有加重,休息或服用止痛药物后症情改善不明显。发病以来,胃纳尚可,二便调,夜寐一般。刻下无特殊不适。既往史:无高血压、心脏病、糖尿病等慢性病史,否认青光眼、甲亢史。检查:神清,神经系统(一),舌红,苔白,脉弦。头颅CT正常。

辨证分析:平素思虑过多,情志不遂。导致肝失疏泄,气机郁滞,以致胸闷憋气,呼吸不畅,诸症作矣。《证治汇补·郁证》曰:"郁病虽多,皆因气不周流,法当顺气为先。"指出治疗以畅达气机为主。肝为一身气机之枢纽,畅达气机,以疏肝为先。"肝者,将军之官,谋虑出焉"。中医诊断及证型:头痛-肝郁不舒;西医诊断：慢性每日头痛。治法：疏肝理气；处方：天麻 9 g，钩藤（后下）30 g，石决明（先煎）30 g，柴胡 18 g，白芍 9 g，桂枝 6 g，生龙骨（先煎）30 g，生牡蛎（先煎）30 g，珍珠母（先煎）30 g，川芎 9 g，菊花 9 g，白芷 9 g，细辛 3 g，延胡索 18 g，生地黄 9 g，14 剂，每日 1 剂，煎汁 400 ml，分两次温服。复诊：二诊头痛好转，夜寐可。体格检查：神清，舌暗红，苔薄，脉弦。守方续服 14 剂。

体会：本方以柴胡龙骨牡蛎汤、天麻钩藤饮加减，天麻、钩藤平抑肝风为君药，石决明、生龙骨、生牡蛎为臣药加强君药平肝潜阳止眩之效。柴胡、白芍亦为臣药治以疏肝解郁，稍佐桂枝以通阳化气，其中天麻甘平柔润，专入肝经，既善熄风止痉、祛风通络，又擅平抑肝阳，治疗多种原因之头痛，钩藤甘微寒，入肝、心包经，功善熄肝风、清肝热、平肝阳，为治疗肝火上攻或肝阳上亢之头痛。石决明善平肝阳、清肝热，为凉肝、镇肝之要药。善清泻肝火而治疗肝火上攻之头晕、头痛。柴胡味辛苦，性微寒，轻清升散，宣透疏达，入肝胆经，其善于疏泄肝气而解郁结，为治肝气郁结之要药。桂枝辛甘温，入肺、心、膀胱经，具有发汗解肌、温经通脉、通阳化气之效。《本经疏证》曰："其用之道有六：曰和营、曰通利、曰利水、曰下气、曰行瘀、曰补中，为桂枝六大功效。其功最大，施之最广，无如桂枝汤，则和营其功也。"在此应用助其解外邪，通阳气。白芍苦酸甘微寒，入肝、脾经。功善养血柔肝，补阴抑阳。盖肝为刚脏，主藏血，血虚阴亏则肝阳偏亢，肝失柔和导致头痛，白芍善养血敛阴、平肝止痛，故治眩晕每奏良效。生龙骨、牡蛎镇肝安魂。

8. 脑膜癌病　头痛常为首发症状，恶性肿瘤细胞弥漫性或多灶性播散或浸润软脑/脊膜、蛛网膜下腔，无明显脑膜炎性反应，后进行性出现颅神经、脊神经症状，也有相反顺序。病案：2005 年 5 月，李某，女性，67 岁，额部胀痛为主，伴恶心呕吐，头痛与体位无关。神经系统查体：无明确定位体征，脑膜刺激征阴性，入院脑 CT 左侧基底节区梗死，入院第一次腰穿 CSF 压力 290 mmH₂O，脑脊液中糖、氯化物正常，蛋白定量 360 g/L，CSF 未查到细菌、结核菌及新型隐球菌，细胞学检查无异常。再做腰穿 CSF 中找到癌细胞，头颅 MRI 增强扫描见脑膜强化。

9. 脑膜炎　病案：葛某，男，15 岁，2017 年 7 月 12 日诊，枕部头痛 7 小时伴恶心呕吐 2 次入院，查体：神清，颈部稍亢，克尼格征（＋－），布鲁辛斯基征（＋－），双侧掌颌反射（－），龙贝格征（－），曼氏征（＋），指鼻可，跟膝胫试验（＋－－），舌暗，苔薄白，脉细。头颅 MRI 示小脑萎缩。血白细胞 14.11×10⁹/L，中性粒细胞 83.8%，血红蛋白正常，CRP 正常，拒绝腰穿。诊断：脑膜炎？四诊合参，头痛-经络瘀阻证，治拟活血通络，取血府逐瘀汤：桃仁 10 g，红花 9 g，当归 9 g，生地黄 15 g，川芎 9 g，赤芍 15 g，牛膝 10 g，桔梗 6 g，柴胡 6 g，枳壳 6 g，甘草 6 g。静脉滴注头孢呋辛抗感染，甘露醇降低颅内压，地塞米松针减轻神经根水肿，诸症明显好转，予出院。

参 考 文 献

［1］ Bui S B D, Petersen T, Poulsen J N, et al. Simulated airplane headache: a proxy towards identification of underlying mechanisms[J]. J Headache Pain, 2017, 18(1): 629 - 808.

［2］ Yuan H, Silberstein S D. Vagus Nerve and Vagus Nerve Stimulation, a Comprehensive Review: Part I[J]. Headache: The Journal of Head and Face Pain, 2016, 56(1): 1 - 78.

［3］ 凌国源,陈文斗.IgG4 相关性肥厚性硬脑膜炎的诊治研究进展[J].中国临床神经外科杂志,2017(9): 668 - 671.

［4］ Sparaco M, Ciolli L, Zini A. Posterior circulation ischaemic stroke — a review part I: anatomy, aetiology and clinical presentations[J]. Neurol Sci, 2019, 40(10): 1995 - 2006.

［5］ 崔国宁,刘喜平,董俊刚,等.基于数据挖掘对中医治疗头痛用药规律分析[J].山西中医学院学报,2017,18(6): 8 - 10,13.

［6］ Na S, Lee E S, Kim Y D. Teaching Neuro Images: Pterygoid myositis mimicking giant cell arteritis[J]. Neurology, 2019, 92(19): e2297.

［7］ Bernstein J, Phillips S, Kampa M.(762): Civamide nasal solution for the prevention of cluster headaches during an episodic cluster headache period[J]. Journal of Pain，2006，7(4-supp-S)：S42.

[8] 张云云，吴波水，刘毅.中国偏头痛中西医结合防治指南[J].中国中西医结合杂志,2023(5)：1 - 10.

[9] Brandt，R. B，Doesborg，et al. Pharmacotherapy for Cluster Headache[J]. CNS Drugs，2020(34)：171 - 184.

[10] 李焰生.丛集-偏头痛：病例报道与文献复习[J].中国疼痛医学杂志,2017,23(4)：312 - 315.

[11] Wouter I. Schievink, M. Marcel Maya, Stacey Jean-Pierre, et al. Rebound high-pressure headache after treatment of spontaneous intracranial hypotension MRV study[J]. Neurol Clin Pract，2019，9(2)：93 - 100.

[12] 王尕东.中药治愈 Tolosa-Hunt 综合征 1 例[J].中国中医眼科杂志,1996(1)：42.

[13] 顾竟,王尕东,沈丽萍,等.大秦艽汤治疗 Tolosa Hunt 综合征的临床研究[C]//第十一次中国中西医结合神经科学术会议论文汇编,2015.

[14] 烟雾病治疗中国专家共识编写组.烟雾病治疗中国专家共识[J].国际脑血管病杂志,2019,27(9)：645 - 650.

[15] Wang S J，Fuh J L，Lu S R，et al. Chronic daily headache in Chinese elderly：prevalence，risk factors，and biannual follow-up[J]. Neurology，2000，54(2)：314 - 319.

[16] 范金成,李新明,郁东海.上海浦东新区名中医集[M].上海：上海科学技术出版社,2018.

第四节　脑　　鸣

脑鸣指头部自鸣如蝉鸣等,呈间歇性,也可持续性,常与耳鸣同时存在,也可单独发生。脑鸣老年人较多,女性多于男性,多见 40～70 岁。

一、概述

如幻听一样,脑鸣也可没有声源,普遍认为功能性为主,其实不尽然,部分脑鸣与脑静脉回流不畅有关,耳部和颈部疾病也可脑鸣。听觉的形成是机械振动转变为能为大脑皮层的电生理信号的过程,大脑感知的其实是电生理信号(神经兴奋而非机械振动)。脑鸣产生与血管内血液的流动和脑腔内脑脊液流动有关,颅内血流和脑脊液不一定直接作为声源传导。血管内血液的流动声音比较尖锐,可能是比较细的流速较高的血管,汽笛声、蝉鸣声可能是脑脊液的声音。脑鸣可为外伤导致和自发,头部和颈部受强烈撞击引起高频声,可能发生在颈部,也可能是耳部,耳部乃颅骨下颌骨和脸部骨骼交界处,受撞击后引发移位,导致颈内动脉和静脉的压迫。

二、定向诊断

神经定向意义在于指导进一步的定位定性,脑鸣常被武断地诊为功能性,甚至抑郁症,实非尽然。事实上,器质性和功能性兼而有之的脑鸣不在少数。年轻患者大部分是功能性,伴躯体化症状如烦躁不安,心慌,气急,胸闷,颈部僵硬或肩背部不适,可伴颈部血管压迫致使脑鸣。高龄或伴高血压者,多与脑供血不足有关,伴记忆下降和头晕等。

1. 全身性　如高血压、低血压、贫血、肾病、毒血症、白血病、甲状腺功能亢进、糖尿病、高脂血症等。

2. 耳部　多系耳内鸣响而非脑内鸣响。自听过强指假如人体自身声音(无论血管流动还是肌肉收缩等,也无论部位)被自身异常感知。

3. 躯体化障碍　焦虑症、抑郁症、强迫症等。

4. 精神分裂症

5. 药物反应　钆剂,抗精神病药物等。

三、神经定位

从耳蜗神经核至大脑皮质听觉中枢整个通道均可脑鸣,除脑供血不足,脑部肿瘤、炎症、变性、脑血管病变均可导致脑鸣。

1. **海绵窦**　海绵窦瘘,海绵窦血栓。

2. **颅神经**　耳蜗神经核。

3. **脊髓**　颈椎手术后;可能为外伤造成椎骨移位尤 C1 - C2,致椎动脉受压迫。

4. **脑干**　颈内动静脉或椎基底动脉尤近中耳耳蜗且较粗大者,可有脑鸣,伴畸形或肿瘤可有与心跳一致的耳鸣。

5. **小脑**　曾遇一患者以脑鸣为首发症状,后 MRI 诊断桥小脑角胆脂瘤。

6. **大脑**

(1)脑膜:硬脑膜动静脉瘘(DAVF)为脑膜上动静脉短路,为高颅压致头痛和血流杂音引起持续脑鸣。叶强等报道 6 例 DAVF 中 1 例为长期头痛伴脑鸣。

(2)皮层:脑静脉阻塞导致多为低调持续性杂音,不伴耳鸣,部分血管超声显示锁骨下动脉重度狭窄,伴盗血形成,椎动脉和枕动脉等脑血管均可波及,尤其压迫患侧枕动脉者脑鸣明显。李津凯等报道因脑梗死做颈部 CT 右侧锁骨下动脉瘤形成,脑鸣明显。

(3)功能性:可能伴神经系统病变且脑鸣位置不明确,脑鸣多持续性,一般 24 小时不间断,夜晚症状较重。

(4)神经影像定位:神经影像学可检测到脑部动静脉系统变化,有助脑鸣定位诊断。增强磁共振静脉成像(3DCE - MRV)对头颈静脉系统形态显示效果好,有人分析 126 例耳鸣与 98 例脑鸣患者图像显示 178 例(79.5%)均有不同类型静脉异常表现,其中 111 例(49.5%)静脉引流通路局部狭窄,77 例(34.3%)静脉引流通路发育不良,12 例(5.3%)镰状窦开放,5 例(2.2%)颅内静脉窦血栓形成。

四、中西医结合神经定位诊疗

1. **中医认识**　脑鸣本是中医学病名,头脑鸣响的简称,又称天白蚁。真性脑鸣他人亦可听到,假性脑鸣仅为患者主观感觉,即脑子里有声音,如知了叫,如汽笛声,断续或持续性。辨证分虚实两端,但多虚实夹杂。肾藏精,主骨生髓,脑为髓海,髓海不足,则脑转耳鸣。若因思虑劳倦过度,损伤心脾,以致气血不运,不能上荣清窍,或气滞血瘀,或气虚血瘀,脑髓失养,则脑鸣。又头乃诸阳之首,位高气清。脑之清窍易为病邪所蒙,《医碥·头痛》云:"外而六淫之邪气相侵,内而六腑经脉之邪气上逆,皆能乱其清气。"

2. **中医辨证分型**　脑鸣责之于肝、脾、肾三脏,分别对应以下三型。

(1)痰瘀犯脑:心脾两虚致脑髓失养,或因火郁、痰蒙、气滞、瘀阻致清窍被扰所致。《张氏医通·诸痛门》曰:"头内如虫蛀响者,名天白蚁。多属火,亦有因痰湿在上者。丹溪云……肥人皆属湿痰,半夏、茯苓、枳实、黄连、天麻、胆星、苍术、黄柏、芽茶之类。"证之临床,诚如斯言,痰瘀内蕴,上扰神明而致脑鸣,实际上如《灵枢·决气》言:"上气不足,脑为之不满……所谓上气者,即宗气上升之气也。"宗气根植于肾,受养于脾,刘庆宪等也认为脾虚气弱,清阳不振,清气不升,致聚湿成痰,痰浊上壅,影响气血运行,痰瘀互凝,壅滞脑窍,亦可致脑鸣。刘庆宪等同时认为素体亏虚,或颅脑外伤导致气血瘀滞,脉络痹阻,经气受阻,不能流注于脑,脑髓失养,则发脑鸣。笔者在临床发现此类多有脑供血不足甚至静脉回流障碍之象,与正常压力脑积水相关,属虚实夹杂。

（2）髓海不足：脑鸣如风声，轻微者多为脑髓空虚之象，《灵枢·海论》曰："髓海不足，则脑转耳鸣。"脑鸣由肾虚脑髓空虚为主因。肾藏精，主骨生髓。人始生，先成精，精成而脑髓生，脑为髓海，髓海不足，则脑鸣。此类多病程迁延，年事已高，经年累积。刘庆宪等认为肾精赖肾阳温化而合成，命门火衰，脑和周身失于肾之温养，肾精亏虚，百病变生，脑鸣顿起，症见：脑鸣，头脑空痛，腰膝酸软，舌淡少苔，脉沉细弱。

（3）肝郁气滞：脑鸣之病名见于《医学纲目·肝胆部》。忧思烦恼、精神紧张等均可伤及气血，致气血运行不畅，气滞血瘀，脑髓失养则脑鸣见情绪急躁易怒，肝气郁滞，升降失调，清窍不利，症见：脑鸣每遇恼怒为甚，两胁胀痛，心烦急躁，胸闷不舒，时作太息，口苦咽干，舌尖红，苔薄白或薄黄，脉弦。一部分脑鸣如雷称"雷头风"，为火郁之兆。顽固性脑鸣伴恐怖感，可能是精神病发作前的预兆。这一类型常见，我们经过多年临床实践认为，肝经从头而过，脑鸣与肝之疏泄有密切关系，从肝辨证论治脑鸣。

3. 脏腑辨证　脑鸣分虚实两端，多有虚实夹杂，实质责之于肝、脾、肾三脏，肾虚脑髓空虚为比较纯虚之证，但火郁、痰蒙、气滞、瘀阻皆可致清窍被扰，可为肾虚、脾虚所致，或为肝郁。丁自娟以脑鸣的脏腑辨证来辨别脏腑病位及脏腑阴阳、气血、虚实、寒热等变化。至于将角、徵、宫、商、羽五音对应脑鸣的声音不同分为五类，并分别对应五脏，病机上认为是因脏腑气机运行异常所致，从五脏主五音论治脑鸣取得较好疗效，仅供参考。

有云脑鸣虚为主者十之七八，实者仅十之二三，缪之大矣。虚者不外乎脾肾亏虚，运化无权，脑髓失养，不荣而致；实者不外乎肝郁火扰、痰阻和血瘀，脑通而致。单纯的虚实临床不多，因虚致实或反之临床常见。故在明确的神经定位指导下治疗脑鸣，是真正的标本兼治。

尽管我们曾经将脑鸣辨证分五型论治，即益肾填精补髓法，方选六味地黄汤加减；疏肝解郁泻火法，方选泻青丸加减；荣髓散瘀通络法，方选补阳还五汤合六味地黄丸加减；温阳益肾补脑法，方选右归丸加减；益气升清健脾法，方选益气聪明汤加减。随着临床观察症候的深入，笔者渐渐改变以上方法，并参考邹世光等分三型辨证论治。肾精亏虚，阴虚内热上浮者多见于老年，治宜补肾滋阴降火之麦味地黄汤加味；肝郁火扰以中青年多见，治宜疏泄肝火之柴胡疏肝汤合龙胆泻肝汤加减。

（1）痰瘀犯脑：痰瘀上壅脑窍，瘀血内阻，上扰神明而致脑鸣，症见脑中作声，失眠烦躁，倦怠乏力，舌质绛边紫暗，苔少黄，脉细或涩。治宜化痰活血醒脑开窍，笔者常常方选温胆汤合血府逐瘀汤加减，加冰片导引。针刺百会、曲池、丰隆等穴位，头皮针有条件可以参照血管造影选取投射区。

苗后清等采用血府逐瘀汤加减治愈脑鸣1例。脑鸣一个重要病因是脑静脉回流不畅，倒是很是切合血瘀证的表现，既往中医运用活血化瘀治疗脑鸣，暗合病理生理和解剖定位。临床有时候证见肾虚血瘀，刘庆宪和王尘东曾经主张补气活血、通经化瘀、滋阴养血补肝肾，用补阳还五汤合六味地黄丸加减治疗外伤或素体亏虚所致气滞血瘀、不通而痛之脑鸣。

（2）髓海不足：肾虚髓亏，症见脑鸣，面色潮红，腰膝酸软，头昏眼花，盗汗，舌红苔少，脉细或数。治宜：益肾填精补髓，用左归丸，日久及阳者，滋阴补肾阳开窍化痰，地黄饮子为主。针刺百会、涌泉、太溪等穴位。若由劳倦过度或久病亏损，导致脾虚气血亏虚，不能上荣清窍，症见脑鸣眩晕，眠少多梦，气短乏力，心悸健忘，纳呆食少，或便溏浮肿，舌淡苔薄白，脉濡细。治宜：补养心脾，可用归脾丸，其实临床多脾肾两虚。

以往脑鸣的中医诊疗以纯补为多，《灵枢·海论》曰："髓海不足，则脑转耳鸣。"肾虚髓亏为本，虚火上炎为标，治当大滋肾阴，填精补髓，宜六味地黄汤壮水之主以制阳光；伴有瘀血证者宜补肾活血。有治疗脑鸣30例，自拟补肾活血方治疗，治愈18例，总有效率90%。

（3）肝气郁滞：治宜疏肝解郁，丹栀逍遥丸加减。针刺太冲、合谷、肝俞。如果脑鸣固定一处，比如右顶叶，可能是器质性，诊疗颇难。两侧都有可能是功能性，其中80%以上由轻度抑郁或焦虑导致。用抗焦虑药效果不错，如黛立新短暂效果很好，重者加用5-羟色胺选择性重摄取抑制剂（SSRI）和选择性5-羟色胺与去甲肾上腺素再摄取抑制剂（SNRI）类抗抑郁药，与疏肝解郁联合治疗。

病案：白某，女，51 岁，脑鸣近 3 年，持续并发作性加重，脑鸣不止，如蝉鸣，如雷鸣，嗳气，少寐多梦，胸胁苦满，大便秘结，小便时清时黄，脉弦滑。诊为肝气郁结，痰火阻滞，拟柴胡加龙骨牡蛎汤加甘草、冰片口服，7 剂诸证好转，30 剂后脑鸣消失。

4. 针刺取穴与神经定位　按照王文健的自稳态调节学说，针刺治疗脑鸣，应该是通过激发自身经气调节。根据发病部位和经络循行关系进行针灸，尤其头皮针选穴如以神经定位为据，其实也很难精确定位。笔者根据下面 rTMS 治疗选取额叶的投射区，分别选取左前额叶区，也加颞叶或顶区的头皮针穴位，按《头皮针穴名国际标准化方案》，取双侧顶颞前斜线中 2/5，额旁 2 线，均予平针刺手法，用进气法（针双侧顶颞前斜线中 2/5 用抽气法），针前嘱其定神志，平心气，松肌肉，留针 1 小时，1 周 2 次。

方剑乔在辨病辨证结合基础上辨治脑鸣，首辨病位，次辨虚实，再别脏腑，从整体观念出发，结合针灸经络辨证，提出理气和血，清窍安神治疗原则，根据发病部位和经络循行关系针灸，局部与远端取穴相互配合。也有以醒脑止鸣为原则，取穴注重填精益髓，临床随症加减穴位。

5. 引经单味中药　常开窍启闭，发挥导引之用，笔者用冰片等正为此意。

（1）蔓荆子：《本草择要纲目》曰："苦微寒无毒，阳中之阴，入太阳经，胃虚人不可服，恐生痰疾。明目坚齿，利九窍，头痛脑鸣……盖蔓荆实气清味辛，体轻而浮，上行而散，故所主皆头面风虚之症也。"王万祖参《别录》"蔓荆去长虫，主头风痛，脑鸣"所言，重用蔓荆子治疗因肝郁化火及湿热蒙蔽清窍所致之脑鸣获效显著。盖蔓荆子体轻力薄，藉之易于上升，凡肝风及湿热上扰空窍形成之脑鸣用之无不生效。

（2）冰片：遍寻海内口服冰片已罕见，上海中医文献馆石云也如此之用。

（3）细辛：大剂量细辛启窍开闭有明显效果，剂量是关键，笔者曾经用之达 10 g 有效。

（4）石菖蒲：贾兴鲁运用石菖蒲配伍磁石煎汤送服六味地黄丸治疗脑鸣辨证为肝肾阴虚、脑失滋养者获得捷效，笔者喜用石菖蒲、郁金这一药对治疗痰瘀犯脑型脑鸣。

6. 神经定位指导 rTMS 治疗及针刺治疗探索　rTMS 治疗方法：患者端坐椅子上，全身放松，采用 Keypoint 肌电图/诱发电位仪和 MagPro‐100 型磁刺激器，MCF‐B65 线圈进行经颅磁刺激。rTMS 组每序列 1 秒，共 20 个序列，刺激间隔 60 秒，刺激强度为 90% 运动阈值（motor threshold，MT），频率 20 Hz，刺激点位于脑电图电极的位置和命名（国际 10‐20 系统）Cz、F3、F4、C4 并与头皮相切，1 Hz 的 rTMS。均连续进行 28～30 次（每周 2～3 次）磁刺激，有效但不持久。基于经颅磁刺激器（rTMS）在颞叶和额叶治疗脑鸣有效和现代病理基础，笔者初步探索脑鸣的头皮针定位治疗，结合传统取穴，有一定疗效。

参 考 文 献

［1］　叶强，郑荣远，邵蓓，等.容易漏诊的硬脑膜动静脉瘘临床特点分析［J］.中华神经创伤外科电子杂志，2015(5)：17‐20.
［2］　马士程，孟然，李思颉，等.颅内静脉窦血栓形成诊断和治疗的进展［J］.中国脑血管病杂志，2012,9(12)：656‐660.
［3］　李津凯，张秀军，黄梅，等.覆膜支架腔内隔绝术治疗右锁骨下动脉瘤一例［J］.中华外科杂志，2014,52(1)：76.
［4］　刘逸冰，张开元，曹燕翔，等.耳鸣与脑鸣患者三维对比增强磁共振静脉成像特征分析［J］.医学影像学杂志，2019(7)：1073‐1076.
［5］　刘庆宪，王厷东.脑鸣临证诊治五法［J］.陕西中医，2002,21(1)：23‐25.
［6］　丁自娟.脏腑辨证在脑鸣治疗中的运用［J］.中国中医急症，2013,22(9)：1543‐1548.
［7］　程为平，石峰，张奇.程为平教授从五脏主五音论治脑鸣［J］.辽宁中医药大学学报，2015(9)：9‐11.
［8］　苗后清，刘星.血府逐瘀汤临床新用 3 则［J］.国医论坛，2003,18(5)：21.
［9］　师会，董雯.补肾活血法治疗脑鸣 30 例［J］.内蒙古中医药，2014,33(4)：42.
［10］　丁雪艳，赵松佳.方剑乔教授辨治脑鸣临床经验撷菁［J］.中国针灸，2020,40(6)：648‐651.
［11］　胡昱，仝桂兰.针刺治疗脑鸣 18 例临床疗效观察［J］.长春中医药大学学报，2007,23(1)：43‐44.
［12］　王万祖.蔓荆子治脑鸣症［J］.新中医，1997,29(5)：49‐50.

［13］　常道儒,朱立鸣.大剂量细辛治疗脑鸣耳鸣体会［J］.内蒙古中医药,2015(2)：45.

［14］　徐庆会.贾兴鲁运用石菖蒲治疗脑病经验［J］.山东中医杂志,1998(3)：132.

第五节　项　　强

一、概述

颈强直(stiff-neck)以颈项部活动不便为主诉,项颈连及背部筋脉肌肉发胀发硬痉挛,不能前俯后仰及左右运动,颈项疼痛自当别论。中医谓之项强。项强不同于项痛,解剖角度可分为:颈部肌群,神经根和神经丛,包括脊髓的中枢神经大脑、间脑、脑干。

颈段有 7 节颈椎,6 个椎间盘由软骨板、髓核、纤维环构成。C2－C6 颈椎的横突孔间有椎动脉通过。钩椎关节退行性变而增生时可刺激侧后方的椎动脉或压迫后方的颈神经根。C1－C4 神经前支组成颈丛,支配颈部、膈肌、枕及面部感觉,后支形成颈后丛,C2 后支发出的枕大神经导致枕下肌痛。颈椎后纵韧带在颈段较宽,中部厚而坚实,故颈椎间盘正后方突出较少,然颈部后纵韧带蜕变而钙化却较胸腰段多见,导致椎管前后径狭窄,颈脊髓易受压。

头之屈伸在寰枕关节,旋转在寰枢关节,颈部屈伸则主要在下颈段。任何节段因病活动受限后,会传递增加相邻节段关节韧带的压力,加剧关节椎间盘韧带变性,而项韧带抗颈椎前屈。脑膜或其附近病变引起脊神经根张力改变,使相应肌群痉挛产生防御反应称脑膜刺激征,表现为颈项强直,头前屈明显受限,即被动屈颈遇到阻力,头侧弯也限制,头旋转受限较轻,头后仰无强直,为颅后窝脑膜受到刺激,累及 C1－C4 及相应颈神经根,其颈部深层肌肉、斜方肌和胸锁乳突肌过度紧张挛缩。

二、定向诊断

有时候临床就能精确描述项强或项痛等症候,特别是颅底疾病,项强项痛兼具。

1.骨科　颈椎病包括颈椎骨关节炎、增生性颈椎炎、颈神经根综合征、颈椎间盘突出症,急性发作即落枕;颈椎半脱位,寰枢椎旋转脱位;先天性骨性斜颈;颈部结核、畸形等。

2.精神科　癔症性斜颈;木僵或亚木僵状态;躯体化障碍。

3.破伤风

4.药物反应　锥体外系反应,如甲氧氯普胺、抗精神病药物。

5.风湿科　强直性脊柱炎;颈肩肌筋膜炎;风湿性多肌痛。

6.内分泌代谢　糖尿病酮症酸中毒;高渗昏迷;肝病昏迷。

7.眼科　儿童眼性斜颈。

8.生理性　正常婴儿全身屈肌张力比伸肌高,项强直无临床意义。

三、神经定位

首先除外颅内压增高、颅后窝病变,其次考虑局部和基底节。

1.肌肉　胸锁乳突肌:痉挛性斜颈常见,先天性肌性斜颈,习惯性斜颈;斜方肌:痉挛性斜颈;多发性肌炎;头颈部肌肉外伤;儿童后颅肌痛。

2. **NMJ** 重症肌无力包括以上多发性肌炎肌肉无力所致头下垂引起极端屈颈。

3. **神经根** 脊神经背根：颈椎病,颈椎神经鞘瘤。

4. **神经丛** 臂丛神经：臂丛神经炎累及 C5,颈强罕见;颈肋和前斜角肌综合征。

5. **脊髓**

(1) 髓外：颈髓受压以颈椎间盘突出症最多,肿瘤或炎症累及脊髓神经根周围的蛛网膜、软脑膜及软脊膜,致神经根在椎间孔处受压,尤颈部或背部肌肉运动时诱发颈项强直。

(2) 髓内：部分 MS/MND 早期颈强直甚痉挛疼痛。

(3) 脊髓蛛网膜：一例脊髓蛛网膜炎并脊神经根炎的中西医结合诊疗过程,参见第二章第十三节。

6. **颅颈交界处** 颈部增粗,后发际低,轻度项强,可斜颈。

7. **颅神经** 副神经Ⅺ：一侧副神经瘫痪表现为头不能转向健侧,胸锁乳突肌及斜方肌瘫痪、肌张力低、肌萎缩,实则是副神经脊髓支的单独损伤或其脊髓核损害。颅底神经：斜方肌和胸锁乳突肌瘫痪。

8. **脑干**

(1) 延髓：延髓背外侧综合征罕见项强。

(2) 脑桥：去大脑强直表现为四肢强直,肌张力增高,炎症,肿瘤和卒中均可。

(3) 中脑：进行性核上性麻痹：向后跌倒,颈部肌张力增高是其特征性症状和体征,也是与 PD 鉴别的重要指征;帕金森病：早期也有项强,晚期颇似亚木僵状态,神志清,反应可,实际上是晚期 PD 颈部肌张力过度增高导致。病案：曹某,男,81 岁,PD15 年,H-Y4 期,伴有空气枕和蜡样屈曲等类似木僵状态,巴氯芬等治疗无效(图 3-5-1)。

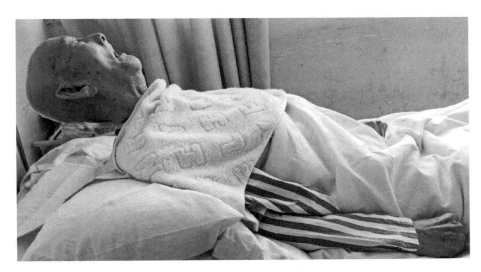

图 3-5-1 项强,表现为空气枕的帕金森病患者

9. **后颅窝** 肿瘤出血等去大脑强直,早期就可项强。

10. **大脑** 凡颅高压皆可项强,在下不表,以下是非颅高压导致。

(1) 皮质下：波及锥体外系,可能为肌张力障碍性颈项前屈的活跃性前屈所致项强。痉挛性斜颈：也可能与基底核、丘脑等有关,仅少数在基底节区明确病灶;小儿麻痹后遗症斜颈;基底节钙化。

(2) 皮层：去皮层强直可有紧张性颈反射,大脑皮层功能或皮质下某些功能丧失,皮质下大多数功能和延髓及中脑脑桥上行网状激活系统未受损。

(3) 脑膜：各种脑膜炎,颈强直,脑膜刺激征。

(4) 蛛网膜：蛛网膜下腔出血,老年可仅见颈强直,没有头痛颈痛;蛛网膜炎。

（5）硬膜：硬膜下血肿，硬膜外血肿影响颅内压，均可见项强。

此外，僵人综合征后期有颈部肌肉持续性或波动性僵硬。紧张性头痛和偏头痛也有项强。

四、神经电生理定位

常规肌电图有助于判明痉挛肌肉，确定痉挛性斜颈。笔者在肌电图引导下用 A 型肉毒毒素对痉挛性斜颈进行局部多点注射，是准确定位治疗痉挛性斜颈的安全有效方法。椎旁肌电图：颈椎旁肌 EMG 检查是判定神经根性受损的客观电生理诊断指标，深层椎旁肌肌电图最早出现精确定位检测指标，具有极高敏感性和特异性。椎旁 SSEP：皮层电位潜伏期和波幅的改变有助于神经根定位。F 波探测对近端神经根损害，F 反应延长见于近端神经病、神经丛或神经根病变。无论如何，探明脑部和脊髓中枢性病变的项强，有赖于神经影像。

五、中西医结合神经定位诊疗

1. 中医认识　颈强与项合为颈项强，项强上连于头为头项强，但头项强包含头项颈运动不利。《素问·至真要大论》曰："诸痉项强，皆属于湿。"项强常与头痛并见，是太阳病的主症之一。王冰注：太阳伤湿。张介宾注：痉，风强病也。项为足之太阳，湿兼风化而侵寒水之经，湿之极也。然太阳所至为屈伸不利，太阳之复为腰脽反痛、屈伸不便者，是又为寒水反胜之虚邪矣。《伤寒论》太阳病提纲证"头项强痛"中存在头项、颈项的位置关系，因风寒导致运动异常时，项走于后侧太阳位而俯仰不利，颈走于两侧少阳位而转侧不利。

《医宗金鉴·项强》有："项背几几强太阳，脉浮无汗葛根汤，有汗桂枝添葛入，脉沉栝蒌桂枝方。结胸项强如柔痉，大陷胸丸下必康，但见少阳休汗下，柴胡去半入蒌良。其注：项强，太阳病也。项背强，太阳、阳明病也。几几，拘强而甚之貌也。脉浮属二阳之表脉也。若无汗是从伤寒传来，宜葛根汤；有汗是从中风传来，宜桂枝加葛根汤。脉沉，谓邪已入胸里也，宜栝蒌桂枝汤。结胸，谓结胸病也，项强如柔痉，谓项强背反张，有汗如柔痉之状也，宜大陷胸丸。但见少阳，谓太阳、少阳并病之项强。休汗下，谓邪入少阳，不可更汗下也，宜柴胡汤去半夏加栝蒌主之。"

项部的经络走向：项部连及背部筋脉肌肉强直、不能前俯后仰及左右转动。项部所过经脉有七，膀胱与肾又为表里经，所选穴位项痛可采用：督脉，手太阳小肠经，手少阳三焦经，足太阳膀胱经，足少阳胆经，足少阴肾经，足阳明胃经。

2. 表里定位　项强有分表里，与肾与膀胱相表里有关吗？《杂病源流犀烛·颈项病源流》云：颈项强痛，肝肾膀胱病也，三经感受风寒湿邪则项强。风热胜，宜加味小柴胡汤，湿胜宜加味逍遥散。张介宾注：痉，风强病也。项为足之太阳，湿兼风化而侵寒水之经，湿之极也。然太阳所至为屈伸不利，太阳之复为腰脽反痛、屈伸不便者，是又为寒水反胜之虚邪矣。湿邪，又可因膀胱腑、肾脏本身病变而反应于项部，此处湿邪指膀胱、肾而言，"肾开窍于二阴"，其实指肾与膀胱为相表里的脏腑。

如上《针灸甲乙经》中大椎治"项强寒热"，应为表证。太阳病，项强，无汗恶风，为表实，葛根汤；项背强，发热，汗出恶风，为表虚，桂枝加葛根汤。故项强表证又可分表实、表虚，分别对应葛根汤，桂枝加葛根汤。有人把刚痉柔痉对应于脑膜炎，分别对应葛根汤和桂枝加葛根汤，不敢苟同。笔者认为脑膜炎就是所谓的里证，临证邪热伤津，外邪化热入里，邪热燔灼肝经，耗劫阴液，使筋脉失养，见于高热、烦躁、项强，甚神昏谵语、便秘等，此所谓阳明项强，是否脑膜炎之症候？焉有表之象？宜攻下热结，急下存阴，增液承气汤加减。由此笔者推断，此处项强之表里，是否定位于颈神经根为表，脑膜为里，非承气汤不可攻下。这是一个渐进过程,由颈神经根之表而传变入里,在葛根汤的基础上加大黄通腑,也可为表里双解之意。类似于带状疱疹病毒乃肝经风火,一旦入髓,则为入营入里,绝非表证。

"诸痉项强,皆属于湿",是否启示无论神经根压迫还是脑膜炎,与炎性反应有关? 项强为神经根无法润泽而痉。葛根汤的"项背强几几,无汗恶风",实质上是津亏和肌表闭郁,葛根得麻黄、桂枝之助,迅速透达肌表,既升津液又出汗驱邪。葛根在项强(痉症)的全部神经定位中通用,包括颈椎神经根压迫、颈髓压迫、脑膜炎等。《神农本草经》云其"主身大热",解肌除热,葛根之药力重在较浅之肌表,桂枝本为解肌,但解不到项背强几几,需葛根协以解之,方使津液升润到较浅的肌表层。

3. 针刺定位治疗 首见《素问·骨空论》云:"大风,颈项强,刺风府。"《扁鹊神应针灸玉龙经》:挫枕项强,不能回顾,少商、承浆、后溪、委中。《针方六集》:颈项强急,风池、委中、肩井、养老、阿是穴。笔者运用解剖和神经定位,结合经典经络循行,进行项强的针灸定位治疗,风池、风府、阿是和完骨均为必选局部取穴,类似于局部神经定位,以疏理项部壅滞阻塞之气血;委中为足太阳经之经穴,又称血郄,足太阳通颈项,取之可加强活血化瘀之功;养老,为手太阳之郄穴,急病多取郄穴,均为治项强的验穴。更有《经外奇穴汇编》之项强穴,经外奇穴,别名叉气、外劳宫、落枕、落零五,位于手背第2、3掌骨小头后方之凹陷处取穴,左右共2穴,针之每每验效。

周围性的项强如局部颈肌、筋膜、神经根、神经丛,针刺效果不错。但中枢性的项强,针刺治疗效果不佳,一旦神经定位确立,可选择针刺治疗方向。

六、相关疾病的项强诊疗

1. 痉挛性斜颈 Tarlov报道1例后仰型斜颈为双侧壳核及未定带有腔隙形成,1例痉挛性斜颈和舞蹈样手足徐动症患者出现双侧尾状核和苍白球区域内的神经节细胞丢失。临床分四种:① 旋转型:头绕身体纵轴向一侧作痉挛性或阵挛性旋转;② 后仰型:头向背部作痉挛或阵挛性后仰,颜面仰天,颈椎呈弓状前突;③ 前屈型:头向胸部作痉挛或阵挛性前屈;④ 侧挛型:头偏离身体纵轴向左或向右作痉挛或阵挛性侧屈,重症患者其耳、颞部与肩部逼近或贴紧,并常伴随同侧肩膀向上抬举现象,缩短了耳与肩膀的距离。

病案:乔某,女,38岁,2020年6月30日入院。14年前诊断痉挛性斜颈,来眼面肌痉挛门诊注射肉毒毒素有效。2周前头部向右不自主抽动,口服丁螺环酮和氟哌噻吨美利曲辛片抗焦虑,氯丙嗪片镇静,未见缓解。3日前无明显诱因下颈部不适,无剧烈头痛,6月29日颅脑CT平扫未见异常。诊断:痉挛性斜颈-侧挛型,躯体化障碍。针刺头皮针:双侧顶枕带,额旁1、2线,外关,养老,加可乐定片0.075 mg,每日3次,苯海索片2 mg,每日3次,3周后缓解出院。

按:痉挛性斜颈属颈部肌张力障碍,肉毒毒素注射是首选治疗方法,十余年前,笔者曾为此例在肌电图导引下注射肉毒毒素治疗有效,但判断责任肌肉基于临床症状和体征,常用注射肌肉有头颈夹肌、胸锁乳突肌、斜方肌、肩胛提肌、斜角肌、头最长肌、头下斜肌等,要根据异常运动模式及痉挛程度选择责任肌肉及注射剂量,单一靶肌肉肉毒毒素注射量不超过100 U,首次治疗总剂量不超过300 U。联合表面肌电图、针极肌电图、B超有优势,但是容易复发,有以99mTc-MIBI SPECT预判责任肌肉,提高颈深部肌肉发现率,保障肉毒毒素疗效。此后因为停止开展该项治疗,主要选择针刺头皮针加药物治疗,可乐定可耗竭多巴胺,虽然不及肉毒毒素短平快,复发率却明显减少。

2. 进行性核上性麻痹(PSP) 笔者报道5例,以核上性眼肌麻痹、慢性进行性步态不稳,尤易向后跌倒,颈部肌张力增高为特征,多伴假性延髓麻痹和认知障碍。笔者于1997—1999年间收治5例,其中男性3例,女性2例。发病年龄50~70岁,平均60~80岁。病程2~7年,平均4.52年。以右手写字不灵活起病2例,以步态不稳起病1例,开步困难起病2例。2例患者进行了头颅MRI检查,1例正常,1例示中脑萎缩。5 例患者均符合 1995 年 5 月美国颁布进行性核上性麻痹诊断标准中"Probable 进行性核上性麻痹"之必备标准,均有如下特点:男性多于女性,起病隐匿,进行性加重;初起以步态不稳等平衡功能为主,常向后摔倒,并伴少动,动作笨拙,3 例伴面具脸,2 例呈惊讶面容;核上性眼肌麻痹为上下视均受限,下视为甚,并有垂直性眼球震颤 2 例,会聚障碍 2 例,1 例左眼球追随光源活动顿挫,4 例视力明显下降;颈部肌张力均增高,并出现颈部过伸位,四肢肌张力增高,但不如帕金森病明显;4 例具有假性球麻痹症状,表现为发音和吞咽障碍,3 例伴强哭强笑,并有额叶释放征,掌颔反射阳性 5 例,下颌反射阳性 3 例;均有锥体束征,其中 4 例双侧巴宾斯基征阳性,1 例可疑阳性,1 例双侧霍夫曼征阳性;部分患者有智能障碍和情感障碍,表现为近记忆力和计算力减退,并有重复语言、消极意念等;其他情况:右手轻微震颤 1 例,双侧指鼻试验欠准 1 例,右跟膝胫试验阳性 1 例。所有患者均曾用多巴丝肼片治疗无效,其中 1 例加用培高利特治疗亦无效,而另 1 例后加用氯丙咪嗪治疗后步态不稳较前有所好转,但视觉及智能障碍无改善。

PSP 临床缺乏特异性指标,神经病理学是确诊的主要依据,可见苍白球、黑质和脑干萎缩(尤四叠体上丘和导水管周围),第 3、4 脑室及侧脑室扩大,黑质和蓝斑褪色,Brodmann 4 区中度萎缩。镜下特征性改变是基底节及脑干大量神经纤维缠结和线型神经纤维网结构,同时伴神经元缺失,星形胶质细胞增生。进行性核上性麻痹患者黑质致密带多巴胺能神经元和网状部 GABA 能神经元严重受损。而皮质脑干束及大脑皮层亦有累及,有报道其以额前回及中央前回为主。由于本病许多症状与帕金森病重叠,早期尤难鉴别,但后期特征性的核上性眼肌麻痹、颈肌张力增高及后倾跌倒均有助于区别,此外进行性核上性麻痹常有锥体束征和假性延髓麻痹等症状和体征,且早期便可有智能障碍,本组 5 例患者均符合其特点,故可确诊。临床上进行性核上性麻痹与运动神经元病中的进行性延髓麻痹和伴假性延髓麻痹的肌萎缩侧索硬化症及原发性侧束硬化症等相鉴别,此外尚应与弥漫性路易体病、多系统萎缩、额颞叶痴呆等相鉴别,其较帕金森病易于区别。目前诊断基本以临床症状为主,既往认为影像学帮助不大,但 Yagishita 认为进行性核上性麻痹患者头颅 MRI 可显示中脑萎缩以及 T2 加权脑干被盖和顶盖弥漫性高信号,乃其特征性改变。本组 2 例头颅 MRI 中 1 例显示中脑萎缩。进行性核上性麻痹目前尚无特殊治疗,本组用多巴丝肼片和甲磺酸培高利特片等均无效,此亦为进行性核上性麻痹之支持指标,其中 1 例因伴抑郁症状加用氯丙咪嗪治疗,不料其运动症状得到改善,正与 Engel 用阿米替林治疗运动障碍之报告相吻合,这似乎给临床治疗指出了一条新路。

针刺治疗其颈部肌张力障碍,分别尝试颈脊丛刺和头皮针,效果不佳。

3. 颈椎病 笔者在 20 世纪 90 年代初曾以中药药枕治疗颈椎病 46 例获得满意疗效。男性 25 例,女性 21 例,35～62 岁,平均 48 岁,病程为 1 个月至 6 年,1 年以内 18 例,1 年以上 28 例,神经根型 21 例,椎动脉型 16 例,交感型 6 例,混合型 7 例。X 线片显示皆有不同程度之颈椎体增生,生理弧度消失 21 例,小关节增生 9 例,椎间孔狭窄 5 例,关节间隙变窄 12 例。药物组成:葛根 60 g,羌活、桂枝、三棱、当归、细辛、威灵仙、豨莶草、藁本、白菊花各 30 g。制作药枕:将上述药物干燥混合制成粗末拌匀,装入 1 个 20 cm×30 cm 的布袋中。使用方法:每晚睡眠时,药枕放在枕头上,垫于颈部,1 个月换 1 次药物。可也可将前一疗程药物混合一起使用,1～6 个疗程治疗,总有效率 91.3%。本病源于气血运行不畅,经络痹阻。选用祛风通络、温经散寒、活血化瘀类中药,均为气味芳香之品,更兼威灵仙、细辛等走窜之物,穿透力强,成以药枕,长期接触局部肌肤组织,可直达病所,解除神经压迫症状,改善局部血液循环,由于葛根、羌活具有扩张脑动脉、增加脑血流量作用,故此药枕尤适合椎动脉型颈椎病。

参 考 文 献

[1] 张凤荣,邸旭辉,张克亮.深层椎旁肌肌电图在脊神经根受损中的定位价值[J].中华理疗杂志,2001,24(2):88-90.

［2］　梁镇宏.常规肌电图及 F 波传导速度量化判断手法治疗神经根型颈椎病疗效的探讨［J］.中国组织工程研究与临床康复,2001,5(20)：87.

［3］　王垗东,刘欣,王素娟,等.进行性核上性麻痹 5 例报告［J］.新乡医学院学报,2000,17(5)：364－365.

［4］　王垗东.药枕治疗颈椎病 46 例［J］.中医外治杂志,1994,3(3)：43.

第六节　颈　　痛

一、概述

上一章的颈强直与颈痛,部位重叠,但表现不同。相对项强,中医称颈部疼痛为项痛,出自《灵枢·杂病》:"项痛不可俯仰,刺足太阳,不可以顾,刺手太阳也。"项痛与项强一字之差,涵义并不相同,故分而述之。

颈部神经集中于颈部两侧及颈后颈椎后侧,颈前神经的细小分支。颈部神经有:颈丛皮支、枕小神经、耳大神经(颈丛皮支中最大分支),颈横神经(颈前区皮肤),锁骨上神经(锁骨上分别分布至颈前外侧部、胸前壁上部,肩部等处皮肤),面神经颈支。颈后还有脊神经颈段的神经。颈前深层还有迷走神经,一系列深层神经。

椎旁压痛点或棘突压痛,与受累节段基本一致。椎间孔挤压、椎间孔分离和神经根牵拉试验可以检测根性症状。霍夫曼征判断颈部脊髓的锥体束损伤。不同部位感觉障碍可界定颈椎节段,颈痛早期出现,麻木时已进入中期,感觉消失则为后期。损伤神经根或脊髓者,相应神经支配的肌力改变,也可判断神经损伤的部位及节段。

二、定向诊断

1. 生理　高枕有忧,低枕亦然。不良姿势。

2. 感染　慢性感染如咽喉炎,其次为龋齿、牙周炎、中耳炎等。外界风寒湿产生无菌性炎症。

3. 骨科　颈椎病:颈椎曲度改变导致颈椎失稳、关节错位、韧带损伤等慢性劳损;颈椎半脱位;颈椎结构发育不良如先天性小椎管、颈椎退变;颈部外伤;急刹车易出现隐形颈椎挥鞭伤。筋膜:颈部韧带扭伤即落枕。

4. 心血管　急性心肌梗死。

5. 风湿科　风湿性多肌痛;颈肩肌筋膜炎。

6. 躯体化障碍

三、神经定位

1. 肌肉　慢性颈项肌劳损即颈肌纤维肌炎;急性颈部肌肉拉伤即落枕;儿童后颅肌痛;肌筋膜炎。

2. 周围神经

(1) 椎旁神经:颈型颈椎病。

(2) 脊神经根:神经根型颈椎病:颈痛,并向肩臂指放射,70%由颈型颈椎病发展而来。颈神经根受压以颈肩背部轴性疼痛为主,脊柱退变性居多,放射至头部、枕部或肩背部,多为酸痛、胀痛,偶针刺样、烧灼样或刀割样疼痛,与体位有关,痛区域与受压颈神经根支配区域一致。

颈痛的脊神经根纵向定位如下。

C1-C3：颈源性头痛首发于颈痛，沿至病变侧额、颞及眶部，颞部多见；多以慢性、单侧头痛为主，钝性、胀痛或牵拉样痛，颈部活动或劳累及不良姿势时可加重，颈部僵硬，主动和被动活动受限，可伴同侧肩部及上肢痛。间歇性发作，每次持续数小时至数日，单侧或双侧 C2、C3 横突压痛。颈上脊神经后支组成的枕神经，分枕大神经痛、枕小神经痛。

C3：疼痛剧烈，由颈部向耳廓、眼及颞部放射，患侧头部、耳及下颌烧灼和麻木感，颈后、耳周及下颌部感觉障碍。

C4-C6：椎间盘突出、锥体及小关节增生及黄韧带骨化等均可致 C5、C8 神经根受压，颈枕部疼痛，同时颈强直与头运动受限，时强迫头位，甚至位置性眩晕。

C4：颈后痛，向肩胛区及胸前区放射，颈椎后伸疼痛加剧，上提肩胛力量减弱。

C6：颈痛沿肱二头肌放射至前臂外侧及指尖，早期肱二头肌肌力减退及肱二头肌反射减弱，感觉障碍区位于前臂外侧及手背虎口区。

C7：颈痛沿肩后、肱三头肌放射至前臂后外侧及中指，早期肱三头肌肌力减弱，胸大肌可受累并萎缩，感觉障碍区位于中指末节。

（3）神经丛：臂丛神经丛痛从颈痛迅速扩展到肩背；糖尿病颈神经根神经丛神经病以颈痛、肌肉无力为突出表现，可伴自主神经功能紊乱。

以下为中枢性的项痛，但后颅窝附近如椎间盘或颈椎椎管内肿瘤压迫颈神经根造成向枕部放射的颈痛。

3. 脊髓　颈椎间盘突出一旦完全压迫脊髓，可能颈痛不明显。门诊经常有患者颈部疼痛伴偏身无力麻木，颈部疼痛好转后，肢体无力麻木反而明显加重，颈椎 MRI 可显示颈髓严重受压。

4. 颅颈交界畸形　寰枕部畸形有短颈或斜颈，后发际低、头痛、枕颈痛。

5. 脑干小脑　后循环脑梗死；肿瘤压迫。

6. 动脉夹层　颈动脉夹层同侧颈痛或头痛；椎动脉夹层枕颈部疼痛，常伴后循环缺血症状。

7. 大脑　颅内病变如后颅窝肿瘤、囊肿、脑积水和脑梗死、脑出血致颅内压增高，刺激硬脑膜的神经导致颈痛。

8. 脑膜　见第三章第五节"项强"。

9. 颅骨　颅骨骨瘤；嗜酸性肉芽肿。

神经电生理定位：肌电图、神经传导等电生理检查可以客观评估和定位神经根神经丛病变，皮节诱发电位可进一步纵向脊神经定位，体感诱发电位确定中枢损害。但电生理不一定与临床检查、影像学完全吻合。

四、神经影像定位

1. 颈椎 X 线片　判断颈椎正常生理曲度消失或反张，椎间隙狭窄，椎管狭窄，椎体后缘骨赘形成，颈椎过伸过屈位片观察颈椎节段性不稳定及严重程度。

2. 颈椎 CT　提供骨性解剖细节，多角度显示椎间孔形状、压迫神经根骨赘及相邻结构。观察颈椎增生钙化、椎管狭窄、椎体后缘骨赘，尤脊柱退变性神经根痛。确定神经根所致脊椎责任节段与受压部位，鉴别非退变性神经根颈痛。

3. 颈髓 MRI　观察椎间盘突出压迫脊髓，包括神经根水肿、侧隐窝、椎间孔狭窄与脊椎移位，进一步确定纵向节段及横向水平定位。斜矢状位 MRI 早期显示椎间孔狭窄程度，过伸位 MRI 易发现责任节段，脊髓造影明确神经根受压状态。

4. 动态颈髓 MRI　如静态 MRI 无明显颈髓压迫，但有信号改变，应考虑颈椎屈曲和伸直位时动态

MRI 评估。屈曲位时脊髓前后径增加，伸直位时前后径减少，与静态 MRI 相比，动态颈椎 MRI 使诊断后部颈髓压迫的概率增加 18%。

5. 脑 MRI　适于后颅窝诊断，颅颈交界 MRI 适于先天畸形、肿瘤等诊断。

6. TCD　检测椎动脉血流，观察椎动脉走行。

7. 红外热像　可定位颈椎间盘突出压迫神经根。

五、中西医结合神经定位诊疗

1. 中医认识　骨强筋弱是机体相对的动态状态，《灵枢·论痛》云"人之骨强筋弱，肉缓皮肤厚者耐痛，其于针石之痛、火焫亦然"，《素问·生气通天论》"谨和五味，骨正筋柔，气血以流，腠理以密，如是则骨气以精。谨道如法，长有天命"。表达了一种生理状态下的颈部力学状态，指导后世诊疗。很多时候颈痛与项强交叉引用，《伤寒论·辨太阳病脉证并治》称项背痛，与督脉及足太阳经关系密切。

针灸治疗颈痛较中药内服有优势，也是直达病所之意。如神经根型颈椎病，中医谓项痹，沈卫东采用"项八针"法针刺治疗神经根型颈椎病颈痛患者 60 例，取大椎、哑门及颈椎旁三针，颈椎旁三针为第 2、4、6 颈椎棘突下，后正中线旁开 2 寸。取坐位或俯卧位，针刺大椎穴时，毫针向下颌方向斜刺 0.5～1.0 寸；针刺哑门穴时，斜刺 0.5～1.0 寸；针刺颈椎旁三针时，针尖向脊柱方向斜刺 45°，进针 0.5～0.8 寸，平补平泻法至得气，总有效率 100%。颈椎旁三针也可谓颈夹脊穴，位于颈椎棘突下旁开 0.5 寸。

2. 神经定位于中医诊疗意义　颈痛诊疗中，项韧带与颈脊柱地位同等重要，头之屈伸在寰枕关节，旋转在寰枢关节，颈部屈伸主在下颈段。故颈痛可由颈椎（关节、椎间盘）、软组织包括韧带损伤、神经压迫等引起，除局部颈痛，还伴神经系统损害，其颈部肌群、颈部韧带、神经根、神经丛、脊髓及脑组合成颈痛的链式神经定位诊断脉络。根据不同疾病的中医病位分别为：筋，髓，脑。无疑在筋易于诊断和治疗，在髓及脑棘手。如初诊枕大神经痛，最终确为蛛网膜下腔出血或脑膜炎不在少数。病案：蔡某，男，21 岁，2017 年春就诊，颈部疼痛 3 日，初以为感冒，急诊查颈部及后枕部有压痛，按枕大神经炎治疗，予止痛药稍缓解，3 日后加重，问诊除了颈部稍微有点酸胀，无发热颈抗不明显，查克尼格征可疑阳性，伴轻度颈强直，无颈部枕部压痛，针刺外关和风池完全无效，如果平时按照落枕处理基本上都是立竿见影，考虑脑膜炎，坚持其住院，不从。次日早上觉有些思睡，考虑已然脑膜脑炎，力劝其急诊。晚上即收入急诊留观，次日收入病房，腰穿证实为脑膜脑炎。蔡某现在已完全健康。

3. 针灸定位治疗　针灸治疗首见于《素问·骨空论》云："大风，颈项痛，刺风府。""失枕在肩上横骨间，折使榆臂，齐肘正，灸脊中。"基于神经定位理论基础，我们尝试颈痛的针灸定位治疗，结合传统的取穴，疗效有跃升。

颈痛的脊神经根纵向定位尤其重要，参照神经定位，首先确定节段神经根损害的定位位置，再选择相应的颈夹脊穴，有助于提高针刺治疗疗效。急性颈肌炎、枕神经痛针刺有即刻止痛效应，急性颈肌炎选颈夹脊丛刺，枕大神经痛选风池（其出口处）、外关，枕小神经痛选完骨（其出口处）、外关，也是与定位相关的取穴。针对颈部剧烈疼痛伴颈强直者，除急性颈肌炎等，多见于蛛网膜下腔出血、脑膜炎等中枢性病变者，针刺治疗改善症状，但对病因治疗价值不大。

基于水平定向定位诊断，对于项痛针刺深度的比较，肌肉压迫颈部的关节、椎间盘、肌肉、皮肤、韧带等均可导致颈痛，这是周围性的颈痛，常有足太阳经筋失常表现"脊反折，项筋急，肩不举"等，不同的病位，针刺深浅需要调节，椎间盘压迫及髓者深刺，韧带适于浅刺，皮肤适于丛刺。

4. 肌筋膜触发点与穴位　肌筋膜炎主要表现为局部或弥漫性界限不清的疼痛；局限性软组织压痛；软组织痛性结节或条索感。颈椎旁三针所在位置是常见压痛点，该部位恰经过足太阳膀胱经的经筋部，也是颈夹脊穴所在。所有头痛的患者,都存在肌筋膜触发点(TRPs),颈源性头痛患者斜方肌上段 TRPs 敏感性较其他头痛类型增高,在这点上也有助于诊断颈源性头痛。

5. 帕金森病的颈痛定位诊疗 PD 患者疼痛分为骨骼肌肉性疼痛、神经性疼痛、肌张力障碍相关性疼痛、中枢性疼痛、静坐不能相关性疼痛,其中骨骼肌肉性疼痛约占 PD 患者疼痛的 70%,为最为常见的疼痛形式。PD 患者中颈痛很常见,早期 PD 可以颈痛出现,属于骨骼肌肉性疼痛,笔者以颈夹脊穴治疗均有疗效,颈部热熨法也有效,下面详述;中晚期则由于中轴肌强直阵挛和活动减少,其颈痛常伴项强,可能与中枢性疼痛相关,也是 PD 中晚期的一个表现,甚至伴有比萨综合征,单以颈夹脊穴治疗基本无效,而额叶皮层运动区和辅助区的头皮针治疗有效。同时,PD 患者的疼痛与焦虑和引起的躯体化障碍有关系,因为 PD 患者容易合并有焦虑躯体化障碍、抑郁,表现为躯体疼痛。

热熨法治疗历史悠久,是中医外治法的重要组成部分之一。热熨法是指将各种药物或者辅料加热,敷在患处或者腧穴并来回移动按摩的一种治疗方法,主要通过热力的刺激及药性的渗透起到行气活血、散寒除湿、舒经通络、消肿止痛的作用。具体中药热熨护理:操作者将热熨包放于患者患处,指导患者适宜舒适体位,观察患者感受,过热时应该待热熨包稍冷却后再进行,过冷应重新加热热熨包,每次热熨患处 30 分钟,每日 1 次,连续 5 日。操作过程中注意保护隐私,加强观察防止烫伤。中药热熨护理方剂:制附子 200 g,桂枝 150 g,细辛 50 g,白芷 150 g,川芎 150 g,杜仲 150 g,小茴香 150 g,大青盐 500 g,将以上药物制成粗末装入 30 cm×40 cm 的布袋,覆于颈部。以颈痛为主要表现的 PD 属于肌肉骨骼性疼痛,一般起病很早。临床相关科研初步显示中药热熨护理对 PD 肌肉骨骼性疼痛存在一定疗效。

参 考 文 献

[1] 中华医学会疼痛学分会.脊柱退变性神经根疼痛治疗专家共识[J].中华医学杂志,2019,99(15):1133-1137.

[2] Debette S, Leys D. Cervical-artery dissections: predisposing factors, diagnosis, and outcome[J]. Lancet Neurology, 2009, 8(7):668.

[3] Blum C A, Shadi Y. Cervical artery dissection: a review of the epidemiology, pathophysiology, treatment, and outcome[J]. Archives of Neuroscience, 2015, 2(4): e26670.

[4] 杨子明,李放,陈华江.颈椎病的分型,诊断及非手术治疗专家共识(2018)[J].中华外科杂志,2018,56(6):401-402.

[5] 王莹,沈卫东,王文礼,等."项八针"治疗神经根型颈椎病颈痛疗效观察[J].上海针灸杂志,2014,33(5):442-444.

[6] 张一楠,谭戈,周泽芳.颈源性头痛 ICHD 诊断标准的研究进展[J].中国实用神经疾病杂志,2019,22(23):2665-2668.

第四章

面部症候

第一节 面 瘫

一、概述

面瘫分中枢和周围两大类。周围性面瘫的常见病因包括急性非化脓性面神经炎,以面神经炎最常见,其病理生理过程:面神经管一俟受冷、病毒感染和自主神经不稳,仅面神经通过的骨性管道内神经营养缺乏,血管痉挛,循环障碍而毛细血管扩张,继之面神经开始水肿,在面神经管内嵌压面神经,进一步加剧局部面神经营养血管痉挛导致神经缺血水肿,稍后继发脱髓鞘,然后轴突变性。面神经炎大致临床分期:发病1~7日的急性期,发病8~15日的静止期,恢复期是发病15日以上,恢复后期为发病3个月至半年以上。其他有带状疱疹、外伤、肿瘤、手术、血管病、梅毒与中耳炎及血管畸形、血管扭转压迫等。

二、定向诊断

需与耳科口腔科等疾病鉴别。详细病史和神经系统检查,对发现面部体征和诊断周围性面瘫更为重要:运动如蹙额、皱眉、闭眼、示齿、鼓腮、吹口哨等动作,有无额纹消失、闭眼不能或无力、一侧颊肌无力或口角歪斜漏气等,鼻唇沟是否对称、有无口角下垂、鼻唇沟变浅、眼裂变宽;味觉:周围性面瘫同侧舌前2/3味觉丧失;神经反射:眉弓反射,口轮匝肌反射,眼轮匝肌反射,角膜反射;音叉频率:听神经累及;耳部疱疹。

1. 耳科 中耳炎(儿童多见)、术后并发症、肿瘤(胆脂瘤等)肿瘤及肉瘤病极少仅表现为孤立性面瘫。听神经瘤合并听力丧失、耳鸣或步态不稳。伴单侧耳痛及疱疹考虑亨特综合征,即 Ramsay Hunt 综合征。

2. 乳突 乳突炎;迷路炎;中耳炎继发。

3. 面神经局部创伤 乳突根治术;放疗;颈动脉内膜切除术后;外伤;下颌或腮腺区域同侧手术致下颌分支麻痹,表现为鼻唇沟对称、面部静态位置对称,全口微笑或张口时,下唇肌肉轻瘫,下唇不能向下或侧向运动,不能露出下牙,颇似中枢性面瘫,预后良好。

4. 代谢障碍 如糖尿病、维生素缺乏。

5. 中毒 酒精中毒,长期接触有毒物。

6. 感染 HIV,急性传染性单核细胞增多症、腮腺炎、腮腺肿瘤、颌后淋巴结炎等;神经莱姆病为蜱传播疏螺旋体感染,可单侧或双侧面瘫。

7. 免疫相关 梅克松-罗森塔尔(Melkersson-Rosenthal)综合征：口唇面部肿胀、单侧或双侧周围性面瘫、沟状舌，即面瘫唇肿裂纹舌综合征，又称梅罗综合征，需与 Ascher 综合征、淋巴血管瘤鉴别。我们曾收 3 例可疑患者。

8. 局部肿瘤 如腮腺肿瘤。

三、面瘫的三分法神经定位

面瘫的神经定位，首当辨析周围与中枢，常规神经系统检查即可明确判断。由于前额部肌肉受双侧皮质中枢支配，中枢性面瘫不累及皱额，事实上，皱额有时候是最重要也是唯一鉴别周围中枢的体征。体征搜集的目的不单是诊断，而是进一步分段定位来指导治疗和判断预后。观察面瘫体征也需动态(见《动态的神经定位》)，最初诊断"脑梗死"导致中枢性面瘫，最终明确是脑梗死致中枢性面瘫合并累及膝状神经节的周围性面瘫。

界定周围性和中枢性是面瘫神经定位诊断中的方向性目标，但我们要厘清中枢神经损害和中枢性面瘫的概念。在中枢神经系统如脑桥面神经核发生的面瘫，可称其为在中枢神经中的周围性面瘫，虽然病灶位于中枢，但我们却只能如此定位：核性的周围性面瘫。目前临床中枢性和周围性面瘫的两分法，笔者个人觉得不妥，周围性面瘫还是中枢性面瘫将面神经损害的性质和定位混淆起来，不利于临床定位诊断，而以脑桥面神经核为中心的，核下核性核上三分法的定位可能更接近面瘫神经定位真正的临床面目。笔者提出面瘫三分法神经定位，表述如下。

（一）核上性面瘫定位

脑桥内面神经核以上至大脑皮质中枢(中央前回下 1/3)间损害引起的面瘫，应称之为核上性的中枢性面神经麻痹，而下段的核性的在脑干中枢的面神经麻痹，实属周围性面瘫范畴。面神经运动核的上 1/3 受两侧大脑皮质运动区的支配，该部分发出的运动神经纤维支配眼轮匝肌以上的面部表情肌，面神经运动核的下 2/3 只受对侧大脑皮质运动区的支配，其发出的运动神经纤维支配眼轮匝肌以下的面部表情肌，故核上性的中枢性面瘫损害累及大脑皮质运动区、皮质脑干束、内囊、脑桥上部、中脑等部位，表现为病变对侧眼裂以下面部表情肌麻痹，如鼻唇沟变浅，示齿时口角歪向对侧，不能吹口哨及鼓腮，而闭目、蹙额、皱眉等动作常受损较轻或无障碍，常伴面瘫同侧的肢体偏瘫，无味觉和唾液分泌障碍，其他体征如腱反射异常、巴宾斯基征等，肌肉无电变性反应。根据有无伴发其他脑神经麻痹和脑干长束受损症状，可区别面瘫定位在脑干内还是脑干外，颅腔内还是颅腔外(包括颞骨)。核上性面瘫各段定位特点。

1. 后颅窝病变 桥小脑角肿瘤、多发性硬化、脑膜炎及转移瘤等一般导致周围性面瘫，核上性少见。

2. 脑干

（1）延髓：延髓背外侧综合征偶见面瘫，理论上延髓导致核下性面瘫，但需与假性中枢性面瘫相鉴别。杨凤民报道 12 例延髓卒中，除病侧舌瘫和对侧肢体中枢性瘫痪，伴病侧鼻唇沟变浅，口角向对侧偏移，即假性中枢性面瘫。

（2）脑桥：面神经核位于脑桥下部网状结构的腹外侧，内含大型运动细胞，属特殊内脏运动性核。脑桥损害常伴有病侧Ⅴ、Ⅵ、Ⅷ等脑神经麻痹和对侧偏瘫或双侧受累。脑桥内部，面神经核水平以上当然是核上性面瘫，但核性和核下或核上稍有偏离，定位即大不相同，也可能各种类型混合，不可不察。

（3）中脑。

1）中脑大脑脚底部髓内：韦伯(Weber)综合征又称大脑脚综合征，中枢性面瘫和舌瘫，伴同侧动眼神经麻痹，对侧偏瘫。颞叶肿瘤或硬膜下血肿伴发的小脑幕切迹疝压迫大脑脚，中脑肿瘤或脑血管病。病案：赵某，男，64 岁，2022 年 3 月 9 日首诊，右上下肢无力Ⅳ，无面瘫，脑 CT 平扫左侧大脑脚区域占位，拒绝手术治疗。2022 年 9 月 19 日嘴角偏左，皱额可，右上下肢无力Ⅲ级。SEP：N20 潜伏期延长，BAEP：Ⅴ波潜伏期延长，瞬目反射（－）。脑 CT 平扫左侧大脑脚区域占位，较前片（3 月 9 日）体积增大且密度增高，考虑合并瘤内出血，9 月 21 日 MRI 示脑干左侧、大脑脚区占位，考虑血管瘤伴出血可能；两侧额顶枕叶、半卵圆区多发小缺血灶；脑萎缩。为中脑水平的核上性的对侧中枢性面瘫、同侧动眼神经麻痹和肢瘫构成的韦伯综合征。患者始终拒绝手术，2023 年 4 月 3 日复诊，诉 1 周前右手发麻，继之右手震颤，波及中脑红核、黑质、动眼神经，是为贝内迪克特综合征（图 4-1-1）。

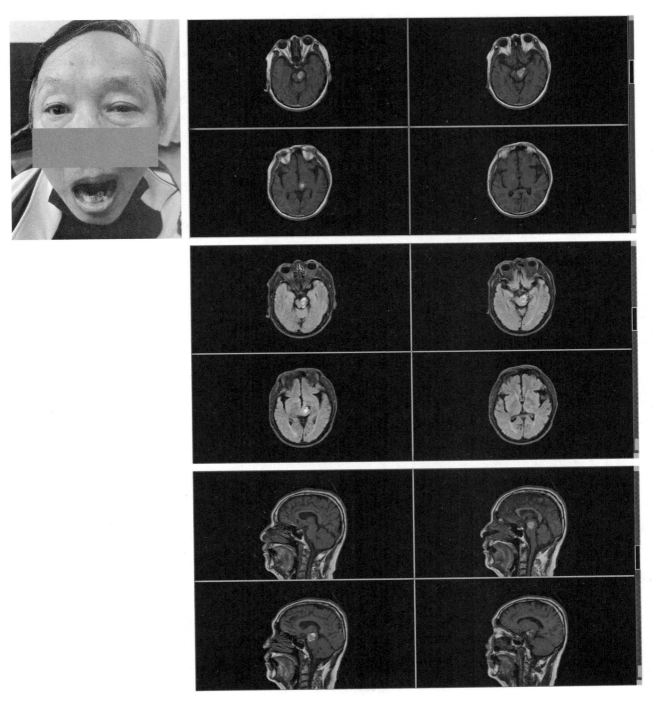

图 4-1-1 大脑脚区域占位

2）大脑脚后方的黑质、中脑红核：红核综合征即 Benedikt 综合征。同侧动眼神经麻痹，对侧半身锥体外系损害如半身舞蹈、半身徐动症和半身震颤及肌张力增高、强直等，对侧内侧丘系损害造成触觉、振动觉、位置觉及辨别觉减退。源于基底动脉脚间支或大脑后动脉阻塞，中脑肿瘤。遇一例红核综合征患者，仅有中枢性面瘫和上肢意向性震颤，经基础治疗和头皮针（取额顶一线，二线，百会，顶旁一线），半年后部分恢复。

3. 丘脑　特征性的情感性面神经麻痹，笑或哭等情感运动时面瘫，随意运动时面肌仍能收缩，丘脑或丘脑下部多见。

4. 大脑

（1）皮层。

1）中央前回被外侧下部：病变对侧上肢与颜面下部肌肉麻痹，下肢瘫很少，常伸舌向面肌与上肢瘫痪侧偏斜，常见 Heubner 回返动脉闭塞。

2）中央前回的下部、岛盖部、额极、额叶底面或颞极：可单纯中枢性面瘫，在优势半球常伴失语。外伤、脑肿瘤和脑血管多见。

（2）皮层下。

1）基底节：类似丘脑的情感性面神经麻痹。

2）内囊：中枢性面瘫最常见受损处，颈内动脉系统闭塞尤大脑中动脉主干及分支闭塞更多见，也可颅内出血或肿瘤。CT 和 MRI 出现前，单纯的中枢性面瘫难以定位，经 CT 和 MRI 证实为内囊/放射冠小灶性梗死导致的单纯性中枢性面瘫很常见，主要在膝部表现为中枢性面瘫或者面神经感觉异常。额旁三线头皮针治疗有效。

5. 蛛网膜下腔　可有中枢性面瘫或单纯周围性面瘫。

6. 硬膜下　复发慢性硬膜下血肿，颅脑损伤，脓肿。

7. 硬膜外　创伤性面瘫。

（二）核性面瘫（面神经核及髓内）定位

如前所言，发生在脑桥面神经核的面瘫是脑干内的脑内中枢神经系统损害，但又属于周围性的颅神经核性损害。笔者这样表述核性面瘫：一种处在中枢神经的周围性面瘫。脑桥内核性及核下性损害可波及面神经核或其发出的面神经根纤维，表现为周围性面瘫，常有附近神经核团及传导束损害表现，与典型的核下性面瘫比较，面部感觉和腺体分泌功能多可保存，常与同侧邻近的外展神经瘫痪并发，又可波及皮质脊髓束致对侧肢体偏瘫。

核性周围性面瘫常与核下性面瘫合并损害，难以区分，尤其是面神经手术、放射、介入治疗和物理性、化学性、中毒性因素导致的面瘫。

1. 脑桥被盖部、基底内侧　福维尔（Foville）综合征即脑桥基底内侧综合征：同侧周围性面瘫，眼球不能外展（两眼向病灶侧的同向凝视麻痹），头部向病灶对侧轻度旋转（内侧纵束）；对侧中枢性偏瘫（锥体束），感觉障碍（内侧丘系）。常见于脑桥肿瘤、炎症及血管性病变等致面神经核或核下纤维、外展神经核、三叉神经根丝或三叉神经脊髓束核损害。

2. 脑桥基底外侧　米亚尔-居布勒（Millard-Gubler）综合征即脑桥基底外侧综合征：同侧眼球外展不能，周围性面瘫，对侧肢体上运动神经元性偏瘫及中枢性舌下神经瘫。炎症和肿瘤常见，脑桥肿瘤最多，其次脑桥出血，脑桥梗死较少见。

3. 八个半综合征　一个半综合征＋单侧面神经损害。脑桥被盖部的桥旁正中网状结构（PPRF）和内侧纵束（MLF）毗邻面神经内膝及面神经核受累，还可能是联络中央前回与皮质延髓束部分受损。病案：

李某,女性,57岁,右利手,左侧面部无力伴视物重影5日。2型糖尿病史控制不满意。查体:左眼内收、外展不能,右眼内收受限,右眼外展及双眼垂直运动正常,双眼水平向右注视时细小眼震2度,会聚差,左皱额不能,嘴角向右歪斜,余颅神经(一),四肢肌力正常,腱反射对称。定位于左侧内侧纵束、展神经核、桥旁正中网状结构和左侧面神经核。基础治疗加额顶线治疗2周而愈。

4. 十五个半综合征 一个半综合征合并双侧面神经麻痹(7×2+1.5=15.5),双侧脑桥被盖部病变引起脑桥被盖部PPRF、MLF及双侧面神经核或束(面神经膝)受损所致。Li M报道1例54岁女性,右利手,左上肢麻木、言语含糊伴复视4日,有构音障碍,右眼内收、外展不能,左眼内收受限,左眼外展及双眼垂直运动正常,双眼水平左视,可见左眼细小水平眼震,双侧周围性面瘫。双侧周围性面瘫和一个半综合征,定位于双侧面神经核(膝部)+右侧PPRF+右侧展神经核+右侧内侧纵束,影像学定位于脑桥、双侧脑桥被盖区和右侧脑桥中线线样梗死。

5. 先天性面神经核发育不全 Mobius综合征,先天性面肌双瘫综合征。

6. 多颅神经炎/脑干脑炎 临床不罕见。

7. 肌萎缩侧束硬化症 罕见下部面肌瘫痪,面无表情。

(三)除核性以外的核下性周围性面瘫分段定位

前已明确,通过两侧额纹比较,可初步判断中枢和周围,基本不需要其他核下性的周围性面瘫体征和症状如眼裂闭合不全、不能蹙额、皱眉、鼻唇沟变浅、口角向健侧偏斜、露齿、鼓腮、吹口哨等困难。反而其他颅神经检查非常重要,如耳廓疱疹诊断Rumsay-Hunt综合征。核下性面瘫最多见于面神经炎,亦可见于带状疱疹、颅底脑外伤、颅底脑膜炎、中耳炎、听神经瘤、脊髓灰质炎、特发性急性炎症性脱髓鞘性神经根神经炎、面部外伤或三叉神经和听神经等手术后等。我们把核下性面瘫定位分七段。

1. 面神经颅外段 茎乳孔或以下部分损害,面瘫可为唯一症状,无味觉、唾液及泪液分泌障碍,无听觉过敏,预后良好。颅外段面神经主干到茎乳孔长约2 cm,位于乳突前缘中点深侧约2 cm,故核下性面瘫极早期,笔者取穴完骨为主,完骨当耳后乳突的后下方凹陷处,《灵枢·骨度》曰:"耳后当完骨者,广九寸。"有定位寓意。

2. 鼓索支(镫骨肌以下) 面瘫+味觉丧失+涎腺分泌障碍,除面瘫外,还有该侧舌前2/3味觉消失及口干(舌下腺、颌下腺分泌障碍),预后尚好。针刺加邻近的地仓、廉泉。

3. 镫骨肌支 面瘫+味觉丧失+涎腺分泌障碍+听觉改变,除面神经瘫痪、该侧舌前2/3味觉消失及口干外,还有听觉过敏,此处解剖部位狭窄,累及结构较多,预后较差。针刺加邻近耳屏的耳门、听宫、听会和翳风。

4. 膝状神经节 即Rumsay-Hunt综合征,面瘫+味觉丧失+涎腺、泪腺分泌障碍+听觉改变,外耳道带状疱疹,甚至头皮、口咽黏膜疱疹,常伴有第8对颅神经损害,眩晕、耳聋。有时疱疹非常隐袭,1周后方外显,此时如单用激素就有较大风险。如累及岩浅大神经,自膝状神经节发出后,通过面神经管裂孔,到达岩骨上的同名神经沟内,最后越过半月节的下面,进入破裂孔内,泪腺分泌减少,角膜、鼻黏膜干燥,迎香和承泣必选。

5. 内耳孔处 面瘫+涎腺、泪腺分泌障碍+听觉改变,因位听神经同时受累,可伴耳鸣、神经性耳聋、眩晕(眼震)等,泪腺、唾液腺分泌障碍。选完骨、听会、翳风、地仓和廉泉。

6. 脑桥小脑角 1例脑桥小脑角占位及其手术后的面瘫,有发作性胸闷、心慌、大汗淋漓,一直考虑躯体化障碍,仔细询问病史,患者坚持认为是手术后出现,抗焦虑治疗效果不理想,见《出汗》曹某病案。

7. 颅底 创伤所致,颅底骨折尤颞骨骨折、面部外伤、中耳穿通伤和冲击伤,同时波及动眼神经,外展,舌咽神经。

以上面瘫三分法定位诊断,仅是面神经从其分支末梢向颅神经进发到脑干进而大脑的一段。

(四)其他

1. 神经根 吉兰-巴雷综合征可双侧面瘫,极少数时为唯一症状。国内吴蕾报道以双侧周围性面瘫为首发症状的获得性免疫缺陷综合征。

2. 自主神经 不大会有面瘫。

3. 神经肌肉接头 重症肌无力有假性面瘫,类重症肌无力不详。

4. 肌肉 面肩肱型肌营养不良波及脸、肩、上臂等肌肉,可双侧假性面瘫。

四、量表评估

将面神经功能分级的量化评估面瘫,现有分级法均有缺陷或不足,临床尚未普及。以 House-Brackmann 分级法(HBGs)为多数同道认同。多伦多分级法(TFGS)有静态对称性、自主运动对称性和联带运动 3 个组成部分,目前最佳评估法。还有 Fisch 法即面部对称性细则评估,Burres-Fisch 法,面神经功能指数(FNFI),诺丁汉分级系统。摄像和计算机系统目前也应用于面神经功能分级。

五、神经电生理定位

1. 早期诊断 借助神经电生理尤瞬目反射(BR)可及时诊断极早期仅感觉面部不适,而没有发现任何体征的患者,界定是否面瘫,并进一步分段来判断预后,制定更精准的治疗方案,但早期有假阴性。

肌电图可检出不典型面瘫,核上性面瘫肌肉无电变性反应,周围性面瘫极早期肌电图也可正常。如一例中枢周围合并的面瘫:谢某,男,76 岁,2019 年 3 月 4 日入院,头晕伴口角向右歪斜 2 日,无明显诱因下口角向右歪斜,鼓腮漏气,稍有头晕不适,急查头颅 CT:右侧丘脑、左侧基底节区及放射冠区腔隙性脑梗死,BAEP 异常脑干听觉诱发电位,肌电图示右侧面神经损伤。患者无神志不清,无剧烈头痛,无恶心呕吐,无肢体活动不利,耳后未见疱疹。神经系统检查:颈软无亢,布鲁辛斯基征(—)、克尼格征(—)。眼震(—),口角向右歪斜,鼓腮漏气,左侧鼻唇沟变浅,双侧额纹未见明显消失。双上肢肌力 5 - 5 - 5 - 5,双下肢肌力 5 - 5 - 5 - 4,肌张力正常。双侧掌颌反射、霍夫曼征、巴宾斯基征(—)。皮肤针刺觉、振动觉、位置觉(—)。龙贝格征(+)、曼氏征(+),舌质淡,苔薄白,脉沉细。证属中风之气虚血瘀证,治拟益气活血通络,方用补阳还五汤加减:黄芪 45 g,当归 15 g,赤芍 15 g,地龙 6 g,川芎 15 g,红花 10 g,桃仁 10 g,木瓜 10 g,3 剂。第 6 日患者出现右耳部疱疹,重新神经系统检查发现眼震(—),右皱额略浅,右耳林纳试验(+),施瓦巴赫试验缩短,骨导听力下降,是为感音神经聋,并出现疱疹,诊断脑梗死导致中枢性面瘫合并累及膝状神经节的周围性面瘫,即 Rumsay-Hunt 综合征。予地塞米松、甘露醇、更昔洛韦静脉滴注,头皮针合体针治疗以理气通络,取穴:双侧额旁 1,2 线,左攒竹、左丝竹空、左地仓、左颊车、左四白、左鱼阳、左合谷、左听宫、左听会,留针 20 分钟。3 月 20 日基本恢复出院。

2. 判断预后

(1)肌电图:兴奋阈值测定(早期:7 日内),两侧差≤2 mA 正常;差 3~5 mA 预后良好,差≥10 mA 预后不良;如果有传导阻滞则喻示髓鞘损害。

(2)瞬目反射:无创,对周围性面瘫预后判断有重要意义,尤 R1 潜伏期延长是最重要指标。刺激病变侧,同侧记录的 R1 和 R2 异常,对侧记录的 R2 潜伏期正常;非病变侧刺激,同侧 R1 和 R2 正常,对侧记录的 R2 异常。面神经炎发病后 2～3 日内瞬目反射可反应正常,但随病变加重,反应也逐渐消失,此时神经电生理不能判断预后。面神经受损后 4～5 日测定中,肌肉动作电位波幅下降少于 50%,肌电图有较多运动单位电位的预后良好。发病 10 日以内,R1 预示预后良好。第 2～3 周以上 R1、R2 还没有恢复则预后不良。如第 3～4 周 R2 再出现者,完全恢复者较多,瞬目反射消失后又恢复时,多数是 R1 比 R2 先恢复,或者 R1 和 R2 同时再出现。一般而言,特发性面神经麻痹 R1 潜伏期的延长也要持续 4 周至 3～4 个月才能恢复正常,预后不佳者 R1 潜伏期持续延长。

　　我们运用瞬目反射联合肌电图的神经电生理检测,有助于全面客观地评估面瘫程度及预后,对以大秦艽汤治疗为主的中西医结合治疗面神经炎进行疗效评估。19 例面神经炎患者 BR 均出现 R1、R2、R2′消失/延长,与肌电图相比,病程 3 日内 BR 异常率(19/19)为 100%,而肌电图异常率(9/19)仅 47.39%。18 例接受激素和大秦艽汤治疗后症状全部缓解,1 例经单用大秦艽汤治疗而未接受激素治疗者,病情也明显好转。

　　3. 脑干诱发电位　　有助核性面瘫定位,并将脑内核下性面瘫精确定位,根据 1～5 波粗略定位于上下脑干。2018 年 7 月上例谢某(2019 年又核上伴核下面瘫),初表现核性周围性面瘫,脑干诱发电位阳性,三日后外展神经和动眼神经麻痹,考虑脑干脑炎。

六、神经影像学定位

　　常规 CT 或 MRI 各有优势,可显示导致面神经管骨质改变的先天性面神经管畸形、外伤、慢性中耳炎,周围神经段包括脑桥、脑池、内听道、迷路段和膝神经节均不易探明。MRI 对脑桥小脑角和颅底定位定性有很大帮助,同时要注意假阴性。静息态功能磁共振成像比率低频振幅测量技术在探测周围性面神经麻痹患者脑功能活动具有意义,左右侧面神经麻痹患者情绪及运动功能整合机制可能不同。梁建情在MRI 定位下头针治疗中枢性面瘫,64 例中对照组颊车透地仓,阳白透鱼腰,四白透巨髎,观察组针刺头部运动区,治疗 45 日后观察组痊愈 17 例,好转 12 例,无效 3 例,总有效率 90.6%,对照组痊愈 4 例,好转 10例,无效 18 例,总有效率 43.7%,有非常显著性差异($P<0.05$)。

七、中西医结合神经定位诊疗

　　1. 中西医结合诊疗概述　　周围性面瘫大部分为面神经炎,皮质类固醇于面神经炎麻康复至关重要,没有足够证据支持常规使用抗病毒药物治疗。激素使用有两个节点需要把握,神经水肿的高峰和髓鞘轴突再生的神经修复时机,在面神经炎早期中期应用激素治疗同时,不是一刀切不分期分段地治疗,需个体化分期分段定位精准治疗。

　　在国家中医药发展综合改革试验区建设项目面瘫及中风病中医药特色项目(PWZ-2017-18)中,我们进行包含针灸、rTMS 和基础治疗的中西医结合综合治疗方案,由于面神经炎的不同时期病理生理的变化和不同定位,其针灸治疗的取穴手法针法均各异,总结一套系统的结合面神经炎不同时期病理生理变化的针灸治疗方法。早期面神经水肿,髓鞘或轴突有不同程度变性,以茎乳孔和面神经管内的部分为重,取面神经管出口附近的完骨、风池。受冷、病毒感染和自主神经不稳→神经营养血管收缩而毛细血管扩张→组织水肿→压迫面神经→面神经水肿和脱髓鞘,严重者有轴突变性,故基础激素治疗应维持3 周左右起到消炎和帮助髓鞘重建的作用,部分患者应在 EMG 和 BR 指导下撤停激素。神经电生理客观指标有助于评估中西医结合综合治疗对不同阶段和不同类型面瘫的疗效,初步形成中医药特色治疗面瘫运用神经电生理(BAEP 和 EMG、BR)技术评估体系的系列,形成面瘫临床治疗特色:中西结合,针药并举,内外兼治。

面神经炎与免疫相关,一直有争议。反复多次的面神经炎并不罕见,更有梅克松-罗森塔尔综合征、结节病和GBS,进行健脾补肾治疗后,复发周期延长。病案:黄某,女,18岁,2017年1月23日至2017年2月8日首次面瘫入院,诊断高度怀疑梅克松-罗森塔尔综合征,2017年2月10日又复面瘫入院(图4-1-2,见彩图)。

2017年12月26日又复面瘫,此后面瘫频次增加,甚至1个月内出现1~3次,表现口唇面部肿胀、单侧核下性面瘫、沟状舌,可惜活检取样部位失败。以益气健脾治疗1年,2022年8月19日陪其奶奶看病,告知已4年未发(图4-1-3面瘫-梅罗综合征,见彩图)。

2.针刺远近端取穴与神经定位 周围性面瘫属口僻,中枢性面瘫归中风,周围性面瘫的定位诊断与中西医结合疗效的相关。周围性面瘫神经定位诊断与针刺的疗效相关,我们在完善和细化周围性面瘫的神经定位诊断前提下,进行中医学和神经电生理学结合探索,发挥中医针灸优势,确定有效的治疗方案。

完骨穴是面神经管出口处,此处疼痛,往往成为许多核下性面瘫的首发症状,所以对于极早期面瘫笔者选取完骨(正是所谓近端的面神经管出口处)和翳风,而外关和支沟是远端的取穴。面瘫主要是阳明经、少阳经所受外邪,经典的周围性面瘫针灸穴位也分局部和远端取穴,近端选取循经通过面部的阳明经和少阳经穴位如阳白、太阳、四白、下关、地仓、翳风及风池,远端穴位包括合谷、外关和内庭,足阳明经从头到足,所谓"面口合谷收"乃手阳明经原穴。胸锁乳突肌古称"婴筋",周围穴位属手足阳明经,三阳之气由下而生,从上而出,诸阳之气皆上于头。曾沁等取穴:触摸面瘫侧胸锁乳突肌较健侧高耸,呈紧张状态,手下紧僵硬滑感,肌肉起点、止点各刺1针,起止点连线上排刺3~4针,配穴:攒竹、阳白、四白、颧髎、颊车、地仓、合谷、太冲,认为通过改善颈部浅层颈阔肌功能,刺激面神经颈支,增强面部静态时口型及面部运动时肌力。

3.面神经炎针灸分期治疗 根据面神经炎的病理生理和神经定位,中西医结合除中西药内服补液外,加针灸敷贴,采取不同中医特色技术分期治疗,按时间节点分述如下。

(1)1~7日(极早期):基础治疗+中药内服+面部穴位敷贴+中药塞鼻+非面部远端取穴如外关、曲池、中渚;风池、完骨(面神经管出口),严禁面部近端取穴。

(2)7日后(早期):疏风通络、调和营卫,继续风池、完骨等面神经管附近穴位,轻刺面部穴位,穴位敷贴,塞鼻;选手足太阳经、手足阳明经穴为主:风池、翳风、下关、合谷、地仓、颊车,地仓透刺颊车穴以泻法,其余各穴平补平泻。

(3)15~30日(中期):综合治疗+中药内服+面部穴位敷贴+中药塞鼻+面部取穴,平补平泻手法,3周后患者以补法治疗,加足三里等。

(4)30日后:中药内服+面部穴位敷贴+中药塞鼻+面部芒针针刺+穴位注射,急性期过后经久不愈者,笔者自创芒针透穴加滞针牵引手法,使一批失去治疗时机的面瘫患者明显改善。芒针穴取患侧太阳透地仓,地仓透翳风。以芒针刺太阳穴入皮下后向地仓方向斜刺,缓慢进针直达地仓穴,持续捻转行针直至有滞针感,然后循经牵引。

早期针刺定位干预治疗,不但缩短疗程,而且起效迅速。病案:周某,女,31岁,2022年9月16日初诊,嘴角右偏3日,且有左侧听觉过敏,定位镫骨肌支。分别刺激双侧三叉神经眼支,双侧眼轮匝肌记录,刺激左侧时,同侧R1、R2波形消失,对侧R1、R2之Lat正常;刺激右侧,同侧R1、R2之Lat正常,对侧R2'波形消失。右侧面神经Lat3.1,Amp1.2,左侧波形消失,额肌可见纤颤波,额肌、颊肌、眼和口轮匝肌均有正尖波,对于此极早期面瘫,笔者选取近端的面神经管出口处完骨和翳风,以外关和支沟远端取穴,针刺3次,第5天症状即基本消失。9月26日复查肌电图也明显改善,面神经眼轮匝肌Lat右3.8毫秒,左4.2

毫秒，Amp 右 2.8 微伏，左 1.9 微伏。

面神经炎早期组织水肿导致压迫面神经，引起面神经水肿，继发脱髓鞘，严重者轴突变性，激素治疗不但可以消炎重建髓鞘，还可以明显缩短疗程。病案：徐某，男，24 岁，嘴角左偏 3 天，于 2022 年 9 月 14 日就诊，有水平眼球震颤，龙贝格征（＋），未见耳部疱疹，定位于与面神经与前庭神经伴行段，入院地塞米松 15 mg＋甘露醇静脉滴注，选取近端面神经管出口处患侧完骨和翳风，外关和支沟远端取穴，头皮针顶颞前斜线，中药大秦艽汤加减，第 3 日即明显好转，第 5 日症状即基本消失，9 月 21 日复查瞬目反射正常出院。

4. 中枢性面瘫选穴　① 体针：患侧百会、曲池、三阴交、太溪、血海、丰隆。仰卧位百会斜刺入 0.5 寸，平补平泻；三阴交直刺 1.2 寸，补法。太溪直刺 0.5 寸，补法；曲池和血海直刺 1 寸，平补平泻；丰隆直刺 1.2 寸，泻法。② 头针：对侧运动区、语言区。留针 1 小时，每周 2 次，部分加 rTMS。

5. 穴位注射治疗　笔者常予地塞米松穴位注射糖尿病患者，每日总量 5～10 ml 不等，取瞳子髎、下关、颊车、地仓，抽入 1 ml 皮试注射器中穴位注射，中期注入甲钴胺 0.2 ml，穴位同上。

6. 推拿治疗　幼儿及孕妇可以面部穴位敷贴＋中药塞鼻＋推拿、点穴治疗，曾治疗最幼者出生 20 日。一指禅推法自太阳、下关、颊车、迎香、人中、地仓、承浆往返操作数次，按揉完骨，抹太阳、印堂，对侧合谷。也可沿患侧面神经颞支于耳部前后、额部、眼部周围，颧支按揉面颊，颊支推口周围，下颌缘支推唇下方。

7. 穴位埋线治疗　局麻后用羊肠线通过专用埋线针埋线，多用透穴埋线法，可埋线于阳白透鱼腰，太阳透阳白，颊车透地仓等。

8. 以神经定位导向的面神经炎针刺治疗　精确的神经定位，不但是治疗的需要，更乃预后研判的依据。对于核下性的面瘫七段定位诊疗详见第四章第一节。核性以下的面瘫与中西医结合疗效明显相关，茎乳孔以下受损者部位最低，一部分可自愈，效果最好；面神经管内以上，部位越高，疗效越差。陈增力将面瘫分为面神经核损害性面瘫（Ⅰ型）、膝状神经节损害性面瘫（Ⅱ型）、镫骨肌神经段面瘫（Ⅲ型）、鼓锁神经段面瘫（Ⅳ型）和茎乳孔处面瘫（Ⅴ型），发现不同部位面瘫疗效差异很大。史慧莲也认为周围性面瘫神经定位诊断与针刺疗效有相关性，茎乳孔以下神经受损者平面最低，疗效最好；病变于面神经管内以上者，平面越高，疗效越差，选取周围性面瘫 88 例进行神经定位诊断，予常规药物及针刺治疗，总有效率Ⅰ型 66.6％，Ⅱ型 80.0％，Ⅲ、Ⅳ、Ⅴ型均 100.0％，各型针刺疗效差异均有统计学意义（$P <$ 0.05）。

永久性面神经麻痹指肿瘤压迫或累及面神经、外伤和手术意外损伤面神经等引起的不可逆面瘫，面神经炎治疗无效也常见，表现为面部表情肌功能丧失、口角下垂、眼睑闭合不全结膜暴露、同侧额纹消失，不能蹙眉、溢泪。肌电图检查电兴奋性测验无反应或不出现电位变化。后期有面肌瘫痪，偏面痉挛，面肌联带运动，鳄鱼泪，挛缩，颞部皮肤潮红，局部发热，汗液即所谓耳颞综合征，芒针透穴加滞针牵引治疗可以改善部分症状。

9. 神经定位指导中医治疗

（1）核下和核性面瘫：早中期推荐以大秦艽汤治疗为主的中西医结合治疗，并运用瞬目反射联合肌电图检测客观评估面神经损害程度及预后。晚期风痰阻络用牵正散：白附子、僵蚕、全蝎，散剂，每次 3～5 g，温水送服。

（2）核上性面瘫：按中风诊疗。病案：万某，女，69 岁，右侧脑桥为主，位于中央，稍越过中线，接近中脑的面神经核以上梗死，中枢性面瘫无疑，经基础治疗和头皮针（取额桥线投射的额顶一线，二线），于 2 日内迅速恢复（图 4-1-4）。

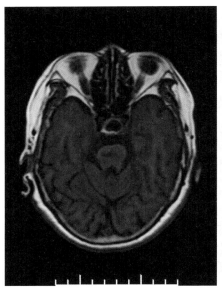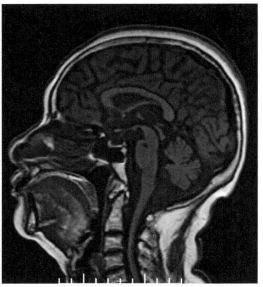

图 4-1-4　患者万某头颅 MRI

参 考 文 献

[1] Fleuren K, Staals J. Pearls & Oy-sters: Facial nerve marginal mandibular branch lesion[J]. Neurology, 2020, 94(19): e2069 - e2071.

[2] 吴蕾,王文静,程昭昭,等.以双侧周围性面瘫为首发症状的获得性免疫缺陷综合征一例[J].中华神经科杂志,2011, 44(4):296.

[3] 杨凤民,马玉杰,夏圣梅,等.延髓卒中引起假性中枢性面瘫12例病因分析[J].中华神经科杂志,2000(4):53.

[4] Li M, Li X, Liu L, et al. A case report of the rare fifteen-and-a-half syndrome[J]. Medicine, 2019, 98(12): e14553.

[5] Verzijl H T, Zwaag B V D, Lammens M, et al. The neuropathology of hereditary congenital facial palsy vs Mobius syndrome[J]. Neurology, 2005, 64(4): 649 - 653.

[6] 顾竞,沈丽萍,王玨东,等.瞬目反射在大秦艽汤治疗面神经炎中的临床和电生理研究(摘)[C]//中国中西医结合学会神经科专业委员会全国中西医结合神经科学术年会.中国中西医结合学会,2016(兰州).

[7] 朱义江,马国林,宋天彬,等.成人周围性面神经麻痹的静息态功能磁共振成像比率低频振幅的价值[J].中华医学杂志,2017(27):2081 - 2086.

[8] 梁建情.在头针 MRI 定位下治疗中枢性面瘫[J].光明中医,2008,23(9):1278.

[9] Hazin R, Azizzadeh B, Bhatti M T. Medical and surgical management of facial nerve palsy[J]. Current Opinion in Ophthalmology, 2009, 20(6): 440 - 450.

[10] 陈增力,吴刚,崔福玲,等.周围性面瘫的定位诊断与中西医结合疗效的相关性研究[J].中国全科医学,2010,13(19): 2160 - 2161.

[11] 曾沁,毛雪文,王世广,等.排刺胸锁乳突肌对周围性面瘫恢复期疗效的影响[J].中国针灸,2021,41(6):589 - 592.

[12] 史慧莲,刘正.周围性面瘫神经定位诊断与针刺的疗效相关性研究[J].广西中医药,2014,37(4):48 - 50.

第二节　面 部 抽 搐

一、概述

　　面部抽搐多指面肌痉挛(HFS),既是症状,又是疾病名称,2014 年《面肌痉挛诊疗中国专家共识》定义：一侧或双侧面部肌肉包括眼轮匝肌、表情肌、口轮匝肌反复发作的阵发性、不自主抽搐,情绪激动或紧张时加重,严重时可睁眼困难、口角歪斜以及耳内抽动样杂音。

正常情况下大脑控制肌肉协调运动,通过神经和神经之间神经递质传递并产生电流来实现,基底神经节起信息传输中心作用,当基底神经节的功能出现异常时,大脑中枢便不能正常协调,局部肌肉异常收缩而现肌张力障碍症状。面肌痉挛的周围学说建立在神经血管压迫基础之上,95％神经血管压迫发生在面神经出脑干区域(REZ),REZ 区是中央性胶质节段和周围性髓鞘节段的过渡区,其余 5％发生于远端的脑桥小脑角池和内听道段。大多数学者认为可能是压迫导致面神经髓鞘脱鞘变性,也可有异常动脉或静脉、动脉瘤、听神经瘤或其他肿瘤压迫、脑干梗死及多发性硬化导致神经传导发生"短路"而诱发神经传导异常冲动。李肖越等除了以上病理生理假说,还提出有异常放电起源于面神经核水平的中枢学说、交感桥接学说。

二、定向诊断

面肌痉挛属于肌张力障碍局限型(单个身体部位受累,面肌痉挛)和节段型［身体邻近部位如颜面和下颌或梅热(Meige)综合征］。

1. 眼科　常伴发眼肌痉挛;干眼症伴发。

2. 口腔科　注意与颞下颌关节综合征鉴别。咬肌痉挛。

3. 内科　甲状腺功能亢进症、营养性大细胞性贫血偶见。

4. 功能性　功能性面肌痉挛;心因性面肌痉挛;癔症性面肌痉挛。

5. 药物反应　迟发性运动障碍可表现为强迫性张口或闭合,不随意舌外伸或蜷缩等动作。

6. 习惯性痉挛　轻微面部痉挛,面肌无目的刻板性或反复跳动,多为一侧,多童年期发病。

三、神经定位

以脑桥为界,可以分核上性(脑干内、颅底、面神经管及其远端)和核下性,还有核性,面肌痉挛依据目前研究成果无法如面瘫之细分。

（一）核下性

1. 自主神经　有认为在血管压迫所致面肌痉挛的发病过程中,交感神经起桥接作用,是神经冲动在面神经纤维之间异常传导的结构基础。

2. 周围神经　吉兰巴雷综合征后遗双侧面肌痉挛。

3. 颅神经

（1）面神经:面神经炎后遗症面肌抽搐:面瘫恢复不全发生轴索再生错乱,眨眼、抬眉时出现;梅热综合征;偏侧面肌痉挛;面神经膜瘤。

（2）三叉神经:三叉神经痛引起反射性面肌抽搐,口角牵向患侧,并有面红、流泪和流涎,又称痛性抽搐;咬肌痉挛:三叉神经运动支;面部偏侧萎缩。

4. 颅颈交界　阿诺德-基亚里畸形偶发。

5. 脑桥小脑角　脑桥小脑角非血管占位性病变,如肉芽肿、肿瘤和囊肿等;小脑脑桥角肿瘤以听神经瘤为多。李某,女性,60 岁,左侧阵发性面肌抽搐一年余,曾作头颅 CT 提示右侧桥小脑角区有一低密度,诊断蛛网膜囊肿,卡马西平口服有效,后加剧,MRI 桥小脑角长 T1 长 T2 信号:胆脂瘤可能。手术切除后症状消失,病理证实胆脂瘤。

6. 小脑　小脑出血。

7. 延髓　延髓空洞症；ALS 波及延髓；椎-基底动脉扩张延长症；椎动脉扩张延长压迫面神经和三叉神经。

（二）核性

脑桥　Brissaud-Sicard 综合征：一侧面肌痉挛和对侧偏瘫，多为脑桥下部髓内或髓外脑桥瘤；多发性硬化、卒中、MND 和肿瘤均引可；孤立性面肌痉挛的腔隙性脑桥梗死罕见。

（三）核上性

1. 中脑　多发性硬化、卒中和肿瘤。

2. 蛛网膜　局部蛛网膜增厚；先天性蛛网膜囊肿。

3. 大脑

（1）以基底节为主的锥体外系：梅杰综合征；帕金森病；迟发性运动障碍；自身免疫性脑炎；口角抽搐伴同侧上肢肌张力障碍发作即面-臂肌张力障碍发作。

（2）额叶内侧面-前扣带回：此处定位的癫痫为头眼向右侧偏转，且头眼偏转之前均有一过性撇嘴，即宪兵帽征。

四、神经电生理定位

面神经肌电图（EMG）分为自发性和诱发性，EMG 反映周围支功能，是最早用于判断面神经病变的电生理指标，有助于鉴别是轴突结构损害或功能性阻滞。表面肌电图（sEMG）又称动态肌电图，评价面神经肌肉功能，无创性、易操作、重复性好等优点。面神经电图（ENoG）对出自茎乳孔的面神经干进行刺激，并记录其周围支支配的表情肌的复合动作电位，评估面神经颅外段神经纤维的传导功能。面神经传导（FNC）、F 波（早期检测出神经变性，预测症状消失和面神经核兴奋性的变化）。FNC 与 ENoG 两者其局限在于只能反映面神经远端传导功能；在面神经损害早期未累及远端时，FNC 可以无异常表现；故需结合 BR、F 波检测对面神经行综合评估。面神经根病变，还可以采用 EMG、体感诱发电位、F 波等检查技术。

EMG 检测：同芯针电极插入额肌、眼轮匝肌、口轮匝肌等，肌电图可以检测到外周性的高频率自发电位（最高每秒 150 次）；异常肌反应（AMR）：正常人电刺激面神经的颞支和颧支能引起眼轮匝肌收缩，刺激下颌缘支则引起口轮匝肌收缩，而刺激面肌痉挛患者下颌缘支却导致异常肌电波形即 MD－OC 反应，为面肌痉挛特征性电生理表现，沈萍等认为 AMR 在 HFS 诊断及鉴别诊断中具有重要参考价值；侧方扩散反应（LSR）即在面神经出脑干段血管压迫产生脱髓鞘改变，冲动在该区域形成短路，98% 面肌痉挛倾向于此。还可以检测核性兴奋灶的形成，面神经核性兴奋性提高。

瞬目反射（BR）反映传入传出通路的完整性，包括面神经近端节段。BR 结合面神经电图还可以鉴别原发性和继发性面肌痉挛，用于脑干功能测定的客观检查方法。梅热综合征瞬目反射检查可见瞬目频度增加，Rl 成分（反映单突触反射）、R2 成分（反映多突触反射）振幅明显增加，电诱发角膜反射时限延长。

BR 与 MD－OC 反应、听性脑干反应等均为评估脑干区功能、面神经损伤程度。脑干听觉诱发电位（BAEP）反映整个听觉传导通路功能，Ⅰ、Ⅲ、Ⅴ波潜伏期延长对定位有价值，也可结合纯音测听综合评估术前的前庭蜗神经功能。经颅面神经运动诱发电位（tc-FNMEP）经头皮电极刺激面神经对应的运动皮质区，引发面神经所支配的相应肌肉产生复合肌肉动作电位，与面神经核的兴奋性密切相关，是面神经微血管减压术中的电生理监测补充。面神经逆行性运动诱发电位（FNAEPs）刺激颅外段面神经而记录颅内段面神经动作电位,多用于面瘫早期,特别是发病1周内颞骨内段面神经功能的监测,评估早期颞骨内段面神经功能。

五、神经影像定位

MRI明确可能导致面肌痉挛的颅内病变如肿瘤、脑血管畸形(AVM)、颅底畸形等,还明确与面神经存在解剖接触的血管,甚至显示血管类别、粗细以及对面神经压迫程度。偏侧面肌痉挛为第七脑神经根在小脑脑桥角被血管结构或肿瘤压迫,血管病变占90%,小于1%为后颅凹肿瘤。

蛛网膜囊肿与胆脂瘤需加扫弥散加权及ADC图检查,参见第三节病例。神经影像学研究表明基底节-丘脑-皮质运动回路与眼睑痉挛的发病机制有关,该运动回路可能参与HFS发病机制。HFS的PET显示无论在痉挛侧或非痉挛侧,丘脑和小脑的葡萄糖代谢均呈高代谢增加状态。笔者在临床加用头皮针的增效是否与此有关,有待于进一步探索。

六、中西医结合神经定位诊疗

1. 中医定位 一直以来,风是主因,无论是阴虚风动还是痰热风动,其实都不能说是定位。有人纳入治疗面肌痉挛处方101首,涉及药物131种,药性以平及甘辛苦味为主,主要归肝、脾、肺经,常用药对僵蚕-全蝎等,复杂网络分析得出核心药物为白芍、全蝎、僵蚕、当归、甘草、白附子、蜈蚣、川芎、天麻、钩藤,可认为芍药甘草汤合牵正散化裁而来,中药治疗面肌痉挛注重祛风化痰,通络止痉,养血柔肝熄风,尤其重视虫类药应用;药性分析病机阳气不足,多从肝,风邪角度论治。笔者临床体会,牵正散不如芍药甘草汤靠谱,虫类药效果差强人意。

2. 传统针刺治疗 临床对针灸治疗普遍持反对意见,认为针灸会加重病情。临床常行电针治疗:阳白、攒竹、鱼腰、丝竹空、太阳、下关、巨髎、地仓、承浆、颊车、翳风加对侧合谷,疗效比较差。笔者在实践中发现与取穴和刺激量有关,处理妥当可取得疗效,包括体针、头针、穴位注射等对均有疗效。

远端取穴治疗面肌痉挛有其临床和理论基础,研究原发性面肌痉挛患者17例,针刺后行经颅磁刺激检查,通过肌电图仪记录运动皮层手、面区的第一骨间背侧肌和眼轮匝肌的运动诱发电位,并绘制相应手区和面区二维分布图,观察常规针刺基础上电针合谷穴与四白穴的临床疗效。发现2Hz电针合谷穴配合常规针刺后,面肌痉挛频率明显降低,患侧运动皮层面区面积、MEPs的振幅均减小,手区面积和MEPs振幅增大,提示2Hz电针合谷穴可抑制面区向邻近手区的入侵,可能是"面口合谷收"的穴位神经定位机制。

(1)头针:一般配合体针同时进行。"程氏头项针法"配以体针治疗梅热综合征多例均收获良效,虚证由百会向神庭顺督脉透刺以补养脑髓,实证则由神庭向百会透刺以清泻督脉之邪气,使脑神得司,调节锥体系功能;双侧络却向头维穴透刺调理脑部气血,恢复锥体外系的正常功能。

(2)挂针:与毫针浅刺是一个道理,认为面肌痉挛病变部位较浅,属于皮部病变,而又有属于风邪,合谷、太冲为四关穴,风池属于邻近取穴,祛风效果也佳,挂针针刺很浅,扎完针具呈挂,故名挂针,验之于临床,部分患者确实有立竿见影之效,但是不持久,是否属于感觉诡计现象,不得而知。

病案:李某,男,27岁。2022年1月21日初诊,左侧面部抽搐3个月,近1周加剧。外院针刺面部及眼睑周围穴位数周,效差。查BAEP:右侧Ⅴ波及Ⅲ～Ⅴ波潜伏期延长,双面神经CMAP潜伏期和波幅正常,VEP正常,瞬目反射正常,头颅MRI左侧额叶小缺血灶。加巴氯芬10mg,每日3次;选穴阳白、攒竹、鱼腰、丝竹空、左额旁2线、额旁3线,治疗1个月,无明显缓解,加取四白、地仓,挂针疗法,

2 次后抽搐即明显减少,再 1 个月后基本消失。偏侧面肌痉挛以阵发性一侧面部肌肉不自主抽搐为特征,可因疲劳、紧张而加重,休息及放松时缓解。开始多为眼轮匝肌不自主跳动,逐渐向面颊肌及整个半侧面部发展。

3. 补肾法治疗 面部偏侧萎缩,颜面一侧颊、额、下颌开始出现不规则的色素增多或色素减退斑,或偶尔见局部毛发变白,可以有肌痉挛或神经痛,以后出现萎缩,进行性发展。局部皮肤、皮下组织、肌肉、舌甚至骨骼相继发生萎缩。可能与三叉神经、颈交感神经功能紊乱而导致血管运动,营养功能障碍,或内分泌功能失调有关,抑或与颅脑、颈部外伤、感染或胎儿期损伤有一定关系。此属命门火衰导致的肾虚,选择穴位针刺,补肾壮水,如关元、足三里、三阴交和双复溜、肾俞和太溪(肾阳虚甚者,针上艾条灸或烧山火)。

4. 神经定位指导针刺诊疗 20 世纪 90 年代,笔者用针灸治疗梅热综合征 4 例,以完骨和风池穴为主,认为其穴正在脑干投射区,面肌痉挛乃脑桥中间神经元过度兴奋所致,取之有刺激该区域之意。其实梅热综合征可能与脑基底节部损害,黑质-纹状体 γ-氨基丁酸能神经元功能低下导致多巴胺能受体超敏或多巴胺递质失衡,胆碱能作用失衡有关。良性原发性眼睑痉挛是小块发作的梅热综合征,好发于老年妇女。Marsdan 将其划分为三个类型:眼睑痉挛型为双眼睑阵发性不自主紧缩样痉挛性抽动或不自主眨眼;眼睑痉挛合并口下颌肌张力障碍型表现眼睑痉挛和口唇及颌面部肌肉痉挛性收缩,表现噘嘴、缩唇、张口、伸舌、嘴角及面肌不自主抽动,呈怪异表情;口下颌肌张力障碍型仅有口唇及颌部肌肉痉挛性抽动。基于 rTMS 治疗的有效和理论基础,包括感觉诡计现象,确立了针对面肌痉挛的针灸定位治疗,笔者在原有体针挂针加头皮针治疗,疗效明显增强。

病案:张某,女,65 岁,2022 年 9 月 14 日入院,右眼睑及面部不自主抽动 1 个月入院,Scott 分级Ⅳ级。20 年前即在笔者专病门诊进行多次 BTXA 治疗,有效。此次入院后进行挂针加头皮针治疗,基本缓解Ⅰ级出院。

5. 西医学诊疗 卡马西平、氟哌啶醇、苯海索和氯硝西泮片常用,氯丙嗪部分疗效,苯妥英钠、巴氯芬、托吡酯、加巴喷丁等备选。脑深部核团刺激手术安全有效,但费用昂贵。发作频繁、严重影响日常生活及药物疗效不明显,可面神经微血管减压术、睑成形术、眶周肌部分切除术等。

肉毒毒素(BTX)仍是首选疗法。笔者在 2001—2013 年间开设每周 1 次的眼面肌痉挛门诊,开展中西医结合综合治疗,同时开展 A 型肉毒毒素注射治疗,后来在肌电图导引下进行精准定位治疗。采用面部、口角抽动还需于面部中、下及颊部肌内注射 8～12 点。每点起始量 2.5 U/0.1 ml,1 次注射总剂量不高于 35U。90% 以上患者对初次注射肉毒素有效,1 次注射后痉挛完全缓解及明显改善的时间为 2～10 个月,多为 3 个月,治疗间隔 3 个月以上肉毒毒素是偏侧面肌痉挛治疗的一线选择,根据痉挛是否累及皱眉肌、额肌、颧肌、笑肌、口轮匝肌、颈阔肌等制定个体化方案。最常见不良反应为面部表情不对称和面肌无力(包括闭目无力、口角下垂等),其他常见的不良反应包括流泪、眼睑下垂、局部水肿、视物模糊、干眼等,多在短期内自行缓解。多靶点少量浅表注射有助于减少不良反应。

值得关注的是,躯体化障碍常合并其中,焦虑加重痉挛,缓解焦虑后,痉挛也随之幅度减小、频率减少,为增加疗效,笔者在临床治疗时往往加以少量抗焦虑药物,是基于以下面肌痉挛发病机制的思考。责任动脉与面神经受压区在搏动性摩擦过程中,动脉外膜破损使血管壁中的交感神经外露,面神经脱髓鞘使神经纤维直接暴露,交感神经在发作过程中可以充当桥梁使异位冲动向其他分支扩散,交感兴奋释放递质也可作用于面神经使其产生动作电位,通过交感纤维桥梁影响其他分支。鉴于紧张等情绪刺激也诱发面部肌肉痉挛或加剧面部肌肉痉挛的程度,推测动脉血管壁外膜上的交感神经及末梢释放的神经递质有可能是诱发 HFS 的重要环节。

运用临床量表评估:Cohen 痉挛强度分级虽然不能完全量化,但还是可以分度评估严重程度和疗效。

0级：无痉挛；1级：外部刺激引起瞬目增多或面肌轻度颤动；2级：眼睑、面肌自发轻微颤动，无功能障碍；3级：痉挛明显，有轻微功能障碍；4级：严重痉挛和功能障碍，如患者因不能持续睁眼而无法看书，独自行走困难。

七、梅热综合征研究

梅热综合征即特发性睑痉挛-口下颌肌张力障碍，主要表现为双眼睑痉挛、口下颌肌张力障碍、面部肌张力失调样不自主运动，又称 Brueghel 综合征，应区别于半侧颜面痉挛及多动症等颜面异常运动，常规药物治疗效果多不理想。我们近年对 16 例梅热综合征用中西医结合治疗有效。

1. 临床资料　男 7 例，女 9 例；年龄 39～65 岁，平均 52 岁；病程 3 个月至 5 年。所有患者均符合以下诊断标准：眼睑痉挛或口面部肌肉对称性不规则收缩，精神紧张、阅读或注视时加重，睡眠时消失，不同程度出现感觉诡计现象；排除肝豆状核变性、重症肌无力、老年性眼睑下垂、面肌痉挛、口舌运动障碍；常规药物（氟哌啶醇，巴氯芬或氯硝西泮）治疗 1 个月无效。根据 Scott 痉挛程度分级标准：Ⅱ级 2 例，Ⅲ级 7 例，Ⅳ级 3 例。本组中受累部位依次为眼睑 11 例、口-下颌 5 例、颈部 2 例；首发症状以眼部不适、眼睑痉挛最多 10 例，口-下颌肌张力障碍次之 2 例；10 例表现为口周肌肉阵发性痉挛，张口噘嘴、缩舌咀嚼；9 例表现为眼轮匝肌、眉间、额部肌肉阵发性痉挛性收缩，1 例合并痉挛性发音障碍；12 例患者均有不同程度的眼睛干涩感和畏光。所有患者均行头颅 CT 或 MRI 检查，除 1 例发现基底节区有多发性腔隙性梗死灶外余均未见异常。

2. 治疗方法　常规药物（氟哌啶醇，巴氯芬或氯硝西泮）基础上加用针灸治疗。取穴如下：三阴交提插补法，滋补肝肾；风池、完骨：捻转补法以补益脑髓。

疗效判断标准：加用针灸治疗治疗 1 个月后，按 Scott 标准重新对痉挛程度进行分级及疗效评定，完全缓解：Ⅱ～Ⅳ级降低至 0 级；明显缓解：Ⅱ～Ⅳ级降至Ⅰ～Ⅱ级；部分缓解：Ⅳ级降低至Ⅲ级。

3. 结果　本组患者在常规药物治疗 1 个月无效后再合并应用针灸治疗治疗 1 个月，完全缓解 10 例，部分缓解 2 例；无效 4 例，显效率 62.5%。

梅热综合征主要表现为眼、面、喉部肌肉不规则痉挛收缩的多动症候群，表现为眼睑痉挛，以阵发性眼睑痉挛性抽动为特征，发作时以眼轮匝肌收缩为主，眉间、额部、鼻部肌肉甚至口角肌肉收缩，即继强直性痉挛后出现阵发性抽动，这种不随意运动并无节律性。常起于一侧，数年后延至双侧，平均发病年龄 61 岁。常于劳累、精神紧张时加剧，睡眠、谈话、行走可减轻，多为中老年患者，隐匿性起病。早期为眨眼增多或保持睁眼困难，通常在 1～2 年内发展为眼睑痉挛性闭合，同时或随后出现口、面、舌及/或咽喉部肌群对称性不规则收缩。

梅热综合征主要依据眼睑痉挛和（或）口面部肌肉对称性、不规则收缩，感觉诡计现象以及睡眠时消失等临床特点即可诊断。感觉诡计是本病特点之一，即在吹口哨、打哈欠、唱歌、向下看、咀嚼口香糖、摸眶周或咬牙签时症状可明显缓解，甚至完全缓解，还有包括摸面颊、唇或脑后时，症状也会戏剧性地减轻即感觉诡计现象。电生理检查瞬目反射可见瞬目频度增加，R1 成分（反映单突触反射）、R2 成分（反映多突触反射）振幅明显增加，电诱发角膜反射时限延长。

面肌痉挛与梅热综合征不同，前者为阵发性单侧面肌不自主抽搐，即间歇、不随意、不规则阵发样面部肌肉收缩，双侧面肌痉挛更需要与梅热综合征鉴别，前者异常肌反应呈阳性。

梅热综合征神经生化机制尚不清楚，可能是基底节损害，导致神经递质平衡失调所致。Tolosa 与 Casey 等认为与黑质-纹状体 γ-氨基丁酸能神经元功能低下致多巴胺受体超敏或多巴胺递质失调、胆碱能作用增强有关。常规药物用于梅热综合征的治疗，常无满意效果。本组患者在常规药物治疗 1 个月无效后再合并应用针灸治疗治疗1个月,其总有效率68.75%,治疗效果较明显。治疗2周后部分患者自觉眼轮匝肌痉挛收缩减轻,4周症状明显减轻,且无不良反应。

中医相当于胞轮振跳,又名脾轮振跳、目风,《内经》有"诸暴强直,皆属于风,风胜则动",其因于过劳、久视、睡眠不足等。本病属于痉病范畴,为风寒湿邪阻滞脉络,气血运行不利,筋脉失养,拘急而成痉。三阴交是足三阴经脉交会,可通调足三阴经的气血。临床单用针刺治疗疗效不很显著,多类药物结合使用出现嗜睡、疲倦、头昏等毒副作用,容易复发。针灸加用氟哌啶醇等中西医综合疗法可取得良好疗效。

参 考 文 献

[1] 上海交通大学颅神经疾病诊治中心.面肌痉挛诊疗中国专家共识[J].中国微侵袭神经外科杂志,2014(11):528.

[2] 李肖越,何永生,汪业汉.面肌痉挛发病机制的思考与探讨[J].立体定向和功能性神经外科杂志,2019,32(6):61-65.

[3] 张文博,陶帮宝,闵令钊,等.微血管减压术治疗三叉神经痛患者的临床效果分析[J].现代生物医学进展,2020(4):665-668.

[4] 丁胜超,贺峰,贾继明.椎-基底动脉扩张延长症致面肌痉挛的手术治疗[J].中国临床神经外科杂志,2018(5):308-310.

[5] Crevier-Sorbo G, Brock A, Rolston J D. Trigeminal neuralgia plus hemifacial spasm caused by a dilated artery: a case of painful tic convulsif syndrome[J]. The Lancet, 2019, 394(10211): e36.

[6] Ambrosetto P, Forlani S. Lacunar pontine infarction presenting as isolated facial spasm[J]. Stroke, 1988,19(6): 784-785.

[7] 张胜平,邓兴力,王波,等.面神经电生理检测方法应用的研究[J].临床神经外科杂志,2018(1):74-77.

[8] 沈萍,庄战强,吴元波.异常肌反应检测对面肌痉挛诊断及鉴别诊断的意义[J].中国神经免疫学和神经病学杂志,2016(2):109-112.

[9] 王文雄,成睿,张刚利.弥散张量成像辅助面肌痉挛治疗研究进展[J].中国临床神经外科杂志,2020,25(5):331-333.

[10] 丘宇慧,黄遂和,郭歆,等.基于数据挖掘的中药治疗面肌痉挛用药规律研究[J].中国中医药信息杂志,2019,26(5):114-117.

[11] 张慧.电针合谷穴对原发性面肌痉挛患者运动皮层功能重组的作用研究[D].广州:广州中医药大学,2016.

[12] 董升平,程光宇,何清溪,等.程为平教授头部"个"字透刺法治疗Meige综合征的临床体会[J].针灸临床杂志,2012(9):57-59.

[13] 郭春艳,段练,李绍荣.挂针为主针刺配合穴位注射治疗面肌痉挛25例临床体会[J].中国民族民间医药,2014,23(13):88-89.

[14] 杨莎,王燕真,彭玉琳,等.张虹教授运用面部挂针法治疗面肌痉挛的验案举隅[J].成都中医药大学学报,2013(1):100-101.

[15] 王尘东,苏惠琳.针灸治疗Meige综合征4例[J].中国中医眼科杂志,1996,(3):158-159.

[16] 肉毒毒素治疗应用专家组,中华医学会神经病学分会帕金森病及运动障碍学组.中国肉毒素治疗应用专家共识[J].中华神经科杂志,2018,51(10):779-786.

[17] Mclaughlin M R, Jannetta P J, Clyde B L, et al. Microvascular decompression of cranial nerves: lessons learned after 4400 operations[J]. Journal of Neurosurgery, 1999, 90(1): 1-8.

[18] 沈利荣,王尘东.中西医结合治疗Meige综合征16例疗效分析[C]//中国中西医结合学会神经科专业委员会全国中西医结合神经科学术年会,2016.

[19] Scott A B, Kennedy R A, Stubbs H A. Botulinum A Toxin Injection as a Treatment for Blepharospasm[J]. Archives of Ophthalmology, 1985, 103(3): 347-350.

[20] 中华医学会眼科学分会神经眼科学组.我国Meige综合征诊断和治疗专家共识(2018年)[J].中华眼科杂志,2018,54(2):93-96.

[21] Simpson D M, Hallett M, Ashman E J, et al. Practice guideline update summary: Botulinum neurotoxin for the treatment of blepharospasm, cervical dystonia, adult spasticity, and headache: Report of the Guideline Development

Subcommittee of the American Academy of Neurology[J]. Neurology, 2016, 86(19): 1818 - 1826.

[22] 秦明筠,彭彪,罗冬冬,等.Meige综合征临床误诊九例分析[J].中华神经医学杂志,2010,9(4): 403 - 405.

[23] Pandey S, Sharma S. Meige's syndrome: History, epidemiology, clinical features, pathogenesis and treatment[J]. J Neurol Sci, 2017(372): 162 - 170.

第三节　面部发木

一、概述

面部发木为面部麻木不仁、非痛非痒,甚则痒痛不知、感觉消失、如木之厚,无论中西医临床均没有给"面部发木"正名,对应面痛及面部发麻酸胀等感觉异常,本章主要讨论面部缺失性症候。

1. 神经解剖　从远端的颅神经(三叉神经,面神经),附近的海绵窦旁,面神经管,膝状神经节,三叉神经节,中枢可在高位脊髓内、脑干内、颅底,甚至高至丘脑、基底节、顶叶等。

2. 病理生理　如果说面痛包括部分面部发麻等,多是刺激性症候,面部发木则多为破坏性症候,如炎性反应、脑血管病变、肿瘤等导致。

二、定向诊断

1. 口腔科　牙齿、黏膜疾病等。

2. 五官科　副鼻窦炎;伴嗅觉下降、复视等除外鼻咽癌。

3. 胸外科　肺尖肿瘤压迫颈交感神经,一侧面部麻木,伴无汗、眼球凹陷等。

4. 药物反应　局部用药;全身用药引起中枢神经损害。

5. 中毒　三氯乙烯等中毒导致三叉神经麻痹。

6. 精神科　定位不清,多见躯体化障碍。

7. 生理　过度疲劳;偏侧睡眠;过度换气。

三、神经定位

虽然面部感觉的支配还有皮层到中脑之间数段,但大部分面部发木的神经定位范围非常小,特别是三叉神经脊束核和三叉神经的支配,使其感觉障碍纵横交错,与四肢症候的神经定位有所不同。核性三叉神经损害和核下性损害导致的面部发木,分别呈枝状和洋葱样感觉障碍,体格检查时就须区分。

1. 肌肉　肌营养不良未见;皮肌炎偶见,如《眼睑下垂》章定位诊断中罗某。

2. 神经肌肉接头　笔者在临床常遇见一些重症肌无力患者诉面部发木,但神经电生理检查没有相关依据。

3. 自主神经　交感神经型颈椎病偶尔面部发木。

4. 周围神经　偶见吉兰-巴雷综合征。

5. 海绵窦　可波及Ⅴ1,Ⅴ2。

6. 颅神经

(1) 三叉神经:三叉神经分中枢和周围,周围性损害包括三叉神经半月节、三叉神经根或三个分支。

中枢性三叉神经麻痹可由脑干、颅底或颅外病变引起,炎症所致为三叉神经纤维炎细胞浸润、脱髓鞘改变;良性肿瘤压迫三叉神经纤维,使纤维变性;恶性肿瘤转移至三叉神经致破坏性改变。

1) 周围支:眼支、上颌支和下颌支分布范围,不包括下颌外侧。

① 三叉神经麻痹:三叉神经分布区感觉障碍及同侧角膜反射的减弱与消失,咀嚼肌瘫痪,受累肌肉萎缩,常述咬食无力,咀嚼困难,张口下颌向患侧偏斜。② 三叉神经炎:三叉神经分布区感觉过敏或减退,可伴运动障碍,受累三叉神经分支有明显压痛,多在感冒或副鼻窦炎后发病。③ 三叉神经纤维瘤:面部发木可以是三叉神经纤维肿瘤扩张的先兆症状。

2) 半月节:带状疱疹;三叉神经半月节肿瘤,见"面痛"节。

3) 脊束核:在"脑干"节中叙述。

(2) 面神经:面神经炎极早期。

7. **脑干** 三叉神经脊束核从中脑开始,可蔓延至颈髓,与三叉神经周围支分枝感觉缺失不同,按洋葱样分布规律。多发性硬化、视神经脊髓炎谱系病、脊髓放射病可呈现中枢周围感觉混杂的局面,《头痛》中顾某,鼻咽癌放疗后放射性脑病,虽然头痛为主,有时候以面部发木为主诉,考虑与放疗治疗时三叉神经受到损伤有关。

(1) 中脑:内侧丘系和脊髓丘脑束累及导致包括面部的半身发木。

(2) 脑桥:面部与肢体发木呈交叉状态,表现为同侧面部发木的手-口-足综合征罕见。案例:患者,女,60 岁,左侧面部及左上下肢麻木无力 1 日入院,有高血压病史。查体:血压 165/105 mmHg,发音模糊,舌稍偏左,左口周及左手腕以下、左足趾痛觉减退,左上下肢远端肌力 Ⅳ级,头颅 MRI 示右脑桥被盖部小出血灶。经治疗半月后麻木缓解。

(3) 延髓:损害三叉神经降核和脊髓后脑束,同侧面部和对侧面部以下半身感觉障碍,同侧面部皮肤、口腔黏膜、舌、软腭和咽部感觉减退或消失,对侧颈部、上下肢、躯干痛温觉障碍,病变广泛者深感觉减退或缺失。病变位于延髓与上颈髓交界部,面部感觉障碍位于面周边部;病变位于延髓上端,同侧感觉障碍位于口周围。延髓空洞症、多发性硬化及卒中、肿瘤等。

8. **脑桥小脑角** 小脑脑桥角肿瘤:三叉神经分布区感觉减退,肿瘤向小脑脑桥隐窝发展压迫三叉神经及面神经,胆脂瘤多见,脑膜瘤、听神经瘤等次之。

9. **颅底** 颅底转移癌,最常见鼻咽癌。

10. **丘脑** 出血和梗死。

11. **大脑** 面部表情僵硬、麻木是卒中常见症状,发木更多。需要注意注意交叉和不交叉面部发木的定位,表现为同侧面部发木的手-口-足综合征少见。

(1) 皮层:孤立顶叶皮层面部感觉损害是特例。

(2) 放射冠:有交叉和不交叉面部发木,表现为手-口-足综合征少见。

病案 1:男,61 岁,因左口周、左手足麻木感 1 周入院。查体:左侧口周、左手拇、示指痛觉减退,肌力 Ⅴ级,双侧巴宾斯基征(一)。头颅 CT 及 MRI 均示右放射冠一小梗死灶。给予低分子右旋糖酐治疗 1 周后麻木感减轻出院。

病案 2:女,49 岁,右口角、上下肢麻木感 3 日就诊。查体:右口周及上肢、下肢膝以下痛觉减退,肌力正常。头颅 MRI 示左侧放射冠一小新鲜梗死灶。扩血管治疗 2 周后复诊时麻木已基本消失。

(3) 内囊:内囊后肢后部的局灶性病变引起对侧面部、上肢和下肢全部或部分运动和(或)感觉障碍。

病案:患者,男,70 岁,突发口周及手麻木 2 日入院,高血压史。神经系统检查:神清,血压 173/101 mmHg,右面部及右手、足趾痛觉减退。CT 及 MRI 均示左侧内囊后肢一小出血灶,治疗后感觉异常有改善。

神经电生理:包括 EMG 和 SEP、瞬目反射等有助于诊断和鉴别诊断,评估严重程度和疗效。

四、神经影像定位

MRI 较 CT 更清晰地显示,在多年前笔者对手-口-足综合征的临床和磁共振成像研究中,更是如此。手-口-足综合征的特征是口周(或面部)及同侧手足感觉异常,亦可为上臂或前臂甚至整个上肢,下肢局部或全部的感觉障碍,如仅波及口周及手为手掌-口综合征。最初归其于对侧顶叶的中央后回损害,此后发现与脑干、丘脑等相关。实际上,上肢、躯干及下肢的感觉纤维由内至外位于脑桥和中脑的内侧丘系,故桥中脑的手-口-足综合征可能与感觉通路的部分受累相关的不同探测阈相关。三叉神经腹侧次级束和内侧丘系的障碍扩展可致手-口(足)综合征,且其多位于脑桥被盖部,以小灶出血为多。在丘脑,腹后内侧核外侧部分支配口周纤维,腹后外侧核内侧支配上肢纤维,其交界处病变极易造成手-口-足综合征,如"面痛"中一例由大脑后动脉分支之丘脑膝状动脉供血,易致脑梗死。丘脑的腹后内侧核和腹后外侧核部分纤维并在一起投射到皮质躯体感觉中枢,手和嘴的丘脑皮质纤维很可能在放射冠是相邻的,很小的病灶即可引起手-口-足综合征,也有可能是这些区域的皮层较其他区域对电刺激更敏感,有更高的易损性。故顶叶中央后回下部放射冠、内囊后肢也可有手-口-足综合征的表现。引起手-口-足综合征的病因多为脑血管意外,但在顶叶可由局限性外伤引起。以上几例均由脑血管意外所致,且病灶均较小。头颅 MRI 报告证实分别位于丘脑中心、脑桥被盖部、放射冠、内囊后肢的小病灶,或为出血,或为梗死,故头颅 MRI 更有助于手-口-足综合征的精确定位和定性。

五、中西医结合神经定位诊疗

1. 中医认识　虚者补之,实者泻之,补治宜补气血、建中焦为主,实证用祛风、散寒、化痰、活血、行气、熄风等治法。按现代神经病学思维,发木多为破坏性病灶所致,所谓络脉空虚,定位诊断似无用武之地,但可以通过定位而定性,如我们报道的多例手-口-足综合征,其实兼有刺激性症候,此种虚实夹杂证,当辨别孰轻孰重,权衡缓急,辨证施治。更多的定位不清者,仔细检查,超出三叉神经分枝和洋葱样感觉区域,或界限模糊,不符合以上神经定位规律,则多见躯体化障碍。

2. 症候神经定位指导下的针刺治疗　躯体感觉纤维进入脑桥后交换神经元再次发出三叉丘系,为三叉神经主核和三叉神经脊束核发出纤维,至对侧而形成的。三叉丘系是传导头面部痛觉、温度觉、触压觉的第二级感觉纤维束,与脊髓丘脑束毗邻上行,经脑干上行,终止于丘脑腹后内侧核,由腹后内侧核发出纤维,经内囊后投至中央后回下 1/3。

基于以上神经解剖基础下的取穴,是以第三节神经定位通路为主线展开,可以参照面痛的针刺诊疗,以链式神经定位的分级诊疗,从我们对手-口-足综合征的研究中看到,中枢面部发木包括脑桥被盖部、脑桥和中脑的内侧丘系、丘脑腹后内侧核外侧部分、内囊后肢、放射冠、顶叶中央后回下部。

(1) 周围核下:三叉神经周围损害以面部局部体针取穴为主,V1 - V3 损害分别以各自的穴位如太阳、阳白、下关、翳风、地仓等为主,配合远端取穴。参照面痛周围神经定位针刺,第 1 支取太阳、攒竹、阳白,使针感放射至额部为佳;第 2 支取四白、颧髎、巨髎、迎香,使针感放射到颧部、鼻翼、上唇为佳;第 3 支取下关、颊车、地仓,使针感放射到下唇为佳。

(2) 核性:三叉神经核损害以头皮针加体针取穴,夹脊穴也常用。

(3) 核上:基于 rTMS 定位治疗的有效和神经定位理论基础,笔者选择神经定位的投影带进行头皮针治疗,抛开了传统的取穴,相当于顶颞后斜线和顶颞前斜线。参见下一节"面痛"。

参 考 文 献

［1］ Kuntzer T，Bogousslavsky J，Rilliet B，et al. Herald Facial Numbness[J].Eur Neurol，1992(32)：297 - 301.
［2］ 王圶东，王素娟，刘欣.手-口-足综合征的临床和磁共振成像[J].洛阳医专学报,2000(1)：57 - 58.

第四节　面　　痛

一、概述

　　面痛是指外眦、外耳道与枕外隆突连线以下至下颌部包括面部、舌部和咽部区域疼痛,包括某些面部感觉异常。较之头痛,面痛涉及的解剖层次结构也复杂,加上副鼻窦海绵窦等空腔结构,定位更扑朔迷离。至于面痛的中医论述更是模糊,甚至把偏头痛和三叉神经痛等同归面风痛,徒生歧义,必须厘清。值得一提的是,面部发麻发胀等一类感觉异常的刺激性症候,也可以参照面痛诊疗,本节当包囊其中。

　　1. 解剖生理　　三叉神经的解剖略。蝶腭神经节由感觉神经纤维、副交感神经根和交感神经根组成,大多数属上颌神经感觉纤维(含蝶腭神经),来自腭、鼻、咽部的黏膜及眼眶,其副交感根是翼管神经,从后方进入神经节,起自脑桥下部特异性泪腺核的节前纤维与面神经的感觉根一起形成岩大神经,后者与岩深神经一起形成翼管神经。蝶腭神经节发出四大支即眶支、腭神经、鼻支和咽神经。眶支分布到眶骨膜和眶肌,部分纤维穿过筛后孔分布至蝶窦与筛窦。腭神经分布到口腔顶,软腭,腭扁桃体以及鼻腔黏膜,分腭大神经和腭小神经;鼻神经由蝶腭孔入鼻腔;咽神经起自蝶腭神经节后部,分布至鼻咽腔咽鼓管以后的黏膜。

　　2. 病理生理　　三叉神经痛和面肌痉挛"微血管压迫"理论认为,异常走形的血管压迫三叉神经或面神经的入脑干处,导致神经纤维的脱髓鞘改变,使相邻神经传导通路出现"短路"现象,引起三叉神经痛或面肌痉挛。三叉神经进入脑桥后失去雪旺细胞髓鞘,是少突胶质细胞产生的中枢髓鞘,血管压迫是神经进入脑桥前脱髓鞘的常见原因。炎症所致者三叉神经纤维有炎细胞浸润、脱髓鞘改变等;良性肿瘤压迫三叉神经纤维,使纤维变性;恶性肿瘤转移至三叉神经的破坏性改变。

二、定向诊断

　　1. 心血管　　心肌梗死：偶尔为牙痛或下颌痛伴胸痛,运动诱发。

　　2. 口腔科　　牙痛：牙髓炎,根尖周炎刺激三叉神经末梢,持续性钝痛,局限于牙龈部,进冷热食物加剧。多局限,无扳机点。科斯滕(Costen)综合征,颞下颌关节炎,颌发育异常,颞下颌关节创伤等。

　　3. 五官科　　鼻窦炎;鼻睫神经痛：眼内角或鼻部压痛明显。筛前神经综合征或筛前神经综合征：嗅裂和中鼻道狭窄致筛前神经末梢受压所致,鼻根、前额与眼眶部胀痛或烧灼痛,4%可卡因涂与上鼻甲前上方黏膜鼻睫状神经出口可缓解。

　　4. 精神科　　定位不清,与神经分布无关,无扳机点,多见躯体化障碍。

　　5. 非典型性面痛　　持续几小时或数周,弥散深在很难定位的疼痛,常一侧性面部疼痛,范围不超过耳郭高度。疼痛可能在三叉神经、舌咽神经和C2 - C3 神经分布区域,包括多个神经支配部位,常一侧全头部,由颜面部向颞部、头顶、枕部甚至颈肩部放射,超过三叉神经分布区域,且可越过中线。呈钻痛、牵拉、烧灼样痛,无扳机点,不为吃饭、说话、洗脸、寒冷等因素诱发,而与精神因素有关,明显受情绪影响,紧张时加剧,女性较多,发作时常伴同侧自主神经系统症状如流泪、面颊潮红、鼻黏膜充血。神经系统检查均无异常。

6.血液科　急性髓性白血病导致的颏麻木综合征,从中线开始延伸到嘴角、下巴,伴间歇性双上肢感觉异常。

三、神经定位

1.自主神经　蝶腭神经痛又称Sluder综合征,单侧固定的阵发性剧烈头痛,位置深在而弥散,常由一侧鼻根后方、眼及上颌开始,波及下颌及牙床,向额、颞、枕及耳部放射,可至乳突,甚至颈肩臂手,伴有霍纳征、结膜充血、流泪、鼻塞及单侧流鼻涕等;帕里-龙贝格综合征,即面部偏侧萎缩。自主神经系统的中枢性或周围性损害,为面偏侧部分或全部进行性萎缩,女性占3/5,左侧较多见,有面痛或偏头痛,患侧汗腺和泪腺调节障碍及霍纳综合征;耳颞综合征:腮腺损伤及手术后,进食时颞部和颊部潮红和出汗、流泪、流鼻涕等,一侧面部疼痛;交感神经型颈椎病:偶尔面部发麻。

2.颅神经

(1)三叉神经:刺激性症状为三叉神经分布区域疼痛发麻等。三叉神经分中枢和周围,周围性损害包括三叉神经半月节、三叉神经根或第2和3支,中枢由脑干、颅底或颅外引起。

1)三叉神经周围支如下。

① 三叉神经痛:即典型性面痛,疼痛局限在三叉神经分布区,骤发闪电样,短暂剧烈,骤发骤停,因触动上下唇、鼻翼、口角、颊、舌等"扳机点"诱发,也可因下颌动作(如嘴嚼、说话)、刷牙、洗脸、剃须等引起。典型原发性三叉神经痛可见血管与三叉神经交叉处明显压痕。短暂单侧神经痛性头痛发作合并结膜充血及流泪综合征即SUNCT综合征,罕见,男性常见,阵发短暂V1区域的眼眶或颞区为主,单侧发作性中重度疼痛,伴同侧自主神经功能障碍如红斑、结膜充血、流泪。卡马西平治疗无效。② 三叉神经炎:病程短,持续性疼痛,三叉神经分布区感觉过敏或减退,可伴运动障碍,分支明显压痛。注意:下颌外侧区域不属于三叉神经感觉区域,可以鉴别。③ 三叉神经眼支、上颌支、下颌支:某分支范围内疼痛。眼支合并角膜反射减弱或消失,下颌支合并同侧咀嚼肌无力或瘫痪,张口时下颌向患侧偏斜。

2)三叉神经根和半月节:分布区感觉障碍,角膜反射减弱或消失,咀嚼肌瘫痪。三叉神经半月节肿瘤:可见神经节细胞瘤、脊索瘤等,持续疼痛;继发性三叉神经痛:各种病变侵及三叉神经根、半月神经节及神经干所致之三叉神经分布区域的疼痛,疼痛发作时间持续较长,达数分至数十分钟、或呈持续性疼痛伴阵发性加重,多伴三叉神经和邻近结构受累症状和体征。见于异位动脉或静脉、动静脉畸形、动脉瘤对三叉神经根压迫、扭转,桥小脑角或半月节肿瘤,蛛网膜炎所致粘连、增厚、颅骨肿瘤、转移癌等。

(2)膝状神经节痛:带状疱疹和面瘫、味觉听力改变。

(3)带状疱疹后神经痛。

(4)三叉神经痛扳机点与定位:40%～50%三叉神经痛患者面部在侵犯支分布区域,有一个或多个特别敏感的触发点或称扳机点,稍加触动即引起疼痛发作,且立即发射至其他部位。触发点大小不一,多发生在上、下唇、鼻翼、鼻唇沟、牙龈、颊部、口角、胡须等处,少数触发点在下颌部或颈部等。V3多因下颌动作(咀嚼、呵欠、说话等),直接刺激皮肤触发点诱发疼痛发作较少,V2多因刺激皮肤触发点(上唇外1/3,鼻腔、上门齿、颊部及眼球内侧等处)所致。饮冷热水、擤鼻涕、刷牙、洗脸、剃须等亦可诱发,严重者移动身体带动头部时亦可诱发。

3.海绵窦　海绵窦炎;痛性眼肌麻痹综合征:非特异性肉芽肿改变累及海绵窦或眶上裂导致面痛、眼动障碍及眼支分布区感觉缺失。

4. 脊髓　三叉神经脊束核最远蔓延至颈髓。

5. 颅底　颅底转移癌：鼻咽癌常见，伴鼻衄鼻塞，多组颅神经麻痹、面痛。

6. 脑桥小脑角

（1）小脑脑桥角肿瘤：疼痛发作与三叉神经痛相同或不典型，多有三叉神经分布区感觉减退，胆脂瘤多见，脑膜瘤、听神经瘤等次之，伴共济失调及颅内压增高。2002 年一患者右侧面部疼痛 2 个月，头颅 CT 无殊，诊断三叉神经痛 V2 - V3，卡马西平治疗无效，后内听道 MRI 示占位。

（2）局灶性粘连性蛛网膜炎：又称脑蛛网膜炎，青壮年隐袭起病，缓慢进行发展。颅内压增高和原发性三叉神经痛相似局限性定位征。刘学宽手术治疗 1 220 例三叉神经痛患者，发现 23 例为局灶性粘连性蛛网膜炎。

7. 脑干　三叉神经脊束核从脑桥延髓蔓延至 C2 后角。

（1）中脑：中脑感觉中脑核司同侧面部本体觉。

（2）脑桥：三叉神经主核即脑桥核主同侧面部触觉和压觉，脊束核司同侧面部痛温觉，运动核司咀嚼。

（3）延髓：延髓腹外侧部损害三叉神经脊束核，同侧面部呈"剥洋葱"样分离性感觉障碍，痛温觉缺失而触觉存在。三叉神经脊束核上部损害，出现口鼻周围痛温觉障碍，下部损害时，则面部之周边区痛温觉障碍。一侧三叉神经运动核损害，产生同侧咀嚼肌无力或瘫痪，可伴萎缩，张口时下颌向患侧偏斜。延髓空洞症：三叉神经的脊束核损害有面部节段性、向心性疼痛。初阵发性，后为持续性，极少数患者以面部疼痛为首发症状。

8. 间脑　丘脑：出血、梗死或肿瘤均有面痛。有报道左侧面部持续性、灼痛和刺痛的 55 岁女性，伴左侧半身疼痛，为右侧丘脑深部动静脉畸形继发蛛网膜下腔出血。笔者报道的手-口-足综合征：男，58 岁，因突发右侧面部、上下肢麻感、疼痛感 3 日于 1999 年 1 月 20 日入院。有高血压病史。查体：血压 150/83 mmHg，右面部、右手肘以下、右下肢膝以下痛觉减退，左上下肢肌力 Ⅳ 级。头颅 MRI 示左丘脑中央有一 T1 加权低信号、T2 加权高信号之小梗死灶。给予丹参、低分子右旋糖酐治疗两周好转出院。

9. 大脑　皮层：顶叶面部支配区域可有面部感觉异常，偶见面痛。放射冠和基底节内囊后肢均可面痛。

四、神经电生理定位

近年来，手术治疗催生了术中监护的发展，三叉神经痛术中三叉神经根部各分支的电生理定位，运用 BAEP 可避免听力损害。面神经肌电图等可以鉴别。

五、神经影像定位

神经影像学检查鉴别原发性或继发性三叉神经痛，确定病因如三叉神经痛和基底动脉小分支的压迫，MRI 识别神经血管压迫有助于选择微血管减压术。颅底 MRI 有助于肿瘤转移等早期诊断。脑桥小脑角 MRI 有助于该部位发现。

六、中西医结合神经定位诊疗

1. 中医认识　历代直至当今，还有许多文献混淆头面的分野。《张氏医通·诸痛门》云："面为阳明部分，而阳维起于诸阳之会，皆在于面，故面痛皆因于火，而有虚实之殊。"如此已经无法深究。《证治汇补·面痛》大同小异。

既往认为面痛与外邪有关,盖头面部为一身阳经之会,足三阳经筋结合于颅(面颧部),手三阳经筋会于角(头角部),风寒风热等外邪侵袭手足三阳之络,闭阻经络,气血郁滞,不通则痛;风为阳邪,善行而数变,故疼痛乍发乍止、举发不时,中医多归于面风痛一名,但极易歧义。其次多由情志郁结,肝气失调,郁而化火,肝火上犯,以致面部疼痛,如烧如灼,如非典型面痛。若面痛反复发作,多年不愈,必致气血亏损,脉络瘀滞而作痛,此中医病因病机分析,其实与现代原发性三叉神经痛可见血管与三叉神经交叉处压迫之结论颇为契合,约85%三叉神经痛和98%面肌痉挛患者更符合微血管压迫学说,神经微血管减压术在治疗血管压迫性三叉神经痛和面肌痉挛是迄今为止最有效的病因治疗方法。

《证治准绳·杂病》有"面痛皆属火",是指发作时症候所表达的证,尽管六经辨证中风面痛并不从阳明,笔者常用生石膏清热泻火,其味辛,辛能透散,而热邪郁结的时候,可以用石膏来解除郁遏的邪热,加用生石膏45 g,胡希恕认为生石膏有解凝作用。解凝,当指因热而形成的凝结,也即阳明热结,张锡纯认为"石膏之性,又善清咽喉之热",《神农本草经》谓生石膏"味辛,微寒。主中风寒热,心下逆气,惊喘,口干舌焦,不能息,腹中坚痛,产乳,金疮"。

然面痛非尽然属火,更多指向虚证。病案:曹某,女,63岁,2022年8月23日入院,面部颞颌关节疼痛,咀嚼时自颞颌关节向头侧部放射性疼痛,张口时伴下颌关节运动障碍与弹响,下颌偏向患侧,有嚼肌痉挛和压痛1个月,伴头晕失眠1年,昏沉不适,胃纳一般,小便尚可,大便欠畅,夜寐欠安,舌暗红,苔薄白,脉弦,颅脑CT/MRI未见异常。四诊合参,证属中医"面痛之气虚血瘀证"。诊断为颞颌关节综合征(科斯滕综合征)合并焦虑状态。因患者年过六旬,诸脏皆虚,气血不足,气行不畅,不能运血,久而血瘀,气不能行,血不能荣,气血无力上承,清窍失养,而见面痛,头晕,昏沉和失眠等不适,舌脉均为佐证。夜寐差1年余,方以血府逐瘀汤加参苓白术散:桃仁10 g,红花6 g,当归12 g,生地黄15 g,川芎15 g,牛膝10 g,赤芍15 g,桔梗3 g,枳壳5 g,柴胡3 g,甘草10 g,蒲黄30 g,人参30 g,白芍30 g,炒白术15 g,茯神15 g,炙黄芪30 g,五灵脂15 g,加用氯氮平12.5 mg,每晚1次,氟哌噻吨美利曲辛片每日2次,每次1片,巴氯芬10 mg,每日3次,1周后诸症基本消失于8月29日出院。

不同的面痛,其中医定位于面部经络,脑,还是窍?如三叉神经痛从末梢到三叉神经脊束核中脑水平,很难归于一腑一脏,也难以分段定位。病案:谈某,男,55岁,2017年5月就诊,右侧面部夜间阵发性发胀不适感,白天不出现。考虑不安腿综合征变异——不安面综合征,加用多巴丝肼1/2片有效,但停药又复发。察苔薄白,脉细,中医辨证血虚肝热,筋脉拘急,以养血柔筋方加减:生地黄20 g,枸杞子15 g,白芍30 g,当归10 g,黄芪30 g,牛膝30 g,炙甘草10 g,人参30 g,木瓜20 g,鸡血藤30 g等,1月后诸症消失,1年后随访未再复发。

2. 针刺诊疗探索 笔者在面痛临床诊疗中坚持针药并用,面痛是比较局限的病变,药物可能不能所及,故须局部针对性治疗。秦亮甫也认为面痛即面风,由于风邪外袭或肝失调达,郁而化火,上扰清窍,面部经络血脉运行不畅引起气血瘀滞不通,不通则痛,强调"针药结合,综合治疗",内服以活血通络方为基础方。

面痛与手足阳明经与手足阳明经相关,特别体针选穴要注意。扬刺是在病所局部中央刺一针,四周再浅刺四针,治疗范围较大和病位较浅的寒气,《灵枢·官针》曰:"扬刺者,正内一,傍内四,而浮之,以治寒气之搏大者也。"笔者汲取管遵信的管氏面痛七法经验,选听宫五针:患侧听宫穴,闭口针第1针,张口,围绕第1针上、下、左、右分别旁开0.3～0.5 cm各针1针。深度约1～1.3寸,5针均要求针感抵达耳底,使耳底酸、麻、胀、热为宜,留针30分钟。听宫穴内布有面神经及V3支的耳颞神经,扬刺之法,强通患部之经气,祛邪外出。翳风双针:翳风穴上连针双针,深度约1.2～1.5 cm,针感要求抵达耳底,以耳底酸、麻、胀、热为宜,留针30分钟。翳风穴深部为耳大神经,是面神经干从颅骨穿出处,通络活络。此外,远端取穴,取足针三叉神经区、腕踝针 4 和 6 区(上肢腕踝针第 4、6 区相当于手阳明大肠经和手太阳小肠经,而手阳明大肠经的耳部支脉从耳后进入耳中,出走耳前,与前脉交叉于面颊部,到达目外眦,与足少阳相接。手太阳小肠经缺盆部的支脉沿颈部上达面颊,至目外眦,转入耳中即听宫)。配合耳针神门、皮质下、面颊、肝,体针第 1 支痛取太阳、攒竹、阳白,使针感放射至额部为佳;第 2 支痛取四白、颧髎、巨髎、迎香,使针感放射到颧部、鼻翼、上唇为佳;第 3 支痛取下关、颊车、地仓,使针感放射到下唇为佳。

局部阿是穴阿以痛为穴,有关穴位其实也类似,四白位于眼下睑正中下约 1 cm 处;下关即颧骨中央下陷处,对因牙痛、耳痛引起面痛有效;颊车在咬紧牙齿时下颌角前肌肉隆起处,对面痛效果好;大迎在下颌角前 3 cm 下陷处,对三叉神经痛有效。

3. 三叉神经痛的中西医结合定位诊疗　首先需要区分原发性或继发性,神经定位指导下的穴位选择:

(1) 分期定位诊疗:三叉神经痛可能是仅次于非典型性面痛多的面痛。三叉神经分支范围内反复出现阵发性短暂剧烈疼痛、无感觉缺陷等神经功能障碍。与癫痫的中医诊疗类似,发作期和间歇期的诊疗应该是两套方案,发作期中医治疗是弱势,针刺可以弥补其短处,部分即刻起效。Ichida 等面部取穴治疗三叉神经痛,主要为合谷、三间、内庭,根据波及分支进行加减穴位,眼支为攒竹、阳白、鱼腰,上颌支为四白、巨髎和颧髎,下颌支取下关、颊车和异常点。

(2) 现代创伤性诊疗的述评和启示:以无水酒精或甘油、维生素 B_{12} 等直接注入三叉神经分支或半月神经节,使其三叉神经感觉根以及运动根凝固坏死,从而阻断神经传导,使局部感觉丧失,这种封闭治疗三叉神经痛的神经阻滞疗法,1990 年代笔者也曾经运用,消除疼痛后,出现面部麻木、感觉丧失、咀嚼肌无力等副作用,现已基本废弃,同时代的穴位注射法也有雷同弊端。

三叉神经射频治疗术是指将射频针经 CT 引导穿刺至三叉神经半月节位置,用射频热凝仪加热,选择性破坏三叉神经某一支感觉,虽然缓解了疼痛,但支配区域触温痛感觉功能缺失。既往传统徒手穿刺有缺陷,有人运用 C 形臂或 CT 靶点精确定位卵圆孔半月神经节选择性射频热凝治疗原发性三叉神经痛 2 816 例,近期随访 2 760 例,疼痛完全消失 2 661 例,总有效率 96.41%,2 年内复发率 192 例(6.9%),无效 39 例(1.4%)。当然尽可能减少感觉并发症,开颅微血管减压术或三叉神经半月节球囊压迫术(精确定位三叉神经在颅骨出孔——卵圆孔)可能更为精准。

(3) rTMS 治疗:三叉神经痛、带状疱疹后神经痛等药物治疗效果不佳的慢性顽固性疼痛患者。rTMS 通过在大脑皮层产生磁电作用调节神经递质释放,使神经系统发生可塑性改变而缓解疼痛,从而使自身疼痛平衡机制逐步恢复异常,尤其用于三叉神经痛等口面部疼痛有希望,但没有足够证据。笔者的十年前的实践也觉得 rTMS 治疗口面部疼痛不乐观。

七、相关疾病的面痛定位诊疗

1. 非典型性面痛　因为无法定位,目前临床还未能完全正名,但中西医临床均可以诊疗,且效果尚可。先证而治即掌握疾病整个发展过程中的变化规律,料知预后,提前一步,有预见性地先发制病,未症先治,药先于证,在相应的证出现之前预先落实截治措施。先证而治,是阻断、制止、实效预防疾病破坏性进展的重要措施,也是姜春华倡制截断扭转辩证思想的重要理论根据,对提高疗效,缩短病程有重要价值。如卡马西平不是首选,笔者常常提前加入治疗,而起效后又迅速撤离;临床没有明显的焦虑症状,加入美利曲新等抗焦虑,往往事半功倍。

神经导航引导下 10 Hz 的重复经颅磁刺激(rTMS)精确刺激初级运动皮层的面部区域,能明显改善三叉神经术后非典型面痛治疗。

病案 1:丁某,女,38 岁,2016 年 12 月 26 日诊,右面部间歇性胀痛 3 年,逐渐扩大至唇部,苔薄白腻,质绛尖红,脉细数,头颅 CT(-)。以交泰丸加减,加入氟哌噻吨美利曲新片和盐酸替扎尼定片,12 月 26 日复诊即明显好转。

病案 2:罗某,女,71 岁,2022 年 2 月 22 日诊,右侧面部发麻感 8 月余,无四肢麻木,神经系统检查:右侧面部洋葱样感觉障碍,MRI 两侧额顶枕叶、半卵圆区、基底节区、脑干区多发小缺血灶,右侧放射冠区、两侧基底节腔隙性脑梗死,但责任病灶为右侧脑桥,累及三叉神经脊束核,针刺合谷、三间、四白、颧髎、下关、颊车,头皮针双侧顶颞后斜线和颞前线,9 月 9 日症候消失停止治疗(图 4-4-1)。

2. 科斯滕综合征 即颞颌关节综合征,颞颌关节疼痛,咀嚼时自颞颌关节向头侧部放射性疼痛,张口障碍,伴下颌关节运动障碍与弹响。见本节病例。

3. 痛性眼肌麻痹综合征 见第五章第六节。

4. 延髓空洞症 波及三叉神经的脊束核,表现为面部节段性、向心性疼痛。始阵发性,后期持续性。

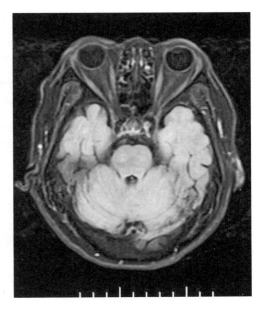

图 4-4-1 面部发麻感患者 MRI

5. 帕金森病 感觉信号传入和加工异常,其面痛不是真正的面部疼痛,可能是全身疼痛在面部的集中爆发,可能为多种形式疼痛包括肌张力障碍性疼痛、根痛、下背痛、内脏痛等综合感知。Priebe 比较帕金森病患者和正常人疼痛时面部表情差异,帕金森病患者的面具脸明显影响对疼痛的情感表达。PD 面痛不需特殊处理,大部分为肌张力障碍性疼痛,早中期替代治疗的受体激动剂均能起效。

6. 多发性硬化 少数有三叉神经痛症状,V2 和 V3 常见,常双侧疼痛,且周围支分布常不对称,无扳机点,常伴脑干症状,我们发现面痛可以是 MS 的首发症状,其机制可能是由于中枢神经系统部分脱髓鞘损害的神经轴索纤维之间神经冲动的横向扩散所致,脑干处脱髓鞘斑异常兴奋波及三叉神经脊髓束,表现面部异常感觉,34 例 MS 患者中 11 例具有发作性症状,三叉神经痛 1 例,表现同一般三叉神经痛,累及一侧三叉神经的第一支,伴痛性强直发作。使用卡马西平治疗有效,也提示发作可能是由于脱髓鞘斑块处的异常放电所致。

7. 卒中 面部发麻的定位从脑干-丘脑-皮层定位,其中脑干多呈面部洋葱样感觉障碍,以上可伴肢体麻痛等,选择神经定位的投影带进行头皮针治疗,抛开传统取穴,相当于顶颞后斜线和顶颞前斜线。病案:周某,女,74 岁,右侧面部发麻 1 周于 2021 年 8 月 11 日入院,舌质暗淡,苔薄白,脉弦。颅脑 MRI 平扫+DWI+MRA 两侧额叶、基底节区及放射冠区腔梗缺血灶,8 月 9 日神经电生理示异常上肢体感诱发电位,异常脑干听觉诱发电位。四诊合参,证属中医"缺血中风病"之"气虚血瘀证"。治拟益气活血通络,方用补阳还五汤加减;头皮针+普通针刺,取穴:项丛刺,百会、双脑户、风池、率谷、头维、合谷,顶颞后斜线和顶颞前斜线,治以通经活络。8 月 22 日右侧面部发麻好转出院。

8. 进行性面偏侧萎缩症 即帕里-龙贝格综合征,可伴有面痛。病案:张某,女,22 岁,1999 年 4 月 7 日神经内科门诊,左侧面肌萎缩,无面部肌肉跳动,左面部轻微疼痛,MRI 未见明显异常,拟诊进行性面偏侧萎缩症,未治疗。

9. 胆脂瘤 疼痛发作与三叉神经痛相似,多有三叉神经分布区感觉减退。病案:朱某,女,34 岁,左侧面部疼痛 1 个月,外院 MRI 示胆脂瘤,一直用苯妥英钠治疗头晕步态不稳,2002 年 4 月 3 日住院,诊断:三叉神经痛,胆脂瘤术后,苯妥英钠中毒,用卡马西平 0.2 g,每日 2 次+丙戊酸钠 0.4 g,每日 3 次控制,4 月 24 日出院。

参 考 文 献

［1］ 于世宾,李力.《美国口颌面痛诊疗指南》(中文版)[J].实用口腔医学杂志,2017,33(1)：55.

［2］ Arnold A J, Gilmour G S, Koch M W. Linical Reasoning：A pregnant woman with chin numbness[J]. Neurology, 92(9)：e996 - e999.

［3］ Demetriades AK, Gullan RW. Impressive vascular compression of the trigeminal nerve[J]. Mayo Clin Proc, 2011, 86(12)：e53.

［4］ 列文,克拉瑟,于世宾,等.美国口颌面痛诊疗指南[M].西安：第四军医大学出版社,2015.

［5］ 刘学宽,刘国伟,倪福运.手术治疗三叉神经痛 1220 例分析[J].中国疼痛医学杂志,1999(2)：65 - 69.

［6］ Shankar V, Kabazie A, Boyle A. (261)Use of an implantable intrathecal morphine pump in the treatment of refractory pain caused by Thalamic Syndrome[J]. Journal of Pain, 2008, 9(4-supp-S2)：41.

［7］ 王丕东,王素娟,刘欣.手-口-足综合征的临床和磁共振成像[J].洛阳医专学报,2000(1)：57 - 58.

［8］ 王丕东,刘庆宪.养血柔筋方合美多巴治疗不安腿综合征[J].浙江中西医结合杂志,2008,18(4)：211 - 212.

［9］ 沈惠风.秦亮甫临床经验集萃[M].上海：上海中医药大学出版社,2002.

［10］ 汤晓云,姜云武.管氏面痛针刺七法[J].云南中医中药杂志,1999(3)：4 - 5.

［11］ Ichida M C, Zemuner M, Hosomi J, et al. Acupuncture treatment for idiopathic trigeminal neuralgia：a longitudinal case-control double blinded study[J].Chinese Journal of Integrative Medicine, 2017,23(11)：829 - 836.

［12］ 彭胜,刘军,刘垒,等.C 形臂或 CT 靶点定位射频治疗三叉神经痛 2816 例研究[J].中华神经外科疾病研究杂志, 2014,13(1)：59 - 62.

［13］ Yang S, Chang M C. Effect of repetitive transcranial magnetic stimulation on pain management：a systematic narrative review[J]. Frontiers in Neurology, 2020(11)：114.

［14］ 贝润浦.论姜春华"截断扭转"与"先证而治"的辨证思想[J].北京中医药,2010,29(8)：586 - 589.

［15］ 肖东升,杜薇,陶蔚,等.导航下重复经颅磁刺激治疗三叉神经术后非典型面痛[J].中国疼痛医学杂志,2014(8)：561 - 564.

［16］ Priebe JA, Kunz M, Morcinek C, et al. Does Parkinson's disease lead to alterations in the facial expression of pain[J]. J Neurol Sci, 2015, 359(1 - 2)：226 - 235.

［17］ 王丕东,蔡定芳.多发性硬化发作性症状[J].脑与神经疾病杂志,2001,9(2)：113 - 114.

第五节 流 涎

一、概述

流涎(salivation)是唾液分泌过多或唾液流出减少而使唾液溢出口角,分生理性流涎和病理性流涎,俗称流口水,与小儿流涎有别。评估患者分泌物类型,即流涎还是黏稠分泌物,或两者皆有,须考虑唾液汇集在口腔后部的影响。长期流涎易造成口周皮肤炎症导致继发感染,唾液诱发呛咳和误吸,继发吸入性肺炎甚至窒息。

1. 神经解剖 当口腔内机械、化学、温度感受器受到刺激时,兴奋沿第Ⅴ、Ⅶ、Ⅸ、Ⅹ对颅神经传入至唾液分泌初级中枢延髓上涎核与下涎核,次级中枢位于下丘脑,高级中枢在皮层,随即兴奋沿传出神经抵达各分泌腺,即大唾液腺(腮腺、下颌下腺、舌下腺)和散在分布整个口腔黏膜的小唾液腺。

2. 病理生理 颌下和舌下唾液腺主要产生唾液,腮腺在接收到嗅觉、味觉和触觉刺激时分泌唾液。唾液分泌增加或清除率下降时引起流涎。口腔分泌物可稀薄可稠厚,所谓涎唾之别。未受刺激时,70％唾液由下颌下腺和舌下腺分泌,受刺激时由腮腺分泌。当交感神经兴奋时,神经末梢释放β-肾上腺素能受体,引起细胞内 cAMP 增高,对唾液腺能促进其分泌黏稠的唾液;副交感神经兴奋时,其末梢释放乙酰胆碱作用于唾液腺管平滑肌收缩使之分泌大量稀薄、酶多消化力强的唾液。

3. 评估工具 客观测量和主观量表评分。客观测量指测定唾液体积及流速,测量口腔内纱布重量变化。放射性核素标记示踪剂(Na99mTcO4)评估唾液分泌。主观量表为流涎严重程度和频率量表、流涎评定量表和流涎临床 PD 量表。

二、定向诊断

首先排除口腔科、五官科和消化科疾病,药物不良反应以抗精神病药物为多。

1. 口腔科 牙齿畸形,口腔炎,口腔溃疡。
2. 五官科 过敏性鼻炎、鼻窦炎、鼻中隔偏曲。
3. 消化科 胃食管反流病,肝病,胰腺炎,胃轻瘫。
4. 呼吸科 睡眠呼吸暂停。
5. 药物不良反应 α和β肾上腺素受体阻断药,激素,抗组胺类,抗精神病药物最常见,其中氯氮平早期 64.3% 流涎,睡眠时最明显。
6. 代谢 烟酸和维生素 B₃缺乏。
7. 风湿免疫 干燥综合征早期。
8. 精神科 焦虑,5 - HT 综合征。
9. 感染科 扁桃体炎,会厌炎,腮腺炎。
10. 生理性 睡觉姿势如趴睡或侧卧,冷空气刺激,婴儿流涎。

包括放射治疗;有机磷农药中毒;狂犬病。

三、神经定位

粟秀初认为腮腺唾液分泌中枢位于延髓前段,还受大脑皮质和间脑中枢及其间脑-延脑神经纤维的调节,其间脑-延脑神经纤维大概在脑桥面神经核水平交叉。幕上一侧大脑皮质、间脑或其传出纤维毁坏时,对病灶对侧腮腺唾液分泌核功能的抑制减弱,和对病灶侧唾液分泌核功能抑制功能的相应增强,病灶对侧的唾液分泌增多,病灶侧的唾液分泌减少。而幕下一侧腮腺唾液核或其传出纤维出现毁坏病变时,引起病灶侧的核性或周围性的反射性分泌减少,毛果芸香碱的自动性唾液分泌增多的分离现象。毛果芸香碱引起的唾液分泌增多,是腮腺唾液腺体失去唾液核的抑制,其自动性分泌功能释放。幕上毁坏病变时无论是反射或自动性唾液分泌总是对侧增多,病灶侧量少;幕下病变时病灶侧的反射性唾液分泌显著减少,而自动性唾液分泌增多。通过这两种唾液分泌功能检查结果的对比,可为腮腺唾液分泌障碍病变定位和定侧诊断提供客观依据。按链式神经定位通路,以初级中枢延髓上涎核与下涎核为界,分核上下。

（一）核下性

1. 肌肉 眼咽型肌营养不良。
2. 神经肌肉接头 重症肌无力伴饮水呛咳、流涎,考虑延髓肌重症肌无力,服用溴吡斯的明可致流涎。
3. 自主神经 帕金森病自主神经功能障碍引起流涎,包括多系统萎缩(MSA)、路易体痴呆(DLB)等突触核蛋白病,也有研究相左。
4. 颅神经 V、Ⅶ、Ⅸ、Ⅹ对颅神经,尤其面神经麻痹和舌下神经麻痹。

唾液分泌中枢分三级延髓、丘脑和皮层,分别有不同表现和叠加症状,为细化神经定位指明路径。

(二)核性

Ⅴ、Ⅶ、Ⅸ、Ⅹ对颅神经传入至支配唾液分泌的第一节中枢,即延髓上涎核与下涎核。

延髓 延髓卒中;ALS延髓:舌萎缩和肌束震颤,发音困难,构音不良,吞咽困难及流涎,其流涎不是唾液分泌过多,由咽部肌肉无力引起,发生率约50%,可致吸入性肺炎。这是1例以流涎为首发的进行性延髓麻痹。病案:王某,女,68岁,流涎6月加重伴口齿含糊5日于2020年9月14日入院,现症:口齿含糊,右侧面部发麻,胃纳一般,自觉两侧口角易流涎,时有胸闷心慌不适,饮食呛咳,自觉喉部憋闷感,二便尚可,夜寐欠安,舌暗红,苔薄白,脉弦。神经系统检查:神清,精神欠振,颈软,无抵抗,双侧瞳孔等大等圆,光返存在,咽反射迟钝,软腭抬举差,舌肌萎缩,舌肌肌束颤动,四肢肌力5-5-5-5,肌张力正常,上肢腱反射(+),双下肢腱反射(+++),掌颔反射(+),霍夫曼征(−),病理征(−)。头颅MRI平扫+DWI+MRA示两侧额顶颞叶及放射冠区多发小缺血灶。诊断:运动神经元病-进行性延髓麻痹,脑梗死。

(三)核上性

1. 脑桥和中脑 卒中。

2. 间脑 下丘脑:为第二节流涎中枢。

3. 小脑 小脑共济失调。

4. 大脑 最高级是中枢皮层,包括皮层下更多的神经系统变性疾病尤α突触核蛋白病如帕金森病、多系统萎缩、进行性核上性麻痹和路易体痴呆,其胃肠道功能障碍包括唾液增多、咽下困难、胃排空障碍,与肠道神经系统中存在α突触核蛋白病变有关,也可能源于肠道神经系统,然后通过迷走神经蔓延至中枢神经系统,这些疾病引起的流涎无法根治,只能对症治疗;卒中;额叶癫痫;岛盖发作现特殊面容,面无表情、嘴巴半张伴流涎,伴面瘫、构音障碍和吞咽障碍,岛盖包括岛叶、叶下部、中央前、后回、缘上回、角回和颞上回的大脑皮质;脑瘫:4岁后小孩仍流涎;脑积水;脑炎脑膜炎后遗症。

(1)神经影像定位:流涎的第一级中枢为延髓上涎核与下涎核,第二节中枢位于下丘脑,最高级是中枢皮层,如此流涎的神经影像定位层次很清晰。

(2)神经电生理定位:主要运用肌电图引导下对腮腺和颌下腺进行肉毒毒素(BTX)多点注射治疗,安全有效。

四、中西医结合神经定位诊疗

1. 中医认识 唾涎同出于口而不同源。《景岳全书·杂证谟》:"口角流涎,为太阴脏气之脱。"所谓脾虚不能收摄津液,正应《素问·宣明五气》:"脾为涎。"《张氏医通》载气虚挟痰,口眼歪斜,口角流涎,用六君子汤加减。中焦胃热则流热涎,清胃散加减。虫积宜杀虫消疳,乌梅丸加减。药物毒性导致体内阴阳失调,脾胃不和导致涎液增加,也有认为肺脾肾失调。

脾主运化,运化五谷水液为涎,涎为脾精所化,出自两颊,质地较清稀,可自口角流出,而脾的经脉连舌本散舌下,涎为津液上溢于口而化生,故脾在液为涎。唾乃唾液中质地较稠厚者,肾主藏精,精气化生为唾,唾为肾精所生,出自舌下,质地较稠厚,多从口中唾出,且肾之经脉上挟舌根通舌下,唾为肾精所化,故肾在液为唾。故临床治疗口角流涎多从脾治,唾多频出多从肾治。

2. 中医病位 按脾在液为涎,肾在液为唾所云,流涎的中医定位似乎很简单。然临床唾涎难分,凭液之稀稠而断脾肾,实为孟浪之举。虽病位在脾肾,临床上应为脾虚不运证,脾失健运,益气健脾,但用之于流涎,事倍功半,可能不能完全从辨证而论治。责之肾者,皆为先天乎? 按理,药物导致流涎应该责之于脾,可缩泉丸治疗氯氮平所致流涎总有效率78.9%。病案:蔡某,女,74岁,2021年9月30日,夜间流涎经年,醒来每每湿枕,舌质淡胖齿印,脉沉细。健脾化湿等经年无效,治脾不效,责之于肾,温补肾元:益智仁、乌药、五味子、茯苓、补骨脂、肉桂、熟附子、芡实、肉豆蔻、桑螵蛸和五味子等1周收功。

观察部分小儿幼时流涎,长大后停止,再后来感冒时又复,外感是否仅对脾胃脏腑功能是否影响? 与先天之肾有关? 补肾摄涎往往事半功倍。正常成人夜间流口水一部分责之于脾胃运化功能减弱、水湿停留、脾胃湿热或胃里存食下降、胃热上蒸,也即"胃不和则卧不安",不能一概而论肾虚。更多的流涎日久,属脾肾阳虚,以四神丸收功。

3. 神经定位指导针刺流涎的实践思考 针灸对流涎的治疗,有时收到不期之功,其机制尚不明。

(1) 历代实践证明针刺有效:如足三里/脾俞/肾俞(双,温针灸),关元/水道(隔附子饼灸),神阙(隔盐灸),列缺(肺络,通任脉,任主阴脉,为阴脉之海,涎唾,阴液也,且肺为水之上源,上下合治)。值得关注的止涎穴:位于手指背部,在大指(背)第一节之内侧(即桡侧),双侧各有一穴位,笔者验之适于核下性流涎。

(2) 口周围刺:口周有地仓、下关、承浆、大迎和颊车,围刺治疗适于Ⅴ、Ⅶ、Ⅸ、Ⅹ对颅神经,尤其面神经麻痹和舌下神经麻痹导致流涎。一例鼻咽癌放疗后导致放射性脑病患者,流涎日久,围刺地仓、承浆等有效。

(3) 延髓导致流涎的针灸:延髓卒中不易治疗,针刺效果不满意;进行性延髓麻痹(PBP)针刺治疗无效,提示延髓变性治疗意义不大,重点是护理,防止窒息和吸入性肺炎。

(4) 癫痫和卒中的流涎:卒中若面瘫一侧面颊部肌肉松弛,口角歪斜,口唇闭合不全,失去保留唾液于口腔中的能力,可致流涎,但疗效不佳。癫痫发作时的流涎不需治疗,护理为要。

(5) 头皮针治疗:适于核上性流涎,尤其是帕金森病流涎,单纯围刺治疗效果比较差,结合头皮针治疗就不错。病案:宣某,男,83岁,口角流涎加重1周于2022年8月25日入院,神经系统检查:眼震水平Ⅰ°快相向注视侧,四肢肌力5-5-5-5,肌张力正常,四肢腱反射对称、无亢进,四肢关节位置觉、震动觉、皮肤针刺觉(一),霍夫曼征(一),掌颌反射(一),巴宾斯基征(一),龙贝格征(+),曼氏征(+)。刻下:时有头晕不适,左侧口角时有不自主流涎,胃纳可,夜寐可,二便尚调,舌淡红,苔薄白,脉弦。颅脑常规MRI平扫+DWI+MRA两侧额叶、左侧半卵圆区小缺血灶。四诊合参,证属中医"缺血性中风病之气虚血瘀证"。患者年过八旬,体内正气不足,血行不畅,瘀滞脑脉,气虚血瘀,筋脉失养;病位在脑,病属本虚标实证;治拟益气活血通络,方用补阳还五汤加木瓜加减。左侧口角时有不自主流涎有所好转但不明显,9月2日加头皮针额中线、双侧额旁2线、额旁3线,两次明显好转,9月7日出院。

4. 西医学神经定位诊疗

(1) 局部用药:有使用"Y"形或"O"形贴布交替进行肌内效贴导向治疗脑卒中后中枢性流涎有效。复方甲氧氯普胺片治疗氯氮平所致流涎有效,其实氯氮平不增加唾液流量而是减少吞咽。睡眠时流涎最明显,可乐定贴剂每周1次和阿米替林用于睡眠时流涎有效。

(2) 肉毒毒素治疗流涎:FDA批准Xeomin治疗成人慢性流涎,对核上性流涎应更有效,如"高张力性膀胱"尿频,笔者查房中比拟的"高张力性流涎",对核性和核下性流涎不推荐。

五、相关疾病的流涎定位诊疗

1. 帕金森病流涎 神经变性疾病中,PD为老年人流涎最常见原因,Meningaud等报道46.5%PD伴流涎,约18.8%因严重流涎而交际困难。早晚期帕金森病患者的流涎表现不同,药物尤其是抗胆碱能药如苯海索的使用,又使其扑朔迷离。唾液分泌主要由副交感神经纤维介导,阻断胆碱能毒蕈碱受体的抗胆碱能药物可能有助治疗PD流涎,但不建议用苯海索;罗替戈汀透皮贴剂与其对大脑皮层和皮层下核中表达的不同类型多巴胺能 D3 和 D2 受体有关,对早中期有效,晚期流涎疗效较差;α 肾上腺素能受体阻断剂甲磺酸二氢麦角碱显著改善。

流涎是常见的 PD 非运动症状,几乎 90% 晚期 PD 流涎,超过 70% 存在于 PD 全程。流涎男性比例高,流涎与口腔期吞咽困难呈正相关。PD 流涎常发生于"关"期,故首先要优化多巴胺治疗,改善吞咽功能,也可加以少量巴氯芬。实际上 PD 唾液分泌减少,而并非唾液分泌过多,乃口咽部活动迟缓导致,引起吞咽动作不协调、不充分及频率慢。帕金森病流涎的发生机制,唾液清除依赖于复杂的肌肉协调机制,唾液分泌增多、唾液清除障碍、口面肌运动迟缓、张口导致唾液溢出、咽喉肌运动障碍导致吞咽障碍。PD 患者的流涎与 UPDRS 运动评分较高、运动功能丧失和 PD 进展相关,表明流涎可能是由口咽运动迟缓和无法清除唾液分泌物共同导致 PD 患者唾液过度聚集。笔者运用还少丹治疗,有一定疗效。

2. 运动神经元病　唾液的汇集可影响患者使用无创通气的能力,这对于运动神经元病患者至关重要。欧洲神经病学联盟 ALS 临床处理指南治疗 ALS 流涎,试用阿米替林,东莨菪碱口服或经皮给药,舌下阿托品液滴,腮腺和/或颌下腺注射肉毒素治疗难治流涎有效;药物治疗失败尝试唾液腺放射治疗,不建议手术。Meta 分析 83 安慰/98 治疗,肉毒杆菌毒素显著降低流涎严重程度。抗胆碱药物对假球麻痹等引起的过度流涎有效,但有时其本身也可导致流涎,故需与药物不良反应相鉴别,还可选用苯海拉明等抗组胺类药物。健脾化湿汤治疗 ALS 流涎:48 例 ALS 分为 2 组,治疗组(24 例)为加味组,对照组(24 例)为常规西药治疗组(6 周)。主要结果为流涎/流涎量(QS)(ml)变化,次要结果为 ALS 功能评定量表(ALSFRS)和 Epworth 嗜睡量表(ESS)的总分,用于评估两组临床疗效。两组治疗前后 QS 基线、ESS 和 ALSFRS 评分均无显著差异。

3. 面神经炎　急性期可针刺地仓等穴位效果不错,后遗症难以解决。

4. 经行流涎　妇女值月经来潮之际,口中流出水样涎沫,经净后自止,呈周期性发作者为"经行流涎",为口中流涎淋漓,纳呆食少,腹胀时满,或便溏泄泻,经量或多或少,或淋漓不断,色淡质稀,舌淡胖,苔薄白,脉虚弱或缓等。有虚实之分。虚者宜补益摄敛,实者需清解脏腑之热,虚实夹杂者宜补益与清解并用。脾气亏虚,经行则脾气益虚,因气虚失摄而口中流涎,益气健脾为先,如参苓白术散;脾虚不运,故纳呆食少,腹胀时满,或便溏泄泻,舌淡苔白,脉虚弱,以《医方集解》健脾丸主之:人参、白术、陈皮、麦芽、山楂、枳实。

5. 小儿流涎　即滞颐,3 岁以下小儿经常不自觉地口中溢出涎液,《诸病源候论·小儿杂病诸候·滞颐候》曰:"滞颐之病,是小儿多涎唾,流出渍于颐下,此由脾冷液多故也。"辨证分脾胃积热或脾胃虚寒,如经行流涎,对应为王文健所指"脾虚不运证"和"脾虚不化证"。脾之液为涎,廉泉乃津液之道路。若小儿脾胃素蕴湿热,致廉泉不能制约,故涎液自流而黏稠,甚至口角赤烂,治宜清热利湿,用泻黄散;或因小儿素体脾胃虚寒,不能收摄其津液,以致口角流涎清稀、大便溏薄、面白唇淡,宜温补脾胃,用益黄散或温脾丹。针刺廉泉,地仓,但幼儿多不合作。

6. 卒中流涎　流涎症是中风常见并发症之一,脾、肾、心三经均连舌本,流涎多涉及脾肾心等脏腑,脾虚、肾虚、心火等均能引起流涎。病案:陆某,男,71 岁,2022 年 7 月 20 日门诊,左嘴角流涎伴抽动 2 日,苔少质红,舌下络脉迂曲分枝,脉细,MRI 示左基底节及放射冠缺血灶,证属气阴两虚,瘀阻络脉,拟益气养阴,活血化瘀:人参 25 g,石斛 15 g,黄芪 30 g,葛根 15 g,山茱萸 15 g,海风藤 15 g,伸筋草 15 g,蒲黄 15 g,南沙参 15 g,砂仁 3 g,甘草 9 g,瓜蒌皮 3 g,草豆蔻 10 g,7 月 20 日复诊流涎已经明显缓解,持续治疗至 10 月 11 日痊愈。

参 考 文 献

[1]　粟秀初.自主神经系统疾病的诊断与治疗[M].西安:第四军医大学出版社,2010.

［2］吴国君,朱丽萍,易正辉,等.缩泉丸治疗氯氮平所致流涎的疗效分析[J].四川精神卫生,2002,15(2)：82-83.

［3］陈柱,徐倩,王萍,等.肌内效贴导向疗法对卒中后面瘫及流涎的作用[J].中国康复理论与实践,2019,25(5)：34-38.

［4］王松灵.涎腺非肿瘤疾病[M].北京：科学技术文献出版社,2001.

［5］谢朝艳,丁雪萍,高吉祥,等.帕金森病患者流涎与吞咽困难的关系研究[J].中华神经科杂志,2016(11)：856-863.

［6］Vashishta R, Nguyen S A, White D R, et al. Botulinum toxin for the treatment of sialorrhea: a meta-analysis[J]. Otolaryngology-Head and Neck Surgery, 2013, 148(2)：191-196.

［7］Gao P, Liao W, Sun C, et al. Traditional chinese herbs improve salivation and frequent nighttime urination in patients with amyotrophic lateral sclerosis[J]. Integrative Medicine International, 2017, 4(1-2)：31-38.

第六节　味　觉　异　常

一、概述

味觉异常是非常复杂的体验,包括味觉减退、味觉丧失和味幻觉。按理各种味觉异常放在一起讨论不妥当,其通路并不相同,但限于篇幅,只能如此。

味蕾中的味觉感受细胞激活感觉神经元,鼓索神经、舌咽神经为支配舌面味蕾的主要神经,经过面神经鼓索支(前2/3舌)、舌咽神经(后1/3舌)或迷走神经(舌后1/3中部、咽、软腭、会厌部)传入延髓,再几经辗转(主要丘脑)到达同侧味觉中枢岛叶整合成所知道的酸甜苦辣咸味觉。Penfeld 把味觉定位于大脑侧裂上方的中央后回。Hausser-Hauw 和 Bancaud 报道电刺激中央颞区、顶叶岛盖、杏仁核、前内侧颞区可产生孤立的味觉幻觉。

舌咽神经感觉纤维发源于上神经节和岩(下)神经节,其周围支分布于舌后1/3味蕾,传导味觉;咽部、软腭、舌后1/3、扁桃体、两侧腭弓、耳咽管及鼓室,接受黏膜感觉。其中枢支终止于延髓的孤束核。副交感纤维起自下涎核,经鼓室神经、岩浅神经,终止于耳神经节,结喉纤维支配腮腺分泌。迷走神经体感觉纤维起于颈静脉神经节,周围支分布于外耳道及耳廓凹面的一部分皮肤(耳支),中枢支终止于三叉神经脊束核;内脏感觉纤维起源于结状神经节,分布于胸腹腔内诸脏器,中枢支终止于孤束核。面神经发出的鼓索加入舌神经的交通纤维,从而将面神经中的副交感纤维和味觉纤维导入舌神经。

感知食物味道,是味觉和嗅觉感受器共同作用结果。味觉感受细胞聚集成簇称为味蕾,每个味蕾都有不同类型的味觉感受细胞,包含5种味觉受体酸、甜、苦、咸和鲜味,当食物中带有不同味道的分子或离子与相应味觉受体结合时,产生动作电位信号,传导至与味觉感受细胞相连的感觉神经元,经过数级神经元力,最终激活大脑味觉感受皮层的神经元,产生味觉。嗅觉受鼻腔、传入脑的嗅觉神经及大脑的病变的影响,嗅觉影响味觉能力。味觉异常很少源自味蕾病变,位于味蕾的特定味觉受体细胞识别味觉分子,向大脑逐层传递。味觉受体细胞首先把味觉信号传递给外周味觉神经节,再由外周味觉神经节传递给脑干孤束核。孤束核通过中转站臂旁核和丘脑,将味觉信号传递到味觉皮层。当味觉信号最终到达味觉皮层后,位于不同区域的特定皮质神经元编码了不同的基本味觉。杏仁核接受来自皮层的味觉信息从而决定了对不同味觉的喜恶。中央杏仁核到孤束核这条神经通路在苦味抑制甜味中的重要作用。发现了孤束核中分别传导甜味和苦味的两组特异性神经元,苦味抑制甜味依赖于自苦味皮层和杏仁核而下的一正一负的两条反馈通路。

二、定向诊断

舌后2/3味觉检查：方法同面神经中味觉检查。可用芳香油、肥皂和食物如咖啡和丁香测试嗅觉;测试味觉：甜味(糖)、酸味(柠檬汁)、盐味(盐)和苦味(阿司匹林、奎宁、芦荟)。

1. 生理　如味觉减退或丧失(失味症)常由舌本身病变引起如口干,大量吸烟(特别是用烟斗吸烟);老年人味蕾萎缩。

2. 感染科　流感,新冠,肝炎。

3. 变态反应　系统性过敏。

4. 口腔科　口腔感染或干燥,黏膜病、龋齿、牙周病、牙齿缺失。

5. 头颈部放疗

6. 外伤　舌烫伤;头部损伤。

7. 精神科　精神分裂症,抑郁症,躯体化障碍。

8. 药物反应　长春新碱(抗癌药)或阿米替林(抗抑郁药);味觉幻觉包括阿司匹林、青霉素和维生素D等。

9. 消化科　肝胆疾病。

10. 代谢　营养障碍如维生素 B_3 缺乏、维生素 B_{12} 缺乏、锌缺乏。

11. 内分泌　糖尿病、甲状腺功能减退。

三、神经定位

（一）周围核下性

以鼓索、舌咽、迷走神经为主。

颅神经

(1) 面神经鼓索支：舌前 2/3 味觉,面神经炎一侧舌味觉迟钝。

(2) 舌咽神经：舌后 1/3 味觉。

(3) 舌咽神经：迷走神经传导咽部感觉,三叉神经、面神经和舌咽神经可能都参与了软腭部味的神经分配。

(4) 迷走神经。

（二）中枢核性

脑干　延髓：味觉中枢通路是从孤束核传导至脑桥的上部或中脑的下部,继而交叉后投射至同侧的丘脑腹底侧,味觉传入神经纤维要投射到脑于下部的孤束核。

（三）中枢核上性

1. 脑桥

2. 中脑

3. 丘脑腹底侧　丘脑腹后外侧核接受味觉纤维。

4. 大脑

(1) 颞叶：岛盖发作味幻觉常见,自发或电诱发的颞叶癫痫的味觉幻觉,癫痫扩布引起发作向岛盖传导的结果;颞叶癫痫：味觉先兆比较少,感觉性发作有味觉改变,尤其右颞叶多以感觉性发作和人格解体为主要表现;大脑侧裂上癫痫;颞骨肿瘤。

(2) 岛叶：味觉幻觉。

（3）锥体外系：帕金森病，迟发性运动障碍，多发性硬化。

（4）嗅沟：肿瘤。

5. 颅底　肿瘤或转移瘤都可引起嗅觉减退，甚至味觉消失。

四、中西医结合神经定位诊疗

1. 中医病位　虽说脾开窍于口，酸、苦、甘、辛、咸五味各有所归，五脏对五味有特定的亲和性，酸入肝、苦入心、甘入脾、辛入肺、咸入肾。这种亲嗜又是一把双刃剑，好某味，易伤某脏，酸伤肝、苦伤心、甘伤脾、辛伤肺、咸伤肾。如突喜某味，亦可能对应之脏有疾，过犹不及，嗜酸过度致肝失疏泄，气机不畅，酸性涩敛，碍胃伤脾；苦入心，可清心火消暑热，但多性寒，嗜苦伤心气，苦寒伤脾胃；辛辣宣发太过，肺气耗散，尚及胃肠；如甘入脾，味甘之品"缓滞"，《素问·五运行大论》云："中央生湿，湿生土，土生甘，甘生脾，脾生肉，肉生肺……甘伤脾，酸胜甘。"

依五味之辨证，行五味之纠偏：甘味滋腻助湿，脾失健运，龋齿、糖尿病、肥胖等丛生，口甜为王文健所言"脾虚不运证"，乃食肥甘厚味之品，肥助阳生热，甘性缓留滞，碍脾不运，水谷精微，留滞于脾而不得转输，脾热之气上泛则口甜，常以香砂和胃丸收效。

口苦：与其说心火，但笔者以交泰丸主之，每每无功而返。胆为少阳相火，其气主升，胆热气上逆，胆汁上溢则口苦，所谓胆瘅，笔者宗简裕光自拟柴胆牡蛎汤：柴胡 10 g，龙胆草 6～10 g，生牡蛎 15～30 g，疗效确切。病案：曹某，男，40 岁，素有部分复杂癫痫发作，2022 年 7 月 13 日诉味苦，尤舌尖，已经半年，面部红热，口舌生疮，失眠多梦，尿黄便干，苔微黄腻，质红，脉细数，证为肝胆郁热，柴胡 10 g，龙胆草 6 g，生牡蛎 30 g，砂仁 3 g，陈皮 3 g，生大黄 10 g，神曲 10 g，生地黄 10 g，炙甘草。1 周后复诊诸症即平。

味咸：咸入肾，过咸反噬肾脏，及肾阳则凌心，咳吐咸痰多为肾虚水泛等。在帕金森病诊疗中，笔者发现一旦 PD 患者觉有味咸，可能已损及肾阳，甚至肾虚水泛，可以作为 PD 进入阳虚阶段的早期信号。

病案：邓某，女，74 岁，1 年许前无明显诱因下头晕伴走路前冲，曾至门诊诊断帕金森病，曾服多巴丝肼、盐酸普拉克索片，1 年来头晕时有发作，走路前冲持续存在，并伴动作缓慢、左下肢不自主颤抖等症，自诉一个月前觉得味咸，哪怕喝水也觉得放了盐，2020 年 7 月 13 日入院。头颅 CT 脑萎缩，无尿少肢肿，无黑蒙。现症：神清，精神一般，头晕时作，走路前冲，步履慌张，动作迟缓，左下肢不自主颤抖，左足背及左足趾关节疼痛，双足底发麻，双下肢略浮肿，纳寐一般，小便尚调，大便欠畅，3～4 日一行，舌暗红苔薄脉弦紧。专科检查：神清，精神软，颈软无亢，布鲁辛斯基征（一）、克尼格征（一），四肢肌力 5-5-5-5，肌张力增高，四肢腱反射对称、无亢进，四肢关节位置觉、震动觉、皮肤针刺觉基本对等，霍夫曼征（一）、掌颌反射（一）、巴宾斯基征（一），龙贝格征（十），曼氏征（十），双下肢凹陷性浮肿。

主治医师 A：颤病是指由内伤积损或其他慢性病证致筋脉失荣失控，以头身肢体不自主地摇动、颤抖为主要临床表现的一种病证。古代亦称"颤振"或"振掉"。结合病史，患者气血亏虚或饮酒无度，嗜食生冷肥甘，或思虑伤脾，或药物所伤，致脾胃受损，中焦失于运化，水谷不能化生气血，则气虚血少，阳弱阴亏。头为诸阳之会，脑为髓海，今阳弱阴亏，阳气不能上煦于头，阴精不能充养于脑，神机受累，筋脉肢体失司失控而生颤震。

主治医师 B：结合神经系统检查所见，定位：锥体外系；定性：Midnights 原则—变性；诊断：PD；鉴别诊断：VPS，MSA。合并疼痛（？），头晕（血压），认知障碍。中医定位：脑；中医诊断：颤病-阴阳两虚证；中医鉴别诊断：头晕，晚期 PD 多伴直立性低血压等自主神经损害；痉症，肌张力障碍。

主治医师 C：目前出现帕金森剂末现象，肢体震颤，强直明显伴有疼痛、便秘、头晕、抑郁、认知障碍等，头晕（血压）尤其值得关注。

主治医师 D：情感障碍中，需要进行抑郁和认知障碍的鉴别，并病也可能。

主管技师 E：神经电生理 BAEP、VEP 均异常，EMG 提示可能合并周围神经损害，SSR 提示自主神经损害。

护士长 F：帕金森病疼痛分 6 种，本例以骨骼肌疼痛为主。

护师 G：量表显示存在抑郁和认知障碍。

临床药师 H：头晕呕吐与药物关系否，值得关注。

主任医师 I：定位为锥体外系，定性为变性，诊断为 PD，其运动病程并不长，已出现剂末现象，发展趋势太快，需要与 MSA 等鉴别。多巴丝肼可以不增加总剂量，增加药物口服次数，以更有效地控制肢体震颤等症状。值得注意一个细节，1 个月前患者觉得味咸明显，双下肢凹陷性浮肿，虽然三个体位血压无明显变化，但头晕明显需要与 SSR 提示自主神经损害等相互参照，舍舌脉取症候（其实舌边也似有齿痕），已有阳虚之象，味咸提早作出警示。四诊合参，证属中医之颤病-阴阳两虚证，治拟补肾助阳，滋阴柔筋，方用还少丹加减：山茱萸 15 g，山药 15 g，茯苓 10 g，熟地黄 15 g，杜仲 10 g，牛膝 10 g，肉苁蓉 15 g，楮实子 10 g，小茴香 5 g，巴戟天 10 g，枸杞子 10 g，远志 10 g，石菖蒲 10 g，北五味子 10 g。2 周后好转出院，味咸未明显改善。

2. 现代研究　五种基本味道甜鲜苦酸咸，脂肪味尚未达成共识，辣其实不是味觉，而是痛觉。味觉容易受其他感觉如嗅觉、视觉和触觉等影响，实验有难度，通常借助神经电生理和行为学方法研究。甜味和苦味都是由味觉受体细胞表面存在一种称作"G 蛋白偶联受体"的信号蛋白产生；鲜味也由特定的 G 蛋白偶联受体所产生；咸味和酸味与钠离子和氢离子进入细胞顶端通道有关；脂肪味由脂肪酸转运体 CD36 产生。

舌头的各个区域都能尝出五种基本味道，Collings 实验证明舌头每个区域都能尝到 5 种味道，但敏感阈值不同，对尝出阈（能尝出物质的最低浓度）比较，发现咸味在舌尖最灵敏，苦味在软腭最灵敏，而舌根比舌尖对苦味更不敏感。晚近的研究直接否定舌上不同区域对甜咸苦味的尝出阈差别。

3. 味觉减退的定位诊疗　最重要的是鉴别周围核下性和中枢核性（脑干延髓），以鼓索、舌咽、迷走神经为主。舌前 2/3 味觉为面神经鼓索支，舌后 1/3 味觉属舌咽神经。如仅为面神经鼓索支累及，往往预后较好，一部分可以自愈；其余分别不同层面的面神经定位，参考《面瘫》中诊疗和预后判断。

4. 味觉幻觉的定位诊疗　味觉幻觉的神经定位可以指导头皮针选穴，嗅脑导致的味觉幻觉，额中线一般选取，颞叶和岛叶取顶颞前斜线、颞前线。锥体外系导致者效果不佳，如 PD 味觉减退。

5. 帕金森病味觉异常诊疗　帕金森病味觉通路传导复杂，不同的味道刺激不同的感受器，区域刺激经不同的途径传至味觉中枢，测试方法有全嘴味觉测试、味觉条测试、电味觉测量、味觉诱发电位等。电味觉测量和宾夕法尼亚大学气味识别实验分别对味觉和嗅觉测试，帕金森病组味觉阈值、嗅觉辨别受损，也有相悖结果。笔者尝试头皮针和口周围刺体针治疗，效果不佳。

参 考 文 献

［1］ Chandrashekar J, Hoon M, Ryba N, et al. The receptors and cells for mammalian taste[J]. Nature, 2006, 444(7117): 288-294.

［2］ Jin H, Fishman Z H, Ye M, et al. Top-down control of sweet and bitter taste in the mammalian brain[J]. Cell, 2021, 184(1): 257-271.

［3］ 余国俊. 专方专药治口苦[J]. 中国乡村医生杂志, 1993(4): 16-17.

［4］ Sato K, Endo S, Tomita H. Sensitivity of three loci on the tongue and soft palate to four basic tastes in smokers and non-smokers[J]. Acta Otolaryngol Suppl, 2002, 122(4): 74-82.

［5］　Collings V B. Human taste response as a function of locus of stimulation on the tongue and soft palate［J］. 1974，16(1)：169 - 174.

［6］　王玉凤,彭乔君,贺绍月,等.帕金森病感觉障碍及其电生理研究［J］.中华神经科杂志,2019,52(5)：423 - 426.

第七节　舌体感觉异常(舌麻木痛烫)

一、概述

街头美食麻辣烫追求味觉感官刺激,是一场味觉过电。舌麻木痛烫难于表达,有时候确实难于区分。舌痛是指舌尖、舌边、舌心、舌根或全舌等灼痛、辣痛、麻痛、涩痛等感觉。舌麻木痛烫患者诊断不易,易与许多颅底疾病相混淆。

三叉神经第三支下颌支(下颌神经)含运动神经纤维和感觉神经纤维。经卵圆孔出颅腔,感觉纤维又分为耳颞神经、下齿槽神经和舌神经。舌神经在下齿槽神经的前方,分布于舌前 2/3 黏膜,司一般感觉。舌前 2/3 味觉由面神经鼓索支所支配。颅底 4 对神经(舌咽Ⅸ、迷走Ⅹ、舌下Ⅻ、副神经Ⅺ)中致舌后 1/3 味觉丧失(Ⅸ),咽后壁感觉缺失(Ⅹ和Ⅸ)。舌咽神经主管咽喉部黏膜感觉,一部分唾液腺分泌和舌后 1/3 味觉,与迷走神经一起主管咽喉部肌肉运动。舌咽神经在穿行颈静脉孔的行程中发出 6 条分支:鼓室支、颈动脉窦支、咽支、扁桃体支、舌支、肌支。

与三叉神经痛类似,舌咽神经痛发病原因不明,可能是舌咽神经与迷走神经脱髓鞘病变引起,舌咽神经传入冲动和迷走神经之间发生短路,颅底血管如椎动脉或小脑后下动脉压迫也有关。面神经病理生理见《面瘫》。

二、定向诊断

以舌痛为主要症状的舌觉异常,不仅由口腔局部因素引起,全身系统性包括神经科疾病等均可导致。

1. 口腔科　舌麻木痛烫多见于口腔黏膜科门诊,舌肿物,舌炎,舌部溃疡。

2. 内分泌与代谢　糖尿病,烟酸缺乏,缺铁。

3. 心血管　舌麻可缘于高脂血症、高血压、动脉硬化。

4. 风湿免疫　白塞综合征;干燥综合征:口干,舌疼痛干裂。

5. 其他内科疾病　恶性贫血,尿毒症,胃肠道疾病等。

6. 功能性　舌痛症又称灼口综合征(BMS):舌部烧灼感、刺痛感,分布舌根部、舌缘、舌背和舌尖,其他如唇颊腭咽等亦可发病,多数不能确定疼痛部位,无明显客观体征。698 例舌痛患者中灼口综合征占第一位。

7. 食物　槟榔,口香糖,吸烟。

8. 医源性　颌面放疗。病案:邹某,男,61 岁,2020 年 6 月 4 日门诊,舌根烧灼刺痛,缘于放疗后,诊断:放射性脑病,舌咽神经痛。

三、神经定位

(一)周围性

进行口咽及鼻咽检查、颅底和咽旁间隙的 CT 或 MRI 检查。

1. 自主神经　非神经痛的舌咽神经痛：舌咽神经痛的强烈刺激性和过度刺激性反馈到中脑孤束核，经侧支到达迷走神经背侧运动核，异常环路的激活将导致迷走神经反应的增强，如心律失常、心动过缓和低血压、脑缺氧、脑电图活动减慢、晕厥和抽搐。

2. 颅神经

（1）三叉神经：三叉神经舌支受刺激导致灼口综合征，舌尖疼痛或烧灼感，有时舌面轻度光滑略红。在咽后壁、扁桃体窝喷洒1%丁卡因，是否终止疼痛，可鉴别诊断舌咽神经痛与三叉神经痛。

（2）面神经鼓索支：面神经炎后舌麻木，其实是味觉丧失，与面瘫没有直接关系。

（3）舌咽神经：舌咽神经痛：一侧舌后1/3和扁桃体，迅速放射到咽，喉（梨状窝、喉头）、软腭、耳咽管、同侧耳道深部，中耳、外耳道，偶尔放射到外耳前后区域和耳轮中央部。疼痛发作剧烈如刀割和烧灼感，每次数秒钟或数分钟，间歇期完全不痛。有些则常有轻痛。吞咽是最常见诱因，冷食、谈话、咀嚼、咳嗽、苦笑、哈欠时诱发，检查扁桃体、咽后壁、舌后、外耳道也可诱发。舌咽神经分布区：舌后部，扁桃体窝，咽部或下颌角和/或耳部。但舌咽神经痛累及位置缩小为耳内及耳周疼痛、口咽痛。

（4）茎突：长茎突综合征，又称Eagle综合征，长茎突压迫穿行颈静脉孔的舌咽、迷走、副神经，也可以向内压迫颈内动脉，神经压迫症状有转动头部时面部疼痛、吞咽困难、咽异物感、伸舌痛、声音改变、唾液分泌增多、耳鸣或耳痛、茎突触诊时，症状会加重。

（5）迷走神经。

3. 颅底　迷走神经、舌咽神经压迫；颈静脉孔附近占位；长茎突综合征；颈动脉扩张压迫舌咽神经分布区导致舌咽神经痛。

（二）中枢性

1. 脑干　三叉神经、舌咽神经核病变也可舌麻，脑干梗死和后循环缺血。

2. 丘脑　舌痛，没有舌溃疡，烧灼样疼痛。

3. 大脑顶叶　单纯的舌麻舌木很少。

四、舌觉异常的中西医结合定位诊疗

1. 中医认识　舌觉异常，虽感觉之谓如麻、痛和烫者，然舌强舌歪乃至僵硬等运动者，亦感不适而投诸于麻胀木等不适感，舌觉异常表现虽有数端，不外虚实两端，气之有余也，气有余便是火，必现火形之征；阴之不足，虚火上炎。清实热如黄连解毒汤、导赤散、大小承气、黄连泻心汤之类。滋阴潜火如知柏地黄丸等，《灵枢·脉度》云："心气通于舌，心和则舌能知五味矣。"《素问·阴阳应象大论》曰："心主舌……在窍为舌。"虽心属火，但凡舌病即从火治，大谬矣。郑氏析舌肿、痛、重舌诸症，属气有余，是火，治宜清热；舌强、麻、木、缩诸症，属气不足，是寒，治宜扶阳祛阴，化痰降逆，仍不外阴阳两法。贾立群也提出舌痛一症中医属络病范畴，病性属热，并以虚实为纲，重点论述舌痛的津亏络损、火热灼络、瘀血阻络3种病机，并针对病机给出以沙参麦冬汤和凉膈散为主的内服方及自拟舌痛含漱液（红花、紫草、桂枝、白芷、麦冬）外治。

五脏在舌皆有所属，舌与五脏息息相关。《医参》谓："舌虽名为心苗，实与脾、胃维系者矣。脾胃和则知五味……舌尖属心，舌本属肾，舌中属脾，舌左属肝，舌右属肺。舌白者，肺病也，青者肝病也，赤者心病也，黑者肾病也，黄者脾病也。软滑者虚，刚燥者实。"《四诊抉微》谓舌："赤肿为热，青黑为寒，鲜红为阴虚火旺，淡白为气虚。"至于临床舌觉异常之寒证，麻黄附子细辛汤加味有效。

（1）舌痛：舌痛有灼痛、辣痛、麻痛、涩痛等，痛在舌尖、舌边、舌心、舌根或全舌。舌痛始见《灵枢经脉篇》"是主脾所生病者,舌本痛"。其实非皆脾也,分虚实两端。

1)脏腑实热:舌痛较重,舌色红赤,起芒刺,苔薄黄或厚或燥,兼有口渴,口苦,心烦,易怒,不寐,尿短赤,便秘或干结,脉滑数等。心、脾、肝、肾等脏火热之邪均可上攻舌络而舌痛,部位各异:舌尖红刺灼痛,心烦不寐属心火;舌痛在舌边而口苦易怒者,为肝火;舌中心痛,舌苔黄厚或兼燥,喜凉而不欲食,便秘或干结者,属胃火;舌辣痛属肺火熏灼;全舌色紫作痛为脏腑热毒。心火,导赤散加黄连;肝火,龙胆泻肝汤,甚者当归龙荟丸;胃火,泻黄散,甚者大承气汤;肺火,泻白散加黄芩;脏腑热毒上攻,三黄汤。

定位于中枢顶叶丘脑和脑干的舌觉异常,多与卒中、肿瘤有关,里热炽盛,阻于邪热淤血,热瘀相搏,蕴结于阳明而成,故予以清阳明之实热,祛邪毒于体表吾均以白虎汤和失笑散主之。虽然白虎汤须具大热大汗大渴脉洪大之证,清热生津之功至伟,若病延日久,灼伤阴液,亦能顿挫热势,起清热化瘀生津存阴之功。病案:刘某,女,62岁,2009年8月22日就诊,右上下肢无力伴舌痛3日,舌灼痛,便秘口渴,舌质光红干,脉细数,CT示左丘脑梗死灶。口干便秘、舌红苔少,为胃火亢盛之证,乃阳明实热与邪毒相搏,以白虎汤和失笑散加减清热化瘀生津存阴:生石膏20 g(先下),知母9 g,粳米15 g,生甘草9 g,生地黄15 g,南沙参15 g,北沙参15 g,石斛15 g,玉竹9 g,生大黄15 g(后下),五灵脂15 g,蒲黄30 g,神曲10 g,针刺泻八风八邪、外关、足三里、太冲,头皮针顶中线、颞前线、顶颞后斜线,每周2次,1个月而愈。

2)阴虚火旺:舌头灼痛或干痛,舌质光红,干燥少津,有横裂,无舌苔或有剥苔,兼有盗汗,焦躁,失眠,五心烦热,脉细数。竹叶汤和六味地黄丸力薄,可用知柏地黄丸,笔者常用《喉科秘诀》石膏汤:石膏30 g,知母9 g,甘草3 g,玄参15 g,天花粉9 g,原方清热养阴,治肺胃热盛,咽喉肿痛。

(2)舌木舌麻:舌发木,见《景岳全书》卷二十六:"肝热则舌木而硬。"与舌痹有关。舌麻是舌体自觉麻木,《嵩崖尊生书》卷六:"血虚亦舌麻,火痰居多。"《证治汇补·麻木章》:"脾肾亏,湿痰风化乘间而入,均使舌本麻木。"治宜清热化痰、祛湿化痰、养血祛风、补肝肾等法。舌痛见《中医临证备要》。由火热上炎所致者,症见舌上起红刺,舌痛而难举。治宜清热泻火。用黄连解毒汤、导赤散等加减。由阴液伤者,症见口舌干燥而痛,或舌光剥。治宜养阴清热,可选用甘露饮、六味地黄汤等加减。

(3)舌烫:常见脏腑实热与阴虚火旺,部分实际是辣的感觉,其实也是舌痛的变异。更多舌烫是功能性病变,加抗焦虑药物氟哌噻吨美利曲辛片或SSRI,事半功倍。

病案:宋某,女,31岁,2016年11月25日就诊,舌尖发烫两个半月,苔薄白腻,质红边齿痕,脉细数,头颅CT(一)。以知柏地黄丸加减,加入美利曲新和替扎尼定,12月5日复诊即明显好转,12月26日复诊停药1周又复,续服1月诸症消失。

2. 舌麻木痛烫的神经定位针刺探索　舌觉异常(舌麻木痛烫)的定位诊疗,以周围性和中枢性分野。

(1)周围性:口周的口周、承浆,配以足少阳胆经阳白穴,"面口合谷收"之合谷穴,太冲配昆仑见《针灸大成》"马丹阳天星十二穴治杂病歌"中"委中配承山,太冲昆仑穴"。病案:陈某,女,65岁,舌根烧灼感半年,放射至耳根部及下颌后部,骤然发作,突然停止,每次发作持续时间数十秒,失眠,焦虑,耳鸣,心悸心慌,便秘,用卡马西平、丙戊酸钠均无效。神经系统检查除,舌根部有扳机点,余无异常,舌质光红,中裂,脉细数;诊断:舌咽神经痛,躯体化障碍;拟清热养阴祛瘀通络:石膏30 g,知母9 g,甘草10 g,玄参15 g,西红花0.3 g,生地黄10 g,赤芍15 g,麦冬10 g,白芍10 g,蒲黄(包煎)15 g,白芥子5 g,细辛5 g,针刺翳风、下关、合谷、太冲、承浆和昆仑,氟哌噻吨美利曲新片和盐酸丁螺环酮片抗焦虑,1周后即缓解,继续治疗2月,舌根烧灼感完全消失。

(2)中枢性:基于rTMS治疗的有效和神经定位理论基础,笔者对舌麻木痛舌烫的针灸定位治疗,以顶叶代表区顶颞后斜线、颞前线取穴为主,定位丘脑和脑干的舌觉异常也以头皮针为主。病案:张某,女,67岁,2019年7月31日入院,舌麻烫感5日。左面瘫史10余年,伴味觉减退。神经系统检查:面部歪斜向右侧,右掌颌反射(+),舌质淡,苔薄白,脉沉细。头颅CT:左侧基底节区腔隙性脑梗死,未作MRI。皮质脑干束或额叶病变时对侧掌颏反射亢进,头皮针取额旁 3 线、额中线、顶颞后斜线、颞前线,8 月 12 日舌麻烫感明显好转出院。

参 考 文 献

［1］ 李良,李彦秋.舌痛的病因及临床分析[J].中国疼痛医学杂志,2000,6(4):194-198.

［2］ Singh P M, Kaur M, Trikha A. An uncommonly common：Glossopharyngealneuralgia. Ann Indian Acad Neurol, 2013, 16(1)：1-8.

［3］ José Ricardo Vanzin, Filho P M M, Abud T G, et al. Carotid artery enlargement causing glossopharyngeal neuralgia successfully treated with stenting[J]. Clinical Neuroradiology, 2020, 30(2)：399-402.

［4］ 张锂泰.贾立群论舌痛的辨证与治疗[J].北京中医药,2020,39(4):337-338.

［5］ 郑钦安.医法圆通[M].北京:学苑出版社,2009.

第八节 舌 强

一、概述

舌强指舌体强硬,活动不灵,舌体伸缩不自然、谈吐不利。《内经》原名"舌本强"。患者常不能精确描述,此症候的神经定位也非常模糊,与其说舌强是一种感觉,很多时候实际上是舌体运动功能的改变。

舌下神经Ⅻ发源于延髓背侧部近中线的舌下神经核,其神经根从延髓椎体外侧的前外侧沟穿出,经舌下神经管到脑外,舌下神经支配全部舌内肌和大部分舌外肌运动。舌向外伸展是颏舌肌作用,舌向内缩回是舌骨肌作用。舌下神经只接受对侧皮质延髓束的支配。一方面舌强诊断不易,与许多颅底疾病相混淆,另一方面部分患者伴疼痛等多种症候,很难治疗。

二、定向诊断

1. 口腔科 包括颌面外科、口腔黏膜科,舌肿物,舌炎。下颌后间隙、颌下区、口腔或下颌骨水平支的火器伤,可舌下神经单独损伤。强直舌又称结舌症,舌系带短小使舌活动范围受限影响说话。

2. 五官科 咽后部感染。

3. 内分泌代谢 糖尿病;高脂血症。

4. 风湿科 结节病、自发性免疫疾病、血管炎。

5. 药物反应 链霉素或庆大霉素可能会舌僵硬感;精神病药引起锥体外系反应。

6. 中毒

7. 骨科 头颈部创伤如齿状突半脱位;枕髁骨折。

三、神经定位

一侧舌下神经及其核性麻痹,伸舌偏向病灶侧,且伴舌肌萎缩和纤维震颤,常见于颈髓外伤、肿瘤、延髓空洞、延髓出血或软化、脑外伤、脑肿瘤、和脑血管病等。双侧舌下神经或其核麻痹,舌体不能伸出、双侧舌肌萎缩、发音、咀嚼及吞咽障碍,多见于运动神经元疾病等引起的延髓麻痹;假性延髓麻痹可见舌肌麻痹引致舌肌不能运动,但无舌肌萎缩。

(一)周围性

1. 肌肉　强直性肌营养不良的肌强直常限于上肢肌肉和舌肌,分布不如先天性肌强直广泛和严重。

2. 神经肌肉接头　重症肌无力:2019年12月25日诊一延髓型重症肌无力(MG)患者,每日午后起舌强,饮水呛咳,口齿不清,晨起或餐后好转,新斯的明试验阳性,重复神经刺激(RNS)(+),MRI未见异常,即服泼尼松40 mg,每日1次,升陷汤加味:生黄芪30 g,柴胡10 g,升麻9 g,知母9 g,葛根6 g,桔梗6 g,制附子15 g,炙甘草30 g,干姜6 g,巴戟天20 g,山药15 g,茯苓12 g,7剂,水煎服。1周后复诊舌强、呛咳消失。

3. 颅神经　Ⅻ损害支配舌肌瘫痪早期,感觉舌运动迟缓,自诉转动舌头笨拙,继之舌头完全不能运动。单纯周围性舌下神经损伤:单侧舌肌瘫痪,伸舌时舌尖偏向患侧,久则舌肌萎缩;双侧舌下神经麻痹则舌肌完全瘫痪,舌位于口腔底不能外伸,并有言语、吞咽困难。舌下神经损伤通常分中枢性和周围性。舌下神经周围性病变可见于颅底骨折、动脉瘤、肿瘤、颌下损伤(枪弹伤)、颈椎脱位、枕骨髁部骨折、枕髁前孔骨膜炎、舌下神经原发性肿瘤及颅底或颈部施行手术受损(如舌下神经与面神经吻合术)等,中央静脉插管后遗症。

4. 脊髓　急性脊髓前角灰质炎。

5. 颅底　Ⅸ、Ⅹ、Ⅻ、Ⅺ共同作用:偏侧舌肌瘫痪,伸舌向患侧歪侧,舌肌萎缩,舌肌纤维震颤。颅底转移性疾病;阿诺德-基亚里(Arnold-Chiari)畸形;横窦硬脑膜动静脉瘘;舌下神经管骨膜炎;椎动脉中间支血栓;多发性硬化;颈动脉夹层或动脉瘤;血管球瘤;脑膜瘤;永存性舌下动脉。

以下是中枢性舌下神经损伤。

(二)中枢核性

舌下神经核性损害时尚可有舌肌束性纤维颤动,所谓真性延髓麻痹即下运动神经元性延髓麻痹,为延髓神经支配的咽、喉、腭、舌的肌肉瘫痪、萎缩,吞咽困难,进食时食物由鼻孔呛出,声音嘶哑,讲话困难,构音不清,咽腭反射消失。可见延髓血管性病变如舌下神经核腔隙性梗死、延髓空洞症、进行性延髓麻痹症;颅颈部的畸形如颅底凹陷症、先天性小脑扁桃体下疝畸形;颅底部的转移癌浸润(如鼻咽癌);枕骨大孔附近的病变,如肿瘤、骨折、脑膜炎、颈部肿瘤。

脑干-延髓

(1)肌萎缩侧束硬化症:延髓麻痹一般发生于晚期,以延髓麻痹首发也不少见,丁铭臣等认为早期ALS中39.62%可出现延髓麻痹。舌肌症状出现较早,舌下神经核的进行性变性疾病可伴肌束性颤动,软腭麻痹,并可见舌肌明显萎缩和明显的肌束颤动,而一侧舌下神经麻痹伸舌时舌尖偏患侧,双侧麻痹时则伸舌受限或不能,逐渐可波及口轮匝肌、咽、喉、腭和咀嚼肌,致其无力并见肌肉萎缩,出现咀嚼无力、吞咽困难、饮水呛咳、构音障碍等,进而损及呼吸中枢,影响其呼吸功能。咽喉的收缩肌肉多不损及,但多有上运动神经元损害,可有咽反射亢进。咽反射:可有迟钝,亦有活跃甚至亢进,前者为延髓麻痹所致下运动神经元损害,后者乃假性延髓麻痹所致上运动神经元损害体征。延髓麻痹同时可导致误吸,也是导致MND死亡的一个原因。

(2)延髓中腹侧:椎动脉的延髓支阻塞,德热里纳(Dejerine)综合征,即延髓旁正中综合征:伸舌偏向患侧,舌肌瘫痪及萎缩,伴对侧肢体锥体束损害、对侧肢体及躯干内侧丘系损害本体感觉和精细触觉。

(3)延髓被盖麻痹综合征:又称巴宾斯基-纳若特(Babinski-Nageotte)综合征,延髓半侧综合征:损及延髓内侧和背外侧结构(疑核、孤束核、舌下神经核,三叉神经脊束及脊束核,绳状体,前庭外侧核,椎体束,脊髓丘脑束以及网状结构中的交感神经纤维)。病灶同侧舌、咽、喉麻痹和舌后1/3味觉消失(舌下神经、疑核和孤束核受损),面部痛觉,温觉消失(三叉神经脊髓及脊束核受损),小脑性共济失调,出现步态不稳,身体易向患侧倾斜,眩晕,眼球震动和呕吐(绳状体,前庭外侧核),霍纳(Horner)综合征(网状结构中的交感神经纤维受损)。病灶对侧肢体轻偏瘫(椎体受损),肢体分离性感觉障碍,即痛觉温觉消失而触觉存在(脊髓丘脑束受损)。

（4）延髓空洞症。

（三）中枢核上性

核上性损害时,伸舌偏向病灶对侧。舌下神经麻痹双侧性和一侧核上性舌肌瘫痪:脑卒中后遗症、肌萎缩侧索硬化症、弥漫性大脑血管硬化、多发性硬化、多发性脑梗死、梅毒性脑动脉炎、延髓空洞症、脊髓灰质炎、脑血管疾病、脑出血、脑栓塞、颅内肿瘤和颅脑损伤等延髓性麻痹。

1. 脑干——脑桥和中脑　核上性舌下神经麻痹。

2. 大脑　交叉支配,如右侧大脑半球梗死,伸舌向左偏。舌下神经损害可以单一形式表现,更多的舌强是延髓麻痹所致,乃包含舌下神经的后组颅神经混合损伤。假性延髓麻痹乃上运动神经元性延髓麻痹,为受延髓支配的肌肉瘫痪或不全瘫痪,软腭、咽喉、舌肌运动困难,吞咽、发音、讲话困难,无肌肉萎缩,咽反射存在,下颌反射增强,强哭强笑。

神经电生理定位:与胸锁乳突肌相比,ALS颏舌肌自发电位阳性率较高,且对球部亚临床患者有较高诊断价值。

四、中西医结合神经定位诊疗

1. 中医认识　《素问·至真要大论》曰:"厥阴司天风淫所胜民病……舌本强",后世简称舌强,又云舌涩,舌謇指舌体转动不灵,语言謇涩。舌强,舌体伸缩不利之征象。中医病位在心包、脑。外感热病热入心包,内伤杂病之中风,也可由热盛伤津或痰浊壅阻所致。《诸病源候论·风舌强不得语候》曰:"今心脾二脏受风邪,故舌强不得语也。"《医林绳墨》:"涎痰壅盛,则舌强而难吞。"辨证分型有:风痰阻络:多见于中风患者,与部位有关,中络者表浅,相当于腔隙性脑梗死,口眼歪斜,舌强语涩;中经者损及单支大血管,常一侧肢体不遂,舌强难言,伸舌费力或歪向一侧而吐字不清,吞咽呛咳;中脏腑者昏倒不省人事、喉中痰鸣如曳锯、牙关紧闭而舌强硬难出。热入心包:温病热邪不解,内陷心包,证见壮热,神昏,谵语,舌强质绛颧赤,白睛赤等,脉多洪大滑数。

治疗尊辨证论治,《杂病源流犀烛·口齿唇舌源流》曰:"痰迷而舌强者,宜防己、僵蚕、木通、菖蒲、竹沥、山栀、南星、半夏、荆芥、陈皮。亦有中风病而舌强、舌卷、不能言者,宜大秦艽汤,若天热加知母五分。"中络以祛风化痰活络,牵正散或转舌膏(连翘、石菖蒲、栀子、黄芩、桔梗、防风、犀角、玄明粉、甘草、柿霜、大黄);中经宜养血散风,用大秦艽汤(秦艽、生石膏、甘草、川芎、当归、羌活、独活、防风、黄芩、白芍、白芷、白术、生地黄、熟地黄、茯苓、细辛),或平肝熄风,选羚羊钩藤汤;中脏腑开窍豁痰,用苏合丸、涤痰汤,后期用解语丹或资寿解语汤(羚羊角、桂枝、羌活、甘草、防风、附子、酸枣仁、天麻、竹沥、姜汁),补阴还五汤等。热入心包:清心开窍,用安宫牛黄丸(安宫牛黄丸,大黄末,芒硝调服),若热结便闭宜釜底抽薪,予牛黄承气汤等,若温病日久,羁日不退,阴虚内动,以三甲复脉汤滋阴熄风。

2. 基于神经定位的针刺治疗

（1）舌下神经周围性损害:金津、玉液、廉泉为主,配承浆。有以三棱针点刺经外奇穴金津玉液穴治疗不同原因所致舌强,有较好的近期和远期疗效,尤对过量饮酒或暴怒,情绪异常等引起者。

（2）延髓核性:金津、玉液、廉泉效果均不佳,加风府似乎可以收到短期疗效,总体针刺效果不满意,尤其 PBA 针刺治疗无效,提醒延髓变性治疗意义不大,延髓卒中所致舌强预后也多不佳。

（3）核上性舌强:中风后舌失柔和,屈伸不利,或不能转动,板硬强直而舌强,体针和头皮针均有效。深刺翳风穴治疗中风后舌强言謇有效。舌强穴是黄喜梅医生的经验穴,位于舌根和舌尖边缘连线中点稍偏下,左右各有一穴,取 25 号 3 寸针灸针,常规消毒后,垫消毒纱布,拉出舌头,针刺该穴 1.5 寸许,针尖朝向舌根,治疗中风所致舌强语謇有效。针刺舌强穴联合 rTMS 及语音康复训练对脑瘫患儿语言障碍也有疗效。

笔者基于 rTMS 治疗有效和理论基础,临床运用头皮针治疗舌强有一定疗效,取额旁 3 线和顶颞前斜线。

参 考 文 献

［１］　姜凤英,薛一帆,丁铭臣.肌萎缩侧索硬化与颈椎病鉴别诊断方法的评估［J］.临床神经病学杂志,2000,13(6)：342－344.
［２］　Mendivil A D, A Alcalá-Galiano, Ochoa M, et al. Brainstem Stroke: Anatomy, Clinical and Radiological Findings ［J］. Seminars in Ultrasound Ct & Mr, 2013, 34(2)：131－141.
［３］　张磊,陈娜,潘华,等.颏舌肌针极肌电图在检测肌萎缩侧索硬化中的应用［J］.中华神经科杂志,2019,52(6)：452－456.
［４］　张淑华.涤痰汤合解语丹加减治疗舌强 2 则［J］.河北中医,2003,25(2)：121.
［５］　刘鸿雁,高希言.点刺金津玉液治疗舌强 26 例疗效观察［J］.中国现代医生,2009,47(29)：72－73.
［６］　郑涵,张建明.针刺翳风穴治疗中风后舌强言謇体会［J］.国医论坛,2011(4)：15.
［７］　李佰纲,秦红艳,葛学芝.舌强穴治疗舌强语謇［J］.山东中医杂志,1999(8)：45.
［８］　赵会鹏.针刺舌强穴联合低频重复经颅磁治疗及语音康复训练治疗脑性瘫痪患儿语言障碍的疗效［J］.中国民间疗法,2019(2)：31－32.

第九节　舌　苔　异　常

一、概述

舌象是反应体内气血状况的小窗户,在中医诊断中有极其重要地位,从舌背观察舌苔、舌质和舌色,从舌腹面观察舌下络脉和细脉等。舌苔异常包括苔质及苔色异常,还有舌下络脉异常。有人尝试将舌体分为几个区域,通过观察特定区域舌苔的变化而对内脏进行诊断,笔者没有这方面体会,但观察到临床部分病例有定位意义。

舌下络脉实际上就是舌静脉,舌的静脉在舌内吻合成静脉,汇集成舌静脉,注入颈内静脉,舌静脉及其较大分支均有静脉瓣。正常人舌下两根静脉隐现舌下,脉色暗红,不兼青紧,亦不见它色,主干粗细均匀,脉形柔软,不怒张、不紧束、不弯曲、不增生,排列有序,多为单支。陈氏报告 5 403 例正常人舌脉,其中 83.77% 单支干,10.99% 为双支干,5.24% 为多支干,长度不超过舌尖到舌阜连线的 3/5,占总数之 98.61%,舌下静脉管径最粗为(2.0±0.37)mm。凡舌脉长度明显,超过舌尖至舌下肉阜之 3/5,出现明显双支干、多支干,形态紊乱,侧支形成,形态迂曲或呈囊柱状,或根部局部扩张,舌下静脉宽度超过 2.5 mm,便意味着血瘀证的存在。而上述各项指标的每一项加重,都提示血瘀程度加重,病程长。舌下静脉改变是由于血液流变学和动力学改变,导致气滞血瘀,舌下静脉压力升高,静脉瘀血、缺氧,舌血流量增多,出现不同程度之静脉曲张,侧枝静脉甚至出血点。目前已通过微循环和病理组织学的观察,证实异常舌下络脉的实质是微血管系统的瘀血。据此,将舌下络脉分为四度以表示血瘀程度的加深,有其客观依据。

二、定向诊断

西医学也借鉴舌象特征分析疾病。如舌下络脉分度观察：患者取端坐位，面向光亮处，张口令舌尖向上自然翘起，轻抵上腭与门齿根部交界处，令下唇及下颌下拉，务使舌腹面充分暴露，仔细观察舌下络脉主络支络的色泽和形态变化，以及走行、宽径、长度等（婴幼儿酌情强制取样）。观察时间5～10秒以内，若继续观察，可令患者放松舌体，休息片刻，再重新卷舌观察。以下是参照陈泽霖《舌诊研究》舌下络脉分度观察标准（共分四度）：Ⅰ（正常舌下络脉）：直径<2.5 mm，长度<舌尖到舌阜连线的3/5，分支<2 支干；Ⅱ（轻度异常舌下络脉）：2.5 mm≤直径<3 mm，长度≥舌尖到舌阜连线之3/5，分支>2 支干；Ⅲ（中度异常舌下络脉）：直径≥3 mm，长度>舌尖到舌阜连线3/5，形态隆起、饱满，伴轻度曲张，分支>3 支干；Ⅳ（重度异常舌下络脉）：直径>3 mm，怒张，分支呈丛状，色紫，伴有瘀血斑点。

1. 中毒　有机磷、有机氮、有机硫、氨基甲酸酯类、除虫菊、有机氯等，杀虫剂重型中毒患者多为蓝舌，亦有绛紫舌，其他重型为绛舌及紫舌，舌色由蓝→紫舌→绛舌→红舌为病退，反之为病进；绛紫蓝舌乃毒药作用于人体，脏气败坏，气机阻滞，血行不畅之故。

2. 消化科　舌苔由胃气蒸发谷气，上承于舌面，直接反映脾胃的运化功能，章楠《温热论》："舌本通心脾之气血，心主营，营热故舌绛也；脾胃为中土，邪入胃则生苔，如地上生草也。"徐玉臣通过对567例经胃镜诊断的胃病舌象观察，认为萎缩性胃炎若见光剥舌或裂纹舌，乃气阴受损，多属临床重症，提示恶变可能，恶化情况以光剥程度作为依据。

3. 心血管　舌象反映心血、心神病变，心主血脉，开窍于舌，舌为心之外候，舌之脉络外显于舌色，为气血运行之症候，舌体运动受心神支配。如急性心肌梗死不同病期而有特征舌象改变，早期瘀热腑实见舌质红苔黄，中期痰瘀壅阻见红紫舌腻苔，后期气阴两虚兼夹血瘀，舌质多呈暗红，舌苔薄白或无苔。

4. 呼吸科　红舌白霉苔多为霉菌感染。

5. 免疫　干燥综合征常见胶干光亮无津的镜面舌和裂纹，随着病情加重，舌色由浅红向深红、绛紫改变，舌背由粗涩向光亮演变，舌苔从有到无，但老年原发性干燥综合征（PSS）一般不出现。

三、神经定位

舌象变化与神经系统疾病的病因病机密切相关，但是不敢妄言定位。对358例神经系统疾病舌象变化，结果青紫舌以中风、震颤麻痹、脊髓病变、脑瘤为主，脑瘤腻苔最多，中风和震颤性麻痹剥苔最多，裂纹舌以震颤麻痹最多，Ⅲ级舌下静脉以脑瘤、中风最多。但多没有特异性变化，枉论定位。

1. 颅神经　周围性单侧舌下神经损伤时病侧舌肌瘫痪，伸舌时舌尖偏向患侧，病侧舌肌萎缩，无舌肌纤颤。

2. 脊髓　脊髓空洞症、MND和高颈段病变可见舌萎。

3. 脑干

（1）延髓：延髓麻痹表现为延髓神经支配咽、喉、腭、舌肌瘫痪、萎缩，吞咽困难，进食时食物由鼻孔呛出，声音嘶哑，讲话困难，构音不清，咽腭反射消失，核性损害可有舌肌纤颤，此例最终确诊进行性延髓麻痹。

（2）脑桥和中脑：假性延髓麻痹，无舌肌纤颤。

4. 大脑　上运动神经元性延髓麻痹又称假性延髓麻痹，现为受延髓支配的肌肉瘫痪或不全瘫痪，软腭、咽喉、舌肌运动困难，吞咽、发音、讲话困难，舌象无特征性变化。

（1）卒中：高凝状态下流速缓慢、组织缺氧，反映舌象血瘀见青紫舌和瘀斑舌，痰阻见厚腻苔；卒中急性期不同病灶区并不能反映于舌象，但其时伤津耗气，痰热更甚，瘀血加重，舌苔干燥甚至剥落，裂纹，使用脱水剂要根据舌苔燥润变化调整甘露醇用量。宣武医院观察 200 例急性脑梗死患者舌苔、舌体和舌下络脉,大多存在程度不等的不对称性,对梗死瘫痪的早期诊断,尤其判断腔隙性脑梗死或无症状性脑梗死早期体征不明显患者有临床意义。

(2)脑膜:有人分析 1242 例头颅 CT/或 MRI 正常头痛患者,舌象异常 78 例,舌质红、绛红,苔薄黄、黄厚、黄腻或起芒刺,78 例腰椎穿刺 CSF 异常率 76.92%,确诊病毒性脑膜炎 43 例,结核性脑膜炎 4 例,隐球菌性脑膜炎 6 例,广州管圆线虫性脑膜炎 3 例,蛛网膜下腔出血 4 例,舌象可为脑膜炎诊断辅助手段。

四、舌苔异常的中西医结合神经定位探索

1. 中医认识　孙过庭《书谱》云:"察之者尚精,拟之者贵似。"于医者亦如是。

(1)舌苔:中医四诊之一的舌诊,通过观察舌苔、舌质、舌体形态、色泽、润燥变化以诊察疾病,望舌质包括舌色、形质、动态及舌下脉络。舌苔指舌面上附着苔状物,由丝状乳头浅层上皮细胞角化脱落而成,望舌苔包括苔质和苔色,判断病邪性质、深浅和邪正消长。唐容川云:"舌为心之苗而居口中,脏腑之气发现于口者,多着于舌,故望舌苔可以诊知脏腑诸病。"舌犹五脏六腑之镜,可鉴脏腑虚实、气血盛衰、津液盈亏、病情浅深、预后好坏。高利等通过观察舌色、形、苔、质、润燥、裂纹、舌下络脉来判断卒中患者的寒热深浅、邪正盛衰、病位病性、疾病进退、遣方用药,以及疾病预后与转归。

舌诊是中医望诊重要组成部分,在中医临证时不可轻易弃之。在帕金森病舌苔动态研究中,笔者初步发现随帕金森病进展其舌苔也动态变化,早期多在阴虚基础上的腻滑甚而浮垢苔;中期舌体瘦小干,质黯红,舌苔少苔甚至光剥,舌质红或绛,脉弦细或细数等阴虚之象;晚期每见淡白胖边有齿痕,迨已及阳矣。

察今世人喜温补,好膏粱厚味尤辛辣之品,颇似东晋名士服石,日久弊端自显,阴虚火旺,灼伤真阴,大多舌苔少苔甚至光剥,舌质红或绛,故"人身阳常有余,阴常不足"。以为少苔舌质红或绛之阴常不足是时下中医辨证的常见之象,不可不察。故喜用西洋参、石斛、沙参、玄参等滋阴之品,而亦善用温阳之物,以冀阳中求阴,《景岳全书》曰:"善补阳者,必于阴中求阳,则阳得阴助而生化无穷;善补阴者,必于阳中求阴,则阴得阳升而泉源不竭。"

(2)舌下络脉:《杂病源流犀烛·卷二十四》言"舌下紫筋为舌系,下通于肾",指舌下静脉丛及系带。舌下络脉诊法是舌诊重要内容,从舌腹面观察舌下络脉和细脉等变化,侧重判断人身气血瘀畅,与传统舌诊主要从舌背观察舌质、舌苔、舌体、舌态等相辅相成,共同为辨病、辨证提供诊断信息,针对血瘀症计算病症程度深浅,作为中医师断症时之参考依据,不可弃置。笔者 20 余年前开始对舌下脉络研究,430 例癫痫患者舌下络脉及其相关因素分析已发表。晚近,对帕金森病、脑梗死、偏头痛、失眠等神经系统疾病作了大量的舌下络脉观察,认为在瘀象外显上,舌下络脉常早于舌面,临证每每察之,存念于心。

2. 现实临床意义评述　外感热病辨证中,其舌诊三焦定位法不能套用于神经科领域。最近的新冠病毒感染多厚腻苔,甚至粉积苔,与病情深浅相关,与睡眠的深浅也呈相关,半夏秫米汤合涤痰汤后,部分患者厚苔渐去,睡眠趋于改善。舌面部位所属,有舌尖属心肺,舌中属脾胃,舌根属肾,舌边则属肝胆,临床有一定参考意义。

3. 舌苔异常定位诊疗实践　请看此例偏头痛舌苔动态变化的诊疗验案。病案:某女,23 岁,2021 年 5 月 2 日首诊。右侧头颞顶阵发性搏动性疼痛,每周 1~3 次,少寐,心悸,痛经,月经量少,周期间期正常,偶有血块,苔花剥右中后局部区域,舌绛,舌下络脉青紫,脉细数。黄芪 15 g,川芎 20 g,冰片 1 g,藁本 15 g,吴茱萸 5 g,人参 g,蔓荆子 10 g,蒲黄 15 g,当归 10 g,黄芩 5 g,焦白术 10 g,白芍 20 g,南沙参 10 g,北沙参 10 g,石斛 15 g,甘草 10 g。

8 月 20 日复诊完全缓解,舌苔基本平复。9 月 17 日诊有所反复,伴呕吐苔花剥右中后局部区域扩大。

10月15日复诊症状基本消失,舌苔基本平复,甚至舌下络脉基本正常。

五、癫痫的舌下络脉研究

笔者观察430例癫痫患者舌下络脉。

1. 临床资料 1991—1996年各个季节的门诊及住院癫痫病例,均为发作间期,共610例,除外合并非脑器质性病变者,筛选为430例,就癫痫患者舌下络脉与病程、发病频率、病因、脑电图、发作形式的关系进行系统观察。病程分20年以上、11～20年、1～10年、1年以下各四组;发作频率按1周内发作一次以上,1周～1月发作1次以上,1月以上～1年发作1次以上,1年以上发作1次分四组;病因观察依有脑外伤、产伤、颅内感染、热惊史共四组,其他病因因例不足未列,而有并列因素如热惊兼脑外伤史者也予以排除;发作形式方面,就强直-阵挛发作(GTCS)、单纯部分性发作(以运动症状为主)、失神发作、复杂部分性发作分四组比较,其中剔除了有两种以上发作形式者,而其他发作类型较少,不列入比较;脑电图以正常和异常分两组对照,临界状态脑电图不作比较范围。

2. 结果 430例患者中,舌下络脉Ⅰ度174例,占40.5%,Ⅱ度129例,占30%,Ⅲ度84例,占19.5%,Ⅳ度43例,占10%。年龄最大56岁,最小9个月,平均为23.5岁;男性263人,女性167人。相关因素分组观察结果详见表4-9-1～表4-9-5。

表4-9-1 癫痫发作频率与舌下络脉分度比较

分 度	1周以内	1周至1月	1月至1年	1年以上	合 计
Ⅰ	11(17.1%)	42(40.4%)	61(38.1%)	60(58.8%)	174
Ⅱ	17(26.6%)	31(29.8%)	57(35.6%)	24(23.5%)	129
Ⅲ	25(39%)	22(21%)	28(17.5%)	9(8.8%)	84
Ⅳ	11(17.1%)	9(9%)	14(8.8%)	9(8.8%)	43
合计	64	104	160	102	430

从表4-9-1中可见,本组癫痫病例以频率1周以内组出现异常舌下络脉最多(72.5%),1年以上组最低(41.2%)。而Ⅲ、Ⅳ舌下络脉出现率依次为1周以内、1周至1月以内、1月至1年、1年以上。1周至1月以内、1月至1年与1年以上组比较分别为$P<0.05$和$P<0.001$,有显著差异,余各组比较均$P>0.05$,无显著差异。

表4-9-2 癫痫病程与舌下络脉分度比较

分 度	20年以上	11～20年	1～10年	1年以下	合 计
Ⅰ	17(25%)	36(27.5%)	75(46%)	46(67.5%)	174
Ⅱ	17(25%)	45(34.4%)	54(33.1%)	13(19.1)	129
Ⅲ	22(32.4%)	32(24.4%)	25(15.3%)	5(7.4%)	84
Ⅳ	12(17.6%)	18(13.7%)	9(5.5%)	4(5.9%)	43
合计	68	131	163	68	430

观表 4-9-2,病程 20 年以上者呈现异常舌下络脉最多,达 75%(其中Ⅲ、Ⅳ达 50.5%),其余依次为 10～20 年组(62.5%)、1～10 年组(54%)、1 年以下组(22.4%)。各病程组比较,10～20 年组、1～10 年组与 1 年以下组比较 $P<0.001$,有极显著差异,余各组比较均 $P>0.05$,差异无显著意义。

表 4-9-3 癫痫病因与舌下络脉分度比较

分 度	颅内感染	热性惊厥	脑外伤	产 伤	合 计
Ⅰ	28(37.3%)	30(37.5%)	14(20.3%)	6(40%)	78
Ⅱ	28(37.3%)	29(36.3%)	24(34.8%)	5(33.3%)	86
Ⅲ	14(18.7%)	13(16.7%)	22(31.9%)	4(20.7%)	53
Ⅳ	5(6.7%)	8(10%)	9(13.0%)	0	22
合计	75	80	69	15	239

在表 4-9-3 中,异常舌下络脉出现率从高到低依次为脑外伤、颅内感染、热性惊厥、产伤,尤以脑外伤为最高,其中Ⅲ、Ⅳ占 43.9%。产伤组与其他各组比较均 $P<0.001$,有极显著差异,余各组间 $P>0.05$,无显著差异。

表 4-9-4 癫痫患者脑电图与舌下络脉分度比较

分 度	正 常	异 常	合 计
Ⅰ	30(47.6%)	79(42%)	109
Ⅱ	21(33.3%)	50(26.6%)	71
Ⅲ	8(12.7%)	40(21.3%)	48
Ⅳ	4(6.3%)	19(10.1%)	23
合计	63	188	251

从表 4-9-4 中看到,癫痫患者出现异常舌下络脉以脑电图异常组略多,但与总样本之百分率相近,其中Ⅲ、Ⅳ舌下络脉明显多于正常脑电图组。两组比较 $P>0.05$,无显著差异。

表 4-9-5 癫痫发作形式与舌下络脉分度比较

分 度	强直-阵挛发作	失神发作	复杂部分性发作	单纯部分性发作	合 计
Ⅰ	97(32.7%)	5(41.7%)	2(20%)	7(36.8%)	111
Ⅱ	101(33.3%)	4(33.3%)	4(40%)	4(21.1%)	113
Ⅲ	69(22.8%)	3(25%)	3(30%)	5(26.3%)	80
Ⅳ	36(11.9%)	0	1(10%)	3(15.8%)	40
合计	303	12	10	19	344

表4-9-5中,癫痫发作形式中出现Ⅲ、Ⅳ异常舌下络脉从多到少依次为单纯部分性发作(以运动症状为主)、复杂部分性发作、强直阵挛发作、失神发作,而异常舌下络脉比例以复杂部分性发作最多。强直阵挛发作组与其他三组比较 $P<0.001$,差异有极显著意义,余各组间 $P>0.05$,无显著差异。

此研究中,观察癫痫患者舌下络脉异常率占近60%,而Ⅲ、Ⅳ占30%,故提示癫痫患者中血瘀证比例较高。癫痫的成因极其复杂,历来亦有因瘀致痫之说,最早详见于明代鲁伯嗣所著《婴童百问卷二·惊痫》中,有:"血滞心窍,邪风在心,积惊成痫。"近来有人认为,癫痫的部分成因是由于脑外伤或脑手术后瘢痕形成,或脑部炎症引起的粘连,在大脑皮层运动区产生刺激性病灶,或由于心脑血管疾病等原因导致脑缺血缺氧。多数学者认为癫痫发作间期局部灌流量减低,发作时增加。癫痫发作时脑血流量增加,Meyer(1961)认为大发作时脑氧代谢率增加,CO_2贮积,CVP CO_2增高,血管扩张充血,脑血流量增加,发作终止时,脑血流量继续上升。Podreka通过PET、SPECT观察发现25例癫痫发作间期90%出现低血流区病灶。吴氏报道测定45例癫痫患者发作间期之SPECT,22例rCBF(局部脑血流量)异常,其中20例rCBF降低。使用活血化瘀药物可以改善脑血流循环和血氧供应,改变血液流变学性质,促使癫痫瘢痕消失,粘连缓解,使皮层运动区停滞性病理性兴奋灶逐渐消除。杨公华等曾用活血化瘀法治疗40例癫痫取得良好疗效。既然舌下络脉的异常变化可以确认为血瘀证的重要指标,故我们通过分度观察舌下络脉,以进一步分析癫痫相关因素与血瘀证的关系。

就癫痫发作频率的舌下络脉分布以1周以内组异常舌下络脉出现率最高,且大部分为Ⅲ、Ⅳ,1年以上组舌下络脉异常率最低。提示发作频率与血瘀证有较大关系,频率越高,瘀象越明显,概为癫痫频繁发作,反复脑缺氧,脑血管痉挛,脑血流量减低,累积效应所致。发作频率少,可使局部血液微循环有机会再通修复。一个奇特的现象是1周以内组与他组比较无显著差异,其机制尚不明了。

而癫痫病程与血瘀证亦密切相关。病程20年以上组异常舌下络脉最多,尤以Ⅲ、Ⅳ为最,其次依年份减少而递减,而1~10年及1年以下组异常舌下络脉均低于平均数。此为瘀证之普遍规律,所谓久病入络,瘀阻络脉,清窍闭阻,诱致痫证发作。但20年以上组与其他组比较差异不大,可能日久虚象渐显,瘀象反而退而其之。有报道舌下瘀点主要见于慢性病例。但老年人可见异常舌下络脉增多,如"鱼子酱舌",观察时应注意区别。

显而易见,癫痫病因中以外伤性癫痫与血瘀证关系较为密切。而异常舌下络脉以外伤性癫痫最多,尤以Ⅲ、Ⅳ,与现代研究相符合。Ingvar报告23例癫痫中皮层rCBF病灶低于正常,而外伤性癫痫在受伤侧半球有弥漫性血流灌注减少。颅脑外伤后脑髓气血失调,窍络易生瘀阻。鲁氏曾以抵当汤加味治疗外伤性癫痫,效果较好。而颅内感染、热性惊厥、产伤的舌下络脉比例低于脑外伤组,但比较发现产伤组尤与其他三组差异很大,推论与血瘀证关系不大,而颅内感染、热性惊厥尚不能确定是否与血瘀证有关。

分析癫痫患者舌下络脉与脑电图关系,发现脑电图的异常变化与舌下络脉关系不大,因脑电图主要反映大脑的生物电活动,与血液流变学改变无关。但正常脑电图组舌下络脉异常变化低于平均值,正常脑电图组可能有一部分观察时症状已控制,病灶消失,其舌下络脉含义与表4-9-1所示发作频率稀少相类似。

至于癫痫患者的发病形式,以单纯部分性发作舌下络脉异常率最高,尤以Ⅲ、Ⅳ高达42.1%,其中4例伴托德瘫痪均为Ⅳ舌下络脉,多存在或潜在病理基础,可使血液流变学发生改变,复杂部分性发作和强直阵挛性发作之舌下络脉异常率也较高,失神发作最低,其机制有待探讨。但比较而言,唯强直阵挛性发作之舌下络脉与其他三组有较大差别,提示其与血瘀证有较大关系。

癫痫患者的舌下络脉观察尚未见报道,分度观察结果,我们可以认为在癫痫患者中,血瘀证是一种极其重要的病理机制,治疗上应引起重视。而进一步观察其相关因素,发现其血瘀程度随发作频率增高、病程延长而递增,病因中以外伤性癫痫瘀象最显著,强直阵挛性发作形式与血瘀证密切相关,提示治疗时均应注意相关因素。至于脑电图异常与血瘀证关系不大。因观察时 CT 和 MRI 运用尚不普遍,样本太小,未能作比较。癫痫的发病及病理机制极其复杂,40.5％舌下络脉在正常范围内,分度观察舌下络脉,仅是探讨癫痫发病及病理机制的一个侧面,切不可以偏概全,以为血瘀是癫痫的唯一病理基础。

参 考 文 献

［1］　陈泽霖.5403 例正常人舌象检查分析［J］.中医杂志,1981(2)：18 - 20.

［2］　泽霖.舌诊研究［M］.2 版.上海：上海科学技术出版社,1982.

［3］　靳士英,司兆学,曾庆瑞,等.瘀证舌下络脉诊法的病理组织学观察［J］.中医杂志,1992(3)：42 - 43.

［4］　王尘东.430 例癫痫患者舌下络脉及其相关因素分析［J］.中医杂志,2003,44(3)：213 - 215.

［5］　胡学函.浅谈舌诊在农药中毒中的意义［J］.中医杂志,1989,14(9)：29.

［6］　徐玉臣,俞善吾,陆其林,等.光剥舌,裂纹舌对胃疾患诊断价值的探讨［J］.中华内科杂志,1980,19(2)：114 - 117.

［7］　陈业孟,陈健民.358 例神经系统疾病舌象临床观察与分析［J］.中国医药学报,1988(6)：15 - 17,77.

［8］　高利.中西医结合望诊启迪［M］.北京：人民卫生出版社,2018.

［9］　董恺,刘萍,徐敏,等.脑梗死患者舌象不对称性的临床观察［J］.首都医科大学学报,2010,31(2)：174 - 176.

［10］　吴成翰,严晓华,吴松鹰,等.影像学正常的头痛患者舌象异常与脑膜炎的关系［J］.中国实用内科杂志,2004,24(10)：618 - 619.

［11］　董致郅,黄礼媛,孟涌生.高利应用舌诊辨治脑血管病之经验［J］.江苏中医药,2021,53(6)：24 - 27.

［12］　范金成,李新明,郁东海.浦东新区名中医集［M］.上海科学技术出版社,2018.

［13］　Podreka E, Suess G, Goldenberg M, et al. Initial experience with Tc-99m-hexamethylpropy-leneaming oxime(Tc-99m-hmpao)Brain SPECT［J］. Jouranal of Nuclear Medicine, 1986(27)：887 - 888.

［14］　吴逊.45 例癫痫患者发作间期的 SPECT、CT 及 EEG［J］.中华神经精神科杂志,1991(24)：6 - 8.

［15］　杨公华.活血化瘀法治疗癫痫 40 例疗效观察［J］.江苏医药,1979(3)：3 - 4.

［16］　贵阳中医学院附二院内科.活血化瘀对 124 例肺心急性发作期舌下静脉及血液流变学测定［J］.贵阳中医学院学报,1988(2)：3 - 5.

［17］　宋文忠.核素脑功能显像在癫痫研究领域的新进展［J］.国外医学：神经病学神经外科分册,1992(1)：11 - 13.

［18］　鲁兆麟.抵当汤加味可用于外伤性癫痫［J］.北京中医药大学学报,1996,19(5)：49.

第五章

眼 部 症 候

　　眼睛给神经科医生提供了独一无二的直接体检机会,以直观非侵入性方式观察很小一部分大脑变化,从此角度而言,眼睛确实是心灵(脑)的窗户。神经系统疾病波及的眼部症状极其广泛,神经眼科是神经内科一个分支学科,眼部的神经系统症状包括瞳孔变化、视力下降、视野缺损、视物重影、眼球运动障碍、上睑下垂、眼睑痉挛、眼眶疼痛和眼球震颤等。

　　十年前,在北京举办的首届亚洲神经眼科学习班,北美神经眼科协会官方杂志 *Journal of Neuro-Ophthalmology* 前主编、美国 Michigan 大学 Jonathan D. Trobe 亲自全程英语授课,该神经眼科骨干培训教程已在日本、欧洲、南美等多个国家和地区实施,是国际神经眼科领域认知度很高的神经眼科培训教程,培训班采用工作坊培训形式,每个主要授课单元都采用神经眼科主线理论授课与分组实际病例诊治模拟相结合方式。笔者系统地学习后被授予国际模式培训班毕业合格证书。神经眼科绝不是吹毛求疵的技术,十年前,一个患者因为卒中收入病房,直到第三日大查房,患者主诉有双下肢的无力,笔者查其瞳孔,极其不规则,但患者坚决否认冶游史,最后诊断为梅毒血管炎、梅毒脊髓痨、麻痹性痴呆。

　　视觉检查包括视力、视野、眼底三大部分,用远、近视力表及色盲表分别检查受检者远视力、近视力及色觉。论及视觉症候的神经定位,当然不会完全按照经典的视神经通路套路,在各个症候的神经定位中,会突破这个框框。视路是视觉传导通路,从分为眼内段、眶内段、管内段和颅内段的视神经开始,经视交叉、视束、外侧膝状体、视放射至皮质视中枢。视神经实际为中枢神经系统的神经纤维束,是大脑白质延伸部分,由视网膜神经节细胞的轴突构成。

　　支配眼外肌肉运动的三组神经即动眼、滑车和外展神经,又都由内侧纵束与各眼球运动神经核间互相联系。动眼神经支配上、下、内直肌、提上睑肌、瞳孔括约肌和睫状肌,滑车和外展神经分别支配上斜肌和外直肌,三组神经即动眼神经滑车和外展神经可以导致复视和斜视,还有内侧纵束参与,核间性的眼肌麻痹更令人扑朔迷离。我们按照肌肉、神经肌肉接头、周围神经、动眼神经核和视中枢的定位诊断顺序,再按照 Midnights 定性诊断,逐一分析,顺藤摸瓜,得出诊断。

　　八廓学说是将眼分为八个部位分别于脏腑相照应的学说。八廓主要分属于六腑及心包、命门,如水廓为瞳仁,配属膀胱;风廓为黑珠,配属胆;天廓为白珠,配属大肠;地廓为眼胞,配属胃;火廓为内眦,配属小肠;雷廓为内眦,配属命门;泽廓为外眦,配属三焦;山廓为外眦,配属包络。五轮学说与五脏、五行学说紧密结合,认为通过观察眼部各轮处的变化,可以推论相应脏腑病变,辨证辨病相结合,使脏腑和则目自明。笔者以为,八廓五轮学说对临床的指导意义很有限,与神经定位的结合很艰难。

　　传统医学的中医眼科一直很小众,但独树一帜。庄曾渊先生认为目居高位,须引经升散,喜用风药,其味辛温,性升浮,以羌防芷引药上行,升发阳气,发散郁火,补肾疏风,又在肝胆二经中独钟柴胡,凡此药物归经,契合神经眼科特点,临证也颇能获验。根据《黄帝内经》"观眼察病"和《证治准绳》对眼的脏腑划分理论,彭静山于 1970 年代创眼针疗法,临床和解剖学结果均肯定其眼针穴区划分和眼针疗法的临床价值,这是对神经眼科定位的重大贡献。

参 考 文 献

［1］　庄曾渊,张红.庄曾渊实用中医眼科学［M］.北京：中国中医药出版社,2016.
［2］　彭静山.彭静山观眼识病眼针疗法［J］.北京：人民军医出版社,2009.

第一节　瞳 孔 异 常

一、概述

普通光线下瞳孔直径约 3 mm,瞳孔大小由动眼神经副交感神经纤维(支配瞳孔括约肌)和颈上交感神经节发出节后神经纤维(支配瞳孔开大肌)共同调节。视觉传导路径：感受器为视网膜,传入神经为视神经,中枢为中脑的顶盖前区,效应器是虹膜。虹膜由两种平滑肌纤维构成,散瞳肌受交感神经支配,缩瞳肌受动眼神经中副交感纤维支配。瞳孔对光反射是指受到光线刺激后瞳孔缩小的反射,分为直接光反射和间接光反射。光反射传导径路上任何一处损害均可引起瞳孔光反射消失和瞳孔散大。参与瞳孔光反射的纤维不进入外侧膝状体,故外侧膝状体、视辐射及枕叶视觉中枢损害引起的中枢性失明不出现瞳孔散大及光反射消失。

瞳孔的变化,除了缩小放大,还有形状、边缘是否整齐、双侧瞳孔是否对称、对光反射是否良好。中医望闻问切中,包括望神和望眼,望神很重要的涵义就是望瞳神。

1. 瞳孔缩小　直径小于 2 mm。两侧瞳孔缩小、大小不等、边缘不整,光反射消失而调节反射存在,为顶盖前区光反射径路受损,调节反射无受累。一侧瞳孔缩小为颈上交感神经径路损害。

2. 瞳孔散大　直径大于 4 mm。一侧瞳孔散大：不要以为瞳孔不等大＝脑疝,强直瞳孔可以持续存在；双侧瞳孔散大：多见于动眼神经麻痹,动眼神经副交感神经纤维在神经表面,颞叶钩回疝时,先出现瞳孔散大而无眼外肌麻痹。视神经病变及阿托品类药物中毒时也可。

3. 瞳孔不等大　首先排除脑疝,最常见霍纳综合征和义眼。

4. 辐辏及调节反射异常　注视近物时双眼会聚(辐辏)及瞳孔缩小(调节)的反射,辐辏反射丧失见于帕金森病及其他中脑病变,调节反射丧失见于白喉(睫状神经)及脑炎(中脑)。

二、定向诊断

观察瞳孔变化,病史和神经系统检查是第一步,固然对颅脑病变定位诊断重要性,也有助于判断昏迷、惊厥、休克、中毒、呼吸循环衰竭等危重病情。

1. 眼科　角膜异物或溃疡：瞳孔缩小伴疼痛,视物模糊；前葡萄膜炎；后葡萄膜炎；急性虹膜炎；眼前房出血；青光眼；缩瞳或散瞳药水；瞳孔括约肌断裂。

2. 生理性　青少年,暗光处,注视远方,交感神经兴奋。正常人极度侧视时,该侧瞳孔变大,对侧瞳孔变小,即 Tournay 现象,无临床意义。

3. 中毒　有机磷农药瞳孔缩小；药物中毒：阿片类致瞳孔缩小甚至针尖样包括羟考酮、吗啡、二氢可待因、可待因、美沙酮等;可乐定致瞳孔缩小;胆碱能:胆碱能拮抗剂和拟胆碱能药(匹罗卡品)双侧瞳孔散大,光反射消失;重症肌无力治疗中溴新斯的明片导致瞳孔缩小等毒蕈碱样反应,为胆碱能危象;镇静安眠(氯丙嗪等)光反射消失常与昏迷程度一致,但巴比妥中毒虽呈深昏迷,仍可见较弱光反射;毒扁豆碱或依色林;海洛因:针尖样瞳孔是吸食海洛因者标志性体征,伴眼部血丝;酒精中毒瞳孔缩小。

4. 肺部　霍纳综合征可源于肺尖上沟癌、胸部大动脉瘤。

5. 尿毒症

6. 内分泌　曾见过以眼球垂直震颤,针尖样瞳孔为首发唯一症状的桥本甲状腺脑炎。

三、神经定位

观察瞳孔须同时观察对光反射,乃判断昏迷程度的重要指标,昏迷程度越深,对光反射越弱,随病情好转,脑干功能恢复,对光反射也逐渐恢复。

（一）单侧瞳孔缩小的神经定位

瞳孔缩小不尽然是判断颅脑损伤预后指征。

1. 自主神经

(1) 三叉自主神经性头痛(TAC):伴随同侧自主神经功能障碍和眼部症状如流泪和结膜充血、眼睑下垂、眶周和/或眼睑水肿和瞳孔缩小。TAC包括丛集性头痛、阵发性半侧颅痛、短暂单侧神经痛样头痛〔包括短暂伴结膜充血和流泪单侧神经痛样头痛(SUNCT)和短暂单侧神经痛样头痛伴自主颅神经症状(SUNA)〕、连续性半侧颅痛、可能的三叉自主神经性头痛。

(2) 头颈部交感神经径路:交感神经通路任一通路受累,炎症、创伤、手术、肿瘤、血栓形成或动脉瘤等,梅毒性心脏病的主动脉瘤压迫交感神经干。一侧颈上交感神经径路损害出现一侧瞳孔缩小,常见霍纳综合征。

(3) 偏头痛:偏头痛发作可瞳孔不等大,瞳孔缩小或散大,瞳孔缩小可能与其他自主神经症状相关或单独发生。良性阵发性单侧瞳孔散大与偏瘫型偏头痛有关。

(4) 面部偏侧萎缩(帕里-龙贝格综合征):单侧面部萎缩,瞳孔缩小、瞳孔反射迟钝、眼球内陷、眼球震颤、上睑下垂和虹膜颜色不同。自主神经中枢性或周围累及。

2. 脊髓　霍纳综合征中度瞳孔缩小可在脊髓病变同侧。急性上颈髓之横贯性损害:幸存者四肢呈完全性弛性麻痹、呼吸急迫和霍纳综合征;颈8胸1的横贯性损害:手部骨间肌萎缩,爪形手,霍纳综合征。

3. 颅神经

(1) 视神经:指视盘到视交叉的视路,分球内段、眶内段、骨管内段和颅内段。

1) 球后视神经:球后视神经炎:瞳孔对光反应与视力减退程度一致,视力完全丧失,瞳孔直接对光反应缺如。视力严重减退,瞳孔直接对光反应减弱,持续光照病眼瞳孔,开始缩小,续而自动扩大,或在自然光线下,遮盖健眼,病眼瞳孔开大,遮盖病眼,健眼瞳孔不变,为Gunn氏现象。

2) 视束:瞳孔传入神经纤维通过视束前2/3段,该段受损后,用裂隙灯锥形光束从偏盲侧照射双眼病侧半视网膜,双眼瞳孔直接对光反应迟钝或消失,为偏盲性瞳孔强直;视束后1/3段受损时,由于瞳孔传入通路在此处已与视束分开,瞳孔传入神经纤维不受影响,瞳孔对光反应正常。

3) 视交叉:视力减退、视野损害和视神经萎缩,伴颅内压增高和内分泌障碍,瞳孔变化:双眼还有一定视力时,瞳孔对光反应正常或减弱;如一眼完全失明,该眼瞳孔直接对光反应丧失。

(2) 动眼神经:瞳孔散大≠脑疝,各种原因造成的动眼神经(颞叶钩回疝、后交通动脉瘤)损伤更常见,一侧瞳孔散大，光反射消失。

（3）半月节：Raeder综合征即偏头痛发作后霍纳综合征，为半月节附近交感神经损害。

（4）后组颅神经：Villaret综合征包括霍纳综合征和后组颅神经麻痹；阿韦利斯（Avellis）综合征，即脊髓丘脑束-疑核综合征或疑核-脊髓丘脑束麻痹综合征。

4. 颈动脉夹层 同侧颈部疼痛或头痛，不完全霍纳综合征，视网膜缺血或脑缺血。

5. 脑干

（1）脑桥和延髓

1）贝内迪克特（Benedikt）综合征：脑桥和延髓广泛性损害，病损同侧小脑性共济失调、眼球震颤、瞳孔缩小、睑下垂、对侧上下肢轻瘫和感觉障碍等。

2）巴宾斯基-纳若特综合征：脑桥和延髓广泛性损害，病损同侧小脑性共济失调、眼球震颤、瞳孔缩小、睑下垂、对侧上下肢轻瘫和感觉障碍。

（2）脑桥：脑桥出血，梗死及其他占位性病变均可。

（3）中脑：瞳孔固定于正中位提示中脑病变，包括松果体区的四叠体、中脑导水管。

阿-罗瞳孔：实际上真正符合标准者（两侧瞳孔较小，大小不等，边缘不整，光反射消失而调节反射存在）不多，只要不规则即可怀疑，由于顶盖前区的光反射径路受损所致，常见于神经梅毒、偶见于多发性硬化及带状疱疹等，由于顶盖前区内支配瞳孔光反射和调节反射的神经纤维并不相同，故调节反射仍然存在。病案：蔡某，男，52岁，2021年2月1日以反应迟钝求诊，右侧瞳孔仅呈椭圆，光反射略迟钝而已，左侧正常，入院后确诊梅毒-麻痹性痴呆（图1-6-1，见彩图）。第二次随访，检查蔡某妻子的瞳孔，发现也属阿-罗瞳孔：右眼滴水样，左眼略不规则，结果也确诊梅毒。

6. 小脑 霍纳综合征见于、小脑下后动脉闭塞（瓦伦贝格综合征）。

7. 丘脑下部 加桑（Garcin）综合征为丘脑外侧核之前方引起，除霍纳综合征，一侧性共济失调，感觉障碍和垂直性凝视麻痹。

8. 大脑 瞳孔缩小通常单侧，取决于血管受损部位和范围。

（二）双侧瞳孔缩小的神经定位

双侧瞳孔缩小是判断颅脑损伤预后的重要指征，双侧瞳孔缩小伴光反射消失提示病情危重，双侧瞳孔缩小而光反射保存预后较好。

1. 自主神经 急性自主神经病多急性起病，视力模糊，瞳孔对光及调节反射异常，汗少，无泪液，位置性低血压，尿潴留等，大多数月或数周后自行恢复。2.5%乙酰甲胆碱滴液常引起瞳孔缩小，而皮内注射组胺反应正常。

2. 脑桥 瞳孔缩小，光反射存在，脑桥被盖部呈针尖样瞳孔。脑桥出血双侧瞳孔缩小，伴迅速昏迷、完全瘫痪、去大脑体位，洋娃娃眼征消失和巴宾斯基征阳性，脑桥梗死、肿瘤、外伤和脑室出血压迫脑干等均可。

3. 下丘脑 光反射存在，瞳孔呈中度缩小（2～3 mm），丘脑下部损伤、视丘出血、下丘综合征均可。

4. 大脑 大脑弥漫性病变、第四脑室波及脑桥及颅内压增高。

（三）单侧瞳孔扩大的神经定位

1. 瞳孔括约肌 外伤性扩瞳为一眼外伤导致瞳孔括约肌麻痹。

2. 海绵窦 一侧眼球固定，充血，瞳孔散大对光反射消失，海绵窦血栓可能。

3. 颅神经 动眼神经不全麻痹；睫状神经节损伤。

4. 脑干 瞳孔不等大动眼神经麻痹为同侧瞳孔散大。

帕里诺(Parinaud)综合征：中脑卒中等，多伴其他局灶症候。

5. **胼胝体** 卒中、肿瘤多见，可引起与松果体瘤相似症状。

6. **皮层** 大脑半球的额叶病灶，对侧瞳孔散大；颅内占位效应明显，形成脑实质水肿，双瞳孔不等大；颅高压。

（四）双侧瞳孔扩大的神经定位

常见于双侧视神经病变，或阿托品类药物中毒、脑疝晚期、深昏迷。

1. **颅神经** 双侧视神经病变；动眼神经副交感神经纤维与颈上交感神经节发出的交感神经节后纤维共同支配受损，双眼瞳孔扩大，对光反射迟缓或消失。

2. **中脑** 双侧瞳孔散大，光反射消失，严重中脑损害。瞳孔固定于正中位也提示中脑病变。帕里诺综合征两眼同向上视不能、两侧瞳孔等大、光反应及调节反应消，如松果体肿瘤、胼胝体肿瘤、中脑肿瘤，以及卒中损害皮质顶盖束等。

3. **大脑** 脑疝晚期，深昏迷。

四、特殊瞳孔的神经定位研究

1. **阿-罗瞳孔** 视网膜对光有感受性，即视网膜和视神经无异常；瞳孔小；瞳孔对光反射消失；调节反射正常；毒扁豆碱滴眼缩瞳，阿托品滴眼扩瞳不完全；瞳孔形态异常（不正圆和边缘不规则）和不对称；恒久性，多双侧，偶一侧。顶盖前区的光反射径路受损，累及中脑动眼神经核前方之中间神经元。常见于神经梅毒，偶见多发性硬化及带状疱疹等。由于顶盖前区内支配瞳孔光反射和调节反射的神经纤维并不相同，调节反射仍存在。

2. **阿迪瞳孔（Adie pupil）** 又称强直性瞳孔，与虹膜括约肌的部分麻痹有关，定位睫状神经节及睫状神经或其附近、上颈髓部、动眼神经核。多见于中年女性，一侧瞳孔散大，直接、间接光反射及调节反射异常，普通光线下病变瞳孔光反射消失，暗处强光持续照射下瞳孔缓收缩，光照停止后又缓慢散大。调节反射也反应缓慢，一般方法检查瞳孔不缩小，较长时间注视近物后，瞳孔缓慢缩小，且比正常侧还小，停止注视后缓慢恢复，可伴全身腱反射尤膝反射和跟腱反射减弱或消失。若同时伴节段性无汗及直立性低血压等，为阿迪综合征。阿迪瞳孔尚见于眼球损伤、青光眼、先天性梅毒、癔症、木僵型精神分裂症、阿托品中毒和小脑幕裂孔疝等，以病史和有无膝腱反射鉴别。

猫眼瞳孔是阿迪瞳孔变异，见于虹膜角膜内皮综合征（ICE综合征）。

3. **瞳孔回避** 动眼神经麻痹患侧瞳孔和对侧差异小于1 mm，对光反射正常，缘于动眼神经中央部梗死而周围缩瞳纤维未受累，见于糖尿病周围神经病等。

4. **假性阿-罗瞳孔** 受累瞳孔扩大80%为单侧，光反应消失或迟缓，会聚反应受累轻，偶见受累瞳孔于缓慢收缩后可较正常瞳孔小，常伴垂直凝视麻痹及其他眼外肌麻痹，可见：波及中脑外伤；眼球或眼窝部外伤；中脑被盖部肿瘤如四叠体、松果体、第三脑室、导水管部肿瘤；脑血管病（中脑软化灶）和多发性硬化等。

5. **水滴状瞳孔** 生理性：先天性的瞳孔异常；病理性：眼外伤；梅毒，如我们发现有倒置的单侧水滴样瞳孔。

6. **蝌蚪样瞳孔** 发作性的一侧瞳孔变形，瞳孔向一侧牵拉类似蝌蚪的尾巴，每次持续1～2分钟，反复发作的交感神经支配爆发（发作性瞳孔开大肌功能亢进），后期出现交感神经的丢失及霍纳综合征。部分下颈段及上胸段（睫脊中枢水平）损伤患者可以出现发作性单侧瞳孔散大。

五、中西医结合神经定位诊疗

1. 中医病位 顾锡在《银海指南》有："治目以瞳神为本"，认为瞳孔缩小多见于中毒症，而瞳孔散大多是危重患者，不祥之兆，如脑出血、脑梗死、脑挫裂伤等，也可见中药中毒，如曼陀罗中毒等。与现代神经科和眼科互参，还是有失偏颇。夫观瞳孔之大小，在中医亦为望神。Guterstam 认为，人在潜意识里存在一种信念，来自眼睛的"眼神杀"能够对人或物施加轻微的压力。中西医结合的望诊，当然包括观察瞳孔大小规则度和变化，以检眼镜诊察，也可算是神经眼科领域的微观望诊。

2. 中药对瞳孔的影响 瞳孔缩小见于川乌、草乌中毒，瞳孔散大可见曼陀罗中毒等。目为肝之窍，瞳孔则归属肾，瞳孔散大为肝肾之气耗散，有云酸温酸收之品五味子在本草诸品中独具收摄瞳孔散大之功，有报道五味子可以复原瞳孔，笔者验之临床，未有成功之例。

（1）药对：密蒙花-青葙子；白菊花-地黄；枸杞子-地黄。

（2）药理实验与临床：槟榔碱水溶液有明显缩瞳作用，与记载相符，而青葙子、茺蔚子，五味子提取液局部应用对瞳孔均无明显调节作用。

3. 中西医结合诊疗实践 由于单独的瞳孔变化诊疗不被重视，文献也不多，也颇难总结，定位指导下的诊疗更难，但是神经定位可以指明线索，如有报道治疗阿迪瞳孔，个人不主张治疗。病案：吉某，女，28 岁，2021 年 7 月 21 日诊，头晕 3 日，双侧瞳孔 4.5 mm＝4.5 mm，调节反射反应缓慢，膝反射和跟腱反射（—），BAEP 轻度异常，头颅 CT 正常。未作处理。

梅毒不一定都表现为阿-罗瞳孔。病案：张某，男，59 岁，头晕反复 1 月伴视物模糊，于 2020 年 8 月 22 日入院，发作严重时自觉站立不稳，肢软乏力感明显，汗大出，眼前发黑，保持体位不动，约 1～2 分钟缓解，后未见缓解，故 8 月 20 日来门诊就医，血压 209/116 mmHg，舌下含服硝苯地平片 1 片，即颅脑常规 MRI 平扫＋DWI＋MRA：右侧枕叶亚急性脑梗死，两侧额叶、顶叶及两侧基底节、放射冠区多发腔梗缺血灶（图 5-1-1）。舌淡红，苔薄白，脉细。

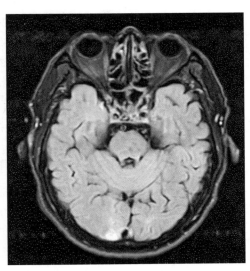

图 5-1-1 患者张某头颅 MRI

四诊合参，证属中风病-气虚血瘀证，拟益气活血通络，方用补阳还五汤加减：黄芪 30 g，当归 15 g，赤芍 15 g，地龙 6 g，川芎 15 g，红花 10 g，桃仁 10 g，木瓜 10 g，4 剂，代煎，分两次顿服。方中重用黄芪大补脾胃之元气，使气旺以促血行，祛瘀而不伤正，为君药。配以当归活血，祛瘀而不伤好血之妙，为臣药，川芎、赤芍、桃仁、红花助当归活血祛瘀；地龙通经活络均为佐使药。2020 年 8 月 27 日笔者查房：患者头晕偶有，视物模糊仍有，头晕示视物模糊更甚，胃纳一般，二便尚可，夜寐尚可。查体：神清，精神稍软，颈软无抵抗，眼震（—），左侧瞳孔倒置水滴状（图 5-1-2，见彩图），对光反射存在，两侧鼻唇沟无变浅，伸舌居中，双手第一骨间肌萎缩，四肢肌力正常，四肢肌张力无明显增高，四肢腱反射对称无亢进，双侧霍夫曼征（—）、巴宾斯基征（—），针刺觉（—）、振动觉（—）、位置觉（—），龙贝格征（＋）、曼氏征（＋）。舌淡红，苔薄白，脉细。

8 月 26 日梅毒螺旋体抗体（＋）382.3 pg/ml↑，叶酸 6.43 nmol/L↓。诊断为梅毒性脑血管炎，基础治疗结合头皮针＋普通针刺取穴：额旁 2 线，项丛刺，百会、双脑户、风池、率谷、头维、合谷，留针 60 分钟。视物模糊好转出院。2023 年 7 月 10 日又因头晕住院，7 月 12 日检得瞳孔与前相似，拒绝 MRI 和梅毒螺旋体抗体检查。

六、相关疾病的瞳孔定位

1. 卒中　卒中病灶损坏部位在脑,通过瞳孔变化可了解卒中病灶的部位、面积、范围及破坏程度。瞳孔缩小:可见脑桥出血或脑室出血,有时双侧瞳孔可缩小到如针尖大小,此时病情危重;瞳孔散大:生命垂危时及颅内压增高明显时,可见瞳孔比正常时增大;先一侧扩大,继之双侧瞳孔均散大为脑疝;死亡后双侧瞳孔多处于散大状态,无对光反射。

2. 梅毒　瞳孔变化是常见早期症状,两侧瞳孔不等大,形状、边缘不整齐,约 60% 有阿-罗瞳孔,即瞳孔对光反射消失,而调节反射依然存在,所谓针尖样瞳孔并不一定兼具。阿-罗瞳孔真正定位是顶盖前区病变,影响中脑导水管,三期梅毒表现为阿-罗瞳孔、共济失调步态、感觉异常,本体感受消失,痛觉缺失、温度觉缺失、夏科关节、大小便失禁。

3. 运动神经元病　诚然,绝大多数的 MND 患者并无眼球活动障碍,眼部症状尤其是眼外肌麻痹在大多数诊断标准中也是作为 MND 诊断标准中排除标准或阴性症状。绝大部分 ALS 患者眼球运动一般无影响,瞳孔反射也正常。但损害脑干时可有第Ⅲ、Ⅳ、Ⅵ颅神经累及,可有进行性眼肌麻痹,主要表现为眼外肌麻痹,眼球各方向运动均有障碍,复视,然瞳孔一般正常,因其眼内肌一般不受影响,但偶可见瞳孔不等大和对光反射迟钝或消失,尚可有眼睑闭合不全,睑肌痉挛,眼球震颤,并可出现霍纳综合征、帕里诺综合征等。徐桂芝等对 MND 瞳孔对光动态反应观察中,发现在少数 MND 中发现有扫视运动和眼球跟踪运动减慢,有人运用眼震电图对 ALS 进行检测,也发现其存在眼球扫视运动和跟踪运动减慢,可能为视上核的功能障碍,此时便可有帕里诺综合征等。

4. 氯丙嗪过量　曾在精神科见许多昏迷患者双侧瞳孔 1 mm,光反射消失,追问病史曾服氯丙嗪,如处理得当,大部分可逐渐好转痊愈。但需注意,氯丙嗪中毒抢救忌用肾上腺素,氯丙嗪阻断外周 α-肾上腺素受体,直接扩张血管,导致血压下降。肾上腺素可激活 α 与 β 受体产生心血管效应。氯丙嗪中毒引起血压下降时,用肾上腺素后仅表现 β 效应,结果血压更为降低,应选用主要激动 α 受体的去甲肾上腺素等。

5. 霍纳综合征定位　一级神经元:下丘脑交感中枢,行于中脑、脑桥、延髓、颈髓的外侧(可能经中间神经的多突触传递)。二级神经元:C8~T1 脊髓灰质中间外侧柱的脊髓交感中枢(Budge&Waller 睫脊中枢),越肺尖—穿过颈胸神经节—转向上行—沿颈动脉鞘上行至颈总动脉 CCA 分叉处。三级神经元:CCA 分叉处的颈上神经节,沿颈外动脉 ECA 至面部,支配同侧的面部泌汗及血管舒缩;沿颈内动脉 ICA 上行(颈动脉神经丛/颈动脉交感丛),伴行于 ICA - C1,C2,C3,C4—至海绵窦与 ICA 分离—于 V1 短暂伴行—加入 V1—随着眼神经的鼻睫神经入眼—支配瞳孔括约肌,Muller 肌,及前额部的汗腺。

霍纳综合征还见于甲状腺摘除术后、扁桃体摘除术后、小儿急性中耳炎后。

粟秀初对霍纳综合征的定位诊断:除根据其邻近器官被侵犯的神经症状和体征,还结合可卡因试验、肾上腺素试验和发汗试验等有关的自主神经系统检查。交感神经第二级(脊髓侧角中枢)或其传出的第三级(脊髓侧角中枢至虹膜之间的节后神经纤维)神经元的病变,可卡因不引起瞳孔扩大;但在中枢性第一级神经元(自漏斗部外侧的下丘脑部中枢到脊髓侧角中枢之间)的病变,可卡因可引起瞳孔扩大;颈上交感神经节至虹膜间(节后神经纤维)的病变,肾上腺素可引起显著的瞳孔扩大,但对正常瞳孔和在交感神经干被切断后的短时间(2~4 日)内均不发生影响,而只有当瞳孔扩大肌纤维对此药发生墩感现象以后才能引起显著的瞳孔扩大。他总结:对可卡因无反应,对肾上腺素反应显著者,病变位于交感神经的第三级神经元;对可卡因无反应,对肾上腺素有轻度或无反应者,病变位于交感神经的第二级神经元;对可卡因反应显著,对肾上腺素无反应者,病变位于交感神经的第一级神经元;同侧面部有汗腺分泌减少和皮肤电阻升高者,病变位于颅外,无此两项改变者位于颅内。

参 考 文 献

［1］　肖哲曼,康玉琪.三叉自主神经性头痛：基于国际头痛分类 3β 版的诊断标准,鉴别诊断及治疗[J].卒中与神经疾病,2014(6)：396-399.

［2］　Arnold M. Headache classification committee of the international headache society（IHS）the international classification of headache disorders,3rd edition[J]. Cephalalgia,2018,38(1)：1-211.

［3］　Schievink W I. Spontaneous dissection of the carotid and vertebral arteries[J]. N Engl J Med,2001(344)：898-906.

［4］　Debette S,Leys D. Cervical-artery dissections：predisposing factors,diagnosis,and outcome[J]. Lancet Neurol,2009(8)：668-678.

［5］　Egan R A,Avruskin C. Unusual presentation of an Adie-like pupil[J]. Neurology,2018,91(15)：715-716.

［6］　Guterstam A,Kean H H,Webb T W,et al. Implicit model of other people's visual attention as an invisible,force-carrying beam projecting from the eyes[J]. Proceedings of the National Academy of Sciences of the United States of America,2019,116(1)：328-333.

［7］　刘玲,谷彦杰.四种中药对瞳孔作用的药理实验[J].中西医结合眼科杂志,1998,16(4)：210-211.

［8］　邓勇.中药、针刺并用治疗肌强直性瞳孔 1 例[J].中医杂志,2000,41(3)：175.

［9］　徐桂芝.运动神经元病瞳孔对光动态反应和心脏自主神经功能的测定[J].中国神经精神疾病杂志,1988(1)：20-22.

［10］　粟秀初.自主神经系统疾病的诊断与治疗[M].西安：第四军医大学出版社,2010.

第二节　偏　　盲

一、概述

注视前方,眼球保持不动时所能看到的范围,称为视野。本章讨论的偏盲（hemianopia）属于视野缺损,仅是垂直正中线正切的视野缺损,我们讨论范围涵盖包括象限缺损的所有视野缺损。

1. 解剖生理　视路是传导视觉神经冲动的通路,起于视网膜,经视神经、视交叉、视束、外侧膝状体、视放射,终于枕叶视皮质。视束左右各一,为同侧眼颞侧半不交叉视神经纤维和对侧眼鼻侧半交叉视神经纤维,视束大部分纤维到达外侧膝状体,继续前进止于丘脑枕,视束的小部分纤维在视束后段离开视束,到达四叠体上丘和顶盖前区。视觉通路如下：左颞侧视野-左眼鼻侧视网膜-视交叉内侧（并交叉到对侧）-右侧视束-右侧丘脑外侧膝状体-右侧视放射-右侧视觉中枢。左鼻侧视野-左眼颞侧视网膜（蓝色中间重叠部分）-视交叉外侧（不交叉）-左侧视束-左侧丘脑外侧膝状体-左侧视放射-左侧视觉中枢。

偏盲分为同向偏盲和对侧偏盲。对侧偏盲主要是双颞侧偏盲,为压迫所致两侧神经传导至鼻侧视网膜视觉的纤维受累时,不能接受双侧光刺激而出现双颞侧偏盲,继续受压而一侧失去视觉功能而全盲,为视交叉病变。同向偏盲是视束或外侧膝状体以后通路的损害,一侧鼻侧与另一侧颞侧视野缺损,双眼视野缺损越一致,病变部位越靠后。外侧膝状体之前病变在后期引起原发性视神经萎缩。

视野缺损相对应的解剖定位：一眼全盲（该侧视神经）,一眼全盲伴对眼颞侧偏盲（该侧视神经近视交叉）,双眼颞侧偏盲（视交叉内侧）,双眼鼻侧偏盲（视交叉外侧）,双眼同向偏盲（对侧视束,视放射）,双眼同向上象限偏盲（对侧视放射下部）,双眼同向下象限偏盲（对侧视放射上部）,双眼同向偏盲伴黄斑回避（对侧枕叶）,不伴黄斑回避者（对侧视束或视放射）,双眼中央盲点（枕叶局灶损伤）,双眼上侧偏盲（双侧舌回）,双眼下侧偏盲（双侧楔叶）。

2. 病理生理　视神经纤维束周围有丰富的毛细血管网,故视神经纤维在炎性感染和毒性物质作用下,可致炎症和中毒,视网膜中央血管经视神经进入眼内,由于眶内肿物或颅内压增高而引起巩膜筛板前的神经节细胞轴索内的轴浆流的阻滞,致使轴索明显肿胀。血管堵塞和压迫与定位更为密切,视觉神经纤维在视交叉内排列异常复杂,视交叉在蝶鞍上方的位置不恒定,随视交叉受压迫部位变化所出现的视野缺损不完全一致,如视束起始处视交叉受累,可出现同向偏盲,即两眼同侧半视野缺损如视交叉前部受累,往往因病变偏向一侧多些,形成一眼全盲,对侧颞侧偏盲。

3. 视野检查　对比检查法(手试法),进一步用视野计。粗查视野要查上、下、鼻、颞(左右)和左上、左下、右上、右下 8 个方向。视野检查是视觉通路的重要辅助检查。曾有颞叶梗死患者,临床检查无异常,后视野计证实有同向象限盲。

二、定向诊断

1. 视网膜　视网膜色素变性:很早夜盲,暗适应减低,中心视力保持久,但视野逐渐缩小,晚期中心视力减退,视野呈管状;视网膜缺血:视网膜分支动脉阻塞、视网膜中央动脉阻塞或眼动脉阻塞所致。

2. 黄斑部　中心性浆液性脉络膜视网膜病变:单眼的中心视力减退,中心暗点,视物变形。

三、神经定位

视路不同部位的损害,视野缺损表现各异,某些部位特征性的视野异常可快速准确地定位诊断,如双眼颞侧半视野缺损的双颞侧偏盲,波及视交叉正中部。除眼科的视网膜,神经定位按视神经、视交叉、视束、外侧膝状体、视放射,枕叶视皮质依次展开。

1. 视神经　视盘到视交叉这段视路又分球内段、眶内段、骨管内段和颅内段。中央暗点或傍中央暗点,生理盲点不扩大,周边视野呈向心性缩小或楔形缺损,一般用红色视标或小白色视标易于查出,严重者中央视野全部丧失。视神经炎分为球内视盘炎和球后视神经炎。视神经脊髓炎中视乳头炎或球后视神经炎,视野以中央暗点、生理盲点扩大或(及)向心性缩小多见。

2. 视交叉　因视觉神经纤维在视交叉内排列异常复杂,视交叉在蝶鞍上方位置不恒定,视交叉受压迫部位也相应变化,其视野缺损不完全一致。

(1) 视交叉缺血

1) 视交叉前缺血:继发于眼动脉供血中断所致视网膜缺血。

2) 视交叉梗死:急性发作的双颞侧偏盲,还有单眼颞侧视力下降合并完全性对侧眼视力丧失(交界性暗点)。

3) 视交叉后缺血:继发于外侧膝状体、视放射或枕叶缺血,可为扇形盲、象限盲或偏盲。

(2) 视交叉压迫:视力减退、视野损害和视神经萎缩,伴颅内压增高和内分泌障碍。

1) 视束起始处视交叉:同向偏盲,即两眼同侧半视野缺损。

2) 视交叉前部:病变偏向一侧多些,一眼全盲,另眼颞侧偏盲。

3) 视交叉正中部:双颞侧偏盲。

(3) 鞍区:脑垂体瘤:早期无偏盲,向上伸展压迫视交叉,视野缺损,外上象限首先受影响,红视野最先表现,渐至双颞侧偏盲;颅咽管瘤:多双颞侧偏盲,早期向上压迫视交叉为双颞上象限盲,鞍上向下压迫为双颞下象限盲,一侧为单眼颞侧偏盲;鞍结节脑膜瘤:一侧或两颞侧视野缺损,之后双颞侧偏盲。

3. 视束　除同向偏盲,多伴对侧偏身感觉运动障碍。来自两眼的视神经纤维,在视束内各占一定位置,尚未完全混合,故一侧视束受损时,一眼的视神经纤维受累程度比另眼为重,致对侧不一致性同侧偏盲和黄斑分裂,为视束损害特征。视束与中枢偏盲不同,前者伴对光反射消失,后者光反射存在;前者偏盲完整,后者呈象限性偏盲;前者主观感觉症状较后者显著,后者多无自觉症状;后者视野中心视力保存在,呈黄斑回避现象。

4. 外侧膝状体 极少,一侧损害出现同向偏盲,内侧损害出现双眼下象限同向视野缺损,外侧损害出现双眼上象限同向视野缺损。

外侧膝状体以上各段视路:外侧膝状体以上各段视路病变,视放射外侧膝状体发出后,穿过大脑,这段视路受损除眼部症状,常有全身性神经体征。

5. 视放射 视放射起始部接近内囊,稍后分为背、侧、腹三束,背束和侧束行走于顶、颞叶白质中,双眼上象限同向偏盲。腹侧完全行于颞叶白质中,该束受损可双眼上象限同向偏盲。视放射中后部为背、侧、腹三束汇集处,位在颞、顶、枕三叶交界处,重叠性同向偏盲和黄斑回避。

(1)视放射前部:不重叠性同向偏盲外和对侧偏身感觉和运动障碍。内囊:丘脑皮质束经内囊后肢的后1/3投射至大脑皮层中央后回及顶上小叶,病损后出现对侧偏身的深、浅感觉障碍,伴有对侧肢体上运动神经元性瘫痪和同向偏盲。

(2)近端脉络膜前动脉阻塞:联合性上或下象限盲,但水平子午线部位正常。

(3)AchA 分支闭塞:单纯性上或下象限盲。

(4)脉络膜后动脉:象限盲,伴偏身感觉丧失、皮质性失语和记忆障碍,即丘脑后部梗死。

(5)颞叶:颞叶梗死累及 Meyer 环,对侧同侧上象限性视野缺损,伴癫痫、记忆障碍及获得性失语。

(6)顶叶梗死:其实是视放射上部,对侧同侧下象限盲,伴半侧空间疏忽。

6. 枕叶视皮质 包括距状裂及楔回和舌回,为两眼鼻侧半交叉纤维和颞侧半不交叉纤维的终止区。破坏性病变表现为同向偏盲,伴黄斑回避(两侧黄斑的中心视野保留)。枕叶梗死最多见,导致同侧偏盲。

(1)距状裂中部:双眼重叠性同向偏盲和黄斑回避,无颞、顶叶受损症状和体征。

(2)距状裂最前端:对侧颞侧周边 30°~40°月牙形缺损。

(3)枕极:一侧损害则同向偏盲性中央暗点,两侧枕极损害中心视力和中心视野(5°~10°以内视野)丧失,可有颞侧新月回避。

(4)双枕叶视皮质:皮质盲,失明,瞳孔对光反应存在。笔者曾收一个偏盲起病的希尔德(Schilder)病的患者入院,MRI 示同心圆硬化。也可见可逆性后部白质脑病、进行性多灶性白质脑病。

其他通路定位如下。

7. 顶叶皮层 同侧偏盲及对位置、运动感觉的减退,对触觉、热源和振动刺激的定位能力下降,失用症及视觉或触觉的失认症。

8. 颞叶皮层 颞叶癫痫视觉先兆。

9. 大脑后动脉栓塞导致巴林特(Balint)综合征 供应丘脑及上脑干,对侧同向偏盲伴失语、失读、失写、失认等。

10. 椎动脉夹层 常为枕颈部疼痛,伴后循环缺血如眩晕、构音障碍、共济失调、视野丧失或复视。后循环提供脑干、小脑和枕叶皮质供血,同向偏盲。

11. 偏头痛 偏头痛先兆:一半阴性视觉症状包括暗点、视野缺失、模糊视野、黑点,闪光暗点先从视野中央开始,随后以大约 3 mm/s 速度逐渐变大向周围颞部蔓延,与皮质扩散抑制一致;基底动脉型偏头痛:前驱视觉先兆有闪光、闪辉性暗点、偏盲或短暂性黑蒙。

(1)偏盲的神经电生理定位:视觉诱发电位很难定位,P100 是定性。VEP 检查可发现 MS 亚临床病灶,动态随访观察,客观评价疗效与预后。我们检查 27 例 MS 患者中 20 例的 VEP,13 例异常,5 例异常,2 例因全盲不能完成。视网膜电图:异常出现在视网膜色素变性之前,呈熄灭型,尤其是 b 波消失。眼震电图：异常甚至消失。

（2）偏盲的神经影像定位：象限盲、偏盲和皮质盲为主者，头颅 MRI 对发现视交叉以上病灶有意义。视交叉部位需增强垂体扫描。眼眶扫描针对眼部和视神经。

四、中西医结合神经定位诊疗探索

1. 关于视瞻昏渺　晚近，中医对偏盲的认识还比较局限，视瞻昏渺远不足以揭示偏盲的实质，五轮学说有借鉴意义吗？笔者没有这方面的临床尝试。偏盲的中医药诊疗很难与定位相关，但与定性有很大关系，痰瘀互阻者当祛瘀化痰；压迫性尤其视交叉处一般为垂体瘤，要尽快手术治疗；血管性无论是视网膜缺血还是视放射及枕叶皮质血管病变，注意血眼屏障与血脑屏障的用药问题，脂溶性或小分子较水溶性或大分子药物易于透过两个屏障，故在辨证论治基础上，失笑散和乳香没药及冰片笔者均加用。

讨论中医的偏盲的中西医结合神经定位，必须正本清源，了解有关视瞻昏渺的生理病理机制和神经定位，与偏盲的关系。在神经定位基础上进行神经定性诊断，首以区分眼科和神经科，神经内科和神经外科即手术和非手术患者，如垂体瘤压迫视交叉的诊断和评估。厘清血管性疾病尤其卒中对应责任区的视野缺损，是决定中西医结合治疗卒中后偏盲的前提，也是决定性神经定位指导治疗手段的程序。

2. 神经定位指导下的针刺诊疗

（1）根据定位选取穴位：视网膜和视神经者取手足三阳经、足厥阴肝经、足少阴肾经、手少阴心经穴位为主，眼周穴位：睛明、上明、承泣、球后、攒竹、丝竹空、鱼腰、四白、瞳子髎等。头区穴位：角孙、窍明、阳白、太阳、百会、四神聪、头维、风池、翳明等。全身穴位：合谷、光明、足三里、三阴交、肝俞、肾俞、行间、太冲。每次眼周选 2～3 穴，头区及全身选 6～7 穴，施以泻法或平补平泻法。

（2）头皮针治疗贯穿所有偏盲患者：当然定位于外侧膝状体、视放射和枕叶视皮质者必选。枕上正中线、枕上旁线，针与头皮呈 30°夹角进针，捻转 2～3 分钟，每分钟捻转 200 次左右，留针 20～30 分钟后起针。视区：在枕骨粗隆水平线上，旁开 1 cm，向上引平行于前后正中线的 4 cm 直线。

1）枕叶。病案：常某，女，78 岁，2021 年 8 月 20 日入院，3 日前突发右侧肢体活动不利，右侧视物不能。颅脑常规 MRI 平扫＋DWI＋MRA：左侧枕叶、丘脑偏急性脑梗死。电生理示：异常上肢体感诱发电位，正常下肢体感诱发电位，异常脑干听觉诱发电位，异常视觉诱发电位，早期周围神经病变。予补阳还五汤加减益气活血，头皮针＋体针，取穴：百会、风池、率谷、头维、合谷，左顶枕线三针齐刺，留针 60 分钟。目前维持原治疗，继续予通络治疗。OCT（－），视野超出阈值，总偏差图提示右侧偏盲。3 周后偏盲明显好转（图 5 - 2 - 1）。

2）颞叶：颞叶累及深部的视辐射纤维和视束受损可现视野缺失，为两眼对侧视野的同向上象限盲。视觉通路有一条背侧视觉通路，又称"what"通路，走行于颞叶外侧，参与视觉加工，缺损症状为偏侧视野缺失、视觉失认；刺激症状则为视幻觉。尤其波及颞中回和颞下回，可表现为对侧躯干性共济障碍，深部病变合并同向上 1/4 象限缺损。病案：姚某，女，80 岁，2017 年 1 月 22 日就诊。两眼右侧视野的同向上象盲，1 月 23 日 MRI 示右侧基底节和左侧颞顶枕分水岭脑梗死，颞部 rTMS 和颞顶线头皮针治疗 2 周，象限盲消失。

（3）眼针：视网膜和视神经、视交叉前以眼针为主，选取彭静山眼针眶区十三穴，按偏盲象限方向取穴，刺法按沿皮横刺法：应用在眶外，在选好的经区，找准经区界限，向应刺的方向沿皮刺入，可刺入真皮达到皮下组织中，不可再深，眶外穴距眼眶边缘 2 mm，每区两穴的不可超越界限。

3. rTMS 治疗靶点　当然以枕区为主，低频为主。定位于外侧膝状体、视放射，枕叶视皮质者。如波及顶颞者则移至定位。

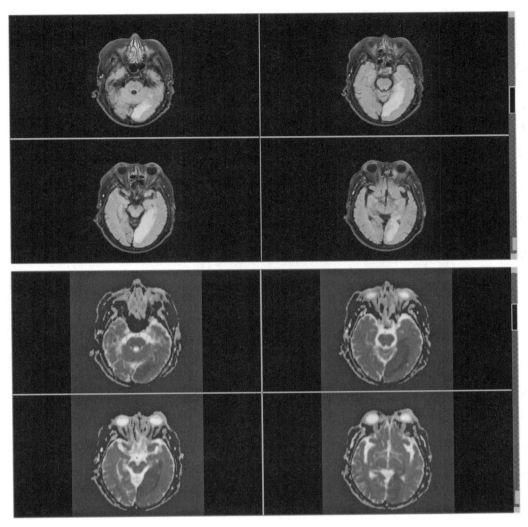

图 5-2-1　患者常某头颅 MRI

五、相关疾病的偏盲诊疗

1. 卒中　包括脑梗死、脑出血、蛛网膜下腔出血、TIA。

（1）顶叶梗死：其实是视放射上部，对侧同侧下象限盲，常伴半侧空间疏忽，右半球中风常导致空间疏忽，顶叶或额颞顶叶易波及。经颅直流电刺激治疗空间疏忽有前景，12 名早期亚急性左侧半忽视患者的随机交叉研究取得疗效。

病案：张某，男，72 岁，2022 年 8 月 4 日首诊，常向左侧碰撞，行走迟缓，动作缓慢，无呛咳，病程 10 年，他说"看不到"左半边视野中的物体，但视力正常，阅读报纸标题时，只阅读右半部分而忽略左半部分。神经系统检查：眼球向各方向活动可以，视野左偏盲。四肢肌力 V 级，腱反射对称（＋＋），肌张力可，苔薄黄，脉小数。8 月 4 日 MRI 示右侧颞顶枕叶大片梗死灶，右侧丘脑、双侧基底节、半卵圆区多发性腔隙性脑梗死；左侧大脑后动脉中段局部狭窄，右侧大脑后动脉纤细部分显示不清。考虑偏侧空间忽视伴左侧同向偏盲。头皮针治疗 2 周，取颞顶线、顶枕线，益气化瘀中药治疗。2 周后未见好转，9 月 2 日复诊好转，走路"不怕碰到左侧的东西"。

（2）枕叶梗死：视野改变导致生活不便，表现异于常人，在神经眼科中也容易忽视。如下例，有可能其"抑郁"是枕叶梗死导致的视野缺失或者偏盲。

病案：曹某,男,77岁,家属称其不开心1个月,2017年3月20日入院。仔细检查未发现抑郁,但右侧单向偏盲。在某医院做MRI示右侧小脑及左侧枕叶梗死,右侧大脑前动脉未显示,双侧颈内动脉、双侧大脑中动脉,左侧大脑前动脉,双侧大脑后动脉,基底动脉管腔狭窄。头皮针治疗2周,取枕上正中线、枕上旁线,益气化瘀治疗,2周后有好转,回山东继续益气化瘀治疗,半年后电话"抑郁"明显好转。

2. 偏头痛　可出现持续性视野缺失或视野狭窄,取彭静山眼针眶区十三穴,按偏盲象限方向取穴。

3. 癫痫　视野改变是颞叶癫痫早期症状。单侧视觉先兆:一侧视野缺损及先兆可定位于对侧半球致痫区。复杂视觉先兆致痫区常常位于右侧半球,仅见于颞叶同时受累者。对侧视野出现的位置相对固定的简单视觉先兆常常由刺激17区引起。若所视物体为运动的,定位于对侧Brodmann 18区及19区;复杂的视觉先兆则常起源于颞顶枕交界区。

4. 多发性硬化的视野改变　多发性硬化/视神经脊髓炎谱系疾病(MS/NMOSD)属中枢神经系统脱髓鞘疾病,我国患者以视神经、脊髓受累机会较多,视力减退和视野异常是视神经受损的常见体征。对疑有MS的患者不论其有无视力下降均应作视野检查,对不能用占位性病变解释的双颞侧偏盲、交界处暗点、双鼻侧偏盲等应考虑MS可能。在急性期明确视野缺损类型对于不同临床亚型特发性视神经炎鉴别诊断具有意义,北京同仁医院225例共337眼受累者中,以弥漫性视野缺损最常见。20世纪90年代,笔者曾对27例确诊MS患者进行视野检查,16例视野异常(59.26%)中心暗点6只眼,中心暗点伴管状视野2只眼,中心暗点伴象限盲2只眼,生理盲点扩大1只眼,管状视野2只眼,周边缺损2只眼,颞侧偏盲4只眼(2例),鼻侧视野缺损2只眼(1例),颞侧新月回避1只眼,全盲4只眼(2例)。总结MS波及整个视路,以中心暗点和周边视野缺损居多,视交叉以下以中心暗点和周边视野缺损为主,视交叉以上以象限盲、偏盲和皮质盲为特点。

参 考 文 献

［1］ Li S, Kumar Y, Gupta N, et al. Clinical and neuroimaging findings in thalamic territory infarctions: a review[J]. Journal of Neuroimaging, 2018, 28(4): 343-349.

［2］ Sparaco M, Ciolli L, Zini A. Posterior circulation ischaemic stroke—a review part I: anatomy, aetiology and clinical presentations[J]. Neurological Sciences, 2019, 40(10): 1995-2006.

［3］ Gargi Banerjee, Sheldon P Stone, David J Werring. Posterior circulation ischaemic stroke[J]. BMJ, 2018, 361: k1185.

［4］ 王尕东,王素娟,蔡定芳.多发性硬化的视野异常[J].浙江临床医学,2000,2(10):680.

［5］ 彭静山.彭静山观眼识病眼针疗法[M].北京:人民军医出版社,2009.

［6］ Gorsler A, Grittner U, N Külzow, et al. Blinding in electric current stimulation in subacute neglect patients with current densities of 0.8 A/m² : a cross-over pilot study[J]. BMC Research Notes, 2021, 14(1): 35.

［7］ Loddenkemper T, Kotagal P. Lateralizing signs during seizures in focal epilepsy[J]. Epilepsy & Behavior, 2005, 7(1): 1-17.

［8］ 朱丽平,毛贝,孔秀云,等.不同临床类型特发性视神经炎的视野损害特点研究[J].中国眼耳鼻喉科杂志,2013,13(4): 222-225.

第三节　复 视 （视 岐）

一、概述

复视即视物重影,分双眼复视和单眼复视,单眼复视比较少见,即遮住另外一眼仅用一眼睛看东西时出现复视。以复视为首发症状者,首诊常在眼科,神经科多转诊而来。很多时候,复视是斜视的早期阶段,但不尽然。

支配眼外肌肉运动三组颅神经中，Ⅲ支配上、下、内直肌、提上睑肌、瞳孔括约肌和睫状肌；Ⅳ、Ⅵ分别支配上斜肌和外直肌，三组神经又都由内侧纵束与各眼球运动神经核间互相联系，出现核间性眼肌麻痹。位于中脑被盖的动眼神经核群分布较为分散，这些核团的根纤维与副交感纤维一起向腹侧走形，部分横行通过红核，最后形成Ⅲ从脚间窝两侧离开脑干。红核传入冲动来自小脑栓状核和齿状核，小脑红核束在中脑内小脑上脚内交叉传导，参与调节身体姿势及协助精确完成随意运动等。当上丘水平中脑导水管附近，可因肿瘤、炎症及血管病变累及同侧动眼神经纤维束及小脑上脚传出纤维，出现同侧动眼神经麻痹及对侧小脑性共济失调。

内外直肌负责眼球向内或外转动，上下直肌收缩时，眼球上转或下转且同时内转，上斜肌主要使眼球内旋且下转和外转，下斜肌主要使眼球外转且上转和外转。六条肌肉使眼球协调一致地上下左右自由转动，双眼动作须一致，当眼球向左注视时，左外直肌和右内直肌同时相等收缩。当六条肌肉中一二有障碍，双眼肌肉动作就不协调，眼球转动限制，偏向一侧，形成斜视，或复视。

二、定向诊断

首先应确定是双眼复视还是单眼复视？双眼单视或单侧单眼复视？双侧单眼复视是眼球自身还是眼球运动障碍？然后才可以考虑一般的双眼复视，哪块或几块眼外肌受累引起，结合眼位、复视特点、红玻璃试验或马多克斯杆试验、代偿头位等，结合病史、合并疾病、其他神经系统症状体征及辅助检查定位定性。定向诊断更多时候是复视包括斜视定位诊断的防洪堤。

单眼复视考虑眼球本身病变，常见不规则散光、虹膜根部断离、晶状体半脱位、眼部屈光后散光等。双眼复试首先查眼球运动，多为继发动眼神经损害，尤其眼眶、眶上裂、眶尖、海绵窦、岩尖等。

1. 眼科 单眼复视常为眼球内病变如屈光系统（角膜、晶状体、房水）、视网膜（白内障）或黄斑病变。

（1）遗传性/先天性：小儿斜视数年后复视，也可急性起病。先天性滑车神经麻痹；Duane综合征（展神经麻痹伴内收眼球内陷）；Brown综合征（先天性上斜肌肌腱纤维化伴内收受限）；下斜肌亢进伴Ⅴ型内斜视。

（2）创伤：创伤和骨折眼眶部创伤，医源性复视眼外肌创伤。

（3）眼眶：持续或间歇疼痛和视力下降，与Ⅲ或眼眶有关，肿瘤；眼眶炎症有复视，眼球活动时疼痛，眼球突出，甚视力丧失。

2. 内分泌

（1）糖尿病性眼肌麻痹：多见单侧，多波及Ⅲ和Ⅵ，少数累及Ⅳ。眼部表现视力下降、上睑下垂、眼球运动障碍，常无瞳孔改变。发生于糖尿病任何阶段，与其严重程度正相关。复视可为首发症状现于隐性糖尿病患者。

（2）甲状腺眼病：格雷夫斯病，桥本甲状腺炎。

3. 五官科 鼻咽癌、颅咽管瘤。

4. 风湿免疫

5. 代谢 韦尼克脑病：缺乏维生素B_1，有以复视首发。

6. 药物反应 氨氯地平、舍曲林、环丙沙星和抗癫痫药等；中药如曼陀罗等。

7. 精神科 癔症，诈盲。

三、神经定位

本章主要讨论双眼复视，定向诊断时就基本排除了前房的眼科疾病。导致复视的解剖结构：大脑脚，后床突,垂体,第3~6对颅神经,后中前海绵窦,眶上裂等。

(一)核下性(肌源性,NMJ,神经源性)

双眼复试首先查眼球运动,明确神经、肌肉或神经肌肉接头。周围神经分单神经和多神经,单神经考虑占位、血管、炎症(结脑)等,多颅神经分眶上裂、眶尖、海绵窦、岩尖等,病因因定位而异。

1. 肌肉 眼外肌如甲状腺眼病等,眼肌型肌营养不良。

2. 神经肌肉接头 复视的间歇性和波动性可能性大。

重症肌无力:包括所有眼肌麻痹或眼位偏斜,复视,波动性,晨轻暮重。病案:王某,女,71岁,2021年10月11日就诊。有甲状腺功能减退史,复视半个月,仅向左注视,虚像并列在内侧,是为外展神经麻痹,RNS(+),苔薄白边齿痕,脉细,诊断MGⅠ型,泼尼松8片,每日1次,补中益气汤合金匮肾气丸加减,1周后明显好转。兰伯特-伊顿肌无力综合征:复视为首发症状的中老年患者,部分合并睑肌无力,高频RNS波幅升高200%以上,有报道8例中6例手术病理小细胞肺癌。

3. 颅神经 眼动神经(Ⅲ、Ⅳ、Ⅴ)多与糖尿病和脑动脉硬化有关。

(1)动眼神经麻痹:动眼神经与复视最相关,Ⅲ对颅神经缺血时,瞳孔正常,因瞳孔的收缩豁免;而肿瘤或动脉瘤压迫,瞳孔散大。同侧上眼睑下垂,眼球转向外下方,有外斜视和复视,患眼不能向上和向内运动,向下运动也受限;同侧瞳孔扩大,对光反应迟钝或消失,调节和聚合反应消失。

(2)滑车神经麻痹:同侧眼球向下运动减弱。

(3)外展神经麻痹:同侧眼球不能外展,内斜视和复视。眶上裂综合征伴同侧Ⅲ、Ⅳ、Ⅴ1、Ⅵ损害;眶尖综合征伴同侧Ⅱ、Ⅲ、Ⅳ、Ⅴ损害;岩尖综合征伴同侧Ⅴ损害;多颅神经炎。

4. 视束 视束中部受损,累及大脑脚,对侧偏身感觉和运动障碍,同侧累及Ⅲ、Ⅳ、Ⅵ颅神经,可有复视。

5. 海绵窦 伴同侧Ⅲ、Ⅳ、Ⅴ损害,分前中后海绵窦。痛性眼肌麻痹综合征累及海绵窦至眶上裂和眶尖,特发肉芽肿性炎症,炎症压迫海绵窦内的血管与神经结构;海绵窦血栓。

6. 鞍区 鞍旁病变或鞍内肿瘤向鞍旁发展,累及Ⅲ、Ⅳ、Ⅵ,出现复视。颅中凹肿瘤如垂体大腺瘤、鞍旁脑膜瘤、鞍旁海绵状血管瘤。

(二)核性

单侧眼球不能外展,如在患侧给予声音刺激,观察患侧眼球是否出现反射性外展:若有:病灶则位于同侧脑干侧视中枢与同侧外展神经核之间的纤维;若无,病灶则定位于同侧外展神经或神经核。

脑干 动眼神经核性麻痹,波及双侧部分眼外肌,但眼内肌不累及。

(1)中脑:红核综合征,又称Foix综合征,一侧红核病变引起同侧动眼神经麻痹和对侧上下肢运动障碍。

(2)中脑被盖部的红核、动眼神经及小脑结合臂:克洛德(Claude)综合征,红核下部综合征,同侧动眼神经麻痹、对侧半身肢体小脑性共济失调、肌张力减低,可见中脑肿瘤、血栓形成、外伤。

(3)中脑顶盖部:帕里诺综合征,即四叠体综合征,两眼垂直运动不能、两侧瞳孔散大或不等大、光反应消失,调节反射存在,可见松果体肿瘤、胼胝体肿瘤、中脑肿瘤,血管病变。急性起病轻者复视、眼睑下垂、单侧或双侧瞳孔扩大、眼震、共济失调,重者意识障碍、四肢瘫痪、去大脑强直,常迅速死亡。中脑梗死眼球运动异常多样,有垂直性凝视麻痹。

(4)中脑导水管:进行性核上性麻痹,正常压力脑积水。

(三)核间性

如单侧眼球不能内收,需做辐辏运动,若辐辏反射正常,病灶位于同侧脑干侧视中枢与对侧动眼核之间的内侧纵束纤维,若无,则定位于对侧动眼神经核团之内直肌核或动眼神经。

1. 脑桥　脑桥肿瘤约占全部脑干肿瘤半数以上,儿童以复视、易跌跤为首发症状,50％患者以外展神经麻痹首发。脑桥被盖部不常见一个半综合征和脑桥尾侧被盖部八个半综合征,早期可能复视。

2. 颅底　颅底动脉环处动脉瘤,颅底转移瘤,淋巴瘤。

3. 脑动脉　后循环卒中可复视,后循环供血脑干、小脑和枕叶皮质,眼肌麻痹引起复视;颈动脉夹层不完全霍纳综合征,视网膜缺血等;椎动脉夹层;颅内动脉瘤:后交通动脉瘤、大脑后动脉瘤及小脑上动脉瘤,甚至以患侧动眼神经麻痹首发,颈内动脉后交通分叉处动脉瘤约 20％仅表现为动眼神经麻痹。

（四）核上性

单眼出现复视基本排除脑内疾病;双侧眼球复视,不能排除颅压升高。

1. 大脑皮层　有复视,除脑干的脑内可能性小,但脑膜和枕叶除外。

（1）颞叶:韦伯综合征多见颞叶沟回疝,病灶侧动眼神经麻痹,对侧偏瘫。

（2）枕叶:枕叶卒中;复视首发的原发性中枢神经系统弥漫大 B 细胞淋巴瘤。我们也曾经诊治一例原发性中枢神经系统弥漫大 B 细胞淋巴瘤者,以复视首发。

2. 脑膜　脑膜癌,蛛网膜下腔及受累脑神经周围肿瘤浸润 12 对颅神经均可受累,Ⅱ～Ⅷ多见;脑膜炎常见结核、细菌、隐球菌等脑膜炎,结核性脑膜炎多为双侧不全性动眼神经及展神经麻痹;细菌性脑膜炎以展神经多见,其次动眼、滑车、三叉及面神经;隐球菌性脑膜炎常见展神经和动眼神经麻痹。

3. 偏头痛　偏头痛先兆:偶见视物重影,可能为单眼或双眼复视,多于头痛侧,也可双侧,先兆症状源自脑干和(或)两侧大脑半球;基底型偏头痛;眼肌麻痹性偏头痛。

此外,还有特发性颅高压综合征、线粒体病等。

四、中西医结合神经定位诊疗

1. 中医认识　复视为"视一为二"或"视岐",《灵枢·大惑论》曰:"邪其精,其精所中不相比也,则精散,精散则视岐,视岐见两物。"《诸病源候论》称"同视一物为两候"。《银海精微》"通睛"一症中描述为"视一为二",明《审视瑶函》有"视一为二症"篇,论述病因病机和治疗方药。视岐之名,多由汇聚目中之精气,由于中风、痰、热邪等从头面部侵犯入脑,使脏腑精气不能输注于目系,而使失去协调作用,以致精气散乱,约束失权所致,视物功能受损而现重影,迁延或直接发展至目固定不移即斜视。中医认为瞳神为水轮,属肾所主,肝开窍于目,肝受血而能视。实际上并不能反映复视的整个通路的差异性,更不能涵盖全部的病机。

2. 针刺诊疗概述　针刺治疗常用体针,眼眶周围穴位有足太阳膀胱经的攒竹、睛明,足阳明胃经的承泣、四白,手少阳三焦经的丝竹空,足少阳胆经的瞳子髎,均为眼周穴位,疏通经络、行气活血。远端取风池、中渚、三阴交、太溪和天柱等,风池为胆经与阳维脉的交会穴,与眼络相连;中渚为三焦经之经穴,疏通三焦经气;太冲为肝经穴,肝开窍于目,调节肝经气血;太溪、三阴交为远道取穴,以增强针刺疗效。《灵枢·寒热病》曰:"暴挛痫眩,足不任身,取天柱。"天柱穴属膀胱经,远处连接睛明、攒竹等眼周穴位。但临床效果并不明显。

眼针是近眼部的局部治疗,这种局部针刺取穴的优势是选取麻痹眼肌为主穴,直接刺激麻痹眼肌的肌梭、肌腱,恢复眼动神经及支配肌肉的运动功能,缺点是忽视了大量的球后以上定位的复视和斜视患者,这不是真正意义的神经定位指导下的取穴。周凌云创立眼部内刺法,将微细毫针沿眼球和眼眶之间刺入麻痹眼肌穴位区内直肌穴、外直肌穴、上直肌穴、下直肌穴等 6 个眼外肌穴,比传统医学循经取穴更接近病灶,同时选取眼周围攒竹、睛明、阳白、鱼腰、丝竹空等,并配合循经取穴理论在肢体远端取合谷穴。操作中用左手将患者眼球轻轻推至反方向,右手持不锈钢毫针沿眼球和眼眶间缓慢刺入约 20～25 mm 深,如手下突然有真空感立即停针。透刺法操作是将攒竹透睛明、阳白透鱼腰、鱼腰透丝竹空等相近穴位平刺相透。得气留针 10 分钟后,电子脉冲仪微电流刺激。治疗千余例眼神经麻痹,绝大多数患者眼球活动自如,斜视、复视消失,眼睑下垂得到纠正。做过眼科手术及先天性斜视者、重症肌无力、甲状腺等致眼肌麻痹者不适合此针灸治疗。眶内三针刺法治疗眼外直肌麻痹(选穴外直肌穴、球后穴、上球后穴),疗效优于传统针刺。

穴位注射较之肌内注射,能使药液直达病所,从而更快更好地产生疗效。将药液注射于患者眼周穴位,不仅可直接作用于局部神经,还可使药液直接作用于患部经络腧穴。

头皮针则对中枢性病变导致的复视有临床定位诊疗意义,如赵立杰等采用焦氏头针视区为主要针刺部位结合电针治疗 39 例复视患者,有效率为 92.3%。认为焦氏头针视区属距状裂部位,是视觉皮层的投影区,视区投影部距状裂位于头部督脉的走行部位,督脉是人体重要的枢纽,刺激视区可兴奋中枢运动神经系统从而治疗复视。

3. 神经定位诊疗诊断思路　复视的链式神经定位思路:核下性(肌源性,NMJ,神经源性),核性,核间性,核上性。复视定位从眼球、眼球运动系统、视觉通路到视觉皮层,双侧单眼复视或不常见之视觉症状,应检查高级视觉功能。基本上以围绕动眼神经为中心,分(肌源性和神经肌肉接头)和眼动神经,动眼神经核以上的中枢病变的不同方案,导致动眼神经麻痹常见有微血管缺血、头颅外伤、肿瘤压迫、动脉瘤压迫。

神经科相关复视的定性诊断中,有无神经系统伴随症状是关键,如动眼神经麻痹伴对侧肢体无力为韦伯综合征;眼球运动障碍伴视力下降为眶尖综合征;吞咽困难及肢体无力伴复视可能为全身重症肌无力;颅底动脉环附近尤其后交通动脉瘤常为累及瞳孔的急性动眼神经麻痹;导致滑车神经麻痹常见病因有头颅外伤(40%)、先天性/特发性(30%)、微血管缺血(20%)、肿瘤压迫(10%)等。导致展神经麻痹如微血管缺血、头颅外伤、肿瘤压迫、颅内压升高/降低、韦尼克脑病及核束损伤(卒中,多发性硬化)。导致多脑神经麻痹:感染(如脑膜炎、侵袭性真菌性鼻窦炎),炎症(如结节病、吉兰-巴雷综合征、米勒-费希尔综合征、痛性眼肌麻痹综合征),肿瘤(如转移、癌性脑膜病变、淋巴瘤、鳞状细胞癌的神经周围扩散),血管性(如颈动脉海绵窦瘘)及外伤。

4. 中西医结合定位诊疗探索　单眼复视处理主要是矫正散光,或病因治疗如白内障摘除手术。双眼复视复杂得多。

(1)局部与整体辨证关系:因支配瞳孔的副交感纤维位于动眼神经的外层与背侧,血供源于软脑膜,颅底动脉瘤的压迫常波及瞳孔;动眼神经滋养血管穿行于中心,不提供动眼神经表层的血供,故糖尿病/高血压所致微血管病变很少累及瞳孔。如果明确定位定性诊断,治疗完全不同。

1)糖尿病复视:基本上归于糖尿病动眼神经麻痹,缺血性损伤通常影响动眼神经内部,不累及神经表面副交感纤维,瞳孔括约肌功能正常。缺血引起的动眼神经麻痹患者中,瞳孔不等大的比例在 14%～38% 之间,但所有患者瞳孔不等大的程度均在 1 mm 或更少。因支配瞳孔括约肌的副交感纤维在神经干浅层,其血供主要来自软脑膜的丰富吻合支,不易发生缺血,滋养动脉缺血一般仅影响神经干中央部,外部不受累,故糖尿病性动眼神经麻痹眼内肌一般不受累,是否累及瞳孔是区分动脉瘤性还是糖尿病性动眼神经麻痹的重要指标之一。中医诊疗基本都是舌苔偏白滑,同时齿痕较明显,为脾虚湿盛。脾主运化,包括水谷精微,脾虚则痰湿聚于眼络,又肾主水,故糖尿病动眼神经麻痹需健脾补肾祛湿利水。

2)眼肌麻痹性偏头痛:反复发作头痛,同时或几天内出现头痛侧眼肌麻痹,动眼神经最常受累,部分累及滑车和展神经,在中医辨证诊疗中强调气机升降,不能局限于局部症候。病案:徐某,女,45 岁,2022 年 8 月 24 日就诊。近一年来每周阵发头痛,持续数小时,伴双侧眼睑下垂并有复视,月经期更甚,头颅 CT/MRI 正常,舌苔薄白尖红,舌下络脉迂曲,脉细,气虚血瘀,气虚下陷,拟益气升阳、活血化瘀。甘草 15 g,玫瑰花 3 g,黄芪 30 g,炒白术 15 g,升麻 5 g,石斛 15 g,仙鹤草 15 g,厚朴 9 g,鸡内金 15 g,白茯苓 15 g,葛根 15 g,人参 15 g,小蓟 15 g。第二周即未发,持续治疗 1 个月未发。

3)梅毒性多颅神经炎。病案:张某,男,67 岁,2018 年 12 月 14 日就诊。4 个月前视物重影,尤其向右外侧为甚,检查各个方向均有复视,以右外和右外上为甚,虚像均在内侧,梅毒试验阳性,HIV(-)。否认糖尿病、甲状腺功能减退史。诊断:梅毒性多颅神经炎,转专科医院诊疗。

4)多发性硬化:从高位脊髓到大脑皮层均可出现,需细分定位,又应整体观进行辨证论治。波及脑干为动眼、滑车及展神经麻痹出现复视,脑干病灶多位于中脑大脑脚、四脑室底部及中脑导水管周围,枕叶又自当别论。

(2)动眼神经核以下:中医多为目系脉络瘀阻、气血运行不畅、经筋失养、肌肉纵缓不收、风痰阻络、筋脉弛缓所致。可加巴氯芬。米勒-费希尔综合征为吉兰巴雷综合征亚型,共济失调、腱反射减退、复视为表现的眼外肌麻痹。带状疱疹导致不少。笔者曾经单用中药治愈痛性眼肌麻痹综合征(THS)一例。

孤立的滑车神经麻痹。病案:陈某,女,59 岁,2018 年 11 月 26 日就诊。视物重影 1 个月,向左外下方明显,不敢下楼梯,晨重暮轻。神经系统检查:神清,向左外下方复视,虚像在外下方。苔薄白腻,脉小数。EMG 示左眼轮匝肌(-),额-腋 RNS(+)低高频均衰减,BAEP(+),周围神经病。T_3:4 nmol/L,T_3:4.8 nmol/L,T_4:206 nmol/L,TSH<0.005 mIU/L,FT3:18.5 pmol/L,FT_4:55.8 pmol/L,甲状腺球蛋白抗体 40 IU/ml,甲状腺球蛋白 166.2 ng/ml,甲状腺过氧化物 409 IU/ml,甲状腺受体抗体 7.79 IU/ml。定位:滑车神经,诊断:滑车神经麻痹(视歧),气虚血瘀,拟益气养血、升阳举陷。黄芪 15 g,地黄 15 g,甘草 9 g,石斛 15 g,葛根 6 g,玉竹 6 g,佩兰 6 g,白芍 15 g,川芎 9 g,神曲 15 g,人参 10 g,升麻 6 g,麦冬 15 g,香薷 5 g;球后、承泣及合谷针刺,2 周后缓解,后失访。该例孤立性滑车神经麻痹可能由桥本甲状腺炎导致。

(3)动眼神经核:我们曾经发现 1 例以复视首发的 GBS 脑干型。

进行性核上性麻痹:笔者观察 5 例 PSP 均有核上性眼肌麻痹,上下视均受限,下视为甚,伴垂直性眼球震颤 2 例,会聚障碍 2 例,1 例左眼球追随光源活动顿挫,4 例视力明显下降,治疗视觉无改善。Yagishit 认为 PSP 头颅 MRI 中脑萎缩及 T2 加权脑干被盖和顶盖弥漫性高信号乃特征改变,可能是其复视神经解剖基础。

(4)动眼神经核以上:《灵枢·大惑论》曰:"邪中于项,因逢其身之虚,其入深,则随眼系以入于脑,入于脑则脑转,脑转引目系急,目系急则目眩以转矣。邪其精,其精所中……则精散,精散则视歧,视歧见两物。"如持续后像或视觉重复,表现为视野中如物体运动一般的多重影像或踪迹为视觉拖尾或中枢性复视或多视(两个及以上的复制影像并排成一排一列),多累及视觉皮层、视放射(右侧常见)或视束,源于药物或毒品中毒、癫痫、偏头痛或头部外伤。枕叶卒中、正常压力脑积水、神经梅毒、艾滋病等可有复视。

5. 复视的针灸神经定位诊疗探索 与斜视类似。

(1)核下性束下性:取睛明、太阳、合谷、太冲、足三里,辅以眼周穴位为主。内斜针刺球后、瞳子髎、合谷;外斜针刺睛明、攒竹、风池。《素问·痿论》曰:"阳明者,五脏六腑之海。"《类经》曰:"阳明为合,谓阳气畜于内,为三阳之里也。"故阳明经在里,蓄纳阳气充养内脏,故而五脏六腑精气不足皆可从阳明经入手治疗。合谷和足三里属阳明经,可通达阳明经气,阳明经多气多血,针之可使气血旺盛,精气充足上荣于目则目明。病案:傅某,女,66 岁,2020 年 9 月 14 日就诊。突然视物重影一月,伴眼痛,眼球各方向均有复视,苔白薄腻,舌下络脉青紫迂曲,脉细。MRI 示左额叶微小缺血灶,血白细胞 $3.87×10^9$/L,红细胞沉降率(ESR)59 mm/h。诊断:痛性眼肌麻痹。自组方:人参 25 g,黄芪 30 g,地黄 30 g,白芍 15 g,草豆蔻 3 g,伸筋草 15 g,神曲 10 g,密蒙花 5 g,青葙子 10 g,乳香 10 g,没药 10 g+失笑散,泼尼松每日 2 次,每次 10 mg,巴氯芬 10 mg,每日 3 次;针刺睛明、太阳、瞳子髎、攒竹、合谷、太冲、足三里、风池,9 月 23 日明显好转,9 月 30 日复视基本消失,撤下泼尼松和巴氯芬,继续中药针灸治疗,10 月 7 日复诊诸症完全消失,继续巩固治疗 2 个月,至今未发。

（2）核性：风池,风府,辅以眼周穴位为主。

（3）核间性和核上性：基于 rTMS 治疗的有效和理论基础,结合传统的眼周和远端取穴,以头皮针为主,按神经解剖定位分别取枕上正中线、枕上旁线和枕下旁线。主要疾病：枕叶梗死。病案：凌某,男,51岁,2021 年 2 月 3 日就诊突然左眼垂直的复视影像,持续半小时,右侧上下肢无力,MRI 示左侧额叶、右侧枕叶小缺血灶,考虑中枢性复视,针刺按焦顺发视区即右枕叶皮层区,1 周后复视未发。当年 7 月 15 日复查脑部 MRI 平扫未见新发病灶。

参 考 文 献

［1］ 季朝亮,焉传祝.8 例以复视为首发症状的 Lambert-Eaton 肌无力综合征分析[J].神经疾病与精神卫生,2006,6(4)：253 - 254.

［2］ Sparaco M, Ciolli L, Zini A. Posterior circulation ischaemic stroke—a review part Ⅰ：anatomy,aetiology and clinical presentations[J]. Neurological Sciences，2019，40(10)：1995 - 2006.

［3］ Debette S, Leys D. Cervical-artery dissections：predisposing factors，diagnosis，and outcome[J]. Lancet Neurology，2009，8(7)：668 - 678.

［4］ Blum C A, Shadi Y. Cervical artery dissection：a review of the epidemiology, pathophysiology, treatment, and outcome[J]. Archives of Neuroscience，2015，2(4)：e26670.

［5］ 陈娜.以复视为首发的原发性中枢神经系统弥漫大 B 细胞淋巴瘤一例[J].临床肿瘤学杂志,2020,25(10)：956 - 958.

［6］ 纪晓杰,周凌云,司承庆,等.电针治疗动眼神经损伤所致眼球运动障碍疗效观察[J].中国针灸,2013,33(11)：975 - 979.

［7］ 王欢.眶内三针刺法治疗眼外直肌麻痹的临床疗效观察[D].哈尔滨：黑龙江中医药大学,2017.

［8］ 赵立杰,张宁,杨丽,等.头针视区结合电针治疗复视 39 例[J].中国针灸,2018,38(6)：630.

［9］ 王幺东.中药治愈 Tolosa-Hunt 综合征 1 例[J].中国中医眼科杂志,1996(1)：42.

［10］ 王幺东,刘欣,王素娟,等.进行性核上性麻痹 5 例报告[J].新乡医学院学报,2000,17(5)：364.

［11］ Mori H, Oda M, Mizuno Y. Cortical ballooned neurons in progressive supranuclear palsy[J]. Neuroscience Letters，1996，209(2)：109 - 112.

第四节　斜　　视

一、概述

上一章讨论复视的定向定位,斜视与其类似,却又不尽然等同。斜视指两眼视轴不能同时注视同一目标,当一眼注视目标时,另一眼发生偏斜。解剖生理同上,由Ⅲ、Ⅳ、Ⅴ、Ⅵ支配。

二、定向诊断

确诊斜视,询问斜视突然还是缓慢出现,观察单眼还是双眼斜视,按眼位偏斜方向可分内斜视、外斜视（间歇性和恒定性）、垂直斜视、旋转斜视。斜视的远近距离,是否伴异常头位,合并上睑下垂,眼球震颤等。

1. 假性斜视　眼位正常,假性外斜视是瞳孔距离过大;假性内斜视见于 4 个月内婴儿,两眼在看近处物体时引起两眼内聚,出现间歇性内斜视,随发育自行消失,瞳孔距离过小,内眦赘皮。

2. 眼科　隐斜,包括内隐斜、外隐斜、垂直性隐斜和旋转性隐斜,主要表现为视力疲劳;共同性斜视;非共同性斜视。

3. **内分泌代谢**　糖尿病眼肌麻痹多为单侧动眼神经损害,其次外展神经、三叉神经等,少数两侧动眼神经或多发性颅神经损害,甚至反复发生;戈谢病;甲状腺功能亢进症等甲状腺相关性眼眶病。

4. **血液科**　营养性大细胞性贫血。

5. **风湿免疫**　巨细胞动脉炎,血管炎。

6. **中毒**　肉毒毒素中毒为对称性脑神经损害和骨骼肌瘫痪,有眼内外肌瘫痪,出现眼部症状,如视力模糊、复视、眼睑下垂、瞳孔散大、对光反射消失。

7. **神经外科**　外伤性颅神经损害。

三、神经定位

与复视一样,斜视的神经定位分核下性(肌源性,NMJ,神经源性),核性,核间性,核上性。

(一)核下性束下性

1. **肌肉**　眼外肌营养不良症;慢性进行性眼外肌麻痹(CPEO):双侧缓慢进行性上睑下垂及眼球运动障碍,瞳孔不受累,无复视;眼咽型肌营养不良;眼咽远端型肌病:常染色体显性或隐性遗传,成年早期起病的慢性进行性眼外肌麻痹;眼肌型神经性肌强直。注意:多发性肌炎一般不累及眼外肌。

2. **神经肌肉接头**　重症肌无力:首发症状为一侧或两侧眼外肌麻痹,甚至眼球固定,但瞳孔不受累;副肿瘤(肌无力综合征)。

(二)束性

1. **颅神经**

(1)动眼神经麻痹:动眼神经麻痹由多种病因导致眼球运动异常、上睑下垂及瞳孔受损,是非共同性斜视的重要病因之一,表现为上睑下垂、眼球上转、内转、下转受限、患眼瞳孔散大及对光反应迟钝或消失,常见脑血管疾病、头部外伤、肿瘤、炎症及内分泌代谢疾病等。颅底动脉瘤可单独出现动眼神经麻痹时,可伴慢性头痛及蛛网膜下腔出血病史。典型眼外肌麻痹、瞳孔改变及头痛三主征高度怀疑后交通动脉动脉瘤可能。

(2)滑车神经麻痹:很少单独出现。

(3)外展神经麻痹:单独外展神经麻痹可见鼻咽癌、海绵窦内动脉瘤、眶上裂区肿瘤。

(4)多组颅神经损害:

1)眶上裂综合征:Ⅲ、Ⅳ、Ⅴ1、Ⅵ损害,没有局部炎症,肿瘤、垂体瘤、动脉瘤、血管炎、局限性硬脑膜炎、骨膜炎、骨折出血血肿等。

2)眶尖综合征:Ⅱ、Ⅲ、Ⅳ、Ⅴ损害,多由副鼻窦炎的蔓延引起眶上裂或视神经孔处的骨膜炎所致,也可肿瘤、脊索瘤、外伤、血管病等侵袭此区引起。

脑膜炎引起的动眼神经损害多双侧性,Ⅳ、Ⅵ同时受累。

3)海绵窦综合征:静脉血栓、动静脉瘘、邻近肿瘤。

4)痛性眼肌麻痹综合征:损伤Ⅲ、Ⅳ、Ⅴ1、Ⅵ颅神经,非特异性动眼神经炎,球后剧痛和眼肌麻痹,除外血管性病变、动脉瘤、头部外伤、颅内肿瘤、中毒及代谢障碍、重症肌无力、格林-巴利综合征等才考虑。

5)颅内动脉瘤:海绵窦内的颈内动脉瘤可引起动眼、滑车、外展和三叉神经眼支的麻痹。

6)眼肌麻痹性偏头痛:头痛开始减轻后同侧眼肌麻痹,并在头痛消退后几天可完全恢复正常。

7)周期性动眼神经麻痹,即 Axenfeld-Schurenberg 综合征:半数以上先天性,动眼神经麻痹期(睑下垂、瞳孔散大、眼球外斜)与痉挛期(上睑收缩、瞳孔缩小、眼球由内收至正中位)反复出现,眼底和视力无异常。不定期,无休止反复。周期性现象为间脑自主神经中枢之节律性冲动直接作用于动眼神经。

8) 糖尿病性动眼神经麻痹;副肿瘤性颅神经炎。

此外,多发性颅神经炎、鞍旁肿瘤、海绵窦颈内动脉瘤、脑膜癌病、动眼神经鞘瘤均可引起瞳孔大,眼外肌部分或完全瘫痪。

2. 内听道和岩尖　岩尖综合征:急性中耳炎的岩骨尖部局限性炎症及岩骨尖脑膜瘤可引起外展神经麻痹,伴听力减退及三叉神经分布区疼痛,即岩骨尖综合征。

(三)核性

1. 脑干　单侧眼球不能外展,在患侧给予声音刺激,观察患侧眼球是否出现反射性外展,若有则病灶位于同侧脑干侧视中枢与同侧外展神经核之间;若无定位于同侧外展神经或神经核;单侧眼球不能内收,需做辐辏运动,辐辏反射正常位于同侧脑干侧视中枢与对侧动眼核之间的内侧纵束纤维,若无定位于对侧动眼神经核团之内直肌核或动眼神经。脑桥卒中及肿瘤、脱髓鞘、炎症。

(1)动眼神经核:在中脑范围大,很难分清核性及束性麻痹,核性损害多引起不全麻痹,多为双侧性,可见有神经梅毒,腊肠中毒及白喉等。束性多一侧动眼神经麻痹,为同侧瞳孔扩大,调节机能丧失及睑下垂,眼球被外直肌及上斜肌拉向外侧并稍向下方。

1)诺特纳格尔综合征:四叠体、中脑导水管周围和小脑蚓部,单侧眼,同侧眼运动麻痹,注视麻痹,尤向上注视麻痹,共济失调步态,上肢运动不协调,也可有对侧小脑共济失调。多见于肿瘤尤松果体瘤,也见于卒中。

2)帕里诺综合征,又称中脑顶盖综合征:颅内肿瘤如松果体肿瘤、胼胝体肿瘤、中脑肿瘤及血管病变损害皮质顶盖束,两眼同向上视不能、两侧瞳孔等大、光反应及调节反应消失,睑下垂,复视,双眼同向上视运动麻痹,但无会聚性麻痹。退缩性眼球震颤,瞳孔变位,眼底见视神经乳头水肿。

3)贝内迪克特综合征:同侧动眼神经麻痹和对侧意向性震颤。

4)韦伯综合征:同侧动眼神经麻痹和对侧偏瘫。

5)米勒-费希尔综合征:累及颅神经的吉兰巴雷谱系病,最常见的是面瘫,其次是动眼、外展、舌咽等,MFS可由急性眼睑下垂、急性瞳孔扩大、急性眼外肌麻痹等亚型。空肠弧菌感染后累及神经根及脑干动眼神经核,发病前一周会前驱感染症状,以上呼吸道感染为主。

6)进行性核上性麻痹:笔者报道5例PSP均具有核上性眼肌麻痹、慢性进行性步态不稳尤易向后跌倒、颈部肌张力增高等特征,治疗效果差。

注意:Collier征,又称后颅窝凝视,双眼同时出现时提示后联合或中脑病变,可能与提上睑肌的抑制纤维受损有关,主要表现第一眼位时眼睑回缩,眼球凸出。最常见背侧中脑病变(帕里诺综合征)引起核上性上视麻痹(下视通常保留)。

(2)外展神经核。

1)米亚尔-居布勒综合征:与面神经核性或束性麻痹常同时存在,为病侧外展及面神经麻痹和对侧偏瘫,起病常较突然并迅速昏迷,双瞳孔针尖样改变。

2)Fovil综合征即脑桥基底内侧综合征:脑桥被盖部、基底内侧,同侧周围性面瘫,眼球不能外展(两眼向病灶侧的同向凝视麻痹),头部向病灶对侧轻度旋转(内侧纵束);对侧中枢性偏瘫(锥体束),感觉障碍(内侧丘系)。

3)一个半综合征:即水平注视麻痹(一个)和同侧核间性眼肌麻痹(半个),为脑桥旁正中网状结构和内侧纵束受累。双眼向病灶侧注视时,同侧眼球不能外展,对侧眼球不能内收(凝视麻痹)双眼向病灶对侧注视时,同侧眼不能内收,但对侧眼可以外展(核间性眼肌麻痹),外展时常伴水平眼震,病灶侧眼既不能外展亦不能内收,病灶对侧眼不能内收,可以外展,但外展时有眼震,两眼垂直运动及辐辏反射正常。多为腔隙性脑梗死和多发性硬化,少见颅脑外伤、脑出血、小脑幕切迹疝、颅内肿瘤、感染性。

4)八个半综合征:脑桥尾侧被盖部,由一个半综合征加同侧面神经麻痹。

5)九个综合征:八个半综合征合并偏身共济失调。

6)十三个半综合征:一个半综合征由水平注视麻痹(一个)和同侧核间性眼肌麻痹(半个)组成,八个半综合征加同侧面部麻痹为十三个半综合征。

7)十五个半综合征:一个半综合征合并双侧面神经麻痹,脑桥旁中线网状结构、展神经核、内侧纵束、面神经相毗邻,当脑桥被盖部同时累及一侧展神经核或展神经、一侧或双侧内侧纵束、双侧面神经膝部。

此外,还有十六综合征、十六个半综合征、二十四综合征。

8)先天性眼外肌麻痹:出生即有,外展神经核发育不全或泌涎核异常分化,鳄泪征,眼外直肌麻痹,如患侧眼球外展受限,头面常转向麻痹肌作用方向侧。

9)Bickerstaff脑干脑炎:自身免疫性脑炎特殊类型,前驱感染病史,急性对称性眼外肌麻痹、共济失调伴意识障碍和(或)锥体束征,脑脊液蛋白细胞分离现象,特异性抗体GQ1b抗体。

2.间脑　假性外展麻痹或核上性外展损害。假性外展麻痹可见于丘脑尾部及中脑。

3.脑桥小脑角　结核、细菌性脑膜炎等导致蛛网膜炎,有颅神经受累。

4.小脑　内斜视可见于1型Chiari畸形;斜视性眼阵挛-肌阵挛-小脑性共济失调综合征。

5.颅底　前中颅底骨折、肿瘤和颅底脑膜炎如结核、霉菌、梅毒与化脓性炎症,可引起视神经、动眼神经受损伤。

（四）核上性

大脑

（1）皮层:额叶:额中回后部书写中枢前(眼球凝视中枢)刺激性病变引起双眼向健侧的同向凝视,破坏性病变引起向病侧的同向凝视;枕叶:对侧枕叶癫痫发作,一过性斜视。

（2）皮层下:帕金森病可表现为自发扫视运动不足、辐辏能力差和追踪眼动的异常;亨廷顿舞蹈病扫视缓慢且不协调,扫视过程中会中断。

1)临床和神经电生理检查:斜视的定性检查先作两眼交替遮盖法,如果查出有眼位不正现象,再作单眼遮盖法。定量检查有角膜映光法,棱镜片法,棱镜片加遮盖法等。双眼视功能检查:worth四点灯试法,障碍阅读法,bagolin线状镜法,融合储备力检查,立体视检查,同视机检查。双眼图形视诱发电位对内斜视、视觉诱发电位(VEP)对斜视性弱视均有临床意义。

2)神经影像定位:DSA检查排除动脉瘤、血管畸形、动静脉瘘等,MRI平扫排除脑干病变、颅内肿瘤。

四、中西医结合神经定位诊疗

1.中医认识　斜视属"通睛""目偏视"或"风牵偏视"范畴,《证治准绳·七窍门》为"神珠将反",并将目珠偏斜严重,黑睛几乎不可见者称"瞳神反背"。《诸病源候论·目偏视》:"目是五脏六腑之精气,人脏腑虚而风邪入于目……睛不正则偏视。"《圣济总录》谓其"坠睛""其病机多由脏腑虚衰,正气不足,卫外失固,或阴血亏少,络脉空虚,风邪乘虚而入所致,视歧见两物"。而视举指不自觉地眼向上视,多见于癫痫发作,《灵枢·癫狂》:"癫疾始生,先不乐,头重痛,视举目赤……"

张彬等辨证论治麻痹性斜视80例,分四型。脾胃虚弱,脉络失畅型:健脾益气,养血疏络,培土健肌汤;风邪较重,脉络受阻型:健脾散风,疏通脉络,《原机启微》羌活胜风汤;肾阴不足,津血亏损型:滋阴益肾,平肝熄风,《中医眼科临床实践》育阴潜阳熄风汤;肾阳不足,脉络失畅型:滋补肾阳,温化通络,《金匮要略》桂附地黄汤加味。结果眼球位置运动恢复正常,复视完全消失为临床治愈 61 例,显效 17 例,无效 2 例,总有效率 97.5%。

基于数据分析针灸治疗麻痹性斜视的核心穴位为睛明-太阳-风池-合谷-太冲,系统聚类分析五个聚类群"百会、足三里""合谷、攒竹、风池、太冲""睛明、太阳""承泣、球后、丝竹空、鱼腰""四白、瞳子髎、阳白",取穴以足三阳经、经外奇穴和头面部穴位为主,建议核心穴组联合眼周穴位,配合辨证取穴。

2. 神经定位下的针刺诊疗　参照《复视》,分核下性(肌源性,NMJ,神经源性),核性,核间性,核上性。

(1) 核下性束下性:取睛明、太阳、合谷、太冲,辅以眼周穴位为主。内斜针刺球后、瞳子髎、合谷;外斜针刺睛明、攒竹、风池。

(2) 核性:风池,风府,辅以眼周穴位为主。

(3) 核间性和核上性:以头皮针为主,按神经解剖定位分别取枕上正中线、枕上旁线和枕下旁线。病案:许某,男,67 岁,突发右侧面部歪斜伴不能转动三天。高血压病和 2 型糖尿病史。查体:神清,右眼内收、外展不能,左眼内收受限,左眼外展及双眼垂直运动正常,双眼水平左视,左眼细小眼震,共轭运动不能,调节反射存在,右侧核性面瘫,余颅神经系统检查及查体(一)。MRI 示右侧脑桥被盖区高信号,考虑脑梗死。定位:右侧面神经核＋右侧内侧纵束、展神经核、桥旁正中网状结构。此即八个半综合征,核性面神经瘫痪除因脑桥被盖部病变引起同侧面神经核或束(面神经内膝)受损外,还可能与联络中央前回与皮质延髓束部分受损有关。基础治疗＋取枕上正中线、瞳子髎、合谷、下关和地仓等,两周后基本恢复。

五、相关疾病的斜视诊疗

1. 痛性眼肌麻痹综合征　可能与免疫机制异常有关,病理见海绵窦充满肉芽组织,损伤Ⅲ、Ⅳ、Ⅴ1、Ⅵ颅神经,特征为Ⅲ、Ⅳ、Ⅴ1、Ⅵ颅神经损害和眼痛、头痛为一侧性,反复发作,肾上腺皮质激素治疗有效,始为眶上及眶内顽固性疼痛,数日后出现眼肌麻痹。主要表现为Ⅲ、Ⅳ、Ⅵ和Ⅴ1 麻痹,动脉周围交感纤维及视神经也可受损。持续数日或数周后可自行缓解,数月或数年后可再发,有些病例经 1~6 月,即使未治疗症状也可消失,但也可能遗留持久的动眼神经、视神经或视网膜损害。脑血管造影见颈内动脉虹吸部狭窄以及眼上静脉和海绵窦间闭塞,但脑血管造影和手术探查均不能发现海绵窦外部病变。为探讨痛性眼肌麻痹综合征的临床特点及中西医结合治疗的疗效,我们收治的 5 例痛性眼肌麻痹综合征门诊患者,均有眼眶痛和头痛,颅神经受累以Ⅲ、Ⅳ、Ⅴ1、Ⅵ多见,4 例患者接受激素和大秦艽汤治疗治疗后症状全部缓解,1 例经单用大秦艽汤治疗而未接受激素治疗者,病情也明显好转。

2. 多发性硬化　MS 最常见的传出性眼球运动障碍表现包括核间性眼肌麻痹(INO)、眼球震颤及扫视性测距困难。同时用于治疗 MS 的那他珠单抗有严重并发症——进行性多灶性脑白质病,其可出现视觉障碍,典型为交叉后视觉通路视觉障碍类型,需要注意鉴别。

3. 韦尼克(Wernicke)脑病　以眼球运动障碍、共济失调、记忆与意识障碍三联征,展神经常最易受累,颅内富含维生素 B_1 部位如乳头体、内侧丘脑、第三脑室周围、中脑导水管周围脑组织及中脑顶盖易受累,颅脑 MRI 及 FLAIR 成像对称性损害。进食少、频繁呕吐、体重骤减,包括快速减肥,维生素 B_1 迅速耗竭,与慢性酒精中毒性相比,起病更急、进展速度更快。一例为以眼肌麻痹首发症状的韦尼克脑病,在某医院被误诊为帕金森病,用维生素 B_1 和甲钴胺治疗(合并亚联),部分恢复。

4. 进行性核上性麻痹(PSP)　均具有核上性眼肌麻痹、慢性进行性步态不稳,尤易向后跌倒,颈部肌张力增高等特征,多伴假性延髓麻痹和认知障碍。笔者于 1997—1999 年间收治 5 例,男性 3 例,女性 2

例；发病年龄 50～70 岁；病程 2～7 年，平均 4.52 年。以右手写字不灵活起病 2 例，以步态不稳起病 1 例，开步困难起病 2 例。2 例头颅 MRI 检查，1 例正常，1 例示中脑萎缩。诊断均符合 1995 年 5 月美国颁布 PSP 诊断标准中"Probable-PSP"之必备标准，5 例患者特点：男性多于女性，起病隐匿，进行性加重；初起以步态不稳等平衡功能为主，常向后摔倒，并伴少动，动作笨拙，3 例伴面具脸，2 例呈惊讶面容；核上性眼肌麻痹为上下视均受限，下视为甚，并有垂直性眼球震颤 2 例，会聚障碍 2 例，1 例左眼球追随光源活动顿挫，4 例视力明显下降；颈部肌张力均增高，并出现颈部过伸位，四肢肌张力增高，但不如帕金森病明显；4 例具有假性球麻痹症状，表现为发音和吞咽障碍，3 例伴强哭强笑，并有额叶释放征，掌颏反射阳性 5 例，下颌反射阳性 3 例；均有锥体束征，其中 4 例双侧巴宾斯基征阳性，1 例可疑阳性，1 例双侧霍夫曼征阳性；部分患者有智能障碍和情感障碍，表现为近记忆力和计算力减退，并有重复语言、消极意念等；其他情况：右手轻微震颤 1 例，双侧指鼻试验欠准 1 例，右跟膝胫试验阳性 1 例。所有患者均曾用多巴丝肼治疗无效，其中 1 例加用培高利特（协良行）治疗亦无效，而另 1 例后加用氯丙咪嗪治疗后步态不稳较前有所好转，但视觉及智能障碍无改善。

　　PSP 诊断临床缺乏特异性指标，神经病理学是确诊的主要依据，可见苍白球、黑质和脑干萎缩（尤四叠体上丘和导水管周围），第 3、4 脑室及侧脑室扩大，黑质和蓝斑褪色，Brodmann 4 区中度萎缩。镜下特征性改变是基底节及脑干大量神经纤维缠结和线型神经纤维网结构，同时伴神经元缺失，星形胶质细胞增生。PSP 患者黑质致密带多巴胺能神经元和网状部 GABA 能神经元严重受损。而皮质脑干束及大脑皮层亦有累及，Mori 等报道其以额前回及中央前回为主。

　　由于 PSP 许多症状与帕金森病重叠，早期尤难鉴别，但后期特征性的核上性眼肌麻痹、颈肌张力增高及后倾跌倒均有助于区别，此外 PSP 常有锥体束征和假性延髓麻痹等症状和体征，且早期便可有智能障碍，本组 5 例患者均符合其特点，故可确诊。临床上 PSP 与运动神经元病中的进行性延髓麻痹和伴假性延髓麻痹的肌萎缩侧索硬化症及原发性侧束硬化症等相鉴别，此外尚应与弥漫性路易体病、多系统萎缩、Pick 病等相鉴别，其较帕金森病易于区别。目前诊断基本以临床症状为主，既往认为影像学帮助不大，但 Yagishita 认为进行性核上性麻痹患者头颅 MRI 可显示中脑萎缩以及 T2 加权脑干被盖和顶盖弥漫性高信号，乃其特征性改变。本组 2 例头颅 MRI 中 1 例显示中脑萎缩。PSP 尚无特殊治疗，本组用多巴丝肼和培高利特等均无效，此亦为 PSP 之支持指标，其中 1 例因伴抑郁症状加用氯丙咪嗪治疗，不料其运动症状得到改善，正与 Engel 用阿米替林治疗运动障碍之报告相吻合，这似乎给临床治疗指出了一条新路子。

参 考 文 献

［1］　张阳，李俊红.动眼神经麻痹的定位诊断及治疗进展［J］.中华眼科医学杂志（电子版），2017，7（3）：140-144.

［2］　王卫东，刘欣，王素娟，等.进行性核上性麻痹 5 例报告［J］.新乡医学院学报，2000，17（5）：364.

［3］　Almutlaq A，Richard A. Eight-and-a-half syndrome：one-and-a-half syndrome with peripheral facial nerve palsy［J］. Canadian Medical Association Journal，2018，190（16）：E510.

［4］　Bocos-Portillo J，Ojeda J R，Gomez-Beldarrain M，et al. Eight-and-a-half syndrome［J］. AMA Neurol，2015，72（7）：830.

［5］　Maas R P P W M，Verrips A. Teaching Video Neuro Images：Nine syndrome in inferior paramedian pontine infarction：More than meets the eye［J］. Neurology，2017，89（8）：e95.

［6］　Allbon，Daniel S. MBChB，LaHood，et al. Thirteen-And-A-Half Syndrome. Journal of Neuro-Ophthalmology，2016，36（2）：191-192.

［7］　Li M，Li X，Liu L，et al. A case report of the rare fifteen-and-a-half syndrome［J］. Medicine，2019，98（12）：e14553.

［8］　Chapelle A C，Plant G T，Kaski D. Teaching vide neuroimages：cerebellaresotropia：a pitfall in ophthalmology and neurology［J］. Neurology，2019，93（1）：e114-e115.

［9］ 田农,王理理,曹春林.内斜视患者的双眼图形视诱发电位研究[J].中华眼视光学与视觉科学杂志,2001(2):25-27.

［10］ 张彬,庞荣,贾海波,等.中医针灸治疗麻痹性斜视的介绍[C]//世界中医药学会联合会第二届眼科年会中华中医药学会第十次中医中西医结合眼科学术大会,2011.

［11］ 计晓燕,罗开涛.基于数据挖掘技术探析针灸治疗麻痹性斜视的选穴规律[J].浙江中医杂志,2022,57(5):387-389.

［12］ 顾竞,王尕东,沈丽萍,等.大秦艽汤治疗 Tolosa Hunt 综合征的临床研究[C]//第十一次中国中西医结合神经科学术会议论文汇编,2015.

［13］ Theodoreson M D, Zykaite A, Haley M, et al. Case of non-alcoholic Wernicke's encephalopathy[J]. BMJ Case Reports, 2019,12(11):e230763.

［14］ Litvan I, Agid Y, Calne D, et al. Clinical research criteria for the diagnosis of progressive supranuclear palsy(Steele-Richardson-Olszewski syndrome). Neurology, 1996(47):1-7.

［15］ Mori H, Oda M, Mizuno Y. Cortical ballooned neurons in progressive supranuclear palsy[J]. Neuroscience Letters, 1996,209(2):109-112.

［16］ Yagishita A, Oda M. Progressive supranuclear palsy:MRI and pathological findings[J]. Neuroradiology, 1996,38(Suppl1):S60-S66.

［17］ Engel, Peter A. Treatment of progressive supranuclear palsy with amitriptyline:therapeutic and toxic effects[J]. Journal of the American Geriatrics Society,1996,44(9):1072-1074.

第五节　眼　球　震　颤

一、概述

　　眼球震颤(nystagmus)简称眼震,Bárány 学会 2017 年定义:不自主、快速节律性眼球振荡运动,至少有一个慢相。眼震基本类型有摆动和跳动性两种:摆动性眼球震颤,眼球向两个相反方向等速度往返运动,大多见于弱视等视觉性眼震和先天性眼震;跳动性眼球震颤有向一个方向快速,而向另一个方向缓慢的不自主往返运动,大多属病理性,其急速地跳回原位叫快相,为代偿性恢复注视位的运动,以快相作为眼震方向命名;混合性眼震是前视时为摆动性眼震,侧视时为冲动性眼震;不规则性眼震指方向、运动速度、幅度都不规律。

　　眼震方向有水平、垂直、斜向、旋转和混合等,水平眼震指眼球左右来回运动;垂直眼震为眼球上下往返运动;旋转眼震是眼球沿其前后轴作反复旋转运动。眼震速度分缓慢(10~40 次/分钟)、中等(40~100次/分钟)、快速(100 次以上/分钟)。眼震幅度分细小(球偏移在 5°以内 1 mm 以内)中等(球偏移 5°~15°,1~3 mm 之间)、粗大(眼球偏移 15°以上 3 mm 以上)。眼震多为双侧眼球的协同震颤,即对称和平行;脑干病变可单眼震颤而另一眼震颤不明显,即分离性眼震;上跳性眼震见于结合臂、延髓旁正中;下跳性眼震见于小脑绒球、两侧前庭核间联络纤维(第四脑室底)。

　　半规管的激活将使双侧眼球向其对应方向运动,即前庭-眼反射。头部运动时,双眼球以同样速度向头部运动相反方向运动。各个半规管激活时眼球的转动方向:右侧水平半规管激活,双眼球向左转;右后半规管激活(相当于头后仰/头右倾),双眼球向下转+眼球上极向左旋;头后仰时头位高,眼球下转;头右倾时,相当于头顶右旋,眼球上极左旋;右前半规管激活(相当于头前屈/头右倾),双眼球向上转+眼球上极向左旋。当一侧半规管出现功能障碍,其静息性兴奋消失,健侧半规管兴奋性大于病灶侧,相当于健侧半规管激活,引起眼球向相应方向转动而导致眼震。

二、定向诊断

　　1. 生理性　终位性眼球震颤为双眼向注视野极周边部注视时,50%~70%双眼节律不规则的冲动性眼震;视动性眼球震颤是双眼追随一运动目标向侧方注视过程中两眼冲动性眼震。

2. 眼源性 先天发育异常或生后早期患病,失明或黄斑部中心视力障碍,见于白化病、先天性白内障、黄斑缺损、脉络膜缺损、视神经发育异常,多为水平摆动性。婴儿点头痉挛及矿工性眼震也属此类。

3. 先天性 先天性冲动性眼震,慢相方向有一个区域眼球震颤轻微,喜用代偿头位使此区域经常位于视野正前方以提高视力,先天性高度弱视者伴单眼或双眼眼震,双眼放开时并不明显,遮盖另一眼时,震颤眼的震动加剧。

4. 虹膜震颤 可能晶体异位或缺如,排除虹膜囊肿或肿瘤。

5. 中毒性 巴比妥和酒精等中毒可发生中枢性眼球震颤。

6. 肿瘤 斜视性眼阵挛-肌阵挛综合征(OMS),表现眼阵挛、肌阵挛、行为改变和/或睡眠障碍,多感染后或副肿瘤综合征尤卵巢畸胎瘤,50%与神经母细胞瘤有关,成年人与小细胞肺癌、乳腺癌和卵巢癌有关。

7. 癔症性 无规律离奇的眼震,多为水平型。

8. 内分泌代谢 甲状腺功能亢进,桥本甲状腺炎;维生素缺乏。

9. 炎症和自身免疫 自身免疫性脑炎。

10. 职业性 深井煤矿工人、火车调度等。

三、神经定位

病理性眼震大部分来自前庭周围器官、脑干或小脑,少部分见于前视觉通路或大脑半球,常由视觉系统、眼外肌、内耳迷路及中枢神经系统病变引起。首先区分周围性眼震和中枢性眼震,其次是前庭和非前庭眼震。周围性以水平伴旋转性眼震为主,凝视不改变眼震方向,符合亚历山大定律(向眼震快向凝视时,眼震加强);中枢性眼震方式多样,凝视诱发眼震方向改变,不遵循亚历山大定律;伴随症状帮助鉴别,周围性的眩晕、恶心、呕吐症状更严重,中枢性常伴有其他定位体征;HINTS试验在床边鉴别周围性及中枢性眩晕。

1. 神经肌肉接头 Ⅰ型甚至Ⅲ型重症肌无力偶尔伴发。

2. 内耳前庭 朝向健侧的水平+旋转眼震是周围性前庭功能疾病典型眼震(单侧迷路或前庭神经病变)。

1)迷路:为一侧迷路器、前庭神经、前庭神经核任何部位损害,该侧过高或过低的前庭神经反应所致,多为水平或旋转冲动混合性眼震,无垂直性眼震,眼震幅度细小,眼震方向向健侧。轻度刺激迷路器将引起向受累侧之眼球颤,破坏性损伤引起向健侧之眼球震颤,多伴有眩晕和听力障碍等。常见于内耳眩晕病(梅尼埃病)、中耳炎、迷路炎、急性前庭功能损伤、脑桥小脑角肿瘤等。

2)半规管和椭圆囊、球囊:发作期自发性眼震,摇头眼震,振动诱发眼震是MD常见前庭体征,分三期:第一个阶段刺激期,眼震快相朝向患侧,第二阶段为麻痹期,眼震快相朝向健侧,第三阶段为恢复期,眼震快相再次朝向患侧;发作间期常完全消失;部分发作期或间期有位置性眼震。

3)良性阵发性位置性眩晕(BPPV):定位BPPV至关重要,直接决定复位治疗的方向。

4)水平半规管BPPV眼震:双侧变位检查均可诱发向受试耳的水平眼震,以向患侧明显(管结石);双侧变位检查均可诱发向对侧耳的水平眼震,以向患侧明显(嵴帽结石),眼震的持续时间数秒至数分钟不等。左水平半规管表现为左向水平眼震,可左侧卧位诱发;右水平半规管则相反。

5)后半规管BPPV眼震:受试耳向下时出现背地性扭转性眼震(以眼球上极为标志),回到座位时眼震方向逆转。管结石症眼震,持续时间<1分钟;嵴帽结石症持续时间>1分钟。左后半规管为顺时针眼震,后120°左45°诱发;右后半规管则逆时针,后120°右45°。

6)前半规管BPPV眼震:患耳向下时出现垂直向地性扭转性眼震,回到座位时眼震逆转。管结石症眼震,持续时间<1分钟;嵴帽结石症持续时间>1分钟。左前半规管表现顺时针眼震,后120°右45°诱发;右前半规管则逆时针眼震,后120°左45°诱发。

Dix-Hallpike变位性眼震试验是BPPV最重要的检查,水平半规管BPPV可能引不出眩晕和眼震,可加做滚转检查,在水平半规管面转动患者头部。根据眼震形态来定位受累半规管,虽然典型BPPV由特定头部位置触发阵发性眩晕,诱发体位不如眼震形式重要。

7)前庭:较内耳性眼震更持久。前庭性偏头痛的体征中,眼震占有重要定位。

8)以下为中枢性眼球震颤,定位前庭核上联系脑干、小脑及脊髓等处:多为水平、旋转或垂直冲动性,极少摆动性,眼向某一侧共转时出现,无眩晕听力障碍,常伴其他中枢神经系统损害症状和体征。

3. 脊髓 高位颈髓病变可能与内侧纵束或前庭脊髓束等相关。

4. 小脑 小脑小结或小舌,绒球或旁绒球,顶核及中央的眼动蚓体分别有不同的眼部运动异常表现。常为水平性或旋转性眼震,不自主节律性、反复性眼球摆动或跳动,四脑室附近时常强迫头位,小脑蚓部的眼震可不明显。眼震有助局部定位,如小脑中线的髓母细胞瘤。

中枢性阵发性位置性眩晕(CPPV):纯上下跳/背地性眼震,见于第四脑室背外侧部、小脑背侧蚓部、小脑小结叶和舌叶。

5. 脑干

(1)延髓:旋转性眼震,偶见垂直性眼震,见于延髓空洞症、卒中、肿瘤等。贝内迪克特综合征:脑桥和延髓广泛性损害,病损同侧小脑性共济失调、眼震、瞳孔缩小、睑下垂、对侧上、下肢轻瘫和感觉障碍等;巴宾斯基-纳若特综合征:脑桥和延髓广泛性损害,延髓被盖部为主,除以上症状,病灶同侧舌、咽、喉麻痹和舌后1/3味觉消失。

(2)脑桥:水平性眼震,见于肿瘤、卒中、MS等。

(3)中脑:多为垂直性眼震,见于卒中、脑炎、外伤等,帕金森病不少。中脑上丘水平,动眼神经核附近时可眼球凹陷。

6. 内侧纵束 分离性眼震,水平性眼球震颤在向两侧方注视时,外转眼的眼球震颤比内转眼显著;眼球向上方注视时可见垂直性眼球震颤。为单侧性眼球震颤合并水平性注视麻痹,即当眼球企图水平性向侧方偏斜运动时,单眼或两眼内直肌出现麻痹,集合消失,辐辏功能存在,病变侧外直肌运动正常,对侧内直肌麻痹,集合功能正常。Lhermitte综合征又称前核间型眼肌麻痹综合征、内侧纵束综合征,见于MS及脑桥神经胶质瘤、血管病变、梅毒、酒精中毒与脑干炎症。

7. 大脑 前额叶:自发性眼震和位置性眼震;枕叶癫痫。

神经电生理定位:眼震颤电图通过眼球运动产生的电位差来记录眼球震颤,对临床定位有帮助。视频眼震电图是后循环缺血性眩晕监测和检查手段,眩晕证候与视频眼震电图检查结果间存在相关性,可为后循环缺血性眩晕中医辨证的辅助手段。

四、中西医结合神经定位诊疗

1. 中医认识 中医眼科属辘轳转关、辘轳自转、目转范畴,《证治准绳·七窍门》指出其病因和特征:"神珠不待人转而自蓦然察上、蓦然察下……或左或右,倏易无时,盖气血搏击不定,筋脉振惕,缓急无常,被其牵拽而为害。"

中医分型有:先天不足为先天性眼震;胆郁痰扰见于眼震,耳鸣耳聋,头晕目眩,恶心呕吐,口苦咽干,舌苔薄黄腻,脉弦滑带数,多见于迷路性眼震,痰湿内生,胆胃不和,循少阳胆经上扰清窍,耳鸣眼震;肝肾阴亏表现为眼震,头晕目眩,步履不稳,腰膝酸软,五心烦热,口干咽燥,舌红少苔,脉细数,多见于中枢性眼球震颤,为肝肾阴亏,精血不足,目失所养所致;气滞血瘀,血虚生风,见眼震,视物模糊,耳鸣眩晕,面色无华,舌质淡,脉弦细,多见于先天性特发性眼球震颤和卒中,乃气血不足,经脉虚弱,血瘀阻络,目无所养;精髓不足:肾藏精,精化气,精气足而生髓,又分为脑髓、脊髓和骨髓,髓由先天之精所化生,由后天之精所充养,有养脑、充骨、化血之功,可致脑和脊髓疾病而出现眼震。

中医针灸对症治疗经验不足,多为针对原发病的治疗,神经定位虽然还未能明确为治疗指引路径,但可以确定中枢性和周围性眼震,进一步的迷路、前庭神经、脑干、内侧纵束、小脑等定位,尤其半规管的进一步定位,直接为手法复位提供定位依据。

2. 西医学诊疗　眼震诊断主要任务是鉴别诊断,治疗以原发病为主。没有视觉症状的眼震患者不需要特异性的治疗,需要及时处理导致眼震的其他疾病,比如前庭外周性疾病(良性阵发性位置性眩晕)或药物中毒导致眼震。临床治疗主要通过药物或手术作用于中枢或外周,减轻眼球震颤,提高静止眼位或第一眼位的视力,同时扩大注视野尚未有治愈眼球震颤的特效方法。光学治疗采用高度正棱镜联合高度负隐形眼镜,或采用便携式电光学设备对眼震进行代偿。斜视治疗手术有时可能有效。眼外肌或球后肉毒毒素治疗有短暂疗效。

(1)下跳性眼震:为垂直性急跳波性眼震,慢相向上,快相向下,向外侧和向下凝视时更明显,多定位于前庭小脑,包括遗传性和获得性小脑变性、卒中、中脑异常、Chiari 畸形及 MS 等,药物包括锂盐、抗癫痫药物、阿片类也可。氯唑沙宗和氯硝西泮有效,4-氨基吡啶和巴氯芬常无效。

(2)上跳性眼震:垂直性急跳波性眼震,慢相向下,快相向上,眼球居中时出现,为脑干核团和介导上视眼球运动通路损伤所致,包括前庭神经、舌下神经周围核以及延髓内侧其他核团,包括腹侧被盖束、小脑结合臂、内侧纵束等,可见 MS、卒中、肿瘤和韦尼克脑病,巴氯芬治疗有效。

(3)旋转性眼震:垂直性急跳波性眼震,眼球会围绕视瞄准线而旋转,延髓外侧,内侧纵束及中脑嘴侧,可见卒中、MS、肿瘤,有认为加巴喷丁可能有效。

(4)凝视诱发性眼震:急跳波性眼震,可见药物中毒如苯妥英钠、乙醇等,遗传性或获得性小脑变性、MS,不需要特殊治疗。

(5)跷跷板眼震:半个眼动周期内一只眼向上和收缩,另一只眼向下和突出,表现钟摆式波或急跳波。钟摆式波形定位双颞侧偏盲,饮酒或氯硝西泮治疗或可抑制;急跳波形定位中脑嘴侧靠近 Cajal 间位核,加巴喷丁或美金刚有效。

(6)先天性眼球震颤:大部分无需治疗。

五、相关疾病的眼球震颤

1. 帕金森病　眼球震颤或眼球固定不稳在 PD 患者中普遍存在,特异性很高。以视频双眼眼球跟踪器检查 112 例 PD 患者,均存在持续性眼球振动或固定不稳,对照组仅 2 例存在,其振动波形更复杂,振幅更小;与典型性完全正弦波摆动性眼振相比,PD 患者眼球固定不稳的杂乱性更突出,存在多种正弦波频率。

2. 苯妥英钠脑病　这种眼震往往粗大持久,急性中毒不需治疗,停药即可自行恢复,慢性者可能经久不愈。病案:应某,男,37 岁,2016 年 7 月 4 日因头晕 7 日,加重不能行走 3 日入院。查体:水平快相向右侧眼震Ⅱ,指鼻不准,构音障碍,宽基步态,余(一)。自幼癫痫病史,苯妥英钠 0.3 g,每日 3 次,服用 1 个月,查血药浓度超出中毒浓度 3 倍,停药补液 5 日眼震消失。

3. 韦尼克脑病　长期食用低或无维生素 B_1 食物导致,意识模糊、共济失调、眼球震颤、外展神经麻痹等。维生素 B_1 是硫酸焦磷酸(TPP)的活性基团,TPP 又是丙酮酸脱氢酶辅酶,后者在三大物质代谢中起着关键作用。此病常与饮酒相关,与酒精戒断综合征又不能截然分开,酒依赖者常伴低镁血症,镁离子是

TPP辅助因子,间接使丙酮酸脱氢酶活性降低,交互影响或加重。神经性厌食症和减肥手术的韦尼克脑病中常出现。颅内富含维生素B_1的部位如乳头体、内侧丘脑、第三脑室周围、中脑导水管周围脑组织及中脑顶盖易受累,颅脑MRI及FLAIR成像中对称性损害。眼震无特殊治疗,主要治疗原发病。病案:施某,女,34岁,2001年8月15日首诊,2月前胆囊结石手术后禁食20余日,初有复视,幻视,上下肢无力,不认识以前东西,重复讲某些话,记忆错误(虚构),神经系统检查:双侧外展露白,水平眼震Ⅰ°,垂直眼震Ⅰ°,指鼻和跟膝胫试验准,上下肢肌力Ⅳ$^+$-Ⅴ$^-$,虚构,计算力和近记忆力下降。予维生素B_1肌内注射,眼震消失,虚构等消失,步态尚欠稳。

4. 多发性硬化 获得性摆动性眼震(APN)是自发性钟摆式波形眼震,可垂直性、水平性眼震或以混合形式,常由累及中枢髓鞘疾病所致,MS、视神经脊髓多见,伴视力损害和振动性视幻觉,加巴喷丁和美金刚可抑制眼震。

5. 桥本甲状腺炎 甲状腺相关性眼病,部分伴发眼震。病案:黄某,女,42岁,2018年12月12日就诊,一个月前自觉眼球上下浮动感,昼重暮轻,检水平和垂直眼球震颤Ⅱ°(视频未公布)。原有桥本甲状腺炎未控制,TG108.8 ng/ml,TSH4.42 uLU/L,A-TPO>600 IU/ml,A-TG686.7 IU/ml,RNS可疑阳性。治疗无效出院。

6. 脑囊虫病 病案:陈某,女,48岁,有生食猪肉史,2000年6月18日因头晕伴视物模糊、右侧上下肢发麻发木20日入院,神经系统检查:左中枢性面瘫,垂直眼球震颤Ⅱ°,左上下肢肌力4级,左面部及上下肢触痛觉减退。囊虫血和CSF循环抗体均(+),MRI及CT均显示右脑桥、丘脑和小脑多发性结节状占位,环形强化,诊断脑囊虫病,予甘露醇和地塞米松等好转,6月28日垂直眼球震颤明显缓解,复查MRI病灶缩小,水肿改善。

7. 亚急性联合变性 首发症状可有眼球震颤,脑干诱发电位有助鉴别。病案:段某,男,65岁,2019年1月11日首诊,5年前胃癌手术后视物不适感,双下肢行走发飘感,发麻疼痛,无糖尿病史,神经系统检查:神清,向左注视时快相Ⅰ°眼球震颤,视野无缺损,指鼻快复(-),跟膝胫(+),龙贝格征和曼氏征(+)四肢肌力5-5-5-5,肌张力正常,腱反射+对称,腕和膝以下振动觉、关节活动觉、针刺觉减退,苔白腻质红,脉数。维生素B_{12}:12.6 pg/ml,上肢SEP双侧皮层下伴双侧周围性深感觉通路受累(N9、N20潜伏期和CCT延长),下肢SEP双侧P40、N50潜伏期延长;EMG:上下肢远端CMAP潜伏期延长,F反应:双侧胫神经F波潜伏期正常,FCV减慢;RNS(+-)。诊断SCD,拟健脾益气、和中养胃,方用补中益气汤合参苓白术散加减,甲钴胺肌内注射,2周后四肢发麻明显好转,行走较前稳,眼震尚存,门诊治疗至当年6月10日眼震消失。

参 考 文 献

[1] Classification of vestibular signs and examination techniques: nystagmus and nystagmus-like movements: consensus document of the committee for the international classification of vestibular disorders of the Bárány society[J]. Journal of Vestibular Research, 2019, 29(2-3): 1-31.

[2] Park C, Aljabban I, Fanburg-Smith J C, et al. Pediatric whole body MRI detects causative ovarian teratoma in opsoclonus-myoclonus syndrome Radiol Case Rep[J]. 2020(15): 204-209.

[3] 翁映虹,笪宇威,徐敏,等.伴锥体束损害及眼震快速进展型重症肌无力一例临床分析[J].中国全科医学,2019,22(30): 3757-3761.

[4] Califano L, Vassallo A, Melillo M G, et al. Direction-fixed paroxysmal nystagmus lateral canal benign paroxysmal positioning vertigo (BPPV): another form of lateral canalolithiasis[J]. Acta Otorhinolaryngol Ital, 2013, 33(4): 254-260.

[5] Imai T, Takeda N, Ikezono T, et al. Committee for standards in diagnosis of Japan society for equilibrium research. Classification, diagnostic criteria and management of benign paroxysmal positional vertigo[J]. Auris Nasus Larynx,

　　　　2017，44(1)：1-6.
[6]　Kronenbuerger M, Olivi A, Zee D S. Pearls & Oy-sters：Positional vertigo and vertical nystagmus in medulloblastoma：A picture is worth a thousand words[J]. Neurology, 2018, 90(4)：e352-e354.
[7]　李聪.后循环缺血性眩晕中医证候与视频眼震电图的相关性分析[D].北京：北京中医药大学,2015.
[8]　衡昆山.针刺配合推拿治疗眼球震颤[J].中国民间疗法,2017(7)：40-41.
[9]　George T. Gitchel, Paul A. Wetzel, Mark S. Baron. Pervasive ocular tremor in patients with parkinson disease[J]. Archives of Neurology, 2012,69(8)：1011-1017.

第六节　眼睑下垂(睑废)

一、概述

　　一般而言,眼睑下垂(blepharoptosis)指上睑下垂(ptosis),正常上睑睑缘在睁眼平视前方时,位于角膜缘与瞳孔上缘间的中点水平,如上睑遮盖瞳孔超过2 mm即眼睑下垂,指提上睑肌和Müller平滑肌的功能不全或丧失,上睑部分或全部下垂,轻者遮盖部分瞳孔,严重者瞳孔全部遮盖。

　　1. 解剖生理　眼睑之上下睑之间为睑裂,两者内外侧链接部分为内外眦。上睑定义：上缘以眉为界,下缘以睑为界,外至外眦角,内至内眦角,上眼睑的结构由外向内分五层：皮肤、皮下组织、眼睑肌(眼轮匝肌、提上睑肌、Müller睑板肌)、睑板和睑结膜。下睑范围：上缘为下睑缘,下界常至下眶缘,内外界同上睑,下睑有睑筋膜囊和交感神经支配的下睑板肌。提上睑肌是上睑主要缩肌,由动眼神经上支支配。上睑提肌正常运动幅度14～15 mm,使睑裂开大。Müller肌起始于上睑提肌下表面的平滑肌,由交感神经支配,运动幅度2 mm左右。眼睑肌肉由脑干中线核发出的双侧神经支配。

　　2. 病理生理　不同年龄睁眼平视时睑缘与角膜缘的相对位置不同,老年人上睑下垂可为生理性。支配眼肌活动的肌肉主要是伸肌和缩肌,伸肌主要是眼轮匝肌由面神经支配,使眼睑闭合;缩肌主要包括由动眼神经支配的提上睑肌、交感神经支配的Müller肌。先天性上睑下垂可分为肌肉源性或神经源性,肌肉源性为提上睑肌发育不全或缺损,神经源性包括中枢性和周围神经发育障碍。故上睑下垂与上睑提肌上提功能下降、支配上睑提肌的运动神经功能受损、上睑提肌腱膜松弛有关。机械性和外伤性上睑下垂源于眼球和睑提肌。

二、定向诊断

　　眼睑下垂主要涉及神经科、眼科和内分泌科。上睑下垂分先天性和后天性两大类,后天性上睑下垂依据原因可分外伤性、神经源性、肌源性、机械性和老年性(腱膜性上睑下垂)。

　　上睑下垂的分度诊断：正常人自然睁眼原位注视时,上睑缘位于瞳孔上缘与角膜上缘之间中点水平,即上睑缘覆盖上方角膜1～2 mm。提上睑肌功能测定：睁眼向前平视及向上、向下注视,分别测量睑裂高度,并观察睑裂与眼球关系。记录上睑上举持续时间,以判定提上睑肌功能。轻度下垂,上睑缘位于瞳孔上缘,下垂量为1～2 mm;中度下垂,上睑缘遮盖瞳孔上1/3,下垂量为3～4 mm;重度下垂,上睑缘下落到瞳孔中央水平线,下垂量≥4 mm。

　　针对眼睑下垂问诊：家族史;出生时状态;急性或缓慢进展;昼夜变化或疲劳,笔者不止一次碰到昼夜节律相反的患者,注意上夜班和睡眠节律紊乱者;伴头痛或复视;眼外肌运动和眼位;眼科手术史和外伤史。

　　1. 假性上睑下垂　眼睑与眼球相对位置不同而表现为下垂,可能与眼睑本身疾病无关：无眼球、小眼球、眼球萎缩及眶脂肪或眶内容物减少。

2.先天性上睑下垂　提上睑肌发育不全或缺损或支配提上睑肌神经缺损。多为双侧,有时为单侧,最常见下颌瞬目综合征即 Macus Gunn 综合征。

3.先天性眼外肌纤维化　上睑提肌收缩及松弛功能均受损,患侧上睑下垂并伴下视时上睑迟滞,提上睑肌肌力减弱及重睑皱襞消失,习惯性皱额、耸肩及仰头视物。

4.眼睑松弛综合征　又称眼睑松解症、萎缩性眼睑下垂,青少年反复发作性眼睑水肿,并发上睑下垂和睑裂横径缩短等。

5.眼睑外翻　睑缘离开眼球、向外翻转,见于眼睑本身如沙眼、肿瘤、炎症等机械性上睑下垂。

6.内分泌　糖尿病:动眼神经麻痹,亦可外展神经,滑车神经麻痹,反复发作;格雷夫斯病:甲亢性眼肌病;甲状旁腺功能减退性肌病。

7.癔症　双上睑突然下垂或伴癔症性瞳孔散大,压迫眶上神经下垂突然消失。

8.老年性上睑下垂　腱膜性上睑下垂,提上睑肌自发性退行性变造成腱膜断裂或裂开,甚至与睑板分离所致。

三、定位诊断

分神经源或肌源性,前者主要是动眼神经麻痹,分核性和核下及核上性,细分为动眼神经束、眶尖、海绵窦、动眼神经核、蛛网膜下腔。

1.肌肉

(1)腱膜:提上睑肌腱膜自发性断裂、手术或老年性退行性病变,重睑线升高或缺失,机械性因素包括炎症、感染、眼睑肿瘤等。

(2)Müller 肌:提上睑肌和 Müller 平滑肌功能不全或上睑呈现部分或全部下垂,遮盖部分瞳孔,仰头皱额。

(3)线粒体脑肌病:慢性进行性眼外肌瘫痪;卡恩斯-塞尔(Kearns-Sayre)综合征。

(4)眼咽远端型肌病:眼睑下垂和吞咽困难、下肢近端力弱,伴眼外肌麻痹、构音障碍。

(5)肌营养不良:眼咽型肌营养不良;强直性肌营养不良;眼外肌营养不良症;面-肩-肱型肌营养不良。

(6)眼眶肌炎:眼睑下垂,眼睑肿胀。

(7)皮肌炎:少见。病案:罗某,女,67 岁,皮肌炎 5 年,有眼眶周围水肿性暗紫红斑即向阳疹和 Gottron 征,第五年出现双侧眼睑下垂。

2.神经肌肉接头　重症肌无力;肉毒杆菌中毒:火腿肠等食用史;类重症肌无力兰伯特-伊顿综合征。

3.自主神经　霍纳综合征,颈交感神经受损致 Müller 肌功能障碍。严重的丛集性头痛伴同侧瞳孔缩小、流泪、结膜充血和上睑下垂。

4.周围神经　糖尿病眼肌麻痹;米勒-费希尔综合征。

5.神经根　吉兰-巴雷综合征。

6.颅神经　动眼神经麻痹多为单眼,常合并动眼神经支配其他眼外肌或眼内肌麻痹;眶尖综合征由肿瘤、外伤、炎症和感染导致眼外肌麻痹和三叉神经第一支分布区域的感觉丧失,波及视神经。

7.海绵窦　海绵窦综合征:动眼神经沿着颈内动脉外侧壁的上方前行,在海绵窦内Ⅳ、Ⅵ、Ⅴ1 与Ⅲ相伴行,海绵窦病变时出现睑下垂、眼睑和结膜水肿、眼球突出及眼外肌麻痹,面部支配区剧痛。

(1)海绵窦血栓形成:口鼻额窦局部感染引起海绵窦之血栓性静脉炎,眼球突出、球结膜水肿与充血、眼睑水肿及眼底改变。

（2）海绵窦内动脉瘤：先同侧头痛和面痛，继Ⅴ1、Ⅴ2支感觉障碍、复视、睑下垂、瞳孔扩大、缩小或固定等。颅内动脉瘤压迫主要由于后交通动脉和颈内动脉等大脑动脉环附近动脉瘤压迫动眼神经所致，发病较快，多单侧突然眼睑下垂，约90%瞳孔改变。若伴剧烈头痛、呕吐、抽搐、昏迷等，可能继发蛛网膜下腔出血。20多年前急诊遇一老年男性，轻微头痛、右上睑下垂、右瞳孔稍大，查体头CT无异常，腰穿拒做，几日后头痛咳嗽后加重，仍无其他神经系统体征，再做CT为SAH，DSA示右后交通动脉瘤。

（3）海绵窦动静脉瘘。

（4）痛性眼肌麻痹综合征：又名Tolosa-Hunt综合征，与免疫反应有关非特异性炎性反应的肉芽肿样病变。我们曾运用大秦艽汤和激素等治疗5例疗效较好。

8. 垂体　垂体卒中，垂体瘤。

9. 颅底　Ⅸ、Ⅹ、Ⅻ、Ⅺ。

10. 脑干　分核性和束性，可见脑干出血、梗死、血管病、脱髓鞘、肿瘤、炎症、头部外伤、多发性硬化、梅毒及先天性动眼神经核发育不全等。

（1）动眼神经核：动眼神经核在中脑内分布分散，支配提上睑肌和上直肌的神经细胞核彼此很接近，且都在中线附近，故核性病变致双侧上睑下垂和上直肌无力。动眼神经核中支配上直肌的亚核是交叉投射，支配下斜肌、下直肌及内直肌的亚核是非交叉投射。单侧动眼神经麻痹时，对侧眼上直肌受累，同侧上直肌豁免，核性麻痹很少单独损害一眼，如果一眼动眼神经支配的眼肌完全受损，对侧眼肌完全正常，可以排除核性麻痹。E-W核和尾部提上睑肌亚核受损，单侧或双侧动眼神经麻痹伴双侧上睑下垂。由动眼神经中央尾核病变引起的NMOSD可现急性双侧上睑下垂。

（2）动眼神经束：动眼神经核中的部分交叉纤维在紧邻核附近已交叉完毕，故束性病变仅损害同侧动眼神经支配的所有眼肌。上直肌及下斜肌神经纤维位于神经束侧面，下斜肌神经纤维位于神经束最外侧，下直肌、内直肌及瞳孔相关纤维位于神经束最前部，瞳孔相关神经纤维位于神经束内侧。脑干损伤时可累及动眼神经束侧面产生单眼上转受限和上睑下垂，累及内侧束则会引起动眼神经下支麻痹。束性病变可能伴有邻近脑干病变，出现对侧偏瘫、对侧意向性震颤及共济失调。如贝内迪克特综合征是脑桥延髓广泛性损害，同侧小脑性共济失调、眼球震颤、瞳孔缩小、睑下垂、对侧上、下肢轻瘫和感觉障碍等。

11. 蛛网膜下腔　动眼神经进入蛛网膜下腔后，从小脑上动脉和大脑后动脉之间通过，继续前行并与后交通动脉伴行，动脉瘤、微血管缺血、肿瘤、脑膜炎、脑炎、脑疝及外伤等。

12. 丘脑　丘脑旁正中综合征：双侧丘脑旁正中区梗死可见双眼上下活动受限，眼睑下垂，辐辏反射不能。

13. 大脑　分水岭脑梗死；亚急性坏死性脑脊髓病以疲劳性眼睑下垂为首要表现，对称性双侧壳核及导水管周围灰质。

伴典型先兆的偏头痛；基底型偏头痛。

神经影像定位：作为诊断和治疗的评估依据，头颅MRI既可表现为眶上裂斑片状或小结节状肉芽组织增生，也揭示海绵窦区软组织、血管、脑神经及邻近脑组织变化。动态MRI帮助THS诊断，Sehukneeht等对15例痛性眼肌麻痹综合征头颅MRI随访，糖皮质激素治疗6个月后，异常软组织影消失。而胸腺影像评估则关系到MG是否手术和预后。

四、神经电生理评估

主要是重症肌无力的电生理诊断，包括重复神经刺激（RNS）、肌电图及单纤维肌电图（SFEMG）等。有的MG肌电图呈肌源性改变，但肌酶正常，且药物试验后肌电图肌源性改变又得到恢复，仍为MG。如何选择肌群检测很重要,譬如眼肌型可选择额肌。眼肌型 MG 患者眼轮匝肌睑部 RNS 阳性率高于其他面神经支配肌。其阳性率因检查部位不同而差异明显,如骨骼肌仅 60%,额肌和眼轮匝肌 60%～80%,提上睑肌则可 100%。低频重复神经刺激阳性率低,但单纤维肌电图却很高。

1. RNS 早期 MG 对低频 RNS 和乙酰胆碱受体抗体敏感性及特异性不如新斯的明试验。低频(2～5 Hz)超强重复电刺激神经干,在相应肌肉记录复合肌肉动作电位,包括面神经、副神经、腋神经和尺神经。波幅衰竭 10% 以上为阳性,称为波幅递减。高频 RNS(10～20 Hz)与突触前膜病变鉴别。RNS 并非仅用于 NMJ 疾病,在其他波及运动神经、肌肉疾病中也可出现,临床不能仅根据 RNS 结果来诊断 NMJ 疾病,ALS 和肯尼迪病均可出现低频 RNS 波幅递减现象。

2. SFEMG 目前诊断 MG 最敏感,但不能仅单凭 SFEMG 诊断 MG,其特异性差。"颤抖"通常 15～35 μs,超过 55 μs 为"颤抖增宽"出现阻滞也为异常。SFEMG 不受胆碱酯酶抑制剂影响,用于眼肌型 MG 或怀疑 MG 但 RNS 未见异常者。

3. 常规肌电图 检测是否继发周围神经损害。

4. MG 模式翻转视觉诱发电位(VEP)、体感诱发电位(SEP)及脑干听觉诱发电位(BAEP) 我们发现,部分可见 P100 潜伏期延长,波幅降低;SEP 之 N13 - N20 波间期延长,波幅降低;BAEP 的 Ⅲ-Ⅴ 和 Ⅰ-Ⅴ 波间期延长,Ⅲ、Ⅴ 波波幅减低,提示 MG 患者可出现中枢神经系统改变,存在中枢神经系统胆碱能通路不同程度受损害,并且这三种诱发电位可能对胆碱能传递受损程度的判断有临床价值。SEP、VEP 和 BAEP 可作为 MG 早期发现 CNS 改变的检测手段。

5. MG 认知事件相关诱发电位研究(ERP) 我们在 MG 患者中发现部分有 P300 潜伏期延长,波幅降低,可作为评定重症肌无力患者认知和部分情感障碍指标。

6. MG 磁刺激运动诱发电位研究(MEP) 既往有大鼠重症肌无力中枢损害运动诱发电位的研究,我们在 MG 患者中检查 MEP,发现一小部分有静息态阈值(RT)、中枢传导时间(CMCT)、中枢静息期(CSP)和 MEP 波幅异常,可作为评定 MG 大脑皮质兴奋性的指标。

五、量表评估

根据个体的不同,肌无力可能累及任何肌肉或肌群,采用可量化指标进行测量和记录包括肺活量、维持手臂前向外展的能力(5 分钟)及手持式测力计检查等。

1. 重症肌无力严重程度量表 通过重症肌无力评分量表,可以对重症肌无力患者的病情严重程度进行定量评估,更直观地评价患者病情和临床疗效。重症肌无力定量评分体系、重症肌无力特异性肌力测试、延髓球/面/呼吸肌评分、肌无力肌力评分、重症肌无力残疾程度量表、重症肌无力生存质量量表(MG - QOL)、重症肌无力生存质量量表简表(MG - QOL15)、重症肌无力患者自评问卷、重症肌无力患者报告结局量表、重症肌无力患者日常活动量表和重症肌无力患者复合量表等 12 个量表。以下 4 种严重程度量表信度和效度良好,均能可靠有效地评价 MG 的严重程度,重症肌无力定量评分(QMGS),重症肌无力复合量表(MGC),肌无力肌肉量表(MMS)。不同的量表特点和优势也有所差异。相比于国外,重症肌无力测评量表研究国内仍处于起步阶段,研究水平还有待于提高。许贤豪的 ARS - MG 为自主设计,更适用于我国患者群体。

2. 中医重症肌无力 PRO 量表 针对 MG 构建中医量表理论模型的思路。

六、中西医结合神经定位诊疗

1. 中医概述 眼睑下垂中医名为"睑废"或"睢目",《诸病源候论·睢目候》曰:"目是脏腑血气之精华,若血气虚、其皮缓纵，垂复于目，则不能开，此呼睢目。"顾锡《银海指南·气病论》云："中气不足，为眼皮宽纵。"《圣济总录·卷第一百一十》称"眼睑垂缓"。黄庭镜《目经大成》谓"睑废"，与上睑下垂如出一辙："此症视目内如常，自觉亦无恙，只上下左右两睑，日夜长闭而不能开，攀开而不能眨……患者一行一动，以手抬起眼皮方能视。"

2. 中医病位　眼睑在眼科五轮中为肉轮，属脾目，司眼之开合，若脾气虚弱，以致下垂不举。《灵枢·大惑论》曰"五脏六腑之精气，皆上注于目为精""精之窠为眼，骨之窠为瞳子，筋之精为黑眼，血之精为络，其窠气之精为白眼，肌肉之精为约束"。后世医家据此发展为五轮学说，探寻目部与脏腑的内在联系，其中肉轮——眼胞（眼睑）属脾所司，肌肉之精为约束（眼睑），《诸病源候论》指出："目是脏腑血气精华，肝之外候，然则五脏六腑之血气，皆上荣于目也，若血气虚则腠理开、卫外不固而受风，风客于睑肤之间，所以其皮缓纵，垂复于目，则不能开。"

是按病程还是分型？卫外不固又是什么？笔者一直思考眼睑下垂这一特殊的痿证，虽说治痿独取阳明，但独取非单取，胃为五脏六腑营养之源，胃司纳谷而化生精微，五脏六腑均禀气于胃，胃气健旺，则脏腑气血旺盛，肌肉、筋脉、骨髓得以濡养，其主导脏腑，非皆为脾胃。

3. 神经定位指导眼睑下垂诊疗　根据神经源或肌源性，动眼神经核性和核下及核上性，进而动眼神经麻痹定位细分为动眼神经束、眶尖、海绵窦、动眼神经核、蛛网膜下腔等，笔者分别对应于中医脾、肾、肝病位，不必拘泥于机械的皮肉筋脉骨五痿，大致对应关系为：肉-（肌肉，NMJ）-脾；筋-（周围神经，颅神经）-肝；髓-中枢神经（脑干，大脑）-肾。

（1）在肉：病位在脾，基本属肌源性即肌肉和 NMJ。李东垣《脾胃论》"至于痿、厥逆，皆由汗出而得之也"，认为胃虚元气不足是痿证主要原因，足阳明胃与足太阴脾互为表里，人体的生命活动和气血生化，均有赖于脾胃运化功能。脾胃为气血生化之源、后天之本。脾主运化，一是运化水谷，饮食水谷在胃与小肠中的消化和吸收，依赖于脾运化功能将水谷转化为精微。《素问·痿论》曰："脾主身之肌肉。"脾主统血，在体合肉，即脾胃为气血生化之源，机体全身肌肉均依赖于脾胃所运化的水谷精微来充养，使肌肉丰满。

（2）在筋：病位在肝，自主神经，周围神经，动眼神经核下包括动眼神经束、眶尖、海绵窦。血与津液一样，均为液态物质，功在滋润和濡养。血足，则肌肉壮实、运动自如；血亏则肌肉瘦削或运动无力、失运。肝主疏泄主藏血，在体合筋，肝藏血，乃筋之宗，肝主疏泄方能肝藏血和调节血量；肝主筋，肝血充足，濡养肝脏、形体官窍及筋目；肝血不足，则筋脉失养，肢麻拘急。《素问·痿论》曰："肝气热，则胆泄口苦，筋膜干，筋膜干则筋急而挛，发为筋痿……筋痿者，生于肝，使内也。"

（3）在髓：病位在肾，动眼神经核性及核上性。肾主骨，生髓。《素问·痿论》曰："肾气热，则腰脊不举，骨枯而髓减，发为骨痿……有所远行劳倦，逢大热而渴，渴则阳气内伐，内伐则热舍于肾，肾者水脏也，今水不胜火，则骨枯而髓虚，故足不任身，发为骨痿……各补其荥而通其俞，调其虚实，和其逆顺，筋、脉、骨、肉各得其时受月，则病已矣"，乃针刺、中药治痿之纲领。气虚不能升提，血虚不能养筋，精亏不能荣髓，肌肉纵缓不收，故脾虚中气不足，健脾益气升阳；肝阴肝血不足，补肝养血柔筋，芍药甘草汤；命门火衰，脾阳不足者，当温补脾肾。

4. 针灸定位诊疗　《素问·痹论》曰："治痿者独取阳明，何也？岐伯曰：阳明者，五脏六腑之海……冲脉者，经脉之海……阴阳总宗筋之会，会于气街，而阳明为之长，皆属于带脉，而络于督脉。故阳明虚，则宗筋纵，带脉不引，故足痿不用也。"阳明为水谷之海，五脏六腑营养之源，能营养宗筋。宗筋又主管约束骨节而使关节活动自如。《诸病源候论》曰："睢目候目，是脏腑血气之精华，肝之外候，然则不能开，也呼为睢目，亦名侵风。"取穴多局部眼周穴位，肝脾分主筋肉合足三里、三阴交、血海诸穴，以振奋阳气，疏通经络，养血祛风。

临床针刺治疗本病,以补气健脾为主,往往忽视经脉循行治疗。《针灸甲乙经》对眼睑的归属"太阳为目上纲,阳明为目下纲",即上眼睑归属于足太阳,下眼睑归属于足阳明。《灵枢·经筋》曰:"足太阳之筋······其支者,为目上纲。"足太阳经筋分支形成了上眼睑,上眼睑下垂应为足太阳膀胱经之经筋病,申脉、攒竹、眉冲、睛明均为足太阳膀胱经脉之穴,申脉又是八脉交会穴之一,通阳跷,阳跷上眼睑,司眼睑之开合;睛明、攒竹与眉冲均处于局部,既能调理太阳经脉之气血,又能升举下陷之肌肉。

以"治痿者独取阳明"为纲,取足阳明胃经承泣穴为足阳明胃经穴,是治疗上眼睑下垂之穴。杨骏以透穴抬睑刺法结合透刺法和五轮学说,取患侧丝竹空透刺攒竹,沿皮缓慢进针,直至接近攒竹穴时停针,此时拇指、示指、中指3指持针,拇指在针柄的下方,示指、中指在针柄的上方,以拇指为支点,示指、中指下压针柄,形成一个杠杆力,使皮下针身带动下垂眼睑逆向上提,手法轻柔,不捻转,留针30分钟,位在上睑,属五轮之脾脏,手法逆向上提对应气下陷之病机。手足三阳之经筋结聚于眼及其周围,共同支配胞睑开合及眼球转动,动眼神经麻痹属于经筋病,上眼睑属足太阳经筋分支"目上纲"统领之处,可达疏调经筋之功,临床验之有效。

5. 中西医结合探索重症肌无力(MG)诊疗 以下部分内容是笔者在《中国中西医结合学会神经科专业委员会神经免疫学组 MG 中西医结合诊疗专家共识》讨论中的发言。MG 有其特殊性,低达 8/10 万发病率,大样本研究少见,中西医结合诊断和治疗共识要反映当下大部分小样本中西医结合诊断和治疗 MG 临床实况。西医学诊断 MG 已经从临床到免疫组化、神经电生理、影像,直至病理生理,形成一个体系,中西医结合诊断 MG 完全可以借鉴其大部分精华而为己用,尤其近年突触前膜以及神经电生理新进展,为笔者所用,提升中西医结合 MG 诊断水平。中医的循证医学(EBM)必须直面惨淡 MG 之中医 EBM,何况任何 EBM 都在个案小样本基础上积累提升。

(1)中西医结合认识:MG 基本异常是 NMJ 处乙酰胆碱受体(AChRs)减少,这是针对大多数患者 AChR 自身抗体作用,或针对与 AChR 聚集相关邻近蛋白(MuSK、LRP-4 或 agrin)作用。Ⅰ型 MG 以眼睑下垂为主,与《目经大成》之睑废、《诸病源候论》之睢目、侵风颇为相似,现代中医多归入睑废一症。《素问集注·五脏生成篇》曰:"脾主运化水谷之精,以生养肌肉,故主肉。"脾虚与 MG 密切关系不言而喻,大量临床证候分析、辨证分型调查和补脾疗效验证,都充分说明 MG 本在脾虚,脾不化生精微,是其病理学基础,而非脾失健运,故以益气补脾为主。脾气有赖肾气温煦,MG 久病及肾,《脾胃论》曰"脾病则下流乘肾,土克水",笔者对日久之 MG 常常脾肾双补,选用狗脊、杜仲、巴戟天、山茱萸等益肾之品增效。

(2)中西医结合切入点:胆碱酯酶抑制剂和免疫制剂在 MG 急性期疗效确切,起效较快,但有不同程度副作用,对免疫系统有抑制作用,且容易感染。许多中药通过调节免疫治疗 MG,同时减少激素治疗过程的并发症和副作用。中药调节免疫旨在使免疫系统恢复平衡,与西药免疫抑制剂不同,不会抑制免疫系统。中医药防治 MG 有丰富经验和独到优势,如葛根复方可提高 MG 大鼠骨骼肌中 PGC-1α 蛋白表达,对重症肌无力大鼠有效,临床加葛根也多验证。但相关诊疗规范尚未在业界达成共识,如其毒副作用单味药如马钱子等,制约了中医药在 MG 治疗中的应用。

笔者在 34 年中西医结合各型各个阶段 MG 临床实践中,取长补短,减少副作用和并发症,至少几年无症状复发,达到临床治愈。在中西医结合治疗 MG 方法上,应该实事求是,扬长避短,探索没有明显副作用、同时可以将激素等药物完全撤除的中西医结合治疗 MG 诊疗方案。同时,MG 中西医结合诊疗应根据评分、电生理指标等分期分程度,急性期以激素为代表,激素撤药阶段中西医结合治疗,平稳期主要中药治疗,但部分临床报道评估结果并不客观。

(3)针灸对 MG 治疗的探索:针刺对 MG 治疗缺乏 EBM 证据支持。我们进行灸法对 MG 治疗的探索,对减少发作次数似有一定作用。约 75% MG 患者胸腺异常,且大多数含有生发中心的"增生"(胸腺可能不是很大),约 12% MG 存在可经胸部 CT 证实的胸腺瘤,高达 8% MG 合并自身免疫性甲状腺疾病,甲状腺功能状态改变可能会加重 MG 症状,格雷夫斯病与眼肌型 MG 有相似特征。

（4）伴发症状和对症处理如下。

1）伴发抑郁/焦虑：在 NICU 工作过的医生都知道,一位 MG 患者出现肌无力危象,其他也会如骨牌一样倒下,首选 SSRI、SNRI。

2）伴发睡眠障碍：失眠也极其容易诱发肌无力危象,但选择范围极其狭窄,笔者选择富马酸酮替芬片夜服,中药交泰丸有效。

3）伴发认知功能障碍：MG 记忆、视空间和语言认知下降,注意力和执行功能方面结果不一。胆碱酯酶药物无 EBM 依据,但石杉碱甲片适合,本身可治疗 MG,效果不错。

4）伴发/合并周围神经损害：一般双侧周围神经损伤,感觉传导和运动传导异常,其周围神经损伤程度随病程增加而加重。

5）相关中枢神经功能障碍：MG 可伴锥体束征,可出现巴宾斯基征、霍夫曼征阳性;还有颅神经损害如视觉听觉损害。MG 患者脑电图也有异常改变,其脑脊液中还可检出 MG 相关抗体。

6）伴发/合并其他免疫疾病：MG 可伴红斑狼疮、多发性肌炎/皮肌炎、风湿性关节炎、类风湿关节炎、胸腺瘤、桥本甲状腺炎和干燥综合征等,基本临床都可遇见。甲亢病程各期可见 MG,1%～5%甲亢发生MG,MG 伴发甲亢率 1.8%～10.3%,可先后或同时发生。

（5）鉴别诊断　与导致肌无力的其他疾病如先天性肌无力综合征（通常童年）、兰伯特-伊顿综合征（通常伴反射减弱及自主神经症状如阳痿、口干）、可引起类似眼部表现的颅内占位性病变,以及线粒体疾病如进行性眼外肌麻痹等。

1）Ⅰ型 MG 尤需与甲亢性肌病相鉴别：慢性甲亢性肌病：除慢性甲亢症状外,肌无力症状波动明显,伴有肌萎缩,肢体近端肌群受累重,新斯的明治疗无效,行肌电图和免疫病理学检查,有助诊断;急性甲亢性肌病：临床少见,起病急,数周内可见说话、吞咽困难,呼吸肌无力,延髓肌麻痹。可合并甲状腺危象,新斯的明治疗无效,发现部分眼外肌受累者,新斯的明治疗可改善症状。

2）甲减性肌无力：晨轻暮重,新斯的明实验、肌疲劳试验及神经重复频率刺激检查均为阴性。甲减性肌无力常与 MG 共存,同为自身免疫病。若甲减性肌无力和 MG 并存,应两病同时治疗。两病同存时,全身型 MG 和危象的发生率易增高,病情重,若 MG 患者甲状腺抗体阳性,最后可发展为甲减。

3）眼肌型 MG 的鉴别诊断：眼咽型肌营养不良伴无波动性眼睑下垂,斜视明显但无复视,与其眼外肌麻痹对称或进展慢、患者已适应有关,新斯的明试验阴性,肌酶轻度增高,肌活检有助于诊断;慢性进行性眼外肌麻痹伴有双侧无波动性睑下垂,亦可伴近端肢体无力,血液乳酸检查、肌电图、肌肉活检、CT/核磁共振有助于诊断;甲状腺眼病（格雷夫斯眼病）常造成无波动性复视和眼球外凸和球结膜水肿,不伴眼睑下垂但有眼睑退缩,常伴有甲状腺功能亢进或甲状腺功能减退,眼眶 CT 示眼外肌肿胀;眼眶内占位：眼眶CT 或超声有助发现眶内肿瘤、脓肿或炎性假瘤等。

4）延髓型 MG 与真性球麻痹的鉴别诊断：慢性进行性球麻痹：从慢性起病,病情逐渐加重,无晨轻暮重,明舌肌萎缩和束颤,新斯的明试验阴性,多数继发于运动神经元病、延髓空洞症、多发性硬化症或脑干肿瘤等;急性球麻痹：起病较快,病势较危重,首先吞咽困难,饮水发呛,继之言语障碍,说话无力,与 MG 延髓型急重症发作相鉴别,但急性球麻痹者病变范围较广泛,不仅有延髓损害症状,还有脑桥神经核包括感觉、运动和自主神经功能受损症状,有别于延髓型 MG 的单纯肌无力;眼咽型肌营养不良为无波动性眼睑下垂,斜视明显,通常有家族遗传史,肌电图示肌源性损害,血清肌酶轻度增高,肌肉活检和基因检测有助诊断;霍纳综合征：睑下垂较轻,可伴同侧瞳孔缩小和同侧面部出汗减少,但用力睁眼可使貌似下垂的上眼睑充分抬起;先天性睑下垂：出生时即存在,一侧或双侧,新斯的明试验阴性;Marcus-Gunn 综合征：多为先天性且多一侧受累,多表现为下颌眼睑联合运动,即张口时上睑自动抬起,闭口时又下垂,脑干诱发电位可发现异常,提上睑肌肌电图神经源性损害。

其他如肉毒杆菌中毒、有机磷中毒、氨基糖苷类与多肽类抗生素,长期用青霉胺可出现如 MG 临床症状。

七、相关疾病的眼睑下垂诊疗

1. 痛性眼肌麻痹综合征　又名 Tolosa-Hunt 综合征(TSH),与免疫反应有关的非特异性炎性反应的肉芽肿样病变。笔者曾经用中药加激素治愈一例。晚近,我们曾研究 5 例门诊 TSH 患者的临床表现、影像学和实验室检查及相关治疗,均有睑下垂、眼眶痛和头痛,累及 Ⅲ、Ⅳ、Ⅴ 1、Ⅵ,4 例接受激素和大秦艽汤治疗,症状全部缓解,1 例未接受激素治疗而单用大秦艽汤治疗者,病情也明显好转。此例乃由王垚东浦东名中医工作室继承人王萍主治医师总结的 TSH 医案。

陈某,男,73 岁,2016 年 9 月就诊。主诉:头痛 2 周伴右眼痛,复作 1 日。既往有白内障、青光眼病史,左眼失明,右眼视力严重下降。2 周以前无明显诱因下右侧头痛,右眼痛,右眼睑下垂,至外院就诊,查头颅 CT 未见明显异常。诊断为痛性眼肌麻痹,予以注射用甲泼尼龙琥珀酸钠、硫辛酸、血栓通等治疗,右眼痛缓解,头痛偶作。昨患者又见右眼痛,右眼睑下垂,右侧头痛,延及颈项,胃纳欠佳,二便尚可,夜寐一般,舌淡暗,舌边尖有瘀点,苔薄,脉涩。西医诊断:痛性眼肌麻痹综合征;中医诊断:头痛、睑下垂-气滞血瘀证,治以活血祛瘀、行气止痛。处方:桃仁 15 g,红花 9 g,生地黄 15 g,川芎 9 g,赤芍 15 g,当归 15 g,桔梗 6 g,枳壳 6 g,柴胡 9 g,牛膝 10 g,葛根 15 g,甘草 6 g,滴注地塞米松。

二诊:头痛较前缓解,以前额连眉棱为主,右眼疼痛稍作,夜寐欠安,舌脉同前。上方＋白芷 10 g,片姜黄 5 g,7 剂。地塞米松逐渐减量。

三诊:头痛、眼痛基本缓解,偶有稍作,胃纳一般,夜寐差,舌脉同前。上方加酸枣仁 15 g,7 剂。泼尼松口服 3 片,每日 1 次,2 日减 1 粒,至停用。

四诊:一般情况可,右眼睑仍稍下垂,无明显疼痛不适,夜寐一般,舌淡,苔薄,边尖略有瘀点脉细。上方 14 剂。

按语:随访 2 月,未有复作。该病证方选血府逐瘀汤加减,出自王清任《医林改错》,方中以桃红四物汤活血化瘀而养血,防单纯化瘀之伤正;四逆散疏理肝气,使气行则血行;加桔梗引药上行达于胸中(血府);牛膝能祛瘀血,通经脉,并有引瘀血下行的作用(怀牛膝通经之力较强,川牛膝补益之力较强,临证宜根据病情选用);桔梗与枳壳相配,一升一降,行气宽胸,有使气行血畅之功。诸药相合,构成理气活血之剂。本方活血化瘀而不伤正、疏肝理气而不耗气为特点,达到运气活血、祛瘀止痛的功效。并配合白芷、片姜黄等引经药,引药上行,预防激素减量后反跳。

2. 分水岭脑梗死　病案:杨某,男,53 岁,反复头痛伴左睑沉重、下垂 1 周于 2021 年 2 月 8 日入院,颅脑 MRI 平扫＋DWI＋MRA 两侧额顶枕叶多发小缺血灶,右侧椎动脉纤细。缺血性中风-气虚血瘀证治拟益气,活血通络,方用补阳还五汤加减,头皮针双侧额旁 2 线、顶旁 2 线、枕上旁线和枕上正中线,2 周后基本缓解出院(图 5 - 6 - 1)。

3. Fisher 综合征　我们 90 年代初报道 Fisher 综合征 5 例,女 4 例,男 1 例,年龄 30～67 岁,平均 50.4 岁;病程 2～4 个月,平均 2.8 个月;前驱症状:上感 4 例,腹泻 1 例;首发症状:眼睑下垂 2 例,复视、肢体无力、共济失调各 1 例。查体:5 例均有眼肌麻痹;4 例腱反射消失,1 例减弱;4 例中度共济失调,1 例轻度;肢体肌力减低 3 例,感觉障碍 3 例;其他颅神经受损征:第Ⅷ对颅神经受损 4 例,第Ⅸ、Ⅹ各 3 例。EMG 周围神经源损害 2 例。脑脊液蛋白增高 4 例(平均 1.16 g/L),IgG5 例均增高(平均 0.138 g/L)。EEG 1 例轻度异常,头颅 CT 5 例均正常。

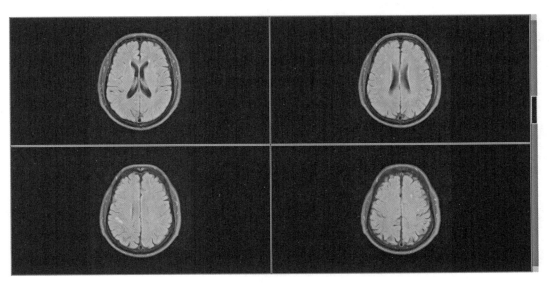

图 5-6-1 患者杨某头颅 MRI

4. 甲状旁腺功能减退性肌病 病案：赵某，女，60岁，双眼睑上举困难，晨轻暮重5年，近一年加重，2022年9月21日入院。甲状腺癌手术病史20余年（甲状腺，甲状旁腺全切除），甲状腺功能减退，常服左甲状腺素钠片，长期低钾血症，低钙血症，9月21日钙1.45 mmol/L↓，磷2.13 mmol/L↓，PTH2.87 pg/ml↓，颅脑CT平扫示颅内小脑基底节区等多发对称性钙化灶，RNS左三角肌5 Hz-13%，10 Hz-17%，20 Hz-48%，BAEP异常，VEP正常。专科检查：神清，精神一般，双眼睑下垂，复视，瞳孔等大等圆，光反存在，四肢肌力5-5-5-5，四肢肌张力不高，巴宾斯基征（一），龙贝格征（＋）。头晕，视物模糊，双眼睑偶有抬举无力感，偶有心慌，胃纳一般，二便调，夜寐欠安。舌暗，苔薄白，脉弦。诊断：甲状旁腺功能减退性肌病；睑废，脾虚肾亏。治疗：拟健脾补肾，佐以祛瘀利湿：黄芪45 g，人参30 g，炙甘草10 g，葛根15 g，补骨脂15 g，肉豆蔻15 g，山茱萸12 g，仙鹤草15 g，生蒲黄15 g，泽兰15 g，萆薢15 g，神曲10 g；骨化三醇胶丸，碳酸钙。

10月4日复查血钙1.56 mmol/L，血磷1.99 mmol/L。10月12日复视消失，双眼睑偶有抬举无力感，出院。

5. 甲状腺功能亢进性眼肌病 赵某，男，78岁，2019年6月18日左眼下垂三月入院。A-TPO73.54 TU/ml（参考值＜34 TU/ml），EMG：周围神经病合并腕管综合征（CTS），RNS（一）。诊断：甲状腺功能亢进性眼肌病，2周后治疗无效出院（图5-6-2）。

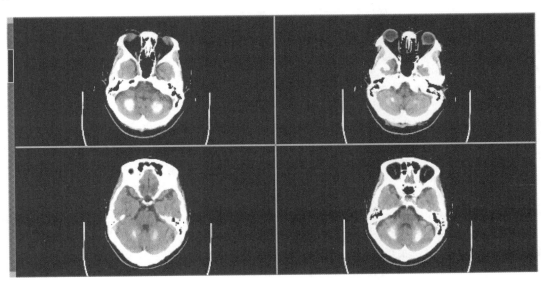

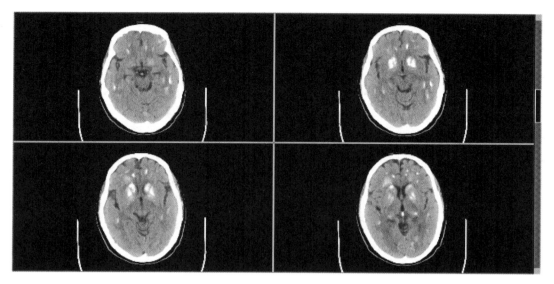

图 5 - 6 - 2　患者赵某颅脑 CT

参 考 文 献

［1］ Nguyen，Michael T B，Micieli J，et al. Teaching Neuro Images：Kearns-Sayre syndrome[J]. Neurology，2019(92)：e519 - e520.

［2］ Deng J，Yu J，Li P，et al. Expansion of GGC repeat in GIPC1 is associated with oculopharyngodistal myopathy[J]. The American Journal of Human Genetics，2020，106(6)：793 - 804.

［3］ 刘翠翠，刘俊艳.不伴眼部疼痛的双侧眼眶肌炎一例[J].中国神经免疫学和神经病学杂志,2018(25)：46 - 51.

［4］ 张阳，李俊红.动眼神经麻痹的定位诊断及治疗进展[J].中华眼科医学杂志(电子版),2017,7(3)：140 - 144.

［5］ Borchard N A，Nayak J V. Orbital apex syndrome[J]. N Engl J Med，2018，378(17)：e23.

［6］ 顾竞，王尕东，沈丽萍，等.大秦艽汤治疗 Tolosa Hunt 综合征的临床研究[C]//第十一次中国中西医结合神经科学术会议论文汇编,2015.

［7］ Joshi P，Lanford J，Bourke D. Neuromyelitisoptica presenting as acute bilateral ptosis[J]. Practical Neurology，2016，17(1)：57 - 59.

［8］ 刘鑫，张琴琴，郭小肃，等.双侧丘脑旁正中综合征一例[J].脑与神经疾病杂志,2016,24(4)：254 - 255.

［9］ Eun Hye Oh，Song-Hwa Chae，et al. Fatigable ptosis as an initial presentation of adult-onset Leigh syndrome. Neurology，2017，89(16)：1754.

［10］ Sehuknecht B，Sturm V，Huisman T A，et al. Tolosa—Hunt syndrome：MRI imaging features in 15 patients with 20 episodes of Painful ophthalmoplesia[J]. Eur J Radiol，2009，69(3)：445 - 453.

［11］ 刘煜.大鼠重征肌无力中枢损害模型体感、运动诱发电位研究[M].西安：第四军医大学出版社,1999.

［12］ 高翔,张栩,杨欢,等.重症肌无力严重程度量表的评价[J].中华神经科杂志,2016,49(5)：375 - 381.

［13］ 刘凤斌,郭丽,刘小斌.建立中医重症肌无力 PRO 量表的理论结构模型构想的探讨[J].新中医,2009(9)：27 - 29.

［14］ 王珊,唐友斌,张庆萍,等.杨骏针灸治疗动眼神经麻痹临床经验[J].中国针灸,2022,42(6)：669 - 672.

［15］ Drachman D B. Myasthenia Gravis[J]. Seminars in neurology，2016，36(5)：419 - 424.

［16］ 彭高强,文颖娟,陈茉,等基于"脾主肌肉"探讨葛根复方对实验性重症肌无力大鼠骨骼肌 PGC - 1α 蛋白的影响[J].四川中医,2022(2)：37 - 40.

［17］ 周笑灵,侯进义,郑文雪,等.重症肌无力患者的认知损害研究进展[J].中国临床神经科学,2022,30(3)：345 - 349.

［18］ 张祎昀,蒋怡然,王卫庆.甲亢合并重症肌无力患者的临诊应对[J].中华内分泌代谢杂志,2012,28(12)：1020 - 1022.

［19］ 王尕东.中药治愈 Tolosa-Hunt 综合征 1 例[J].中国中医眼科杂志,1996(1)：42.

［20］ 范金成,李新明,郁东海.上海浦东新区名中医集[M].上海：上海科学技术出版社,2018.

［21］ 苏惠琳.Fisher 综合征五例[J].临床神经病学杂志,1993(3)：22.

第七节　视　力　减　退

一、概述

视力减退首诊眼科,但有时需眼科和神经科间甄别,并不如前房和后房之泾渭分明。视力减退或丧失需与视物模糊明辨,后者包含视野缺损。

视神经司视觉,为单纯性感觉神经纤维的传入神经。第一级神经元视觉感受器位于视网膜圆柱细胞和圆锥细胞,前者在视网膜周边部,与周边部视野有关,后者集中于黄斑中央窝,与中央部视野(视敏度)有关;第二级神经元视神经在球后形成视神经乳头,经视神经孔入颅,组成视束(视交叉前),在蝶鞍前方形成视交叉;视交叉部位的视神经纤维鼻侧纤维交叉至对侧,与对侧颞侧不交叉的纤维结合,向后重新组成视束(视交叉后),绕行大脑脚,止于外侧膝状体为第三级神经元,发出纤维经内囊后肢后部形成视辐射,绕过侧脑室下角前端,到达皮质视觉中枢包括枕叶距状裂两侧楔回和舌回(即纹状区)。

视交叉前的视通路主要是视网膜神经纤维层细胞轴突组成的视神经,后者向内侧走行,经视神经孔入颅后与对侧视神经形成视交叉。视交叉后的视通路包括视交叉到视觉皮层。黄斑纤维投射于纹状区后部,视网膜周围部纤维投射于纹状区前部。光反射径路不经外侧膝状体,由视束经上丘臂入中脑上丘,与两侧动眼神经联系。

当光入眼内,经眼屈光系统折射聚焦在视网膜上,经神经节细胞层和双极细胞层,感光细胞层感光细胞内富含感光色素,在光之作用下褪色分解,产生能量,将光能转化为电能发生电位,引起视觉冲动,通过视路传导到达枕叶后部距状沟的皮质视中枢,产生视觉。视力减退的共同发病机理是引起角膜至枕叶视中枢之间视神经传导功能障碍,原因有外伤、缺血、中毒、脱髓鞘、肿瘤压迫、炎症、代谢、梅毒等。

二、定向诊断

询问病史和查体包括视力下降速度、伴随症状、瞳孔对光反射,急性单眼视力下降关注发作频率,双眼视力下降注意眼球活动。

1. 眼科　确定前房或后房。青光眼:视力急剧下降,伴头痛者即请眼科会诊;炎症最常见,包括感染性和非感染性如小柳-原田综合征、Behcet病;屈光不正:近视远视、散光、老视;斜视弱视;眼外伤化学烧伤辐射伤;视网膜:血管病,视网膜脱离,视网膜色素变性,急性发作伴发热、头痛和精神行为异常考虑视网膜急性感染;老年和变性:老年白内障角膜变性,老年黄斑变性;眼部肿瘤;遗传如Leber病。

视网膜型偏头痛:单眼可逆性视力丧失,Youssef等发作性左眼视力丧失,血管痉挛是可能原因或表象。

2. 功能性　伪盲;癔症;视觉假象:重症肌无力眼肌型肇始常有视觉模糊主诉,实为上睑提肌无力导致的视觉假象,眼咽型肌病和霍纳综合征均可。

3. 内分泌代谢　糖尿病视网膜病变;慢性酒精中毒视力减退呈亚急性;垂体瘤。

4. 风湿　巨细胞动脉炎有短暂性失明。

5. 循环　高血压视网膜病变;肾炎性视网膜病变;无脉症。

6. 妇产科　妊娠高血压。

三、神经定位

视网膜上一节已述，以下仍按视路顺序分述，包括视神经、视交叉、视束、外侧膝状体、视放射和枕叶视皮质。

1. 颅神经

（1）视神经：视盘到视交叉（分为球内段、眶内段、骨管内段和颅内段）。急性进展单眼视力下降可能视神经炎；急性起病症状稳定多视神经缺血。逐渐进展为视神经压迫；缓慢起病逐渐进展可能遗传代谢；复发则视神经脊髓炎谱系疾病可能大。患侧直接对光反射消失，间接对光反射存在为视神经病变。

1）视神经炎：分视乳头炎与球后视神经炎。多为单眼，亦可双眼。早期迅速视力减退甚至全盲、畏光、眼球疼痛、中心暗点，但视网膜电图正常。视神经乳头炎在眼底出现变性之前，视力即明显减退，其边缘不清、色红、静脉充盈或纡曲，可有小片出血，视乳头高起显著；球后视神经炎在视力减退前，眼球转动和受压时球后疼痛感，无视乳头改变。

2）视神经萎缩：视力减退，视乳头苍白，瞳孔光反射消失。原发性为视神经、视交叉或视束因肿瘤、炎症、损伤、中毒、血管疾病等阻断视觉传导；继发性多为视神经炎。

3）缺血性视神经病变：前部缺血性视神经病变视力急剧下降，视野缺损，头痛眼痛，视盘呈灰白色水肿；后部缺血性病变视力急剧下降并有视野缺损，无头痛眼痛，眼底正常或视盘鼻侧略淡，边界清。

（2）伴发其他颅神经：眶尖综合征波及Ⅱ、Ⅲ、Ⅳ、Ⅵ和Ⅴ1；痛性眼肌麻痹综合征。

2. 视交叉 早期常并存头痛，视交叉受压迫致视力减退、视野损害和视神经萎缩，垂体压迫可偏盲、视力下降等。

3. 视束，外侧膝状体，视放射 视野损害。

4. 枕叶皮质 视觉皮层中枢，双侧瞳孔光反射正常。

（1）初级视皮层又称视纹状区：V1区，对应Brodmann 17区，距状沟周围皮质区，包括楔回底面和后端舌回顶面。接受外侧膝状体视觉冲动，刺激性病变致闪光、暗影、色彩等视幻觉；缺损性病变常偏盲、象限盲，双侧可全盲。

（2）纹外皮层：V2，V3，V4，V5等对应Brodmann 18区、Brodmann 19区，包括梭状回、舌回前端、楔状回大部。非失明，优势侧面容物体失认等。

（3）双枕叶视皮质：皮质盲，失明，瞳孔对光反应存在。

（4）梭回后部：精神性视觉障碍，视物变形或失认，Anton综合征为失明但否认。

（5）中枢性色盲：指皮层损伤后"看见"颜色能力下降，全色盲或不全色盲，伴或不伴视野缺损，与梭状回和部分舌回有关，多见脑梗死，需与颜色命名障碍和失认症之颜色失认鉴别：可感知颜色信息、命名颜色，但不能将颜色与对应物体形状大小联系。

5. 大脑动脉 颈内动脉系统TIA：单眼一过性黑蒙；椎-基底动脉系统TIA：眩晕恶心呕吐、复视、一过性黑蒙；颈内动脉-海绵窦瘘；颈动脉夹层可致视网膜缺血。

6. 脑膜 首先除外隐球菌性脑膜炎。

（1）偏头痛视觉先兆：主要为闪光及斑点，也有一过性视力下降。

（2）颅内压增高：双眼视力下降急性发作伴头痛、恶心呕吐，首先排除颅高压，最客观体征为视神经乳头水肿，多无明显自觉症状，或一过性视力模糊，色觉异常，或短暂视力丧失。视觉症状持续数秒，少数30秒，称弱视发作，常见于慢性颅内压增高晚期，常与头痛程度平行。如弱视发作频繁时可能颅内压增高持续，可致视力永久丧失，见于卒中、特发性颅内高压、脑静脉血栓形成、肿瘤或感染。慢性逐渐进展考虑颅高压占位、代谢性疾病或中毒；慢性发病伴双眼外展受限或双侧瞳孔光反射迟钝可能颅高压占位。

（3）神经电生理定位：视神经诱发电位（VEP）可排除伪盲与癔症；视网膜电图；眼震电图。

（4）神经影像定位：单眼视力下降检查头部、眼眶、视神经 MRI，尤其是眼眶抑脂成像能显示视神经。双眼视力下降要重视头部 MRI 及相应血管成像，必要时腰椎穿刺测压。光学相干断层扫描（OCT）显示眼后段主要是黄斑和视乳头的形态特征、视网膜的层间结构、视网膜及其神经纤维层正常厚度变化。

四、中西医结合神经定位诊疗探索

1. 中医认识　视力减退最近似于中医眼科"视瞻昏渺"，《证治准绳·杂病·七窍门上·目昏花》曰："视瞻昏渺证，谓目内外别无证候，但自视昏渺，蒙昧不清也。"一内障疾患类似脉络膜、视网膜炎、慢性球后视神经炎等，与心、脾、肾功能失调有关；二为生理性衰老，《审视瑶函》曰："若人五十以外而（目）昏者，虽治不复光明，其时犹月之过望，天真日衰，自然目光渐衰。"陈达夫内眼结构与六经对应学说认为：黄斑属脾，脉络膜属心。审因论治，多谓脏气不足，阴阳偏盛，也有认为脾虚不能制水，水湿上犯所致。

视力减退相当于青盲，为眼外观端好，视力渐降至盲无所见，《古今医统·眼科》认为"青盲"为"此证因酒色太过，内伤肾气，不痛不痒，渐失其明，眼目俱不伤损，有似常人。只因一点肾气不充，故无所见"。五轮学说滥觞于《内经》，姚芳蔚将五轮学说应用于眼科临床辨证论治，通过眼部症状与局部全身体征，探求内脏病理变化，辨别病变所在部位、病情及局部与整体关系：肉轮，眼睑病：眼睑属脾胃，多与脾胃有关；血轮，二眦病：二眦属心，多与心经有关；气轮，结膜、巩膜病：结膜与巩膜属肺，多与肺经有关；风轮，角膜、虹膜病：角膜、虹膜属肝，多与肝经有关；水轮，瞳孔、晶状体、玻璃体及眼底病：瞳孔以及瞳孔以内组织属肾，多与肾有关。对青盲采取培本补虚治则，与心、肝、肾和脾四脏有关，又与玄府闭塞有关，活血化瘀以疏通血气血，常用血府逐瘀汤和补阳还五汤等，以和血行血为主，不用破血逐瘀药，剂量不宜过大，也不宜久服，以免伤正。针刺治疗视神经萎缩所取穴位以球后诸穴为主，采取强刺激。姚氏还证实冰片强力穿透眼球，对视网膜有特殊的亲和力，笔者用于部分神经眼科疾病，均收到良效。麝香可以通过血脑屏障，但不易取单药，笔者效法代以麝香保心丸。

陆南山《眼科临证录·视神经病》认为相当于视神经萎缩，精气夺则虚，辨证以虚为主；视神经乳头色泽均呈苍白认为是营血不足以上达于目，眼底视网膜的血管随病程的长短而相应地变细，乃血虚不能养目，目不得血而能不能视。以滋补肝肾为主，如熟地黄、党参、淮山药、当归身、枸杞子等。

暴盲则多为视网膜中央动脉栓塞、眼底出血、急性视神经炎等。

2. 神经定位诊疗思考　目前要按视路顺序从视网膜、视神经、视交叉、视束、外侧膝状体、视放射和枕叶视皮质，并不现实，但是首尾两端视神经和枕叶视皮质，临床已经积累经验。视神经常以眼针为主；基于 rTMS 治疗的有效和理论基础，笔者对视力减退的针灸定位治疗，基本抛开了传统的取穴，以枕区头皮针取穴为主，适于枕叶和视神经交叉，尤其皮质盲。

3. 帕金森病 OCT 与神经电生理研究　帕金森病可以轻微视力下降，但 OCT 能早期发现，而且血管性帕金森综合征不多，可以作为鉴别诊断参考。我们与眼科张月梅等医师合作，运用眼针加磁刺激对改善帕金森患者视网膜神经纤维层厚度及视觉诱发电位的影响。观察和比较眼针加磁刺激与单纯磁刺激对改善帕金森患者视网膜神经纤维层厚度及视觉诱发电位的影响，眼针加磁刺激组对恢复视功能疗效明显优于单纯磁刺激将符合条件的帕金森患者随机分为眼针加磁刺激组 30 例，单纯磁刺激组 30 例，4 周为 1 个疗程，共治疗 2 个疗程，观察 2 个疗程，观察治疗前后各组之间的视网膜神经纤维层厚度及视觉诱发电位的差别。眼针加磁刺激治疗后比单纯磁刺激组患者的 RNFL 平均值明显变厚，差异具有统计学意义

（$P<0.05$）；治疗组 P100 潜伏期明显比单纯磁刺激组缩短（$P<0.05$），差异具有统计学意义；治疗组 P100 波幅比对照组 P100 波幅明显加深（$P<0.05$），差异具有统计学意义。

五、相关疾病的视力减退诊疗

1. **枕叶梗死** 皮质盲为枕叶病变皮层，枕叶梗死最多，皮层失明提示为双侧枕叶缺血引起，瞳孔对光反射完整且眼底正常是诊断皮层性失明及后视觉通路损伤的关键。在"瞳孔异常"节介绍了水滴状瞳孔的病案：张某，男，59 岁，2020 年 8 月 22 日入院，主诉视物模糊伴头晕，眼前发黑一月。8 月 20 日 MRI 右侧枕叶亚急性脑梗死，两侧额叶、顶叶及两侧基底节、放射冠区多发腔梗缺血灶，考虑梅毒血管炎。予头皮针＋普通针刺＋补阳还五汤加减，视觉症状消失，但瞳孔如前（图 5-1-2，见彩图）。

2. **梅毒血管炎** 病案：郭某，男，71 岁，2020 年 6 月 12 日入院。1 周前突发头昏，视物模糊，右侧肢体发麻，PE：神志清，左瞳孔不规则，一米指数，右侧肌力 5-5-5-5，左侧肢体肌力 5-5-5-5，双肌张力稍增高，四肢腱反射对称无亢进，双侧掌颌反射（－）、巴宾斯基征（－）、霍夫曼征（－）。皮肤针刺觉、振动觉、位置觉（－）、龙贝格征（－）、曼氏征（＋）。舌暗淡，苔薄白，脉沉细。梅毒螺旋体抗体 228.7 pg/ml↑。葡萄糖 5.73 mmol/L。人免疫缺陷病毒抗原抗体 COI 值为 0.172S/CO，阴性，不加热血清反应素试验阳性↑1∶2，6 月 20 日 MRI 右侧小脑、两侧额顶枕叶、基底节区及放射冠区可见斑点异常信号灶，T1WI 呈等低信号，T2WI 呈高信号，DWI 未见明显异常信号增高影，治疗好转出院。2022 年 2 月 17 日见脸下垂，考虑动眼神经麻痹，治疗缓解未完全恢复。2022 年 9 月 6 日再次以视物模糊入院，治疗好转出院。

3. **多发性硬化** 笔者曾经对确诊 27 例 MS 患者进行视力检查，14 例视野下降，伴有短暂视觉丧失即乌托夫（Uhthoff）征，眼底检查正常 15 例，异常 12 例，与视野异常不相平行。当体温升高时发生短暂的视力丧失称为 Uhthoff 现象，常见于视神经脊髓炎等脱髓鞘病变，也可见于鞍区肿瘤等。

4. **基底动脉型偏头痛** 常见青年女性，与月经有关。发作突然，前驱症状包括闪光、闪辉性暗点、偏盲或短暂性黑蒙。先兆症状明显源自脑干和（或）两侧大脑半球，临床可见构音障碍、眩晕、耳鸣、听力减退、复视、双眼鼻侧及颞侧视野同时出现视觉症状、共济失调、意识障碍、双侧同时出现感觉异常，但无运动无力症状。在先兆同时或先兆 60 分钟内出现偏头痛，常伴恶心呕吐。

5. **颞动脉炎** 视力减退的预后很差，如不及时治疗可致盲，我们抢救了巨细胞病毒感染引起脑动脉炎可能导致的失明，详见"头痛"节。

6. **痛性眼肌麻痹综合征** 又称 Tolosa-Hunt 综合征。

7. **隐球菌性脑膜炎** 20 年前收治一小伙子，头痛 1 月余伴视物模糊，发热。当地医院诊断支气管炎，予青霉素等治疗 2 周余毫无改善。发热待查，脑膜炎收入院，即高热，头痛加剧，伴恶心呕吐，视物模糊感，视力急剧下降。腰穿脑脊液 3 次墨汁涂片，见大量新型隐球菌，用氟康唑胶囊等抗真菌药，症状消退，视力好转。出院诊断为隐球菌性脑膜炎。

8. **颈内动脉-海绵窦瘘** 视力减退伴球结膜水肿、眼球突出，眼部可闻及吹风样杂音，压迫颈动脉杂音减弱。

参 考 文 献

［1］ Youssef N E, Maalouf N, Mourad A, et al. Teaching neuro images: retinal migraine in action[J]. Neurology, 2018, 90(11): e992.

［2］ Mackie S L, Dejaco C, Appenzeller S, et al. British society for rheumatology guideline on diagnosis and treatment of giant cell arteritis[J]. Rheumatology (Oxford, England), 2020, 59(3): e1 - e23.

[3] 王敩东.中药治愈 Tolosa-Hunt 综合征 1 例[J].中国中医眼科杂志,1996(1):42.

[4] Brazis P W, Biller J, Fine M. Central achromatopsia[J]. Neurology, 1981, 31(7): 920 - 921.

[5] Murphey D K, Yoshor D, Beauchamp M S. Perception matches selectivity in the human anterior color center. Current Biology[J]. 2008, 18(3): 216 - 220.

[6] 罗国芬.陈达夫中医眼科临床经验[M].成都:四川科学技术出版社,1985.

[7] 肖国士,姚芳蔚.中医眼科全书眼科古文荟萃[M].北京:人民卫生出版社,1996.

[8] 陆南山.眼科临证录[M].上海:上海科学技术出版社,1979.

[9] 王敩东,王素娟,蔡定芳.多发性硬化的视野异常[J].浙江临床医学,2000,2(10):680.

第八节　眼　睑　抽　搐

一、概述

又称眼睑痉挛(blepharospasm),系指眼、眶和眶周轮匝肌自发痉挛性收缩引起的眼睑不随意闭合,可单侧或双侧,属肌张力障碍。瞬目是双侧眼不随意同等启闭运动,眨眼(winking)为一侧眼随意闭合运动。

支配眼轮匝肌的颞支位于面神经中的上方,支配口轮匝肌和颊支位于面神经中的下方。特发性睑痉挛可能与脑干部位的血管异常及压迫面神经出脑干处有密切关系,压迫方向是自上往下即颞支先受压,颊支后受压,临床表现就由眼轮匝肌逐渐扩散到口轮匝肌。脑干 MRA 发现脑干血管异常,面神经在小脑脑桥角被血管或肿瘤压迫,尤其是面神经出脑干段是中枢性(少突胶质细胞)和周围性(雪旺氏细胞)髓鞘交汇处,易受血管压迫激惹。面神经血管受压迫和脱髓鞘变是引起眼睑痉挛的两个必要条件,面神经运动的兴奋性增高与眼睑痉挛有关,一部分睑痉挛病理生理基础与面神经运动核兴奋性增高有关。

Giovanni Defazio 等以三步诊断眼睑痉挛筛选 7 个症状:眼轮匝肌痉挛导致眼睑狭窄或闭合、双侧眼睑痉挛、双眼睑同步痉挛、单一刻板痉挛模式、感觉诡计、无法自主控制眼睑痉挛和静息时计数眨眼次数。

二、定向诊断

1. 生理性　很大一部分眼睑痉挛是日常生活常见的生理现象,并非皆病。与眼睑痉挛发生有关或加重因素有饮酒、咖啡因、疲劳、眼表或眼睑内表面刺激、睡眠不足、吸烟、压力过大,视网膜受强光刺激或风、烟雾入眼诱发。年龄是一个因素,其实相关动脉变异多为先天性,是增龄加剧动脉硬化,进而加重对面神经压迫。

2. 眼科　眼部创伤,或伴眼睑炎、干眼、红眼病(结膜炎)、外角结膜炎、倒睫和睑缘炎引起的继发性眼睑痉挛。

3. 药物反应　服抗精神病药史后,迟发性运动障碍可见不自主运动、眼睑痉挛等,尤其是吩噻嗪类和硫杂蒽类药物对基底节内多巴胺受体的阻断有关。

4. 精神科　可出现焦虑、抑郁、精神分裂等精神症状,发生于眼睑痉挛发病后甚至发病前,精神因素可加重。还有所谓心理性眼睑痉挛,实际上门诊一部分即躯体化障碍。

三、神经定位

1. 肌肉

(1) 肌无力：格雷夫斯病，慢性进行性眼肌麻痹，先天性肌病，眼咽型肌营养不良。

(2) 肌强直：离子通道疾病，强直性肌营养不良，联带动作如 Marcus-Gunn 瞳孔，软骨营养不良性肌强直。

(3) 肌张力障碍

2. 神经肌肉接头　先天性肌无力，重症肌无力，类重症肌无力。

3. 自主神经　交感神经麻痹，霍纳综合征。

4. 颅神经

(1) 面神经。

1) 周围性面神经刺激性眼睑痉挛。① 原发性：眼睑（眼轮匝肌）微细抽动。重者一侧全部面肌阵挛性和强直性收缩，常致眼睑闭合而影响视物，多见于中老年女性，原因不明，部分为硬化血管绊对神经干的交叉压迫所致。② 继发性：一般较轻，为基底动脉瘤、岩骨锥部肿瘤及面神经管内的上皮细胞瘤或神经纤维瘤等。

2) 面神经麻痹后：眼轮匝肌痉挛多为强直性。

(2) 动眼神经麻痹。

(3) 三叉神经骑跨：常见。

5. 脑干　原发性面肌痉挛由血管压迫面神经根出脑干区（REZ）引起，动脉增粗，行走异常，形成血管襻，骑跨压迫面神经根部。Traylor 等应用 SSFP 序列研究 330 例面肌痉挛患者症状侧 MRI，325 例（98.48%）血管（动脉和静脉）压迫，318 例（96.36%）压迫位于 REZ，其中 86 例（26.06%）表现为接触，232 例（70.30%）有压迫变形。

(1) 反射性睑痉挛即 Fisher 征，严重偏瘫患者的睑痉挛常见于非瘫痪侧，为分开眼睑的动作激发睑痉挛，分开力量越大，痉挛愈剧，为皮质脑干束损害。

(2) 梅热综合征：分单纯眼睑痉挛型、单纯口-下颌肌张力障碍型、眼睑痉挛同时合并口-下颌肌张力障碍型。

6. 后颅凹　脑桥小脑角的表皮样瘤和胆脂瘤；多发性硬化。

7. 大脑　大部分继发于基底节的锥体外系病变。

(1) 皮层：脑炎后睑痉挛多双侧性多在黑质，支配眼轮匝肌的神经核无异常，提示锥体外系所致；癫痫单侧眨眼发作者，致痫区常位于眨眼同侧，同侧发作性眨眼的症状产生区尚未确定。在对猫的硬膜下皮层电极刺激中及刺激后均诱发出同侧眨眼。瞬目反射可能累及中央后回下部区域。

(2) 皮层下：以锥体外系为主。帕金森病睑痉挛可能是先兆；迟发性运动障碍伴显著睑痉挛，与基底节内多巴胺受体阻断有关。

1) 神经电生理定位：梅热综合征瞬目反射时可见瞬目频率增加，R1 成分（反映单突触反射）潜伏时间、R2 成分（反映多突触反射）潜伏时间明显延长，振幅明显增加，电诱发角膜反射时限延长。三叉神经体感诱发电位（TSEP）P19-N30 峰-峰幅度增加。

2) 评估量表：眼睑痉挛残疾指数评定眼睑痉挛；颅颈肌张力障碍问卷推荐评定眼睑痉挛和颈性肌张力障碍喉肌张力障碍的嗓音障碍指数。原发性睑痉挛临床。

3) Cohen Albert 标准分级：O 无痉挛；Ⅰ 受外部刺激后，眼睑不自主的瞬目次数明显增多；Ⅱ 轻度，眼睑肌肉的轻微颤动，无功能障碍；Ⅲ 中度，可见明显的眼睑肌肉的痉挛，伴轻度功能障碍；Ⅳ 重度，除明显的眼睑肌肉痉挛外,常伴严重功能障碍。

四、中西医结合神经定位诊疗

1. 中医认识　中医称胞轮振跳,眼睑痉挛、口周及眼睑抽动、睁眼困难、双目频繁眨动等乃风胜则动之象,病位在肝、肾,基本病机为肾阴亏虚,水不涵木,肝阳上亢化风,以滋肾养阴、平肝熄风、解痉通络为治则。肝风其实为临床表象,事实上,无论平肝熄风还是搜风通络、祛风化痰,临床效果均不尽人意。相关血管的血瘀可能与显微神经血管减压术不谋而合,故不能对中医活血化瘀作用价值妄自菲薄。病案:陆某,男,51岁。左侧眼睑痉挛2年,曾在神经外科显微神经血管减压手术无改善。2021年2月6日起益气养血柔筋法治疗,3月6日缓解,3月20日基本消失。

2. 西医学诊疗　佩戴护目镜、眼睑支架有助改善症状。生物反馈治疗尤其对伴精神症状者有效。发病初期和症状轻微选用镇静剂、安定剂及抗癫痫药物,口服氯硝西泮、地西泮或巴氯芬和苯海索等有效。卡马西平等作为二线药物选择。重复经颅磁刺激(rTMS)和脑深部电刺激术(DBS)有效治疗眼睑痉挛。

(1)手术治疗:包括单纯性周围面神经分支切断术(选择地切除面神经分支的额支、颧支,降低其支配的眼睑及眉毛肌的挛缩)和显微神经血管减压术、肌切除术,微血管减压术对面肌痉挛的治愈率可以达到90%以上。

(2)A型肉毒毒素(BTX-A)定位治疗:BTX-A是目前治疗眼睑痉挛最普遍最实用方法之一,专家共识认为BTX-A是眼睑痉挛治疗一线选择,注射部位主要位于眼轮匝肌、降眉间肌、皱眉肌,眼轮匝肌通常选择4~5点,其余每块肌肉1~2点,每点1.25~5 U。从临床盲取注射点到肌电图导引下肉毒毒素注射定位,再到临床定位,笔者走了近30年探索之路,参见"面肌痉挛"一节。早期笔者如大部分医生一样运用BTX-A治疗,盲取注射点,后在肌电图导引下,根据肌电图提示的电位小剂量多靶点注射,笔者探索的针刺定位治疗面肌痉挛也受此启发而设。

(3)神经调控定位诊疗:脑深部电刺激治疗梅热综合征刺激靶点为双侧苍白球,术后4周进行电脉冲发生器开机,并进行程控,术后频繁眨眼及口角抽搐症状较前稍改善,1周后症状回归到术前状态。也有选择丘脑底核为靶点。

(4)重复经颅磁刺激(rTMS):2006年起,笔者在对部分合并眼睑痉挛的抑郁状态患者在左前额叶背外侧区进行rTMS治疗时就发现,部分抑郁状态患者在抑郁改善同时,眼睑痉挛也好转,当时以为可能是合并功能性眼睑痉挛。晚近,尹波观察BTX-A联合rTMS治疗对良性特发性眼睑痉挛伴焦虑/抑郁患者63例,其中单纯BTX-A注射28例,BTX-A联合rTMS治疗35例,随访6个月,均明显改善,能有效提高特发性眼睑痉挛患者疗效,延长缓解持续时间,明显改善抑郁焦虑。

3. 针刺诊疗探索

(1)探索历史:颈神经结阻滞治疗中,化学性去神经阻断眶交感神经可明显缓解症状。交感神经系统可能参与其中,实际上精神压力和疲劳明显增加眶交感神经疾病发病率,休息和舒缓精神压力和疲劳会缓解,有可能是针刺的理论基础。樟柳碱为抗胆碱药,抗震颤、解痉,眼轮匝肌毫针排刺联合复方樟柳碱注射液颞浅动脉注射对特发性眼睑痉挛37例(41只眼),取穴风池、百会、攒竹等28次治疗,37例41只眼中治愈25例28只眼,好转12例13只眼,总有效率100%,6~12月随访1眼复发(2.43%)。

(2)笔者的探索:中西医结合临床眼睑痉挛定位诊疗之路颇艰难,其发病有两大原因,面瘫后遗症主要是神经轴突变性,气血精亏虚,往往事倍功半;脑干REZ区三叉神经骑跨为瘀血和痰凝互阻,乃非局部之象,而整体气阴两虚之象贯穿全程,与其自主神经尤其交感神经损害可能有关,部分合并明显躯体化障碍,由于近年来多种原因下,笔者已放弃 BTX - A 注射治疗。

1) 梅热综合征:即特发性睑痉挛-口下颌肌张力障碍,区别于半侧颜面痉挛及多动症等颜面异常运动,最初肌张力障碍可能仅局限于眼部肌肉(主要为眼睑痉挛)或口及下颌肌区域,随着病情进展,部分患者有可能蔓延至颈部和躯体肌肉,造成构音、吞咽障碍甚至呼吸困难。笔者曾经报道针灸治疗梅热综合征4 例,以完骨和风池穴为主,其穴正在脑干投射区,眼肌痉挛乃脑桥中间神经元过度兴奋所致,取之有刺激该区域之意。在 20 世纪 90 年代针刺治疗梅热综合征基础上,我们又回顾性分析 16 例梅热综合征,男女患病比率为 1∶1.66,40 岁以上发病 10 例,受累部位依次为眼睑 11 例,口-下颌 5 例,颈部 2 例;首发症状以眼部不适,眼睑痉挛最多(10 例),口-下颌肌张力障碍次之(2 例);显效 6 例,有效 2 例,无效 4 例。梅热综合征最常发生于眼睑,其次为口-下颌、颈部,运用中西医结合综合治疗梅热综合征,往往是抗焦虑药物+巴氯芬+抗胆碱+益气养阴、祛瘀化痰+针刺综合治疗,症候明显改善,为梅热综合征治疗提出新的思路。

2) 挂针治疗:与毫针浅刺同理,有感于眼轮匝肌毫针排刺联合注射液颞浅动脉注射治疗,眼肌痉挛与面肌痉挛一样病变部位较浅,属于风邪,合谷、太冲为四关穴,风池属于邻近取穴,祛风效果也佳。挂针针刺很浅,扎完针具呈挂,故名挂针,验之于临床,部分患者确实有立竿见影之效,然疗效不持久,是否属于感觉诡计现象,有待于进一步观察,参见"面部抽搐"节。

参 考 文 献

[1] Defazio G, Hallett M, Jinnah H A, et al. Development and validation of a clinical guideline for diagnosing blepharospasm[J]. Neurology, 2013, 81(3): 236 - 240.

[2] Das S, Sreedharan R P, Remadevi P S,等.心理性眼睑痉挛:诊断的困境[J].上海精神医学,2016,28(6):346 - 348.

[3] El Refaee E, Marx S, Rosenstengel C, et al. Arachnoid bands and venous compression as rare causes of hemifacial spasm: analysis of etiology in 353 patients[J]. Acta Neurochir (Wien), 2020, 162(1): 211 - 219.

[4] Traylor K S, Sekula R F, Eubanks K, et al. Prevalence and severity of neurovascular compression in hemifacial spasm patients[J]. Brain, 2021,144(5): b1482 - b1487.

[5] Albanese A, Sorbo F D, Comella C, et al. Dystonia rating scales: Critique and recommendations[J]. Movement Disorders, 2013, 28(7): 874 - 883.

[6] Hughes M A, Traylor K S, Branstetter IvBF, et al. Imaging predictors of successful surgical treatment of hemifacial spasm[J]. Brain Commun, 2021, 3(3): fcab146.

[7] 肉毒毒素治疗应用专家组,中华医学会神经病学分会帕金森病及运动障碍学组.中国肉毒毒素治疗应用专家共识[J].中华神经科杂志,2018,51(10):779 - 786.

[8] Green K E, Rastall D, Eggenberger E. Treatment of Blepharospasm/Hemifacial Spasm[J]. Current Treatment Options in Neurology, 2017,19(11): 41.

[9] 付东翔,谭家亮,吴杰,等.脑深部电刺激术治疗 Meige 综合征 1 例[J].中国临床神经外科杂志,2020,25(1):59.

[10] 中华医学会神经病学分会帕金森病及运动障碍学组,中华医学会神经外科学分会功能神经外科学组,中国神经科学会神经毒素分会,等.肌张力障碍治疗中国专家共识[J].中华神经外科杂志,2020,36(11):1096 - 1102.

[11] 尹波,彭彬,罗瑛,等.A 型肉毒毒素联合重复经颅磁刺激治疗眼睑痉挛合并焦虑抑郁的临床观察[J].卒中与神经疾病,2020,27(6):801 - 804.

[12] 宋阳光.眼轮匝肌毫针排刺联合复方樟柳碱注射治疗特发性眼睑痉挛[J].中国中医眼科杂志,2015(4):262 - 264.

[13] 中华医学会眼科学分会神经眼科学组我国 Meige 综合征诊断和治疗专家共识(2018),中华眼科杂志,2018,54(2):93 - 96.

[14] 王垒东,苏惠琳.针灸治疗 Meige 综合征 4 例[J].中国中医眼科杂志,1996(3):158 - 159.

[15] 沈利荣,沈丽萍,王垒东,等.中西医结合治疗 Meige 综合征 16 例疗效分析[C]//中国中西医结合学会神经科专业委员会全国中西医结合神经科学术年会.中国中西医结合学会,2016.

第九节 眼痛和眼眶痛

一、概述

眼痛和眼眶痛是两个概念,眼痛为眼睛酸胀或有痛感,眼眶痛是眼眶持续性或阵发性疼痛。两者位置毗邻,合在一起讨论。

1. 解剖生理 眼眶后有视神经管通颅腔,眶上缘可见眶上切迹或眶上孔,眶下缘下方有眶下孔。视神经通过视神经管入颅腔,Ⅲ、Ⅳ、Ⅵ和Ⅴ1自颅腔经眶上裂眶,眶上神经是Ⅴ1末梢支;眶上神经经眶上孔(切迹)至额部,Ⅴ2(上颌神经)经眶下裂、眶下沟、眶下管、出眶下孔至面部。眼动脉经视神经管入眶;眼静脉经眶上裂后行,眶下动脉由眶下裂至眶下孔。尤其视神经是指视盘到视交叉这段视路,它分为球内段、眶内段、骨管内段和颅内段。视盘到视交叉这段视路即视神经,分球内段、眶内段、骨管内段和颅内段,周围为三层鞘膜所包绕,最外一层鞘膜富含感觉神经,故视神经炎时转动或压迫眼球有疼痛感。下丘脑,三叉神经和自主神经系统的异常活动与丛集性头痛有关。

2. 病理生理 大部分属眼科,眼痛包括眼内或眼后深部钝痛,最常于眼内或眼眶疾病引起葡萄膜炎、青光眼、巩膜炎、眼内炎、眼眶假瘤及原发性共同性内斜视、眼球穿通伤、紫外线伤、真菌性角膜溃疡、远视眼、眼内异物等。感觉眼部痛觉的神经主要是三叉神经眼支,眼球后方疼痛为球后视神经炎,视神经周围分布三叉神经分支睫状后短神经,细菌、病毒感染及中毒、脱髓鞘疾病等均可致急性球后视神经炎。

二、定向诊断

主要区分眼科和神经科及其他非神经科疾患导致者。

1. 眼科 青光眼要首先考虑排除青光眼,突然眼痛伴头痛和视力异常考虑急性闭角型青光眼;视疲劳;中间葡萄膜炎、原发性视网膜脱离、眶内肿瘤、干眼和眼睑急性炎症。

2. 五官科 首发症状为眼痛的蝶筛窦囊肿。

3. 内科 以左眼疼痛为主要表现的心绞痛。

4. 干眼症/干燥综合征 早期可眼痛。

5. 糖尿病性眼肌麻痹 开始数日内有同侧眼痛及偏头痛,但瞳孔不麻痹,眼肌麻痹1~2月后恢复。

三、神经定位

1. 肌肉 波及眼外肌如格雷夫斯眼病不累及肌肉与肌腱连接处;IgG4相关眼病以外直肌最明显;结节病;肉芽肿性血管炎;特发性眼眶肌炎即眼眶炎性假瘤,中青年女性,急性/亚急性疼痛,常单侧眼肌麻痹和眼部炎症。

2. 神经根 高位颈神经根损害可导致眼痛和眼眶痛,如枕神经异位性疼痛可位于眶区。

3. 颅神经 许多颅神经出颅后经过或到达眼眶,以Ⅲ、Ⅳ、Ⅵ和Ⅴ1为著。

(1)视神经:视神经炎中以后视神经炎易累及。视神经脊髓炎谱系疾病(NMOSD)86%NMOSD有眼痛,也是最多首发症状,与 MS 相比,NMO 眼眶后疼痛更多(55.2% vs 30.3%)。包括痛性眼肌麻痹综合征、海绵窦综合征、颈动脉海绵窦瘘、视神经相关肿瘤等。

眶尖综合征又名 Rollet 综合征,Borchard 报道 61 岁男性,右眼眶后疼痛 3 周和复视、眼睑下垂和视力下降 1 周,Ⅱ、Ⅲ、Ⅳ、Ⅵ和Ⅴ1 损害。

(2)三叉神经:眼痛和眼眶痛常与三叉神经系统激活有关,三叉神经核接收来自颈三叉神经纤维的输入。

1)三叉自主神经性头痛(TAC):单侧发作伴典型自主神经症状,包括偶发和慢性丛集性头痛,偶发和慢性发作性偏头痛,伴结膜充血和流泪的单侧短暂性神经痛样头痛(SUNCT 综合征)、短暂单侧神经痛样头痛发作伴头面部自主神经症状(SUNA),鉴别要点是发作时限、有无偏头痛样症状及对吲哚美辛反应性。

2)眶上神经痛:Ⅵ末梢支,眶上神经分布范围前额部持续性或阵发性疼痛,为经常间断性一侧或双侧球周、眶周不明原因灼痛或隐痛,眶上切迹处有明显压痛,可见眶上神经出口处眶上切迹有压痛、眶上神经分布区(前额部)呈片状痛觉过敏或减退。

3)带状疱疹:波及Ⅵ。

(3)眼球运动神经:Ⅲ、Ⅵ和Ⅴ1 合并发病。滑车神经痛是偏头痛合并症,眉内侧、眼眶、太阳穴、球后区和/或前额疼痛、压痛或钝痛,眼球过度活动加剧。

4.眶周原发性刺激性头痛 持续长达数秒剧烈疼痛,频率不规则,常发生在外部区域,但疼痛可能在眼睛内部或周围,无自主神经受累,常伴偏头痛。

5.海绵窦 海绵窦还分前中后,临床有必要进一步界定,可见于动脉瘤、海绵窦动静脉瘘、特发性眼眶肌炎、海绵窦感染、海绵窦肿瘤和韦格纳肉芽肿病。痛性眼肌麻痹综合征:眼眶疼痛及眼外肌麻痹,缓解复发倾向;颅内动脉瘤:Ⅲ、Ⅳ、Ⅵ和Ⅴ1 麻痹,患侧眼痛或头痛、眼睑下垂;海绵窦综合征由海绵窦血栓形成、血栓性海绵窦炎引起,眼眶内软组织、上下眼睑、球结膜、额部头皮及鼻根部充血水肿,眼球突出、眼球各方运动麻痹,瞳孔扩大,对光反应消失及眼与额部麻木或疼痛,伴寒战发热。

6.脊髓(高位胸髓和颈髓) 颈源性眼痛源于尾侧三叉神经核即三叉神经脊束核下端位于颈部感觉神经元,最远可达 T2,接收来自颈部和三叉神经纤维输入。

7.脑动脉 颞脑动脉炎:病侧头眼部呈持续刀割样疼痛,局部触痛明显,颞浅动脉红肿、发硬呈条索状可引起动眼神经麻痹,见《头痛》。

8.脑干

(1)偏头痛:眼痛可能与先兆性偏头痛有关,考虑大脑皮质或者脑干的局部症状为先兆。笔者在临床中发现,一部分伴视觉先兆的偏头痛,可以眼眶痛为先兆表现,而非典型的闪光暗点等,也不是丛集性头痛,是否与脑干有关?

(2)复发性痛性眼肌麻痹性神经病:即眼肌麻痹性偏头痛,典型单侧悸痛或跳动性头痛,发作时间为数小时至数日,少数表现眼痛。症状性眼肌麻痹性偏头痛即海绵窦内占位尤动脉瘤。

9.下丘脑 丛集性头痛又称组胺性头痛,下丘脑上视交叉核为主的生物钟紊乱及合并中枢性交感、三叉-副交感神经异常反射,也有认为病灶位于蝶腭神经节和三叉神经半月节。

(1)神经电生理定位:我们做了一部分伴视觉先兆偏头痛患者的脑干听觉诱发电位,Ⅲ~Ⅴ波的潜伏期(PL)均明显延长。

(2)神经影像学定位:海绵窦磁共振增强可见海绵窦、眶上裂或眶尖部异常强化。眼眶 MRI 区分视神经之球内段(视乳头、眼球壁内段)、眶内段(巩膜后至视神经管眶口)、管内段和颅内段(进入颅腔后至视交叉),球内段在常规 MRI 显像欠清,病变累及时较清;眶内段在 T1 和 T2WI 上与白质等信号,视神经周围见脑脊液信号;管内段和颅内段脑脊液较少,增强后不强化,脂肪移植技术可助识别。

四、中西医结合神经定位探索

1. **中医研究** 眼痛和眼眶痛的中医病位自然在眼和眼眶,《目经大成》《审视瑶函》均有目痛一节,基本与神经科无关。中西医结合诊疗较少见,笔者以中药治愈痛性眼肌麻痹综合征1例。痛性眼肌麻痹综合征是海绵窦,眶上裂或眶尖部多种病理过程的共同表现,可见眶后或眶上缘持续疼痛,伴眼球运动神经损害,本病较少见,运用中药治疗,疗效满意。

2. **神经定位指导下的诊疗** 眼痛和眼眶痛的定向和定位诊疗,在鉴别诊断基础上,决定治疗方向,判断预后。如痛性眼肌麻痹综合征定位于海绵窦,但应进一步区分海绵窦前中后部分,以判断预后,也为神经定性指明方向。神经定位指导下针刺治疗:波及眼外肌和视神经及Ⅲ、Ⅳ、Ⅵ和Ⅴ1等,可以进行局部眼针治疗;高位颈神经根损害,选颈夹脊穴;丛集性头痛可选取头皮针治疗。

3. **痛性眼肌麻痹综合征(Tolosa-Hunt综合征)** 疼痛及眼外肌麻痹,有缓解、复发倾向,由海绵窦、眶上裂或眶尖部非特异性炎症导致,特征为Ⅲ、Ⅳ、Ⅴ1、Ⅵ颅神经损害和眼痛、头痛为一侧性,反复发作,肾上腺皮质激素治疗有效。男女发病率相等,30~40岁见。开始为眶上及眶内顽固性疼痛,数日后出现眼肌麻痹。主要表现为Ⅲ、Ⅳ、Ⅵ和Ⅴ1麻痹,动脉周围交感纤维及视神经也可受损。持续数日或数周后可自行缓解,数月或数年后可再发,有些病例经1~6月,即使未治疗症状也可消失,但也可能遗留持久的动眼神经、视神经或视网膜损害。笔者在中药治愈痛性眼肌麻痹综合征1例基础上,研究痛性眼肌麻痹综合征临床特点及中西医结合治疗的疗效,收治5例痛性眼肌麻痹综合征门诊患者,结果5例患痛性眼肌麻痹综合征的患者均有眼眶痛和头痛,颅神经受累以Ⅲ、Ⅳ、Ⅴ1、Ⅵ多见。其4例患者接受激素和大秦艽汤治疗后症状全部缓解,1例经单用大秦艽汤治疗而未接受激素治疗的患者,病情也明显好转,运用大秦艽汤治疗和激素等中西医结合治疗痛性眼肌麻痹综合征有较好疗效。

4. **丛集性头痛** 又称组胺性头痛,密集、短暂、严重单侧钻痛,部位多局限单侧眼眶、眶上、球后和额颞部。起病突然而无先兆,发病时间固定,甚至呈闹钟样发作,持续15分钟至3小时,间隔从隔天1次到每日数次。疼痛剧烈,可伴面部潮红、结膜充血、流泪、眼睑水肿、前额和面部肿胀、瞳孔缩小、眼睑下垂、躁动不安、流涕、鼻塞,多不伴恶心、呕吐,少数有霍纳征。男女比约4:1。可能定位于下丘脑上视交叉核,也可能蝶腭神经节和三叉神经半月节。病案:刘某,男,23岁,2022年8月3日就诊,病程2年,每逢下雨后即有双眼眶抽痛,流泪,持续3~7日,并放射及枕部,无遗传史,苔白脉濡。诊断:发作性丛集性头痛。即针刺双侧顶枕带,泻法,10分钟后眼眶疼痛消失,泼尼松加活血通窍中药方3剂,2日后复诊未发。

参 考 文 献

[1] 黄春联,沈咪,张美君.首发症状为眼痛的蝶筛窦囊肿一例[J].中国实用眼科杂志,2016(9):1027-1028.

[2] 王艳玲,王艳丽.以左眼疼痛为主要表现的心绞痛1例[J].黑龙江医学,1998(2):63.

[3] Toyoda K, Oba H, Kutomi K, et al. MRI imaging of IgG4-related disease in the head and neck and brain[J]. Ajnr American Journal of Neuroradiology, 2012, 33(11):2136-2139.

[4] Rossella Infante, Vincenzo Donadio, Bruna Nucera, et al. Clinical reasoning: young woman with orbital pain and diplopia[J]. Neurology, 2020, 94(7):e752-e757.

[5] Kessler R A, Mealy M A, Levy M. Treatment of neuromyelitis optica spectrum disorder: acute, preventive, and symptomatic[J]. Curr Treat Options Neurol, 2016, 18(1):1-15.

[6] Borchard N A, Nayak J V. Orbital Apex Syndrome[J]. N Engl J Med, 2018,378(17):e23.

[7] Arnold M. Headache classification committee of the international headache society (IHS) the international classification of headache disorders[J]. Cephalalgia, 2018,38(1):1-211.

[8] 李静,李婷,鲜军舫.眼眶 MRI 成像 IDEAL 技术脂肪抑制效果和图像质量评价研究[J].放射学实践,2016,31(8)：695 - 699.

[9] 黄庭镜.目经大成[M].北京：中医古籍出版社,1987.

[10] 王幺东.中药治愈 Tolosa-Hunt 综合征 1 例[J].中国中医眼科杂志,1996(1)：42.

[11] 顾竞,王幺东,沈丽萍,等.大秦艽汤治疗 Tolosa Hunt 综合征的临床研究[C]//第十一次中国中西医结合神经科学术会议论文汇编(承德),2015.

第十节 幻 视

一、概述

幻视是在清醒状态下,缺乏相应外界刺激下,自发产生的虚幻视觉体验。严格而言,幻视(visual hallucination)并不属于神经眼科范畴,可归于高级神经活动。有关幻视的生理病理机制和神经定位,与一般神经眼科症候有较大差异,但幻视毕竟是视觉系统的症候,所以把幻视移入神经眼科最后一章。

幻视是人体视觉中枢或其相邻部位受到刺激时所产生的虚幻知觉,与其他视觉障碍有着云泥之别。按照内容分简单视幻觉和复杂视幻觉。幻视的神经定位颇难,尤其是变性和感染代谢性疾病所致者。视觉皮层中枢包括初级视皮层又称视纹状区和纹外皮层。纹状区接受来自外侧膝状体传来的视觉冲动,刺激性病变可导致闪光、暗影、色彩等视幻觉。Rasmussen R 等绘制将视觉运动信息传递到大脑皮层神经细胞的神经回路,该回路从眼睛神经细胞到大脑皮层神经细胞发送有关视觉运动信息,眼睛中一组特殊神经细胞可确保大脑皮层中视觉神经细胞感知并快速视觉运动。

许多症状与幻视难以区分,畏光乃光敏度增加引起头痛加剧,或因强光引起眼部不适,见于偏头痛,三叉自主神经性头痛,丛集性头痛,紧张型头痛,干眼症等;失认症又称视觉失认症,无视觉缺陷、无失语、无明显智障时对所视物体视而不见、见而不识,为视觉中枢整合功能障碍所致,属皮质盲;表象:事物不在面前时,头脑中出现关于事物形象;视错觉即错视,乃生理上错觉、外界引起几何物理错觉、知觉引起心理错觉及由感觉器官引发错觉;假性幻觉介于知觉和表象间特殊的幻觉,不够鲜明和生动,不具有真性幻觉的客观性,幻视形象常不完整,幻觉并不投射到外界,但患者肯定确实感受到并深信不疑,可见于康金斯基综合征。3.4%健康人有终生视幻觉,儿童青少年居多。

幻视的病理生理源于:异常的感觉输入,构成视觉通路的活动增加;皮质处理异常,其他区域损害、区域间错误交流或某一特定区域内的异常交流导致对视觉皮层区域的抑制减少;异常的唤醒或注意,睡眠障碍或脑干病变影响上行胆碱能、多巴胺能和/或血清素通路。迷幻药(Psychedelic)源自希腊词 Psyche(精神)和 Delos(可见的),麦角酸二乙酰胺最常用也是已知致幻力量最强劲的药物,其潜在机制可能损害抑制性 5 - HT 中间神经元功能,或 5 - HT 受体持续处上调状态,故包括抗抑郁药物均可致幻视。但是内源性的精神分裂症和神经变性疾病是否同一过程,不得而知。

二、定向诊断

1. 精神科 以前出现幻觉就首先考虑精神分裂症,还有精神活性物质所致的精神障碍,部分抑郁症。但是笔者坚持诊断的顺序应该是器质性疾病为先,先排除器质性疾病然后考虑精神科就诊。视幻觉是比较常见的精神病性症状,还会伴有幻听、幻嗅、幻味、幻触等。病理性幻视在意识清晰时出现多见于精神分裂症,意识障碍时出现多见于谵妄状态或朦胧状态。

(1) 精神分裂症：影像不完整,片断或零星,或视物变大、变近或变小、变远,日夜均有。与丘脑与前额叶皮质有关。162 名精神分裂症中 45 例幻视,fMR 显示杏仁核及视觉中枢间联系更强,最强布鲁德曼分区 18,右侧强于左侧。

(2) 创伤后应激障碍：注意类似登山运动员被闪电击中后复杂的幻觉。

(3) 癫痫性精神障碍：自动症表现为某种观念,强制浮现于脑内,缺乏联系,无相应感觉表象,常为同一内容反复呈现。

2. 眼科　Charles Bonnet 综合征(CBS)：有鲜明复杂的视幻觉,多继发于视力障碍,如严重黄斑变性、青光眼、白内障。视网膜：眼前有黑影在飘,闭着眼睛能看到闪光感。视网膜脱落先兆症状为闪光幻觉或飞蚊症；视网膜性偏头痛为反复可逆的单眼视觉障碍如闪烁、暗点或失明。

3. 药物反应

(1) 滴眼液：噻吗洛尔滴眼液可穿越 BBB。

(2) 抗抑郁药：与其他抗抑郁药一样,传统 5-HT 能抗抑郁药引发幻视(且仅有幻视),包括舍曲林、度洛西汀、西酞普兰等,曲唑酮偶可诱发幻觉,极低剂量的曲唑酮可能对 5-HT 能及胆碱能传递造成影响。

(3) 抗生素脑病：氯霉素,吡喹酮,头孢,异烟肼,左氧氟沙星,伏立康唑。

(4) 止痛药：曲马多,麦角咖啡因,对乙酰氨基酚。

(5) 心血管药物：地高辛,酒石酸美托洛尔,降压药。

(6) 帕金森病药物：左旋多巴；苯海索和金刚烷胺不少见。

(7) 中药：洋金花。

笑气可致视幻觉。

4. 中毒

(1) 酒精中毒：酒精性幻觉症：长期大量饮酒,突然停止饮酒或减量后 24 h 内可出现大量鲜明幻觉；酒精中毒：丰富幻视,形象多生动鲜明,某些视幻觉(如虫子、红色大象)是酒精中毒特异幻觉；酒精性震颤。

(2) 毒品：吸食大麻、可卡因等毒品后。海洛因脑病。

(3) 金属：铅中毒精神障碍。

5. 血液科　缺铁性贫血伴发的精神障碍。

6. 神经外科　枕叶癫痫外科切除术后出现复杂幻视。

三、神经定位

1. 脑干　中脑可发生黄昏视幻觉,见于帕金森病,卒中。发作性睡病可能与脑干网状结构上行激活系统功能降低或脑桥尾侧网状核功能亢进有关。大脑脚 Lhermitte 幻觉现象指鲜活色彩丰富的具体事物,以人、动物视幻觉为特征,不会误认为是现实,大脑脚即中脑腹侧部。病案：赵某,男,65 岁,幻视一周于2022 年 3 月 9 日,CT 示左大脑脚占位。患者不愿手术,2022 年 9 月 19 日再次门诊,CT 体积增大且密度增高,次日颅脑常规 MRI 平扫＋DWI＋MRA 示脑干左侧、大脑脚区占位,考虑血管瘤伴出血可能；两侧额顶枕叶、半卵圆区多发小缺血灶,幻视尚存(图 4-1-1)。

2. 丘脑　PD 视幻觉可有丘脑低代谢和萎缩,右侧丘脑内侧核可能有关。丘脑卒中致视幻觉不罕见。

3. 大脑　幻视症可发生于波及大脑额颞顶枕叶等 TIA、自身免疫性脑炎及感染中毒状态,为不成形的视觉如光感、色彩闪动等。

(1) 枕叶：无定形闪光或色彩,对光线、颜色及物体、人物、动物或几何图形幻觉,枕叶癫痫、肿瘤和卒中。大部分枕叶癫痫先兆为视觉,以简单幻视或复杂视幻觉,以斑点、光线或其他几何形状形式出现,白色、黑色或彩色,发作开始或早期发作向距状裂皮质扩散。涉及边缘系统还包括记忆或情感内容的复杂视觉症状,如回忆场景。

梭回后部:视物变形或失认,失明但自己否认即安东(Anton)综合征。

(2)颞叶:颞叶广泛损害呈逆向性遗忘及复合性幻觉幻视。视觉通路中背侧视觉通路即 what 通路,走行于颞叶外侧,参与视觉加工,其缺损症状为偏侧视野缺失、视觉失认,刺激症状即视幻觉、光幻觉痫性发作。

(3)顶叶:视幻觉常伴躯体幻觉如动视症、自视现象、复杂场景幻视、视物显远症、隧道视觉和视物显大征。

(4)额叶:额叶的视觉先兆报道很少,左前额叶皮层的电刺激反复诱发复杂视觉幻觉,尤其面孔幻觉,背侧和腹侧视觉信号流都延伸到前额叶皮层,来自前额皮质的面孔幻觉可能由于与梭状回交互作用,梭状回是面孔识别部位中枢。

(5)联合皮质:颞顶部;C9orf72 突变相关额颞叶痴呆;发作于颞顶枕联合区、顶上小叶、顶内沟的癫痫产生视觉运动错觉发作、视物运动。

(6)胼胝体:胼胝体变性;韦尼克脑病。

1)神经电生理定位:VEP 和视网膜电图帮助不大。Chen 等用视觉诱发磁场研究 6 名视觉雪花综合征患者,2 名有持续视皮质过度兴奋性表现,与枕叶皮质过度兴奋(枕叶皮质兴奋性的阈值降低)/适应性下降有关。

2)神经影像定位:脑梗死和脑部肿瘤可以明确定位,如基底动脉尖综合征有幻视等,CT/MRI 显示丘脑、中脑、脑桥、小脑、颞叶内侧、枕叶梗死灶。

四、中西医结合神经定位诊疗

1. 中医认识 《金匮要略·妇人杂病脉证并治》云"妇人伤寒发热,经水适来,昼日明了,暮则谵语,如见鬼状者,此为热入血室。治之无犯胃气及上二焦,必自愈""妇人中风,七八日续来寒热,发作有时,经水适断,此为热入血室。其血必结,故使如疟状,发作有时,小柴胡汤主之"。宋濂《宋学士文集·翰苑续集》中有:治留守卫吏陆某患病发热,幻视见鬼神,手足掣动,其他医生予黄连清心汤无效,遂邀戴思恭诊治,云"这位患者形神疲惫而且面色无光泽,并非实热,而是虚热之象,当宗李杲的甘温除大热之法,即是《内经》中所说的'损者温之'之法"。投以参芪等甘温之剂而转危为安。

十三鬼穴出自《备急千金要方》,是治疗癫狂等精神疾患的十三个经验效穴,历代文献略有差异,今多指人中(鬼宫)、少商(鬼信)、隐白(鬼垒)、大陵(鬼心)、申脉(鬼路)、风府(鬼枕)、颊车(鬼床)、承浆(鬼市)、劳宫(鬼窟)、上星(鬼堂)、男会阴女玉门头(鬼藏)、曲池(鬼腿)、海泉(鬼封)等十三穴。针灸大部分是个案,针灸联合抗精神病药物治疗脑卒中后幻觉症 95 例,83.3% 满意效果。

2. 神经定位指导下的针刺治疗 幻视可能波及整个视觉通路,单纯的幻视累及枕部小部分。所以单纯的幻视笔者一般选取枕区头皮针;而情节丰富、细节鲜活的复杂幻视,生动彩色的幻觉与上行性网状激活系统相关的复杂幻视,则依据临床神经定位和影像学证据,从眼区周围至额顶颞枕区等,整个视觉通路广泛取穴。依据神经定位的头皮针分区治疗方案如下。

(1)脑干:取穴风池,风府等+头皮针枕叶投射区枕上正中线和枕上旁线。

(2)枕叶:进行 rTMS+头皮针,枕叶投影区枕上正中线和枕上旁线为主。

(3)颞叶:颞后线、顶颞后斜线。

(4)顶叶:顶旁 2 线、顶颞前斜线。

(5)额叶:额旁 3 线、额中线。

五、相关疾病的幻视

1. **偏头痛** 与大脑皮质扩布性抑制有关。约 30% 偏头痛患者有视觉先兆。常发生在头痛发作前,也常在头痛发作过程中、甚至延续到头痛发作后。幻觉色彩不明显,锯齿状的线条居多。多数偏头痛先兆持续超过 5 分钟,通常 20~30 分钟。

(1)视觉先兆:偏头痛典型表现,多为一个暗点或小光点逐渐扩大,典型离心或向心性向周围横向扩散(5~60 分钟内),或伴闪光感,暗点边缘可表现为锯齿状,多为双侧性,可伴感觉或言语变化,头痛常在 1 小时内出现。偏头痛发作的灰质体积变化主要集中在包括左侧枕中回和距状裂周围皮质的左侧枕叶,超过 90% 先兆偏头痛好患者有视觉先兆症状,故笔者针对偏头痛发作期治疗,常常进行 rTMS+头皮针,以枕叶投影区枕上正中线和枕上旁线为主。

(2)感知觉异常:合并视觉先兆的偏头痛患者可视物变形感,描述为通过外花筒、碎玻璃等观察,造成对自身、周围环境物体扭曲知觉。

(3)复杂视幻觉:包括各种类型的视物变形、脸部变形和马赛克、万花筒或立体派视觉。雪花状视野:类似电视机上细小闪烁点的雪花屏。

(4)孤立性偏头痛先兆:幻视发作期间无头痛发作,视野中的线条曲折,并不是视力丧失,只涉及一眼。

2. **癫痫** 枕叶癫痫:视幻觉持续几分钟或更短,幻觉色彩明显,通常是圆形。晚发儿童枕叶癫痫视幻觉常见,早发良性儿童枕叶癫痫发作中并不常见。有简单视幻觉和视错觉,如发作性盲点、偏盲、黑蒙或看到火花、闪光、光幻觉及复视,知觉性错误如视物大小和远近异常、视觉变形。若放电扩散到颞顶枕区出现复杂视幻觉,丰富多彩的景象,视物变形或变小,偶尔能看到自己形象即自窥幻觉。始于枕颞区或颞叶前内侧区的癫痫发作与枕部发作一样,右颞后区发作可"电影式发作"一系列闪烁剧照。

3. **帕金森病** 20%~60% PD 伴幻觉,多为视幻觉。早期病理解剖发现 PD 伴视幻觉患者边缘系统的路易小体沉积增加。功能影像提示伴视幻觉 PD 的视觉通路及视觉皮层存在广泛皮质病变,主要是一级神经元和外侧膝状体萎缩。PD 视幻觉中有大脑结构广泛变化包括楔前叶、扣带回、额上回和额下回等灰质体积减小。PD 伴视幻觉者以白质损害严重尤其丘脑核中,皮质相对保留,丘脑后辐射更明显。PD 视幻觉发作呈间断性,没有触发点及先兆,持续数秒至数分钟,多为黄昏幻觉。分典型视幻觉和小幻觉,典型视幻觉为复杂性视幻觉,多为人影,小幻觉为性幻觉、通过性幻觉及错觉,自知力慢慢减退。小幻觉持续时间短暂,自知力保留,包括通过性视幻觉、存在性视幻觉、空想性视幻觉等。

病案 1:徐某,男,57 岁,确诊 PD15 年,运动症状控制不满意,且反复幻视,呈碎片黑白,曾去精神卫生中心治疗无效,2017 年 5 月 18 日入院。不改变左旋多巴基础治疗前提下,进行 rTMS+头皮针+氯氮平治疗,双枕叶 120% 运动阈值(MT)、1 Hz 的 rTMS 治疗,枕叶投影区枕上正中线和枕上旁线为主,额旁 3 线、额中线为辅头皮针,氯氮平 8.25 mg,每日 3 次。2 周后幻视明显减少但未完全消失。枕叶 rTMS 改善 PD 幻视,可能与影响 γ 相干性和功率谱有关。其子后电告患者 2021 年在养老院去世,一直有程度不等的幻视。

病案 2:黄某,女,75 岁,确诊 PD 10 年,运动控制尚可,反复夜间幻视 1 个月于 2023 年 2 月 10 日入院,伴拍打自己,下床外跑。不改变左旋多巴基础治疗,头皮针+氯氮平治疗,枕叶投影区枕上正中线和枕上旁线为主,额旁 3 线、额中线为辅头皮针,氯氮平 12.5 mg,每日 2 次。2 周后幻视和 RBD 消失出院。

4. **路易体痴呆(DLB)** 波动性认知功能障碍、反复发作形象生动的波动性视幻觉(包括感观性幻觉、系统性妄想)和自发的帕金森综合征。视幻觉是诊断 DLB 的核心标准,50%~80% 患者在早期视幻觉,内容色彩丰富,可痛苦恐怖印象,也可愉快视觉。DLB 视幻觉可能定位于背内侧丘脑。

5. **阿尔茨海默病** 36 例 AD 视幻觉和无视幻觉各半,有幻觉患者得分显著低于无幻觉患者,AD 患者视幻觉的前额叶执行功能明显损害。

6. 视觉雪花综合征（VSS） 视野中出现无数小的动态或静态小点，类似于电视机雪花感，持续达数十年之久，难以自愈，有持续后像、增强的内视现象、畏光、夜视受损或其他持续阳性视觉症状。发病机制不清，与偏头痛、耳鸣、焦虑、抑郁共患率高。采用滤色镜片可以改善，偏头痛药物和拉莫三嗪有效。

7. 亚急性联合变性 笔者在研究亚急性联合变性的大脑损害中发现，10 例 SCD 患者部分存在视幻觉，妄想等。

8. 脑梗死 枕叶脑梗死可见闪光幻视，脑桥梗死可致黄昏幻觉。更有以视幻觉起病的丘脑梗死，一般选取枕区投影区头皮针如枕上正中线和枕上旁线为主，其他区域按前一节神经定位指导下的针刺治疗幻视。值得注意的是，体格检查和眼科评估正常也不能排除以幻视表现的 TIA。

病案：徐某，男性，77 岁，2022 年 6 月 14 日入院，头晕幻视 1 周，神经系统检查：双上肢肢体肌力 V级，双下肢肢体肌力 V-级，病理征未引出，舌淡暗，苔薄白，脉弦涩。颅脑常规 MRI 平扫＋DWI＋MRA示两侧额顶叶、两侧基底节及放射冠区腔梗灶、小缺血灶，轻度脑白质变性，脑萎缩，第五、六脑室形成。证属中风病之气虚血瘀证，治以益气活血通络，方予补阳还五汤加减：黄芪 60 g，当归 15 g，赤芍 15 g，地龙6 g，川芎 15 g，红花 10 g，桃仁 10 g，rTMS＋头皮针治疗，双枕叶 120% 运动阈值（MT）、1 Hz 的 rTMS 治疗，枕叶投影区枕上正中线和枕上旁线为主、顶中线为辅头皮针。1 周后幻视完全消失（图 5 - 10 - 1）。

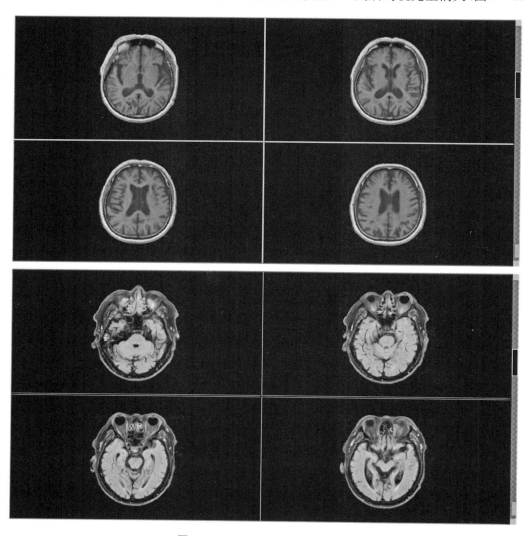

图 5 - 10 - 1 患者徐某头颅 MRI

9. 可逆性后部脑病综合征(RPLS) 大脑后部白质病变,特征性神经影像异常通常见于顶颞枕叶白质,与高血压、肾功能衰竭及可能诱发 RPLS 药物抗肿瘤药、贝伐单抗、环孢素、双氯芬酸、静脉注射入免疫球蛋白、利奈唑胺、他克莫司、沙利度胺及麻疹疫苗等有关,适当治疗可逆。

10. 爱丽丝梦游仙境症(AIWS) 又称视微症,长久观察后突然像爱丽丝漫游仙境一样,周围事物忽然变大变小,有时有马赛克视觉效果,也会有时空扭曲感,包括躯体症状(对身体大小感知紊乱)、视觉错觉(大小或距离有关变形症)和意识紊乱(去意识化、去人格化、躯体精神双重性)。常见于儿童和青少年,病因不明,儿童 AIWS 常见于癫痫、偏头痛、EB 病毒感染,成人为偏头痛。

参 考 文 献

［1］ Rasmussen R, Matsumoto A, Sietam M D, et al. A segregated cortical stream for retinal direction selectivity[J]. Nature Communications, 2020, 11(1): 831.

［2］ Pearson J, Chiou R, Rogers S, et al. Sensory dynamics of visual hallucinations in the normal population[J]. Elife, 2016(5): e17072.

［3］ Ffytche DH. Thehodology of hallucinations[J]. Cortex, 2008, 44(8): 1067 - 1083.

［4］ Gustavo S, Maria M A. Distressing visual hallucinations after treatment with trazodone[J]. Case Reports in Psychiatry, 2017: 1 - 5.

［5］ Ford J M, Palzes V A, Roach B J, et al. Visual hallucinations are associated with hyperconnectivity between the amygdala and visual cortex in people with a diagnosis of schizophrenia[J]. Schizophr Bull, 2015, 41(1): 223 - 232.

［6］ Kleiter I, Luerding R, Diendorfer G, et al. A lightning strike to the head causing a visual cortex defect with simple and complex visual hallucinations[J]. Journal of 7. Neurology Neurosurgery & Psychiatry, 2009, 78(4): 423 - 426.

［7］ Nanda T, Rasool N, Callahan A B, et al. Ophthalmic timolol hallucinations: a case series and review of the literature [J]. J Glaucoma, 2017(26): e214 - e216.

［8］ Gustavo S, Maria M A. Distressing Visual Hallucinations after Treatment with Trazodone[J]. Case Reports in Psychiatry, 2017: 1 - 5.

［9］ Choi E J, Lee J K, Kang J K, et al. Complex visual hallucinations after occipital cortical resection in a patient with epilepsy due to cortical dysplasia[J]. JAMA Neurology, 2005, 62(3): 481 - 484.

［10］ 戴光明.中脑卒中与黄昏幻视[J].中国临床神经科学,1999(2): 57 - 58.

［11］ 周晓艳,张红,许顺良.以幻视、记忆力下降发病的丘脑梗死一例[J].中华神经科杂志,2016,49(1): 71 - 72.

［12］ Blanke O, Landis T, Seeck M. Electrical cortical stimulation of the human prefrontal cortex evokes complex visual hallucinations[J]. Epilepsy & Behavior E & B, 2000, 1(5): 356 - 361.

［13］ Chen B S, Lance S, Lallu B, et al. Visualsnow: Not so benign[J]. Journal of Clinical Neuroscience, 2019: 37 - 39.

［14］ 杨丽英,范勤毅,李洋,等.针灸联合抗精神病药物治疗脑卒中后幻觉症临床观察[J].齐齐哈尔医学院学报,2015(8): 1162 - 1163.

［15］ Smith SV. Neuro-ophthalmic symptoms of primary headache disorders: why the patient with headache may present to neuro-ophthalmology[J]. J Neuroophthalmol, 2019, 39(2): 200 - 207.

［16］ 王迎双,王雅娟,肖哲曼.偏头痛患者基于体素形态学与功能连接分析[J].临床神经病学杂志,2022,35(4): 241 - 245.

［17］ Burke M J, Joutsa J, Cohen A L, et al. Mapping migraine to a common brain network[J]. Brain, 2020, 143(2): 541 - 553.

［18］ Vincent M B. Vision and migraine[J]. Headache, 2015, 55(4): 595 - 599.

［19］ Ffytche D H, Pereira J B, Ballard C, et al. Risk factors for early psychosis in PD: insights from the Parkinson's Progression Markers Initiative[J]. Journal of Neurology Neurosurgery & Psychiatry, 2017, 88(4): 325 - 331.

［20］ Zarkali A, Mccolgan P, Leyland L A, et al. Fiber-specific white matter reductions in Parkinson hallucinations and visual dysfunction[J]. Neurology, 2020, 94(14): e1525 - e1538.

［21］ O'brien J, Taylor J P, Ballard C, et al. Visual hallucinations in neurological and ophthalmological disease: pathophysiology and management[J]. J Neurol Neurosurg Psychiatry, 2020, 91(5): 512 - 519.

［22］ Th A，Lh A，Bg B，et al. The therapeutic role of repetitive transcranial magnetic stimulation（rTMS）in parkinsonian visual hallucinations：Electrophysiological correlates［J］. Journal of Clinical Neuroscience，2019，69：281 - 284.

［23］ Brooks D，Lewis S，Halliday G M，et al. Limbic thalamus atrophy is associated with visual hallucinations in Lewy body disorders［J］. Neurobiology of Aging：Experimental and Clinical Research，2022（112）：122 - 128.

［24］ Grossi D，Carotenuto A，Trojano L，et al. Do frontal dysfunctions play a role in visual hallucinations in Alzheimer's disease as in Parkinson's disease? a comparative study［J］. Psychology & Neuroscience，2011，4（3）：385 - 389.

［25］ Puledda F，Schankin C，Goadsby P J. Visual snow syndrome：A clinical and phenotypical description of 1,100 cases ［J］. Neurology，2020，94（6）：e564 - e574.

［26］ 王叾东,蔡定芳,徐桂芝,等.亚急性联合变性大脑损害的表现［J］.临床神经病学杂志,2001,14(2)：105 - 106.

［27］ 周晓艳,张红,许顺良.以幻视、记忆力下降发病的丘脑梗死一例［J］.中华神经科杂志,2016(1)：71 - 72.

［28］ 刘洋,张莉芸,张改连,等.环孢素致可逆性后部脑病综合征［J］.药物不良反应杂志,2017,19(1)：63 - 64.

［29］ Fine EJ. The Alice in wonderland syndrome［J］. Prog Brain Res，2013，206：143 - 156.

［30］ Paniz-Mondolfi AE，Giraldo J，Rodríguez-Morales AJ，et al. Alice in Wonderland syndrome：a novel neurological presentation of Zika virus infection［J］. J Neurovirol，2018，24（5）：660 - 663.

第六章
耳鼻咽喉症候

第一节　耳　　聋

一、概述

　　耳聋分神经性耳聋或传导性耳聋,感音神经性聋波及耳蜗、听神经和脑干及皮层听觉中枢径路。听觉传导路径:耳蜗神经起于内耳螺旋神经节的双节细胞,周围支止于内耳的螺旋器,中枢支进入内听道,组成耳蜗神经,在脑桥尾端终止于绳状体背侧及腹侧的耳蜗神经前后核,此核发出纤维在脑桥的同侧和对侧上行,组成外侧丘系,终止于四叠体的下丘及内侧膝状体,再由内侧膝状体发出纤维经内囊、豆状核下部形成听辐射,终止于颞横回的皮质听觉中枢。

　　内耳又称迷路,由骨迷路和膜迷路构成。骨迷路由致密骨质围成,是位于颞骨岩部内曲折而不规则的骨性隧道。膜迷路套在骨迷路内,充满内淋巴液,骨迷路和膜迷路之间的腔隙内被外淋巴液填充,内、外淋巴液互不相通。内耳分两部分即耳蜗-听觉器和前庭-平衡器,两者都浸泡在共通的内外淋巴液之中,故内耳兼听觉和感受位置变动功能。毛细胞传导机制为:正的蜗内电位和负的毛细胞静息电位构成跨过毛细胞顶部膜的电压梯度,耳蜗隔膜的运动引起毛细胞静纤毛弯曲,随之牵引静纤毛之间的横向连接,使静纤毛离子通道开放,离子顺着电压梯度进入毛细胞,使之去极化而释放化学递质兴奋听神经纤维。内耳将声音转变为神经冲动,传递声音信息,而后将信息从蜗后传入到大脑皮层听觉中枢。

　　颞叶与听觉有关涉及脑区为颞上回和颞横回,又称听区。初级听觉皮质位于颞横回布罗卡 41 区,是听觉主要接受区。初级听觉皮质接受来自双侧内侧膝状体发出的听辐射,同时发出纤维至脑干,构成听觉相关的脑干反射。内侧膝状体的纤维束来自双侧,故单侧初级听觉皮层受损可能无耳聋耳鸣。听觉联络区又称次级听区听觉联络区,位于颞上回布罗卡 42 区和 22 区,与韦尼克失语(优势半球颞上回后部 BA42区)和命名性失语(优势半球颞叶后部、颞顶交界处)有关。非优势半球颞上回听联络区受损会引起声音的失认、乐感丢失。

二、定向诊断

　　耳聋的定向诊断关键要区分感音神经性耳聋或传导性耳聋,常规的神经系统检查即给予指向性判断,前者为音叉试验气传导较骨传导强,即林纳试验阳性(林纳阳性代表正常,阴性为异常)。临床听力检查的正确做法：医生面向患者，双手同时伸出放到双耳旁，搓动其中一只手的手指发出声音，问患者，有没有听到？如有，问其声音在哪一边。当混合性耳聋时，很难凭借林纳试验（Rinne test）和 Weber 征来界定。进一步的音叉检查中，以比较施瓦巴赫试验最有用，施瓦巴赫试验为受试耳与正常（检查者）耳骨导比较，传导性聋时，骨导听力较正常延长，为施瓦巴赫试验延长；感音神经聋时，骨导听力下降，为施瓦巴赫试验缩短，其时施瓦巴赫试验一锤定音。

传导性耳聋：外耳道、中耳腔、鼓膜、听骨、咽鼓管等，可见于先天性畸形如外耳中耳畸形、后天性外耳道发生阻塞如耵聍栓塞、骨疣、异物、肿瘤、炎症或耳硬化症等；航空性耳聋，潜水性内耳损伤。

神经性耳聋：多见声损伤、先天性耳聋、老年性耳聋、遗传性或基因性耳聋、梅尼埃病等。

1. 先天性　内耳畸形（迷路缺失、共同腔畸形、耳蜗未发育、耳蜗发育不全和不完全分隔型）。非遗传性耳聋包括妊娠期受病毒、梅毒、细菌感染或服用耳毒性药物、新生儿缺氧、新生儿高胆红素血症、噪声接触、分娩时头部外伤、放射等。遗传性耳聋如 Waardenburg 综合征。

2. 药物中毒　多见氨基糖苷类抗生素、奎宁、水杨酸、顺铂、苯妥英钠、扑米酮、阿司匹林、奎宁、咖啡因、速尿、利尿酸和噻嗪类利尿剂等，多双侧性且伴耳鸣，毒性与剂量有关，常反复应用后出现，也可短程常规剂量时加剧。

3. 感染　各种急性传染病、细菌性或病毒性感染，如流行性乙型脑炎、流行性腮腺炎、化脓性脑膜炎、麻疹、猩红热、流行性感冒、耳带状疱疹、伤寒等均可损伤内耳导致神经性耳聋。突发性耳聋原因不明，与内耳微循环障碍和病毒感染有关。COVID-19 相关耳聋：哮喘患者接受 COVID-19 治疗时突然发作永久性感音神经性听力丧失。

4. 外伤　颅脑外伤及颞骨骨折损伤内耳结构，导致内耳出血，或因强烈震荡引起内耳损伤；耳部手术误伤内耳。

5. 噪声　爆震性聋；噪声性聋。

6. 高龄　老年聋属生理性，但与动脉硬化等有关。

7. 免疫　自身免疫性感音神经性聋呈进行性和波动性，可累及单耳或双耳。

8. 放射病　慢性放射损伤，尤对食道癌和鼻咽癌放射治疗后。

9. Ⅱ型糖尿病　缓慢渐进性的双侧对称性感音神经性聋，分耳蜗性聋和蜗后性聋，以高频听力下降为主。

10. 线粒体病　混合性耳聋兼具传导和感音，如慢性化脓性中耳炎、耳硬化症晚期等。

三、神经定位

1. 肌肉　进行性肌营养不良，尤其Ⅱ型强直性肌营养不良常见耳蜗感音神经性听力障碍。

2. NMJ　重症肌无力。

3. 内耳　高频听力首先受损，出现山谷状听力缺损，耳蜗螺旋器病变不能将音波变为神经兴奋或神经及其中枢途径发生障碍不能将神经兴奋传入。梅尼埃病（MD）耳聋发病初为波动状态，病情缓解后可逆，从低频开始后累及高频，最终耳聋永久性，不再产生波动，不会全聋。眩晕发作前存在听力损失称为迟发性膜迷路积水，部分 MD 开始即严重耳聋。笔者搜集 20 例莱穆瓦耶综合征，先有耳聋耳鸣发作。

4. 耳蜗神经　听神经本身病变，内耳和听神经均可致耳蜗性耳聋。梅毒可通过颞骨骨炎、内淋巴囊周围纤维化导致迷路积水或侵犯第Ⅷ脑神经致耳聋。

5. 颅底　颅底骨折肿瘤。

6. 脑桥小脑角　听神经瘤极少真正发自听神经，多来自前庭上神经，其次前庭下神经，应为前庭神经鞘瘤,最常见桥小脑角区肿瘤,慢性不对称感音神经性耳聋。

以下为中枢性耳聋,位于脑干与大脑,累及蜗神经核及其中枢传导通路、听觉皮质中枢,包括部分小脑。

7. 小脑 小脑前下动脉(AICA)供血区导致听觉和前庭功能联合损伤,中枢体征可能渐进出现,以孤立性听觉前庭损伤起病,初期 MRI-DWI 可正常,但发病数天后开始出现中枢神经体征,可能为内耳或脑干前庭的缺血耐受性相对较差所致,提示急性听觉前庭功能障碍可能是 AICA 供血区梗死先兆表现。另外,少数 AICA 供血区梗死患者也可表现类似梅尼埃病的发作性前庭综合征,也有小脑出血。

8. 脑干 累及耳蜗神经核产生一侧耳聋,程度轻;一侧耳蜗神经核与对侧交叉纤维致双侧耳聋,以部分性感音性耳聋多见,常见于脑桥和延髓。部分后循环缺血性卒中以孤立性听觉前庭功能损伤起病,如脑桥卒中,如累及斜方体的脑桥出血。内听动脉闭塞直接导致突发性耳聋,而内听动脉梅毒血管炎侵犯内听动脉也致突发性耳聋。

9. 丘脑 卒中。

10. 大脑

(1) 皮层下:左侧基底节出血。

(2) 皮质:皮质性耳聋,难以辨别声音的辨距、性质,有时虽然听觉不受损害但对语言审美能力降低。一侧耳蜗神经核纤维投射到双侧的听觉皮质,一侧听觉皮质受损或传导通路的一侧受损产生一侧或双侧听力减退。Susac 综合征为耳蜗顶、视网膜及脑内梗死,为亚急性脑病、视网膜下颞叶分支动脉闭塞及神经性耳聋。

(3) 脑膜:脑膜癌变。

神经影像:内听道 CT/MRI 能充分显示此部位病变。

四、神经电生理定位

1. 电测听 传导性耳聋以低频音降为主,神经性耳聋以高频音下降为主,混合性耳聋则低、高频均受损。

2. 听觉脑干诱发电位(BAEP) BAEP 能够及时判断感音神经性耳聋的病灶部位,Ⅰ～Ⅴ波记录听神经至听皮质的听觉通路神经电活动。一部分内听道脑干病变可通过神经电生理进一步定位。李晶等分析BAEP 变化特点,能及时判断感音神经性耳聋患者的病灶部位。

3. 耳蜗电图 实际是听觉诱发电位中的初潜伏期反应,严格的单侧性,为诊断内耳疾病的重要方法,常用于耳聋的定性定位诊断和突聋的预后判断。

五、耳聋的中西医结合神经定位探索

1. 中医病位 论及耳与脏腑的关系,早在《素问·阴阳应象大论》中就有"肾主耳……在窍为耳"。故历来多将耳归属肾系,耳者肾之窍,足少阴之所主,人身十二经络中,除足太阳、手厥阴,其余十经络皆入于耳,惟肾开窍于耳,故治耳者以肾为主。

其实耳与心息息相关,耳心关系客观存在,耳心关系的阐述可上溯至《素问·金匮真言论》。《医贯·卷五》云:心亦开窍于耳,何也? 盖心窍本在舌,以舌无孔窍,因寄于耳。此肾为耳窍之主,心为耳窍之客尔。《张氏医通》指出:"耳者肾之窍足少阴所主,然心也寄窍于耳。"故耳虽为肾之窍,但如无心血与心神的正常运作,肾为水脏,藏精主骨生髓,心属火,主血脉而藏神,如此心肾相交,水火既济,耳根清净。

故耳聋病位在肾心胆,《临证指南医案》认为肾开窍于耳,心寄窍于耳,胆脉附于耳。张景岳认为:"盖凡火邪、风邪,皆令气壅,壅则闭也;怒则气逆,逆则闭也;窍伤则气窒,窒则闭也;虚则气不充,不充则闭也。

凡邪盛气逆而闭者,实闭也;气不足而闭者,虚闭也。"故病机上执虚实两端。

体虚失聪,治在心肾;邪干窍闭,治在胆经。盖耳为清空之窍,清阳交会之所。如温、暑、火、风侵窍而为耳聋者,笔者从之以栀子、薄荷、竹叶,此轻可去实之法,轻清泄降;如少阳相火加荷叶、菊叶、夏枯草、蔓荆子、牡丹皮辛凉味薄之品清泄少阳郁热。如心肾两亏加用熟地黄、龟甲、鳖甲、麦冬、牛膝、五味子、山茱萸、白芍和人参味浓质重之药,壮水制阳,酸味入阴,咸以和阳。

2. 经络穴位与耳聋 《针灸甲乙经》曰:"耳聋,两颞痛,中渚主之。耳浑浑无所闻,外关主之……聋,耳中癫溲,癫溲者若风状,听会主之。耳聋填填如无闻,哝哝嘈嘈若蝉鸣,听宫主之。聋,翳风及会宗下空主之。耳聋,嘈嘈无所闻,天容主之。聋,耳中不通,合谷主之。耳聋无闻,天窗主之。"另有耳聋穴,定位于股外侧,髋关节于膝关节连线的中点,对暴聋、梅尼埃病等颇验。

《针灸大成》中治耳鸣、耳聋选用经穴差异性小,治疗耳鸣耳聋以局部经穴为主,循经取穴为辅。在古今针灸治疗突发性耳聋的选穴规律研究中发现,循经取穴、辨证取穴以及局部取穴,应用频次较多为听宫、听会、翳风、耳门、中渚、风池、完骨、外关、合谷、太冲等,主穴最多为病耳局部如耳门、听宫、听会等,其次远端取穴如合谷、外关、三阴交和曲池等;选用足少阳胆经、足太阳膀胱经、手少阳三焦经为主穴,选用任脉、督经、足少阴肾经、手厥阴心包经等经穴为配穴;按穴位部位分析,头面颈项部最多以耳周穴位为主;其次为双上肢。与温氏等大数据分析突发性耳聋选穴重视耳部穴位与远端配穴相结合,频次为翳风、听会、听宫、耳门、中渚,归经依次手少阳三焦经、足少阳胆经,关联度较高的腧穴组合是翳风-听宫、翳风-听会、听会-听宫。

百会为督脉穴位,督脉入络于脑,头为诸阳之会,百会位于巅顶,为手、足三阳经与督脉、足厥阴肝经的交会穴,统督一身之阳;风池为足少阳胆经腧穴,足少阳胆经从耳后入耳中,出耳前;听宫为手太阳小肠经的穴位,其经脉入耳中,翳风为手少阳三焦经的穴位,其经脉沿耳后入耳中,出耳前;中渚属手少阳三焦经,是治耳聋的要穴。

程凯论述耳聋与手少阳三焦经、手太阳小肠经、足少阳胆经的关系,认为三条经脉均"从耳后、入耳中、出走耳前",故耳内称作宗脉,即汇聚、汇总在耳内的脉。程氏认为手少阳三焦经基本是外感所致耳聋,手太阳小肠经与颈源性耳聋有关,足少阳胆经与暴聋有关,但没有论及脑干以上的中枢性耳聋。

3. 神经定位指导下的耳聋诊疗

(1)耳:笔者常选太溪、复溜、中渚、耳门。手少阳三焦经主治外感所致耳聋,手太阳小肠经针对颈源性耳聋,暴聋选取足少阳胆经穴位。如航空性耳聋与飞行、潜水等压有关,笔者在2017年元宵节飞北京途中就曾患航空性中耳炎,飞行中突然充耳不闻,下飞机后自己针刺外关、中渚立愈。

(2)前庭神经:针刺局部的翳风、耳门、风池、完骨往往有效。

(3)脑干:暴聋与内听动脉闭塞有关,尽管暴聋病位在脑,但更确切位于脑干,包括耳蜗神经核,针刺风池、完骨往往有效。病案:李某,男,49岁,2012年3月16日就诊,突然左耳聋3日,内听道CT未见异常。无耳鸣,苔白腻边齿痕,舌质淡白,脉沉弦无力。暴聋-阳虚水泛,痰瘀闭窍,拟温阳利水、祛瘀化痰开窍,附片15 g,干姜9 g,炙甘草10 g,肉桂3 g,白芷10 g,葛根30 g,石菖蒲10 g,血竭1 g,冰片0.1 g,此处白芷代替麝香以芳香开窍,冰片导引直达病所,血竭破血祛瘀。次日左耳已经闻隐隐约约之声,再针刺风池、完骨、外关和中渚,顿感耳聪。

(4)听觉皮层:头皮针顶颞前斜线和顶颞后斜线为主。

六、相关疾病的耳聋诊疗

1. 帕金森病听觉障碍 与α-突触核蛋白沉积于内耳传出神经系统有关,主要为高频听力受损,有研究表明帕金森病患者的脑干听觉诱发电位Ⅴ波潜伏期、Ⅰ-Ⅴ波峰间潜伏期延长。PD步态不稳与前庭功能损伤有关。前庭诱发肌源性电位起源于椭圆囊和球囊,分别为眼前庭诱发肌源性电位和颈前庭肌源性诱发电位(cVEMP)。cVEMP 是由前庭神经核和未交叉的内侧前庭脊髓束在低位脑干和脊髓下行介导,波形可分为两部分,早期的双向正负波(p13 - n23),来源于椭圆囊,第二部分的双向负正波(n34 - p44),可能来源于声音的刺激和前额的诱发反应。Pollak 等对 54 例先天性帕金森病患者 cVEMP 检测,其中 20 例双侧 cVEMP 未能检出,而 Shalash 等报告帕金森病患者 cVEMP 双侧 P13 波和对侧 N23 波潜伏期延长,双侧 p13 - n23 波幅降低,是否提示脑干非对称受损有待研究。头皮针选顶颞前斜线和顶颞后斜线为主。

2. 神经性耳聋 指病变位于螺旋器毛细胞听神经或各级听觉中枢对声音的感受与神经冲动的传导发生障碍所引起的听力下降或消失。神经性耳聋致病原因较多,有药物或化学物质中毒、颅脑外伤、卒中、脑动脉硬化或痉挛、膜迷路积水、迷路炎、颞骨骨折、听神经瘤、老年性耳聋、急慢性传染病的耳并发症。定位各异,但最终使耳蜗和耳蜗神经产生病理改变,内耳微循环血流障碍,缺氧与外毛细胞损害,造成内耳周围血管水肿,神经上皮细胞坏死,螺旋器、听毛细胞萎缩蜕变,出现耳聋,可伴耳鸣。

3. 偏头痛耳闷 严格而言不是耳聋,Moshtaghi 研究 11 例耳闷,均予平均 5 周抗偏头痛预防治疗,其中 9 例维拉帕米治疗后改善,2 例去甲替林后改善,治疗后耳闷严重程度(VAS 评分)从 7.2 降至 1.5,8 例 VAS 评分为 0~2 分,几乎完全改善,平均 QOL 分从 9.3 升至 13.3。

参 考 文 献

[1] M Rosa Júnior, Santana L M, Ramos B F, et al. Teaching neuroimages: waardenburg syndrome type 2[J]. Neurology, 2019, 92(16): e1935 - e1936.

[2] Chern A, Famuyide A O, Moonis G, et al. Bilateral sudden sensorineural hearing loss and intralabyrinthine hemorrhage in a patient with COVID - 19[J]. Otology & Neurotology, 2020, 5(21): e968 - e969.

[3] Van Vliet J, Tieleman A A, Van Engelen B G M, et al. Hearing impairment in patients with myotonic dystrophy type 2[J]. Neurology, 2018, 90(7): e615 - e622.

[4] 刘卫彬,丰岩清,曾樱,等.伴耳鸣和听力下降的重症肌无力(附 7 例报告)[J].中国神经精神疾病杂志,2006,32(5): 461 - 463.

[5] 邬渊敏,沈丽萍,王丞东,等.加味温胆汤联合利多卡因治疗 Lermoyez 综合征的疗效评价.神经病学与神经康复学杂志,2016,12(2): 81 - 86.

[6] 曾祥丽,岑锦添,黎志成,等.梅毒感染所致耳聋及眩晕的鉴别诊断与治疗[J].临床耳鼻咽喉头颈外科杂志,2016(8): 606 - 608.

[7] 尹丽鹤,刘秋武,薛李喜.以突发性耳聋为首发症状的小脑出血 1 例报告[J].基层医学论坛,2007,11(7): 306.

[8] 刘险峰,卢文甫.脑桥出血导致双侧耳聋一例报告[J].中国神经免疫学和神经病学杂志,1999,6(3): 160,170.

[9] 孙洪扬,王贤军,王浩,等.急性丘脑出血致双侧耳聋 1 例报告[J].中风与神经疾病杂志,2018,35(9): 830 - 831.

[10] 凌丽,何龙,张梦娇,等.以双侧突发性耳聋为首发症状的脑出血 1 例报告[J].中国神经精神疾病杂志,2019,45(1): 50 - 52.

[11] 马兰,吴慧芳.表现为耳聋、横窦血栓的肺癌脑膜转移 1 例[J].卒中与神经疾病,2010,17(2): 118 - 119.

[12] 李晶,王丽,高艳薇,等.听觉脑干诱发电位对感音神经性耳聋病灶定位的相关性研究[J].中国医药指南,2016(32): 107 - 108.

[13] 王丞东.耳心息息相关论[J].浙江中医学院学报,1989(6): 40 - 41.

[14] 戴俭宇,陈以国,苏妆.《针灸大成》中治疗耳鸣耳聋经穴考辨[J].长春中医药大学学报,2015,31(4): 817 - 819.

[15] 黄更华.古今针灸治疗突发性耳聋临床选穴规律[D].广州: 广州中医药大学,2017.

[16] 温燕婷,陈劼.基于数据挖掘分析近 20 年针刺治疗突发性耳聋的选穴规律[J].广州中医药大学学报,2021,38(10): 2192 - 2196.

[17] 王玉凤,彭乔君,贺绍月,等.帕金森病感觉障碍及其电生理研究[J].中华神经科杂志,2019,52(5): 423 - 426.

[18] Moshtaghi O, Ghavami Y, Mahboubi H, et al. Migraine-related aural fullness: a potential clinical entity[J]. Otolaryngol Head Neck Surg, 2018, 58(1): 100 - 102.

第二节　耳　鸣

一、概述

患者感到耳内有单一或多种声音并存的响声。余音绕梁,三日不绝,于耳鸣患者却是痛不欲生的体验,有时候真的可以逼疯一个人。有一个张江 IT 工程师带给笔者一段耳鸣音频,听了非常难过。

听觉传导通路有气传导和骨传导,空气传导:声波—耳廓—外耳道—鼓膜—听小骨链—前庭窗—前庭外淋巴—蜗管内淋巴—涡旋器—听神经—大脑皮层听觉中枢,骨传导:声波—颅骨振动—骨迷路—前庭阶外淋巴和鼓阶外淋巴振动—外、内淋巴—螺旋器—听神经—听觉中枢。声波通过空气传导、骨传导两条路径传入内耳,然后由内耳的内外淋巴液产生振动,螺旋器完成感音过程,随后听神经产生神经冲动,呈递给听觉中枢大脑皮层。从解剖分耳源性耳鸣和非耳源性耳鸣。绝大多数的搏动性耳鸣为血管源性,与心脏或者脉搏的跳动一致,因起源血管类型不同,可分为动脉性、静脉性或兼介性。

耳鸣分为主观性和客观性耳鸣,主观性耳鸣占大多数。客观性耳鸣(PMOT)很少,与颅腔、头颈部血管等结构产生的杂音通过骨质结构传送至耳蜗被感知相关,多表现为节律性但不规则持续/或阵发性耳鸣,自己能感受到耳鸣音,他人近距离或应用外耳道听诊管也可听见耳鸣音,一部分与肌阵挛三角(Guillian-Mollaret 三角)有关,还有认为对侧齿状核的病变导致下橄榄核的节律性、自发性和同步性失控,即所谓脑干振荡器作用于脑干运动核(疑核)引起眼球震颤及腭肌阵挛,也可能三叉神经核过度活动所致。

二、定向诊断

了解病史包括耳部及全身系统检查,听力学检查包括纯音测听、声阻抗测听、耳鸣音调和响度匹配检测、耳鸣后效抑制和最小掩蔽级检测,及其他听力学及脑干听觉诱发电位电生理检查。

1. 五官科　耳源性耳鸣分外耳、中耳、内耳、听觉中枢,占耳鸣绝大多数,耳鸣为低调性伴传导性聋。

(1)外耳:为耳廓、外耳道堵塞,外耳道炎、耵聍栓塞。

(2)中耳:急性中耳炎、慢性中耳炎、鼓室积液、耳硬化症。

(3)咽部:咽鼓管异常开放,多见咽鼓管阻塞,其鼓膜随呼吸扇动,产生随呼吸同步的吹风声。耳鸣与呼吸同步,与心跳节律无关。

2. 口腔科　牙齿咬合不平、颞下颌关节紊乱可致客观性耳鸣。

3. 颈部　颈动脉瘤、颈动脉受压或狭窄、颈静脉球体瘤、颈椎病常为同侧低调耳鸣,与心脏搏动一致,有时颈部听到血管杂音,压迫颈动脉杂音暂时消失。静脉搏动性耳鸣又称为静脉嗡鸣,常为柔和低调的嗡嗡音,多见于优势静脉引流侧(右侧多见),按压颈静脉时或头部位置改变、活动时,可消失或减轻。

4. 精神科　躯体化障碍中很常见;精神分裂症;电休克。

5. 药物中毒　长期接触铅、汞、苯、砷等化学物品;烟酒过度;一氧化碳中毒。

6. 全身性疾病　心血管系统耳鸣常搏动性,高血压、低血压、贫血、动脉粥样硬化伴血管栓塞;内分泌代谢包括甲状腺功能低下或亢进、糖尿病、高血脂伴血管阻塞及感音性聋、维生素缺乏,大部分静脉嗡鸣;白血病、肾病、糖尿病等。

7. 骨科　茎突综合征:神经压迫症状转动头部时耳鸣;颈椎:颈源性耳鸣。

8. 生理性　与疲劳、睡眠、月经周期、情绪因素、老年性聋和突然巨响有关。

三、神经定位

1. 肌肉　肌源性他觉性耳鸣(他人能听到患者耳内节拍样声音)是咽喉吞咽肌节律性阵发性痉挛产生的耳鸣,他人能听到。由镫骨肌、鼓膜张肌、腭帆张肌和腭帆提肌等肌肉异常运动所致,睡眠和麻醉时耳鸣不能停止,但在发音、张嘴和吞咽时耳鸣可暂时停止,尤以腭部肌肉阵挛致客观性耳鸣。

2. 神经肌肉接头　可能与听神经传导通路和中耳听小骨肌神经-肌肉接头受累有关,无需特殊治疗。

3. 自主神经　真正的自主神经导致耳鸣缺乏证据,经皮迷走神经刺激(taVNS)刺激迷走神经耳支,可能是耳鸣相关精神压力等治疗替代方案。

4. 颅神经

(1)耳蜗:传导结构在上一节耳部表述。耳蜗神经涉及内耳迷路,感音性耳聋,耳鸣与听力损失最大的频率接近,多为高音调耳鸣,耳鸣比较严重和多见的部位,常见噪声性聋、老年性聋、药物中毒性聋、突发性聋、梅尼埃病、病毒或细菌性迷路炎及骨迷路病变等。

1)梅尼埃病:反复发作眩晕、波动性听力下降、耳鸣和耳胀满感,与内淋巴循环紊乱相关。

2)莱穆瓦耶综合征:先有耳聋耳鸣发作,随后才发生眩晕,待眩晕发生后,先前的耳聋耳鸣随之相继消失,可能是 MD 变异型,笔者从 20 世纪 90 年代末起关注,追踪研究 10 余年。

(2)蜗后:包括内听道及脑桥小脑角,多伴蜗后性聋,如听神经瘤、脑膜瘤、胆脂瘤、血管异常或 Hunt 综合征等。听神经瘤除一侧耳聋及耳鸣外,多伴同侧三叉神经麻痹及前庭功能丧失。Hunt 综合征为突发性面瘫,耳带状疱疹,时伴耳鸣耳聋。

(3)前庭神经。

1)前半规管骨裂:内耳骨传导敏感性增强,前庭功能障碍伴不同程度的听力症状,包括自听增强、耳鸣、传导性或混合性听力下降,伴 Tüllio 现象即强声刺激或咳嗽等瓦尔萨尔瓦(Valsalva)动作可引起眩晕、垂直扭转性眼震等。颞骨高分辨率 CT 是金标准,FIESTA 序列灵敏度和阴性排除率达 100%。

2)良性阵发性位置性眩晕(BPPV):眩晕伴耳鸣。

3)前庭性偏头痛(VM):Neuhauser H 等 9 年随访 VM,发作期耳鸣从 10% 增至 33%,耳胀满感 13% 增至 26%,为双侧耳鸣或左右交替耳鸣。

4)听神经瘤:极少真正发自听神经,多来自前庭上神经,次为前庭下神经,应该是前庭神经鞘瘤,占桥小脑角区肿瘤 80%。

(4)面神经膝状神经节:面神经的迷路段,耳带状疱疹和面神经、听神经受损型,有耳鸣、感音神经性耳聋及眩晕。

(5)副神经节瘤:头颈部副神经节瘤好发于颈动脉分叉、迷走神经干、颈静脉球内或中耳鼓室动脉周围,鼓室副神经节瘤及颈静脉球副神经节瘤位于邻近耳蜗系统的鼓室及颈静脉球,可伴搏动性耳鸣。

5. 脑桥小脑角　耳鸣首发者约 10%,听神经鞘瘤多发生在内听道内或内耳孔区具有神经鞘膜的前庭神经,患侧耳鸣、耳聋或眩晕,耳鸣高声性、连续性,听力减退多与耳鸣同时出现。

6. 脑干　包括从脑干到听皮质通路的病变,耳蜗神经核,也可波及内听动脉,如多发性硬化、肿瘤、卒中、脑炎及脑外伤等。

7. 大脑　颞横回:刺激性病变为耳鸣和幻听,破坏性病变为听力减退和声音定位障碍。卒中;富血供肿瘤邻近颞骨听觉系统也可搏动性耳鸣,见于脑膜瘤、朗格汉斯细胞组织细胞增生症、血管瘤等。

(1)脑血管系统:绝大多数搏动性耳鸣为血管源性,与心脏或脉搏跳动一致,分为动脉性、静脉性或介于两者之间。① 动脉：动脉狭窄,动脉走行变异可见迷行岩段颈内动脉、永存镫骨肌动脉、脉袢环形成或者走行延长;② 动静脉异常分流：动静脉畸形(AVM)或动静脉瘘(AVF),后者更容易搏动性耳鸣,头颅MRI异常的血管留空影;③ 静脉：静脉嗡鸣更多情况下与颅内静脉系统的解剖变异引起的血流湍流有关,常受累及横窦、乙状窦和颈静脉球,可能为脑鸣,注意鉴别。

(2) 良性颅内高压综合征：搏动性耳鸣,头痛和视物模糊,也有耳闷胀感、低频听力下降和眩晕等,颅压增高时(弯腰、咳嗽、晨起时等)更显著。与继发于颅内高压状态下的静脉受压变窄相关。

(3) 继发性颅内高压：颅内占位、颅颈区畸形、颅骨狭窄、静脉窦血栓等,少见。

(4) 颈静脉球高位：搏动性耳鸣伴或不伴听力下降,CT颈静脉孔附近无侵蚀破坏。

(5) 乙状窦相关结构：窦壁骨质缺损、憩室形成、移位前置或乳突导血管异常等。

(6) 神经电生理定位：常规检查鼓膜运动情况,行纯音测听。声导抗检查初步鉴别腭肌阵挛和中耳肌阵挛。脑干听觉诱发电位对感音性耳聋患者有定位价值,Ⅰ波潜伏期延迟或Ⅰ波消失为周围性。242例感音性耳聋患者中,周围性耳聋的BAEP异常为Ⅰ波潜伏期延迟或Ⅰ波消失,重者Ⅰ-Ⅴ波消失;中枢性耳聋因病变性质、部位、大小不同,使BAEP异常表现形式多样化,药物中毒和老年动脉硬化性耳聋患者预后不良,但不能定性。腭肌肌电图检查腭肌阵挛。

四、中西医结合神经定位探索

耳鸣诊疗文献很多,但缺乏严格按照随机、双盲、对照、多中心设计,更无统一疗效标准,结论不够客观可靠,缺乏可比性。所谓神经性耳鸣,一部分可能是躯体化障碍。定位对临床诊疗有一定参考意义,即使肉毒毒素A治疗耳鸣,也体会到与用药的量和用药部位准确性有关。

1. 中医病位　与肝、脾、肾、肺功能失调均有关,尤与肾关系更为密切,肾开窍于耳,但临床往往拘泥于耳为肾窍,便谓肾虚,动辄填精补肾,效果不佳。急性耳鸣,龙胆泻肝汤有效,外感引起投小柴胡汤有效,更多的耳鸣属功能性,用柴胡加龙骨牡蛎汤有效。耳聋从肺治自不待言。笔者认为耳心息息相关,一则心理因素可能是耳鸣的诱发因素,心脏通过血液循环影响听力,特别是对内耳器官尤其耳蜗血管纹,内耳生理结构表明人体的新陈代谢和血流量与耳蜗血管系统直接相关,所谓心声是也,也契合笔者一直以来耳心息息相关的观点,耳心关系客观存在。耳鸣病位主在肾、肝、肺、心。

耳鸣又须辨虚实,《赵氏医贯》认为：“以手按之不鸣或少减者,虚也;手按之而鸣愈甚者,实也。”凡暴鸣声大者多实,渐鸣声细者多虚。少壮热盛者多实,中衰无火者多虚。饮酒味浓素多痰火者多实,质清脉细素多劳倦者多虚。耳为肾窍,乃宗脉之所聚。精气调和,肾气充足,则耳目聪明。若劳伤血气,精脱肾惫,必至聋聩。中年之后耳鸣,多阴衰肾亏而然。病案：李某,女,45岁,2005年3月6日就诊。3个月前突然右耳鸣,听力下降,伴眩晕失眠心悸,自用六味地黄丸治疗月余无效。右耳鸣响如蝉,入夜犹剧,舌淡红,苔薄黄腻,为肝气郁结,痰火阻滞,法和解清热、镇惊安神,拟柴胡加龙骨牡蛎汤加味：生龙齿30g(先煎),生牡蛎30g(先煎),柴胡15g,灵磁石30g(先煎),黄芩15g,法半夏15g,人参15g,郁金15g,石菖蒲15g,桂枝15g,胆南星10g,神曲15g。7剂后耳鸣已减轻,续前方7剂,诸症悉除。《伤寒论》264条：“少阳中风,两耳无所闻,目赤,胸中满而烦,不可吐下,吐下则悸而惊。”

2. 针刺定位治疗实践　所谓神经性耳鸣是指没有任何外界刺激条件下异常声音神经性耳鸣感觉,如感觉耳内有蝉鸣声、嗡嗡声、嘶嘶声等单调或混杂的响声,实际上周围环境中并无相应声音,其时耳鸣只是一种主观感觉。严格而言,神经性耳鸣这个诊断并不严谨,笔者基本不用。

(1) 耳(源于耳蜗)：笔者常选太溪、复溜、中渚、耳门。手少阳三焦经主治外感所致耳聋,手太阳小肠经针对颈源性耳聋,暴聋选取足少阳胆经穴位。如航空性耳聋与飞行、潜水等压有关。

（2）周围神经性（源于听神经）：病因未明，可能与神经纤维的变性引起纤维间交互传递或神经纤维传递变慢有关。听神经纤维排放时静止状态的失真，特殊神经纤维的传递变慢，可引起到大脑的神经纤维异常点火模式，即可出现耳鸣。主要是耳蜗和前庭神经：针刺局部翳风、耳门、风池、完骨有效。

（3）颈源性：颈夹脊穴为主。60例颈源性耳鸣患者，对照组给予耳周穴位针刺，治疗组在对照组基础上针刺颈夹脊穴治疗，治疗组总有效率93.33%（28/30），对照组73.33%（22/30），差异有统计学意义（$P<0.05$），治疗后两组NPQ百分比及耳鸣严重程度评分均较治疗前降低（$P<0.05$），治疗组NPQ百分比及耳鸣严重程度评分均低于对照组（$P<0.05$）。

（4）中枢神经性：常发生于原有或潜在周围性听功能障碍之耳，如迷路或听神经手术后出现耳鸣。也可由于紧张状态促发或加剧致耳鸣。肿瘤、血管性异常、局部炎症、多发性硬化等侵及听径路者皆可耳鸣。耳鸣常呈现为白噪声样，无听力障碍。

1）脑干：暴聋与内听动脉闭塞有关，尽管暴聋病位在脑，但更确切位于脑干脑桥，包括耳蜗神经核，针刺以风池、完骨为主有效。

2）听觉皮层：基于rTMS治疗有效和理论基础，笔者创立耳鸣头皮针定位治疗，结合传统取穴，以颞叶为主头皮针，对应取穴顶颞前斜线和顶颞后斜线为主。

五、相关疾病的耳鸣

1. 梅尼埃病　梅尼埃病误诊率非常高，眩晕必伴耳鸣，与毛细胞丢失、基底膜增厚和血管周围微血管损伤的神经上皮损伤有关。耳鸣在MD常见首发症状中占32.4%，耳鸣具有更低频率，更大响度，且中重度耳鸣占比较高。早期为间歇性耳鸣，其间消失，随MD反复发作，发展为持续性耳鸣，后期眩晕可缓解，耳聋稳定，耳鸣持续。中医药诊疗优势并非发作期，间期的预防治疗才是我们争取最终治愈的目标。笔者一般在MD急性期过后，以健脾补肾巩固治疗。

2. 莱穆瓦耶综合征　由于膜迷路积水先发生于耳蜗中阶，之后积水压力刺激，导致椭圆囊-球囊管的"单向阀门"功能受损，积水压力从耳蜗中阶转移向后上方的半规管和椭圆囊，引起先耳聋耳鸣，后眩晕，之后耳聋耳鸣减轻的临床表现。笔者认为膜迷路积水属于痰湿范畴，运用加味温胆汤联合利多卡因的中西医结合疗法治疗莱穆瓦耶综合征，总结了20例莱穆瓦耶综合征患者，接受利多卡因静脉注射治疗3日以及加味温胆汤口服治疗2周，随后进行4周的随访，治疗后听力显著好转3例（15%），有效9例（45%），无效8例（40%）；16例（80%）耳闷胀感减轻（好转），4例（20%）无变化；17例（85%）耳鸣减轻（好转），3例（15%）无变化；眩晕有效率100%，其中65%（13/20）痊愈，35%（7/20）基本控制。

参 考 文 献

［1］　刘军,韩冰,韩东一.腭肌阵挛性客观性耳鸣[J].中华耳科学杂志,2007,5(3)：266-268.

［2］　刘卫彬,丰岩清,曾樱,等.伴耳鸣和听力下降的重症肌无力(附7例报告)[J].中国神经精神疾病杂志,2006,32(5)：461-463.

［3］　Ylikoski J, Markkanen M, Pirvola U, et al. Stress and tinnitus；transcutaneous auricular vagal nerve stimulation attenuates tinnitus-triggered stress reaction[J]. Frontiers in Psychology, 2020(11)：570196.

［4］　邬渊敏,沈丽萍,王尘东等,加味温胆汤联合利多卡因治疗Lermoyez综合征的疗效评价[J].神经病学与神经康复学杂志,2016,12(2)：81-86.

［5］　Radtke A, von Brevern M, Neuhauser H, et al. Vestibular migraine：long-term follow-up of clinical symptoms and vestibulo-cochlear findings. Neurology. 2012，79(15)：1607-1614.

［6］ 张雄伟,牛俊英,张以善,等.脑干听觉诱发电位对感音性耳聋病灶定位和预后评估的价值[J].中国临床康复,2005,
     9(9)：32‐33.
［7］ 王洪田,翟所强,韩东一,等.对我国耳鸣治疗文献的循证医学评价[J].中华耳科学杂志,2007,5(3)：249‐252.
［8］ 王卆东.耳心息息相关论[J].浙江中医学院学报,1989(6)：40‐41.
［9］ 王超宇,欧阳八四.以颈夹脊穴为主针刺治疗颈源性耳鸣的临床观察[J].中国民间疗法,2020,28(5)：25‐27.
［10］ Ishiyama G, Lopez I A, Sepahdari A R, et al. Meniere's disease: histopathology, cytochemistry, and imaging[J].
     Annals of the New York Academy of Sciences, 2015(1343)：49‐57.

第三节　耳　　痛

一、概述

耳痛(otalgia)与耳鸣耳聋发生于同一部位,但病理机制和神经定位云泥之别。

1. 神经解剖　耳及周围组织受脑神经和脊神经分支支配,耳廓的支配神经有耳大神经、枕小神经、迷走神经耳支、下颌神经耳颞支。外耳道的支配神经有舌咽神经和面神经的分支。鼓膜的后内侧有下颌神经耳颞支、迷走神经耳支和舌咽神经鼓膜支。中耳部分受舌咽神经鼓膜支、颈鼓神经和岩浅神经支配。耳痛与邻近结构有关的耳大神经和枕小神经均与C2‐C3有关。V3含运动神经纤维和感觉神经纤维,经卵圆孔出颅腔,其感觉纤维又分为耳颞神经、下齿槽神经和舌神经,耳颞神经穿过腮腺至耳前,分布于耳前及颞部皮肤。

2. 病理生理　耳痛分耳源性、反射性及神经性三种。耳源性耳痛即原发性耳痛,为耳部本身病变所导致耳痛。反射性耳痛又称继发性耳痛,支配耳部的神经同时又支配其他部位感觉,反之其他部位病变引起疼痛可引起耳痛。神经性耳痛是耳部感觉神经本身引起的疼痛。耳痛最常见于耳郭损伤、耳带状疱疹、外耳道阻塞或异物、外耳道炎等外耳道病变,骨膜损伤、中耳炎等中耳病变,以炎症居多,部分属于神经科范畴。

二、定向诊断

首先排除耳源性疾病。

1. 耳　首诊大部分在耳鼻喉科,做好耳科相关检查,排除耳科疾患。

(1)耳廓:外伤;炎症:耳郭软骨衣膜炎,浆液性软骨衣膜炎,化脓性软骨衣膜炎;耳廓带状疱疹又称Ramsay Hunt综合征,先有耳不适或烧灼感,随之耳痛,耳廓及外耳道皮肤红肿,3～5日后疱疹出现在耳廓凹面,偶尔外耳道,数日后结痂,约1周后痊愈,伴发神经损害。

(2)外耳道:耵聍或异物堵塞;急性弥漫性外耳道炎;坏死性外耳道炎;慢性湿疹;胆脂瘤;所见多例以枕小神经痛形式发病居多。

(3)中耳:鼓膜损伤;中耳炎(急性化脓性中耳炎;大疱性鼓膜炎;气压创伤性中耳炎:高空急速升降、潜水、沉箱作业或高压氧治疗等气压突变,耳痛、耳鸣和听力减退);中耳肿瘤。

(4)乳突:乳突炎。病案:刘某,男,55岁,双侧耳后疼痛半年于2022年7月12日诊,颅脑常规MRI平扫＋DWI＋MRA示右侧额、顶叶小缺血灶,副鼻窦炎症,两侧慢性中耳乳突炎。

2. 咽　咽鼓管吹张过猛、取异物时器械过深使鼓膜损伤,属压力性耳痛。

3. 鼻　肿瘤、腺样体可有牵涉性耳痛。

4. 喉部　部分牵涉性耳痛。

5. 口腔科　颞颌关节功能紊乱:耳部正前方疼痛,常伴咔嚓声;颌下腺结石:颌下腺感觉神经来自舌神经分支,结石导致"涎绞痛"放散至耳颞部可误以为是耳部病变;耳前颞颌关节肿瘤。

　　6. 噪声　高频可诱发耳痛。

　　7. 茎突　茎突综合征,又称 Eagle 综合征,茎突形态、长度、方位异常和(或)茎突舌骨韧带骨化引起一系列症状包括耳痛。

三、神经定位

　　有一种感觉叫耳闷胀感,但不是耳痛。耳闷胀感多发生其他疾病早期,常于眩晕发作之前,有报道约60%～80%梅尼埃病有耳闷胀感,与内淋巴高压有关,有观察到内淋巴囊减压后耳闷胀感减轻或消失。耳闷胀感在中耳积液、咽鼓管功能障碍等及急性低频神经性耳聋患者亦多有耳闷胀感。耳痛的神经定位貌似很局限,其实也是左右逢源。

　　1. 周围神经　颈脊髓神经:耳大神经:耳大神经痛;枕大神经痛;枕小神经痛。

　　2. 颅神经

　　(1) 三叉神经:① 上颌支:急性鼻窦炎通过该支引起反射性耳痛。② 下颌支:引起反射性耳痛的有舌神经、下齿槽神经、耳颞支。耳颞神经痛;半月神经节可由病毒、风湿等累及,耳痛明显。

　　(2) 面神经:① 茎乳孔段:Bell 面瘫:面神经管出口于茎乳孔,Bell 面瘫往往在面瘫之前先出现耳后区域的深部钝痛,疼痛一般可持续数日,痛止面也瘫了。② 膝状神经节:Ramsay Hunt 综合征有剧烈耳痛,疱疹并发面神经、听神经受损,除累及膝状神经节外,同时损伤听神经有耳壳及外耳道疱疹,耳塞、耳鸣、耳痛及听力下降。

　　(3) 前庭神经:前庭性偏头痛相关耳痛:头晕眩晕合并耳痛或耳周区域痛或皮肤敏感。Teixido 等 26 例伴耳痛的偏头痛,77%以耳痛为主要症状,抗偏头痛预防治疗后,92%耳痛频率明显降低,69%耳痛严重程度明显改善,65%耳痛持续时间明显降低。

　　(4) 舌咽神经:舌咽神经疱疹可伴耳痛,但无面瘫。扁桃体的急性炎症、鼻咽癌、舌后 1/3 处恶性肿瘤、梨状窝癌等,耳部反射性疼痛可能是最初症状。舌咽神经痛可伴反射性耳痛。

　　(5) 迷走神经:迷走神经节神经病疱疹位于耳后沟及外耳道后壁。

　　3. 脊髓　第 2、3 颈神经进入背根后进入脊髓,有关证据不明确。

　　4. 大脑

　　(1) 颅内感染:慢性化脓性中耳炎急性发作慢性骨疡型或胆脂瘤型中耳炎如脓液引流不畅、急性发作时,出现耳痛伴头痛、发热,为颅内外并发症。1998 年笔者遇一例 30 岁患者考虑蛛网膜下腔出血入院,体温正常,脑膜刺激征和克尼格征阳性,腰穿脑脊液支持炎症反应,追问右耳疼痛 5 日,五官科会诊可见右耳化脓,诊断修改为化脓性脑膜炎。

　　(2) 神经电生理:电测定,脑干听觉诱发电位测定有助于鉴别诊断。

　　(3) 神经影像:内听道、乳突检查需单独摄片,X 线对茎突分节及茎突舌骨韧带钙化显示欠佳,CT 重组图可以显示茎突形态与周围组织关系。

四、中西医结合神经定位探索

　　1. 中医病位

　　(1) 肾:历来多将耳归属肾系,《素问·阴阳应象大论》曰:"肾主耳……在窍为耳。"

　　(2) 心:笔者在 1989 年《耳心息息相关论》中论及耳与脏腑关系,分析耳心关系客观存在,耳心息息相关如《素问·金匮真言论》曰:"心开窍于耳,藏精于心。"

(3) 肝:《证治准绳·杂病·耳痛》认为属少阳相火,治以辛寒,生犀丸、犀角饮子、解热饮子。《证治汇补》云:耳痛如虫走者,风也;干痛者,风热也;湿痛者,风湿也;微痛者,虚火也。又有耳后攻击肿痛者,少阳经风火也。

2. 耳穴定位　中耳轮有枕小神经点:耳轮结节起始部内侧缘。耳背穴即耳背耳大神经点:在与耳大神经点相对应的耳背部。

3. 神经定位指导下的针刺探索　《针灸资生经·耳痛》有定位雏形:取上关、下关、四白、百会、颅息、翳风、耳门、曲池、颔厌、天窗、阳溪、关冲、掖门、中渚主耳痛,少商、主耳前痛,完骨主头风耳后痛。事实上,耳大神经源于脊神经颈丛分支,即是针刺颈夹脊丛刺的解剖基础。笔者以各类耳痛疾病为例分述。

(1) 枕神经痛:枕神经是耳大神经和枕大神经、枕小神经的统称。主要分脊神经根压迫和炎症两种,前者多中年以后,脊髓 MRI 可以进一步定位,可能会迁延不愈;后者多年轻,血常规和红细胞沉降率有可能变化,预后较好。

1) 枕大神经痛:出口处压痛点(风池穴处):该处为头半棘肌、枕大神经的出口处,枕骨粗隆下(近风池穴),C2 后支为枕大神经,枕大神经、枕小神经、枕下神经和第 3 枕神经痛合称枕神经痛,均可导致耳痛。针刺取风池穴即止。

2) 枕小神经痛:C2、C3,或来自两者之间的神经袢。枕小神经出口处压痛点即枕后乳突(完骨穴处)。针刺完骨穴即止。

3) 耳大神经痛:耳大神经是颈神经发出的颈丛皮支中最大分支。受到过强过久噪声或不明原因耳痛,时隐时现。

病案 1:刘某,男,31 岁,2016 年 6 月 26 日阵发性右耳胀痛 2 周。针刺外关稍微缓解,后加完骨穴即止。

病案 2:常某,女,28 岁,2016 年 6 月 13 日阵发性左耳胀痛 1 周,1 日 4~5 次,伴有左耳后针刺觉过敏。针刺外关稍微缓解,后加完骨穴即止。

病案 3:张某,女,36 岁,2018 年 12 月 3 日右耳周、耳后阵发性、针刺状搏动样疼痛 1 个月,3 日前双耳前疱疹,内听道 CT 正常,BAEP Ⅲ-Ⅴ 潜伏期延长。倦态乏力,苔薄白质红,舌下络脉迂曲,诊断:耳大神经痛。针刺风池、完骨和外关、中渚疼痛缓解,西药用阿昔洛韦、泼尼松,中药活血化瘀、祛风止痛,以加味吴茱萸汤加人参、生蒲黄、苍耳子,1 周后明显缓解。

4) 第 1、2 颈神经:伴疱疹可耳痛,局限乳突部,疱疹位于耳廓凸面及颈部皮肤。

(2) 耳颞神经痛:亦称耳颞综合征,Fvey 综合征,Baillarger 综合征,味汗综合征。耳颞神经为三叉神经的一个分支,耳颞神经痛系在腮腺外伤、手术后出现,每当进食、咀嚼时,局部皮肤出现局限性潮红、出汗、灼热感及局部不适感等,在外耳道与下颌关节突之间剧烈压痛,轻者可渐好转至消失,重者可延续多年乃至终生。病案:孙某,2018 年 4 月 4 日就诊,双侧耳痛,进食后发红或有出汗,灼热感。BAEP:上脑干受累。诊断耳颞神经痛,针刺完骨和翳风穴后症状消失。

(3) 乳突炎:乳突炎是乳突气房黏膜及骨质的急性化脓性炎症,多由急性化脓性中耳炎发展而来。乳突炎全身及局部症状却不明显,称隐性乳突炎。临床并不少见,我们以中西医结合方案治疗好转出院,针刺取穴完骨、风池为主。

参 考 文 献

[1]　姜涛.颌下腺结石 1 例[J].现代口腔医学杂志,2017,31(5):261.

[2]　Yavuz H,Caylakli F,Yildirim T,et al. Angulation of the styloid process in Eagle's syndrome[J]. European Archives

of Oto-Rhino-Laryngology，2008，265(11)：1393 - 1396.

［3］ Teixido M，Seymour P，Kung B，et al. Otalgia associated with migraine[J]. Otol Neurotol，2011,32(2)：55 - 63.

［4］ 王公东.耳心息息相关论[J].浙江中医学院学报,1989(6)：40 - 41.

第四节　幻　　听

一、概述

幻听(auditory hallucination)患者在无外界声源时听到有具体内容的声音如音乐或话语,声音实际不存在。既往常将幻听等同于精神分裂症。患者以对幻觉内容产生相应反应,能为保护自己报警或有反抗入侵行为,甚至企图自杀以逃避声音恐吓,持续时间不等,可暂时性,或数天内间歇性再发,甚至持续数周或数月。

外周和中枢听觉通路任一部分受损均可能幻听,尤其大脑额颞叶区域,均与大脑中语言、记忆和情感反应有关区域有关,尤其支配听觉功能的颞叶。初级听觉皮质位于颞横回布罗卡 41 区,是听觉主要接受区。初级听觉皮质的刺激可能引起简单幻听,如听见铃声。而幻听的严重程度则与额、顶、颞脑区的体积减小显著相关。

二、定向诊断

1. 生理性　偶尔一瞬间,睡眠剥夺、高度紧张、社会隔绝、或丧失至亲的人听到刚刚离世亲人的声音。

2. 精神科　创伤后应激障碍;重度抑郁;双相情感障碍;精神分裂症:幻听乃核心症状,最常见言语性幻听,见于 75％精神分裂症患者。

3. 滥用药物　过量麻醉剂,吸食大麻等。

4. 药物反应　普环啶、哌醋甲酯、文拉法辛、异烟肼和喹诺酮类等可引起幻听;洋金花。

5. 酒精性精神障碍　单纯性听幻觉,可无结构声音,或音乐样或人声,可见于酒精戒断综合征。

6. 内科疾病导致精神障碍　感染、甲状腺功能异常等伴发精神障碍。

7. 五官科　听力丧失者合并,注意与假性幻听鉴别。

三、神经定位

1. 脊髓　我们观察 10 例亚急性联合变性(SCD)患者,其中 1 来存在听幻觉、妄想等,乃 SCD 之大脑损害。

2. 边缘叶　癫痫相关的复杂听幻觉有边缘结构和其他相关皮质的参与。发作性睡病也有幻听。

3. 大脑　精神分裂症伴或不伴幻听的研究结果提示幻听可能存在特定脑结构改变,分布脑区主要是颞叶、前额叶、丘脑、岛叶、小脑等,多集中在大脑初级听觉皮层及次级听觉皮层改变。

(1) 颞叶。

1) 颞横回:刺激性病变表现耳鸣和幻听,破坏性病变为听力减退和声音定位障碍。幻听在局灶性癫痫中很少见,大多数幻听包括基本声音、刻板声音或声音失真,这些"单纯"的幻觉可定位于听觉感觉区域颞横回。精神分裂症患者在出现幻听期间的功能性大脑成像还显示颞横回、海马和其他广泛分布的结构较活跃,常累及优势半球。

2)颞叶广泛:语言和听觉的整合中刺激症状——听幻觉或先兆。阿尔茨海默病常见;颞叶癫痫:幻听在癫痫中罕见,常为单侧性单纯性听觉异常或听觉扭曲,复杂性幻听如音乐相对少见,可能与颞叶或边缘叶癫痫有关,更与精神因素有关;常染色体显性遗传颞叶外侧癫痫:突出幻听和家族史;多发性硬化作为癫痫先兆的听幻觉可出现在与颞叶听觉皮层连接的额盖和岛叶癫痫。

(2)脑岛和额下岛盖:外侧皮层癫痫:声音、噪声听觉先兆提示 Heschl 回或周围皮质中的听觉中枢放电,刺激由 Heschl 回的主要听觉区传递到第二次听觉区时,听觉皮层声调拓扑组构表现为从高频声音到宽带噪声,到听觉幻觉的转换。听觉幻觉表现为声音扭曲如音量更大、更柔和、音调改变,可能源于听觉联合皮层,也可能是来自脑岛和额下岛盖等连接区域传导。

4. 锥体外系 多见于帕金森病;绝大多数 DLB 视幻觉,少数幻听。

四、神经电生理定位

1. 脑电图和立体定向脑电图 有助于癫痫和精神分裂症诊断和定位及亚类分型,如 10 例颞叶外侧型癫痫均出现幻听等先兆,脑电图显示后或中后颞区癫痫样放电。Elliott 等认为在局部癫痫持续状态中,复杂的感觉幻觉包括幻听和其他精神病性症状是持续性癫痫发作活动的发作性表现,用立体定向脑电图检测到海马和杏仁体区域的电活动,幻觉极可能是累及边缘结构的局灶性、持续性发作而引起的发作性精神病。

2. 脑干听觉诱发电位 精神分裂症患者异常。

3. 听觉事件相关电位 鉴别精神分裂症幻听,比较有无幻听的阳性精神分裂症患者的事件相关电位,幻听组左颞侧 P300 的波幅明显低于无幻听组($P<0.05$),幻听组各点的潜伏期明显长于无幻听组($P<0.05$)。

五、神经影像定位

1. *磁共振成像* 研究伴幻听的精神分裂症患者左侧颞顶叶听觉-言语联络皮质和丘脑、海马及纹状体区域血流活动加强。幻听的功能连接研究表明,精神分裂症患者存在额颞叶间联系异常,主要是左背侧前额叶(DLPFC)与左侧内/上颞叶皮层之间的功能相关系数降低,故精神分裂症幻听与额叶兴奋性增加和额颞叶联络异常有关。推测 rTMS 可能通过影响皮质兴奋性改善幻听症状,低频 rTMS 对难治性幻听有效。

2. 事件相关功能磁共振成像(fMRI) 在体研究精神分裂症伴幻听,幻听可能与左脑尤其左颞横回功能障碍有关。对 30 位精神分裂症幻听患者以 3.0 T 磁共振进行 DTI 序列头部扫描,发现左侧钩束、下颚-枕束及左侧丘脑前区脑白质纤维损伤是引起左侧额叶与左侧丘脑、左枕颞区脑白质纤维连接异常的主要原因。

六、中西医结合神经定位探索

1. *中医治疗* 虽然有临床验案,总体效果欠佳,有同事曾用朱砂 15 g 也不见效。笔者以中西医结合治疗幻听,收到一定疗效,但远未形成定位诊疗体系。帕金森病幻听病案:华某,男,73 岁,2019 年 1 月 16 日就诊。开步困难 3 年余,加重 1 月伴幻听、夜间擅自外出。患 PD 3 年余,开步困难,平素服用多巴丝肼片 125 mg，每日 3 次；司来吉兰片 5 mg，每日 1 次；恩他卡朋片 0.1 g，每日 1 次。症情尚稳定。1 个月来患者自觉开步困难较前加重，幻听，入睡困难，睡时易烦躁，坐立不安，至精神卫生中心就诊，服奥氮平 5 mg，每晚 1 次无缓解。舌质淡，苔白腻，脉细。四诊合参，证属颤证，髓海不足，治拟化痰通络，补精益髓，方用龟鹿二仙胶合导痰汤加减。鹿角胶 10 g，龟甲胶 10 g，生晒参 10 g，山茱萸 30 g，熟地黄 15 g，黄精 15 g，枸杞子 15 g，何首乌 10 g，茯苓 30 g，茯神 30 g，远志 10 g，石菖蒲 15 g，龙齿 15 g，7 剂。氯氮平 12.5 mg，晚上顿服。鹿角胶温肾壮阳，益精养血；龟甲胶填精补髓，滋阴养血共为君药；生晒参大补元气，枸杞子补肾益精，养肝明目为臣药；佐以龙齿重镇安神；配合茯苓、茯神健脾益气，渗利痰湿，宁心安神；远志、石菖蒲化痰开窍安神，山茱萸、熟地黄、黄精、何首乌滋阴熄风。幻听、夜间外出，1 月 25 日出院。

2. 神经定位指导针灸治疗　先辈们已认识到幻听的定位，但要素性幻觉包括光幻觉和生幻觉等，在精神科中没有诊断价值，却对脑部器质性损害可能有定位意义。早期许多体针取穴于耳部。体针一般作为配穴，针对精神分裂症所致幻听，抗精神病药物加用针刺疗法治疗伴有顽固性幻听慢性精神分裂症患者，取穴百会、印堂、神庭、内关、劳宫、神门、太溪、昆仑，可以提高其社会康复功能，改善其生活质量，对某些认知功能有改善作用。晚近倾向于取头部穴位，在顶枕额颞区或晕听区取穴，如电针头部晕听区治疗精神分裂症顽固性幻听 34 例，有效率 85.29%，显效率 64.71%。此外尚有听宫穴埋线治疗精神分裂症顽固性幻听。

参照 rTMS 治疗定位双背侧前额叶的实践，幻听大多定位于脑部额叶和颞叶，笔者取穴按头皮针双侧额旁 1、2 线和颞后线（在颞部耳上方，自率谷穴至曲鬓穴，属足少阳胆经）。

3. 西医学诊疗　幻听应与耳鸣和脑鸣鉴别。笔者多直接用氯氮平治疗，从 6.25 mg 小剂量开始，多能奏效。氯氮平与舒必利联用可提高对慢性幻听疗效。经颅直流电刺激（tDCS）对左侧颞顶叶皮质的抑制性刺激和对左侧背外侧前额叶皮质的兴奋性刺激 30 例精神分裂症和药物难治性言语幻听患者，与假刺激相比，tDCS 显著减少听觉语言幻觉。无抽搐电休克对伴有顽固性幻听难治性精神分裂症有效。

rTMS 定位治疗探索：幻听可能不是单个脑区功能异常，一般定位于双背侧前额叶。颞顶叶也是治疗靶点，Hoffman 证明 rTMS 治疗顽固性幻听有效，治疗部位即左颞顶叶。笔者曾治疗 3 例，靶点双背侧前额叶，有短暂疗效。

参 考 文 献

［1］ Hubl D，Koenig T，Strik W，et al. Pathways that make voices：white matter changes in auditory hallucinations[J]. Arch Gen Psychiatry，2004，61(7)：658.

［2］ Lawrie S M，Whalley H C，Abukmeil S S，et al. Temporal lobe volume changes in people at high risk of schizophrenia with psychotic symptoms[J]. Br J Psychiatry，2002(181)：138 - 143.

［3］ Waters F，Fernyhough C. Hallucinations：a systematic review of points of similarity and difference across diagnostic classes[J]. Schizophr Bull，2017(43)：32 - 43.

［4］ 王公东，蔡定芳，徐桂芝.亚急性联合变性的大脑损害[J].实用新医学，2000，2(9)：784 - 785.

［5］ Elliott B，Joyce E，Shorvon S. Delusions, illusions and hallucinations in epilepsy：1：elementary phenomena[J]. Epilepsy Res，2009(85)：162 - 171.

［6］ Shinn A K，Baker J T，Cohen B M，et al. Functional Connectivity of Left Heschl's Gyrus in Vulnerability to Auditory Hallucinations in Schizophrenia[J]. Schizophrenia Research，2013，143(2/3)：260 - 268.

［7］ 刘亚丽.精神分裂症患者与幻听相关的脑结构影像学研究进展[C]//河北省康复医学会精神卫生康复专业委员会暨河北省社区康复医学会精神心理康复专业委员会学术年会，2016.

［8］ Elliott B，Joyce E，Shorvon S. Delusions, illusions and hallucinations in epilepsy：2：complex phenomena and psychosis[J]. Epilepsy Res，2009(85)：172 - 186.

［9］ Molina V，Sanz J，Sarramea F，et al. Lower prefrontal gray matter volume in schizophrenia in chronic but not in first episode schizophrenia patients[J]. Psychiatry Res，2004，131(1)：45 - 56.

[10] 李志梅,丁成谮,赵永青,等.颞叶癫痫的亚类分型及其临床和病因学特征的研究[J].中华医学杂志,2006,86(47)：3324-3327.

[11] 邵亚琴,潘道明.伴幻听精神分裂症患者与正常人脑干听觉诱发电位对照观察[J].中国神经精神疾病杂志,1993,19(5)：309-310.

[12] 倪明,郭其.精神分裂症患者幻听与P300的关系[J].中国现代医学杂志,2001,11(7)：45-46.

[13] Molina V, Sanz J, Sarramea F, et al. Lower prefrontal gray matter volume in schizophrenia in chronic but not in first episode schizophrenia patients[J]. Psychiatry Res, 2004, 131(1)：45-56.

[14] Kulwin C G, Gandhi R H, Patel N B, et al. Symptomatic perianeurysmal parenchymal cyst：case illustration[J]. J Neurosurg, 2015(123)：470-471.

[15] Raps E C, Rogers J D, Galetta S L, et al. The clinical spectrum of unruptured intracranial aneurysms[J]. Arch Neurol, 1993(50)：265-268.

[16] Florindo I, Bisulli F, Pittau F, et al. Lateralizing value of the auditory aura in partial seizures[J]. Epilepsia, 2006, 47(5)：68-72.

[17] 史家波,张志珺,郝贵峰,等.男性精神分裂症患者脑侧化与幻听的功能磁共振成像研究[J].中华精神科杂志,2007,40(2)：65-69,129.

[18] 刘文明,叶海鲲,郑皓鹏,等.3.0T磁共振对精神分裂症幻听患者的全脑白质研究[J].精神医学杂志,2018,31(2)：85-88.

[19] 李建国,黄庆元.朱砂安神汤治疗精神分裂症幻听34例疗效观察[J].甘肃中医,2004,17(8)：20.

[20] 许又新.精神病理学[M].2版.北京：北京大学医学出版社,2011.

[21] 黄庆元,李建国.耳针治疗精神分裂症幻听34例[J].甘肃中医学院学报,2005,22(1)：36-38.

[22] 崔界峰,王绍礼,赵霞,等.中医针刺疗法治疗伴有顽固性幻听慢性精神分裂症患者功能康复多中心随机对照研究[J].中国中西医结合杂志,2022,42(7)：817-821.

[23] 李光海,颜敏.头针治疗精神分裂症顽固性幻听60例[J].辽宁中医杂志,2012,39(7)：1396-1398.

[24] 冯秀芹,刘炎革.头皮区电针治疗精神分裂症幻听34例临床疗效观察[J].北京中医,1994(2)：36-37.

[25] 王坚,叶银珍.听宫穴埋线治疗精神分裂症顽固性幻听216例[J].中国针灸,1997,17(3)：188.

[26] Brunelin J, Mondino M, Gassab L, et al. Examining Transcranial Direct-Current Stimulation (tDCS) as a Treatment for Hallucinations in Schizophrenia[J]. Am J Psychiatry, 2012, 169(7)：719-724.

[27] 梅红彬,欧阳和平.双背侧前额叶低频重复经颅磁刺激治疗精神分裂症顽固性幻听的疗效和安全性[J].武汉大学学报：医学版,2017,38(1)：131-133.

[28] Hoffman R E, Hawkins K A, Gueorguieva R, et al. Tran-scranial magnetic stimulation of left temporoparietal cortex and medication-resistant auditory hallucinations[J]. Arch Gen Psychiatry,2003, 60(1)：49-56.

第五节 嗅觉异常

一、概述

以往嗅觉异常不被重视,研究甚少。20世纪笔者在复旦大学附属华山医院神经科学习时,开始尝试PD嗅觉研究,后来首次发表PD嗅觉障碍研究成果。

嗅神经损害主要表现为嗅觉减退、缺失、嗅幻觉与嗅觉过敏等,嗅觉丧失或减低是最常见类型。较之于狗等动物,人的嗅脑已经严重退化,但其实一直在发挥作用,正如阑尾虽然无用,有时还会出来捣乱,许多脑部疾病,尤其变性疾病,从嗅脑开始蔓延开来,譬如阿尔茨海默病和帕金森病,对于那些疾病而言,定位的意义在于界定中枢神经还是周围神经损害,虽然嗅觉减退不易察觉,但如能早发现就可早预防。

1. 神经解剖　嗅神经为单纯性感觉神经纤维的传入神经,起于鼻腔上部鼻黏膜的双极嗅细胞又称纤毛细胞(第一级神经元),其中枢支集成约20个小支(称嗅丝),穿过筛板和硬脑膜,止于嗅球。嗅球位于额叶底部。在此交换神经元(第二级神经元)后,发出的纤维经嗅束、外侧嗅纹止于嗅中枢,即颞叶的沟回、海马回的前部分和杏仁核。经内侧嗅纹和中间嗅纹发出的纤维分别终止于胼胝体下回及前穿质,与嗅觉反射联络有关。

嗅觉通路构成:嗅上皮、嗅神经、嗅球和嗅皮层,嗅上皮分布在两侧鼻腔上 1/3,嗅细胞呈树状突细长,末端膨大,称嗅结,上有 6~20 根绒毛,嗅细胞轴突集合成束即嗅神经,外有神经鞘细胞包裹,称嗅丝,穿过筛孔,在筛板上面成为嗅球。味觉和嗅觉感觉功能往往同时作用,颅内嗅觉和味觉中枢能综合从舌和鼻传来的感觉信息。成千上万个细小的味蕾分布在大部分舌面。进入口中的食物刺激味蕾,味蕾则发出神经冲动传到颅内嗅觉和味觉中枢,使人尝到味道。舌尖部的味蕾辨别甜味,舌的两侧辨别咸味和酸味,舌的后部则辨别苦味。这四种基本的味觉结合起来能产生一个广泛的味谱。鼻内黏膜上的嗅觉内皮细胞内含有辨别气味的神经末梢即嗅神经,气味进入鼻腔后,刺激嗅神经细胞上的微小毛状突起即纤毛,通过神经末梢的突起(嗅球)传递神经冲动,沿嗅神经到达颅内的嗅觉和味觉中枢,中枢把这些神经冲动理解为特定的气味,嗅觉通路通过这一过程,完成从气味被辨别的过程。

2. 病理生理　嗅球中的主要中间神经元是球旁和颗粒细胞,球旁细胞的树突接受一级嗅神经元及嗅束传入冲动,球旁细胞分泌多巴胺、γ-氨酪酸等。而嗅束一部分离心纤维来自对侧嗅球、嗅前核、前穿质乃至脑干的中缝核和蓝斑等处的神经元。现已证实,嗅觉刺激反应的神经元存在于中脑网状结构中。发自蓝斑的去甲肾上腺素能纤维、来自黑质的多巴胺能纤维,都终止于中央核,可以直接或间接地投射到杏仁体。位于海马旁回前部的内嗅区广泛接受嗅球纤维,内嗅区是海马传入纤维的主要起源处,嗅觉冲动可经此迅速到达海马,属于嗅脑的杏仁核,可接受部分嗅觉冲动。据认为,梨状前区和杏仁体周区组成的初级嗅皮质是气味的主观识别区,也有认为嗅功能区尤嗅结节存在多巴胺,若缺乏可引起嗅觉障碍,这也许是阿尔茨海默病和帕金森病等患者嗅觉障碍发生的病理解剖和病理生理基础。

嗅觉障碍可能与遗传因素、病毒感染、环境因素或神经递质改变有关。更多的嗅觉丧失或减低为传导嗅觉纤维被阻断所致。常见的致病原因为颅内血肿、前颅窝、鞍区与鞍旁肿瘤、外伤、颅内压增高症与脑积水、老年性嗅神经萎缩、中毒及感染等,还有颞叶癫痫及精神病。

二、定向诊断

鼻黏膜、嗅球、嗅丝或中枢神经系统部分均可致嗅觉丧失或减低,其实是嗅觉的定量障碍。嗅觉障碍是指部分或全部嗅觉功能下降、丧失或异常,表现为嗅觉丧失、嗅觉减退、嗅觉过敏、嗅觉倒错、嗅觉幻觉等。嗅觉过度敏感(嗅觉过敏)比嗅觉缺失少见。嗅错觉指气味被歪曲,正常气味被感觉成不愉快气味,常见于鼻窦感染或嗅神经部分损害,也可口腔感染出现难闻气味被鼻感觉,抑郁症也有嗅错觉。

嗅觉检查方法:令患者闭眼,用手指压闭一侧鼻孔,要求其分别嗅出散发特殊气味的物质(如樟脑、酒、香皂等),测试完一侧,稍隔片刻再测试另一侧。嗅觉检查作为一项灵敏简便的临床检测手段,在观察过程中,首先考虑上感、鼻部疾病等可能引起嗅觉障碍,在检查手段上,因酒精、醋酸等同时刺激三叉神经游离末梢,不选其作为测试物。多次重复检查后可逐渐出现测试成绩下降,此种假阳性反应称嗅觉疲劳现象,判断嗅觉减退和丧失需注意嗅觉适应性和耐受性,所谓"入芝兰之室,久而不闻其香;入鲍鱼之肆,久而不闻其臭"。

1. 增龄　60~80 岁 1/4 嗅觉障碍,大于 80 岁一半失嗅。2010 年中国慢性病监测调查中,60 岁及以上居民中嗅觉异常均随年龄增高而上升,女性高于男性,自报嗅觉异常患病率 8.49%,随年龄增高而上升。

2. 鼻部　又称呼吸性嗅觉障碍,指有气味物质达不到嗅觉黏膜。过敏性鼻炎前、后鼻孔粘连或闭锁、急慢性鼻炎、鼻窦炎、鼻息肉、萎缩性鼻炎、鼻中隔偏曲等,均可两侧嗅觉减退或丧失;鼻咽癌先兆,嗅觉和味觉丧失会持续数月,甚至永久性丧失。

3. 放疗后 "头痛"一节中鼻咽癌放疗后的顾某,也伴嗅觉减退。

4. 感染 COVID-19 与早期嗅觉缺损、嗅觉减退和味觉障碍有关。新冠病毒和其他经呼吸道感染的病毒有所不同,不是直接攻击嗅觉神经元,通过攻击支持细胞和基底细胞等细胞,孤立嗅觉神经元,其嗅觉丧失可逆,可恢复。

5. 精神科 嗅觉减退可能是精神分裂症谱系障碍早期识别指标,所谓精神性嗅觉障碍包括嗅觉过敏,嗅觉过敏可能是由于鼻部有炎症在暂时失嗅后的现象;嗅觉倒错是把甲味闻成乙味,且经常把不是恶味闻成是恶味,一部分是和嗅觉过敏一样,是发生在嗅觉暂丧失后的恢复期中,为暂时性嗅觉倒错。

躯体化障碍中,嗅觉障碍比较少见。

6. 中毒 长期接触除草剂、农药及镉等重金属引起嗅觉改变;鼻内使用含锌制剂可诱发嗅觉缺失。

7. 先天 罕见。

8. 外伤 头部创伤,一侧额叶或颞叶切除术后。

9. 代谢 锌元素及维生素 A 缺乏。

三、神经定位

鼻部病变排除后,单侧嗅觉丧失考虑嗅神经丝、嗅球、嗅束、嗅纹等,嗅觉皮质病变不可能单侧出现,其代表区为双侧支配。

1. 颅神经 嗅神经:腭裂、先天性嗅球或嗅束发育不全等;嗅神经母细胞瘤;嗅球或嗅束占位;嗅觉纤维在前交叉处被破坏如头部外伤。

(1)末梢型神经性嗅觉障碍:嗅细胞和筛板以下嗅神经纤维损伤,见于外伤、萎缩性鼻炎、重度过敏性鼻炎、化学损伤,以及铅中毒、吸烟和流感病毒感染等。

(2)神经结节病:嗅觉缺失可为首发表现。

(3)神经系统变性病:嗅觉减退可预测阿尔茨海默病,也可见于轻度认知障碍、路易体痴呆、亨廷顿病、后部皮质萎缩、多发性硬化、克雅病、帕金森病、额颞叶痴呆、脊髓小脑性共济失调、肌萎缩侧索硬化症、特发性颅内压增高等。笔者在国内最早发现嗅觉减退存在于 PD 患者,因阿尔茨海默病患者嗅觉障碍发生率也较高,故我们在观察过程中,对所有入选患者检查长谷川痴呆量表,排除痴呆。

2. 嗅脑 颅内型神经性嗅觉障碍是指颅内嗅球、嗅囊、嗅通路和嗅皮质中枢损害引起,见于颅底骨折、脑膜炎、脑肿瘤、脑脓肿及脑软化等。早期累及嗅神经,晚期波及大脑。一侧嗅觉丧失,提示同侧嗅球、嗅索或嗅丝损害,颅底骨折引致筛板破裂最常见。

(1)福-肯(Foster-Kennedy)综合征:又称额叶基底部综合征,额叶底部肿瘤或蝶骨嵴、嗅沟脑膜瘤压迫一侧视神经,视神经周围的蛛网膜下腔闭塞,引起视神经原发性萎缩而不出现视乳头水肿,颅内压增高导致对侧视乳头水肿,病变侧视神经萎缩和嗅觉缺失。

(2)嗅沟和前颅窝底脑膜瘤:均位于前颅窝底,临床无明显差别,嗅沟脑膜瘤更靠近内侧,嗅神经和视神经症状较多见且出现较早。嗅觉丧失常被忽略,视力障碍常见,约 1/4 有福-肯综合征。

(3)蝶骨嵴脑膜瘤:福-肯综合征较多见于床突型蝶骨嵴脑膜瘤。蝶骨嵴内端有许多结构,包括同侧视神经、眶上裂和海绵窦内的颅神经、颞叶内侧的嗅脑、大脑脚等,局灶症状如幻嗅或钩回发作、嗅觉丧失、对侧偏瘫、单侧突眼和垂体功能紊乱等。

(4)颅脑损伤:颅前窝骨折及额叶底面脑挫裂伤及血肿,嗅神经撕裂与压迫引起嗅觉丧失。

3. 前额叶皮质 伴额叶精神症状。

4. **鞍区**　蝶骨小翼或蝶鞍区肿瘤可早期双侧嗅觉丧失。

5. **颅底**　颅底慢性蛛网膜炎、肿瘤等可致嗅觉丧失。

6. **下丘脑**　卡尔曼(Kallmann)综合征：又称家族性嗅神经-性发育不全综合征,下丘脑完全或不完全丧失合成分泌促性腺激素释放激素能力,男性多数,完全嗅觉缺失,不能辨别香臭,部分仅嗅觉减退。病案：患者,男,27岁,阴茎短小伴嗅觉障碍27年入院,对刺激性强气味如酒精、醋等勉强分辨,对刺激性不强气味无法分辨。

7. **大脑其他部分**　一些导致颅内压增高的疾病本身即可致嗅觉损害,并没有局部损害,嗅觉神经定位中需要注意。

(1) 伴痴呆的部分中枢神经系统疾病：早老性痴呆、柯萨可夫精神病、遗传性舞蹈病等可有嗅神经萎缩引起双侧嗅觉减退。嗅觉减退可预测 AD 患者对胆碱酯酶抑制剂治疗的反应性,神经原纤维缠结在 AD 早期出现在嗅觉神经元及嗅球,嗅觉减退从 MCI 过渡到 AD 诊断的风险,与言语记忆障碍的风险预测相似,可作为生物标记物预测胆碱酯酶抑制剂改善作用。

(2) 帕金森病：嗅觉功能减退常见于特发性帕金森病,绝大多数 PD 患者追溯,嗅觉障碍可出现在运动症状之前,具早期诊断价值。90%PD 确诊患者已丧失嗅觉,可出现嗅觉阈值增高、嗅觉辨别能力下降,嗅觉诱发电位潜伏期延长。嗅球、海马等部位神经元的破坏可能是导致嗅觉障碍的原因。PD 的嗅觉常伴有情感淡漠,同一般人群相比,情感淡漠(采用情感淡漠评估量表定量)常发生于 PD 患者中。嗅觉损害和情感淡漠与重叠大脑区域的功能障碍有关。

(3) 特发性颅内压增高(IIH)：新诊断或临床症状恶化者中嗅觉异常明显。

8. **神经肌肉接头**　27 名重症肌无力患者与对照者和 1 名多发性肌炎嗅觉识别检测(UPSIT)和图形识别检测试验,MG 嗅觉识别检测评分明显低于对照组和多发性肌炎。

(1) 嗅觉量表：嗅觉减退量表(HRS)由评价嗅觉减退的具体 6 个场景组成,与 Sniffin 嗅棒测试相比,HRS 省时简便,实用性强,更适合临床广泛应用。

(2) Sniffin 嗅棒测试：国际上广泛使用的主观嗅觉功能检测方法,由气味察觉阈、气味辨别和气味识别能力,我们正在临床开展。

(3) 神经电生理定位：虽然可以通过相对定量法测试嗅觉,嗅觉诱发电位可以作为延伸,完善检测手段。Finkenzeller 等用气味剂刺激人类嗅黏膜,在头皮特定部位记录到了嗅性诱发电位(OEP),即嗅觉诱发电位反映了嗅觉信号产生、传导及整合的电生理过程。嗅觉传导通路上任何病变都可导致嗅觉功能障碍,嗅觉事件相关电位(OERP)在临床嗅觉功能诊断具有直接反应的神经活动和高时间解析度率,是评价嗅觉功能较为客观可靠指标,常用化学感应相关事件电位,可用于探索嗅觉及三叉神经化学感应输入大脑皮质加工过程,在嗅觉系统周围和中枢疾病诊断上具有重要价值。OERP 检出率与嗅觉功能有关,仅在嗅觉减退患者中测出,PD 主要表现 OERP 潜伏期延长,波幅无明显下降,不伴嗅觉障碍的 PD 患者,OERP 波成分有不同程度减少。因电极放置于鼻黏膜,受试者难以忍受而临床受限。鼻腔外测试无创,与鼻腔内测试相关,受试者易接受,可望成为 PD 嗅觉障碍研究新方法。

(4) 神经影像定位：颅脑 CT、MRI 可见嗅脑萎缩或肿瘤等占位。磁共振弥散峰度成像(DKI)对 PD 患者有早期诊断价值,DKI 对嗅觉皮质相关脑区研究中,左侧杏仁核平均扩散峰度(MK)可作为 PD 早期生物标志物。

四、中西医结合神经定位诊疗

1. **中医认识**　嗅觉障碍,中医称"不闻香臭""鼻聋",又称失嗅。素不受重视,其实中医闻诊含义为闻声音、嗅气味,前者凭听觉,后嗅气味,嗅诊包括嗅患者病体、排出物、病室等的异常气味,人体散发出的异常臭气可从口、鼻、皮肤和下阴二窍等。多责于邪滞鼻窍或脏腑亏虚,鼻失所养所致。嗅觉减退无外窍闭及内伤,前者属实多为外邪壅肺,或血瘀阻窍,或浊毒闭窍,《中藏经》曰:"肺风之状……鼻不闻香臭。"《圣济总录·鼻门》亦曰:"心经移热于肺,致肺藏不和,则其窍也无以宣达,故为齆鼻(失嗅)。"内伤则属虚,为脾肺两虚或气血不足,精微不能上达鼻窍的预报,如久病失嗅,为脏精欲竭之兆。此外,鼻嗅为宗气所出,如《灵枢·邪气藏府病形》曰"宗气上出于鼻而为嗅",心肺气虚之失嗅与宗气大虚有关。

《灵枢·脉度》曰:"肺气通于鼻,肺和则鼻能知臭香矣。"嗅觉为鼻之功能,鼻为肺窍,肺功能正常才能维持正常的嗅觉,嗅觉异常能预知肺的病变。肺主气,若其功能正常,则鼻窍通利,气体出入无阻,且香臭可辨。若肺脏气机失调,则致鼻窍闭塞,不知香臭,故感冒、急性鼻炎、过敏性鼻炎等鼻塞流涕时,出现嗅觉障碍乃至嗅觉减低。

《灵枢·经脉》云:"大肠手阳明之脉……上挟鼻孔。胃足阳明之脉,起于鼻之交頞中……下循鼻外。小肠手太阳之脉……别颊上䪼抵鼻。"奇经八脉中的督脉等,皆与鼻有密切联系,说明鼻的嗅觉和脏腑经络密切相关,能反映内脏疾患。《内经》中五嗅和五脏相配应,即臊、焦、香、腥、腐和肝、心、脾、肺、肾相配应,如《素问·金匮真言论》云:"藏精于肝……其臭臊;藏精于心……其臭焦;藏精于脾……其臭香;藏精于肺……其臭腥;藏精于肾……其臭腐。"即五臭可反映五脏之疾。鼻居面部中央,肺开窍鼻,鼻属肺系,与心、肝、脾、肾等其他四脏功能密切相关。异常嗅觉能预知内脏病理,如肝热则鼻闻臊臭,心火熏则鼻闻焦臭,脾实则鼻闻香,肺热则鼻闻腥,肾实则鼻闻腐。《灵枢·胀论》曰:"胃胀者……鼻闻焦臭",《素问·腹中论》云:"有病胸胁支满者,妨于食,病至则先闻腥臊臭,出清液,先唾血,四支清,目眩,时时前后血……病名血枯。"

2. 嗅觉减退的中医定位:鼻,脑　嗅觉主要是肺开窍于鼻,失嗅属经络不通,脾胃虚寒,肺气不宣,脉络痹阻。中医:以祛邪宣肺,升清通窍,开窍于鼻,汤剂内服结合粉剂外用,通窍于鼻。藏精于肺,肺气通于鼻,肺和则鼻能知香臭矣,汤剂润于肺,粉剂通窍于肺鼻,通窍于肺鼻间,可闻香臭。一般定位嗅脑以下的嗅觉减退,笔者取风池、素髎、迎香、合谷、外关穴,快速进针法,泻法,得气后留针60分钟,中间行针1~2次,隔日1次,大多有效。嗅觉与记忆、思维语言、视、听等均为脑所主,故脑为元神之府。心藏神,心主嗅,嗅觉为鼻之用,主宰于心神。针对中枢导致的嗅觉减退,笔者主要用头皮针治疗。病案:孙某,男,62岁,2012年10月11日就诊,PD 1年,出现嗅觉减退,初选鼻部穴位无效,后加用头皮针治疗,有部分疗效,但远期疗效不尽人意。

3. 帕金森病嗅觉障碍研究　80%~90% PD患者存在嗅觉障碍,嗅觉障碍可能发生在运动症状出现之前,有早期诊断价值,主要为嗅觉辨别、识别、察觉及记忆等异常,且嗅觉障碍独立于PD严重程度和持续时间。2015年国际运动障碍协会PD诊断标准中,合并嗅觉障碍被列为支持标准用于与非典型帕金森综合征鉴别。PD嗅觉障碍的病理变化主要在前嗅核,大量 α 突触核蛋白沉积、神经元丢失、神经元丢失与疾病持续时间有关,皮质核有大量嗅觉相关连接,帕金森病双侧梨状皮质和眶额皮质萎缩,嗅神经萎缩。有研究发现原发性嗅觉功能异常发展为PD的风险较嗅觉正常者高10%,嗅觉障碍可能不仅是PD的症状,更是其危险因素,可用于评估发生PD的风险。

笔者认为可把嗅觉障碍作为PD临床诊断的辅助手段,为研究PD患者的嗅觉障碍及其与病程、严重程度的关系,20世纪90年代末在国内首次对32例60岁以上的原发PD患者按Hoehn-Yahr分级、Webster评分,分别进行简易嗅觉检查,并设立相应老年对照组。发现PD患者存在嗅觉障碍包括嗅觉丧失和嗅觉减退,发生率很高(96.8%),与对照组比较显著差异($P<0.001$),同时,Hoehn-Yahr分级比较显示,Ⅳ级嗅觉障碍比较明显(与Ⅱ级比较 $P<0.05$),Ⅱ、Ⅲ级均不明显($P>0.05$),其与病程无关($P>0.05$),PD患者的嗅觉障碍与病程无关,与其严重程度相关。

（1）研究对象：32 例患者系原发性 PD 患者，男 21 例，女 11 例，年龄 61～81 岁，平均 66.28±7.98 岁，病程 0.5～25 年，平均 4.72±5.09 年。诊断均符合 Takahashi 等（1992）和 Calne 等（1992）的原发性 PD 诊断和删除标准，并按 Hoehn-Yahr 分级评定，其中 Ⅱ 级 5 例，Ⅲ 级 16 例，Ⅳ 级 11 例，Webster 评分平均 17.5±5.79 分，Barthel 指数 54.83±13.93 分，并排除合并鼻和鼻窦病变、头部外伤、近期上感、癫痫和酒精中毒。50 例对照组取自正常老年人，通过随机抽样获得，其年龄和性别与 PD 组相当，其中男 34 例，女 16 例，年龄 60～78 岁，平均 65.31±8.05 岁，并通过临床神经心理学检查（长谷川痴呆量表）除外痴呆。

（2）嗅觉测试方法：选用松节油、香水、樟脑、香烟为测试物，清水为对照物，分别盛在相同的小瓶中，检查时嘱受检者闭目，并用手指堵住一侧鼻孔，用另一鼻孔嗅之，说明气味的性质，并说出其名称，依次检查完毕。

（3）判断标准：根据程氏标准，常见的嗅觉障碍包括嗅觉丧失和嗅觉减退，嗅觉减退指受检者辨别 1 种以上、4 种以下测试物，对部分或所有嗅觉刺激的敏感性减退，嗅觉丧失指 4 种测试物不能辨别。其他嗅觉障碍有嗅觉失认，即能区别不同的嗅觉刺激，但不能用语言表达，尚有嗅觉失真、嗅觉倒错和嗅幻觉。

（4）数据统计：采用四格表的 χ^2 检验。

（5）结果如下。

1）PD 组与正常对照组嗅觉测试结果比较：PD 组的嗅觉障碍发生率为 96.8%，显著高于正常对照组 48% 的嗅觉障碍发生率。两组研究对象嗅觉检查见表 6-5-1。

表 6-5-1 PD 与正常对照组嗅觉测试比较

组　别	嗅觉丧失	嗅觉减退	嗅觉正常
PD 组（n=32）	11（34.4%）	20（62.5%）	1（3.1%）
健康老年组（n=50）	2（4%）	22（44%）	26（52%）

注：PD 组与对照组相比，嗅觉丧失组比较 $P<0.001$，嗅觉减退组比较 $P<0.05$，嗅觉正常组比较 $P<0.001$。

从表 6-5-1 可见两组间嗅觉丧失发生率（$P<0.001$）、嗅觉减退发生率（$P<0.05$）、嗅觉正常发生（$P<0.001$）率均有显著差异。PD 组有 4 例嗅觉失认，1 例有幻觉（称经常闻到煤气味），有 3 例自诉嗅觉障碍先于 PD 发生。

2）PD 组之 Hoehn-Yahr 分级与嗅觉改变关系：见表 6-5-2。

表 6-5-2 Hoehn-Yahr 各分级的嗅觉改变比较

Hoehn-Yahr 分级	嗅觉丧失	嗅觉减退	嗅觉正常
Ⅳ（n=11）	5	6	0
Ⅲ（n=15）	5	10	1
Ⅱ（n=5）	1	4	0

注：Hoehn-Yahr 各级的嗅觉改变相比，Ⅳ 级与 Ⅲ 级，Ⅲ 级与 Ⅱ 级比较 $P>0.05$，Ⅳ 级与 Ⅱ 级比较 $P<0.05$。

从表 6-5-2 可见 Hoehn-Yahr 分级中，嗅觉丧失和嗅觉减退的比较显示，Ⅳ 级与 Ⅲ 级，Ⅲ 级与 Ⅱ 级比较无明显差异（$P>0.05$），Ⅳ 级与 Ⅱ 级比较有明显差异（$P<0.05$），嗅觉丧失和嗅觉减退比率明显上升。

3）PD 组病程与嗅觉障碍的关系：见表 6-5-3。

表 6-5-3 PD 各病程组的嗅觉障碍比较

病　　程	嗅觉丧失	嗅觉减退	嗅觉正常
1 年以内($n=8$)	4	3	1
1～5 年($n=16$)	3	13	0
5 年以上($n=8$)	4	4	0

注：PD 各病程分组中的嗅觉丧失和嗅觉减退比较，$P>0.05$。

从表 6-5-3 可见 PD 组各病程中嗅觉丧失和嗅觉减退的比较显示，其三组间均无明显差异（$P>0.05$）。

我们临床观察表明，PD 患者的嗅觉障碍发生率明显高于对照组（$P<0.001$），正常老年对照组嗅觉障碍发生率为 48％，与程至刚 47.1％结果基本一致。PD 嗅觉障碍是一种感知性的而非周围感觉缺失，也非药物所致。有研究发现 PD 临床嗅觉障碍主要表现在嗅觉阈值升高和识别障碍，10 例 PD 嗅觉诱发电位显示 P_1、N_1 潜伏期明显延长。同时，我们观察到各期 PD 患者均可出现嗅觉障碍，且与病程无关（$P>0.05$），故嗅觉系统包括嗅中枢和嗅黏膜早期即可能参与了 PD 病理过程。此外，我们观察到 Hoehn-Yahr 各级 PD 患者均可出现嗅觉障碍，Ⅳ级与Ⅱ级有明显差异（$P<0.05$），提示嗅觉障碍与病情严重程度相关。PD 患者嗅觉障碍的发生机制目前尚未明确，推测可能与嗅末梢发生逆行神经轴索变性有关，以及嗅神经元在特定损伤因子诱发下，使嗅神经元与嗅球乃至嗅中枢之间不能建立有效联系，导致嗅觉减退甚至丧失。有作者发现嗅前核输入到黑质的电生理证据，提出黑质纹状体功能失调所致嗅觉减退的可能性。但我们认为，从嗅觉障碍与病情严重程度呈相关情况来看，可能 PD 患者晚期多巴胺大量耗竭，甚至波及与嗅觉功能相关的边缘区如嗅结节等，引起其神经轴索变性，导致嗅觉减退。

4. 偏头痛伴发嗅觉障碍　主要包括畏嗅、嗅觉过敏及嗅觉幻觉。畏嗅指对气味的极度厌恶或不能忍受原来不厌烦甚至喜欢的气味，偏头痛患者中畏嗅发生率成年为 24.0％～63.0％，儿童及青少年为 20.0％～34.6％，成年无先兆偏头痛高于有先兆偏头痛，儿童类似。畏嗅几乎只存在于偏头痛中，紧张型头痛很少伴畏嗅。嗅幻觉指对嗅素刺激的敏感度提高，对气味的感知能力增强，嗅觉阈值降低。患者对这些气味并不存在厌烦或不能忍受，仅仅是对气味程度的夸大。偏头痛时三叉神经-嗅神经及嗅中枢的功能紊乱有关，气味刺激时偏头痛患者出现包括脑部梨形皮质、颞上回前部在内的多个部位皮质血流量较对照组增加，脑部嗅觉皮质与三叉神经中枢段的交互作用可能是嗅觉障碍产生的原因。

5. 肌萎缩侧索硬化症（ALS）　2000—2002 年间笔者在对 12 例不伴痴呆的 ALS 患者进行检测，先进行 MMSE 测评以除外痴呆。选用松节油、香水、樟脑、香烟为测试物，清水为对照物，分别盛在相同小瓶中，检查时嘱受检者闭目，并用手指堵住一侧鼻孔，用另一鼻孔嗅之，说明气味性质，并说出其名称，依次检查完毕。根据程氏嗅觉障碍判定标准，常见嗅觉障碍包括嗅觉丧失和嗅觉减退，嗅觉减退指受检者辨别 1 种以上、4 种以下测试物，对部分或所有嗅觉刺激的敏感性减退，嗅觉丧失指 4 种测试物不能辨别。结果发现在 12 例中有嗅觉丧失 2 例，嗅觉减退 10 例。

6. 重症肌无力　MG 患者也存在嗅觉障碍，27 名 MG 患者均进行嗅觉识别检测（UPSIT）和图形识别检测试验，发现其嗅觉识别检测评分明显低于同性别年龄对照组和多发性肌炎患者，这可能是 MG 患者中枢神经系统病变的基础之一。

参 考 文 献

［1］ 王尕东,蔡定芳.帕金森病的嗅觉障碍[J].临床神经病学杂志,2002,15(1)：38-39.

［2］ 王志会,王临虹,齐士格,等.中国老年人慢性便秘睡眠障碍和嗅觉异常状况调查[J].中华老年医学杂志,2013,32(7)：786-789.

［3］ Pérez C A. Lookingahead：The risk of neurologic complications due to COVID-19[J]. Neurology：Clinical Practice (Print),2020,10(4)：10.

［4］ Lechien J R, Chiesa-Estomba C M, Siati D R D, et al. Olfactory and gustatory dysfunctions as a clinical presentation of mild-to-moderate forms of the coronavirus disease (COVID-19)：a multicenter European study[J]. 2020,288(3)：335-344.

［5］ Zou L Q, Zhou H Y, Lui S S Y, et al. Olfactory identification deficit and its relationship with hedonic traits in patients with first-episode schizophrenia and individuals with schizotypy. Prog Neuropsychopharmacol Biol Psychiatry, 2018(83)：137-141.

［6］ Arcot Jayagopal L, von Geldern, G. Anosmia as the initial presentation of neurosarcoidosis. Neurology, 2018, 91(22)：1020-1021.

［7］ Fusetti A B F M, Eibenstein A. The Predictive Role of Hyposmia in Alzheimer's Disease[M]. InTech, 2011.

［8］ King T F, Hayes F. Long-term outcome of idiopathic hypogonadotropic hypogonadism[J]. Curr Opin Endocrinol Diabetes Obes, 2012, 19(3)：204-210.

［9］ 张桦,张振,陈晓正,等.Kallmann综合征一例报道[J].中华神经医学杂志,2012,11(4)：426-427.

［10］ Rabins P V, Lyketsos C G. Cholinesterase inhibitors and memantine have a role in the treatment of Alzheimer's disease[J]. Nature clinical practice. Neurology, 2006, 2(1)：578-579.

［11］ Xiao Q, Chen S, Le W. Hyposmia：a possible biomarker of Parkinson's disease[J]. Neurosci Bull, 2014, 30(1)：134-140.

［12］ Cramer C K, Friedman J H, Amick M M. Olfaction and apathy in Parkinson's disease.[J]. Parkinsonism & Related Disorders, 2010, 16(2)：124-126.

［13］ Khoo K F, Kunte H, Schmidt F, et al. Olfactory dysfunction in patients with idiopathic intracranial hypertension[J]. Neurology, 2014, 82(2)：808.

［14］ Leon-Sarmiento F E, Bayona E A, Jaime B P, et al. Profound olfactory dysfunction in myasthenia gravis[J]. Plos One, 2012, 7(10)：e45544.

［15］ Millar V P, Perez L S, Rossi M, et al. Validation of a new scale to assess olfactory dysfunction in patients with Parkinson's disease[J]. Parkinsonism Relat Disord, 2012, 18(4)：358-361.

［16］ Finkenzeller P. Gemittelte EEG-PotentialebeiolfaktorischerReizung[J]. Pflugers Arch Ges Physiol, 1966(292)：76-80.

［17］ 林道福,陈燕美,苏鹭芬,等.嗅觉皮质弥散峰度成像对帕金森病的早期诊断价值[J].中华神经科杂志,2020,53(7)：493-499.

［18］ 程至刚.老年人嗅觉调查[J].老年医学杂志,1989(5)：56-57.

［19］ 王拥军,卢德宏,崔丽英,等.现代神经病学进展[M].北京：科学技术文献出版社,1989.

［20］ 田佳楠,齐晶晶,于挺敏.偏头痛伴发的嗅觉障碍[J].中华神经科杂志,2013,46(1)：51-53.

［21］ Leon-Sarmiento F E, Bayona E A, Jaime B P, et al. Profound olfactory dysfunction in myasthenia gravis[J]. Plos One, 2012, 7(10)：e45544.

第六节　幻　　嗅

一、概述

幻嗅(olfactory hallucination)指嗅到并不存在的不愉快难闻气味,如腐烂食品、烧焦物品、化学药品气味,常合并其他幻觉和妄想,部分与嗅觉减退的神经定位重叠,因其特殊临床意义,故单独分列。

在上一章嗅觉异常中,已经描述失嗅的解剖生理,故不再重复。真正的嗅神经很短,均为继发性嗅神经病,原因为颅内血肿、前颅窝、鞍区与鞍旁肿瘤、外伤、颅内压增高症与脑积水、老年性嗅神经萎缩、各种中毒及感染等,嗅前核、梨状皮质、嗅球和横向内嗅皮层构成主要的嗅皮质;眶额皮层是负责气味识别的次级嗅觉皮质。

幻嗅需要与嗅觉过度敏感(嗅觉过敏)鉴别,尤其发生于妊娠剧吐或偏头痛。嗅错觉指气味有时被歪曲,正常的气味被感觉成为不愉快气味,与鼻窦感染或嗅神经部分损害,甚至口腔感染出现难闻气味被鼻感觉,如抑郁症。

二、定向诊断

1. 五官科　鼻炎产生异味或幻嗅即假性幻嗅。主观性恶臭幻觉是周围人并未闻到有气味时,患者能闻到恶臭味,有潜在性鼻窦炎、牙源性上颌窦炎、鼻咽炎、咽囊炎、扁桃体炎;客观性恶臭幻觉指周围人均感到恶臭气味,但患者没有闻到,多见萎缩性鼻炎、干酪性鼻炎、鼻窦炎、鼻腔异物、上颌骨骨髓炎、额骨骨髓炎及鼻腔特异性感染,还可见于鼻局部和中枢病变。

2. 精神科

(1)精神分裂症:嗅幻觉可叠加其他幻觉和妄想,多见被害妄想,坚信气味是有人故意为之并加害于他,疑病妄想者则认为自己的内脏腐烂而发出臭味。

(2)抑郁症:少见,坚信嗅到气味,却很难判断是否真正嗅到气味,仅把想法建立在别人行动基础上,如认为别人皱鼻子是气味存在的依据。

(3)焦虑障碍。

(4)癔症:主观性恶臭幻觉。

3. 神经外科　外伤多致嗅觉减退或消失,很少幻嗅,脑外伤尤额叶颞叶可见。

三、神经定位

幻嗅觉气味很难闻如粪便、烟草、呕吐物或尿液味指向中枢神经损伤,外伤、病毒、药物或毒素暴露,脑瘤,癫痫。幻嗅还可见于神经退行性疾病如阿尔茨海默病、帕金森病,可伴强烈的坏气味。

1. 嗅神经　一般不会导致幻嗅。

2. 嗅脑　眶额区的肿瘤或病变可出现嗅觉先兆。福-肯综合征:可见于蝶骨嵴脑膜瘤尤其床突型蝶骨嵴脑膜瘤,蝶骨嵴内端包括同侧视神经、眶上裂和海绵窦内的颅神经、颞叶内侧的嗅脑、大脑脚等,伴发幻嗅或钩回发作、嗅觉丧失等。

3. 颞叶　幻嗅常与幻味一起定位在颞叶内侧,多见于颞叶部分性癫痫、颞叶肿瘤、寄生虫等。颞叶癫痫中嗅觉先兆不太常见,发生率0.6%～16%,1 423例难治性局灶性癫痫0.9%有嗅觉先兆。刺激杏仁核也可产生嗅觉先兆。

4. 额叶　有报道1例以言语障碍和幻嗅为首发的左额叶罕见多发间变性星形细胞瘤,发作部位在嗅觉中枢的癫痫有短暂、强烈和令人不愉快的嗅幻觉。

5. 岛叶　岛叶癫痫:岛叶被额叶、顶叶和颞叶所覆盖,易误诊为颞叶癫痫,岛叶癫痫罕见有嗅觉味觉。病案:患者,男,36岁,2016年5月就诊,表现为喉头紧缩感、自觉要窒息了,幻嗅,随之心慌、左手和口咽部自动症,考虑岛叶癫痫不能排除,丙戊酸钠治疗有效。

6. 胼胝体　慢性酒精中毒,脑梗死。

7. 锥体外系　多见于帕金森病和阿尔茨海默病,路易体痴呆也不少见。笔者最近发现迟发性运动障碍也有幻嗅,呈波动性,不一定需要治疗。

8. 硬脑膜　有报道38岁男性硬脑膜动静脉瘘致幻嗅,发作性幻嗅,有外伤史鼻裂伤,未出现鼻漏及耳漏,头CT未见异常。

9. 大脑弥漫性　脑炎偶尔出现,有报道单纯疱疹病毒性脑炎出现幻视幻听幻嗅及记忆力减退;梅毒、HIV;副肿瘤综合征和自身免疫性疾病如多发性硬化或自身免疫脑炎可能与累及颞叶有关。

10. 定位不详,如大脑皮质扩散

(1) 偏头痛:嗅幻觉并不多见。孤立性偏头痛先兆,也可前驱、先兆或偏头痛阶段,过度嗅觉或厌恶嗅觉刺激可能是偏头痛的症状。

(2) 椎-基底动脉系统:表现为幻嗅、视物变形和短暂性全面遗忘。

(3) 神经电生理:脑电图是常规检查,如脑电图无法捕捉到颞叶痫样放电,不能轻易否定诊断,需加蝶骨电极等进一步定位。立体脑电图(SEEG)有助岛叶癫痫诊断。

(4) 神经影像:核磁共振识别病灶,尤其在杏仁核等颞叶内侧边缘区域。

四、中西医结合神经定位探索

1. 中医认识　中医幻嗅没有相应名称,中医治疗的报道很少,基本上是针对功能性疾病进行治疗,与现代将幻嗅多归于精神科类似。幻嗅常为癫病、郁证的前驱,心藏神,《难经·四十二难》曰"心主嗅",嗅觉虽为鼻窍之用,却主宰于心神,心神异常则必致嗅觉障碍。躯体化障碍表现为幻嗅虽然不多,也需要重视。临床以痰湿论治,马绍飞运用二陈汤治愈幻嗅症1例,徐喆以半夏厚朴汤加味以祛痰化湿、宣通清窍。

2. 针灸治疗　笔者着重在局部和脑部头皮针选穴,20世纪90年代笔者开始研究PD嗅觉后,沉寂多年,晚至最近五年才开始重启,主要是对PD幻嗅的针刺治疗探索,基于rTMS治疗有效和理论基础,创立幻嗅的针灸中枢定位治疗,抛开传统取穴,针对幻嗅,运用头皮针和体针相结合治疗,有一定疗效。

病案1:刘某,帕金森病伴幻嗅。取头皮针嗅脑代表区,百会、素髎、迎香、合谷穴,快速进针,泻法,得气后留针60分钟,每周2次,3月后未见明显疗效。按:变性疾病,久病成痼疾,难以撼动。

病案2:张某,女,75岁,于2008年9月25日初诊。2007年起常闻到旁人闻不到的气味,入夜尤甚。诊断:躯体化障碍导致的幻嗅,取左前额叶区、素髎、迎香、合谷穴,快速进针法,泻法,得气后留针60分钟,每周2次,针8次为一疗程,幻嗅消失。按:本例其实按抑郁状态治疗。

五、相关疾病的幻嗅

1. 偏头痛　1987年Fuller和Guiloff报道3例偏头痛患者头痛发作前或发作时可闻及实际不存在的气味,如花生酱、雪茄或一些令人厌恶的、不能辨别的气味,持续5分钟至24小时,普萘洛尔有效。Montefiore头痛中心报道显示,嗅幻觉发生率占原发性头痛0.66%,其中84.6%为偏头痛,报道54种嗅觉幻觉气味,以不愉悦气味为主,包括粪便、腐烂、木屑、汽油及香烟等气味。McAbee等报道1例伴嗅觉幻觉的偏头痛患者,闻到他人闻不到的"燃烧木材"的气味,头部MRI显示颞叶肿瘤。故伴幻嗅的偏头痛不宜贸然诊断。

2. 帕金森病　幻嗅是PD相对少见的非运动症状,究竟是皮质起源还是嗅觉传导通路所致并不明确。

笔者在国内首次对 32 例 60 岁以上的原发性 PD 患者进行嗅觉检查,发现有 4 例嗅觉失认,真正的嗅幻觉有 1 例,称经常闻到煤气味,均在晚期,考虑到部分患者有嗅觉失认和幻嗅,推测可能晚期嗅中枢的变性加速嗅觉功能衰退。

3. 颞叶癫痫　在癫痫源定位中幻嗅有特定意义,颞叶癫痫临床多样,尤其内侧颞叶癫痫中更为常见,海马回、钩回的嗅觉皮质中枢所致钩回发作时嗅幻觉及梦样状态,可嗅到不愉快的难闻气味如腐烂食品、尸体、烧焦物品、化学品的气味,脑电图可见颞叶局灶性异常波。常伴听幻觉和味幻觉,右颞叶则多以感觉性发作和人格解体为表现。嗅觉整合指发作时有超常嗅觉的颞叶癫痫患者,其感觉整合系统可如狗一样通过嗅觉辨认人的情绪。笔者曾遇一例颞叶癫痫患者,每次发之前均闻到饭烧焦味,继之 GTCS。

4. 阿尔茨海默病　与听觉或视觉幻觉相比,AD 患者嗅幻觉不多见。有研究 31 名 AD 患者的知情者对嗅觉、听觉和视觉幻觉的频率、持续时间和不愉快程度进行评分,结果嗅幻觉比例比较低,嗅幻觉持续时间从几秒钟到一分钟不等,与幻听和幻视的持续时间相似,且与抑郁症显著相关。

参 考 文 献

［1］ 郑博文,伍文清.癫痫先兆:症候学和神经生理学[J].中国医刊,2018,53(3):243-252.
［2］ 孔祥溢,刘帅,高俊,等.以言语障碍和幻嗅为首发症状的左额叶罕见多发间变性星形细胞瘤一例[J].中国医学科学院学报,2014,36(5):569-571.
［3］ 杨海华,赵留庄,周晓梅.以意识障碍、幻嗅为首发症状的胼胝体梗死一例[J].中华神经医学杂志,2009,8(3):306.
［4］ 赵丽丽,陈彬,侯丽英,等.硬脑膜动静脉瘘致幻嗅一例[J].中华临床医师杂志(电子版),2009,3(1):160-161.
［5］ 薛永全,孙莉,王守春.以幻嗅、视物变形和短暂性全面遗忘为表现的椎-基底动脉系统 TIA1 例报告[J].中风与神经疾病杂志,2010(10):953.
［6］ 马绍飞.二陈汤治愈幻嗅症[J].吉林中医药,1986(1):28.
［7］ 徐喆.半夏厚朴汤加味治疗幻嗅症 1 例[J].中医药导报,2016,22(17):106.
［8］ 田佳楠,齐晶晶,于挺敏.偏头痛伴发的嗅觉障碍[J].中华神经科杂志,2013,46(1):51-53.
［9］ 王尐东,蔡定芳.帕金森病的嗅觉障碍[J].临床神经病学杂志,2002,15(1):38-39.
［10］ El Haj M, Larøi F. Olfactory hallucinations in Alzheimer's disease[J]. Acta Neuropsychiatrica,2021,33(1):37-42.

第七节　梅 核 气

梅核气是中医病名,实际也是症状之名,自觉有咽异物感,咽之不下,吐之不出,咽部异物感是咽部的异常感觉如球塞感、瘙痒感、紧迫感、黏着感、烧灼感、蚁行感、无咽下困难的吞咽梗阻感等。部分患者颈部不适感、紧迫感、自觉呼吸不畅以及咽喉部有物上下移动不定感觉,其异物感特点"吞之不下,吐之不出",或伴"数唾"等症状,缺乏咽部体征。

一、概述

一直被认为相当咽异感症,以焦虑症诊治,其实不然。周继福《实用嗓音病治疗学全书·梅核气》认为:"梅核气始见于宋朱肱所著《南阳活人书》,其云:梅核气……塞咽喉,如梅核絮状,咯不出,咽不下。"《古今医统大全》曰:"梅核气者,似饱逆而非饱逆,似痰气窒塞于咽喉之间,咯之不出,咽之不下,如梅核之状,故俗谓之梅核气。江南之地比云之,故从而附之。"

咽部感觉和运动神经主要来自咽后壁咽丛,含迷走神经、舌咽神经、副神经和副交感神经分支,还有三叉神经第二支、舌咽神经等直接分布于咽部,由舌咽神经、迷走神经、颈交感神经节传至延髓中枢,再达大脑皮层感觉中枢,形成病理性兴奋,产生咽部异常感觉,反过来又成为咽丛不良刺激因素。许多全身疾病,也可通过神经反射和传导,表现为咽部异物感。

二、定向诊断

按以往观点,梅核气相当于咽异感症,中医归于情志病,精神科归属咽精神疾病范畴。梅核气或咽异感症可单独存在,也可与咽喉及邻近部位器质性病变如炎症、肿瘤、异物共存。

1. 五官科　梅核气诊断应除外耳鼻咽喉科器质性疾病。① 咽部:悬雍垂过长、急慢性咽炎、喉炎、扁桃体炎、扁桃体的结石息肉角化、咽部憩室;② 鼻部:慢性鼻与鼻窦炎症,鼻咽喉肿瘤起病时有咽部异物感,常进食后食物残留感,可持续数月;③ 喉部:喉上神经炎、风湿性环杓关节炎、会厌囊肿、会厌形态异常、喉软骨膜炎、血管神经性喉水肿、环咽肌及咽下缩肌痉挛。

2. 颈部　颈部肿块、肿瘤、瘘管、淋巴结炎、甲舌囊肿、甲状腺炎、颈动脉炎等。

3. 口腔　牙病,舌根部静脉曲张、囊肿、肿瘤。

4. 骨科　茎突过长综合征、颈椎前方的骨刺、颈椎间盘突出压迫。

5. 消化科　食管:食管痉挛、憩室、贲门失弛缓症、早期恶性肿瘤、外伤性食管炎、反流性食管炎、贲门痉挛、横膈裂孔等。

6. 心血管　心肌梗死表现为咽喉辛辣感。

7. 消化科　慢性胃炎、胃溃疡引起咽异物感多见。

8. 妇产科　妇女更年期综合征,卵巢性激素减少。

9. 精神科　癔症、疑病症、精神分裂症,更多的躯体化障碍。

10. 中毒　有机磷杀虫药中毒。

三、神经定位

1. 肌肉　极早期的眼咽肌营养不良可能有咽部异物感,多发性肌炎、皮肌炎、环咽失弛缓症。

2. 神经肌肉接头　重症肌无力延髓型患者可有疲劳波动性的咽部不适感。

3. 自主神经　颈上交感神经节发出的交感神经咽支。

4. 颅神经　咽神经丛由舌咽神经和迷走神经的咽支。

5. 脊髓　视神经脊髓炎,脊髓空洞症。

6. 茎突　长茎突综合征,长茎突压迫穿行颈静脉孔的舌咽、迷走、副神经,转动头部时咽异物感,茎突触诊时,症状会加重。

7. 脑干　延髓:累及延髓,波及舌咽神经和迷走神经,会有吞咽异物感。ALS累及延髓很少有梅核气。

8. 大脑皮层　颞叶癫痫有发作性咽部异物感。

四、中西医结合神经定位诊疗

绝大部分还是躯体化障碍为主,故定位定向是鉴别诊断之最重要阶段,排除器质性疾病后,方可抗焦虑治疗。

1. 中医认识 《灵枢·邪气藏府病形》最早描述梅核气:"心脉……大甚为喉阶""胆病者……嗌中阶阶然数唾"。阶通介,乃芥蒂之芥,实为异物感。张仲景最早治疗梅核气,《金匮要略·妇人杂病脉证并治》曰:"妇人咽中如有炙脔,半夏厚朴汤主之。"形容梅核之状者《太平惠民和剂局方》卷四:"四七汤,治喜怒忧思悲恐惊之气结或痰涎,状如破絮,或如梅核,在咽喉之间,咯不出,咽不下,此七情之所为也。"《局方》四七汤即半夏厚朴汤,又七气汤,谓可治七气(寒热喜怒忧愁愤)。

(1)脏腑病位:心、肝胆、脾胃。心用甘麦大枣汤合归脾汤;肝气郁结用小柴胡汤主之;肝郁犯脾则逍遥散、四逆散;脾虚胃失和降用旋覆代赭石汤加减。

(2)梅核气治气为主,兼顾痰、湿、瘀:气行则痰散湿化瘀去,行气解郁之品贯穿全程,疏利气机为舵,朱丹溪曰:"善治痰者,不治痰而治气,气顺则一身之津液亦随气而顺矣。"气滞用半夏厚朴汤或四逆散;痰凝用温胆汤加减;血瘀用桃红四物汤、血府逐瘀汤;湿聚气滞,甘露消毒丹主之。多归于郁证有失偏颇,需按定向定位鉴别诊断。

(3)妇人多梅核气:《难经》言"冲脉为病,逆气而里急"。冲脉挟咽中,冲为血海,女子以血为本,经孕胎产,血亏则冲脉空虚,逆气里急,咽中梗梗不利,故《血证论》言"冲脉亦挟咽中。若是冲气上逆,壅于咽中而为梅核"。

2. 意念定位治疗梅核气的尝试 梅核气患者长期罹病,如断然否决其存在,徒生不信任感,毋宁暗示其存在,不过一团气而已,中药可化解之。半夏散及汤之"少少咽之"颇合笔者意。半夏厚朴汤关键在于半夏,宜生半夏,半夏治疗咽痛,咽中溃烂,就是凭借半夏刺激咽喉局部黏膜,去腐生新,半夏厚朴汤中的"咽中如有炙脔",除器质性因素,更与精神心理因素相关。《伤寒论》313条"少阴病,咽中痛,半夏散及汤主之……水煎,去滓,少少咽之",其实是延长药物在咽喉停留时间。笔者组方化核煎:胆南星、石菖蒲、砂仁、香附、半夏、郁金、苍术。煎药时间不宜长久,所谓取其气。配合吞咽暗示法,温服,少量多次频服,每次呷一口,约10 ml,含在口腔里,在其中来回漱滤若干遍,然后缓缓下行咽喉,询之感觉如何,是否其核正在缩小,如患者若有所感,鼓励再仿之,如此频频行之,其核可渐化而消失。治疗40例,治愈率90%,症状消失平均时间4日。

3. 中药外敷治疗 蒋健用单味细辛敷脐治梅核气,细辛30 g研末,每晚临睡前与香醋相拌,敷于脐眼,覆以纱布,固以胶带,翌晨揭去。《本草纲目》曰:"细辛,辛温能散……痰饮、胸中滞气、惊痛者,宜用之。"细辛利窍而散痰饮、胸中滞气。笔者验之梅核气和奔豚气,也有效果。

4. 针刺治疗 十四经脉中,除足太阳膀胱经、督脉,笔者皆直接循经咽喉,五脏六腑之变,均可循经而知。临床针刺多取廉泉,效果一般,至于加刺水突、天突、人迎等,亦有膻中穴埋针,笔者没有实际操作过。梅核气穴倒是即刻效应的经验穴:手掌劳宫穴稍下,掌面示指、中指缝后一寸。

谭敬书先用压舌板寻找咽部异感点,咽后正中(如滤泡),或两侧(如咽侧索),或舌根部(舌扁桃体),异感点确定后,用3~5枚较长的针灸针捆扎一团,尖部以细尼龙管或塑料管套住,留出尖端3~5 mm,直刺咽壁有异物感部位,以出血为度,可立收异物感消失或减轻之效。笔者曾以此法治疗梅核气2例,数分钟即消失,但易复发。

参 考 文 献

[1] 郭永涛,程谦涛.发作性咽部异物感且无ST-T变化的急性冠状动脉综合征一例[J].中华全科医师杂志,2016(2):150-151.

[2] 王尝东.化核煎配合吞咽暗示法治疗梅核气40例[J].湖州医学,1992(2):90.

[3] 崔晨,蒋健.郁证发微(四十九)——郁证咽病论[J].中医药临床杂志,2020(3):413-418.

[4] 李凡成,徐绍勤,谭奕.谭敬书教授中医耳鼻咽喉科学术思想简介[J].湖南中医药大学学报,2008,28(4):69-71.

第八节 吞 咽 障 碍

一、概述

吞咽需要肌肉和神经协助,吞咽过程分三个阶段:随意期或称口期,咽期,食管期。吞咽障碍(deglutition)是指吞咽时咽下困难的感觉,咽下食物或饮水时感觉费力,有梗阻感或发噎感,因下颌、双唇、舌、软腭、咽喉食道括约肌或食道功能受损,不能安全有效地把食物由口送到胃内,导致进食困难。

与吞咽相关的低位神经主要是舌咽神经Ⅸ和迷走神经Ⅹ。Ⅸ、Ⅹ、Ⅺ、Ⅻ均来自延髓,即后组颅神经,多共同累及为延髓麻痹。Ⅸ感觉纤维发源于上神经节和岩(下)神经节,周围支分布于舌后1/3味蕾,传导味觉;咽部、软腭、舌后1/3、扁桃体、两侧腭弓、耳咽管及鼓室接受黏膜感觉;颈动脉窦和颈动脉球(即窦神经),参与呼吸、脉搏、血压的调节反射。Ⅸ中枢支终止于延髓的孤束核,其运动纤维起自疑核,分布于茎突咽肌,支配咽穹隆的提举运动。Ⅸ副交感纤维起自下涎核,经鼓室神经、岩浅神经,终止于耳神经节,结喉纤维支配腮腺分泌。Ⅹ体感觉纤维起于颈静脉神经节,周围支分布于外耳道及耳廓凹面的一部分皮肤(耳支),中枢支终止于三叉神经脊束核;内脏感觉纤维起源于结状神经节,分布于胸腹腔内诸脏器,中枢支终止于孤束核。运动纤维起自疑核的纤维分布于软腭、咽及喉部诸肌,起自迷走神经背运动核的纤维分布于胸腹腔内诸脏器,完成胸腹腔内脏器的副交感功能。

生理性吞咽困难有老年人牙齿脱落,咀嚼功能减退及神经反射迟缓。引起吞咽障碍原因:吞咽反射异常,机械性梗阻,动力失调,胃食管反流病(GERD)。口咽性吞咽障碍患者多位于口咽部和颈部,无法进行咽下动作、有食物向鼻腔反流、吞咽时有咳嗽或憋气、鼻音或构音不良、口腔异味、颅神经相关症状,分三期:口腔准备期、口腔转运期和咽部期吞咽障碍。食管性吞咽障碍多位于下颈部和胸部,少数有烧心感和胸痛。

Ⅸ、Ⅹ可同时检查,注意发音是否嘶哑,有无饮水呛咳、吞咽困难。运动检查:让患者张口,发"啊"音观察,悬雍垂是否居中,两侧软腭高度是否一致。咽反射检查:用压舌板轻触受检者的咽后壁,迅速现恶心动作,咽反射正常。舌后2/3味觉同面神经中味觉检查。

二、定向诊断

以吞咽障碍为主要症候的诊断前,按摄食吞咽生理分期对吞咽障碍发生在具体哪个时期和部位(摄食障碍、口咽性吞咽障碍和食管性吞咽障碍)进行神经外定位。询问吞咽困难发生部位,引发吞咽障碍的食物性状,吞咽障碍是进行性还是间歇性,吞咽障碍持续时间。其次:发病缓急,时程长短,是否缓解和周期性,与情绪和精神因素关系,有无烧心、反酸、吞咽疼痛、反流、呃逆、呛咳;有否吞服强酸强碱病史;诱因。吞咽障碍的神经外定位和定向诊断,分口腔、鼻咽部、口咽部、咽与食管交界处、食管、贲门和胃七段。

1. 口腔 口腔炎症;舌癌;口腔溃疡偶见。

2. 鼻咽 伴声音嘶哑,饮水反呛伴头痛,多为鼻咽癌。病案:张某,女,65岁,声音嘶哑、饮水反呛伴轻度头痛10日,外院五官科考虑喉炎,抗感染治疗1周无效。头颅CT未见异常。神经系统检查:神清,咽反射减弱,悬雍垂上抬差,伸舌不偏,余颅神经及四肢均无阳性体征。查鼻窦CT,患者认为过度检查不愿,1周后头痛加重复诊,建议去五官科医院鼻咽增强MRI:鼻咽癌。

3. 口咽　对液体和固体食物咽下困难,常伴语言障碍、舌瘫以及异物吸入,食物反流至鼻咽部。可见于咽炎、咽后壁脓肿、扁桃体周围脓肿、咽部肿瘤。

(1)神经肌肉:包括先天性和获得性中枢及外周神经系统疾病,如中风、多发性硬化症、帕金森病、脑干肿瘤、假性延髓麻痹、外周神经和肌肉疾病(重症肌无力、脊髓灰质炎、皮肌炎)。

(2)机械性梗阻:甲状腺肿大压迫、颈部淋巴结疾患、口咽部癌肿、先天性异常、炎症性疾病、颈椎增生。

(3)医源性损伤:口咽部手术、放疗引起,或由手术、外伤导致支配口咽部的颅神经受损所致。三叉神经瘤和桥小脑角肿瘤放疗后屡见不鲜。

4. 咽与食管交界处　Zenker憩室压迫食管而咽下困难,常在食物咽下后又迅速返回到口腔,颈部出现肿块,餐后多见。

5. 食管　食管中段:吞咽后2～5秒胸骨下哽咽感;食管下端:吞咽后5～15秒剑突下哽咽感。神经肌肉疾病引起者,进食固体及液体食物时均吞咽困难;机械性梗阻,如食管癌早期进食固体食物吞咽困难,后进食液体食物也吞咽困难。食管癌;原发性食管动力障碍如贲门失弛缓症、弥漫性食管痉挛以及胡桃夹食管;弥漫性食管痉挛;反流性食管炎、腐蚀性食管炎、食管瘘;非特异性食管动力障碍。

6. 贲门　贲门口癌;贲门失弛缓症。

7. 胃　肿瘤压迫。

8. 系统性

(1)系统性进行性硬化症:吞咽困难,胸骨下闷痛。

(2)内分泌:皮质醇增多症、甲状腺功能亢进和甲状腺功能减退所致肌病。甲状旁腺功能亢进可有类ALS样症状。甲状旁腺功能亢进。

(3)代谢:维生素B_{12}缺乏导致皮质延髓束功能障碍,假性球麻痹;缺铁性吞咽障碍即Plummer-Vinson综合征。

9. 医源性

(1)药物:抗精神病药物、中枢系统抑制剂、皮质类固醇类药物、降脂药、秋水仙碱、氨基糖苷类抗生素、抗胆碱能药物。H2受体拮抗剂尤显著相关。

(2)手术:腭咽成形术可能导致软腭功能障碍,颈动脉内膜切除术、颈椎融合术或甲状腺手术可能损伤咽喉部神经丛。

10. 心因性　口唇失用,但言语交流能力和支配咽喉部的颅神经功能正常。伴有抑郁、焦虑、胃肠道不适、疑病或饮食行为异常。

11. 精神分裂症　不少见,但需区分病源性还是药源性。

12. 茎突　茎突综合征,转动头部时吞咽困难。

三、神经定位

吞咽障碍的病因及梗阻部位不同,表现各异,多能明确感受发生咽下困难及感到不适或疼痛的部位,有时仅凭吞咽障碍发生部位就可神经外定位诊断。然而神经系统导致的吞咽障碍,没有这么直观,尤其真假延髓麻痹兼具时。吞咽障碍的精准神经定位,对最终判定疾病的起源和本质,起着非常重要作用。几个重要神经反射可提示假性球麻痹,对神经定位颇有帮助:① 吸吮反射:轻张双唇,叩诊锤轻叩击口角外侧,引起双唇两侧快速反射性收缩为阳性。提示脑桥内面神经核以上水平双侧皮质延髓束病变,反射弧为三叉神经→脑桥→面神经。可见肌萎缩侧索硬化、弥漫性脑病等假性球麻痹等。② 掌颌反射:轻划手掌大鱼际肌区引起同侧颏肌收缩,皮质桥延束尤其双侧损害时亢进,额叶病变时对侧掌颏反射亢进。传入神经为正中神经,中枢在颈髓5~7和胸髓1的后角细胞柱,脊髓丘脑束—脑桥面神经核。传出神经面神经。在皮质脑干束病变时此反射出现,尤其双侧皮质脑干束病变时明显亢进,累及面神经的核上纤维出现此反射。③下颌反射:微张口,以一指指腹垫于下颌中部,叩击指腹。双侧咬肌收缩,下颌闭合为下颌反射亢进,双侧皮质脑干束损伤,多见于假性球麻痹。

以延髓为分野,如构音、排尿、吞咽障碍可分为核性,核下性,核上性。最直观就是真假延髓麻痹,核性和核下性是所谓"低张力性"吞咽障碍,核上性为"高张力性"吞咽障碍。核性和核下性即真性球麻痹:延髓内的运动神经核团,或来自延髓的颅神经(舌咽神经、迷走神经和舌下神经),表现饮水进食呛咳,吞咽困难,声音嘶哑或失音等。脑桥或脑桥以上部位,造成疑核及脑桥三叉神经运动核失去上运动神经元的支配发生中枢性瘫痪所致,表现为舌、软腭、咽喉、颜面和咀嚼肌的中枢性瘫痪,症候与真性球麻痹酷似,为假性球麻痹。肌源性球麻痹是延髓神经支配肌肉病变所致,双侧性,无感觉障碍,如重症肌无力、多发性肌炎等。

1. 肌肉　环咽肌痉挛;多发性肌炎和皮肌炎;眼-咽型肌营养不良症;强直性肌营养不良;甲状腺毒性肌病。

2. 神经肌肉接头

(1) 突触后膜:重症肌无力。

(2) 突触间隙:有机磷中毒。

(3) 突触前膜:类重症肌无力:兰伯特-伊顿综合征,多合并恶性肿瘤尤小细胞肺癌;肉毒杆菌中毒;高镁血症。

3. 自主神经　定向诊断中如贲门失弛缓症是肠肌间神经丛自身免疫反应。

4. 周围神经　吉兰-巴雷综合征;糖尿病周围神经病:与胃轻瘫相鉴别。

5. 脊髓　脊髓灰质炎。

6. 颅颈交界处　环枕融合畸形如寰枕融合、阿诺德-基亚里畸形,尤其寰枢椎前脱位时,寰椎前弓突向咽后壁而影响吞咽。

7. 颅神经　Ⅴ、Ⅶ、Ⅸ、Ⅹ和Ⅻ对颅神经,吉兰-巴雷颅神经型,颅神经炎。

(1) 面神经:特别是两侧面神经麻痹,食物积存在口腔的两侧颊部不利于吞咽,同时伴唾液分泌减少,使吞咽困难加重。

(2) 舌下神经:舌下神经麻痹致咀嚼及吞咽困难,伴呛咳,饮水自鼻孔流出,讲话鼻音。

(3) 舌咽、迷走和舌下神经:核性和核下性损害所致真性球麻痹有构音障碍和吞咽困难,时呛咳,一侧或双侧软腭不能上提,一侧者可见悬雍垂向健侧移动,咽部感觉和咽反射迟钝或丧失等。双侧皮质脑干束损害的假性球麻痹,吞咽障碍主要是随意性舌运动开始时间延迟,与吞咽有关肌肉运动协调性降低。单侧皮质脑干束受损为一过性吞咽障碍。

8. 颅底　颅底鼻咽癌或肉瘤侵犯后组颅神经咽后壁肌麻痹(Ⅹ、Ⅸ)。

(1) 颅底4对颅神经(Ⅸ、Ⅹ、Ⅻ、Ⅺ)均可导致吞咽障碍。ALS以延髓麻痹为首发不少见,约占1/4以上,早期有口齿不清、饮水呛咳和吞咽不适感。运动神经元病尤其是进行性延髓麻痹极易与延髓型重症肌无力相混淆,尤其早期,借助肌电图并仔细询问病史,可见微知著,新斯的明药物试验帮助确诊延髓型重症肌无力,肌电图尤其是单纤维肌电图更有效地将两者区分。

(2) 颈静脉孔综合征:Ⅸ、Ⅹ、Ⅺ颅神经。

9. 脑干　真性和假性延髓性麻痹常同时出现,波及皮质延髓束、孤束核、三叉神经核团、疑核、舌下神经核或延髓吞咽中枢。后循环供血脑干、小脑和枕叶皮质,故脑干卒中可以吞咽困难为唯一症状或突出症状,出现舌肌、软腭、咽肌麻痹,吞咽困难、咀嚼无力、饮水呛咳,并自鼻孔流出,伴发音及言语困难。还可见脑干脑炎、多发性硬化、运动神经元病和米勒费雪综合征。

（1）脑桥：吞咽延迟或缺乏，单侧咽壁痉挛性无力、喉提升降低及环咽肌功能障碍。呛咳如在脑桥，常进展迅速。

（2）延髓：吞咽延迟、喉部或舌喉复合体上提差、单侧或双侧咽肌力弱、环咽肌打开困难，有时单侧声带内收无力。一侧延髓受损口腔控制能力接近正常或基本正常，咽期启动和咽期吞咽异常。卒中；延髓型 ALS。

10. **桥小脑角** 脑脑桥角肿瘤向下发展，压迫第Ⅸ、Ⅹ、Ⅺ颅神经，引起吞咽困难、进食呛咳、声音嘶哑、同侧咽反射减退或消失、软腭麻痹、胸锁乳突肌与斜方肌乏力。

11. **小脑** 小脑萎缩、出血、梗死、肿瘤均可吞咽障碍，尤 MSA 可首发症状。

12. **大脑** 脑卒中、帕金森病、放射性脑病、脑外伤、第四脑室肿瘤、脑炎、脑瘫、痴呆等。

（1）左侧大脑皮质：吞咽失用和口腔期功能障碍。前区受损出现吞咽失用，常伴口颜面失用，轻度口腔期通过时间延迟和轻度咽期吞咽延迟，但咽吞咽动作基本正常。岛盖发作有吞咽症状。

（2）右侧大脑皮质：咽期吞咽障碍更常见，轻度口腔期通过时间延长和咽期吞咽延迟。因喉部上抬时间稍有延迟，吞咽前和吞咽时误吸。

（3）皮质下：口腔期时间延长，咽吞咽启动延迟，吞咽前误吸。也可因咽神经肌肉控制欠佳，吞咽后误吸。内囊膝部可为面部和舌体无力导致。

13. **脑膜和蛛网膜** 蛛网膜粘连导致颅神经麻痹。

14. **锥体外系** 突触核蛋白病均可吞咽困难和胃轻瘫，35% PD 和高达 73% MSA 主诉吞咽困难。咽阶段延长，伴有胃轻瘫导致恶心、胃排空延迟以及腹胀等。帕金森病和帕金森综合征；肝豆状核变性；肌张力障碍：下颚、舌部及咽部，喉缩肌麻痹、颚上抬不良、呕反射缺乏及口咽动力严重低下等；迟发性运动障碍：吞咽障碍多与舌及咀嚼肌的舞蹈症样运动及协调能力受损有关，但咽部及食管上括约肌的运动异常，以及吞咽反射延迟、咽部上抬及闭合不利可能也参与其中。累及膈肌导致呼吸功能不协调，加重吞咽障碍。

（1）神经电生理定位：吞咽障碍筛查需要专业医生进行，包括简易吞咽诱发试验、咳嗽反射试验以及借助纤维喉镜（FEES）、吞咽造影（VFSS）、高分辨率咽腔测压等其他仪器进行检查。

鉴别 NMJ，电生理占据重要地位。类重症肌无力电生理三联征：复合肌肉动作电位（CMAP）波幅降低、低频重复电刺激衰减>10%、高频重复电刺激或最大用力收缩后明显递增。重症肌无力 RNS 低频重复电刺激明显衰减而高频不明显递增，单纤维肌电图正常可排除 MG。多发性肌炎 EMG 呈肌源性损害。吉兰-巴雷综合征 EMG 感觉运动神经脱髓鞘样改变。

（2）神经影像定位：X 线钡餐检查观察吞咽过程，确定是否存在梗阻。电视 X 线吞咽功能检查（VFSS）通过在透视下观察患者吞咽不同黏稠度的由造影剂（60%硫酸钡混悬液）包裹的食团和不同容积的食团的情况，对整个吞咽不同阶段进行评估：观察舌、软腭、咽喉，食管上段括约肌解剖结构与生理功能；观察进食各种性状在口腔期的运送情况，吞咽反射的启动，是否存在误吸，误吸发生的时间、原因、量以及是否存在咳嗽反射，咽腔是否有残留，及其清除能力，环咽肌开放程度。为治疗决策提供依据，确定干预措施的分级，检测吞咽障碍干预措施的有效性等，也是拔除鼻饲管、胃造瘘管指标。纤维内镜探察包括鼻咽、口咽和喉咽在内任何部位异常。超声检查了解口腔准备期、口腔转运期和咽期的软组织运动状况。经鼻食道镜检查适于食道检查（如肿瘤和憩室）。

（3）量表评估：洼田饮水试验要求患者意识清晰且按指令完成。进食评估问卷调查工具-10（EAT-10），Gugging 吞咽功能评估量表（GUSS），容积黏度吞咽测试评估（V-VST），才藤氏吞咽功能评定。卒中专门的量表如急性卒中吞咽障碍筛查（ASDS）、多伦多床边吞咽筛选试验（TOR-BSST）和耶鲁吞咽方案。

四、中西医结合神经定位探索

1. **中医认识和中西医结合神经定位探索** 吞咽困难、饮水呛咳、构音不清为主要表现者,中医名为"喑痱"。在定向排查非神经科疾病时,食道吞咽功能障碍等同于噎膈吗?是非尽然?如果吞咽障碍仅分真假延髓麻痹,如此定位太粗糙了,从额叶开始的整个神经完整通路,直抵肌肉,均可定位,其中有几个关键的节点,比如内囊、脑桥、延髓、舌咽神经迷走神经、神经肌肉接头和肌肉。MG 吞咽困难又归于什么?痿病总是不确切。所以,同一吞咽困难在中医学中,应属于不同病证。

中医以辨证论治喑痱,如中风后吞咽障碍发病 6 个月内证型以风痰阻络证、气虚血瘀证多见,肝阳暴亢证、痰热腑实证、阴虚风动证少见,临床很难操作。也有将吞咽困难分虚实两端,隐含吞咽困难大的定位意义,即真性球麻痹与假性球麻痹导致的吞咽困难,我们以地黄饮子用于真性球麻痹,有人以半夏厚朴汤加减治疗假性球麻痹吞咽困难疗效确切,辨证均属痰涎壅阻型,治疗后乏力、自汗、口角流涎、大便溏烂、舌质淡胖、舌苔厚腻均明显改善。

笔者认为喑痱病位在胃、脾、脑。神经肌肉接头和肌肉在脾在肾,尤其 MG,归属王文健所云脾虚不运。延髓为界的真假延髓麻痹,核下为脾?核上与核为肾。我们曾经进行以脑卒中后吞咽障碍为切入点,进行地黄饮子干预脑卒中后吞咽障碍的临床研究。《素问·脉解》云"内夺而厥,则为喑痱,此肾虚也",《圣济总录》言"喑痱之状,舌喑不能语,足废不为用,盖肾脉侠舌本,肾气内夺,气厥不至舌本,故不能语而为喑,肾脉循阴股循内联踝,入足下,肾气不顺,故足废而为痱",提示了中风病及中风后吞咽困难的病本在于肾虚。故根据卒中后吞咽障碍肾阴不足、筋脉失养的病机,定位于肾。笔者主张养阴活血、柔痉通络法联用,采用地黄饮子为主的方药,通过干预组(地黄饮子+基础治疗)与基础治疗组(仅基础治疗)在洼田氏饮水试验评分结果进行比较,验证地黄饮子干预卒中后吞咽障碍疗效特点和优势。治疗结束后,两组脑卒中后吞咽障碍患者洼田氏饮水试验、卒中患者神经功能缺损程度评分标准中的吞咽困难亚量表、Barthel 指数评分结果,洼田氏饮水试验、吞咽困难亚量表、Barthel 指数评分,治疗组总有效率 86.84%,对照组67.56%;两组比较显著差异($P<0.05$);两组吞咽困难改善方面,治疗组明显优于对照组,两组比较显著差异($P<0.05$);两组未见明显不良反应,故地黄饮子汤剂是治疗卒中后吞咽障碍安全有效方法。

我们运用中药冰棒咽部冷刺激辅助局部治疗卒中吞咽障碍。冷刺激治疗在吞咽前使用冷的冰棒触及前咽弓或用冰冻棉棒蘸少许水,轻轻,长时间触碰、刺激前、后腭弓、软腭、腭弓、咽后壁及舌后部,上、下午各进行 20 次,使触发吞咽反射的区域变得敏感,有效强化吞咽反射,然后做空吞咽动作。经口摄食前冷刺激治疗,能提高食块知觉敏感度又能通过刺激提高对摄食、吞咽的注意力,从而减少误咽。如出现呕吐反射则应中止,以免呛咳、误咽。

2. **传统针刺治疗** 针刺疗法比较丰富,选择、体针、头针、舌针、穴位注射、颈针、电针、耳针取穴、针药并用等。但如风府针刺深度不尽相同,操作难以掌握且有风险。针灸、电针和电刺激可兴奋咽喉部肌肉,防止失用性萎缩,通过刺激受损部位的脑神经,持续刺激可使中枢突触增强或神经重塑,反复电刺激可使休眠状态的突触代偿使用,兴奋大脑高级运动中枢,恢复和重建正常反射弧。针灸治疗不仅直接刺激局部咽喉部肌群,还激活上行脑干网状结构系统,促进中枢神经功能重建,恢复吞咽反射弧,使吞咽动作得以协调地完成。文献中以风池、翳风、廉泉、金津、玉液等头项局部穴位最常用。上廉泉位于舌骨与下颌缘之间凹陷处,乃经外奇穴,针刺该穴可直达舌体根部,刺激甲状舌骨肌、舌肌收缩。向咽后壁方向深刺翳风可行气开窍、调理三焦气机,使气达病所,利咽通窍;翳风穴下有颈外动静脉和舌咽、舌下神经等分布,针刺该穴可激活神经纤维,传递兴奋,重构受损神经反射弧,激发脑组织代偿功能。针刺风池、完骨、风府、哑门、内大迎可开窍启闭、醒元神、利咽通窍,改善颈部微循环及椎基底动脉供血、脑干吞咽中枢的血液循环,诸穴配合调节脑部神经和咽部肌肉,促进吞咽功能的恢复。点刺金津、玉液可通利咽窍、调神导气;点刺咽后壁可增强舌咽神经末梢感受器感觉输入,促进吞咽反射的发生。石学敏治疗吞咽困难以通关利窍、滋补三阴(肝脾肾)为原则,取穴内关、人中、风池、完骨和翳风等,治疗真假球麻痹导致吞咽障碍,疗效明显。

3. 神经定位指导的针刺治疗　真假球麻痹导致的吞咽障碍是针灸定位取穴的重要分水岭。

(1) 定位延髓以上尤其皮层:头皮针吞咽障碍的定位参照 rTMS 治疗定位,如一例米勒费雪综合征,笔者选穴为额旁 2、3 线或者头部运动区的中下 2/3 取效。对双侧大脑半球下颌舌骨肌皮质代表区高频(10 Hz)rTMS 刺激有效改善脑卒中患者吞咽功能,其疗效优于单侧磁刺激。病案:丁某,女,64 岁,3 日前吞咽呛咳,继之左侧上下肢无力感,2020 年 10 月 16 日入院。刻下:患者现左侧肢体乏力,行走欠稳,伴见头晕,饮水偶有呛咳,胃纳一般,二便尚可,夜寐一般,舌暗红,苔薄白,脉细弦。神经系统检查:神清,颈软无抵抗,眼震(一),双侧瞳孔等大等圆,对光反射存在,两侧鼻唇沟无变浅,伸舌居中,指鼻试验尚可,双侧掌颌反射(一),左侧肢体肌力 5-5-4-4,余肢体肌力正常,四肢肌张力偏低,左巴宾斯基征(+-),余病理征(一),左侧指鼻欠准,龙贝格征(一),曼氏征(+)。10 月 12 日 MRI 显示左侧小脑亚急性脑梗死,脑干、两侧额顶叶、基底节区及放射冠区多发腔梗灶及小缺血灶,脑萎缩(图 6-8-1)。四诊合参,证属中风病之气虚血瘀证。治拟益气活血通络。方用补阳还五汤加减,予普通针刺+头皮针,取穴:百会、四神聪、承浆、上廉泉、左侧肩髃、臂臑、曲泽、尺泽、手三里、内关、合谷、阴市、血海、阴陵泉、丰隆、悬钟、太溪、照海,头皮针额旁 2、3 线,每次留针 60 分钟。左侧肢体乏力好转,行走稍欠稳,头晕好转,饮水偶有呛咳于 10 月 29 日出院。

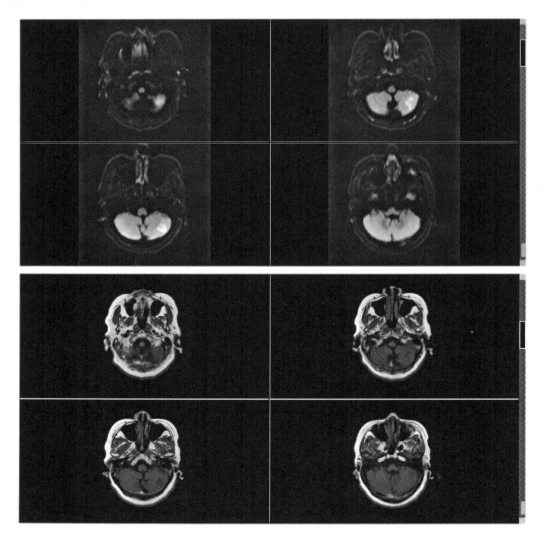

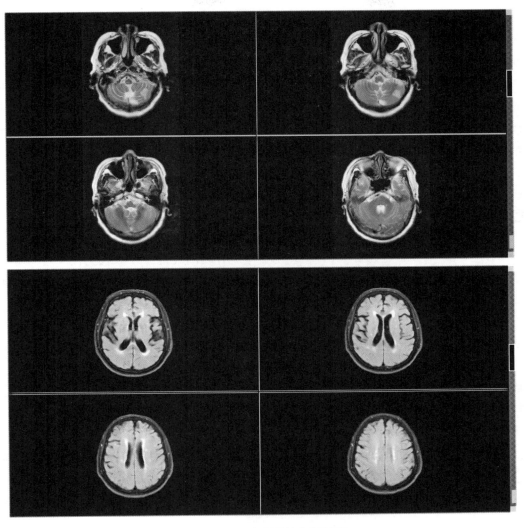

图 6-8-1 患者丁某头颅 MRI

（2）定位延髓及以下：应选廉泉、吞咽穴（经外奇穴）等近端穴位。廉泉是治疗喉痹、呛咳要穴，任脉、阴维脉交会穴，针尖深达舌根部可诱发舌肌收缩，促进吞咽功能的恢复。在电针通过激活腹外侧延髓（VLM）中间神经元调节吞咽的动物研究中，研究电针廉泉穴（CV23）对 VLM 吞咽和吞咽相关（SR）中间神经元的影响，发现电针可能通过激活 VLM 内 SR 中间神经元来调节吞咽功能，颌下腧穴对部分吞咽神经通路作用可增强 CV23 针灸治疗吞咽困难。临床针对延髓型 ALS 吞咽困难，针灸廉泉和内关后可以短暂缓解，内关为八脉交会穴，经脉循行联系喉咙，为治咽要穴。病案：陈某，女，66 岁，2020 年 3 月 25 日入院，言语含糊 7 月余，进行性吞咽困难 2 个月。言语含糊，偶有胸闷心慌，吞咽困难，胃纳一般，二便调，夜寐安，舌淡红，苔薄白，脉细弦。专科检查：神清，舌体萎缩纤颤，软腭上提差，咽反射迟钝，四肢肌张力正常，四肢肌力正常，双侧掌颌反射（—），双侧霍夫曼征（＋），巴宾斯基征（—）。1 月 13 日头颅 MRI 示脑桥左侧疑似小片轻度强化，两侧额顶叶、侧脑室旁、基底节多发缺血灶，3 月 20 日肌电图示神经源性肌电损害，前角受累首先考虑，球部受累明确，颈段受累和胸段受累可疑诊断 ALS（缺血灶皆非责任病灶），普通针刺廉泉和上廉泉、新廉泉，手三里、内关、太溪、照海，头皮针双额旁 1、2 线，吞咽短暂改善。

（3）肌源性和 NMJ：不选针刺治疗。

4. 西医学神经定位治疗　毫无疑问，假性延髓麻痹治疗效果优于真性延髓麻痹。笔者把假性延髓麻痹所致吞咽困难看作上运动神经元导致的吞咽肌的肌张力障碍，镇静剂（延迟吞咽反射）、安眠药（抑制中枢）、抗胆碱能制剂（拮抗 ACH 释放）、多巴胺能制剂及阻断神经-肌肉接头的药物如肉毒毒素 A 可缓解吞咽困难，定位延髓以上的吞咽障碍可使用巴氯芬，真性延髓麻痹不宜采用。左旋多巴对急性卒中的吞咽功能有促进作用。

我们运用吞咽障碍（兼语言训练）治疗仪通过电刺激方式促进受损神经复苏，加强吞咽肌群运动，提高患者吞咽和语言能力，近年已成为临床治疗吞咽障碍和失语症最常用手段，适应对咽部非机械原因损伤引起的吞咽及构音障碍进行评估、治疗及训练，如脑卒中、脑外伤、小儿脑瘫及食管、帕金森病和呼吸疾病的后遗症不能正常进食者、喉返神经麻痹、喉上部神经麻痹、言语障碍、失语症、三叉神经麻痹、舌咽神经麻痹等。

五、相关疾病的吞咽障碍诊疗

1. 帕金森病吞咽障碍 30%～82% PD 存在明显主观吞咽困难，虽然晚期更明显，但早期即可出现。舌肌运动及控制障碍可导致食团很难送至咽喉部，可能需要反复的吞咽动作。咽喉部肌肉的不协调导致误吸风险较高。左旋多巴对 PD 吞咽困难是否有效仍有争议，巴氯芬等肌松剂对部分患者有效。肌肉切开术或注射肉毒素可能可有效治疗环咽肌功能障碍。训练安全的吞咽姿势与技巧，联合呼气肌力量训练可能改善 PD 吞咽安全性。针刺辅助康复训练治疗可改善 PD 吞咽障碍功能和营养状况。

PD 吞咽障碍患者的舌下、三叉和迷走神经分支存在 α 突触核蛋白异常，故 PD 患者中枢或外周神经系统的吞咽障碍均存在，头皮针和体针并用效果较好，针刺通过刺激相应穴位，调节神经反射，促进咽反射弧的重建与修复，兴奋上行脑干网络结构，加强大脑皮质以及脑干网状系统中吞咽中枢对吞咽的调控，进而促进口咽部神经支配功能的恢复。如果是咽喉肌张力过高，可以局部针刺毫针，针刺穴取廉泉、上廉泉、翳风等，舌针点刺穴取金津、玉液，咽后壁康复训练，总有效率 92.9%（26/28）。一部分与 PD 胃肠道功能障碍有关，PD 肠道神经存在 α 突触核蛋白病变，而后通过迷走神经蔓延至中枢神经系统。研究发现 PD 患者肠道微生物群改变很明显，提示 PD 最初可能起源于炎症反应。这部分患者可以远端端取穴，如合谷、内关等有效。

2. 卒中后吞咽障碍 卒中常见表现和并发症，小部分为"无症状"吸入食物或液体即沉默性误咽。78% 卒中患者出现吞咽困难，且与患者预后差有关，吸入性肺炎是卒中后第一个月内导致死亡三大原因之一，并致卒中后第一年 20% 死亡率，以后每年 10%～15%，吞咽障碍还明显影响神经功能恢复。卒中后吞咽障碍表现为双唇不完全闭合，面颊肌张力降低，舌各方向活动范围缩小，吞咽延迟或不能启动，其中吞咽启动延迟吞咽时间延长，喉头上抬不良发生频率最高。

卒中后吞咽障碍属"暗痱"，下元虚衰，阴阳两亏，虚阳上浮，痰浊随之上泛，堵塞窍道所致。我们发现很多老年卒中患者合并吞咽障碍，相当部分为肾阴不足、筋脉失养所致。我们运用地黄饮子水煎剂治疗取得疗效。地黄饮子出自《素问·宣明论方》，主治痿软无力，甚则足废不能；足少阴肾脉夹舌本，肾虚则精气不能上承，痰浊随虚阳上泛堵塞窍道，故舌强而不能言；阴虚内热，故口干不欲饮，虚阳上浮，故面赤；肾阳亏虚，不能温煦于下，故足冷；脉沉细数是阴阳两虚之象。此类病证常见年老及重病之后，治宜补养下元为主，摄纳浮阳，佐以开窍化痰。方用熟地黄、山茱萸滋补肾阴，肉苁蓉、巴戟天温壮肾阳，四味共为君药。配伍附子、肉桂之辛热，以助温养下元，摄纳浮阳，引火归原；石斛、麦冬、五味子滋养肺肾，金水相生，壮水以济火，均为臣药。石菖蒲与远志、茯苓合用，是开窍化痰、交通心肾的常用组合，是为佐药，姜、枣和中调药，功兼佐使。治疗组总有效率 86.84%。

地黄饮子加减化裁能显著减少大鼠的脑梗死面积及缺血边缘区脑神经细胞的凋亡。实验研究表明地黄饮子能降低脑组织中乙酰胆碱酯酶活性，提高学习记忆能力。抗氧化和自由基、减轻细胞凋亡、保护神经元等作用,对脑缺血再灌注损伤具有修复的功能,可能是地黄饮子治疗卒中后吞咽障碍的机制之一。

rTMS 治疗中风后吞咽障碍有效,Meta 分析 rTMS 治疗后吞咽功能评分改善优于对照组(228 例中 rTMS 136 例,对照 92 例),高频 rTMS(>1 Hz)治疗后吞咽功能评分改善与对照组比较,差异有统计学意义;低频 rTMS(1 Hz)与对照组相比,在一些吞咽功能评分的改善方面差异亦有统计学意义,提示低频治疗潜在优势。基于此,笔者进行 rTMS 结合头皮针治疗,疗效提升。

3. 眼咽型肌营养不良症(OPMD)　多 40 岁左右起病,对称或不对称眼外肌无力或限于双眼睑下垂,后逐渐吞咽、构音困难,轻度面肌力弱,咬肌无力和萎缩,吞咽困难及构音不清。少数患者面肌、咬肌及肩胛带、骨盆带肌肉轻度力弱和萎缩,病程进展缓慢。血清 CK 水平正常或轻度增高,肌电图呈肌源性损害。笔者运用益气补脾温阳补肾治疗。

4. 帕金森综合征　药源性帕金森综合征影响口期吞咽功能,舌部运动不利、口部食团形成缓慢及构造混乱,对食团的控制不良、口期食物传输减慢等;咽腔期吞咽功能异常与误吸及窒息关联度更高,为喉部上抬延迟、缓慢且不完全,咽部蠕动不良,声门保护差,食物堆积在梨状隐窝,进而导致误吸。血管性帕金森综合征与梗死出血部位有关,参照卒中后吞咽障碍治疗,均可加巴氯芬。

5. 运动神经元病　吞咽困难分机械性或神经支配性故障。ALS 所致吞咽困难多属口咽神经支配性吞咽困难,典型症状可立即发生于吞咽后,包括食物黏附咽部及颈部不适感,食物的向鼻反流,以及误吸所致胸闷和反射咳嗽,部分 ALS 可伴有颈中部不适感。咽反射迟钝甚至消失也使吞咽启动缓慢且时间延长,咽下困难,甚至吞咽动作消失,流涎。嚼肌的无力和肌张力降低常使口常下垂,咀嚼功能减退,舌肌和口腔底部肌肉的无力而向各方向活动范围缩小也使吞咽功能大打折扣。口轮匝肌的影响在面肌中最重要,可双唇不完全闭合。翼肌无力往往是首发症状,笔者总结的一部分运动神经元病中,有数例即以翼肌无力导致的张口困难为首发症状,且进展似乎尤快,无食道不舒适感。延髓型 ALS 起病隐匿,可以言语不清和吞咽困难、饮水呛咳为首要表现,随后肢体受累症状,此型占总数 25%。

ALS 吞咽困难可由 9、10 对颅神经(下运动神经元)和皮质延髓束(上运动神经元)损害所致。ALS 舌肌症状出现较早,舌下神经核的进行性变性疾病可伴肌束性颤动,软腭麻痹,并可见舌肌明显萎缩和明显肌束颤动,而一侧舌下神经麻痹伸舌时舌尖偏患侧,双侧麻痹时则伸舌受限或不能。逐渐可波及口轮匝肌、咽、喉、腭和咀嚼肌,致其无力并见肌肉萎缩,出现咀嚼无力、吞咽困难、饮水呛咳、构音障碍等,进而损及呼吸中枢,影响其呼吸功能。咽喉收缩肌肉多不损及,但多有上运动神经元损害,可有咽反射亢进。咽反射可迟钝,亦有活跃甚至亢进,前者为延髓麻痹所致下运动神经元损害,后者乃假性延髓麻痹所致上运动神经元损害体征。延髓麻痹同时可导致误吸,也是导致运动神经元病患者死亡的一个原因。

对早期的轻度吞咽障碍可予冷刺激咽腭弓前部,通过冷刺激(如冷的喉镜)提高局部区域的敏感性,改善与吞咽相关的神经肌肉活动,使吞咽反射更强烈。此法简便、安全、有效。笔者用于多名早期伴发轻度吞咽障碍的 MND 患者,结果也均有效,但对晚期患者无效,徒增其痛苦,不应再应用此法。也可作声门上吞咽,即在吞咽前和其中作主屏住呼吸,然后关闭真声带;其他诸如生物反馈、经皮电刺激、屏气发声运动和喉内收训练等。进食体位相当重要,一般躯体与床面成 45°最为安全,选择容易吞咽的食物,一般宜有温度适中、适度黏性、不易分散、密度均匀和通过食道易变形而不残留黏附,一般以稠状物为宜。也可通过改变吞咽方法以求安全进食,可将下颌下降能扩大会厌谷的空间,使会厌后移。还有点头样吞咽、交互吞咽和空吞咽等方法均可一试。对中期已有进食困难的 MND 患者给予半固体或液体食物,早期可试用抗组胺类药物,但效果不佳,而抗肌痉挛药物如乙哌立松和巴氯芬等均可能有效。对晚期患者以鼻饲高蛋白高维生素食物为主。

病案:李某,女,69 岁,口齿不清、吞咽困难 1 年余加重 20 小时,2018 年 12 月 7 日入院。家属代诉患者1年余前口齿含糊,言语不利索,后出现吞咽困难等,先后于多家医院就医,7月外院确诊腔梗,病情一度稳定。昨傍晚患者自觉上述症状加重,且感左下肢乏力明显,急做头颅CT示脑梗死,肌电图检查:前角细胞病变。刻下:口齿含糊,吞咽困难,现进食少量流质食物为主,左下肢乏力感明显,二便尚可,夜寐一般。舌淡红,苔薄白,脉弦。神经系统检查:神清,精神稍软,咽反射低,软腭上提差,伸舌困难,舌肌纤颤,掌颏反射(+),霍夫曼征(-),四肢肌张力正常,左下肢肌力5-5-4-4+,余肌力正常,病理征(-),针刺觉无异常,舌淡红,苔薄白,脉弦。依达拉奉和利鲁唑治疗,针刺取廉泉、哑门、大椎、通里、承浆,症候未见缓解出院。

6. 重症肌无力　累及咀嚼、吞咽肌群出现咀嚼及吞咽困难、饮水呛咳,特征性吞咽困难随着进食时间延长逐渐加重,伴鼻音、发音障碍等,延髓型重症肌无力首先考虑。

病案1:患者,男,65岁,初诊进行性延髓麻痹。2001年9月起渐吞咽反呛,渐而饮水亦呛咳,但能咽干饭量如前,确诊延髓型MG。

病案2:患者,女,45岁,1998年7月诊。一个月前起渐有口齿不清,吞咽反呛,渐而饮水亦呛咳,但能咽干饭量如前,确诊延髓型MG,中西医结合治疗症状基本消失。

参 考 文 献

[1] Kulkarni D P, et al. Swallowing disorders in schizophrenia. Dysphagia, 2017, 32(4): 467 - 461.

[2] Fedder, Wende N. Review of evidenced-based nursing protocols for dysphagia assessment[J]. Stroke, 2017, 48(4): e99 - e101.

[3] 罗菁,崔韶阳,王曙辉,等.中风后吞咽障碍的中医证型分布特点初探[J].中华中医药杂志,2019,34(2):820 - 823.

[4] 地黄饮子干预脑卒中后吞咽障碍的临床研究(PDZYXK - 1 - 2014004 浦东新区中医神经内科特色专科).

[5] 黄必胜,黄必德.半夏厚朴汤加减治疗假性球麻痹吞咽困难50例[J].山东中医杂志,2014(1):25 - 26.

[6] 付海涛.中风后吞咽障碍的中医治疗进展[J].中国中医急症,2011,20(4):620 - 622.

[7] 赵瑞珍,熊杰,丁淑强,等."醒脑开窍"针刺法治疗中风后假性延髓麻痹34例[J].中医杂志,2006,47(2):90.

[8] 罗笑琳.石学敏通关利窍针刺法治疗 Wallenberg 综合征1例[J].黑龙江中医药,2014(4):53 - 55.

[9] 蔡倩,杨玺,孙武东,等.双侧高频重复性经颅磁刺激治疗脑卒中后吞咽障碍的疗效观察[J].中华物理医学与康复杂志,2019,41(12):932 - 934.

[10] Ye Q, Liu C, Shi J, et al. Effect of electro-acupuncture on regulating the swallowing by activating the interneuron in ventrolateral medulla(VLM)[J]. Brain Research Bulletin, 2018(144): 132 - 139.

[11] 吴明霞,王留根,李和平,等.针刺辅助治疗帕金森病患者吞咽障碍:随机对照研究[J].中国针灸,2021,41(5):485 - 488.

[12] Durm L B, Bonner J, Meyer E, et al. Abstract WMP112: A3 - s=step process improves the performance of dysphagia screens and reduces aspiration pneumonia rates among stroke inpatients[J]. Stroke, 2018, 49(Suppl - 1).

[13] 王拥军.卒中单元[M].北京:北京科学技术出版社,2004.

[14] 柴家宏,张敬军.脑卒中后吞咽障碍的治疗进展[J].中国临床神经科学,2006,14(4):426 - 429.

[15] 叶蕾,宫健伟,王东,等.地黄饮子对脑缺血再灌注模型大鼠血管新生的影响[J].时珍国医国药,2014,25(7):1611 - 1614.

[16] 何煜舟,汪云开,祝晨,等.中医药防治脑缺血再灌注损伤实验研究进展[J].浙江中医杂志,2012,47(8):617 - 619.

[17] 宫健伟,樊巧玲,叶蕾.地黄饮子对脑缺血再灌注模型大鼠 Bax,Bcl - 2 和 Caspase - 3 蛋白表达的影响[J].中国实验方剂学杂志,2013,19(5):248 - 251.

[18] 杨昉,刘玲,郭芮兵,等.重复经颅磁刺激治疗卒中后运动功能障碍有效性和安全性的 Meta 分析[J].中国脑血管病杂志,2012,9(6):284 - 290.

[19] 樊东升,陈璐.运动神经元病的诊断和分类[J].中华神经科杂志,2019,52(12):1065 - 1067.

第九节　构音障碍

一、概述

构音障碍(dysarthria)又称构语障碍,包括由各级解剖部位损害引起咽、喉、舌、唇等发音肌的肌力减弱或瘫痪、肌张力改变或协调不良,引起字音不准、声韵不均、语流缓慢和节律紊乱,有呼吸、共鸣、发音和韵律变化,表现为发声、发音、音调和语速的不正常,但词义及语法正常,除发声异常外无其他语言障碍,如听理解、命名、书写、阅读障碍等,可通过文字进行正常交流。许多早期构音障碍患者就诊于五官科和口腔科门诊,直至发展到一定阶段才被转诊到神经科。运动性构音障碍分六类:痉挛型、迟缓型、失调型、运动过强型、运动过弱型、混合型。

除了脊髓,波及从大脑皮层直至肌肉几乎所有神经解剖部位,与吞咽功能相似,影响构音的低位神经结构是舌咽神经Ⅸ和迷走神经Ⅹ,具有共同起始核,舌咽神经运动纤维起自疑核,分布于茎突咽肌,支配咽穹隆的提举运动。迷走神经运动纤维起自疑核的纤维分布于软腭、咽及喉部诸肌,共同累及即延髓麻痹。舌咽、迷走、副及舌下神经也常同时波及。舌下神经袢由舌下神经分支即第Ⅻ对脑神经和C1颈神经根和下行的颈支即C2、C3颈神经根组成。舌的核上性支配由皮质延髓束传递,主要起源于大脑外侧裂较下部以内;另支配颏舌肌的为皮质延髓束纤维,属交叉性,其他舌肌具有双侧核上性支配。

二、定向诊断

1. 口腔科　发音器官损害多见口腔腭裂、唇裂及舌体畸形;喉部畸形罕见。
2. 五官科　鼻咽癌。
3. 儿科　产伤。
4. 精神科　躯体化障碍;创伤后应激障碍。
5. 口吃

三、神经定位

（一）核下性

多为弛缓性构音障碍即周围性构音障碍,发音肌本身的肌病,或支配发音肌的下运动神经元损害,引起发音肌的弛缓无力,不适宜的停顿、气息音、辅音错误、鼻音减弱。

1. 肌肉　先天性肌强直;眼咽型肌营养不良;肌营养不良性肌强直;皮肌炎;周期性麻痹。
2. 神经肌肉接头　构音障碍呈波动性,疲劳加重,休息好转,晨轻午重,渐变的声音嘶哑含糊考虑MG。
3. 周围神经　吉兰-巴雷综合征首发症状;白喉性多发性神经炎。
4. 神经根　舌下神经袢由舌下神经分支即第Ⅻ对脑神经、C1神经根和下行的颈支即C2、C3神经根组成。
5. 颅底　波及Ⅸ、Ⅹ、Ⅻ、Ⅺ,突声音嘶哑、中枢性舌瘫、真性球麻痹。杰克逊(Jackson)综合征(Ⅹ、Ⅻ、Ⅺ)、阿韦利斯(Avellis)综合征和施密特(Schmidt)综合征(Ⅹ、Ⅺ)等均为一侧性喉麻痹。颅底凹陷症;环枕融合畸形;腮腺后窝综合征;颅底肿瘤;颅内转移瘤如鼻咽癌或肉瘤。

6.颅神经 第Ⅴ、Ⅶ、Ⅸ、Ⅹ、Ⅺ、Ⅻ脑神经麻痹。舌麻痹见于Ⅻ损害支配舌肌瘫痪时,舌运动变得迟缓,至舌头完全不能运动,不能发舌音,下运动神经元损害引起的构音障碍,患者常伴有舌肌萎缩、舌体变小、舌质发软且弛缓、舌面有许多深沟;口唇麻痹为Ⅶ损害导致唇部肌肉瘫痪无力,发唇音及唇齿音含混不清;软腭及咽喉肌麻痹为Ⅸ、Ⅹ支配咽肌—软腭肌无力或瘫痪,早期喉音时带鼻音,闭塞鼻孔时可使鼻音消失,病情加重后发音呈典型的鼻音,常伴有吞咽困难、流涎、进食呛咳。Ⅴ运动支损害致咀嚼肌瘫痪和萎缩,张口动作障碍影响说话,双侧损害完全不能张口。

椎动脉夹层局部压迫导致Ⅸ、Ⅹ和Ⅻ麻痹。

7.桥小脑角 小脑脑桥角肿瘤向下发展,压迫Ⅸ、Ⅹ、Ⅺ声音嘶哑、同侧咽反射减退或消失、软腭麻痹。

8.小脑 小脑蚓部、脑干内与小脑联系神经通路病变→发音和构音器官肌肉运动不协调→构音含糊,音节缓慢拖长,声音强弱不等甚至呈爆发样,言语不连贯,吟诗样语言。运动失调性构音障碍即元音辅音歪曲较轻,韵律失常,声音高低、强弱、呆板、震颤、初始发音困难、声音大、重音和语调异常、发音中断明显。简而言之说话缓慢,呈吟诗状语言或爆发性语言,语音单调或抑扬顿挫,常见于小脑蚓部,遗传性共济失调、多发性硬化、小脑肿瘤、脓肿、外伤、急性小脑炎、小脑卒中和韦尼克脑病等,罕见于甲硝唑性脑病,溴甲烷中毒。

（二）核性

也是弛缓性构音障碍。

脑干 皮质延髓束（单侧或双侧）或颅神经核Ⅴ、Ⅵ、Ⅶ、Ⅹ或Ⅻ结构性损害均可引起,上、下运动神经元损害均可致构音障碍。Ⅸ、Ⅹ瘫痪引起延髓麻痹,构音障碍可为声音嘶哑、鼻音、言语不清,甚至完全失音,一侧或双侧软腭不能上提,一侧可见悬雍垂向健侧移动,咽部感觉和咽反射迟钝或丧失等。

延髓：延髓运动神经核及其神经导致真性延髓麻痹可见构语发音障碍、吞咽困难、舌肌萎缩、舌肌纤维震颤等,可见于急性延髓麻痹及慢性进行性延髓麻痹,前者见于急性延髓灰质炎、脑干脑炎、延髓外侧综合征、椎动脉系统 TIA 等,后者见于延髓空洞症、延髓压迫症、ALS 等。

（三）核上性

多为痉挛型构音障碍即中枢性运动障碍,说话费力,音拖长,不自然的中断,音量、音调急剧变化、粗糙音、费力音、元音和辅音歪曲、鼻音过重。假性延髓麻痹见于卒中、炎症、多发性硬化、广泛性颅脑损伤、脑性瘫痪。后循环卒中之构音障碍可分属真假延髓麻痹。笔者在临床所见数例何杰金淋巴瘤,也可伴构音障碍。

1.脑桥和中脑 均为痉挛型构音障碍。

2.丘脑 卒中或肿瘤,尤以构音障碍——笨拙手综合征之腔隙性脑梗死。

3.大脑 广泛性病变损害双侧皮质脑干束,运动中枢发出的一级运动神经元双侧损害,引起构语肌群两侧核上性麻痹,即假性延髓麻痹造成构语障碍,同时发生发音困难、吞咽困难,咽反射存在,下颌反射、掌颏反射等亢进,可伴锥体束征及强哭、强笑,无舌肌萎缩和舌肌纤维震颤等。可见于大脑半球皮层白质及内囊,不包括优势半球额下回后部及相应皮层下白质。

（1）基底节：注意失语和构音障碍区别,此区均可发生,失语波及尾状核头部、壳核前上区等参与语言表达和接收区域,构音障碍为发音器官肌张力增高,发音肌肉震颤导致。唇、舌等构音器官肌张力高、震颤、声带不能张开→说话缓慢,含糊,音调低沉,发音单调,音节颤抖样融合,言语断节,口吃样重复。运动过强型表现为元音和辅音歪曲、失重音、不适宜停顿、费力音、发音强弱急剧起伏、鼻音过重;运动过弱型发音为单一音量、单一音调、重音减少、有呼吸音或失声现象。除了小脑以外的锥体外系中，基底节病变好发，见于帕金森病和帕金森综合征、肌张力障碍、肝豆状核变性、舞蹈、手足徐动症、肝豆状核变性、迟发性运动障碍等，缘于相关肌张力增高或肌张力减低。

（2）蛛网膜：蛛网膜粘连可出现声音嘶哑、构音不清。

四、构音障碍的中西医结合神经定位

1. 中医认识　文献中构音障碍多属中医喑痱和舌謇范畴，其实有失偏颇，《奇效良方》曰："喑痱之状，舌强不能语足废不能用。"喑即舌不能言，痱即足不能用，焉能合称；又认为声音嘶哑在中医称喑，实际上仅是部分构音障碍的表现，总之喑≈构音障碍。《景岳全书·声喑》："五脏之病皆能为喑。"急性和慢性的构音障碍病机显然不同，急喑多为肺系疾病和中风所致，久喑指发病缓慢，声音低沉，语音难出为特征，景岳云"喑哑之证，当知虚实，实者其病在标，因窍闭而喑也。虚者其病在本，因内夺而喑也"，前者为外感风邪，肺窍壅闭所致，属实证有金实不鸣等，与肺有关。更有认为肝与喉喑的关系密切，主张从肝治喑。

喑痱病名首见于《素问·脉解》："内夺而厥，则为喑痱，此肾虚也，少阴不至者，厥也。"喑痱乃因内伤夺精，经气厥逆而成，为肾虚，因少阴经脉之气不能上至于舌，则不能言而为喑，与运动神经元病、多系统萎缩等相当。地黄饮子源自《备急千金要方》的内补散，经刘完素《黄帝素问宣明论方》的转载而名扬，温柔濡润而通补，以冀下元得固而气平风熄，笔者治疗延髓卒中、帕金森病、多系统萎缩导致的构音障碍有效。由此核性和核上性者病位在肾。

但皮肌炎、延髓型 MG 以吞咽困难、饮水呛咳、构音不清为主要表现者名为"喑痱"，实牵强附会。笔者每以益气健脾治疗有效，反之则推断肌源性构音障碍病位在脾。

2. 真假球麻痹的分野意义和局限　真假球麻痹不能涵盖构音障碍的定位全貌，真性延髓性麻痹属于下运动神经元延髓麻痹，凡是病变直接损害了延髓或相关颅神经，包括咽神经、迷走神经和舌下神经，但是累肌肉和 NMJ 者不包括。笔者觉得以三分法核下性、核性、核上性为妥。

（1）核下性：支配发音和构音器官的核下神经，司呼吸肌的脊神经病变→受累肌肉张力过低或张力消失→弛缓性构音障碍→发音费力、声音强弱不等。

（2）核性：也是弛缓性构音障碍，延髓为真性球麻痹的所在。

脑干皮质延髓束（单侧或双侧）或颅神经核Ⅴ、Ⅵ、Ⅶ、Ⅹ或Ⅻ的结构性损害均可引起。上、下运动神经元损害均可致构音障碍。

延髓运动神经核及其神经导致真性延髓麻痹。

（3）核上性：表现为假性球麻痹，单侧皮质脊髓束病变→对侧中枢性面瘫、舌瘫→双唇、舌承担的辅音部分不清晰→唇音（b、p、m、f）、舌尖音（z、c、s、d、t、n、l、zh、ch、sh、v）、舌面音（j、q、x、g、k、h）；双侧皮质延髓束损害→咽喉部肌肉、声带麻痹→说话带鼻音，声音嘶哑，语言缓慢。

3. 神经定位指导治疗　核性和核下性中，真性延髓麻痹被公认难治；一部分压迫颅神经的核下性，可以手术治疗；肌源性中，MG 治疗有效，肌营养不良者疗效差强人意；核上性的构音障碍可视为发音肌群的肌痉挛，巴氯芬部分有效，肉毒毒素可能更有效。一级证据研究表明肉毒毒素能明显改善内收型痉挛性构音障碍，提高发音功能，改善讲话流利程度，延长发音最长时间等，笔者在 2006 年曾经以 BTX-A 治疗 5 例有不同程度改善。

病案 1：罗某，女，67 岁，皮肌炎 5 年，有眼眶周围水肿性暗紫红斑即向阳疹和 Gottron 征，构音不清、吞咽困难、饮水呛咳，地黄饮子为主治疗 2 年，病情稳定。

病案 2：陈某，男，70 岁，在外院诊断脑梗死治疗 2 月无效，头颅 MRI 双侧额顶叶、侧脑室旁腔隙性脑梗死。2019 年 12 月 9 日入院，言语不清 2 月，时有言语含糊不清，泛酸，口干，纳食可，大便调，夜尿频，夜寐尚安，舌淡暗，苔白腻，脉弦滑。RNS(＋)，诊断 MG 延髓型，继之咀嚼乏力、吞咽困难，激素加中医补气升阳治疗缓解。

4. 神经定位指导针刺治疗　根据真假球麻痹大框架划分，有失偏颇。但依中医病位分为脏性喑病、脉性喑病与筋性喑病 3 类，无法对应于神经定位。

核下性神经源性构音障碍中，肌源性构音障碍如肌营养不良和 MG 不建议使用针刺治疗，颅神经麻痹所致者选取三廉泉为主。核性构音障碍即真性延髓麻痹，延髓卒中治疗选风府、风池等，但风险大于疗效，不宜过度刺激；进行性延髓麻痹进展很快，不宜针刺，护理和营养也许更重要。核上性构音障碍，基于 rTMS 治疗的有效和理论基础，构音障碍的针灸定位治疗，笔者以头皮针为主，取额旁 2,3 线为主。

五、相关疾病的构音障碍诊疗

1. 运动神经元病(MND)　MND 构音障碍可分为弛缓性、痉挛性和痉挛-弛缓性，其实即是上运动神经元损害、下运动神经元损害和上、下运动神经元混合损害的体现。由下运动神经元损害的构音障碍表现为核性为主，上运动神经元为皮质延髓束等核上性损害所致。更多的 MND 包括假性球麻痹导致的构音障碍和球部肌肉无力导致的发音障碍，随着疾病进展，最终将不能言语。ALS 以延髓麻痹为首发的也不少见，首发症状可为构音障碍，尤其进行性延髓麻痹，早期的讲话口齿不清、饮水呛咳和吞咽不适感言语不清和吞咽困难为首要表现，随后肢体受累症状，占患者总数 25％。早期由于假球麻痹所致者可予巴氯芬、苯海索、金刚烷胺等，晚期可用特殊声音合成器。

2. 多发性硬化(MS)　共济失调、构间障碍和意向性震颤同时出现即 MS 经典之 Charcot 三联征，缓解与复发交替发生。构音障碍是 MS 的常见症状，可以首发。MS 多见损害锥体束的核上性构音障碍，也可见于混合性构音障碍，可同时伴有真假球麻痹。123 名 MS 患者中发现主要为锥体束和小脑损害，发音缓慢与双侧白质和灰质脱髓鞘有关，语速降低与小脑有关。核上性构音障碍参照肌痉挛或肌强直的治疗方案。

临床孤立综合征(CIS)指中枢神经系统首次发生，单时相，单病灶或多病灶的脱髓鞘病。MS 漏诊误诊率一直居高不下，CIS 是双刃剑，CIS 或从放射学孤立综合征(RIS)最终确诊为 MS 风险是首次脱髓鞘发作或 RIS 患者面临的诊断挑战。病案：朱某，43 岁，2002 年春，就诊一过性呐吃 2 日，即考虑 MS 可能，去某院东院做头颅 MRI，发现额叶病灶，考虑孤立综合征(当时无此诊断)。随访 19 年，一年发作数次，MRI 病灶增多，最终诊断 MS，一直断续服用温阳补肾中药，数年发作一次。2021 年 3 月 9 日例行腰穿、头 MRI 和脊髓 MRI 增强等，无新发脱髓鞘证据，腰穿后第三日头晕头胀不适，坐位、站位明显，头晕、后枕部胀闷不适，平卧休息可缓解。3 月 12 日以低颅压综合征住院痊愈出院，其时 62 岁，MRI 也未见新发病灶。

3. 卒中构音障碍　根据影像部位决定神经定位。

(1) 中脑：中脑卒中的韦尼克连合综合征表现为双侧小脑性共济失调、眼球运动障碍及构音障碍，为中脑下部小脑上脚交叉区域受损所致，构音障碍是其重要特征。病案：朱某，男，72 岁，2022 年 2 月 17 日诊，2 周前突然口齿含糊，双下肢乏力，步态不稳，检眼震水平Ⅰ°，四肢肌力 5-5-5-5，肌张力正常，四肢腱反射对称、无亢进，四肢关节位置觉、震动觉、皮肤针刺觉(—)，霍夫曼征(—)，掌颌反射(—)，巴宾斯基征(—)，龙贝格征(＋)，曼氏征(＋)。头颅 MRI 示脑干左侧异常信号，考虑海绵状血管瘤可能。舌淡暗，苔薄白,脉弦细,四诊合参,证属缺血性中风之气虚血瘀证,治疗无效出院(图 6-9-1)。

(2)内囊:主要是腔隙性梗死,构音障碍性面部轻瘫定位于放射冠区、基底节-内囊区、皮质下-皮质运动区或旁中央脑桥基底区的单侧病灶累及皮质延髓束,而皮质脊髓束纤维得以幸免,也有认为可能是构音障碍-笨拙手综合征的变异。

(3)大脑皮层:尤其注意与额叶的运动性失语病灶相关联的中央前回下部、额下回后 1/3 处(Broca 区在头皮的功能投射区),不完全的运动性失语有可能会误诊为构音障碍。实际上,由于纵向的神经定位,在头皮的功能投射区上重叠,临床很难定位治疗,治疗卒中构音障碍须局部针刺和头皮针结合,方能取得满意疗效。病案:饶某,女,81 岁,2022 年 9 月 21 日口齿不清 4 日入院。时有头晕,舌淡红,苔薄白,脉弦。头 MRI 示脑干区、两侧额颞顶枕叶、基底节及放射冠区多发腔梗缺血灶,两侧脑白质变性,脑萎缩。病位在脑,属本虚表实,四诊合参,中风病之气虚血瘀证,治拟益气活血通络,方用补阳还五汤加木瓜加减:黄芪 60 g,当归 15 g,赤芍 15 g,地龙 6 g,川芎 15 g,红花 10 g,桃仁 10 g,木瓜 10 g,3 剂。针刺三廉泉、百会、头维、双侧额旁 2 线、颞顶线,3 次后明显好转(图 6-9-2)。

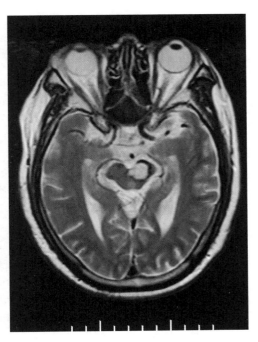

图 6-9-1 患者朱某头颅 MRI

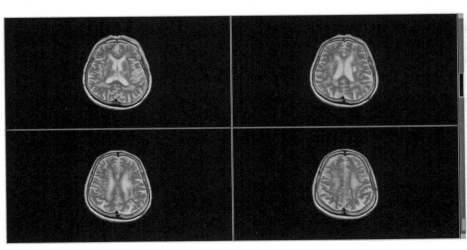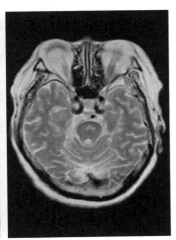

图 6-9-2 患者饶某头颅 MRI

4. 帕金森病伴构音障碍 主要表现为音量减小、音调单一、声音沙哑等。言语产生的每个环节包括:呼吸、发声、发音和韵律等,在 PD 构音障碍中是变量。既往 PD 构音障碍(HKD)被认为肌肉僵硬和多巴胺缺乏引起的运动障碍和运动迟缓。香港研究表明,HKD 极其复杂和多变,且与非构音障碍因素如抑郁、衰老、认知、语言异常相关。早中期多为核上性,晚期波及延髓可能合并核性和核下性的构音障碍,波及小脑的传导束可能会有运动失调性构音障碍。rTMS 结合头皮针治疗 HKD 效果不佳。

5. 重症肌无力 病案:周某,女,4 岁,2002 年因四肢无力、声音嘶哑半年由家长背来,RNS(+),半年前渐有口齿不清,吞咽反呛,渐而饮水亦呛咳,四肢无力,半年独自上楼梯,确诊 MGⅡa 型,一直不间断地单纯服用补脾益肾之方剂治疗。2023 年 3 月 16 日复诊无不适感,RNS(-),准备结婚生子。

参 考 文 献

［1］ Hou W，Yiin R S Z，Goh C K. Metronidazole induced encephalopathy：case report and discussion on the differential diagnoses，inparticular，Wernicke's encephalopathy[J]. J Radiol Case Rep，2019，30，13(9)：1 - 7.

［2］ 肉毒毒素治疗应用专家组,中华医学会神经病学分会帕金森病及运动障碍学组. 中国肉毒毒素治疗应用专家共识[J]. 中华神经科杂志,2018,51(10)：779 - 786.

［3］ 徐慧贤. 浅议从肝治喑[J]. 新中医,2008(10)：111 - 112.

［4］ 刘农虞. 筋针治喑病案感悟[J]. 中国针灸,2015(S1)：91 - 92.

［5］ 樊东升,陈璐. 运动神经元病的诊断和分类[J]. 中华神经科杂志,2019,52(12)：1065 - 1067.

［6］ Rusz J，Vaneckova M，Benova B，et al. Brain volumetric correlates of dysarthria in multiple sclerosis[J]. Brain and Language，2019(194)：58 - 64.

［7］ Calabrese M，Marastoni D，Crescenzo F，et al. Early multiple sclerosis：diagnostic challenges in clinically and radiologically isolated syndrome patients[J]. Current Opinion in Neurology，2021，34(3)：277 - 285.

［8］ Kim T W Yoo S，Koo J. Wernekink commissure syndrome secondary to ischemic stroke：severe dysarthria is one of the main characteristics of this syndrome[J]. Neurological Sciences，2014，35(9)：1475 - 1477.

［9］ Kim J S. Pure dysarthria，isolated facial paresis，or dysarthria-facial paresis syndrome[J]. Stroke，2007，25(10)：1994 - 1998.

［10］ 史术峰,吴桂华,张亚娟. 头项针结合舌针对脑卒中患者构音障碍的影响[J]. 针灸临床杂志,2012,28(6)：17 - 19.

［11］ 谢燕,付小锁,张宇清,等. 帕金森病构音障碍的言语特征和治疗[J]. 中国微侵袭神经外科杂志,2009(6)：284 - 285.

［12］ Sapir，Shimon. Multiple factors are involved in the dysarthria associated with Parkinson's disease：a review with implications for clinical practice and research[J]. Journal of Speech Language and Hearing Research，2014，57(4)：1330 - 1343.

第七章

四 肢 症 候

第一节　肩　痛

一、概述

肩痛(shoulder pain)是肩关节及其周围肌肉筋骨疼痛。肩后部疼痛连及胛背为肩背痛;肩痛及上臂甚至肘手则肩臂痛。副神经支配斜方肌斜方肌瘫痪而下垂、抬肩无力;肩胛背神经(C5)起自臂丛的根部,支配肩胛提肌和菱形肌;肩胛上神经(C5、C6)起自臂丛上干,支配冈上肌和冈下肌;腋神经(C5、C6)起自臂丛后束,肌支支配三角肌和小圆肌,皮支分布于肩部和臂外侧上部皮肤(臂外侧上皮神经);肩胛下神经(C5-C7)和胸背神经(C6-C8)支配腋腔。

二、定向诊断

肩背局部骨或软组织疾病,脏器疾病反射至肩背部或其他部位肿瘤转移至肩背部所引起的肩胛骨疼痛,因内脏疾病导致牵涉痛表现为肩部疼痛,或痛觉过敏,钝痛,或不适感,不完全符合神经定位,区域模糊,痛感模糊。

1. 软组织损伤

(1)肩前侧疼痛:肩袖损伤(肩胛下肌);肱二头肌长头肌腱炎(滑脱);喙突炎。

(2)肩外侧疼痛:肩峰下滑囊炎;钙化性冈上肌腱炎;肩峰下撞击综合征。

(3)肩后侧疼痛:肩袖损伤(冈下肌、小圆肌);冈上肌、冈下肌萎缩;四边孔综合征(四边孔处的局限压痛,肩外侧的麻木以及肩外展无力或受限)。

2. 关节炎症　粘连性肩关节囊炎;肩锁关节炎;化脓性肩关节炎;盂肱关节骨关节炎;风湿性关节炎;肩关节周围炎;肌腱炎。

3. 骨折/脱位　肱骨外科颈骨折;锁骨骨折;肩锁关节脱位;肩峰骨折(疼痛、肿胀、功能障碍、畸形及骨擦音等);肱骨前脱位;肩关节半脱位。

4. 退行性病变　即五十肩,持续性钝痛,疼痛常表现为酸痛和胀痛,活动受限,疼痛部位多位于三角肌区。

5. 心血管　冠心病之肩部、胸骨部以及左侧小指等处疼痛经过1～5胸椎前交感神经节和相应脊髓神经传入大脑。颈性心绞痛可放射至左肩背部及上肢压榨感或窒息感,多为发作性。

6. 呼吸科 肺尖癌可压迫或侵犯压迫臂丛神经出现肩部疼痛,以腋下为主,向上肢内侧放射烧灼样疼痛,夜间尤甚。

7. 消化科 横膈下病变因肝脓肿、胆囊炎胆石症等炎症刺激 C3-C5 组成的右膈神经末梢,C4 皮支分布于肩部皮肤,牵涉性疼痛。

8. 风湿科 弥漫性筋膜炎,坏死性筋膜炎,结节性筋膜炎。

三、神经定位

1. 肌肉 面肩肱型肌营养不良,皮肌炎。

2. 周围神经

(1) 神经炎:臂丛神经炎以肩胛带肌为主的疼痛、无力和肌萎缩。

(2) 神经嵌压:如肩胛上神经卡压的压痛点在肩胛切迹处,肩外展、外旋肌力下下降。

(3) 损伤:臂丛神经损伤源于工伤、交通事故或产伤等;腋神经损伤可肩痛、肩关节下垂呈现半脱位。

(4) 遗传代谢障碍神经病。

3. 神经根 C5 神经根的疼痛区为三角肌分布区,肩部疼痛、麻木和上肢上举困难,穿衣、吃饭和梳头等难以完成,三角肌肌力减退,肱二头肌反射减弱;C6 神经根由三角肌部及前臂桡侧及拇指放射。

(1) 颈椎病:颈椎或胸椎内椎间盘突出或肿瘤/结核侵犯到相应神经,多为麻痛,并有向上肢及手放射痛,除颈部外主要集中肩上区即锁骨上方,肩峰内上方,肩胛岗前上方的区域内。

(2) 急性颈神经根炎:起病急,疼痛剧烈,剧烈神经根性疼痛沿神经放射至肩、臂及手指,并可伴触电样串麻感。

(3) 神经痛性肌萎缩:常累及 C5 分布区,严重疼痛,肩部肌肉无力和萎缩。感觉障碍较轻,症状常较快缓解,不累及颈部。

(4) 胸廓出口综合征。

4. 脊髓 肩痛在慢性脊髓损伤很常见:脊髓型颈椎病;颈髓肿瘤起病较慢,一侧根性剧烈疼痛;脊蛛网膜炎肩臂疼痛可为双侧性,病程长,常在波动中加重;脊髓前角可见急、慢性损害如脊髓前灰质炎、运动神经元病。

5. 颅神经 副神经损伤多为医源性损伤、颅底骨折或肿瘤压迫。

6. 大脑 包括脑干、丘脑、皮质和皮质下部或传导束受损均可致肩手综合征(SHS),肩关节半脱位和年龄是危险因素,卒中后 3 个月内常见并发症。但是肩痛与卒中部位关系不大,研究 658 例脑卒中后并发SHS,其发病率与卒中性质、侧别和部位无关,SHS 轻重与卒中病情严重程度无关。

7. 自主神经 SHS 又称发射性交感神经营养不良综合征,多伴有手浮肿、手指和手腕部肿胀,皮肤颜色呈淡紫色,或伴多汗、发冷等,与其说与脊髓脑部损害有关,不如说与自主神经相关。

(1) 神经电生理定位:肌电图可以定位周围神经单神经各段、神经根、神经干和神经丛,尤其是上肢近端周围神经卡压,肌电图检查尤其位移技术可协助确定神经损伤的部位、程度、范围和预后。以交感皮肤反应(SSR)评估 SHS 各期交感神经的变化,28 例分三期,S1 交感神经活动减弱,S2 交感活动增强,S3 交感活动两侧无显著差异。

(2) 神经影像定位:神经根型颈椎病依据典型症状、体征,但影像学是强有力证据,无论是卒中、脊髓型颈椎病、枕寰枢椎、肺纵隔肿瘤、胸廓出口综合征,还是肩局部病变。影像学还可以指导定位治疗,如肌骨超声技术下经筋排刺法对中风后偏瘫肩痛。

四、中西医结合定位诊疗

1. **中医认识**　手太阳小肠经分布于手小指尺侧、上肢外侧后缘、肩后及肩胛部、颈部,肩为手三阳经交会处。《杂病源流犀烛·肩背肘臂腕手病源流》云:"肩后属小肠经。故肩后痛为小肠经病。以小肠中感受风热,气郁不行故致此。"虽然临床以祛风通络治疗,用羌活、防风、藁本、木通、蔓荆子,兼以养血用当归、熟地黄等,乃小肠经为多血少气之经,与心经相表里。新痛者用泻法,久痛者用补法。SHS 属本虚标实之证,气血不足为本,痰瘀痹阻为标,久病多阳虚寒凝,汤药效果往往不济,可用温针灸、艾灸等。

2. **针刺定位治疗**　多取肩部穴位,肩部有肩髃、臑俞、云门、天府、侠白、天全,肩上有距骨、肩井、天髎、秉风、曲垣、天宗、肩外俞、肩中俞。肩痛穴是王文远教授以部位功能命名的特定穴位,定位于腓骨小头与外踝连线的上 1/3 处。即足三里穴下两寸偏外一寸,可用于各种肩痛。

(1) 肩部:肩三针为肩髃穴,经外奇穴肩前穴和肩后穴肩前穴、肩髃穴、肩髎穴;肩痛穴治疗肩关节软组织损伤引起的外伤性肩周炎,疗效明显高于传统取穴。又以经筋理论为指导,采用触诊法触诊阳性反应点,306 个患肩结筋病灶点于肩关节近端肩关节近端出现的结筋病灶点分别是肩髃次、巨骨次、消泺次、臑会次等,在远端阳溪次、手三里次、阳池次等,与肩关节解剖结构及生物力学密切相关。

(2) 颈源神经丛:肩部有很多腧穴,手阳明大肠经肩髃是第一个腧穴,肩髎为手少阳三焦经,肩贞属手太阳小肠经。腋窝有极泉穴,极泉属手少阴心经,更是神经丛病变必选。肩痛穴和颈痛穴治疗颈源性肩周炎疗效明显高于传统针灸。

(3) 神经根:C4 - C8 神经根可以导致肩痛,受累引起参照如下定位,以对应定位的神经根的部位夹脊穴为主,辅以手阳明经和手太阳小肠穴位。C4 神经根:疼痛由颈后向肩胛区以及胸前区放射,颈椎后伸使疼痛加剧,上提肩胛力量减弱;C5 神经根:肩部疼痛、麻木和上肢上举困难,三角肌肌力减退,肱二头肌反射减弱;C6 神经根:疼痛由颈部沿肱二头肌放射至前臂外侧及指尖。发病早期出现肱二头肌肌力减退以及肱二头肌反射减弱,感觉障碍区位于前臂外侧及手背;C7 神经根:疼痛由颈部沿肩后、肱三头肌放射至前臂后外侧及中指,早期肱三头肌肌力减弱,胸大肌可受累并发生萎缩,感觉障碍区位于中指末节。

(4) 颈胸髓:同上主要针对颈椎间盘的脊髓压迫,以对应定位的神经根的部位夹脊穴为主,辅以手阳明经和手太阳小肠穴位,辅以肩痛穴,效果较差。

(5) 脑部:主要为肩手综合征,以头皮运动区头皮针为主,以双侧顶旁 2 线、健侧顶颞前斜线和顶颞后斜线为主,配以局部的肩三针,远端的肩痛穴。笔者所在医院针灸科最优方案也为头皮针＋阳、阴经穴。

病案 1:王某,男,63 岁,左肩不能上举 1 个月入院,CT 右颞枕脑梗死,原有房颤心脏病史,诊断:分水岭脑梗死,肩手综合征,针刺头皮针双侧顶颞前斜线、顶颞后斜线,同时加华法林,好转出院。

病案 2:汤某,男,41 岁,2021 年 9 月 15 日诊,左肩部疼痛活动受限 2 年余,肩关节片正常,一直以体针针刺和小针刀治疗效果不明显。头颅 MRI 示左侧半卵圆区小缺血灶,右侧额叶脑软化灶。显然,右侧额叶才是责任病灶,头皮针取右额旁 2 线、额中线和双侧顶颞前斜线,配肩痛穴,针刺次日即告明显好转,继续治疗 2 月诸症消失(图 7-1-1)。

3. **现代定位诊疗**　虽然肩痛部位比较局限,但根据定位能更精准地提高疗效。

(1) 肩部炎症和软组织损伤:肩胛上神经阻滞多用用于治疗肩周炎,还可以用于治疗脑损伤后肩痛。

(2) 神经根:神经阻滞治疗普遍运用,进一步在彩超引导下阻滞 C2 - C5 及 C5 - T1 神经节治疗颈肩疼痛,长期疗效显著。

(3) 脊髓:使用手动轮椅治疗脊髓损伤患者肩痛。

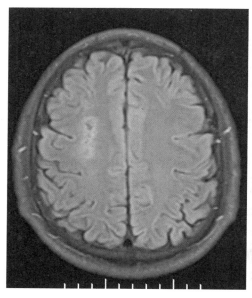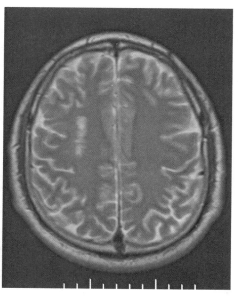

图 7-1-1　患者汤某头颅 MRI

（4）脑部：肩手综合征口服药物效果不佳。肉毒毒素注射可治疗偏瘫肩痛，笔者也曾以 A 型肉毒毒素注射为主治疗偏瘫肩痛，但感觉如果合并局部关节粘连者效果不佳。rTMS 结合康复治疗可改善卒中偏瘫患者肩关节疼痛及上肢运动功能，但笔者体会效果一般。近有以神经松动术联合经颅磁刺激治疗脑梗死后偏瘫肩痛，可降低疼痛程度，提升肩关节活动度、上肢功能和日常生活能力。

五、相关疾病的肩痛诊疗

1. 臂丛神经炎　易误诊为进行性脊肌萎缩症，肌电图可鉴别，如临床所见误诊为进行性脊肌萎缩症的神经痛性肌萎缩，病案：男，39 岁，2000 年 5 月就诊，于 1999 年 12 月起双肩疼痛无力，继之疼痛减轻后，肩部肌肉缩小，检查发现双侧三角肌萎缩，双侧冈上、冈下肌萎缩，近端外展肌力均为 4 级，肩反射消失，深浅感觉无异常。肌电图示神经源性损害。予泼尼松和甲钴胺等治疗后疼痛缓解，但肌无力和萎缩无好转。

2. 肩手综合征（SHS）　多见于偏瘫后患侧肩痛，与盂肱关节半脱位、撞击、肩袖撕裂、二头肌腱炎等有关，表现为肩部静止或活动时出现疼痛、手和腕部水肿、手部血管舒缩功能改变、腕掌指和指间关节触痛。肩和手症状全部具备为临床确定肩手综合征，仅有手而肩不受累、仅手部肿胀伴掌指关节和/或腕部触痛为临床可能肩手综合征。卒中后肩痛的最常见体征是肱二头肌肌腱压痛、冈上肌压痛和 Neer 征阳性。肩痛主要源于肩关节半脱位（下盂肱关节移位）和挛缩。偏瘫肩痛可见于 16%～72% 卒中患者。镇痛药和非甾体抗炎药一般无效，巴氯芬等抗痉挛药对肌张力增高导致疼痛有效。经皮神经肌肉电刺激、功能性电刺激可改善疼痛、运动范围和手臂功能，注射肉毒杆菌毒素可改善肩痛。

卒中后肩手综合征多归属为痹病，多由于气虚、血瘀、痰浊和外邪等导致经络阻滞不通，影响一个肢体或多个肢体包括身体任何部位，20% 完全恢复。电针患侧肩髃、肩髎、臂臑、肩贞等局部穴位治疗偏瘫肩痛有效。电针、火针、温针和毫针 4 法对 SHS 的 RCT 之 Meta 分析，温针疗效较好。中药外用比内服有优势，中药局部熏蒸治疗偏瘫肩痛临床有效。外敷也有优势，如意金黄膏外治法治疗中风后肩痛有效率 95%。

病案：李某，男，67 岁，2022 年 10 月 10 日就诊，高血压病史 15 年。半年前突然昏仆在地，左侧肢体瘫痪，CT 右侧丘脑脑出血，住院后好转，左侧肢体无力，左肩部及上肢疼痛 6 月余，曾外院体针治疗 3 月无效。神经系统检查：左上肢肌力 5⁻-5-5-5，肌张力增高，肩部上臂外展受限，舌质红苔微黄，脉沉弦。

EMG 示插入电位异常,测得纤颤电位和正锐波。诊断:卒中后肩手综合征;痹病,气虚血瘀,经络阻滞。取双侧顶旁 2 线、双侧顶颞前斜线和顶颞后斜线,配以左侧肩三针和肩痛穴,1 周后肩臂疼痛大减,1 个月后左侧肢体基本恢复正常。电生理检查证实 SHS 病理生理改变中有周围神经损害,周围神经损害以轴索变性为主,且感觉神经受累程度重于运动神经。故头皮针为主固然是定位于脑部,但也须兼顾周围神经损害取肩三针和肩痛穴。

3. 胸廓出口综合征 指胸廓出口处,导致臂丛神经或锁骨下动脉或锁骨下静脉受压出现的一系列肢神经、血管症状,神经源性胸廓出口综合征占 90%～95%,主要表现为颈肩部疼痛、手麻、上肢乏力、感觉异常、非神经根性疼痛,甚至手内在肌萎缩和前臂内侧、尺侧皮肤感觉异常。针刺可取 C7 夹脊穴,位于颈椎横突区域的穴位。病案:吴某,男,69 岁,2018 年 4 月 9 日就诊。右肩部及上臂疼痛 3 月余,以肩部、上臂内侧及前臂尺侧为主,平卧外展时减轻,抬头或转向患侧时加重。查体:前斜角肌处压痛,触及增粗条索状物,右侧 Adson 征阳性,过度外展试验阳性,右上肢肌力 5⁻-5-5-5。颈椎及胸部 CT 未见异常,EMG:肘管综合征,胸廓出口综合征。单纯针刺治疗,取大椎、风池、风府、肩井、后溪,泻法,1 个月后明显缓解。大椎位于患侧颈椎横突区域,第 7 颈椎棘突下方凹陷,近颈椎夹脊穴;风池和风府穴均位于斜方肌附近,肩井穴位于大椎穴与肩峰连线中点位置,后溪通督脉。

参 考 文 献

[1] Dyson Hudson T A, Kirshblum S C. Shoulder pain in chronic spinal cord injury, Part Ⅰ: Epidemiology, etiology, and pathomechanics[J]. The journal of spinal cord medicine, 2004, 27(1): 4-17.
[2] 张淑云,张通,陈立嘉,等. 脑卒中后肩-手综合征的危险因素分析[J]. 中华神经科杂志,2004,37(1):27-29.
[3] 石元洪,吴奇,吴向斌. 脑卒中后肩-手综合征相关因素分析[J]. 2007(5):344-346.
[4] 贾和平,金瑞林,李英杰. 中风后肩手综合征各期交感皮肤反应变化[J]. 中国疼痛医学杂志,2003(3):141-143.
[5] 李梦. 基于肌骨超声经筋排刺法治疗中风后偏瘫肩痛的疗效观察[J]. 中国现代药物应用,2022,16(15):163-167.
[6] 周明超,潘锐焕,詹杰,等. 温阳法在脑卒中后肩痛治疗中的应用[J]. 河南中医,2016,36(10):1735-1738.
[7] 王文远. 平衡针灸-针刺肩痛穴治疗肩周炎技术[J]. 中国乡村医药,2007(1):35-36.
[8] 尤柱,于本性,邓甜甜,等. 肩周炎结筋病灶点临床触诊规律分析[J]. 中国针灸,2014(6):565-568.
[9] 王文远,田波,刘岚,等. 平衡针灸治疗颈源性肩周炎1280例[J]. 上海针灸杂志,2005,24(4):4-5.
[10] 黄奏琴,裴建,宋燕文,等. 基于正交设计针刺治疗中风后肩手综合征优化方案研究[J]. 中华针灸电子杂志,2018,7(3):93-99.
[11] 李珂,陈合钦,张妙贤,等. 彩超引导下阻滞 C2～C5 及 C5～T1 神经节治疗头颈肩痛的比较研究[J]. 实用医药杂志,2017,34(5):414-416.
[12] Wellisch M, Lovett K, Harrold M, et al. Treatment of shoulder pain in people with spinal cord injury who use manual wheelchairs: a systematic review and meta-analysis[J]. Spinal cord: the official journal of the International Medical Society of Paraplegia, 2022, 60(2): 107-114.
[13] 谢向东,王旭豪. 肩胛上神经阻滞治疗脑损伤后肩痛临床观察[J]. 中国疼痛医学杂志,2013(2):126,128.
[14] 张安静,李放,吴军发,等. 肉毒毒素注射为主治疗偏瘫肩痛[J]. 中国康复,2012,27(1):76.
[15] 项文平,王宝军,薛慧,等. 重复经颅磁刺激结合康复对脑卒中偏瘫患者肩痛及上肢运动功能改善的临床观察[J]. 北京医学,2015,37(5):445-447.
[16] 周梦,王帅,张明,等. 神经松动术联合经颅磁刺激治疗脑梗死后偏瘫肩痛的研究[J]. 国际神经病学神经外科学杂志,2022,49(6):54-58.
[17] 王雨燕,王显达,麻虹,等. 脑卒中后肩手综合征发病机制的研究进展[J]. 中西医结合心脑血管病杂志,2008,6(9):1071-1072.
[18] 荀雅晶,颜起文,刘佩军,等. 电针对偏瘫肩痛的治疗效应:单盲随机对照试验[J]. 中国中西医结合杂志,2019,39(11):1345-1348.
[19] 王瑞奇,吴清忠. 4种针刺疗法治疗中风后肩手综合征的网状 Meta 分析[J]. 中国针灸,2021,41(5):563-569.

[20] 彭银英,朱乐英.中药局部熏蒸治疗偏瘫肩痛的临床疗效观察[J].广州中医药大学学报,2013,30(1):16-18.

[21] 陈炳,黄建平,陈建飞,等.如意金黄膏外治法治疗中风后肩痛的临床研究[J].中华中医药学刊,2014,32(5):1065-1067.

[22] 张静,陈新武,李静,等.脑卒中后肩-手综合征的神经电生理分析[J].中华物理医学与康复杂志,2006,28(7):460-462.

第二节　四 肢 发 麻

相对于发木,发麻属刺激性症状,类于疼痛、瘙痒等,发胀感、拘急感,甚至吊筋感,虽莫以名状,也可归结于发麻。由于部位不确定性和时空上多变性,无论西医学和中医临床,常语焉不详,更多时候,麻木混为一谈,于神经科临床为犯忌的原则性错误。而四肢发麻的波及范围不同,定位也就各异,故需分而述之。与发木一样,头面部和躯干的发麻症状不在此章讨论范围。

一、概述

（一）神经解剖

第四节中论及,上肢发麻会影响从皮层顶叶到内侧丘系、丘脑、脑干、颈到胸2脊髓到神经根、神经丛、神经干、周围单神经、自主神经整个神经通路,下肢也是,但是与上肢的支配神经和通路有所不同,而且各种模式的感觉障碍包括麻和木,指向的神经定位也各异。

1. 周围神经　为受损的周围神经支配皮肤区出现各种感觉障碍。

（1）末梢神经:末梢神经因病变多侵犯周围神经的远端部分,感觉障碍多呈末梢型,呈手套或袜套状分布。

（2）单神经:如尺神经和正中神经损害时局部感觉障碍。

（3）神经干:支配区皮肤的各种感觉呈条状或块状的感觉障碍,如臂丛神经可波及上肢和肩背、胸部。

2. 神经根　感觉障碍区呈节段型或带状,即躯干呈横轴走向,四肢呈纵轴走向,与神经根的节段分布一致。脊髓背根支配区域感觉障碍常为相应部位后根的放射性疼痛,称为根性疼痛或根痛,也可见发麻发胀等,如椎管肿瘤、椎间盘脱出、颈椎病和神经根炎、吉兰-巴雷综合征等。因相邻神经根重叠分布,单一神经根损害的感觉障碍区域往往交叉或不明显。

3. 脊髓　脊髓丘脑束侧束和脊髓丘脑前束的延续,两者在脑干内逐渐靠近,又称脊丘系。该纤维束与止于脑干网状结构的脊髓网状束、止于中脑顶盖和导水管周围灰质的脊髓中脑束相伴。在延髓,它们位于外侧区,下橄榄核的背外侧;在脑桥和中脑,位于内侧丘系的背外侧。脊髓丘脑束终于丘脑腹后外侧核,传递对侧躯干、四肢的痛温觉和粗略触压觉。起自脊髓灰质板层Ⅰ和Ⅳ～Ⅶ,是经白质前连合交叉后在对侧上行的纤维束,传导对侧的痛温触压觉,一侧损伤时出现对侧痛、温觉障碍。

（1）后角:也伴有根性痛温觉障碍,但受损区域触觉和深感觉仍保存即分离性感觉障碍,如脊髓空洞症、外伤等。

（2）脊髓全部:横贯性脊髓病变,病变平面以下全部感觉丧失,同时截瘫或四肢瘫,尿便功能障碍,如横贯性脊髓炎、肿瘤外伤等。

（3）半侧脊髓:病变平面以下病灶侧上运动神经元瘫痪及深感觉丧失,对侧痛温觉丧失,即脊髓半切综合征,如外伤、髓外肿瘤。脊髓丘脑侧束分层定位由内向外,C/T/L/S在后根外侧部的细纤维,位于侧索的前部,脊髓小脑前束的内侧,位置为后根外侧部→后角灰质→白质前连合交叉到对侧侧索上行→丘脑,前部传导痛觉、后部传导温度觉、近固有束的内侧部可能传导内脏感觉;脊髓丘脑前束是后根内侧部的粗纤维,外侧部传导粗浅触觉,内侧支配压觉,分层定位与侧束一样。故如果是传导束型的发麻,下肢开始者,定位可能在颈髓。

（4）脊髓白质前连合：损害两侧痛温觉交叉纤维,识别性触觉和深感觉纤维未受损害,即分离性感觉障碍,多见脊髓空洞症。

（5）脊髓中央区髓内：除病变以下各种感觉缺失,还有鞍区回避现象即鞍区感觉仍保存。

（6）脊髓圆锥部：鞍区感觉障碍,见于脊髓压迫性病变。

4. 脑干

（1）延髓：外侧病变损害了脊髓丘脑侧束和三叉神经脊束脊束核,产生同侧面部及对侧偏身痛温觉障碍,是为交叉性感觉障碍,如延髓背外侧综合征。

（2）脑桥：与中脑均引起对侧偏身和面部的感觉障碍,但多有受损平面同侧脑神经的下运动神经元性瘫痪。

（3）中脑：如上,也可导致三叉神经脊束核的局部面部损害。

5. 丘脑 对侧偏身感觉减退或消失,深感觉复合感觉和轻触觉损害较痛温觉障碍明显,可有偏身自发性剧痛即丘脑性痛或中枢性痛,也可感觉过度和感觉倒错。

6. 内囊后肢 来自对侧头、面、躯干和上下肢感觉感觉减退或消失,多为完全性,不伴丘脑痛,其程度四肢重于躯干,肢体远端重于近端,常伴偏瘫和偏盲,多见于脑出血、脑梗死等。

7. 皮层 中央后回及旁中央小叶附近是感觉中枢,顺序排列为口面、上肢、躯干、大腿及小腿,小腿和会阴部位于半球内侧面。一侧皮质中央后回局限性病变,对侧一个上肢或一个下肢感觉障碍,表现为对侧精细性复合感觉障碍,如实体觉、图形觉、两点辨别觉、定位觉、对各种感觉强度的比较等;一侧皮质广泛病变时,波及对侧半身。皮质感觉中枢的刺激性病灶可引起感觉型癫痫发作。

（二）病理生理

感觉障碍最常见影响因素有神经系统及周围组织肿瘤、外伤、感染、中毒、变性、神经营养障碍及脑血管疾病等,根据病变性质各异,破坏性病变产生感觉减退或消失,出现感觉过敏、感觉过度或感觉倒错等。

各种感觉障碍类型表现各异,本身就有定位定性的指向意义。笔者觉得,一部分酸、麻和胀感,也可能是自发痛的轻度临床表现;而单支末梢神经受损如神经分布区发麻类似于局部痛,部位与神经干解剖位置相一致;放射性的发麻不仅受刺激局部感受,也能放射到该神经所支配其他区域,见于神经根或神经干受刺激时;无外界刺激下,主观感触到酸、麻、针刺、蚁行或寒凉、烧灼感等,常见于感觉神经早期、不完全损害,部分可进展到自发痛;感觉神经受到刺激性损害,反应性增高或感觉阈值降低,轻微刺激反而强烈反应,此即感觉过敏,主要为痛触觉敏感,常见病变早期;感觉过度是感觉阈值增高且反应时延长所致;感觉分离指痛觉、温觉消失而触觉存在,见于部分脊髓髓内病变。

二、定向诊断

发麻属于神经科常见症状,但要排除骨科、内分泌、代谢或者风湿科疾病可能。

1. 骨科 脊髓、神经根型颈椎病、腕管、腰椎间盘突出、腰椎管狭窄、腰椎滑脱、黄韧带或后纵韧带钙化等病变导致臂丛神经、颈上胸腰神经根、正中神经、尺神经、坐骨神经等受压迫,与神经科周围神经和脊髓病变交叉颇多,在定位中进一步讨论。笔者曾遇一侧上下肢发麻患者来急诊,头部CT示脑梗死,仔细检查,定位 C5 以上,急查颈椎 MRI,寰枢椎发育异常伴脱位,立即转骨科。

2. 内分泌　糖尿病、甲状腺功能减退等导致发麻屡见不鲜,包括末梢神经和神经卡压导致。笔者总结了 50 余例甲减导致的腕管综合征。

3. 风湿免疫　血管炎性/缺血性及免疫复合物沉积等导致结节性多动脉炎、系统性红斑狼疮、类风湿关节炎、干燥综合征、系统性硬化症、纤维肌痛综合征及类风湿、强直性脊柱炎等;肾移植术后并发急性股神经病;淀粉样变性通常与单克隆丙种球蛋白病、皮肤病变和多发性神经病变有关;我们报道 7 例 POEMS 综合征伴发四肢针刺样感觉。

4. 代谢　痛风:尿酸沉积在神经中压迫神经致手麻、下肢发麻;卟啉病;低钾血症有四肢发麻发术;维生素 B_1 或 B_{12} 缺乏。

5. 感染　麻风、梅毒、HIV 等。

6. 肿瘤　霍纳综合征＋上肢疼痛、麻木无力,要排除肺尖占位;骨髓肿瘤引起周围神经病;副肿瘤周围神经病。

7. 中毒　多为远端轴索病,如重金属导致单神经病如铅中毒之桡神经麻痹。急慢性中毒如砷、锰、汞及铊中毒、丙硒酰胺、氯丙烯及二硫化碳中毒等;迟发性神经病如磷酸邻甲苯酯、有机磷农药中毒,肢体远端呈手套、袜套样分布感觉异常,针刺、蚁走、电灼、麻木等。酒精性周围神经病。

8. 药物反应　肿瘤化疗药物如长春新碱、长春碱、顺铂、卡铂、5-氟尿嘧啶、甲氨蝶呤等;抗感染药物呋喃唑酮和异烟肼等;心血管药物如胺碘酮、洋地黄等;氯喹;苯妥英钠引起周围神经病。

9. 精神科　躯体化症状;癔症型感觉障碍,见《四肢发木》。

三、上肢发麻的神经定位

影响脑和从颈到 T2 以上脊髓到神经根、神经丛、神经干、周围单神经以及自主神经整个神经通路。

1. 末梢神经　周围神经病,对称或单侧发麻,如糖尿病周围神经病。注意合并肌肉疾病,病案:包某,女,65 岁,2018 年 4 月 11 日入院,1 年前双手掌腕关节以下皮肤发麻感如针刺,神经系统检查:双手腕关节以下皮温降低,皮色紫暗,针刺觉略减退,四肢肌力 5-5-5-5,肌张力正常,舌淡苔白腻,脉濡滑。EMG 神经源合并肌源性损害,心电图:窦性心律,左前分支传导阻滞,胸导联 r 波逆递增,极度顺钟向转位考虑皮肌炎引起,心肌受损。在某医院确诊皮肌炎,间质性肺炎,雷诺病。

2. 单神经　神经在上肢的通路被卡压后也会出现手麻,如胸廓出口综合征(臂丛神经)、旋前圆肌综合征(正中神经)、旋后肌综合征(桡神经)、尺神经沟卡压、腕管综合征(正中神经);颈椎病引起手麻大多不是因椎间孔狭窄被卡压,穿过斜角肌的臂丛神经被卡压居多。

(1)桡神经:高位(上臂、前臂的环指、拇指及第一、第二掌骨间隙背面感觉减退或丧失,伴垂腕),肱骨中 1/3 以下(感觉障碍仅限于拇指及第一、二掌骨间隙背侧的极小部分),肱骨下 1/3 以下(无感觉障碍及垂腕)。外伤、铅中毒和桡神经压迫。

(2)正中神经:手掌桡侧、三指和环指的桡侧一半感觉减退或缺失,伴针刺样疼痛或麻木感。腕部损伤,桡侧三指感觉障碍和拇指运动障碍,为腕管综合征、腕管内腱鞘囊肿、腕骨骨折、关节炎、肢端肥大、黏液水肿及手腕化脓感染等,可有烧灼感。

(3)尺神经:手掌及手背尺侧、整个小指及环指的尺侧半感觉发麻,伴减退或丧失,尤以小指为重。外伤、压迫和麻风等,肘管综合征常见。

3. 神经干和神经丛

臂丛神经:C6 神经根病变,沿三角肌部及前臂桡侧及拇指放射;C7 神经根病变,沿上臂及前臂后方向中指放射;C8 神经根病变,沿上臂及前臂内侧向无名指、小指放射。

(1) 上部臂丛神经麻痹(Duchenne-Erb 型):三角肌、前臂桡侧及拇指外侧半感觉减退或消失,局部发麻,伴上肢外展、前臂屈曲及手外旋障碍——C5、C6。

(2) 中部臂丛神经麻痹:感觉障碍在手背一小部分,伴前臂肌与伸腕肌麻痹——C7。

(3) 下臂丛神经麻痹(Dejerine-Klumpke 型):沿正中和尺神经区域,前臂及小手指局限性感觉减退或消失,霍纳征阳性——C8、T1。

(4) 全臂丛神经麻痹:肩部三角肌区、肘关节上部、前臂及手部,仅上臂内侧无感觉障碍,伴单侧上肢瘫痪——外伤、炎症和肿瘤。

(5) 胸廓出口区:胸廓出口综合征:臂丛神经、锁骨下动静脉受压迫胸廓上口出口处要表现为肩、臂及手的发麻,甚则肌肉萎缩无力、手部青冷发紫、桡动脉搏动减弱等。

4. 神经根

(1) 颈神经根:一侧颈神经累及,同侧枕、颈、肩及上肢等区域感觉障碍,伴根痛、放射痛,若单神经根对应:枕部 C2、颈部 C3、肩部 C4,C5 - C8 相应臂丛。

神经根型颈椎病(CSR):颈椎间盘、颈椎钩椎关节或关节突关节增生、肥大的骨赘向侧方突出,刺激或压迫相应水平神经根,颈肩背部疼痛、上肢及手指的放射性疼痛、麻木、无力。椎间孔挤压试验(Spurling 试验)患者头部处于伸展并偏向患侧位时诊断率最高,AECNRST 试验即手臂外展向后牵拉可在距离椎间孔最近点产生牵张力,可用于 CSR 诊断。根据发麻部位可初步临床判断神经根受压节段。

C5 神经根:从颈部向外至肩峰,再向下至上臂外侧。

C6 神经根:发麻为颈部并放射至肱二头肌和前臂外侧,再至手背部和桡侧手指,包括拇指、示指,可肱二头肌触痛,肱二头肌及伸腕肌力减弱,冈下肌、前锯肌、旋后肌和拇伸肌亦可波及。

C7 神经根:以中指麻木和疼痛为主要标志,并与 C5、C6 共同支配拇指、示指。麻感从肩后至肱三头肌和前臂后外侧达中指。肱三头肌腱反射消失是 C7 神经根损伤指标。

C8 - T1 神经根:在锁骨平面以上组成下干神经根,主要支配手内侧环指、小指以及前臂尺侧的感觉,范围与尺神经相同。指深屈肌和指浅屈肌亦由 C8 神经根支配。手内在肌,特别是手部骨间肌由 C8 和 T1 神经根支配。

(2) T1 神经根:T1 神经前支大部分经过臂丛下干、后束和内侧束,加入正中神经、尺神经、桡神经、胸前神经(胸内侧神经和胸外侧神经)、臂内侧皮神经、前臂内侧皮神经。

(3) 锁骨下动脉盗血综合征:手麻,脉搏微弱。

(4) 颈椎后纵韧带骨化症:颈椎过度活动时出现,初期症状以神经根受压为主,由手指逐渐向颈、肩、上臂等处发展,颈椎 X 侧位片上颈椎体后条索状骨化阴影,范围自 C2 下延跨越 2～10 个椎体。

(5) 第七颈椎棘突卡压:长期低头,第七颈椎棘突附近筋膜失去弹性,卡压穿过附近颈神经后支,引起手麻。

(6) 颈髓肿瘤:压迫脊神经根引起分布区域蚁行、发麻感等。

5. 脊髓　传导束性感觉障碍,病灶水平 1～2 个节段以下分布区域内的节段性感觉障碍,常见于颈椎间盘突出、脊髓空洞症和髓内、外肿瘤早期(原发肿瘤多见中年,转移性肿瘤老年居多),交叉性感觉障碍因损害脊髓丘脑束和脊髓后索所致,涉及神经根,为病变水平以下双侧分离性感觉障碍,即同侧深感觉障碍而痛温觉正常,对侧痛、温觉障碍现象——感觉过敏带。髓内病变时,痛、温觉障碍从病变节段逐渐向下扩展,但肛周皮肤痛觉正常;髓外病变则从下肢向上发展。压迫性病变常以温觉、痛觉和触觉分别出现障碍的顺序发展;急性病变如外伤,常出现病变同侧一过性痛觉过敏,其恢复先从下肢开始依次向上。颈胸髓皮区分布:C4——肩锁关节的顶部,C5——肘前窝外侧,C6——拇指近节背侧皮肤,C7——中指近节背侧皮肤,C8——小指近节背侧皮肤,T1——肘前窝内侧,T2——腋窝顶部。

(1)后角:同侧呈节段性分离性感觉障碍,受损神经分布区痛、温觉减退或消失,触觉和深感觉正常,疼痛常不如后根损害严重,可有发胀感。髓内病变时,痛温觉障碍从病变节段逐渐向下发展;髓外病变时,则从下肢向上扩展,且常伴病变同侧神经根刺疼痛,程度轻则发麻。

(2)侧索:波及脊髓丘脑侧束,病灶水平以下对侧痛温觉丧失或减退,触觉和深感觉保存,即分离性感觉障碍。

(3)脊髓横贯性:病变平面以下痛温觉、触觉、深感觉均减弱或缺失,平面上部可能有过敏带。如果病变在颈胸段,可伴锥体束损伤体征,可见于脊髓炎和脊髓肿瘤。

(4)脊髓半侧:布朗-塞卡(Brown-Sequard)综合征,对侧浅感觉,患侧深感觉障碍。

6.脑干

(1)延髓外侧:损害三叉神经降核和脊髓后脑束,产生同侧面部和对侧面部以下半身感觉障碍。同侧面部皮肤、口腔黏膜、舌、软腭和咽部感觉减退或消失;对侧颈部、上下肢、躯干痛温觉障碍,病变广泛者深感觉减退或缺失。

(2)脑桥:脑桥上部损害一般无交叉性感觉障碍;脑桥下部损害,同侧面部口周围感觉减退,对侧肢体痛温觉障碍,伴咀嚼肌麻痹。

(3)中脑:中脑损害为偏侧性感觉障碍,对侧面部和偏身感觉障碍。脊髓空洞型表现为痛温觉减弱而深感觉正常;脊髓痨型表现为深感觉与识别触觉障碍而痛温觉正常,严重者深浅感觉全部障碍。

7.丘脑 后腹核发出的纤维向大脑皮层感觉区投射,不同部位传来的纤维在后腹核内换元有一定的空间分布,下肢感觉在后腹核的最外侧,头面部感觉在后腹核内侧,上肢感觉在中间。表现为病灶对侧面部及躯体的偏身深、浅感觉减退或缺失,以深感觉和触觉障碍为著,痛、温觉障碍较轻,肢体的远端重于近端,上肢重于下肢。特征性的感觉障碍为偏身自发性疼痛,即丘脑痛,常为发作性剧痛或持续性刺痛或持续痛呈发作性加剧,轻者发胀发麻,多见于卒中。

8.内囊 上下肢等痛温触觉减退或缺失,上肢位置觉障碍突出,上下肢远端较近端感觉障碍突出,痛温觉障碍较深感觉障碍严重,躯干正中线附近感觉障碍较轻。

9.大脑皮质 丘脑皮质束经内囊后肢的后1/3投射至大脑皮层中央后回及顶上小叶,对侧偏身深浅感觉障碍,伴对侧肢体上运动神经元性瘫痪和同向偏盲,为单肢性感觉障碍,或条块带状射体障碍,位置觉、识别触觉和实体觉障碍最为突出,痛温觉、震动觉正常,以远端明显,有麻木感、蚁行感等异常感觉,可有感觉型癫痫发作。

躯体感觉性癫痫:表现为肢体发麻的躯体感觉先兆与多个脑区如中央后回和中央前回的初级感觉皮层、辅助感觉运动区、顶叶(顶上小叶BA7、顶上小叶BA5、顶下小叶和顶叶岛盖)和岛叶有关,最典型如杰克逊癫痫,先兆最初为肢体末端或一侧脸颊的刺痛麻感或触电感,然后沿身体一侧扩布移动,单侧节段性或广泛躯体感觉先兆可从非主要感觉区域产生,更有可能来自对侧半球;颞叶癫痫时也有发麻等躯体感觉先兆。

10.自主神经 糖尿病自主神经病变;颈交感神经麻痹即霍纳征伴上肢麻木提示颈段损害。

四、下肢发麻的神经定位

影响脑和整个脊髓到神经根、神经丛、神经干、单神经。

1.末梢神经 同上,如糖尿病远端对称性周围神经病有下肢远端对称的袜套样感觉障碍,向近端逐渐缓慢发展。

2. 单神经

（1）腓浅神经麻痹：足背及趾背发麻。

（2）腓总神经卡压症：腓总神经在腓骨小头处受到卡压致下肢疼痛发麻。

（3）股外侧皮神经炎：大腿前外大腿交外侧下 2/3 区出现针刺、烧灼性疼痛或麻木，局部感觉过敏或感觉减退、缺失，久站或走路后加剧，外伤或受压致病。

（4）生殖股神经：大腿前面及小腿内侧感觉减退或丧失，刺激时有灼性神经痛，轻者发麻。

（5）腓骨肌萎缩症。

（6）跗管综合征：胫神经或分支在踝管内受压，内踝疼痛、足底烧灼发麻。

3. 神经干和神经丛　腰背部感觉神经主要为脊神经后支支配；椎管内感觉纤维分布是由其后支发出的椎窦神经支配，肢体则以脊神经前支所组成的神经丛发出的感觉支支配，受累神经根支配相应的皮区感觉障碍可作为腰椎管内病变定位诊断依据，但需分清椎管内外，坐骨神经干及其分支受到腰臀部病变软组织的痉挛或变性挛缩的压迫时，也会产生与腰部神经根本身受压一样的所支配的皮感区域感觉减退或消失。临床所见的坐骨神经痛与小腿外侧的痛觉过敏或减退，是椎管内外的共同体征。

（1）腰丛：腹股沟前、外侧和小腿的前、内侧感觉减退或缺失，伴以麻木感，针刺样痛或神经放电样感觉。腰丛 L2、L3 神经分支——大腿外侧皮区；腰丛 L4 神经分支——小腿前内侧皮区。

（2）骶丛：L5 - S1 神经分支——大腿后外侧、小腿外侧皮区、足外踝、足背及内侧 3 个足趾皮区；骶丛 L5 - S1、S2 神经分支——大腿后侧、小腿后侧、足底或足外侧缘及外侧 2 个足趾皮区。

（3）坐骨神经丛：小腿前外侧、足的后外侧及第 4、5 趾感觉减退或丧失，感觉过敏——L4 - S3。

（4）阴部神经丛：肛周、会阴区和尾骨尖部呈马鞍型感觉减退或丧失——S2 - S4。

4. 神经根

（1）胸 12 神经根：前支小部分经过腰丛，加入髂腹下神经，随其分支波及腹股沟，节段性感觉减退或消失、感觉过敏或感觉过度，伴针刺样痛、烧灼感。

（2）腰神经根。① L1：前侧骨盆与大腿根部结合位置感觉，向侧后方延伸的髂骨边缘，再延伸到后腰部顶点；② L2：大腿前侧上半部分感觉，延伸到大腿两侧根部；③ L3：仅在大腿外侧及前面出现感觉减退或者过敏，疼痛从臀部后面放射到股骨粗隆，大腿前、外侧、股骨下端及内踝部，膝腱反射减弱或消失；④ L4：臀部外侧，股骨外上至膝关节前面，小腿前内侧至足的内面出现感觉障碍，且以下段明显，疼痛沿此分布区自臀部向足弓放射，伴股四头肌及胫骨前肌麻痹；⑤ L5：小腿外侧、足跟背面、拇趾背面及外侧感觉减退，疼痛自臀后经大腿、膝关节、小腿外侧斜向足背放射至拇趾；L4 - L5：除有腰 4 和腰 5 神经根损害各自表现，小腿外侧面至足背的感觉障碍突出，伴足趾背屈障碍，拇趾背屈障碍为著。

（3）骶神经根。① S1：大腿后外侧、小腿后部至足外侧面出现感觉障碍，疼痛自臀部后面沿其神经分布区放射至小趾；② L5 - S1：小腿前后及外侧至足底部全部出现感觉障碍，疼痛自臀后放射至相应区域，伴小腿三头肌、屈拇肌麻痹，跟腱反射减退或消失；③ 马尾神经根：可为腰 2 以下各种神经损害症状。全马尾损害时，感觉障碍分界清楚，上界前为腹股沟，后为髂骨上端的水平线，在此以下，臀部、会阴及下肢全部感觉障碍，伴自发痛、会阴异常感觉并向下肢放射。

5. 脊髓　值得注意的是，T2 以上脊髓外压迫早期均可影响下肢的传导束损害，初始表现为下肢的麻木，往往随着脊髓丘脑侧索压迫的继续进行，直至 T2 以上对应节段结束，其临床误诊率比较高，其时，腱反射具有相对恒定准确的定位意义。

T12 以下影响下肢感觉的皮区分布：T12——腹股沟韧带中点，L1——T12 与 L2 中点，L2——大腿前中部，L3——股骨内髁，L4——内踝，L5——第三跖趾关节足背侧，S1——足跟外侧，S2——腘窝中点，S3——坐骨结节，S4 - S5——肛门周围。

脊髓压迫症以椎间盘突出、髓外肿瘤为多见,此外还可见于:

(1)脊髓栓系综合征:为脊髓、脊椎等结构的先天性发育异常,为脊髓圆锥位置下移并被拴系在椎管内,并伴发其他畸形,表现为下肢感觉、运动功能障碍、大小便失禁等,MRI脊髓圆锥低于L2椎体下缘和终丝直径>2 mm为异常。

(2)亚急性联合变性:笔者报道10例SCD中,双下肢麻木、袜套样痛觉减退4例,四肢麻木4例,双下肢痛觉过敏2例。

(3)亚急性脊髓视神经痛即SMON综合征:奎诺仿中毒引起脊髓和周围神经变性,脊髓后束和侧束的变性最明显,先有消化道前驱症状,逐渐从两下肢远端开始的上升性感觉异常、感觉和运动障碍,直达腹部。

6.脑干　一般是偏身发麻。

7.丘脑　下肢感觉由后腹核最外侧支配。

8.内囊　同本节第三部分。

9.大脑皮质　同本节第三部分。

五、上下肢发麻的神经定位

影响脑和从脊髓前角细胞到神经根、神经丛、神经干、周围单神经以及自主神经整个神经通路。定位诊断第一步是对上下运动神经元受累进行鉴别,根据肌无力、萎缩及反射和肌张力降低,可以定位于下运动神经元,反射和肌张力增强定位于上运动神经元,可能为大脑或脊髓。大小便失禁而无感觉平面,脊髓病变不太可能。脊髓定位中,须纵向和横向定位结合。

1.自主神经　急性全自主神经病为全身广泛周围交感和副交感节前、节后神经功能障碍,伴运动和感觉功能相对或完全丧失。

2.末梢神经　四肢对称袜套样。

3.神经干和神经丛　同时上下肢卡压少见。

4.神经根　急性炎性脱髓鞘性多神经根神经病(AIDP),慢性炎性脱髓鞘性多发性神经根神经病(CIDP)。

5.脊髓　颈8或胸1以上,最终可以上下肢发麻,也可以不对称的对侧感觉障碍,这是由于脊髓狭小空间造成的对冲压迫现象所致。

(1)脊髓型颈椎病(CSM):常见退行性疾病,慢性进行性压迫颈髓。

(2)运动神经元疾病合并脊髓型颈椎病:有感觉异常的肌无力肌萎缩并不能绝对排除MND,可能是CSM合并MND,笔者曾经总结12例MND合并CSM的临床表现、诊断和治疗,基本上年龄偏大,以波及高位颈髓居多,胸锁乳突肌肌电图和上肢皮节体感诱发电位有助鉴别。CSM和MND可以同时存在,CSM手术治疗应视合并MND病情而定。

6.颅颈交界　阿诺尔德-基亚里(Arnold-Chiari)综合征;颅底凹陷;寰枕融合;寰枢椎脱位。

7.脑干　同第四节,脑干型感觉障碍属传导束型偏身感觉障碍,发麻依受损部位不同。

(1)脑桥和中脑:内侧丘系、脊髓丘脑束和颅神经的感觉纤维已合并,对侧偏身和面部发麻。

(2)延髓。① 延髓外侧:损害脊髓丘脑束及三叉神经脊束核,对侧肢体和病灶同侧面部交叉性感觉障碍;② 延髓旁正中:损伤内侧丘系,发生对侧肢体的深感觉障碍和感觉性共济失调,无痛觉、温度觉感觉障碍,有分离性感觉障碍。

8.丘脑　多为丘脑膝状体血管病变所致,病变对侧肢体轻偏瘫,对侧半身感觉障碍以深感觉和触觉的障碍较温度觉明显,上肢较下肢明显,肢体远端较近端严重,持续发麻、束绑、触电、火辣等感觉。

9. 内囊 内囊的豆状核与丘脑之间为后肢,从前到后依次有皮质脊髓束、丘脑皮质束、枕颞桥束通过。内囊型感觉障碍丘脑皮质束通过内囊后肢后 1/3,对侧偏身感觉障碍,为肢体重于躯干、肢体远端重于肢体近端、深感觉受累重于痛、温觉,常为偏瘫、偏身感觉障碍和偏盲之三偏。

10. 大脑皮质

(1)顶叶前部(中央后回):刺激性症状为对侧局限性感觉性癫痫和感觉异常,有麻胀感;破坏性病变引起对侧半身的偏身感觉障碍。类似口手综合征可以表现为同侧体征,如第一章第八节《假性神经体征定位》中的左侧顶叶梗死导致的左侧面部上下肢发麻发木。

(2)顶上小叶:皮质觉丧失,如实体觉、两点辨别觉、立体觉。常见于卒中、肿瘤、顶叶癫痫感觉型癫病发作、炎症、外伤等。

六、神经电生理定位

1. 肢体麻木的肌电图定位 有重要鉴别意义,肢体的麻、木可通过肌电图来分辨,定位脊髓前角、根、干、支,或判断神经卡压性质、位置。

(1)位移技术(inching):直接定位神经干损伤部位,尤其是创伤性、压迫性神经损伤与神经失用,如腕管综合征、尺神经肘部卡压等,黄绥仁直接标识为其手外科手术定位。

(2)神经根与神经丛定位:如颈椎病压迫神经根的定位,包括定性。

(3)髓鞘和轴突的定位:如 CMT 分型。

(4)广泛性周围性神经病诊断:诊断和判断相关疾病恢复及预后,如吉兰-巴雷综合征、糖尿病性周围神经病、酒精中毒、药物中毒、尿毒症周围神经病变等。

2. 体感诱发电位(SEP) 评估感觉神经传导功能,潜伏期延长及波幅下降反映其感觉神经传导功能障碍,如 SEP 完全消失,脊髓完全性损伤可能极大;通过异常表现出现的时间定位:上肢 SEP 中 N13 存在提示诱发电位已传至脊髓水平,N20 缺失提示脊髓水平以上脑干及大脑皮层、皮层下轴索功能受损,评估颅脑损伤及脊髓损伤预后还有皮质诱发电位(CSEP)及脊髓诱发电位(SSEP)。

3. 交感皮肤反应(SSR) 主要检测交感神经节后 C 类纤维。

SSR 评估补阳还五汤加减治疗糖尿病自主神经病变研究:我们测定 47 例糖尿病和 30 例健康者 SSR,将检得 36 例 DAN 患者按 SSR 引出波形者 28 例随机分为 2 组,治疗组 15 例予补阳还五汤加减汤剂和甲钴胺口服,对照组 13 例以相同剂量甲钴胺治疗。糖尿病患者自主神经功能检测中 SSR 异常率 63%,SSR 波潜伏期明显延长或缺失,波幅降低,治疗组和治疗对照组与健康对照组潜伏期测定相比差异有显著意义($P<0.01$)。补阳还五汤加减可减轻肢体麻木、疼痛及发凉等临床症状,减轻 DAN 之发作性晕厥、眩晕、心悸、多汗等临床症状,SSR 波潜伏期也有明显改善,治疗前后相比差异有显著意义($P<0.001$),与甲钴胺治疗组对比差异有显著意义($P<0.001$),治疗过程中均未发现明显不良反应。补阳还五汤加减治疗糖尿病自主神经病变有效,SSR 可作为其评估临床疗效的参考指标。

4. 感觉定量测定 主要是测定小纤维的功能,其临床不如神经传导常用,相比于同样评估小纤维的定量感觉检测(QST),操作简便。

七、神经影像定位

1. X 线 观察颈椎椎间隙变窄,椎体后缘骨刺,正位片显示钩椎关节增生;侧位片生理前屈消失或变直,椎间隙变窄或有骨赘形成;屈伸侧位片示颈椎不稳;斜位片见到椎间孔骨刺存在,椎间孔狭小、钩椎关节增生等。定位脊神经根的依据。

2. CT 神经根压迫骨赘的位置和形状,脊髓,脑。

3. 脊髓MRI 发现突出的椎间盘及测量椎间孔狭窄程度。矢状位颅颈交界MRI对颅颈交界畸形的意义重要。头颅MRI探明脑干以上传导束型感觉障碍定位。

4. 超声

(1) 腕管横断面B超诊断CTS:超声检查可监测腕管横断面组织结构。CTS电生理检查10%~25% CTS假阴性,超声显像可以早期识别CTS亚临床期正中神经动态变化。我们运用超声检查发现原发性甲状腺功能减退症中的亚临床/临床CTS,是并发CTS的甲减患者之长期评估手段。

(2) 高频超声定位针刺危险穴:如高频超声引导下针刺"颈臂穴",观察行针与得气感传时的超声表现。结果对206名健康志愿者以高频超声观察经外奇穴"颈臂穴",均显示臂丛神经、含气肺组织、毫针针尖与臂丛神经的关系,测量表皮与胸膜距离、臂丛与胸膜间距离及臂丛神经内径。得气时超声表现均为针尖刺及臂丛神经外膜,感传程度、感传位置均与针刺方向及臂丛神经走形有关。受试者均于进针10秒内感传,无气胸发生。

八、中西医结合神经定位诊疗

1. 中医认识 临床上麻与木常并称麻木,其实是完全不同的感觉障碍。《黄帝内经》及《金匮要略》中之"不仁",多为痹病、中风、脚气、麻风等症状出现。《医学统旨》云"麻为木之微,木为麻之甚",其实是歧义。

正本清源,麻与木并非是感觉异常程度之异,实有性质之别,麻为主观或客观肌肤感觉异常或障碍,木为肌肤感觉的消失或减退。《杂病源流犀烛·麻木源》曰:"麻,非痒非痛,肌肉之内,如有千万小虫乱行,或遍身淫淫如虫行有声之状,按之不止,搔之愈甚,有如麻之状;木,不痒不痛,自己肌肉如人肌肉,按之不知,掐之不觉,有如木之厚。"《证治汇补·麻木章》云:"麻者,非痒非痛,或四肢或周身,唧唧然不知痛痒,如绳扎缚初松之状;木者,不痒不痛,按之不知,搔之不觉,如木之厚。"

神经医学中麻为刺激性症状,木多为破坏性症状,与历来中医的观察颇为契合。中医病因病机上,认为麻多是气血虚失煦,木则常为痰瘀阻络,故麻多为虚、木多属实,《素问玄机原病式》曰:"麻者,亦由涩也,由水液衰少而燥涩,气行壅滞。"《丹溪医集》曰:"手麻此是气虚也,手木是湿痰死血,十指麻是胃中有湿痰死血。"《医学入门》曰:"有因虚而风寒湿三气乘之,麻木并作者;有气血俱虚,但麻而不木者,常木为瘀血碍气,间木为湿痰,或兼虚火,则肌肉润。"《张氏医通》有:"营卫滞而不行则麻木,如坐久倚著,压住一处,麻不能举,理可见矣。麻则属痰属虚,木则全属湿痰死血,一块不知痛痒,若木然是也。"

麻木全身皆可如舌、面、指、趾、肢体、躯干均有,与荣卫气血及风湿痰瘀的关系最大。四肢为诸阳之末,赖气血之濡养,气为血之帅,气弱不能将精微输运四肢末端而发麻,然气虚又可兼挟风痰湿瘀。从脏腑辨证,麻病位在脾、肝,尤以脾为要,肝为次。脾为后天之本,气血生化之源,脾主肌肉,脾脏虚衰,不能运化精微,肌肤失养而生"麻"感。临床每每祛风散气,其实南辕北辙,《周慎斋遗书》曰"一人独四肢麻木,此脾虚不运而气血不行于四肢也,不可作风治",在肝也是肝之阴血亏虚。此外,卫气"温分肉、充皮肤",四肢发麻乃卫气不行之兆。至于"木"较"麻"为重,不能苟同。麻木对应于刺激性和破坏性症状,即分属虚实,貌似有理,实则无法于神经解剖和病理生理中找到证据。所以麻木的治疗有必要分开吗?笔者很迷惑。

历来补脾益气为治麻之大法,予黄芪桂枝五物汤合归脾汤为主方,加引经及祛瘀化痰之品,但需要分部位及辨证辨病相结合,《丹台玉案》曰"大法麻木之属,虽有风痰死血之分,然治疗之药,皆当以热药为引导,如生姜、附子、官桂、川乌之类,以引经药入经络,手臂用桑条,股足用牛膝或威灵仙之类,背脊麻木以羌活为引导,胸前以桔梗为引经",笔者以往遵其所用有效。

2. 神经定位导向的中西医结合诊疗　根据第四节神经定位,大致分为周围性发麻(周围神经、神经丛、神经根、脊髓外)与中枢性发麻(脊髓内、脑部所导致的发麻)。发麻的中医病位为筋、络、结、髓。周围神经归于筋和络,神经根、神经丛和脊髓外归于结,脊髓内和脑髓归于髓。

(1) 麻感的预兆和警示意义:麻,可以是一种感觉先兆,多属虚,《赤水玄珠》曰:"亦有气血俱虚,但麻而不木者。"但是现代神经医学认为,发作性的麻感,可见于癫痫病单纯部分性发作的某一或一侧肢体的感觉异常发作;也可为癫痫躯体感觉先兆如肢体发麻、发木、疼痛、蚁行感、感觉减退等;发麻非尽然有害,其预警更提示卒中常见先兆,可迅速启动一级二级预防治疗;左臂内侧及小指麻,又可为冠心病预警。故麻非皆然虚。卒中预警综合征(SWS)是反复、短暂、刻板的单侧运动和(或)感觉障碍,累及面部、上肢和下肢,但无脑皮质受累(如失语、视觉忽视等)表现,好发解剖部位为内囊、脑桥或胼胝体。

(2) 神经定位指导中医治疗:周围性发麻中,单神经压迫如腕管综合征单用中药内服效果不佳;但如果源于甲状腺功能减退导致的黏液性水肿,宜化痰祛瘀、温阳利水;脊神经根压迫者可以加入祛风通络中药;糖尿病周围神经病等用黄芪桂枝五物汤或补阳还五汤有效。中枢性疾病所致发麻,不能视麻专为中风之先兆,脊髓压迫症常见,需要在补脾益气基础上加以温阳之品,椎间盘变性与肾阳虚有关,故补骨脂、淫羊藿、鹿衔草、肉苁蓉等;脑干以上以卒中为主的发麻,急性期需要六经中风的通治方小续命汤,恢复期以益气活血的补阳还五汤和肝肾亏虚的还少丹为中风的基本方,但肿瘤炎症导致者不能采纳。

病案:冯某,男,75岁。头晕4月余伴左第三、四、五指端麻感加重1周。2016年7月18日无明显诱因下头晕、左侧肢体发麻,外院头颅CT示腔隙性脑梗死。1周来头晕较前加重,自觉口唇及左第三、四、五指指端发麻。刻下:时头晕,口唇及左第三、四、五指端麻感,肢软乏力,舌暗红,苔薄白,脉弦细。诊断:中风病(肝肾亏虚证)。方药:熟地黄30 g,山茱萸10 g,山药15 g,枸杞子15 g,杜仲10 g,川牛膝10 g,巴戟天9 g,五味子15 g,肉苁蓉10 g,远志5 g,石菖蒲9 g,小茴香6 g,大枣10 g,茯苓10 g,楮实子10 g,7剂,每日1剂,水煎服,水煎400 ml,分2次温服。肉苁蓉、巴戟天入肾经血分,小茴香入肾经气分,同补命门相火之不足;熟地黄、枸杞子补水之药,水足则有以济火而不亢不害;杜仲、牛膝强筋骨;远志、石菖蒲通心气交肾;茯苓、山药渗湿健脾;山茱萸、五味子生肺液而固精;楮实子助阳补虚,充肌壮骨;大枣补气益血,润肺强脾。

二诊:病情同前,近日时有麻感,自觉近期记忆力明显下降。舌暗红,苔薄白,脉弦细。查头颅CT示右侧丘脑区腔隙性脑梗死,第六脑室形成。上方加藁本12 g,白芷10 g,7剂,每日1剂,水煎服。

三诊:患者诉肢体麻感较前缓解,余症舌脉同前。上方去白芷、藁本,加片姜黄5 g,14剂。

四诊:自觉精神较前好转,诸症较前渐缓,舌脉同前,继予原方。

按语:还少丹见《杨氏家藏方》卷九,主治心、脾、肾三脏虚损,精血不足,神志俱耗,体倦腰酸、羸弱乏力,不思饮食、发热盗汗、遗精、牙齿浮痛等症。肾为先天之本,脾为后天之本,心主神明为人身之主宰,先后二天皆固,则神旺精足。患者为老年男性,年逾七旬,各脏腑功能开始衰退,运用还少丹调补各脏以缓解症状,益气基础上加以温阳。(王萍主治医师搜集)

(3) 神经定位指导下的针刺治疗。

1) 筋络—周围神经,单神经:分刺,用毫针直刺穴位肌肉层,在肌肉间隙之间行针,采用提插捻转的手法得气后,根据病位深浅和症状缓解情况调整针刺方向和深浅。末梢神经炎取八风八邪穴,以滞针手法。

2) 筋络—神经丛:《灵枢·官针》曰:"合谷刺,左右鸡足,针于分肉之间,以取肌痹,此脾之应也。"毫针先直刺至穴位肌肉深层,然后退针至浅层,依次分别向左右两旁斜刺,手法似于小针刀。加入头皮针比单纯体针治疗效果好。

3) 结—脊神经根:夹脊穴为主。

4）结—脊髓外：尽管脊髓上行的纤维束经白质前连合大部分交叉到对侧，这是指脊髓丘脑束侧束而言，由于脊髓丘脑前束并没有交叉，故双侧取穴，同理以下脑部也应该如此。相应节段夹脊穴必选。

5）髓—脊髓内：同上＋头皮针。

6）髓—脑部：双侧取穴，以头皮针为主，双侧顶颞后斜线、顶旁1线和2线，如波及下肢取双侧顶中线，这相当于中央后回。中枢神经通路参与对神经系统的感知和调节，电刺激人类中央后回，可在身体对侧产生麻木、刺感、触电感或感到如同身体一部分被移去的感觉，很少有痛觉，其遵循皮层运动区躯体定位，刺激后中央回下端时引起面部感觉，刺激上部时产生腿部感觉。刺激后中央回的针灸治疗顶叶和基底节、丘脑卒中后的感觉障碍选穴位上有临床实用价值。一般取穴对侧，但有特殊情况，手-口-足综合征是不交叉的脊髓丘脑束损害，我们以同侧顶叶头皮针投射区为主取穴额顶线、顶旁，取得很好疗效。

病案：闵某，女，65岁，2022年5月3日就诊，左侧肢体麻木1周入院，头颅MRI示右侧丘脑区亚急性腔隙性脑梗死，右侧颞叶、枕叶、两侧额顶叶皮层下及放射冠区散在小缺血灶。诊断：脑梗死（手-口-足综合征）。5月17日左侧肢体麻较前改善，但左嘴唇及手指发麻更甚，10月21日门诊，神经系统检查：左侧上下肢体肌力5级，左手及下肢痛觉过度，左侧腱反射亢进，余正常（图7-2-1）。

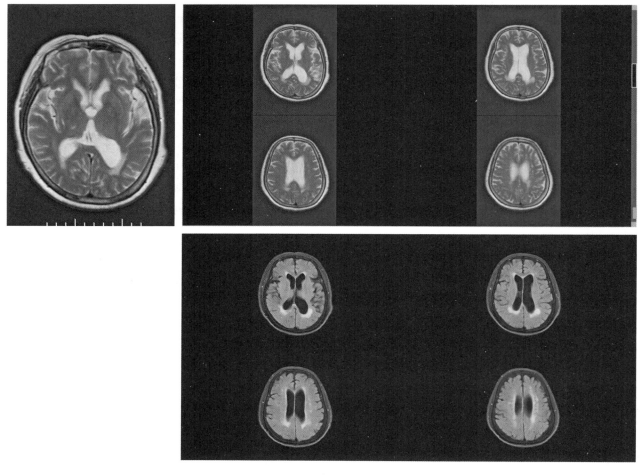

图7-2-1　患者闵某头颅MRI

（4）特殊穴位与神经定位关系：颈臂穴属经外奇穴，出自《芒针疗法》，阳明大肠经，手太阳小肠经，手少阳三焦经所过，可疏通手三阳经脉。解剖位置在胸锁乳突肌后缘，锁骨中点上，2～3 cm处，1～2寸。直刺，针尖方向不要朝下斜刺（避免气胸嫌疑），局部解剖研究发现"锁骨内1/3和中1/3的交点上1寸"更加靠近肺尖,如针尖往内下斜刺容易引起气胸。锁骨中点上 1～2 寸更安全的。针刺深度 0.5～1 寸,沿水平面呈扇形改变针刺方向,可令针感向头部、前胸、后背、咽喉、上肢传导。不留针。治疗手麻以针感往上肢放射为宜,对手麻症状有特效。孟庆良等应用颈臂穴治疗手臂麻木 219 例,其中脑血管病(中枢性)116 例,颈椎病 33 例,末梢神经炎 70 例。

九、相关疾病的发麻诊疗

1. 脊髓型颈椎病(CSM)　常见于颈部椎间盘脱出,常引起上肢疼痛麻木,好发于 C5 - C7 间的椎间盘,颈部旋转相关性疼痛,疼痛放射沿着肩胛内缘达到肩部,上肢的侧面甚至到达手指,也可放射到前胸,手指可以有麻木和麻痹,疼痛分布的节段以近侧为特征。由于前斜角肌痉挛,颈部椎间盘脱出常引起上肢和手的尺侧缘麻木。因为是髓外病变则从下肢向上发展,往往开始表现为下肢的发麻,渐渐地向上发展,到手臂部停止,容易误诊为腰椎间盘突出。

病案:岑某,男,49 岁,2019 年 9 月 28 日就诊。3 月前双下肢麻胀,渐渐蔓延至双上肢,以左上下肢为著,伸屈不利,苔薄白质胖边齿痕,舌下络脉Ⅲ度,MRI 示 C4 - C7 椎间盘突出压迫脊髓。处方:炙黄芪 30 g,山茱萸 30 g,五味子 10 g,牡丹皮 10 g,炙甘草 10 g,粉葛根 30 g,生地黄 30 g,僵蚕 15 g,延胡索 10 g,茯苓 10 g,泽兰 15 g,泽泻 10 g,地龙 10 g,桂枝 10 g,生麻黄 10 g,白芥子 10 g,石斛 30 g;泼尼松每日 2 次,每次 10 mg,巴氯芬 10 mg,每日 3 次。2019 年 10 月 6 日复诊,双下肢麻胀感好转。2020 年 5 月 2 日三诊,双下肢有踩棉花感,治以温阳益气,上方加淫羊藿 10 g,仙茅 10 g,桑枝 30 g,羌活 15 g,独活 15 g(上下肢),2 周后复诊缓解,继续如上方治疗至 2022 年 3 月,麻胀感基本消失。

2. 运动神经元病(MND)合并脊髓型颈椎病　MND 与 CSM 临床表现有时极为相似,容易相互混淆,且以将 CSM 误诊为 MND 居多,笔者发现临床上这两个独立的疾病可以并存,于 1990—2001 年间发现 13 例 MND 与 CSM 合病的病例,均为神经科住院和门诊患者,男性 7 例,女性 6 例;年龄 41～70 岁,平均为 51.7 岁,其中 50 岁以下为 5 例,50～60 岁 2 例,60 岁以上 6 例;病程为 1 年 2 个月至 3 年,平均 20.6 个月;疾病类型中肌萎缩侧束硬化症 11 例,其中伴真性延髓麻痹 7 例,进行性脊肌萎缩症 2 例。全部患者均有颈髓压迫症状和体征,均符合相应节段颈髓 MRI 表现,其中 3 例曾做颈椎间盘摘除术。

病案:陈某,女,67 岁,1998 年入院。进行性四肢麻木无力 2 年余,1996 年 12 月起左拇指麻木,1997 上半年左臂及右手腕以下麻木,左手无力,1997 年 6 月左下肢无力,1998 年 7 月右上肢下肢无力加重,进而双手不能持筷,行走需要扶持,不能上楼梯。神经系统检查:下颌反射(+),四肢肌张力增强,所有腱反射亢进,双侧踝膝阵挛,双侧霍夫曼征(+),双侧巴宾斯基征(+),双膝反射(++++),左上 4 - 3,右 4 - 4,右下 4,左下 3,双肘膝以下痛觉减退,远端肌萎缩,左下肢震动觉减退。定位:后索,锥体束,周围神经;曾经误诊为脊髓亚急性联合变性。感觉不对称,高颈髓波及。MRI:C4 - C6 异常信号,C4 左椎间孔扩大延伸至椎管外,神经外科手术证实神经鞘瘤。

3. 不典型运动神经元病(MND)　可伴有感觉系统损害。分析 239 例经临床及病理确诊的 MND 患者[ALS 167 例,脊髓性肌萎缩症(SMA)72 例]的临床,实验室及肌肉病理资料,发现 5 例(2.09%)伴感觉障碍(末梢型 2 例,神经根型 2 例,脊髓型 1 例),2 例末梢型感觉障碍患者肌电图感觉神经传导速度下降,末梢运动潜伏期延长。

4. 神经卡压　其定位诊疗依赖神经电生理。跗管综合征:内踝疼痛、足底烧灼麻木和疼痛,胫神经或分支在跗管内受压,临床很常见;腕管综合征:桥本甲状腺炎所致与一般的鼠标手不同,以温阳利水取效,见下一章。

5. 股外侧皮神经炎的围刺诊疗　围刺法源于《灵枢·官针》中扬刺法,其云:"扬刺者,正内一,傍内四,而浮之,以治寒气之博大者也。"此法是正入一针,旁入四针且浅刺的一种刺法,以治疗寒气稽留面积较大而浅之痹痛症。现代的围刺法在病变部位周围进行包围式针刺,多针围刺故较单一毫针针刺作用明显增强,具有行气活血、祛邪通络之势,用于病损部位表浅、病变范围较大者。针对股外侧皮神经炎,笔者一般在5～10针的围针区中心再深刺双针以聚集经气以增疗效,疗效显著,带状疱疹后神经痛也效之。

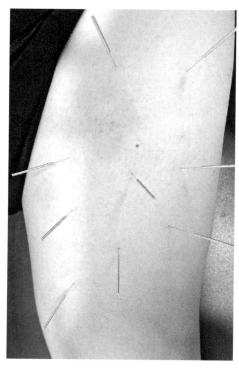

图7-2-2 患者闵某围刺治疗

病案1:闵某,女,70岁,2021年10月5日因左大腿发麻半月入院,专科检查:神清,精神一般,颈软无亢,布鲁辛斯基征(一)、克尼格征(一),四肢肌力5-5-5-5,四肢肌张力无增高,双侧掌颌反射(一)、霍夫曼征(一)、巴宾斯基征(一),左大腿外侧皮肤针刺觉、振动觉减退,龙贝格征(+)、曼氏征(+)。舌暗红,苔薄白,脉弦。9月27日头颅MRI示脑干区、左侧小脑、两侧额叶、顶叶、基底节区及放射冠区多发小缺血灶(非责任病灶),EMG:股外侧皮神经炎。诊断:股外侧皮神经炎,脑梗死。以8针的围针区中心再深刺双针,每周2次,出院后继续门诊,半月后明显缓解,1个月后复查EMG完全正常(图7-2-2)。

病案2:饶某,男,64岁,2020年9月21日右大腿外侧发麻1个月入院,专科检查:右大腿外侧皮肤针刺觉、振动觉减退,舌暗红,苔薄白,脉细。头颅MRI正常,诊断股外侧皮神经炎,焦虑状态。围刺体针+盐酸多塞平片+丁螺环酮治疗1个月后,诸症基本消失。

6. 躯体化障碍 常常是绝对对称或完全违背解剖规律的发麻。病案:张某,男,35岁,2019年12月16日就诊。右下肢发麻1年,冷热交替感,检查未发现明显客观指征。心肾不交。予氟哌噻吨美利曲辛片每日2次,每次1片(早-中),交泰丸加减,针刺内关、百会、额中线、左额旁一线、顶中线、左顶颞前斜线。2周后症状基本消失。

7. 干燥综合征 SSS以周围神经损害多见,疼痛、麻木、烧灼、本体和运动觉失调、自主神经紊乱等,一部分伴NMJ损害,正中神经压迫明显不如甲减伴发者。笔者总结12例干燥综合征导致的周围神经病,3例还有RNS异常,提示可能同时伴NMJ损害。

8. 单纯部分性发作癫痫 单纯部分性感觉性癫痫多表现为口角、舌部及指、趾端麻痹、针刺感,以麻胀为主居多,以肢体疼痛为表现者少见。

9. 帕金森病伴周围神经损害 肌电图和诱发电位探测一部分PD伴周围神经损害,针刺八风、八邪、曲池、阳陵泉有效。

参 考 文 献

[1] 李焕军,管心平,王金清,等. 肾移植术后股神经病一例[J]. 中华器官移植杂志,2003,24(4):250.
[2] 刘泉坤,王丛东,蔡定芳. POEMS综合征(附7例临床分析)[J]. 中风与神经疾病杂志,2003,20(1):81-82.
[3] 朱庆三,顾锐. 神经根型颈椎病的定位诊断与治疗方法[J]. 中国脊柱脊髓杂志,2007,17(2):93-95.
[4] 王英杰. 神经根型颈椎病定位诊断新进展[J]. 中国矫形外科杂志,2015,23(5):438-440.
[5] 王中秋,周述岭,秦志宏,等. 脊髓栓系综合症的CT、MRI研究[J]. 临床放射学杂志,2000,19(4):218-220.
[6] 王丛东,蔡定芳,徐桂芝. 亚急性联合变性的大脑损害[J]. 实用新医学,2000,2(9):784-785.

[7] 王丞东,徐蕴宜. 运动神经元疾病合并脊髓型颈椎病[J]. 脑与神经疾病杂志,2001,9(2)：106 - 107.

[8] 王丞东,赵虹,庄国芳. 交感皮肤反应评估补阳还五汤加减治疗糖尿病自主神经病变[J]. 中医杂志,2010(S1)：142 - 143.

[9] Kanagasabai K. Ultrasound of median nerve in the diagnosis of carpal tunnel syndrome—correlation with electrophysiological studies[J]. Indian Journal of Radiology and Imaging, 2022, 32(1)：16 - 29.

[10] 高晓瑜,刘梦堃,潘兴芳,等. 彩色多普勒超声对针刺"颈臂穴"的临床观察[J]. 中国医学影像技术,2009(12)：2258 - 2260.

[11] 浙江中医药研究院文献研究室. 丹溪医集[M]. 2 版. 北京：人民卫生出版社,2001.

[12] 陈明,孔繁智,朱婉萍. 论麻、木之异[J]. 中华中医药杂志,2013,28(8)：2236 - 2238.

[13] 孙文胤. 丹台玉案[M]. 上海：上海科学技术出版社,1984.

[14] 皇甫赛赛,于挺敏,满玉红. 卒中预警综合征研究进展[J]. 中国实用内科杂志,2020,40(7)：604 - 608.

[15] 汪金宇,付雅楠. 程为平教授头针双斜线针法治疗丘脑综合征经验介绍[J]. 上海针灸杂志,2014,33(3)：263 - 264.

[16] 王丞东,王素娟,刘欣. 手-口-足综合征的临床和磁共振成像[J]. 洛阳医专学报,2000(1)：57 - 58.

[17] 孟庆良,赵存君,刘荣君. 经验穴治疗手臂麻木 219 例临床观察[J]. 中医杂志,1996,37(3)：160.

[18] 王丞东. 运动神经元病并发脊髓型颈椎病 13 例分析[J]. 中国实用内科杂志,2002,22(10)：611 - 612.

[19] 钱敏,狄晴,王立,等. 不典型运动神经元病的临床表现[J]. 临床神经病学杂志,2003,16(4)：239 - 240.

第三节　四　肢　发　木

一、概述

四肢发木为四肢麻木不仁、非痛非痒,甚则痒痛不知、感觉消失、如木之厚,多为感觉减退或消失,即刺激阈值(抑制性)增高而反应性降低,受检者意识清晰时,对刺激不能感知或感知力减低,因感觉神经遭受破坏性损害,感受器冲动全部或部分不能传导至感觉中枢。

相对于发麻,发木是破坏性症状,四肢发麻与发木均属感觉障碍,其解剖生理病理和神经定位很大程度重叠,感觉神经通路参见上一节。本体觉损害也有类似发木的感觉,如踩棉花感、漂浮感,躯干和四肢意识性本体觉传导通路为：肌肉、肌腱、关节感受器等的深感觉感受器→脊神经→第Ⅰ级脊神经节→薄束、楔束→第Ⅱ级薄束核、楔束核→内侧丘系交叉→内侧丘系→第Ⅲ级背侧丘脑→丘脑皮质束→内囊后肢后1/3→中央后回 2/3 中上部和中央旁小叶后部。

二、定向诊断

1. 生理性　营养不良,过度劳累,不良姿势如卧桌睡、跷二郎腿,过度通气,缺氧。

2. 内分泌代谢　糖尿病周围神经病,糖尿病脊髓病后侧索硬化型,糖尿病假性脊髓痨；甲状腺功能减退；电解质紊乱如低钾血症。

3. 风湿免疫　单克隆丙种球蛋白病；POEMS 综合征。

4. 肾脏　尿毒症。

5. 感染　麻风性周围神经病；结核累及周围神经依次失去温觉、痛觉、触觉。

6. 肿瘤　副肿瘤综合征；多发性骨髓瘤伴多发性神经病罕见。

7. 药物反应　氟喹诺酮类引起周围神经病可能不可逆,与治疗时间或年龄有关；硝基呋喃类引起长度依赖性多发性感觉运动性神经病,初为肢体末端感觉异常和感觉减退；抗结核药：异烟肼、环丝氨酸、链霉素、卡那霉素、阿米卡星、卷曲霉素、利奈唑胺、乙硫异烟胺、丙硫异烟胺、乙胺丁醇等,尤异烟肼;抗肿瘤药:铂类(顺铂、卡铂、奥沙利铂)、紫杉醇类、长春碱类及沙利度胺、丙卡巴肼、阿糖胞苷、硼替佐米、依托泊苷等,与累积剂量、间隔时间、外周静脉、多药合用相关;抗癫痫药:苯妥英钠所致周围神经病不少见,曾尝试针灸治疗,疗效不明显。其他如胺碘酮、氯喹、秋水仙碱、氨苯砜、甲巯咪唑等。

8. 中毒 酒精;重金属;化工物质如化妆品;滥用笑气。

9. 骨科 颈椎病。

10. 精神科 无法用神经解剖概念解释,躯体化障碍的发木可表现偏侧型、半身型、手套型、袜型、单肢型、条块型和斑块型,范围与神经分布不一致,出现在一个神经的两个区域、两条神经的相邻区域,感觉障碍界线恰在正中线上,或与四肢长轴垂直、呈齿轮状、环状;深浅感觉全部受损;同时兼具多种类型感觉障碍。

三、神经定位

四肢感觉发木的定位诊断:末梢型上肢呈手套状,下肢呈袜状;神经根型呈节段型或带状,即躯干呈横轴走向,四肢呈纵轴走向,与神经根的节段分布一致,见于椎管肿瘤、椎间盘脱出、颈椎病和神经根炎等;脊髓横贯型见于躯干某平面以下各种感觉消失并伴有四肢瘫或截瘫者,见于脊髓外伤、急性脊髓炎等;脑干型以延髓与脑桥下部的一侧肿瘤及血管病变导致同侧面部感觉消失及对侧躯干和上下肢感觉消失。称为交叉性偏身感觉障碍;内囊型的后肢来自对侧头、面、躯干和上下肢感觉纤维径路,故内囊后肢损害有对侧半身感觉障碍,常伴偏瘫及(或)同向偏盲;皮质型中,一侧皮质中央后回局限性病变出现对侧单肢感觉消失,一侧皮质广泛病变对侧半身感觉减退。

1. 自主神经 全自主神经功能不全可有四肢发木;Morvan 综合征见于脊髓空洞症伴发的上肢肢端营养不良或遗传性感觉神经根病引起的下肢断趾症,与自主神经障碍有关,为肢体瘫痪、感觉障碍、手指(趾)无痛性坏死。1 例遗传性感觉神经根神经病,突出的足底受压部位反复发生溃疡,最早出现症状常为足底第一跖骨头部位皮肤黑痂,卧床休息后可愈合,但下地活动又复发。感觉丧失呈袜套型,以肢体远端最严重,至近端逐渐转至正常,足部和小腿下端皮肤的痛温觉和精细辨别觉可能完全消失(图 7 - 3 - 1,见彩图)。

2. 周围神经——感觉神经末梢 多发性神经病见神经轴索变性、节段性脱髓鞘及神经元变性等,常同时累及感觉、运动及自主神经纤维,可选择性侵犯运动或感觉纤维,感觉障碍可表现肢体远端对称性各种感觉缺失,呈手套、袜子形分布;糖尿病性神经病;麻风性神经炎;POEMS 综合征即克罗-深濑(Crow-Fukase)综合征:多发性神经病变、脏器肿大、内分泌病变、M 蛋白及皮肤损害。

3. 单神经 腕管综合征;肘管综合征;腓总神经麻痹表现小腿前外侧和足背发木伴足下垂;胫神经麻痹有足底、足外缘发木呈爪形。

4. 神经干和神经丛 上肢以臂丛神经为主,下肢腰骶丛神经,参见上一节。

5. 神经根 按脊神经根分布,参见上一节。

6. 脊髓 与四肢发麻的定位一样,T2 以上脊髓外压迫早期均可影响下肢的传导束损害,初始表现为下肢的麻木,往往随着脊髓丘脑侧索压迫的继续进行,直至 T2 以上对应节段结束,其临床误诊率比较高,其时,腱反射具有相对恒定准确的定位意义。纵向定位诊断,T12 以下影响下肢感觉的皮区分布:T12——腹股沟韧带中点,L1——T12 与 L2 中点,L2——大腿前中部,L3——股骨内髁,L4——内踝,L5——第三跖趾关节足背侧,S1——足跟外侧,S2——腘窝中点,S3——坐骨结节,S4 - S5——肛门周围。

(1) 前索:累及脊髓前 2/3,脊髓前动脉综合征、外伤后椎间盘突出和多发性硬化等。累及脊髓丘脑束致痛温觉和粗触觉障碍,脊髓梗死影像学典型蛇眼征。

（2）后索：后索的薄束、楔束损害，则受损平面以下的深感觉障碍，出现感觉性共济失调，有时候主诉发木发飘感。

（3）侧索：波及脊髓丘脑侧束，病灶水平以下对侧发生痛温觉丧失或者减退，触觉和深感觉保存，即分离性感觉障碍。

（4）脊髓中央综合征：继发于中央管周围的损伤，创伤最常见，小病灶累及白质前联合，引起双侧节段性的痛温觉丧失；大者累及前角、皮质脊髓束、后柱、脊髓丘脑束、侧角。因感觉运动神经纤维排列顺序，累及上肢较下肢重，病灶平面下混合性感觉障碍，伴骶骨区豁免。

脊髓空洞症：受损节段的分离性感觉障碍、下运动神经元障碍、长传导束功能障碍以及营养障碍。

（5）后角：同侧呈节段性分离性感觉障碍，受损神经分布区痛、温觉减退或消失，触觉和深感觉正常，疼痛常不如后根损害严重，可以发胀感。髓内病变时，痛温觉障碍从病变节段逐渐向下发展；髓外病变时，则从下肢向上扩展，且常伴病变同侧的神经根刺疼痛，程度轻则发麻。

（6）前联合：对称性节段性感觉障碍，双侧均产生区域性痛温觉减退或消失，触觉及深感觉保存。

（7）半侧：布朗-塞卡综合征，对侧浅感觉，患侧深感觉障碍。

脊髓半切综合征：穿透性创伤、钝性损伤、脊髓缺血、椎间盘突出、脊髓肿瘤、硬膜外血肿等。后柱损伤导致同侧本体感觉和振动感丧失，脊髓丘脑束的损伤会导致对侧失去粗触、疼痛和温度感觉。对侧感觉缺失开始于病变水平以下 2～3 个节段，因脊髓丘脑束纤维在越过对侧之前至少上升 2～3 个节段。

（8）横贯：病变平面以下痛温觉、触觉、深感觉均减弱或者缺失，平面上部可能有过敏带。如果病变在颈胸段，可伴有锥体束损伤的体征——脊髓炎和脊髓肿瘤。特发性急性横贯性脊髓炎通常 4～21 日达到高峰。

（9）圆锥综合征：脊髓 S3～S5 和尾节。支配下肢的神经来自腰膨大，故脊髓圆锥损害无下肢无力，也无锥体束征。肛门及会阴区感觉减退，肛门反射和性功能障碍。脊髓圆锥为括约肌的副交感中枢，因此圆锥病变可出现真性尿失禁。

7. 脑干

（1）延髓：

1）延髓内侧：损害内侧丘系，病灶对侧肢体深浅感觉分离现象——深感觉缺失、痛温觉正常。

2）延髓外侧：损害三叉神经降核和脊髓丘脑束，产生同侧面部和对侧面部以下颈部、上下肢、躯干痛温觉障碍，病变广泛者深感觉减退或缺失。病变位于延髓与上颈髓交界部，面部感觉障碍位于面周边部；病变位于延髓上端，同侧感觉障碍位于口周围。延髓交叉性感觉障碍多见于小脑后下动脉血栓形成；延髓空洞症常不对称，症状和体征通常为单侧性。

（2）脑桥：上部无交叉性感觉障碍；脑桥下部表现为同侧面部口周围感觉减退，对侧肢体痛温觉障碍。

（3）中脑：偏侧性感觉障碍，对侧面部和偏身感觉障碍。脊髓空洞型表现为痛温觉减弱而深感觉正常。

后循环缺血性卒中有交叉感觉障碍，即同侧颅神经障碍和对侧长感觉束功能障碍，可有全部四肢或双侧面部发木。源于大动脉动脉粥样硬化、栓塞、椎基底动脉扩张等。后循环提供脑干、小脑和枕叶皮质供血。

8. 丘脑　病灶对侧面部及肢体偏身深、浅感觉减退或缺失，以深感觉和触觉障碍为著，痛、温觉障碍较轻，肢体远端重于近端，上肢重于下肢。丘脑后部梗死可伴偏身感觉丧失。

9. 大脑

（1）内囊：上下肢发木，远端较近端突出，痛温觉障碍较深感觉障碍严重，躯干正中线附近感觉障碍较轻。

（2）皮质：躯干和四肢痛、温觉和粗略触压觉传导通路：脊髓—背侧丘脑（腹后外侧核）—大脑（中央后回和中央旁小叶);躯干和四肢意识性本体感觉和精细触觉传导通路:脊髓—延髓(薄束核和楔束核)—丘脑(腹后外侧核)—大脑(主要是中央后回和中央旁小叶,部分纤维至中央前回)。

1)顶叶前部(中央后回):破坏性病变引起对侧半身发木。

2)顶上小叶:皮质觉丧失,如实体觉、两点辨别觉、立体觉。

四、中西医结合神经定位诊疗

1. **中医认识** 中医认为木皆由病情日久,在气血虚弱的基础上,由虚生瘀,为痰瘀死血阻滞于脉络。麻是木之轻,木是麻之重,病情较麻为重,病势较麻深入,病机由气分入血分,由气虚转变到血瘀,且更复杂,夹湿、痰、瘀血等。《证治汇补》曰:"常木为瘀血,间木为湿痰。"治疗以养血活血为要,可以四物汤为底,兼以活血破血。久麻者,久必虚中夹瘀,病程越长,越容易朝"木"转化,以黄芪桂枝五物汤加减对麻中兼木效果较好。虽然与病理生理变化认识有距离,但麻为刺激性症状,确实是一部分木之早期症状,木为破坏性症状,治疗更困难,疗效更差。

发木有其预兆意义,四肢发木皆起于指趾之端,为经络凝滞、营卫行涩之象,轻则不仁,重则不用。癫痫病单纯部分性发作中躯体感觉先兆如肢体发木、感觉减退等,也是中风的常见先兆。

2. **神经定位指导下的针刺治疗** 参见上一节。较之于痛症,从临床治疗上而言,发木更难处理。针刺也是如此,笔者比较看好毛刺,《灵枢·官针》中有:"毛刺者,刺浮痹皮肤也。"病邪在浅表的发木,可以用浮浅的刺法来治疗,如拔毛状,是为毛刺;浮痹皮肤指皮肤麻木或不仁或疼痛,用5分至1寸短毫针轻浅疾速点刺病变部位(经穴或者阿是穴),针尖不透皮,勿使出血,即刺毫毛腠理无伤皮。也可用多根细短毫针缠在一起,针尖平齐,迅速点刺皮表,切忌不要使皮肤出血,如镵针,也可用梅花针。毛刺类于上一章笔者所列出的股外侧皮神经炎围刺法,也采用过毛刺法,有效。然而我们分析发木之源并不完全是皮神经乃至末梢神经的,如缘于脊髓后索甚至更上神经定位,用毛刺并不妥当,此时需要发木的神经定位指导我们针刺的临床实践。

病案:万某,女,50岁,2002年10月26日就诊,左侧上下肢无力,发木3个月入院,CT右基底节出血后改变,诊断脑出血后遗症,继发性癫痫。神经系统检查:神清,右侧上下肢肌力5级,左上肢肌力4-4-3-2,左下3-2-2-1,左下肢振动觉减退。给予补阳还五汤加减,头皮针右侧顶颞前斜线、顶颞后斜线,11月20日肌力恢复较快,但左下肢发木依然,行走还有踩棉花感,故头皮针加顶旁1线、顶中线。12月26日出院时全部肌力恢复至5级,深感觉也部分恢复。

3. **神经电生理定位** 依据肌电图和神经传导速度测定可以初步推断多发性神经病神经轴索变性、节段性脱髓鞘及神经元变性等。笔者研究干燥综合征肌电图,合并周围神经损害比例极高。笔者开展中医药诊疗运用神经电生理技术评估,在2006年创建神经电生理室,在上海市唯一开展磁刺激运动诱发电位检查项目,创建性地将神经电生理技术引入中医药诊疗领域,探索中医学和神经电生理学结合,将体感诱发电位(SEP)用于中风中医治疗的评估,交感神经皮肤反应(SSR)用于糖尿病周围神经病中医治疗的评估,初步形成中医药诊疗运用神经电生理技术评估中枢和周围感觉功能障碍。

五、相关疾病的发木诊疗

1. **丘脑梗死** 常见对侧肢体发木。病案:焦某,男,41岁,2022年10月26日突然左下肢及左侧上下及口周发木,即双侧取穴,以头皮针为主,双侧顶颞后斜线、顶旁1线和2线和双侧顶中线,益气活血化瘀之补阳还五汤为主+冰片0.1 g载药上行,10月29日颅脑常规MRI平扫+DWI+MRA示右侧丘脑区急性梗死灶,两侧额叶小缺血灶,左侧基底节区腔隙性梗死灶。10月31日上肢发木已经消失,11月4日复诊下肢发木已经消失,左上唇发木(图7-3-2)。

2. 亚急性联合变性(SCD)　定位脊髓后索、侧索及周围神经,进行性感觉性共济失调、痉挛性瘫痪、深感觉障碍及周围神经损害的体征,并常伴以恶性贫血,维生素 B_{12} 可下降或正常。糖尿病周围神经病可类似脊髓亚急性联合变性中的脊髓和周围神经损害。

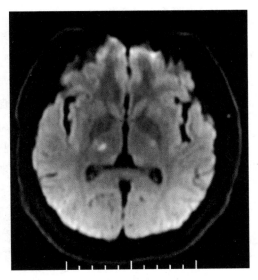

图7-3-2　患者焦某头颅 MRI

病案:顾某,71岁,男性。进行性四肢乏力1年,加重10日入院。既往腔隙性脑梗死病史1年余,平日时感四肢乏力,且自觉渐进性加重。10日来觉四肢乏力加重较前明显加重,行走欠稳,夜间尤甚,且有四肢肢端皮肤发木感。刻下:患者自觉四肢乏力明显,行走欠稳,四肢肢端皮肤发木感,胃纳欠佳,夜寐欠安,小便次数较多,大便调,舌淡红,苔白腻,脉细。2型糖尿病史5年,平日服用格列吡嗪控释片5 mg,每日1次,血糖控制。无治游史,无嗜酒史。神经系统检查:颅神经未见异常;运动系统肌力双上肢5-5-5-4,双下肢5-5-4-4,肌张力正常;感觉系统,触觉、痛觉、温度觉(一),深感觉运动觉、位置觉、震动觉(+);反射系统双侧霍夫曼征(+),掌颌反射左侧(一),右侧(+),查多克征左侧(+-),右侧(+),双侧巴宾斯基征(+),龙贝格征(一),曼氏征(+)。维生素 B_{12}:5.85 pg/ml,空腹血糖7.7 mmol/L,糖化血红蛋白6.3%。MRI示脑干区、两侧基底节区及放射冠区腔隙性脑梗死,脑萎缩。维生素 B_{12}、叶酸、血红蛋白等实验室指标尚在正常范围。定位诊断:脊髓后索,侧索(锥体侧束,脊髓小脑束),周围神经;定性诊断:脱髓鞘,轴突变性;诊断:脊髓亚急性联合变性;脑梗死后遗症;糖尿病周围神经病。四诊合参,证属中医痿病之脾胃虚弱证。脾胃为后天之本,素体脾胃虚弱,或久病成虚,中气受损,则受纳、运化、输布的功能失常,气血津液生化之源不足,无以濡养五脏,运行血气,以致筋骨失养,关节不利,肢体萎弱不用,其舌脉均为佐证。病位在四肢,病属本虚标实证。健脾益气,和中养胃,方用补中益气汤合参苓白术散加减,甲钴胺肌内注射,2周后四肢发木感明显好转,行走稳,夜间也能行走,但肌力未恢复。

3. 原发性干燥综合征(PSS)合并周围神经病　以往认为神经系统受累并不常见,2%~5%累及中枢神经系统,5%~15%更常累及周围神经系统,以感觉神经病变最常见,临床发木比发麻为多,其次包括多发神经根病变、自主神经病变及运动神经元等。笔者观察12例伴有周围神经损害 PSS中,9例表现发木,3例还有 RNS 异常,提示可能伴 NMJ 损害。

4. 躯体化障碍　可在面部或四肢末端出现发木或伴麻刺感,感觉减退或消失等,定位未知,临床常见,并与器质性疾病伴发。

5. POEMS 综合征　又称克罗-深濑综合征,由浆细胞异常增多的多系统受累,表现为多发性神经病、器官肿大、内分泌疾病、M 蛋白和皮肤改变,早期极易误诊,我们对13例 POEMS 综合征回顾分析,临床特征与国外组基本一致,但以发木发麻为主的周围神经病为突出表现,常伴自主神经损害,视乳头水肿,脾肿大多见,性腺功能减退较明显,甲状腺功能低下多见而临床症状不明显,淋巴结肿大少见,M 蛋白检出率较低,神经传导和肌电图检查可帮助判断多发性周围神经病的性质和程度。对于原因不明的慢性周围神经病,血清和尿免疫固定电泳发现 λ 型轻链可作为首选辅助检查。免疫抑制剂治疗有效。POEMS 综合征并发周围神经病达100%,多为首发症状,特点是慢性、对称性、进行性感觉和运动神经功能障碍,从足端开始,逐渐表现为四肢针刺样或手套、袜套样感觉异常(发木),伴肌无力。

6. 甲状腺功能减退症合并腕管综合征(CTS)中西医结合诊疗探索　CTS 是最常见的周围神经卡压

综合征,随其手术治疗泛化,手术后复发率日趋增多。事实上 CTS≠鼠标手,随受压神经部位和组成纤维成分不同功能障碍各异,感觉运动同时存在为 CTS,与腕管的解剖有关,源于外源性压迫、管腔本身变小和管腔内容物增多,相对狭窄。CTS 临床好发 30～60 岁,女男 5∶1,一般单侧,也可双侧,双侧发病率高达30%,绝经期妇女占双侧发病者 90%。首先感到桡侧三个半指端发麻发木或疼痛,持物无力,以中指为甚,夜间或清晨症状加重,临床检查:拇食中指感觉迟钝或过敏,大鱼际肌萎缩,拇对掌无力,蒂内尔征阳性,屈腕试验(Phalen 征)阳性。CTS 神经电生理是精确的定量检查方法,是诊断 CTS 的金标准。

研究发端是不断从 CTS 患者中发现合并甲状腺功能减退症,而且常规保守治疗 CTS,一部分电生理指标不严重者经久不愈;另一部分电生理指标已恢复,但症状反复;手术治疗 CST 的复发。笔者从 CTS 中寻找与甲状腺功能减退的关系,共纳入 2017 年 2 月 20 日至 2017 年 4 月 7 日上海市浦东新区中医医院 33 例 CTS,27 女 6 男,年龄 22～69 岁,CTS 持续时间 3 年以上 3 例,1～3 年 9 例,21 例不足 1 年,33 例均经临床和/或电生理证实之 CTS,甲状腺功能初筛结果 13 例异常,抗甲状腺过氧化物酶抗体(A-TPO)4/33 阳性,33 例中 14 例促甲状腺激素(TSH)↑,2 例↓,13 例中 4 例表现为临床甲减,2 例为桥本甲状腺炎,7 例为亚临床甲减。反过来,又对 CTS 患者进行甲状腺功能筛查,同类研究中甲状腺功能减退症 3/63,合并率 5%～10%,双侧 CTS 较易伴发。笔者观察到临床甲状腺功能减退症 6/13/33,亚临床甲状腺功能减退症 7/13/33,11/13/33 为双侧 CTS。双侧 CTS 常与全身疾病相关如甲状腺功能减退症、DM,临床观察佐证此点,单侧 CTS 一般与甲状腺功能减退症等无关,双侧 CTS 更常与亚临床甲状腺功能减退症相关。

笔者又反向思路研究,试图从甲状腺功能减退症患者中发现 CTS,尤其是可以发现亚临床 CTS。亚临床甲状腺功能减退症与 CTS 相关,亚临床甲状腺功能减退症中可以发现亚临床 CTS。实际上甲状腺功能减退症有广泛临床/亚临床周围神经卡压:肘管综合征(CuTS),前臂旋后肌卡压,以 CTS 最多。共纳入29 例经实验室证实之临床/亚临床甲状腺功能减退症,其中桥本甲状腺炎 5 例,20 女 9 男,年龄 25～65岁,神经电生理发现早期 CTS(含合并 CuTS)证据,结果临床 CTS 为 4/16/29,亚临床 CTS 为 12/16/29,临床 CuTS 为 1/6/29,亚临床 CuTS 为 5/6/29(位移技术鉴别诊断)合并跗骨综合征无;其中桥本甲状腺炎合并 2/4/5 临床 CTS,2/4/5 亚临床 CTS,2/2/5 亚临床 CuTS,12/29 双侧 CTS,4/29 单侧 CTS,4/5 例桥本甲状腺炎均双侧 CTS。

甲状腺功能减退症伴发 CTS 组织病理学可见狭窄的腕管空间中,多余的糖胺聚糖(黏多糖),透明质酸的沉积→皮肤水肿→黏液性水肿,假性黏液物沉积在正中神经鞘上→神经压迫？轴浆运输减慢:顺向转运之慢速轴浆流转运减慢→轴突变性？亚临床甲状腺功能减退症仅有血清 TSH 轻度升高,FT4,FT3正常,患者无/轻微甲状腺功能减退症,简称亚临床甲状腺功能减退症。亚临床甲状腺功能减退症与 CTS相关吗？每年 2%～5%亚临床甲状腺功能减退症进展为临床甲状腺功能减退症,≥60 岁亚临床甲状腺功能减退症一年随访,17.8%进展为临床甲状腺功能减退症,Whickham 前瞻性研究中,20 年随访结束,单独基线血清 TSH↑或者单独基线甲状腺自身抗体阳性每年发展为临床甲状腺功能减退症的发生率分别为2.6%和 2.1%,基线血清 TSH↑同时甲状腺自身抗体阳性的妇女发生临床甲状腺功能减退症的危险性增加,每年 4.3%。神经电生理筛查发现 CTS 有可能是亚临床甲状腺功能减退症的线索。

甲状腺功能减退症类于《素问·奇病论》之"肾风",《灵枢·水胀》之"肤胀",盖肾风者"有病庞然如有水状""肤胀者,寒气客于皮肤之间,空空然不坚,腹大,身尽肿,皮厚",皆颇似黏液性水肿之状。CTS 合并甲状腺功能减退症,类《素问·痹论》之"着痹""风气胜者为行痹,寒气胜者为痛痹,湿气胜者为着痹也",干燥综合征很少伴发 CTS,我们探查到临床 CTS1/12(干燥综合征伴类风湿)。CTS 合并甲状腺功能减退症的病机本虚标实,病位在"管",阳虚水泛为痰,管压络阻为瘀,CTS 伴甲状腺功能减退症乃肾虚、脾虚为本,痰浊、瘀血为标。其动态病理变化,脾肾虚损是主要病机,与痰浊、瘀血互为因果。

　　CTS 合并甲状腺功能减退症治疗：原发病基础治疗（左甲状腺素主要替代治疗药物）；CST 保守治疗包括休息，局部热敷理疗，支具外固定以及局部封闭治疗。我们以中西医结合治疗，中药内服外用结合，电生理诊断评估，CST 保守治疗成功率明显提升，避免了绝大部分 CST 的手术治疗。内服以真武汤为主，外用熏洗以温经通络、化痰祛瘀，自拟苏木外洗方中苏木 30 g 为君药，芒硝和冰片外用直达病所，乃透皮吸收所用。苏木主要成分苏木酮 A 的靶点蛋白为 IMPDH2，正是为高选择性的抗神经炎治疗提高基础，从而使中药活性成分直接作用靶点对针灸治疗甲状腺功能减退症合并 CTS，持保留态度，尤其不建议有风险的近端取穴，部分患者可远端取穴。

参 考 文 献

[1] 李一凡,崔芳,杨飞,等. 硝基呋喃类药物致周围神经病的临床及神经电生理特点分析[J]. 北京医学,2013,35(5)：336 - 338.
[2] 耐药结核病化疗过程中药品不良反应处理的专家共识[J]. 中国防痨杂志,2019,41(6)：591 - 613.
[3] 史晓芳,董继宏,周宇红,等. 化疗药物诱导性周围神经病[J]. 国际神经病学神经外科学杂志,2009,36(3)：252 - 255.
[4] 刘泉坤,王乂东,蔡定芳. POEMS 综合征（附 7 例临床分析）[J]. 中风与神经疾病杂志,2003,20(1)：81 - 82.
[5] Kunam V K, Velayudhan V, Chaudhry Z A, et al. Incomplete cord syndromes：clinical and imaging review[J]. Neuroradiologie Scan, 2019, 9(4)：295 - 321.
[6] Ng M A. Posterior circulation ischaemic stroke[J]. The American Journal of The Medical Sciences, 2022, 363(5)：388 - 398.
[7] Li S, Kumar Y, Gupta N, et al. Clinical and neuroimaging findings in thalamic territory infarctions：a review[J]. Journal of Neuroimaging, 2018, 28(4)：343 - 349.
[8] 陈明,孔繁智,朱婉萍. 论麻、木之异[J]. 中华中医药杂志,2013,28(8)：2236 - 2238.
[9] Mekinian A, Tennenbaum J, Lahuna C, et al. Primary Sjogren's syndrome：central and peripheral nervous system involvements[J]. Clinical and experimental rheumatology, 2020, 38(4 Suppl 126)：S103 - S109.
[10] Vashishtha M, Varghese B, Mosley F, et al. Screening for thyroid dysfunction and diabetes in patients with carpal tunnel syndrome. Surgeon, 2016, 14(3)：147 - 149.
[11] 曾克武. 中药活性成分直接作用靶点"钩钓"技术的建立与应用[J]. 中国药理学与毒理学杂志,2019,33(9)：670.
[12] Liao L X, Song X M, Wang L C, et al. Highly selective inhibition of IMPDH2 provides the basis of antineuroinflammation therapy[J]. National Academy of Sciences, 2017, 114(29)：E5986 - E5994.

第四节　上 肢 痛

一、概述

　　肢体发木和发麻及疼痛都是感觉障碍，具有某些共同的解剖通路。肢痛由四肢皮肤、皮下脂肪、肌肉、筋膜、韧带、肌腱、腱鞘、骨关节、血管、淋巴管、神经等引发的四肢疼痛，可累及多个肢体、一个肢体、肢体的局部或肢端肢痛。把上肢痛和下肢痛分两节，是从神经科临床定位的特殊性而言。所谓长束症状即传导束症状与局部神经根刺激症状有很大区别，尤其在脊髓神经定位中，髓内髓外压迫与脊髓丘脑束和后索的分布规律相关。

　　感觉是作用于各器官的各种形式刺激在人脑中的直接反映。视、听、嗅、味等特殊感觉在相关章节中分别表述，一般感觉障碍又分刺激性和破坏性感觉障碍，破坏性感觉障碍已在"发木"节中论述。痛觉是一种刺激性感觉障碍，其传递路径分外周与中枢两大部分：刺激于机体→受损部位组织释放致痛物质→作用于痛觉感受器→发出冲动→经脊髓后根沿脊髓丘脑后束→内囊→上传至大脑皮质痛觉感觉区→经整合分析和调控产生痛觉及反应。

C5 - T1 的颈膨大支配上肢肌,上肢痛波及周围神经脊神经根、臂丛神经、神经干和末梢神经分布如下:C5 - T1 脊神经前支组成臂丛,其分支支配肩胛、肩、胸肌及上肢肌肉的皮肤。脊神经皮肤支配有部分重叠,主要分布区:上肢外侧为 C5 支配区;拇指为 C6 支配区;示指、中指为 C7 支配区;前臂内侧、环指、小指为 C8 支配区;上臂内侧为 T1 支配区。

神经病理性疼痛是由躯体感觉神经系统损伤或疾病直接造成的疼痛,指外周神经纤维本身损伤或变异或脊髓再到大脑皮层的中枢神经损伤导致的疼痛,表现为自发性疼痛、痛觉过敏、异常疼痛和感觉异常等。在这种慢性疼痛中,中枢起关键作用,下行疼痛调制从大脑至脊髓后角,尤其以大脑为基础的促进机制在神经病理性疼痛中起主要作用。中枢去抑制中枢抑制主要通过脊髓中间神经元和脑干下行通路并通过抑制性递质 GABA、5 - HT 等递质完成。对糖尿病神经病理性疼痛患者 fMRI 研究中发现,疼痛患者增强了下行通路的易化作用,而无疼痛者则无。下行调节机制的一个关键区域中脑导水管周围的腹外侧灰质增强了功能连接,与自发疼痛强度、热痛觉过敏和脑热反应呈正相关。Weizman 等对 15 例慢性神经根性疼痛患者 fMRI 研究,发现扣带回前皮质和背外侧前额叶皮层在镇痛中起重要作用。

与自发痛不一样,其他各种肢痛类型表现各异,本身就有定位定性的指向意义,局部痛如正中神经灼痛类似于局部痛,部位与神经干解剖位置相一致;放射痛不仅受刺激的局部感受,也能放射到该神经所支配其他区域,见于神经根或神经干受刺激时;牵涉痛除感觉患病的局部疼痛外,尚可感到远离该器官的某部体表或深部组织疼痛,如心绞痛的小指和环指痛。

截肢后的大脑皮质功能重组可能是幻肢痛的中枢机制之一,早期来自受损神经的伤害性刺激传入和重现与早期幻肢痛可能有关,而不同中枢水平的神经可塑性改变和持续来自受损神经及来自体表触发区的伤害性刺激,加剧促进大脑皮层功能重组过程,形成持续的幻肢痛和体表触发区现象。

二、定向诊断

1. 骨科　局部创伤;肌腱套综合征:肩外展无力和外展超过 30°,继之疼痛,肌腱局部有压痛,不同于神经根性疼痛;脊柱关节炎;骨性关节炎;颈椎病;肌筋膜炎;骨质疏松症;截肢痛。

2. 内科　心肌梗死、心绞痛:左臂和左肩疼痛,反射到右臂,钝痛,仅限于前臂内侧,可放射到小指和无名指;痛性糖尿病周围神经病变:肢体远端受累为主,下肢比上肢多见,针扎样疼痛、烧灼样疼痛、撕裂样疼痛、触碰敏感性疼痛等,夜间加重;干燥综合征;继发性红斑性肢痛。

3. 风湿科　风湿性多发性肌痛以四肢及躯干近端肌肉疼痛为主。

4. 精神科　躯体化障碍。

5. 感染科　局部组织炎症。

6. 肿瘤科　肺尖附近肿瘤导致 C8 - T1 下支损害,颈部疼痛向上肢发散。

三、神经定位

上肢痛的基本定位系统:顶叶,内囊,内侧丘系,丘脑,三叉神经脊束核,脑桥延髓背外侧核,颈脊髓(C4 - T1),神经根,臂丛神经,分支,桡神经,尺神经,正中神经,等等,特点各异。

1. 自主神经　肩手综合征为肩部疼痛向上肢、手部及手指放射、触痛;原发性红斑性肢痛上肢少见。

2. 周围神经　肢端疼痛首先是法布里(Fabry)病或遗传性感觉和自主神经病(HSAN),少见如脱髓鞘为主的长度依赖性感觉运动周围神经病考虑糖尿病、酒精中毒等代谢中毒性周围神经病。

病案：王某，男，52岁，2001年9月13日就诊，神经病理切片证实外周神经纤维瘤Ⅰ型。

3. 单神经　尺神经损伤：间歇性针刺或烧灼样疼痛感；正中神经损害：桡侧三个半手指疼痛或麻痛，早期有灼性神经痛，感觉过敏或减退，蒂内尔征阳性即腕横纹叩击痛，屈腕疼痛，垂腕试验阳性；桡神经仅手背拇指和第一、二掌骨间隙区。

4. 神经丛　臂丛神经常见颈肋、卡压如胸廓出口综合征、肿瘤侵犯神经丛（如肺上沟瘤）、神经丛创伤如拉伤和撕脱伤、炎症如臂丛神经炎、带状疱疹、放疗后神经丛病变。

（1）德热里纳-克隆普克（Dejerine-Klumpke）综合征：臂丛下部综合征，手和臂内侧感觉过敏或感觉缺失，为累及臂丛C8-T1内侧索和交感神经纤维；喙突下胸小肌综合征。

（2）颈肋：刺痛、钻痛、灼痛或撕裂样痛，肩胛区向臂内侧和手掌尺侧放射，晨轻暮重，头转向患侧、患肢受牵、直伸外展、负重及活动诱发疼痛或使疼痛加剧，上肢内收屈肘及休息疼痛减轻。颈肋或第七颈椎横突过长、前角肌肥大增生、腋窝入口变异、肩带下降及局部肌肉痉挛或挛缩压迫引起C8及T1神经损害。

（3）肋锁综合征：尺神经或/和正中神经受压，前臂尺侧放射性疼痛，呈针刺样或撕裂样疼痛，压肩时疼痛加重，耸肩时减轻。

5. 神经根　感觉障碍区呈节段型或带状，即躯干呈横轴走向，四肢呈纵轴走向，与神经根节段分布一致。见于椎管肿瘤、椎间盘脱出、颈椎病和神经根炎等。颈椎退变性神经根疼痛以颈肩背部轴性疼痛为主，多见颈神经根受压引起，多为酸痛、胀痛，偶可针刺样、烧灼样或刀割样疼痛，可单侧或双侧上肢麻木、疼痛、无力、肌肉萎缩，疼痛区域与受压颈神经根支配区域一致。神经根的细化定位：

（1）C5神经根：肩部疼痛、麻木和上肢上举困难，穿衣、吃饭和梳头等动作难以完成，三角肌肌力减退，肱二头肌反射减弱。

（2）C6神经根：疼痛由颈部沿肱二头肌放射至前臂外侧及指尖，早期肱二头肌肌力减退及肱二头肌反射减弱，感觉障碍区位于前臂外侧及手背。

（3）C7神经根：疼痛由颈部沿肩后、肱三头肌放射至前臂后外侧及中指，早期肱三头肌肌力减弱，胸大肌可受累并发生萎缩，感觉障碍区位于中指末节。

（4）C8神经根：麻木感为主，疼痛轻微，位于环指及小指尺侧。

上胸段神经根：放射性引起上肢及掌指麻木、疼痛。

6. 脊髓

（1）脊髓外：一般要到颈髓整个脊髓丘脑束全部波及，最后表现为上肢痛。椎管内髓外硬脊膜下肿瘤、椎间盘突出、椎间孔的神经纤维瘤均可上肢痛。

病案：陈某，女，67岁，1996年12月开始左手拇指疼痛，1997年上半年左臂麻，开始无力，1998年7月右上下肢无力加重，同年9月左上下无力，同年11月15日门诊诊断"脊髓亚急性联合变性"入院，神经系统检查：左上肢肌力4-3，右上4⁺-3；左下肢3-3，右下4，四肢肌张力增高，双侧髌阵挛，双侧踝阵挛，双侧巴宾斯基征（＋），双侧霍夫曼征（＋），左肱二头肌反射下降，双侧肘膝以下痛觉减退，左下肢震动觉减退。定位：高颈C5-C6神经根，髓外。1998年11月16日MRI显示C4左椎间孔扩大，神经鞘瘤。

（2）脊髓内：肿瘤、脊髓空洞症；疼痛是NMOSD常见首发症状，86%的NMOSD患者有疼痛。脊髓病变的纵向病变部位与疼痛有相关性，如AQP4-Ab阳性NMOSD患者仅累及颈段者疼痛发作较少，疼痛程度轻；胸段脊髓疼痛最严重，为疼痛发作独立预测因子，颈胸段病变次之。

（3）脊髓动脉：脊髓动脉供血不全前驱症状见上肢痛，常伴异常感觉。

7. 脑干　延髓与脑桥下部的一侧肿瘤及血管病变可产生同侧面部感觉及对侧躯干和上下肢感觉障碍

（波及脊髓丘脑束侧束和前束融合为脊丘系），为交叉性偏身感觉障碍。

8. **间脑** 丘脑痛：感觉部分恢复过程中，对侧偏身自发、难以忍受的剧痛，定位不准、性质难以形容，因疼痛阈值提高，较强疼痛刺激方能引出痛觉。丘脑痛有时候表现为麻胀感，需要与感觉过敏或倒错鉴别。丘脑下外侧动脉梗死导致丘脑综合征可为迟发性疼痛和/或感觉迟钝。

9. **大脑皮层下** 内囊：内囊的后肢是来自对侧头、面、躯干和上下肢感觉纤维径路，故内囊后肢损害时，可有对侧半身感觉障碍，常伴偏瘫及（或）同向偏盲，多见卒中。

10. **大脑皮层** 中央后回局限性病变致对侧单肢体感觉障碍，上肢比下肢重，远端重于近端部位，上肢尺侧和下肢外侧常较明显。中央后回刺激性病灶产生对侧身体局限的感觉性癫痫发作，偶为疼痛异常发作。

（1）幻肢痛：截肢后其对侧大脑皮质躯体感觉区内面部代表区扩大，并向中线方向伸入到被截掉的手的代表区。一侧上肢高位截肢并伴有幻肢感者在双侧面部、颈部、上胸部和上背部多组触发区，在截除肢体远端搏动性痛、烧灼样痛、针刺样痛、钻孔样痛或压迫感、强直感、痒感等。

（2）神经电生理定位：神经电生理中针对上肢周围神经损伤的电生理诊断主要是肌电图、神经传导等，评估神经根病变，但临床也有神经系统检查、神经影像与神经电生理不对应的情况，需具体综合分析。红外热像检查有助于颈椎间盘突出压迫神经根定位。体感诱发电位是刺激肢体末端粗大的感觉纤维，在躯体感觉上行通路不同部位记录到的定位，反映了特异性躯体感觉传入通路、脑干网状结构及大脑皮层的功能状态。

四、中西医结合神经定位诊疗

1. **中医认识和病位** 上肢皮肤、皮下脂肪、肌肉、筋膜、韧带、肌腱、腱鞘、骨关节、血管、淋巴管、神经等皆可引起，皮肉骨筋等均可损及，然脊髓、丘脑和大脑皮层中央后回应归于髓。《难经》云："俞主体重节痛，俞者，脾之所主，四肢属脾。"《保婴撮要·痘疮痛》："四肢痛，属胃经也，用防风芍药甘草汤，以急止之。"临床以黄芪桂枝五物汤温阳通经、益气通痹有效，与其君药黄芪益气运脾有关。然此方用于脊髓和脑部所致上肢痛，多不验效，增之以巴戟天、淫羊藿等温阳之品，每每收功，盖肾主骨生髓，补肾即补益脊髓、脑髓。

至于幻肢痛，外伤或需截肢之原发病或截肢手术累及经脉，导致经脉阻滞，气血运行不畅，不通则痛，又及脑元之神被扰，病位在心，与脑、肝有关。用巨刺法针刺四天穴治疗幻肢痛，疏通经络，调理气血，养心安神以止痛，通则不痛，疗效显著。

2. **神经定位指导下的针刺治疗**

（1）肌肉及筋膜：分刺，《灵枢·官针》曰："分刺者，刺分肉之间也。"用毫针直刺穴位肌肉层，在肌肉间隙之间行针，采用提插捻转的手法得气后，根据病位深浅和症状缓解情况调整针刺方向和深浅；《灵枢·官针》曰："合谷刺，左右鸡足，针于分肉之间，以取肌痹，此脾之应也。"毫针先直刺至穴位肌肉深层，然后退针至浅层，依次分别向左右两旁斜刺，使穴位内的针刺痕迹形似鸡爪分叉状，显然合谷刺法使用于筋膜，手法似于小针刀。

（2）周围神经：在慢性神经病理痛中，下行疼痛调制从大脑至脊髓后角通路起主要作用。笔者一般加入头皮针治疗，比单纯的体针治疗效果好。臂痛者，多取臂部穴位，并可配肩部少数穴位。

（3）神经根神经丛：夹脊穴为主。如胸廓出口综合征则取 C7 夹脊穴，位于颈椎横突区域的穴位。见"肩痛"一节吴某病案，大椎近颈椎夹脊穴；风池和风府穴均位于斜方肌附近，肩井穴位于大椎穴与肩峰连线中点，后溪通督脉。

（4）脊髓：尽管脊髓上行的纤维束经白质前连合大部分交叉到对侧，这是指脊髓丘脑束侧束而言，由于脊髓丘脑前束并没有交叉，所以取穴必须双侧同时进行，同理脑部病变也当如此。

(5) 脑部:按上段,也是双侧同时取穴,以头皮针为主,双侧顶中线、顶旁 2 线,后者主治肩、臂、手疼痛。病案:方某,女,65 岁,头晕伴左上肢疼痛 1 个月,2022 年 5 月 3 日就诊。1 个月前突发左侧上肢无力伴疼痛,当地医院经治无力好转,但左侧上肢疼痛无改善。神经系统检查:神清语利,左上肢肌力 5 - 5 - 5⁻ - 4⁺ 级,痛触觉明显减弱,左上肢腱反射亢进,余正常。头颅 MRI:右侧丘脑梗死。诊断:中枢性卒中后疼痛。卡马西平 0.2 g,每日 3 次,巴氯芬 10 mg,每日 3 次,头皮针双侧顶中线、顶旁 2 线、颞前线,1 周后疼痛好转,逐步减量卡马西平 0.1 g,每日 3 次,针刺 1 个月后撤下药物,诸症均消。

3. 西医学诊疗 临床分层次止痛治疗,根据疼痛程度选择不同类药物,轻中度使用非甾体抗炎药治疗;中重度疼痛阿片类止痛药;上述药物无法控制疼痛加巴喷丁、普瑞巴林或三环类抗抑郁药、激素类药物;再无效则神经阻滞治疗。笔者根据以上神经定位进行诊疗。

(1) 肌肉和筋膜:非甾体类或糖皮质激素有效,尼美舒利缓解滑膜炎等导致炎症和疼痛症状。

(2) 周围神经:肌松药乙哌立松、氯唑沙宗和巴氯芬均可使用。

(3) 神经丛和脊神经根痛:存在定位性神经根性压迫表现,典型的根性症状和体征,且范围与脊神经根所支配区域一致,在神经根分布区域进行诊断性神经根阻滞治疗有效。乙哌立松可抑制脊髓后根引起单突触和多突触性反射电位,进而降低骨骼肌肌梭灵敏度,减轻肌肉张力。

(4) 脊髓:氯唑沙宗虽然不是止痛药,于脊髓和大脑皮质下区域产生肌肉松弛效果。巴氯芬干扰兴奋性神经递质释放,抑制脊髓突触间传导,改善锥体束损害造成肌张力增高的痉挛症状。

(5) 中枢性卒中后疼痛:氯唑沙宗作用于大脑皮质下区域,抗癫痫和抗抑郁药物。

(6) 肉毒毒素定位治疗:糖尿病性上肢痛根据疼痛部位皮下或皮内注射,带状疱疹后神经痛依据受累区域多点皮下或皮内注射,也可肌电图导引下进行。

五、相关疾病的上肢痛

1. 帕金森病(PD) 约 1/4 在无显著运动症状前出现疼痛,可能与周围或中枢小纤维传导通路受损有关。PD 上下肢疼痛中,最常见于肌肉骨骼疼痛,与 PD 僵硬/骨骼畸形有关,其次是肌张力障碍,还有神经根性神经病理性疼痛(由于根部病变、局灶性或周围性神经病)及中枢或原发性疼痛(被认为是 PD 特异性症状),男性疼痛持续时间比女性组短得多。我们采用结构问卷调查上海市 12 家医院 1058 例确诊的特发性帕金森病患者,296 名患者中 28.8% 有 PD 相关疼痛,男性患者疼痛持续时间较女性短,疼痛多在服用抗PD 药物后出现。

2. 卒中后疼痛 10%~55% 卒中可能出现卒中后疼痛,上肢痛包括:卒中后肩痛、痛性痉挛、中枢性卒中后疼痛(CPSP)、复杂的区域疼痛综合征(CRPS)、肌筋膜痛综合征及与痉挛和肩关节半脱位相关的疼痛。病案:陆某,女,61 岁,2019 年 6 月 24 日反复肢体无力发麻疼痛 10 余年加重 3 日入院,MRI 两侧额叶、顶叶及放射冠区多发小缺血灶,治疗好转出院后又有数次卒中发作,同年 12 月 18 日门诊诉四肢尤其双侧上肢疼痛,且伴有雷诺现象,卡马西平 0.1 g,每日 3 次,巴氯芬 10 mg,每日 3 次,头皮针双侧顶中线、顶旁 2 线,1 周后疼痛好转。此例反复发生卒中,与脑雷诺现象有关。

(1) CPSP:中枢神经系统感觉传导通路上由于脑血管性病灶直接导致的疼痛,属于中枢性神经病理性疼痛,常在卒中后 3~6 个月内出现,也可能在 1 个月内出现,为持续性、间断性的自发性疼痛,诱发疼痛(痛觉共鸣、痛觉超敏)感觉异常和感觉迟钝,责任梗死部位有丘脑、延髓外侧、大脑半球、顶叶皮质和右半球的丘脑和非丘脑卒中,丘脑与延髓背外侧病灶卒中后 CPSP 最常见。

(2) CRPS:即肩手综合征,疼痛有两种类型:Ⅰ型不局限于单一的外周神经分布区;Ⅱ型常发生在手或足部某一主要的外周神经部分损伤后,与交感神经系统的活动过度和周围神经有关。详见"肩痛"一节。

3. 幻肢痛 大多数学者认为幻肢痛属神经病理性疼痛,外周机制认为幻肢痛主要是因残端神经异常冲动增强引起,中枢机制则包括脊髓敏化学说、皮质重组理论、机体图式、神经基质及本体感觉记忆假说等。感觉信号传入的各个环节如外周感受器、感觉传入纤维、脊髓传导通路、丘脑和皮质均可能参与。fMRI 显示截肢后的大脑皮质功能重组可能直接参与幻肢痛形成。Malavera 等研究 54 例幻肢痛,随机两组分别接受 10 Hz 高频 rTMS 治疗(治疗部位为幻肢对侧 M1 区,每次治疗的刺激数为 1 200 个脉冲)和假刺激治疗,结果治疗组疼痛改善明显且疗效能维持至治疗后 15 日,假刺激组无明显改变。

4. 神经痛性肌萎缩 又称臂丛神经炎、原发性臂丛神经痛或肩神经炎。肩部和上臂疼痛、肩带肌肉无力和萎缩,可见三角肌萎缩,且有肩部感觉障碍。病因不明,可能与病毒感染和变态反应有关。有时神经痛性肌萎缩病程又较长,肌肉萎缩比较明显,并向前臂甚至蔓延,其时临床上易误诊为进行性脊肌萎缩症。临床误诊为 MND 的神经痛性肌萎缩不少。病案:患者,女,46 岁,2002 年 2 月就诊,2002 年元旦后出现右上肢疼痛,继之波及表左上肢,呈锥刺样疼痛,进而双上肢,抬举无力,且肩部肌肉变小,检查:双三角肌萎缩,冈上、冈下肌及肱二头肌和肱三头肌均有肌萎缩,肌力左 3 - 3 - 4 - 4$^+$ 级,右侧 3 - 3 - 4 - 5$^-$ 级,肩反射消失,肱二头肌和肱三头肌反射减弱,深浅感觉无异常。肌电图示神经源性损害。予地塞米松和甲钴胺等治疗后疼痛缓解,但肌无力和萎缩无好转。

5. 肢痛癫痫 有争议的诊断,从中央后回到岛叶均可,20 世纪 90 年代诊断多例,现在反思,当初的诊断不一定都经得起推敲。

6. 干燥综合征 PSS 不同部位血管炎造成不同部位神经损害和相应临床症状,以周围神经病变居多,表现为上下肢麻痛、末梢型感觉障碍、腕管综合征等,其感觉神经病包括痛性多发性神经病、背根神经节病和三叉神经痛,由于小纤维受累从而引起长度依赖或者非长度依赖神经痛,故疼痛可累及躯干、四肢和面部,肢体远端疼痛和感觉迟钝,常从下肢始起病,双侧对称烧灼样感觉,即烧灼足。病案:顾某,女,65 岁,2019 年 1 月 2 日就诊,双上肢疼痛伴发麻 1 个月,检查:腕、掌指、近端指间关节对称性压痛,双侧蒂内尔征和 Phalen 试验(+),ANA 核颗粒型,抗 SSA、抗 SSB 抗、Jo-1 抗体均(+++)。肌电图显示 CTS。诊断:干燥综合征合并腕管综合征和关节痛,可能存在系统性红斑狼疮等结缔组织疾病。

参 考 文 献

[1] Dinakar P, Stillman A M. Pathogenesis of pain[J]. Seminars in Pediatric Neurology, 2016:201 - 208.

[2] Weizman L, Dayan L, Brill S, et al. Cannabis analgesia in chronic neuropathic pain is associated with altered brain connectivity[J]. Neurology, 2018, 91(14):e1285 - e1294.

[3] Hoffmann B, Beck M, Sunder-Plassmann G, et al. Nature and prevalence of pain in fabry disease and its response to enzyme replacement therapy—a retrospective analysis from the fabry outcome survey[J]. Clinical Journal of Pain, 2007, 23(6):535 - 542.

[4] 中华医学会疼痛学分会. 脊柱退变性神经根疼痛治疗专家共识[J]. 中华医学杂志, 2019, 99(15):1133 - 1137.

[5] Kessler R A, Mealy M A, Levy M. Treatment of neuromyelitis optica spectrum disorder: acute, preventive, and symptomatic[J]. Current Treatment Options in Neurology, 2016, 18(1):1 - 15.

[6] Tackley G, Vecchio D, Hamid S, et al. Chronic neuropathic pain severity is determined by lesion level in aquaporin 4-antibody-positive myelitis[J]. J Neurol Neurosurg Psychiatry, 2017, 88(2):165 - 169.

[7] 蒋荣民, 曲由. 针刺四天穴治疗幻肢痛验案[J]. 四川中医, 2012(8):136 - 137.

[8] 朱晓平. 针刺颈椎横突区域治疗胸廓出口综合征 10 例[J]. 上海针灸杂志, 2011, 30(7):481 - 482.

[9] Pan W, Liu J, Wang Q, et al. Clinical study on chronic pain in Parkinson's disease patients in Shanghai, China[J]. Integrative Medicine International, 2014, 1(2):93 - 101.

[10] 宋玉, 吕桦, 张亮, 等. 上海地区帕金森病患者慢性疼痛及其有关影响因素的临床研究[J]. 中国临床神经科学, 2014(6):619 - 625.

[11] Finnerup N B, Attal N, Haroutounian S, et al. Pharmacotherapy for neuropathic pain in adults: a systematic review and meta-analysis[J]. Lancet Neurol 2015, 14(2): 162-173.

[12] Treister A K, Hatch M N, Cramer S C, et al. Demystifying poststroke pain: from etiology to treatment[J]. Pm & R the Journal of Injury Function & Rehabilitation, 2017, 9(1): 63-75.

[13] 高天昊,陆蓉蓉,姜从玉,等. 神经病理性疼痛重复经颅磁刺激治疗研究进展[J]. 上海医药,2017,38(13):22-26.

[14] Z, Lu C, Yu L, et al. Limb-pain epilepsy: report of 9 cases[J]. Chinese Medical Journal, 1980, 93(4): 265-268.

第五节　下　肢　痛

一、概述

比照上肢痛,下肢痛症候更错综复杂,疾病谱差异很大。有关 T9 以上脊髓神经解剖不再罗列,T9-L12 为腰膨大,支配下肢和骨盆。腰骶部各节段前根漂浮在脑脊液中下行,与后根一起构成马尾神经。各节段前根在不同水平,其所在位置也不同。脊髓末端腰膨大以下逐渐变细部分即脊髓圆锥,其下极位于 T12-L1 之间,多在 L1 平面,其周围有马尾神经包裹。圆锥以下各节段前根呈上下排列,自上而下,依次是 L1-S2 前根;马尾近端水平,各节段前根在冠状面呈平排,自内侧到外侧,依次为 S2-L1 前根;S3-S5 形成一个神经束,位于 S2 和终丝之间;马尾远端水平,S3-S5 逐渐分开。终丝是脊髓圆锥末端与尾骨的连接物,以硬膜囊终点 S2 为界限。脊神经前根位于马尾前半部,后根占据马尾后半部。L1 是有齿状韧带分隔的最下一对前后根。马尾神经逃逸现象指 L2 以下马尾神经悬浮脑脊液中,胸腰椎段骨折或脱位时马尾神经不易损伤。

二、定向诊断

1. **骨科**　椎管内椎窦神经所支配硬脊膜、后纵韧带、黄韧带区域受刺激引起牵涉痛,神经根受累导致的放射痛,或椎管外肌肉、韧带损害所致神经干支刺激及其自身损害区域均可引起下肢痛,可见腰椎间盘突出、骨刺、骨炎、脊椎滑脱症。

(1) 硬脊膜与神经根:用力收缩可使椎体静脉丛内静脉压极度升高,使受累硬脊膜与神经根压力加剧下肢痛。脊膜如脊膜炎、脊髓麻醉;脊神经根如神经根炎、神经根受压。

(2) 椎管外软组织:休息疼痛自然消失。

(3) 椎管外组织:疼痛可突然发作,短期内即可缓解,且间歇期长。

(4) 椎管内:突发频繁,间歇期随发作次数增多而逐渐变短,发作期长。

(5) 腰椎管内外混合病变:发作由开始自行缓解转而不能缓解。

2. **心血管**　心肌梗死可左下肢、左腹股沟疼痛。

3. **内分泌代谢**　糖尿病周围神经病;痛风;维生素缺乏。

4. **血管**　下肢动脉闭塞可下肢持续疼痛,腱反射减弱,足背动脉搏动消失。

5. **血液科**　继发性红斑性肢痛。

6. **中毒**　酒精,麻醉剂,铅。

7. **肿瘤**　脂肪瘤,肉瘤。

8. **感染**　局部感染,单纯疱疹,流感,风湿热,疟疾,猩红热等。

9. 妇科　盆腔炎,妊娠。

10. 外科　腰部手术,回盲部炎症,尿道结石。

11. 生理　寒冷暴露,温热刺激,紧束腰带和紧身袜。

三、神经定位

1. 肌肉　感染性肌炎,多发性肌炎。

2. 自主神经　原发性红斑性肢痛症。

3. 周围神经

(1) 股外侧皮神经炎:即 Roth 综合征,大腿前外侧面下 2/3 针刺、烧灼性疼痛或麻木,局部感觉过敏或减退、缺失,多为一侧性,偶为双侧。

(2) 生殖股神经损害:腹股沟内下侧及阴囊前部感觉减退、麻木和精索神经痛,刺激时有灼性神经痛,俯卧及直抬患肢时疼痛加剧(Wasserman 征阳性),见于盆腔肿瘤、腰大肌脓肿、骨盆和股骨骨折、髋关节脱位等。

(3) 腿痛趾动综合征(PLMT):以下肢疼痛伴足或足趾不自主运动,可能为周围神经短路或异常放电致远端肌肉抽动及局部疼痛。

(4) 腓总神经卡压:小腿外侧疼痛,腓骨颈部蒂内尔征阳性。

(5) 跗管综合征:足底或跟部间歇性疼痛。

(6) 法布里病:周期性四肢疼痛。

4. 神经干　坐骨神经干:干性坐骨神经痛沿坐骨神经走行(从臀部向股后、小腿后外侧)的放散性疼痛,牵拉坐骨神经时疼痛,克尼格征、直腿抬高试验等阳性,多见炎症、梨状肌综合征等。

5. 神经丛　糖尿病腰骶神经根神经丛病。

马尾综合征:单侧或不对称,会阴部、股部和小腿和根性疼痛或感觉障碍,下肢下运动神经元瘫,括约肌障碍不明显,可见于腰椎管狭窄症、椎间盘巨大突出、椎管内肿瘤,非典型表现下肢麻刺感或沉胀痛,均有间歇性跛行,久行或刚下地行走即下肢疼痛,蹲下休息或平卧疼痛即缓解。

6. 神经根　糖尿病性神经病;脊神经根:腰骶部退变性神经根疼痛以腰、骶神经根受累初期为腰背部疼痛,根性坐骨神经痛最多,可从腰臀部放射至股后侧、小腿外侧和足跟,伴麻木,咳嗽、排便等疼痛加剧;骶神经根受累多为骶部和单侧臀部疼痛,沿大腿后侧面向下放射至足或放射至会阴部,肌肉无力症状极轻,可伴大小便失禁和性功能障碍。

7. 脊髓　脊髓空洞症;多发性硬化;糖尿病假性脊髓痨;脊髓肿瘤:前斜角肌综合征;脊髓栓系综合征;脊髓圆锥损伤多见于胸腰段骨折;脊髓蛛网膜炎:急性感染、发热后随即根痛及明显固定感觉障碍,根痛或相应节段肌肉萎缩或无力;梅毒性脊髓炎:包括脊髓损害、脊髓硬脊膜炎、脊髓脊膜炎、脊髓动脉内膜炎、神经根炎等,根痛、截瘫和大小便功能障碍;脊髓痨:梅毒波及脊髓后根及脊髓后索变性,下肢闪电样疼痛或感觉过敏,腰部紧束感,深感觉障碍并感觉性共济失调,括约肌功能障碍等,Abadie 征阳性。

(1) 腰椎管内节段定位:L5－S1 椎间盘突出或腰骶部、骶棘肌损害,限制前屈、影响坐姿;L3－L4/L4－L5 节段,腰部后伸活动受限。压痛部位对脊柱节段损害定位有重要价值,尤其棘突叩击痛对椎管内占位性病变定位。腰脊柱棘突旁或正中部位压痛,棘突间压痛同时棘突旁椎板间压痛及下肢放射痛表示椎间盘中央偏侧型突出;仅棘突间压痛或棘突旁椎板间压痛及下肢放射痛为椎间盘中央型或侧旁型突出。

(2) 颈髓渐进性压迫:颈椎椎骨间连接结构改变包括椎间盘突出、椎体后缘骨刺、钩椎关节增生、后纵韧带骨化、黄韧带肥厚或钙,脊髓受压迫或缺血,因支配下肢的脊髓丘脑束排列最外面,而首先被压迫,故脊髓型颈椎病以下肢痛首发者为数不少,误诊为腰椎间盘突出而手术,总论第一部分《动态的神经定位》中病案瞿某半年前右下肢发麻,有胀痛感,其实是颈髓压迫症,当然胸髓压迫也存在类似的症候动态变化。

8. 脑干

(1) 延髓中部:脊髓丘脑侧束及脊髓丘脑前束已合并成脊髓丘脑束,其纤维排列由前外向后内依次为来自骶、腰、胸、颈部纤维,传导面部浅感觉的腹侧三叉丘系则在脊髓丘脑束的后内侧,如大范围损害可对侧C1水平以下半身痛、温觉消失、触觉减退。

(2) 脑桥中上部:三叉神经感觉主核附近出现交叉性感觉障碍,即同侧面部触觉障碍,对侧半身痛、温觉障碍。

9. 丘脑　丘脑痛可表现为对侧下肢痛或整个肢体疼痛。

10. 大脑　① 中央后回:下肢痛可以癫痫形式表现;旁中央小叶等左下肢疼痛发作;② 岛叶:岛叶癫痫可有下肢痛,如起于左足延至左半身,SEEG证实发作起始于右侧岛叶后1/3,然后快速向顶叶岛盖部及扣带回中部传导,疼痛与痫性放电具有明显时相和部位相关性,随放电消失而缓解,经岛叶病灶热凝术后完全缓解。

(1) 神经电生理定位:肌电图可区分为神经源性损害与肌源性损害,确定受累神经根节段,确定根性下肢痛的定位,也可排除脊髓源性。通过纤颤电位和正相电位等确定脊神经,如骶棘肌——L5、胫前肌——L4、L5,腓骨长肌——L5、S1;未发现异常电位为周围神经。下肢SEP对腰椎间盘突出症诊断价值仍有分歧。

(2) 神经影像定位:正侧位椎体X线片显示腰椎管内病变(腰椎间盘突出症)之腰脊柱侧凸与腰脊柱后凸,临床上表现为严重腰椎管内外混合性病变。CT/MRI对椎管大小测定,提示有无狭窄(中央椎管、侧椎管、椎间孔)及内容物结构形态变化;确定椎间盘突出形态、大小、部位、节段范围及与硬膜囊、神经根关系。

四、中西医结合定位诊疗

1. 中医认识　《张氏医通·腿痛》:"腿痛亦属六经……痛有血虚、血寒、寒湿、风湿、湿热流注、阴虚阳虚、肾虚风袭之殊。"又云:"腿痛亦属六经。前廉为阳明,白芷、升麻、干葛为引经。后廉太阳,羌活、防风。外廉少阳,柴胡、羌活。内廉厥阴,青皮、吴茱萸。内前廉太阴,苍术、白芍。内后廉少阴,独活、泽泻。"也是定位之义,但临床验证不应。下肢痛的中医病位与上肢痛相似,但更多牵涉肝肾。如在干性坐骨神经诊疗中,"诸寒收引,皆属于肾",阳虚寒凝,不通则痛,笔者常拟阳和汤(药用熟地黄、白芥子、鹿角胶、肉桂、姜炭、麻黄、生甘草)合麻黄附子细辛汤(生麻黄、熟地黄、北细辛、熟附片、干姜、炙甘草)收功,功擅温阳补肾、散寒通滞。

我们通过研究红斑性肢痛症疗效及复发率关系,认为病位在营血,以清解血分为主的紫花汤佐苯噻啶收效。

2. 神经定位指导下的针刺定位诊疗　参阅上一节。

(1) 周围神经:体针为主,如股外侧皮神经炎可以围刺。

(2) 神经干、丛和根:体针为主,王文远平衡针灸针刺靶穴反应点如颈痛穴、肩痛穴、肘痛穴、腰痛穴、臀痛穴、膝痛穴、踝痛穴治疗颈肩腰腿痛,首次疗效有效率97.43%,临床治愈率10.72%,3周有效率98.01%,临床治愈率77.46%。

(3) 脊髓:依据脊髓纵向定位取所在夹脊穴。病案:黄某,男,68岁,2019年3月21日就诊,3个月前有脑梗死,1个月前自觉左下肢疼痛乏力,在某医院腰髓MRI示腰椎间盘中央型突出,手术治疗后症状未见改善,且上移至大腿疼痛,左侧肢体乏力。查体:神清,四肢肌力肌张力正常,左侧大腿根部以下针刺觉减退,双膝反射(+++),双踝反射(+++),左桡骨膜反射(+++),右桡骨膜反射(++),右肱二头肌反射(＋＋＋)，左肱二头肌反射(＋＋＋)，屈颈后双侧 H 反射(＋)。定位 C5 以上锥体束，脊髓丘脑束(不完全压迫)。颈段脊柱和椎间盘 MRI 平扫 C3－C4、C4－C5、C5－C6、C6－C7 椎间盘膨出，颈椎退行性变，C5－C6 右侧椎间孔异常信号灶考虑囊肿。舌暗，苔薄白，脉细弦。四诊合参，证属气虚血瘀证，拟益气活血通络，补阳还五汤加木瓜、羌活、制附子、干姜、狗脊、葛根，针刺顶中线、顶旁 1 线，风池、完骨，C4－C7 夹脊穴，甘露醇加地塞米松静脉滴注。此处风池和完骨实际上可看作 C2－C3 夹脊穴，9 月 28 日左下肢疼痛明显好转出院。2020 年 9 月 19 日复发症候如前，入院 MRI：C4－C5 椎间盘突出(中央型)，C5－C6、C6－C7 椎间盘膨出，颈椎退行性变，C5－C6 右侧椎间孔异常信号灶，考虑根袖囊肿。2021 年 8 月 12 日和 2022 年 10 月 15 日两次复发，已经出现上肢疼痛，MRI 均示 C4－C5、C5－C6、C6－C7、C7－T1 椎间盘膨出，颈椎退行性变，C5－C6 右侧椎间孔异常信号灶，按上述诊疗方案，上下肢痛基本消失。

(4) 脑干：头皮针顶颞前斜线、顶颞后斜线加风池、风府。

(5) 丘脑和大脑：头皮针取穴顶中线、顶旁 1 线、顶颞前斜线、顶颞后斜线。

3. 西医学诊疗　进行神经定位诊疗基本同《上肢痛》，中枢性神经病理性疼痛常用加巴喷丁、拉莫三嗪、卡马西平，曲马多、阿米替林等主要是通过降低中枢神经系统对疼痛敏感度，中枢性难治性神经病理性疼痛采用外科治疗，包括脑深部电刺激术和 rTMS、运动皮层电刺激术 MCS 疗效和安全性日益得到认可，如刺激中央前回治疗丘脑痛。下肢痛电刺激有较多开展，如针对背根神经节治疗卒中后下肢疼痛。

五、相关疾病的下肢痛

1. 红斑性肢痛症　表现为肢端远端皮肤阵发性皮温升高，皮肤潮红、肿胀，剧烈灼热痛，环境温度升高可诱发或加剧疼痛，温度降低疼痛缓解。选取 1989 年 12 月至 2000 年 9 月确诊红斑性肢痛症的门诊及住院 40 例患者，男 16 例，女 24 例，年龄 15～67 岁，平均 40.25 岁，病程 50～520 日，临床分两个证型：口苦腻、舌质偏红、苔黄或厚腻，属湿热壅盛、热毒外达型者；口渴喜饮，心烦易怒，舌质红苔黄剥或少、光，属肝肾阴虚、虚火外越。紫花汤加苯噻啶治疗，观察 2 疗程，结果治疗组疗效优于对照组($P<0.05$)，治疗组症状控制稳定性优于对照组，复发率明显低于对照组($P<0.05$)，对红斑性肢痛采用中西医结合治疗，无论疗效还是减少复发率，均有明显的优势。紫草清解血分热毒，凉血散瘀透疹，槐花、生地黄专治血热毒盛迫血妄行，增强紫草清热凉血之效，生地黄滋阴生津，白鲜皮善去湿热毒风，蝉蜕散热透疹。

2. 肢痛型癫痫　反复发作的肢体疼痛或感觉异常，累及单个肢体、单侧肢体或四肢，常累及指、足底及关节等，以下肢最为常见，疼痛剧烈，可伴麻木、瘙痒、触电感、感觉过敏。脑电图有癫痫样放电，抗癫痫治疗有效。

3. 帕金森病　下肢痛比上肢痛更多，早晚较剧烈，甚至演变为持续灼热疼痛，包括：中枢性疼痛，持续烧灼感和偶尔剧烈疼痛，寒冷和轻触加剧，常双侧，也可从帕金森病症状开始一侧出现；肌张力障碍引起的腿部疼痛，与剂末现象有关，也可能在峰值剂量时，清晨更常见通常伴有脚趾弯曲和脚部异常姿势；肌肉骨骼疼痛：僵硬、异常姿势和缺乏活动导致腿部疼痛，局部或广泛；神经根性疼痛：由腰部区域神经压迫引起，站立和坐位加重，平躺缓解，但有时责任病灶不在于脊髓神经根压迫，为肌肉骨骼僵硬和异常姿势导致的运动神经拉伸。有研究 4 例帕金森病疼痛患者接受了 rTMS 治疗，靶点在优势半球的辅助运动区，随访中疼痛评分明显降低。rTMS 对帕金森病疼痛的改善与大脑局部疼痛区域的诱发活动受抑制和疼痛阈值升高等有关。这也是笔者头皮针选区的重要参考依据。

4. 腓浅神经损伤　主要是由扭伤、骨折、长期行走等导致，跷二郎腿是相当常见的诱发因素，轻微压迫伤和牵拉伤大多预后可以，治疗后可以恢复，严重者需要手术。病案：柳某，女，30 岁，2022 年 6 月 22 日练瑜伽后左下肢麻木疼痛 1 周，神经系统检查：足内侧面、足背、1～2 足趾间感觉减退，舌暗，苔薄白，脉细数。

EMG 示左下肢腓浅神经不完全损伤[左下腓神经踝部复合肌动作电位(CMAP)潜伏期延长,运动传导速度(MCV)较对侧减慢,刺激腓浅神经感觉神经动作电位(SNAP)潜伏期延长,左侧腓神经支配肌未见自发电位,募集反应好呈混合相]。四诊合参,证属气虚血瘀证,拟益气活血通络,补阳还五汤加人参、独活、仙鹤草、伸筋草、川牛膝,针刺顶中线、顶旁 1 线,L3 - L5 夹脊穴,下肢疼痛麻木明显好转。

参 考 文 献

[1] 马秋英,王佳伟. 腿痛趾动综合征[J]. 中国现代神经疾病杂志,2015(10):831 - 834.
[2] 中华医学会疼痛学分会. 脊柱退变性神经根疼痛治疗专家共识[J]. 中华医学杂志,2019,99(15):1133 - 1137.
[3] 宫殿荣. 姐妹二人同患肢痛性癫痫[J]. 中华医学遗传学杂志,2001(6):434.
[4] 周渊峰,赵瑞,王新华,等. 经 SEEG 证实起源于辅助运动感觉区和旁中央小叶的儿童惊吓型癫痫-病例报道及文献复习[C]//第六届 CAAE 脑电图与神经电生理大会会刊,2018.
[5] Krause T, Werner K, Fiebach J B, et al. Stroke in right dorsal anterior insular cortex Is related to myocardial injury [J]. Annals of Neurology, 2017, 81(4): 502 - 511.
[6] 刘庆宪,王丕东. 紫花汤佐苯噻啶治疗红斑性肢痛临床评价[J]. 陕西中医学院学报,2001,24(6):64 - 65.
[7] 王文远,毛效军,张利芳,等. 平衡针灸治疗颈肩腰腿痛临床研究[J]. 中华中医药学刊,2009,27(6):1202 - 1204.
[8] 刘长青,程前,关宇光,等. 运动皮层电刺激治疗丘脑痛 3 例并文献复习[J]. 中国临床神经外科杂志,2019,24(6):336 - 338.
[9] Kretzschmar M, Reining M. 背根神经节电刺激治疗卒中后下肢疼痛[J]. 罗启鹏,译. 中国疼痛医学杂志,2021,27(9):641 - 642.
[10] 刘庆宪,王丕东. 紫花汤配合苯噻啶治疗红斑性肢痛症 40 例[J]. 中医杂志,2002,43(10):766 - 767.
[11] 邢峰博,章娟娟,汪凯,等. 帕金森病患者的疼痛特征及转归[J]. 中华神经科杂志,2021,54(11):1155 - 1161.
[12] Christine Brefel-Courbon, Fabienne Ory-Magne, Claire Thalamas. Nociceptive brain activation in patients with neuropathic pain related to Parkinson's disease[J]. parkinsonism Relat Disord,2013, 19(5):548 - 552.

第六节 四 肢 无 力

一、概述

肢体无力指神经科体检Ⅴ级以下的肌力,原准备拆分上下肢、一侧肢体、四肢等,觉重复啰唆,但扎堆论述,显然无法窥一斑而知全豹。

神经解剖:四肢肌力由运动神经支配,从肌肉到皮层整个运动神经通路皆可能对此负责,分上下运动神经元。

1. 上运动神经元 锥体束与躯干以对侧支配为主,但无论脑神经运动核,还是肢体随意运动功能,仍有小部分锥体束支配同侧。习惯上不分左右,总是同时运动的肌肉,均有较多同侧支配,如眼肌(Ⅲ、Ⅳ、Ⅵ)、咀嚼肌(Ⅴ)、声带(Ⅸ、Ⅹ)、额肌(Ⅶ)、颈肌(Ⅺ)、躯干肌等。一侧锥体束中断,不引起这些肌群瘫痪,只引起对侧上下肢瘫痪,且远端较重,因远端比近端的同侧支配少,如轻瘫试验最先导致远端肌力体征,可识别细微的锥体束损伤;脑神经只引起对侧舌肌和面肌下部瘫痪。锥体束、锥体外系和小脑系控制、平衡和协调肌肉活动。

(1)皮层和皮质下:起自大脑额叶中央前回运动区第五层的巨锥体细胞及去往脑神经运动核和脊髓前角运动细胞的纤维,其轴突形成皮质脊髓束和皮质脑干束(合称锥体束),经辐射冠后,通过内囊后肢及膝部下行。皮质运动区即 Brodmann 第 4 区,位于中央沟前壁及一部分中央前回,大脑半球内侧面上旁中央小叶的前半亦属于第 4 区。身体各部分在第 4 区皮质上的代表区,与人体方向相反,即头部在下面,下肢在上面。下肢所占的区域较小,上肢尤其是手和手指的区域特别大。下肢的区域一部分在大脑半球的外侧面,一部分在内侧面的旁中央小叶。

(2)脑干:皮质脑干束经大脑脚底中 3/5、脑桥的基底部、延髓的锥体。皮质脑干束在脑干各个脑神经运动核平面上交叉至对侧,终止于各个脑神经运动核。除面神经核下部和舌下神经核仅接受对侧大脑皮质支配外,其他脑神经运动核均接受双侧大脑皮质支配。

(3)脊髓:锥体交叉处大部分神经纤维交叉到对侧脊髓侧索,组成皮质脊髓束(锥体侧束)下行,终于脊髓前角。小部分纤维在锥体交叉处不交叉,直接下行,形成皮质脊髓前束(锥体前束),在各平面陆续交叉止于脊髓前角。极少数始终不交叉的锥体束纤维陆续止于同侧脊髓前角。

2. 下运动神经元 脊髓前角细胞、脑神经运动核及发往周围效应器的纤维。下运动神经元将各方面来的冲动组合起来,经前根、周围神经传递至运动终板,引起肌肉收缩。每个运动神经元所支配一组肌纤维,为一个运动单位,是执行运动功能的基本单元。

(1)脊髓前角细胞。

(2)脑神经运动核及其发往周围效应器的纤维。

(3)前根:前根在椎间神经节后与后根结合形成前支和后支,前支共形成五个神经丛:颈丛(C1 - C4)、臂丛(C5 - Tl)、腰丛(L1 - L4)、骶丛(L5 - S4)和尾丛(S5 - C0)。

(4)周围神经。

(5)运动终板:各肌肉可获得几个根支配,故肌肉的运动神经支配也有节段型(根型)和周围型。

肢体肌无力的病理生理过程极其复杂,如临床认为脊髓仅控制简单低级反射,实际上脊髓也能处理和控制更精细的动作,如将手定位于某一个特定区域,脊髓产生的牵拉反射不仅仅是让肌肉长度恢复到伸展之前状态。

二、定向诊断

1. 生理性 运动后,睡眠不足,盐摄入不足,过度疲劳,极度饥饿。

2. 内分泌 糖尿病;甲状腺功能减退性肌病;慢性甲状腺毒性肌病;周期性麻痹最终的定性可能是甲亢性低钾周期性麻痹,甚至原发性醛固酮增多症,需要注意鉴别。

3. 风湿免疫 干燥综合征;多发性肌炎;POEMS 综合征。

4. 血液科 急性卟啉病;贫血。

5. 心血管 卵圆孔未闭;瓣膜血栓;曾遇一侧偏瘫的脑栓塞患者,查为心房黏液瘤;主动脉夹层,病案:胡某,女,55 岁,右侧肢体乏力 13 年,诊断为脑梗死,3 年前复发一次,2019 年 9 月 16 日又复右上下肢无力入院,无胸痛、心悸,9 月 19 日头颅 MRI 示左侧基底节区、两侧额叶、顶叶及放射冠区多发小缺血灶,胸部 CT 平扫示主动脉夹层动脉瘤。

6. 代谢 低钾血症,高钾血症;代谢性碱中毒。

7. 肿瘤 脑肿瘤;何杰金淋巴瘤如"构音障碍"一节中病案。

8. 药物反应 类固醇皮质激素、地高辛;新霉素、链霉素、多菌素等阻断 NMJ 致四肢瘫;甲硝唑中毒致双侧皮质延髓束损害;胰岛素;β_2 受体激动剂。

9. 中毒 肉毒中毒;海洛因中毒;重金属如铅中毒,1998 间诊治 1 例表现为 ALS 样的铅中毒;一氧化氮中毒。

10. 精神科　抑郁焦虑常有四肢疲乏无力，无昼夜差别，无肌肉瘫痪；癔症是一个巨大陷阱，20 世纪 90 年代遇多例癫癔症。胡佛征是诊断下肢心因性乏力的经典体征：让"瘫痪侧下肢"上抬，将手放在对侧足跟部，可感觉到足跟向下抵抗力。

11. 线粒体病　线粒体脑肌病伴高乳酸血症和卒中样发作（MELAS）。

三、四肢肌无力的神经定位

下面开始定位诊断，说明一下，把一侧上下肢无力、一侧上或下肢无力、双上肢或下肢、四肢无力等拆成六节，虽然都是肌无力，但是在神经定位的指向有很大差异，分述有助于思路清晰，条理分明，使定位更加精细有层次。

（一）周围性（肌肉、NMJ、周围神经）

1. 肌肉　进行性肌营养不良；先天性肌营养不良症；多发性肌炎对称性四肢近端，无力重于肌萎缩；重症监护性多发性肌病；周期性瘫痪（低钾血症，高钾血症及正常血钾），要排除甲状腺功能亢进和原发性醛固酮增多症；癌性肌病。

2. NMJ

（1）重症肌无力：受累肌群易疲劳，晨轻夜重，休息后明显改善，可合并格雷夫斯病、桥本甲状腺炎、类风湿关节炎、系统性红斑狼疮、干燥综合征、吉兰-巴雷综合征（GBS）及多发性硬化等。与其说定位 NMJ，不如说"定位"胸腺。

（2）兰伯特-伊顿综合征：即类重症肌无力综合征：小细胞型肺癌最多见，四肢近端无力，下肢症状重于上肢，活动后即感疲劳，继续收缩反而暂时改善。

3. 神经肌炎

4. 周围神经

（1）多发性神经病：四肢对称性远端下运动神经元性瘫痪，肌无力、肌肉萎缩和肌束颤动等，远端重于近端。

（2）多灶性运动神经病（MMN）：慢性或阶段性进展的不对称性远端为主的肢体无力萎缩而无客观感觉障碍，周围神经朗飞结处神经兴奋传导受阻，运动神经传导测定至少 2 根神经或 1 根神经的 2 个节段出现运动神经部分传导阻滞（CB），在非嵌压部位，相应部位的感觉神经传导正常。

（3）遗传性运动和感觉神经病（CMT）：感觉运动神经病变，分轴索和髓鞘损害为主，肌电图可以定位。

（4）副肿瘤性神经病。

（5）POEMS 综合征：多发性神经病变以下肢远端无力为主，我们报道 7 例。

5. 神经根　GBS；慢性炎性脱髓鞘性多发性神经根神经病（CIDP）。

（二）中枢性（脊髓、脑干、大脑）

1. 脊髓

（1）横贯性：颈膨大以上的脊髓炎症，颈髓外伤。

（2）系统性：颈膨大以上 ALS，局限于四肢远端的假性多神经炎型 ALS；亚急性联合变性：四肢远端麻木、无力，深感觉障碍为主，锥体束征。

（3）不完全。

1）前索：脊髓前 2/3，成人最常见脊髓前动脉综合征，典型蛇眼征影像：颈髓动脉供血不全突然肢体无力如突发性截瘫,在数分或数小时内完全截瘫,继之恢复,或脊髓性间歇性跛行症;颈髓血栓形成数分钟内肢体瘫痪,表现灰质损害,脊髓空洞症型感觉障碍,少数布朗-塞卡综合征;椎间盘突出;多发性硬化;颈椎管内出血;颈髓内肿瘤;儿童常见心脏病或创伤致低血压或低氧血症。

2)前角:局限于脊髓前角细胞的 MND 引起弛缓性瘫痪呈节段型或根型,无感觉障碍,尤其 SMA;韦德尼希-霍夫曼综合征(婴儿型 SMA)。笔者在 2001 年 10 月至 2003 年 6 月间连续观察 38 例肺癌患者神经系统损害,有 14 例四肢无力,其中 ALS 样 2 例,SMA 样 2 例。

2. 脑干　弥漫性炎症和大面积卒中、肿瘤。

(1)延髓:进行性延髓麻痹最典型;笔者在 1989 年 9 月至 1999 年 8 月收治 20 例老年期 MND,发现 55% 起病于延髓,在 ALS 中占 73.68%。肯尼迪病又称脊髓延髓肌肉萎缩症(SBMA):成人 X 性连锁隐性遗传疾病,均为男性,缓慢进展的延髓及肢体近端肌肉无力和萎缩,可伴肌肉痉挛和肌束震颤,雄激素功能低下。曾收治一例徐桂枝教授确诊的中年男性 SBMA,RNS 低频波幅递减现象。

(2)脑桥:脑桥中央髓鞘溶解症为四肢弛缓性瘫痪,笔者 1998 年所遇一例与低钠血症快速补钠有关,需注意与脑桥外髓鞘溶解症鉴别。

3. 大脑　累及双侧皮质脊髓束,包括遗传性如遗传性脑白质营养不良、Leigh 综合征、脑腱黄瘤病、变性病如 ALS、代谢性如肝豆状核变性、肝性脑病、维生素 B_{12} 缺乏症、低血糖脑病等、脱髓鞘如 NMOSD、肿瘤如淋巴瘤等。

皮质性三肢瘫(旁中央小叶性三肢瘫):位于两侧旁中央小叶及一侧中央前回中下部,为皮质性截瘫伴一侧上肢瘫。

四、偏侧上下肢无力的神经定位

1. 颈髓　定位颈膨大以上,对侧感觉缺失开始于病变水平以下 2～3 个节段,因脊髓丘脑束纤维在越过对侧之前至少上升 2～3 个节段。损伤水平上,由于前角细胞和后角损伤,同节段运动和感觉缺损分别出现一小段损害。还应注意脊髓的对冲现象。需要动态观察上下肢无力发展过程,脊髓丘脑束由外而内发展,髓外压迫自下而上,缓慢生长的硬膜外肿瘤、颈椎间盘压迫最常见;反之,髓内自上而下,最多脊髓肿瘤、脱髓鞘、脊髓空洞症,局限于一侧肢体的偏瘫型 ALS。急性如高位颈髓损伤、脊髓梗死、脊髓硬膜外血肿。病案:贺某,男,53 岁,因左侧肢体乏力 1 个月来门诊就诊,查头颅 MRI+DWI 无异常,神经系统检查:双侧桡反射亢进,左侧拇指屈伸肌力均下降,大鱼际肌轻度萎缩,定位 C5 以上脊髓。颈髓 MRI:C3 - C5 椎间盘突出压迫硬膜囊及脊髓。

2. 脑干　因脑干病变损害所在平面同侧的颅神经运动核和髓内的核下纤维,以及未交叉到对侧去的皮质脊髓束,而出现病变侧颅神经的周围性瘫痪,对侧肢体上运动神经元性瘫痪,称为交叉性瘫痪。多见于脑干肿瘤、炎症及卒中。

(1)延髓:延髓内侧综合征(Dejerine 综合征):延髓前内侧梗死,皮质脊髓束、内侧丘系和舌下神经核及其纤维受累,对侧肢体中枢性偏瘫,不累及面部,偏身感觉减退,患侧舌肌无力。

(2)脑桥:孤立的脑桥综合征约占脑干梗死 20%,纯运动性轻偏瘫及共济失调性轻偏瘫。多见脑桥基底部,被盖部不常见。米亚尔-居布勒综合征为病灶同侧外展神经及面神经麻痹、对侧中枢性舌瘫及肢体瘫痪。

(3)中脑:中脑腹侧病变可出现病灶侧动眼神经麻痹、对侧中枢性面、舌瘫及肢体瘫痪即韦伯综合征。

3. 间脑　丘脑病变可出现对侧肢体偏瘫。

4. 大脑

(1)额叶。① 额叶背外侧部:起病急,先一侧弛缓性瘫,逐渐过渡到痉挛性瘫,如弛缓性瘫持续很长或永久性,为皮质运动区(4区)严重损害,或由4区延及顶叶损害;② 运动前区(额上回及额中回的后部,6、8区)有精细运动障碍,粗糙运动相对保存;③ 额叶后部(中央前回):刺激则癫痫发作,破坏性致对侧偏瘫。皮质性偏瘫位于中央前回的背侧面与内侧面,为病变对侧上下肢瘫痪,瘫痪程度不等。

(2) 半卵圆中心:上下肢不同程度的无力,往往伴有失用症。

(3) 内囊:三偏,上下肢偏瘫程度近于相等。

(4) 一过性的一侧瘫痪:TIA最常见;托德瘫痪(癫痫发作后偏瘫);偏瘫性偏头痛。

(5) 硬膜外血肿,硬膜下血肿,蛛网膜下腔出血。

5. 大脑卒中的导致偏瘫的血管定位

(1) 大脑前动脉近端:对侧偏瘫(下肢显著)、下肢皮层性感觉障碍、中枢性面瘫、舌肌瘫。

(2) 大脑前动脉的Heubner回返动脉:对侧偏瘫(上肢近端显著)、中枢性面瘫、舌肌瘫、明显肌强直、不自主运动。

(3) 颈内动脉或大脑中动脉完全性梗死:对侧偏瘫(上肢显著)、中枢性面瘫、舌肌瘫、意识障碍,前驱症状有一过性视力障碍。

(4) 大脑中动脉深穿支梗死:对侧偏瘫(上肢显著)、感觉障碍、中枢性面瘫、舌肌瘫、轻度意识障碍。

(5) 大脑后动脉到内囊后肢的分支梗死:对侧偏瘫、偏身感觉障碍、中枢性面瘫、舌肌瘫。如在优势半球而无失语者,为对侧前脉络膜动脉梗死。

(6) 基底动脉中央部的旁中央支梗死:同侧小脑性共济失调;对侧偏瘫、中枢性面瘫、触觉及深感觉障碍。

(7) 基底动脉及深动脉的旁中央支或短旋动脉梗死:米亚尔-居布勒综合征、脑桥腹外侧综合征,外展神经、面神经交叉性偏瘫。同侧外展神经麻痹、周围性面瘫,对侧中枢性舌下神经瘫和肢体轻偏瘫。

(8) 基底动脉的旁中央支梗死:福维尔综合征、脑桥内侧综合征。同侧面神经麻痹,向病灶侧的水平凝视麻痹和对侧偏瘫。

(9) 基底动脉的旁中央支梗死:Brisaud综合征,同侧面肌痉挛及对侧偏瘫。

(10) 椎基底动脉或分支梗死:杰克逊综合征:同侧舌肌萎缩、麻痹、发音吞咽困难,转颈困难,对侧偏瘫(上肢重、无面瘫);Dejerine综合征:同侧舌肌萎缩、麻痹,对侧偏瘫(上肢重、无面瘫),对侧上半身深浅感觉障碍。

五、一侧上肢无力的神经定位

(一) 下运动神经元

1. 上肢局部肌肉　强直性肌营养不良;远端型肌病;特发性炎症。

2. NMJ　一般表现为双侧,不会出现单侧症状。

3. 周围神经　单神经病;CMT;多灶性运动神经病;神经卡压:尺神经、桡神经、正中神经病;中毒:铅中毒致亚急性桡神经病变;遗传性压力易感性周围神经病(HNPP)。

4. 神经丛　臂丛神经炎;胸廓出口综合征;糖尿病颈神经根神经丛病。

5. 前根　神经根型颈椎病。

6. 颈膨大以上颈髓　脊髓压迫(髓内外),平山病,脊髓空洞症,脊髓动脉供血不全或缺血,颈髓外伤。

前角细胞:SMA;ALS最早一侧上肢远端无力,如手指活动不利索,渐而手肌萎缩,并向上发展,波及上肢前臂甚至肩胛带肌肉,呈非对称性,也可首发于四肢和躯干任何一块或一组肌肉中,其时因症状和体征局灶性,常不能明确诊断;HIV。

（二）上运动神经元

1. 高位颈髓　脊髓内压迫可从上肢开始,可呈不完全 Brown-Sequard 综合征。

2. 大脑皮层手结区　支配手运动的中枢呈树结形,又称结区或 Hand knob 区,位于中央沟基底部、中央前回后支及中央前回上部。一般上肢单瘫是由于中央前回中下部病变导致对侧上肢远端瘫痪,结区的外侧部梗死可拇指和示指无力,类似正中神经受损,为假性正中神经麻痹;结区中间梗死为小指和环指无力,感觉异常,为假性尺神经麻痹。Peters 等分析 3 499 例缺血性卒中,手结区脑梗死 0.8%,72% 为手结区皮质孤立梗死。

六、一侧下肢无力的神经定位

（一）下运动神经元

1. 下肢局部肌肉　强直性肌营养不良;包涵体肌炎;远端型肌病;特发性炎症。

2. NMJ　一般表现为双侧,不会出现单侧症状。

3. 周围神经　单神经病;CMT;多灶性运动神经病;神经卡压:腓总神经损伤。

4. 神经丛　糖尿病腰骶神经根神经丛病;腰骶丛压迫最多,不同部位肌力减弱反映受累神经节段,如股四头肌肌力减弱反映 L2、L3、L4 节段受累(伸膝↓),胫前肌肌力减弱反映 L4 节段受累(足背伸↓);伸拇长肌肌力减弱反映 L5 节段受累(拇背伸↓),足跖屈与屈趾肌肌力减弱反映 S1 节段受累(足趾跖屈↓),肌力减退与萎缩是椎管内外病变共有体征。下肢腱反射定位神经节段,膝腱反射降低或消失为 L3、L4,跟腱反射降低或消失 S1。

5. 前根　神经根型腰椎病,定位同上。

6. 腰骶髓　脊髓压迫,脊髓空洞症,脊髓动脉供血不全或缺血,腰髓外伤;脊髓栓系综合征。定位同上。

7. 前角细胞　进行性脊肌萎缩,ALS,连枷腿综合征(FLS);HIV、脊髓灰质炎病毒和西尼罗河病毒。一些早期 ALS 极易误诊为多发性硬化,尤其是早期以下肢强直性肌无力为首发症状并不伴有明显肌萎缩。2003 年 6 月发现一例长期误诊为 MS 的 ALS 患者:女,33 岁,1998 年春天发病,初始右下肢无力,一年后左下肢无力,下蹲后不能起立,渐而瘫软在床,2001 年上半年右上肢无力,渐波及左上肢无力,吞咽呛咳,半年前始失音,时胸闷,神检失音,咽反射消失,舌肌菲薄,未见纤颤,下颌反射亢进,掌颏反射未引出,双上肢肌力Ⅲ-Ⅲ-Ⅲ-Ⅱ级(远端屈肌Ⅲ,远端屈肌Ⅱ),蚓状肌和骨间肌、大小鱼际肌均萎缩,波及前臂部分,右肱二反射(＋＋＋),左肱二反射(＋＋),双下肢肌力Ⅲ-Ⅲ-Ⅲ-Ⅱ(远端屈肌Ⅲ,远端屈肌Ⅰ⁺),双膝反射(＋＋＋＋),双踝反射(＋＋＋＋),双髌阵挛,双踝阵挛,双侧巴宾斯基征阳性,深浅感觉未发现异常,未见明显肌束震颤。2003 年 6 月 5 日肌电图示肱桡肌、胫前肌等广泛而散在纤颤和/或正尖波,MCV 和 SCV 正常范围内。

（二）上运动神经元

1. 颈胸髓　髓外压迫,可从下肢开始;髓内,可自上而下。颈胸髓外伤。

2. 脑干　出血及梗死。

3. 皮层　卒中:大脑前动脉前交通分支:对侧下肢远端瘫痪及皮层性感觉障碍;癌脑转移;炎症。一般下肢单瘫位于中央前回旁矢状内侧面,表现为病变对侧下肢瘫痪,以远端为明显,即小腿与足部瘫痪明显,与腓神经麻痹相类似,呈现足背屈扬趾、外展与旋前均不可能,足内翻并下垂等,称为假性腓神经麻痹。

七、双上肢无力的神经定位

（一）下运动神经元

1. 肌肉　面肩肱型肌营养不良;强直性肌营养不良;远端型肌病;特发性炎症。
2. NMJ　MG。
3. 周围神经　多发性神经病;多灶性运动神经病(不对称);CTS;中毒;遗传性压力易感性周围神经病(HNPP)。
4. 神经丛　糖尿病颈神经根神经丛病;双侧臂丛神经病。
5. 前根　C5 - T1 脊神经前支导致神经根型颈椎病。
6. 颈膨大脊髓　脊髓动脉供血不全或缺血,颈髓外伤,脊髓压迫(不对称),颈椎过伸过屈,椎管狭窄。
7. 前角细胞　进行性脊肌萎缩,ALS(肌无力以上肢远端为主),连枷臂综合征(肌无力萎缩主要位于上肢近端);HIV、脊髓灰质炎病毒和西尼罗河病毒。

（二）上运动神经元

1. 高位颈髓　脊髓内压迫,可从上肢开始,不对称;不完全布朗-塞卡综合征;脊髓前动脉供血区梗死。
2. 颅颈交界　颅颈交界畸形如 Chiari 畸形、短颈畸形(又称克利佩尔-费尔)。
3. 脑干　桶人综合征(MIBS):双上肢瘫痪如被限制桶中,头部和双下肢未受累,为起自基底动脉的脑桥支之短周支、长周支、旁正中支,位于锥体交叉处。
4. 皮层　双侧前中动脉皮质分水岭:分水岭脑梗死可见 MIBS。

八、双侧下肢无力的神经定位

（一）下运动神经元

1. 肌肉　肌炎如类固醇肌炎;肌病:遗传性远端肌病为足下垂如肌收缩蛋白病。
2. NMJ　重症肌无力;肌无力综合征。
3. 周围神经　多发性神经病;多灶性运动神经病可慢性远端加重的运动神经病和足下垂;远端遗传性运动神经病(dHMN)即 CMT;支配胫前肌的双侧坐骨神经损伤;跗管综合征。
4. 神经丛　腰骶神经丛如糖尿病腰骶神经根神经丛病。1999 年,笔者接诊 1 例酷似 MND 的纯运动型糖尿病性肌萎缩,病案:患者,女,45 岁,江苏吴江人,2 型糖尿病史 6 年,1998 年 12 月起感双下肢下蹲后不能很快站立,行走乏力,渐而上楼无力,进而不能行走,同时双上肢上举困难,但持物尚能,且有四肢肉跳感,近因发现肩胛瘦削和下肢变小就诊。神经系统检查发现四肢近端肌力均下降,三角肌、冈上下肌和股四头肌、臀大肌均萎缩,肌腱反射减弱甚至消失,未见感觉障碍,也未查及病理反射,可见肌束震颤,肌电图显示有纤颤电位,但未见巨大电位。
5. 前根　CIDP;AIDP;腰椎间盘中央突出致双侧神经根受压及脊髓蛛网膜炎。
6. 椎管　神经鞘瘤;脊柱血管瘤;椎管狭窄;硬脊膜动静脉瘘以胸腰段多见,缓慢起病,进行性上行性双下肢运动、感觉、大小便功能障碍等。
7. L2 以下腰骶髓即腰膨大(腰髓 1 - 骶髓 2)　脊髓动脉供血不全或缺血,脊髓外伤,脊髓压迫(不对称),急性脊髓炎;脊髓震荡:2002 年春天,笔者与某同事公干,一起坐在车后排,快到医院下桥时候,突然后面一车追尾,当时笔者觉得后背一阵冲击感,下车时,同事已双下肢无力,无法站立,小便失禁,即以甘露醇和地塞米松治疗,下午即恢复如常。

(1)前角细胞:SMA,ALS(肌无力以上肢远端为主);脊髓灰质炎病毒:追溯 MND 病史,有些人多年前曾患急性脊髓灰质炎,多年后出现 MND 症状,且多表现为进行性脊肌萎缩症样症状群,称为灰质炎后进行性肌萎缩(PPMA)。

(2)锥体束:① 原发侧索硬化(PLS):较少见,40 岁后起病,4 年内仅有上运动神经元受累而不出现下运动神经元受累,4 年内出现下运动神经元受累表现者诊断为以上运动神经元受累为主要表现的 ALS。笔者在 1998 年 9 月至 1999 年 8 月间对 56 例运动神经元病进行病因分析,发现 3 例有中毒因素存在,1 例原发性侧束硬化患者曾长期在煤制品厂劳动,而 2 例均接触过杀虫剂等农药(长期田间喷洒农药)。目前帕金森病的外源性毒素病因有相当多证据可以指证,运动神经元病是否与帕金森病发病有某些相似之处?尚不得而知,但总而言之,在运动神经元病的病因中外源性毒素不能排除;② 梅毒性截瘫:多以双下肢痉挛性无力起病,且进展非常缓慢,不伴感觉障碍,在早期极易误诊为原发性侧索硬化,直至晚期伴有膀胱功能障碍才指示可能为梅毒;③ 脊髓亚急性联合变性:脊髓侧束和后索改变,以脊髓侧束的运动障碍体征为主时,后索和周围神经所表现的深浅感觉障碍并不明显,其时极易误诊为 PLS。病案:刘某,女,45 岁,1999 年 2 月就诊,1997 年发现双下肢无力,感觉障碍不明显,当地诊为 PLS。检查昂伯试验阴性,但曼氏征阳性,测血维生素 B_{12} 浓度 59 pg/ml,最终诊断为 SCD,予甲钴胺治疗 1 个月后症状缓解,但肌无力如前。

(3)马尾和圆锥:表现相似,但马尾损害症状和体征单侧或不对称,下肢可下运动神经元瘫,括约肌障碍不明显。

(二)上运动神经元

1. 腰骶髓横贯性损害　进行性痉挛性截瘫;糖尿病假性脊髓痨;梅毒脊髓痨;脊髓亚急性联合变性;多发性骨髓瘤、肝性脊髓病罕见。

2. L1 以上脊髓　双下肢呈上运动神经瘫痪,病灶水平以下的全部感觉缺失,大、小便障碍,受损髓节支配的躯干部位常有神经根性痛或束带感。脊髓外压迫可从下肢开始,不对称;脊髓前动脉供血区梗死;胸/腰椎结核;椎管狭窄;痉挛性截瘫。

(1)髓内肿瘤:1999 年笔者接诊一患者,双下肢瘫痪 2 年余,一直按脑梗死治疗,定位于 T4,髓内,MRI 示 T2 - T3 占位,可惜已失去手术时机。

(2)脊髓炎。病案:涂某,男,14 岁,1998 年 11 月 12 日受凉,次日双下肢麻木,11 月 16 日上胸束带样,二便解不出,次日双下肢不能动。11 月 23 日入院,双下肢麻木无力伴二便滞留 10 日,检:上肢反射(+++),双下肢 4-4-4-5⁻双下肢肌张力增高,腱反射(+++),双侧夏达克征(+),双侧巴宾斯基征(+),腹壁和提睾反射消失,T4 以下深浅反射消失,下半身有汗,脊柱无叩击痛。定位 T4 以下髓内,急性脊髓炎,地塞米松 10 mg 静脉滴注 10 日好转。

3. 颅颈交界　畸形,肿瘤。

4. 大脑　皮质性截瘫即旁中央小叶性截瘫位于双侧旁中央小叶,表现为两下肢瘫痪,但多呈弛缓性,以远端明显,伴排尿及排便障碍,可有双下肢运动性癫痫发作;脑性瘫痪。

九、神经电生理定位

临床体格检查、电生理检查及影像学表现往往不一致,要综合分析,厘清责任病灶,电生理可以指导部分疾病手术治疗监护。

1. **肌电图** 首先区分神经源、肌源性损伤;其次确定创伤性、神经卡压损伤与神经失用以及肌肉萎缩;再次进一步确定部位,如桡神经细化定位;神经病理定位,如 CMT1 型和 2 型可确定髓鞘或轴突;发现亚临床病变;通过神经传导、肌电图电位、累及肢体,为 MND 诊断、分型和定位提供依据。

(1) F 波:F 波参数组合能补充神经根型颈椎病(CSR)电生理评价,与肌电图结合,提高确诊率,但 F 波无法定位特定颈椎水平。注意合并 CTS 的双重挤压综合征。

(2) H 反射:胫神经病、坐骨神经病、腰骶丛神经病可异常,还可能是 GBS 综合征早期唯一所见。H/M 比值是前角细胞兴奋性粗略评价指标,上运动神经元病变 H/M 比值通常会增高。

(3) 位移技术:决定 CTS 等手术切口,黄绥仁就直接标识手术部位。

(4) 运动神经传导阻滞(CB):在 MMN 非嵌压部位检测到,对多根神经由远端至近端分段测定,提高诊断敏感度。

(5) 分裂手现象:拇短展肌和第一骨间背侧肌更早出现肌萎缩无力且受累程度更重,而小指展肌相对保留,在神经电生理为拇短展肌/小指展肌 CMAP 波幅比和第一骨间肌/小指展肌 CMAP 波幅比明显降低,连枷臂综合征不存在 ALS 典型分裂手现象。

2. **重复神经电刺激(RNS)** RNS 诊断 NMJ 和运动神经、肌肉疾病等。MG 低频(<5 Hz)RNS 波幅递减,高频无递增;肌无力综合征(LEMS)高频 RNS(≥10 Hz)刺激波幅递增;肉毒中毒高频 RNS(20 Hz)显示 100% 波幅增高,低频 RNS 无明显递减;其他如 ALS 可能存在 NMJ 受累,肢体起病者较球部起病者 RNS 低频递减阳性率高。

甲状腺功能减退症患者 NMJ 损害的前瞻性神经电生理学研究:甲状腺功能减退症可并发神经肌肉接头损害,运用 RNS 检测,探查是否潜在 NMJ 损害。9 例甲状腺功能减退症,其中 3 例有高频 RNS 递减,低频 RNS 递减,阳性 2 例,可疑阳性 1 例;7 例亚临床甲状腺功能减退症,其中 2 例有高频 RNS 递减,低频 RNS 递减,阳性 1 例,可疑阳性 1 例。RNS 显示甲状腺功能减退症和亚临床甲状腺功能减退症有潜在神经肌肉接头损害。

3. **磁刺激运动诱发电位(MEP)**

(1) MEP 评估锥体束功能和中医疗效评估:上海市浦东新区中医医院中西医结合神经电生理室目前有 2 台肌电诱发电位仪和 2 台磁刺激器,2006 年拥有上海市第一台磁刺激器(MagPro - 100 型,MCF - B65 线圈),最早开展 rTMS 治疗和 MEP 等检查项目,并创建性地将神经电生理技术引入中医药诊疗领域,MEP 用于中风等中医诊疗评估。

脑梗死患者接受临床路径管理的住院患者主要治疗方法有:口服中药汤剂、口服中成药、静脉滴注中药注射液、针灸、推拿、中药熏洗、药浴、刮痧、拔罐以及 rTMS 治疗、康复训练等,并在临床上以改良 Rankin 量表主要疗效指标的评分,部分用磁刺激运动诱发电位进行治疗前后 MEP 中 CMCT 等分值比较,作为从神经电生理学表达角度研究中西医结合综合治疗方案对脑梗死患者运动功能恢复的影响。上运动神经元所致肢体肌无力定位于锥体束,MEP 是评估肢体运动功能工具。笔者曾运用针刺联合 rTMS 治疗 67 例脑梗死患者,简单随机化方法分成针刺组 32 例与针刺联合 rTMS 组 35 例,所有患者均接受西医基础治疗及针刺治疗,针刺联合 rTMS 组在此基础联合 rTMS 治疗,比较两组改良量表 Rankin 评分及中枢传导时间(CMCT)和中枢静息期(CSP)。治疗后,针刺组与针刺联合 rTMS 组的改良 Rankin 量表评分、CMCT、CSP 比较,两组差异均有统计学意义($P<0.05$),具体见下节。

(2) 锥体束评估中 MEP 的地位:临床存在普遍误区,肢体无力的评估除了量表就是影像学,后者其实不能完全反映功能损害,需要结合 MEP。笔者曾经发现临床上已经表现上运动神经元瘫痪的患者,责任病灶指向皮层,影像学包括 MRI 不显示异常,其时 MEP 却显示 CMCT 和 CSP 等异常。反之,也有肌无力而 MEP 正常者,需要考虑偏侧忽略等,不是一味归咎于锥体束,如一例突发瘫痪而运动潜伏期正常的大脑前动脉卒中所致肌无力,可能与锥体束无关。

(3) 重复磁刺激治疗(rTMS)展望:开展 rTMS 治疗脑梗死,通过评估 CMCT 和 CSP 等,发现 rTMS 治疗可能促进运动皮质神经重塑。导航经颅磁刺激在手运动功能皮质定位中的应用方法,有助于无创精准描计手运动功能区,以期指导手术规划,病变切除和神经重塑。

4. 神经肌炎　笔者两次进修肌电图,聆听黄绥仁教诲,深刻体会肌电图证实诊断神经肌炎的必要性。病案:王某,女,46 岁,1998 年 11 月入院,四肢无力一年半,讲话吞咽费力 5 个月,睁眼费力,无眼睑下垂,1997 年曾大小便难以控制,消瘦,无肌肉酸痛,晨轻暮重,休息可以缓解。检:鼓气吹哨不能,双舌抵颊无力,抬头肌力 2,双上肢 3^+-5-,双下肢 $3-5-$,双侧霍夫曼征(＋)。初诊断 MG,后修改为多发性肌炎,地塞米松无效。黄氏亲自做 EMG 呈神经源性与肌源性混合损害,被检肌纤颤正尖波,轻收缩多相波增多,NCV 正常,波幅衰减正常范围内,CPK2 504 U/L,LDH2 830 U/L,HBD252 U/L。环磷酰胺(CTX)0.2 g,每日 2 次,共 2 g,半个月后缓解,请张福林进行右腓肠神经和右三角肌活检:符合神经肌炎改变。停 CTX 后加硫唑嘌呤 50 mg,每日 2 次,泼尼松 40 mg,隔日 1 次。一个半月后双上肢 5-,双下肢 4,可独立行走。

十、中西医结合神经定位探索

1. 中医病位探索　不同病位的肌无力在中医表述各异,肢体肌无力中医视为痿病,眼睑下垂勉强以肉筋髓分别对应于脾、肝、肾,又何以面对四肢肌萎缩?如果以症候定位和辨证论治角度,四肢肌无力的病因病机与眼睑下垂有着巨大差异,但神经定位很明确。定性与辨证论治关系较大,但如低钾麻痹肌无力,急性期的辨证论治意义不大。

(1) 在肉——病位在脾,日久及肾:基本上肌源性,肌肉和 NMJ。脾主统血,在体合肉,脾胃为气血生化之源,机体全身肌肉均依赖于脾胃所运化的水谷精微来充养,使肌肉丰满。脾病而四肢无力,尊王文健学术思想,分脾虚不化,脾日久虚,四肢渐渐不得禀水谷之气;没有脾虚,仅脾不健运,乃气机升降失调。脾不健运证见四肢痿软无力,劳累后益甚,并兼见气短、声低、纳呆、便溏、面色萎黄、脉弱等症,分外感湿邪如皮肌炎,痰湿困脾,痰湿阻碍中焦气机升降,脾阳不振,脾主升清,脾虚则气陷,《金匮要略·痰饮咳嗽病脉证并治》曰"病痰饮水者,当以温药和之",附子理中汤、苓桂术甘汤等。脾虚不化,生化乏源,气血亏虚,筋脉失养,健脾升清,参苓白术散或补中益气汤主之,若剧之,中气不足,甚至大气下陷,证见气短、呼吸困难,张锡纯认为:"大气者,充满胸中,以司肺呼吸之气也……原以元气为根本,以水谷之气养料,以胸中之地为宅窟者也,夫均是气也,至胸中之气独为大气者,诚以其能撑持全身为诸气之纲领,包举肺外,司呼吸之枢机。"脾为生痰之源,肺为储痰之器,脾虚则生痰湿,肺虚则豁痰无权,致痰涎壅塞,气息不畅,以升陷汤、补中益气汤等。实际上,如 MG 甚至 MS 一类神经免疫疾病发病也可能与肠道有关,乃脾主运化功能的体现?

日久脾肾阳虚:脾气久虚则脾阳必虚,脾阳虚则不能温煦四末,脾主运化、布精微、化水湿、有赖命门之温煦,肾乃后天之本,藏精化液,有赖脾土之养,有唇亡齿寒之意,故脾肾阳虚。皮肌炎病案:罗某,女,63 岁,2020 年 5 月 2 日就诊,2012 年上举下蹲困难,咀嚼无力,呛咳,小便不能自控,苔白边齿痕,脉沉,EMG:PM,2020 年 4 月 10 日 CPK352 IU/L。脾虚湿盛,肾阳亏虚,拟健脾除湿,温补肾阳:土茯苓 30 g,茵陈 15 g,狗脊 15 g,淫羊藿 15 g,萆薢 15 g,炮附子 15 g,干姜 10 g,人参 15 g,茅术 10 g,仙鹤草 60 g,黄芪 50 g,白术 30 g,白芍 10 g,当归 10 g,茯苓 30 g。2020 年 7 月 20 日上方加益智仁 10 g,乌药 10 g,小便能自控,上举可,下蹲,咀嚼无力好转,呛咳消失,大便溏,四神丸加赤石脂 10 g,蜈蚣 1 条,2021 年 2 月 6 日已能自己步行 100 米。

(2) 在筋——病位在肝,肺(外感?):周围神经(末梢,神经干,神经丛),脊神经及前根。肝主疏泄主藏血,在体合筋,肝藏血,乃筋之宗,肝主疏泄方能肝藏血和调节血量;肝主筋,肝血充足,濡养筋目;肝血不足,则筋脉失养,肢麻拘急。《素问·痿论》曰:"肝气热,则胆泄口苦,筋膜干,筋膜干则筋急而挛,发为筋痿……筋痿者,生于肝,使内也。"肺热津伤,津液不布感受温热毒邪,高热不退,或病后余热燔灼,伤津耗气,皆令"肺热叶焦",不能布送津液以润泽五脏,遂成四肢肌肉筋脉失养,痿弱不用,如《素问·痿论》云"五脏因肺热叶焦,发为痿躄",如 GBS。损害周围神经的肌无力属弛缓性瘫痪即软瘫,《素问·生气通天论》曰:"湿热不攘,大筋软弱,小筋弛长,软短为拘,弛长为痿。"

不同疾病的病位不一样,软瘫硬瘫于定位即上下运动神经元之分,是否波及锥体束之别,此小筋可为周围神经和脊神经及前根之谓。

(3) 在髓——病位在肝肾:丹溪云:"大筋软短者,热伤血不能养筋,故为拘挛;小筋弛长者,湿伤筋不能束骨,故为痿弱。"此大筋可为锥体束,其神经纤维主要起源于大脑皮层运动中枢(即中央前回)的锥体细胞,支配四肢肌力所发出的下行运动传导束是皮质脊髓束,一侧的皮质脊髓束损伤,可以产生对侧肢体瘫痪,多为拘挛之硬瘫;华勒氏变性是神经元细胞体或近段轴突损伤,会造成其远端轴突、髓鞘继发性的变性。故无论病程长短,表现为上运动神经元损害的中枢运动神经包括脑干、丘脑和大脑,归于髓之损害。肾主骨,生髓。血瘀则血行不畅,筋脉失养,血虚不能养筋,肝阴肝血不足,精亏不能荣髓,故在髓宜补肝益肾为主,兼以活血祛瘀、益气养血。

2. 神经定位在针灸治疗中的运用 笔者从 2006 年开始针灸结合神经定位研究工作,如帕金森病结合以现代神经病理和神经定位为导向的额叶投射区为主的头皮针治疗,脑梗死以神经定位导向选穴。

(1) 双侧取穴治疗的理论依据:基于锥体束和脊髓丘脑束虽然大部分左右交叉,但是由于少部分的锥体前束和脊髓丘脑前束是同侧支配,故上运动神经元损害的均可能存在潜在的双侧损害,既往取穴左右交叉,结合一部分临床针刺选穴的原则。而手-口-足综合征一类同侧肌无力的责任病灶界定,也需要 MEP 互参,甚至一部分影像学不支持的卒中,需要临床定位识别和 MEP 证据。

(2) 四肢肌无力的针灸头皮针定位治疗:基于 rTMS 治疗的有效和理论基础,笔者创立了四肢肌无力的针灸头皮针定位治疗,是对传统取穴的补充。笔者在 2006—2010 年间 MEP 评估脑梗死患者运动功能研究中发现,随着上运动神经元支配的肌力恢复,其消失的 MEP 波会重新出现;随着肌力和运动功能的改善,脑梗死患者的皮层刺激点在不断地移位,可惜限于当时条件,无法标识刺激点,但笔者坚信,那是神经重塑在头皮上投影表达的神经电生理证据。

(3) 基于脊髓神经定位:指导脊髓源性肌无力的穴位萃取,这是脊髓纵向定位取穴的定位诊疗思路。另一方面,笔者曾在 20 世纪 90 年代运用脊髓电针治疗 1 例以腰膨大为主的 ALS 和 1 例 PLS,有短暂效果,这是针刺横向定位治疗的尝试,由于伦理和潜在风险,后未继续开展。

3. 针刺联合高频 rTMS 治疗脑梗死的临床疗效和神经电生理研究 脑梗死康复中,患肢运动功能恢复仍是核心问题,我们运用针刺联合 rTMS 治疗脑梗死运动功能障碍,以改良 Rankin 量表和 MEP 评估其疗效。

(1) 资料与方法:选择 2013 年 1 月至 2016 年 12 月 80 例脑梗死患者,分别测定治疗前、治疗后 12 周改良 Rankin 量表评分,部分患者评估 MEP(中枢传导时间和皮质静息期)。完成研究 67 例脑梗死患者采用简单随机化方法分成针刺组 32 例与针刺联合 rTMS 组 35 例。针刺组男 18 人,女 14 人;年龄 61.23 ± 9.62 岁;改良 Rankin 评分(3.5428 ± 0.8859)分;针刺联合 rTMS 组男 19 人,女 16 人;年龄(60.89 ± 12.29)岁;改良 Rankin 评分(3.344 ± 0.9370)分。两组基线资料比较差异均无统计学意义($P>0.05$)。

1) 诊断标准:脑梗死的中医诊断依据 2002 年卫生部发布的《中药新药治疗临床指导原则》,主症:偏瘫、神识昏蒙,言语謇涩或不语,偏身感觉异常,口舌歪斜。次症:头痛,眩晕,瞳神变化,饮水发呛,目偏不瞬,共济失调。1 个主症或 2 个次症,结合起病、诱因、先兆症状、年龄即可确诊;不具备上述条件,结合影象学检查结果亦可确诊。

2）纳入标准：符合1995年全国第四次脑血管病学术会议修订诊断标准，CT或MRI确诊；意识清楚，查体合作，无明显失语及严重认知障碍；既往无器质性疾病；年龄31~80岁；本次发病前改良Rankin量表≥2分；发病1个月以后。

3）排除标准：短暂性脑缺血发作或脑出血；合并心肝肾、造血系统等严重原发疾病，精神病患者；妊娠或哺乳期妇女；脑瘤、脑外伤、脑寄生虫；药物依赖；2周内用5-HT再摄取抑制剂；不愿或不能完成研究者，未按规定用药，无法判定疗效或资料不全等；严重自杀观念和行为；器质性精神障碍或精神活性物质和非成瘾物质所致抑郁者；药物过敏史。

4）治疗方法：所有入选病例均接受Stroke脑梗死药物治疗方案作为西医基本治疗方案。针灸组选取主穴：① 体针：百会、曲池、三阴交、太溪、血海、丰隆。患侧穴位。针具规格：0.35 mm×40 mm、0.35 mm×25 mm、0.35 mm×75 mm。操作：患者取仰卧位，百会斜刺入0.5寸，采用平补平泻法；三阴交直刺1.2寸，采用补法。太溪直刺0.5寸，采用补法；曲池和血海直刺1寸，采用平补平泻法；丰隆直刺1.2寸，采用泻法。补法为进针得气后，捻转角度小，用力轻，频率慢，操作时间短；泻法为进针得气后捻转角度大，用力重，频率快，操作时间长；平补平泻法介于两者之间。② 头针：对侧运动区、足运感区、语言区。针刺得气后留针30分钟，5~6分钟行针1次。每周2次，共治疗12周。

针灸联合rTMS组：针灸选取主穴和操作补泻法如上，加用rTMS治疗。经伦理委员会同意，征得患者及家属同意后加做rTMS治疗。患者端坐椅子上，全身放松，采用MagPro-100型磁刺激器，8字形线圈进行rTMS。刺激时固定头部，线圈紧贴头皮，与大脑半球相切。峰值刺激强度为4.2 T，脉冲宽度双相为280 us。通过在理想头皮位置单次刺激引起右侧第一骨间外侧肌运动来判断运动阈值，即以最低刺激强度定义即10次中至少5次引出峰-峰波幅超过50 μV 的运动诱发电位。经颅磁刺激组每序列1秒，共20个序列，刺激间隔60秒，刺激强度为90%运动阈值（Motor threshold，MT），频率20 Hz，刺激点连续刺激健侧大脑皮质位于左侧前额叶皮层背外侧（DLPFC），相当于右侧拇短展肌最大刺激点前5 cm旁开平面处，并与头皮相切。每周治疗2次，连续12周。

5）临床疗效：以反映脑梗死患者生活能力的改良Rankin量表为主要疗效指标，患者入组后，每间隔1个月随访1次，特殊情况随时随访，由训练有素的观察医生评价。研究观察终点时间为3个月。治疗前和治疗后3个月分别评定两组患者（由主治医师以上）改良Rankin量表，以改良Rankin量表评分和Rankin减分差值为临床疗效评价首要指标，Rankin减分差值＝治疗前Rankin评分数－治疗后Rankin评分数。以改良Rankin评分及得出减分差值比较临床疗效，评价神经功能缺损程度。

6）神经电生理评估：MEP检查方法：采用丹麦丹迪公司Keypoint肌电图/诱发电位仪和MagPro-100型磁刺激器，8字形线圈直径9 cm，磁刺激器最大输出磁场强度1.5 Tesla。将线圈放置于略偏一侧的头顶进行刺激，使其电流方向在刺激左右半球时分别呈顺钟向及逆钟向。采用盘状电极在刺激对侧第一骨间肌收集肌肉电活动，并以肌电/诱发电位仪进行记录。扫描延迟100 ms，扫描速度50 ms/d，分析时间400 ms，带通10~3 000 Hz，灵敏度1~2 mV。自磁刺激器50%最大强度开始刺激，以5%的强度递增或递减寻找阈强度，并在阈强度下适当调整线圈位置，使其能够产生最大MEP。受试者于检查时中等用力持续收缩其对侧第一骨间肌（FDI），然后以1.2倍阈刺激之强度进行刺激。选用MEP进行治疗前后比较中枢传导时间（CMCT）和中枢静息期（CSP）。CSP测定起自MEP，止于肌电活动再现，连续刺激并记录2~4次肌电反应，取其均值。若在400 ms内未见肌电活动恢复，则将扫描速度调整为100 ms/d，扫描时间900 ms，如900 ms之内仍未能见到肌电活动，则统一记为此值。12周后评定疗效。安全性评价以副反应量表（TESS）评定安全性。

统计学处理采用SPSS20.0统计软件数据处理。计量资料用均数±标准差（x̄±s）表示，组间比较采用

两独立样本 t 检验。$P < 0.05$ 为差异有统计学意义。

（2）结果：完成 67 例（3 例死亡，5 例拒复检，5 例失访），对照组 8 例退出，针刺联合 rTMS 组 5 例退出，不超过 20% 脱落率。针刺联合 rTMS 组 35 例，针刺对照组 32 例完成量表评分。部分患者治疗前测不到 MEP 波，针刺联合 rTMS 组 16 例与针刺组 12 例患者完成 MEP，比较两组治疗前后 CMCT 和 CSP。

两组 TESS 量表评分比较显示所有患者对 rTMS 耐受较好，没有癫痫发作。治疗组 3 例患者主诉短暂轻微头昏或（和）头痛，对照组 2 例有轻微头昏和思睡等不良反应，两组比较差异无统计学意义。故本研究方案无明显不良反应（表 7 - 6 - 1～表 7 - 6 - 3）。

表 7 - 6 - 1　两组治疗前后改良 Rankin 量表评分值和差值比较（$\bar{x} \pm s$）分

组　别	例数	治疗前	治疗后	差　值
针刺 rTM 组	35	3.542 8±0.885 9	2.085 7±1.197 3[1]	1.457 1±1.146 4
针刺组	32	3.344±0.937 0	2.562 5±0.877 6[1]	0.806 4±0.895 8
P		0.187 9	0.034 9	0.006 2

注：与本组治疗前比较，1）$P < 0.05$。

表 7 - 6 - 2　两组治疗前后 CMCT 值比较（$\bar{x} \pm s$）（ms）

分　组	例数	时　间	CMCT
治疗组	16	治疗前 治疗后	10.468 7±1.406 0 8.668 7±1.364 6[1]
对照组	12	治疗前 治疗后	10.833 3±1.658 7 9.700 0±1.307 3[1) 2)]

注：与本组治疗前比较，1）$P < 0.05$；与治疗组治疗后比较，2）$P < 0.05$。

表 7 - 6 - 3　两组治疗前后 CSP 比较（ms）

组　别	例数	时　间	CSP
治疗组	16	治疗前 治疗后	141.062 5±37.965 7 95.218 7±24.925 8[1]
对照组	12	治疗前 治疗后	146.308 3±46.877 4 119.583 3±25.959 6[1) 2)]

注：与本组治疗前比较，1）$P < 0.05$；与治疗组治疗后比较，2）$P < 0.05$。

十一、相关疾病的四肢肌无力定位诊疗

1. 神经卡压（尺神经、桡神经、正中神经、腓总神经）

（1）临床定位：根据损害部位不同，各段桡神经麻痹的临床表现各异，高位（腋）：完全瘫痪波及所有伸肌；肱骨中 1/3 即肱三头肌：除肱三头肌均瘫痪；肘骨下或前臂上 1/3：肱三头肌，肱桡肌，旋后肌和伸腕肌保存；前臂中 1/3 下：仅伸指不能；近腕关节：仅虎口区皮肤感觉消失，可以不治疗。尺神经和正中神

经麻痹也需分段定位诊疗。

（2）肌电图定位：常规 EMG；位移技术：黄绥仁凭此直接标记手术切口。

（3）临床和电生理定位指导神经卡压诊疗：我们设立鼠标手门诊，进行中西结合，内外兼治，针药并用，中医非药物疗法示范中心建设中西医结合"内外兼治"腕管综合征的临床研究 ZY-（2021—2023 年）-0204-14 进行中。

2. 重组组织型纤溶酶原激活剂静脉溶栓治疗急性缺血性脑卒中（AIS）后 24 小时内应用 l-3-n-丁基苯酞（NBP）的临床疗效　178 例 AIS 患者随机分为 NBP 组和对照组。前者在注射后 24 小时内注射 NBP。静脉注射 NBP8～10 日后，患者在进餐前或进餐期间改用 NBP 软胶囊。NBP 治疗持续 6 个月≥出院后 30 日。对照组在注射后 24 小时内未注射 NBP，8～10 日后未注射 NBP 胶囊。两组均在术后 24 小时复查 CT 或 MRI。计算 NIHSS 评分。在记录之前、24 小时和 90 日后，采用改良 Rankin 评分（mRS）0-2 的患者数量。计算后脑出血和血管再闭塞的患病率。结果两组患者治疗前性别、年龄、血压、血糖、脑梗死类型无差异。术后 24 小时 NIHSS 评分和 mRS 评分 0-2 的百分比在两组之间没有显著差异。与对照组相比，NBP 组的 NIHSS 评分在 90 日时显著改善，mRS 评分为 0-2 的患者数量显著增加。两组患者术后出血发生率无显著差异。NBP 组术后血管阻塞的发生率显著低于对照组。结论在术后 24 小时内使用 NBP 可以降低血管再闭塞的发生率，但不会增加脑出血的风险。

3. 重症肌无力

（1）西医学诊疗：西医学诊断 MG 已经从临床到免疫组化、神经电生理、影像，直至病理生理形成一个体系。中西医结合诊断和鉴别诊断上 MG 完全可以借鉴其西医学精华而为己用。尤其在近年突触前膜的研究成果，以及神经电生理新进展，为笔者所用，提升中西医结合 MG 诊断水平。MG 患者电生理检查诊断时应注意结合临床：MG 临床表现典型，乙酰胆碱受体抗体阳性者，无需行单纤维肌电图检查，即可诊断。早期患 MG 或眼肌型 MG 者，对低频 RNS 和乙酰胆碱受体抗体的敏感性及特异性不如新斯的明试验。少数 MG 患者新斯的明试验阴性，而低频 RNS 异常，临床表现又很轻者，不要急于诊断为 MG，应随访观察待确定。不能仅单凭单纤维肌电图异常诊断 MG，只能疑诊，虽然单纤维肌电图虽然敏感性较高，但其特异性差。有的 MG 其肌电图呈肌源性改变，但肌酶正常，用药物试验后肌电图的肌源性改变又得到恢复，仍应诊断为 MG。MG 患者脑电图检查也有异常改变，其脑脊液中还可检测出 MG 相关抗体。嗅觉受损或可与 MG 相关。MG 伴发/合并肌源性疾病，可以合并多发性肌炎/皮肌炎，我们发现数例 MG 合并干燥综合征，MG 伴发/合并其他免疫疾病，甲亢患者有 1％～5％发生 MG，MG 合并甲状腺功能亢进/甲状腺功能减退，伴发甲状腺功能亢进率为 1.8％～10.3％，两者可先后或同时发生，甲状腺功能亢进病程各期可见 MG。

（2）MG 中西医结合治疗：至于西药在治疗 MG 急性期具有确切的疗效，且起效较快，但有不同程度的副作用，对人体免疫系统有抑制作用，患者使用西药导致免疫力低下，容易出现感染。建议中西医结合治疗 MG 方法上应该实事求是，扬长避短。我们希望探索一种治疗方法，治愈 MG 没有明显副作用，同时可以将激素等药物完全撤除，至少几年无症状复发，达到临床治愈，而非病情缓解的目标。MG 中西医结合治疗应该分期分程度（根据评分，电生理指标等）急性期以激素为代表西药为主，激素撤药阶段中西医结合治疗，平稳主要使用中药治疗，但是注意评估结果大部分并不客观。关于 MG 辨证论治的思路与法则，基本思路是：脾肾同治。脾脏虚损为本：以补脾益气为主线，贯穿整个治疗过程之中。《内经》曰"脾气虚则四肢不用"。肌力虽为脾气属司，但脾气有赖肾气温煦，才能更好地发挥作用，肾主精，藏元真元阳之气，为生命之根。脾与肾相互信赖，相互影响，重症肌无力病情缠绵，经久难愈，久病则穷极于肾，故李东垣在《脾胃论》中说："脾病则下流乘肾，土克水则骨乏无力。"故 MG 治脾须兼补肾虚，可酌情选用狗脊、锁阳、杜仲、巴戟天、枸杞子、山茱萸等益肾之品。

注意,同样的肌无力,MG 以健脾为主,补脾益气为主线;LEMS 以运脾为主,半数 LEMS 与肿瘤相关,尤其小细胞肺癌,以肢体近端肌群无力和易疲劳为主,过度的补脾往往事倍功半,而且很难能扭转整个躯体状态,笔者在临床以运脾为主,深感反而能改善患者整体生活质量。

四气五味升降沉浮的运用:以补中益气汤为基本方,用药时重用黄芪,根据分型和疾病严重程度而定,可从 30～120 g 不等,旨在补气升阳,益卫固表,同时加用人参共奏补气之功,不用党参,人参、白术补气健脾,化生精微;当归补血活血;脾虚气陷,选用升麻、柴胡和葛根升阳举陷,黄芪、人参味甘也补气升阳,重用甘草,其有激素样作用。MG 日久必脾肾阳虚,何况除Ⅰ型外,皆为重症。

病案 1:周某,女,4 岁时不能走楼梯,2002 年其母背负从浙江湖州来诊。诊断 MG-Ⅱa 型。补中益气汤加附子 10～30 g,干姜 10 g,人参 10～30 g,黄芪 60 g,炙甘草 15～30 g,坚持服用后 1 年,撤除激素,生活如常。感冒后复发数次。2021 年 6 月复诊,已是浙江某大学大三学生。2022 年 9 月复诊时已经正常工作。

病案 2:张某,女,89 岁,MG-Ⅱb 型,9 次住院,5 次上呼吸机(Ⅲ型),7 年前撤下全部激素,辨证论治突破脾主四末的框架,进行以温阳补肾为主的纯中药治疗 19 年,维持正常生活。

(3)针刺治疗:针灸对 MG 治疗探索,同独取阳明思路,多选手足阳明经穴位,临床验之有效,但针刺缺乏必要的 EBM 证据支持,我们观察了灸法对重症肌无力治疗的效果。金子开等总结古医籍中针灸治疗多取单穴,《针灸逢源》初步形成多穴配伍处方,辨经、辨病、辨证取穴并举。早期辨经取穴为主,病之浅取荥穴、输穴、络穴等外治肢体,病之深取合穴、络穴、郄穴等内健脏腑;后世辨病、辨证论治取穴,针刺手足阳明经手三里和足三里等穴对 AChR 的 mRNA 表达起正向调节,临床实验研究证实"关"穴、"谷"穴及枢机之穴等有效。

4. 脑梗死 《内经》有偏枯、偏风、风痱等论述,病位在脑,气虚为本,瘀血、痰浊为标,气虚、痰瘀互结为脑梗死主要病机特征之一。我们运用针刺联合 rTMS 治疗脑梗死运动功能障碍,在 DLPFC 的 rTMS 治疗对脑梗死患者运动症状改善明显。rTMS 治疗无痛、不需麻醉、较少风险和不良反应,可能是脑梗死运动功能新的安全有效治疗方法。研究表明 rTMS 治疗对左半球和多灶梗死者改善较明显,评分提示左半球和单灶梗死者康复效果可能较好,可能与左半球 5-HT 能神经较右半球占优势有关。从神经电生理学表达角度研究中西医结合综合治疗方案对脑梗死患者运动功能的影响,针刺联合 rTMS 组治疗后 CMCT 和 CSP 均有缩短,故两组对 CMCT 和 CSP 均有改善作用。故推论针刺联合 rTMS 能改善脑梗死患者运动功能,其恢复程度明显高于单用针刺组。MEP 能较客观反映运动传导系统的功能状况,其安全、易操作,正广泛应用于评价下行性神经传导通路的功能状态,MEP 可以在一定程度上预示肢体运动功能最终恢复程度,其中 CMCT 与预后关系尤为密切。卒中后运动障碍主要是皮质运动神经元缺失,神经环路破坏所造成。近年动物实验却发现,脑损伤后还普遍存在功能性神经传导延迟,尤易出现在半影区或功能代偿相关区,可以是神经干的,也可以是突触性的传导延迟,可以在传出、传入或中间神经元上发生,是造成临床运动功能障碍程度与损伤部位与面积不一致性的重要原因。

rTMS 技术可研究皮层可塑性,皮层可塑性是指大脑对重复刺激产生反应的一种方式,可能是突触或细胞水平改变结果。大脑皮层可塑性变化可通过 MEP 表达,还可以直接对疾病或病态皮层的兴奋性、皮层不同区域间联系以及认知功能进行研究。CSP 是指持续收缩的骨骼肌在接受各种来源的外源性刺激之后肌肉电活动的短暂停止或减弱。电刺激支配靶肌肉的混合周围神经或相应节段的感觉神经或皮神经,机械刺激使靶肌肉迅速去负荷均可诱导肌电静息期的产生。多数学者认为 CSP 主要与皮层内抑制性中间神经元的活动有关。当中枢神经系统特别是大脑半球发生病变时,可能造成大脑皮层内原有的兴奋与抑制活动失去平衡,表现出 CSP 异常。本研究证实脑梗死偏瘫侧 CSP 时限延长,健侧肢体无明显影响。还发现一些运动障碍接近恢复的脑梗死患者,尽管临床检查运动功能已接近正常,CMCT 及 MEP 亦可在正常范围之内,其轻瘫侧 CSP 时限仍较正常人及健侧肢体明显延长,说明即使患者临床已恢复,中枢神经系统仍然存在潜在运动兴奋与抑制功能失调,故 CSP 是判断运动功能更客观的指标。

针刺可以提高脑梗死患者肢体运动功能,这可能与针刺改善中枢运动传导功能作用密切关系,可能通过促进 5-HT 神经能纤维传导,上调与运动兴奋有关的 5HT 受体和 β-肾上腺素受体水平,刺激运动功能,建立新的突触联系,易化感觉运动突触,增加脊髓运动神经元兴奋性。运用针刺联合 rTMS 治疗脑梗死,运用改良 Rankin 评分量表、MEP 中 CMCT 和 CSP 等指标进行评估,希望通过探究中医药治疗脑梗死运动功能障碍方面的机制,揭示中医药潜在神经可塑性之内在机制,为今后有关临床分型和动物实验提供依据。针刺联合 rTMS 治疗方案改善中枢运动传导功能,恢复程度明显高于针刺组,在临床神经量表及神经电生理中均有体现,但其相互间的关系尚不明确。

笔者在固本解郁法治疗脑梗死后抑郁症的神经电生理学研究部分中,治疗后 1/2 组 CMCT/CSP 均缩短($P<0.001$),治疗前后 1/2 组 CMCT($P=0.110$)和 CSP($P=0.062$)。2 组与 1 组 CMCT($P=0.017$)和 CSP($P=0.000$),显著差异($P<0.05$),以 CSP 为著。中药有效治疗 PSD,神经电生理显示治疗后 CMCT 和 CSP 均缩短($P<0.001$),提示中药可能促进脑梗死患者运动功能。

病案:杨某,男,65 岁,2007 年 3 月 2 日初诊。主诉:左上下肢无力伴健忘 2 个月。有糖尿病史,2 个月前左上下肢无力麻木,伴健忘,想死,哭泣,自言自语,苔薄质红,脉细弦。头颅 CT 示左侧基底节及半卵圆区梗死。中医诊断:中风,郁病;西医诊断:卒中后抑郁。辨证:肝郁气滞、心脾两虚;治法:疏肝理气,补益心脾,养血安神。固本解郁法合舍曲林治疗,固本解郁法(越鞠丸加归脾汤化裁):党参 30 g,炙黄芪 60 g,酸枣仁 10 g,茯神 15 g,当归 20 g,柴胡 10 g,香附 10 g,苍术 10 g,木香 10 g,川芎 10 g,石菖蒲 20 g,神曲 10 g,栀子 10 g,甘草 10 g。以下是治疗前后的 MEP 对照,以及 1 年后的随访检测,CMCT 及 CSP 指标均明显好转,运动功能均明显改善。MEP 之 CMCT/CSP,治疗前为(8.3/162.6 ms),4 个月后为(6.2/120.4 ms),对照 1 年后(5.4/87.9 ms),随访检测临床运动功能均明显改善(图 7-6-1,见彩图)。

5. 慢性炎性脱髓鞘性多发性神经根神经病(CIDP)　起病隐袭,多无前驱因素,多数同时存在运动和感觉障碍,对称分布肢体远端及近端无力,自远端向近端发展,躯干肌、呼吸肌及脑神经受累少见,肌萎缩较轻,部分患者可较严重,腱反射减弱或消失。运动神经传导速度明显减慢,感觉神经动作电位常缺如或波幅减低,肌电图常显示肌纤维颤动或受损肌肉失神经支配。以下为误诊为肌萎缩侧索硬化症一年之久的 CIDP,病案:患者,男,55 岁,2004 年春天发病,2005 年 10 月就诊。神经系统检查:失音,咽反射消失,舌肌菲薄,未见纤颤,下颌反射亢进,掌颏反射未引出,双上肢肌力Ⅲ-Ⅲ-Ⅲ-Ⅱ级(远端屈肌Ⅲ,远端屈肌Ⅱ),蚓状肌和骨间肌、大小鱼际肌均萎缩,波及前臂部分,右肱二反射(+++),左肱二反射(++),双下肢肌力Ⅲ-Ⅲ-Ⅲ-Ⅱ(远端屈肌Ⅲ,远端屈肌Ⅰ+),双膝反射(++++),双踝反射(++++),双髌阵挛,双踝阵挛,双侧巴宾斯基征阳性,深浅感觉未发现异常,未见明显肌束震颤。肌电图示肱桡肌、胫前肌等广泛而散在纤颤和/或正尖波,MCV 和 SCV 在正常范围内。给以温针+健脾补肾中药明显缓解。

6. 多灶性运动神经病(MMN)　以多灶性、肢体远端为主的非对称性肢体无力为特征,上肢重于下肢,2/3 有肌肉痉挛、束颤,电生理特点运动神经出现持续性 CB,在无异常时限离散(TD)或仅有局灶 TD 的情况下,运动神经纤维受刺激后近端相对于远端的复合肌肉动作电位(CMAP)的波幅降低和(或)面积减少。预后良好,进展很慢,有达数十年而保持功能者,目前尚无多灶性运动神经病致死的报道。MMN 可治且有效,这是与 MND 最大不同之处,虽然激素和血浆交换疗法几乎无效,但大剂量静脉滴注免疫球蛋白和/或环磷酰胺却显示有较好疗效,电生理特征性的传导阻滞亦可有好转。

病案 1:患者,男,54 岁,1998 年 1 月 1 日就诊。四肢进行性无力 8 个月,四肢变细小,无麻木酸痛。神经系统体检所见:抬头肌力Ⅳ+级,四肢近端肌力Ⅳ-Ⅴ级,远端Ⅱ-Ⅲ级,且左侧重于右侧,四肢肌肉均可见萎缩,左侧更著,右肱二头肌腱反射(+),余均为(-),双侧霍夫曼征(-),双巴宾斯基征(-),可见肌束颤动,深浅感觉未见异常。肌电图可见 CB,运动神经活检示轻度脱髓鞘改变。考虑 MMN,予大剂量静脉滴注免疫球蛋有后症状明显好转,但未复查肌电图。

病案 2:患者,女,22 岁,1999 年 1 月就诊。四肢进行性无力半年,肌电图可见 CB,运动神经活检未做,考虑 MMN,予大剂量静脉滴注免疫球蛋白后症状明显好转,但未复查肌电图。

7. 运动神经元病　ALS 首发症状可四肢无力、肌束颤动、肌肉萎缩和挛缩等,肢体起病型 ALS 以上肢或下肢无力首先出现,上、下运动神经元受累体征,占总数 70%。MND 起病隐匿,首发症状常为单个肢体无力,有时与脊髓型颈椎病(CSM)临床表现极为相似,以将 CSM 误诊为 MND 居多,笔者于 1990—2001 年间发现临床上两个独立疾病可以并存,共 13 例 MND 与 CSM 合病:男性 7 例,女性 6 例;年龄 41~70 岁,平均为 51.7 岁,其中 50 岁以下为 5 例,50~60 岁 2 例,60 岁以上 6 例;病程为 1 年 2 个月至 3 年,平均 20.6 个月;ALS11 例,其中伴真性延髓麻痹 7 例,SMA2 例。全部患者均有颈髓压迫症状和体征,均符合相应节段颈髓 MRI 表现,其中 3 例曾做颈椎间盘摘除术。

ALS 诊断取决于没有感觉障碍的进行性肌无力病史,还有上下运动功能障碍的神经系统体检结果,肌电图和基因测试可以支持诊断。MND 选择运动系统为主要侵犯对象,毫无疑问,脊髓前角细胞是 MND 最易累及也是最多波及部位,经典的观点是除括约肌和眼外肌以外,MND 可累及所有横纹肌,但我们仍可观察到一部分患者波及括约肌和眼外肌。

笔者参加潘卫东领衔的上海 12 家医院横断面、多中心临床流行病学调查,重点调查中西医结合方法使用的类型和频率,并确定了中西医结合方法的使用是否与患者人群、社会学或疾病特异性特征相关。258 名 ALS 患者中 231 名(89.5%)符合研究条件,231 名患者中 229 名(99%)至少使用一种中西医结合方法治疗 ALS,维生素和中药煎剂、中药复方、按摩疗法和针灸是最常用 5 种疗法。教育水平、收入和中西医结合方法使用之间有密切联系。使用中西医结合方法的主要原因是无力、疲劳、肌肉萎缩和 ALS 的进展。

8. 先天性脊髓血管畸形　病案:龚某,男,21 岁,2021 年 7 月 12 日就诊,右下肢无力 2 年余加重 2 月入院。2019 年 12 月 19 日腰椎磁共振平扫示下胸段脊髓背侧血管增多迂曲伴脊髓信号异常,考虑血管畸形可能。神经电生理示:右腓总、胫运动神经传导速度稍减慢,左右腓浅感觉神经传导速度减慢。神经外科不建议手术治疗。神经系统检查:神清,精神一般,颈软无亢,眼震(一)。右下肢肌力 5 - 5 - 5 - 3,余肢力 5 - 5 - 5 - 5,右下肢肌张力增高,余肌张力正常,右膝反射(＋＋＋＋),右肱二头肌反射(＋＋＋),右桡骨膜反射(＋＋＋),双侧掌颌反射(一)、右侧霍夫曼征(＋)、双侧巴宾斯基征(＋),右下肢皮肤针刺觉敏感、位置觉、图形觉(一),右侧振动觉减退。踝阵挛,髌阵挛,右指鼻试验不准。龙贝格征、曼氏征无法配合。定位不限于胸髓,故再做颈段脊柱和椎间盘 MRI 平扫:颈 3 - 4、颈 4 - 5、颈 5 - 6 椎间盘膨隆,颈髓信号不均,内见多发迂曲低信号影。舌暗,苔薄白,脉细。中医诊断:脊痹-气滞血瘀证;诊断先天性脊髓血管畸形。治疗予静脉滴注地塞米松针,甘露醇减轻神经根水肿压迫,口服巴氯芬片松弛肌肉,甲钴胺片营养神经;治以活血化瘀、通经活络,予桃红饮加减:桃仁 9 g,红花 9 g,当归 9 g,川芎 9 g,威灵仙 9 g,甘草 3 g,予头皮针顶颞前斜线、顶中线、顶旁 1 线,体针取穴:百会、四神聪、承浆、上廉泉、右侧肩髃、臂臑、曲泽、尺泽、手三里、内关、合谷、阴市、血海、阴陵泉、丰隆、悬钟、太溪、照海,治以通经活络,症状无改善出院。

9. 吉兰-巴雷综合征　病案:杨某,女,48 岁,2016 年 6 月 23 日就诊,双下肢无力 4 日伴四肢麻木 2 日入院,腰椎间盘突出史 10 余年,平日有腰痛不适,3 月 16 日前往东方医院查腰椎 MRI 腰椎退行性改变,腰 1/2,腰 2/3,腰 3/4,腰 5/骶 1 椎间盘变性,膨出,腰 4/5 椎间盘变性,左后突出,相应椎管前后径变窄。1 周前门诊针灸治疗,腰痛情况无明显好转。双下肢数年来常浮肿,近日浮肿突然消失,4 日前无明显诱因下突然双下肢无力,2 日来双膝关节及双腕关节皮肤麻木,如针刺。来院就诊,拟"周期性麻痹? 脊髓炎?"收治入院。查体:神清,精神一般,眼震(一),上眼睑稍下垂(两上睑浮肿),左眼裂稍小,无复视,眼球运动好,鼻唇沟对称。闭目皱眉皱额好,咀嚼肌好,开口下颌不偏,听力正常,伸舌不偏,抬头肌(＋＋＋＋),四肢无肌肉萎缩,肌张力偏低,上肢肌力(＋＋＋＋),下肢(＋＋),四肢反射迟钝,霍夫曼征(一),巴宾斯基征

（一），查多克征（一），龙贝格征（一），四肢肌肉无压痛，脊柱直，腰部压叩痛（皮肤有拔火罐痕迹）。舌略红苔薄脉弦。

6 月 27 日查四肢肌电图示：MCV 所查神经运动传导速度减慢，神经电位波幅降低。SCV 双侧腓浅神经 SCV 各参数均正常，双侧正中神经感觉传导速度减慢。考虑吉兰-巴雷综合征可能，中医诊断：痿病-肝肾阴虚证。家属不愿腰穿，暂不行丙种球蛋白治疗，予以注射甲泼尼龙琥珀酸钠，四诊合参，证属肝肾阴虚，治宜滋养肝肾，方取大补元煎。

6 月 30 日自觉双下肢肌力较前有所好转，左下肢缓解明显，可自行缓慢扶床行走，但肢体麻木情况仍有。查体：双上肢肌力 5-5-5-4，左下肢肌力 5-5-4-4，右下肢肌力 5-5-5-4，四肢肌张力正常。7 月 19 日患者肢体乏力基本好转，麻木不适较前有所缓解。查体：神清，精神尚可，双上肢肌力 5-5-5-5，左下肢肌力 5-5-5-5，右下肢肌力 5-5-5-4，四肢肌张力正常。故予出院。

10. 癫痫发作后的托德瘫痪　不必治疗。

11. 颅内静脉窦血栓　一般下肢重于上肢，如此例，先有下肢无力（步态不稳），继之波及上肢。病案：杜某，男，18 岁，1999 年 7 月 17 日晨起头痛呕吐，步态不稳 11 日，左侧肢体无力 2 日入院，伴阵发性抽搐，神经系统检查：神清，颅神经（一），左侧上下肢肌张力增高，左侧下肢肌力 4⁻，右上肢 5⁻，腱反射亢进，左侧查多克征（＋），感觉（一），共济（一），王恭宪读片 MRI 示上矢状窦、横窦、直窦内血栓形成伴脑水肿。

参 考 文 献

[1] Feil K, Boettcher N, Lezius F, et al. Clinical evaluation of the bed cycling test[J]. Brain and behavior, 2016(4)：86.

[2] Weiler J, Gribble P L, Pruszynski J A. Spinal stretch reflexes support efficient hand control[J]. Nature Neuroscience, 2019, 22(4)：529-533.

[3] 郑蓉, 张丹. 桥本甲状腺炎的诊断进展[J]. 中华临床医师杂志(电子版), 2013(4)：1687-1689.

[4] 刘乾坤, 王丞东, 蔡定芳. POEMS综合征(附7例临床分析)[J]. 中风与神经疾病杂志, 2003(20)：81-82.

[5] 王丞东, 蔡定芳, 徐桂芝. 老年运动神经元病的临床特点[J]. 实用老年医学, 2000, 14(4)：220-221.

[6] 冯新红, 王也, 武剑. 结区脑梗死致假性尺神经麻痹一例[J]. 中国脑血管病杂志, 2018, 15(3)：43-44.

[7] 王中秋, 周述岭, 秦志宏, 等. 脊髓栓系综合症的CT、MRI研究[J]. 临床放射学杂志, 2000, 19(4)：218-220.

[8] 张海波, 刘亚玲, 李振飞, 等. 桶人综合征的鉴别诊断[J]. 卒中与神经疾病, 2019, 26(5)：646-648.

[9] Harada Y, Zuchner S L, Herrmann D N, et al. Clinical reasoning: a case of bilateral foot drop in a 74-year-old man[J]. Neurology, 2020, 94(9)：405-409.

[10] Zalewski Nicholas L, Rabinstein Alejandro A, Brinjikji Waleed, et al. Unique gadolinium enhancement pattern in spinal dural arteriovenous fistulas[J]. JAMA Neurol, 2018(75)：1542-1545.

[11] Ciarlariello V B, Fujino M, Almeida M, et al. Teaching video neuro images: hepatic myelopathy[J]. Neurology, 2019, 93(3)：e320-e321.

[12] Byung-Nam Y, Hye C S, Joung-Ho R, et al. Comparison between flail arm syndrome and upper limb onset amyotrophic lateral sclerosis: clinical features and electromyographic findings[J]. Experimental Neurobiology, 2014, 23(3)：253-257.

[13] 王丞东, 邬渊敏, 沈丽萍, 等. 针刺联合高频重复经颅磁刺激治疗脑梗死的临床疗效和神经电生理研究[J]. 中西医结合心脑血管病杂志, 2019, 17(10)：29-32.

[14] Michael G. Hennerici, Michael Daffertshofer, Louis R. Caplan 等. 卒中病例研究：常见和罕见表现[M]. 李海峰, 赵洪芹主译. 北京：人民卫生出版社, 2010.

[15] 张恺, 林雨, 李帅, 等. 导航经颅磁刺激技术对手运动功能区的定位研究[J]. 中华实验外科杂志, 2017, 34(8)：1281-1284.

[16] 凌丽, 江新梅, 汪森, 等. 神经肌炎——一种新型的炎性肌病？[J]. 中国神经精神疾病杂志, 2008, 34(10)：629-631.

[17] Henry J M, Barnett J P, Bennett M, et al. 卒中病理生理、诊断及其治疗[M]. 高旭光译. 沈阳：辽宁科学技术出版

社，2001.

[18] A M W，B Y F，A Y Y，et al. Use of l－3－n－Butylphthalide within 24 h after intravenous thrombolysis for acute cerebral infarction[J]. Complementary Therapies in Medicine，2020，52. DOI：10.1016/j. ctim.2020.102442.

[19] 金子开,高兵,张利达,等. 基于古医籍探讨针灸治疗全身型重症肌无力诊疗思路[J]. 中国针灸,2021,41(7)：819 - 822.

[20] 吴秀玲,邹倩,蔡定均,等. 针刺促进脑卒中急性期神经功能康复临床观察[J]. 中国针灸,2002,22(11)：726 - 728.

[21] 王丛东. 上海市浦东新区医学科研项目固本解郁法治疗脑梗死后抑郁症临床研究(PW2005A - 28).

[22] 樊东升,陈璐. 运动神经元病的诊断和分类[J]. 中华神经科杂志,2019,52(12)：1065 - 1067.

[23] 王丛东. 运动神经元病并发脊髓型颈椎病 13 例分析[J]. 中国实用内科杂志,2002,22(10)：611 - 612.

[24] Oskarsson B, Gendron T F, Staff N P. Amyotrophic lateral sclerosis：an update for 2018[J]. Mayo Clin Proc, 2018, 93(11)：1617 - 1628.

[25] Pan W, Chen X, Bao J, et al. The use of integrative therapies in patients with amyotrophic lateral sclerosis in Shanghai, China[J]. Evidence-Based Complementary and Alternative Medicine, 2013, (2013 - 12 - 2)：613596, 6.

第七节 四 肢 萎 缩

一、概述

肌肉萎缩(myatrophy)是指横纹肌营养障碍,肌肉纤维变细或消失等导致的肌肉体积缩小。四肢远端或近端,上肢或下肢,抑或一侧肌萎缩,其涵义均不一样,神经定位也大相径庭。

提及肌萎缩和肌无力,反射绕不过去,反射弧包括：感受器、传入神经元、中枢神经、传出神经元及效应器。生理反射分为浅反射和深反射。浅反射感受器位于皮肤、黏膜等表浅组织;深反射包括(肌)腱反射和骨膜反射,感受器位于深部的肌腱和骨膜等。反射弧中任何部位有病变时可使相应的生理反射减弱或消失。浅反射对肢体定位意义不大,比如深反射有价值,肱二头肌反射的反射弧中枢在 C5 - C6,肱三头肌反射是 C7 - C8,桡骨膜反射为 C5 - C8。膝反射 L2 - L4,踝反射在 S1 - S2。深反射由初级的脊髓反射弧完成,受锥体束抑制,当脊髓反射弧某一环节受损时,相应的深反射减弱或消失,见于周围神经、脊髓灰质,而锥体束病变时,解除了对脊髓反射弧的抑制,深反射亢进。阵挛是腱反射极度亢进,如髌阵挛和踝阵挛。

肌萎缩分神经源性、肌源性、废用性和其他原因性肌萎缩。神经源性肌萎缩常见原因为废用、营养障碍、缺血和中毒等。分裂手现象不局限于 ALS,常染色体显性遗传远端脊肌萎缩症、脊髓小脑性共济失调 3 型等均存在,其神经元丢失现象起源于脊髓运动神经元,而非皮质。

二、定向诊断

1. 肌少症　即肌肉减少症：与增龄相关全身进行性广泛性骨骼肌肌量和肌力减少,原发性与增龄、衰老有关,继发性与长期不活动或活动减少、慢性疾病如内分泌疾病、炎症、晚期器官衰竭、恶性肿瘤及长期营养不良有关。

2. 药物反应　类固醇肌病。

3. 内分泌性肌病　糖尿病性肌萎缩;甲亢性肌病有急性甲亢性肌病、慢性甲亢性肌病、甲亢伴周期性麻痹、甲亢伴重症肌无力;糖尿病性肌萎缩侧索硬化综合征多见于上肢远端对称肌萎缩,明显全身"肉跳"及腱反射亢进,进展十分缓慢但肌萎缩仍较轻。

4. 风湿　多发性肌炎;类风湿;干燥综合征。

5. 肿瘤科　癌性肌无力综合征。

6. 外伤　颈部外伤多由自上而下的外力牵拉所致。

7. 废用性肌萎缩

三、神经定位

从最低位的肌肉到最高位的皮层进行神经定位的思考。

（一）肌源性肌萎缩

1. 肌肉　进行性肌营养不良症包括假肥大型肌营养不良症中 Duchenne 型肌营养不良症和 Becker 型肌营养不良症，面肩肱型肌营养不良症，肢带型肌营养不良症，埃默里-德赖弗斯（Emery-Dreifuss）肌营养不良症，先天性肌营养不良症，远端型肌营养不良症；多发性肌炎与皮肌炎：对称性四肢近端、颈肌、咽部肌肉无力、肌肉压痛；包涵体肌炎；危重病性肌病。

2. NMJ　重症肌无力肌萎缩型；兰伯特-伊顿综合征。

（二）神经源性肌萎缩

下运动神经元包括周围神经、神经丛、前根、前角。

1. 自主神经　交感神经营养作用减弱可致交感性肌营养不良。

2. 周围神经　广义包括神经根、神经丛、神经干和末梢神经。

（1）周围神经卡压：CTS 呈猿手，尺神经麻痹为爪形手，桡神经麻痹垂腕，腓总神经麻痹伴足下垂；胫神经麻痹呈爪形足。

（2）周围神经病。

（3）多灶性运动神经病（MMN）。病案：患者，男，54 岁，1998 年 9 月 23 日就诊，8 个月前进行性加重四肢无力，神经系统检查：肌肉萎缩，近端远端均有包括肩带、前臂、蚓状肌、下肢臀部，抬头肌 4 级，上肢重于下肢，左重于右 4 - 4 - 3 - 3，巴氏（－）肌张力可，无感觉障碍。EMG 示 CB，慢性脱髓鞘改变。

（4）慢性炎症脱髓鞘多神经病（CIDP）：四肢对称性的下运动神经元性瘫痪，与肌无力相一致。

（5）遗传性运动感觉神经病（CMT）：HMSN-1 远端为主，少数从手部开始。笔者在 1997—2002 年收集 12 例 CMT，其中 1 例酷似 MND，曾误诊 3 年。一部分 SMA 患者发展缓慢，极难与 CMT 相鉴别。典型 CMT 患者小腿明显萎缩呈"鹤腿样"。

（6）多发性硬化：合并周围神经损害者可见肌肉萎缩，少见。

3. 神经丛

（1）臂丛神经。

1）Naffziger 综合征：又称前斜角肌综合征：自肩部向上肢放射的疼痛、感觉异常、肌力降低以及上肢的血循环障碍，肌无力和肌萎缩，手部小肌肉为多，Adosn 试验、紧肩试验及肩外转试验阳性。

2）臂丛神经炎：即神经痛性肌萎缩，肩部和上臂疼痛、肩带肌肉无力和萎缩，可见三角肌萎缩，且有肩部感觉障碍。

3）臂丛上部麻痹：分娩时头臂牵引致臂神经丛麻痹较多。多因外伤、颈椎病等致第五和第六颈神经根损伤，上肢前臂呈伸展状下垂，肩及上臂肌肉萎缩，感觉障碍分布于三角肌、前臂桡侧及拇指的外侧半。

4）胸廓出口综合征：少数表现为尺侧神经支配的前臂和手的内侧、第 5 手指和第 4 手指侧面的小鱼际肌及掌间肌萎缩。

（2）腰骶神经丛病：糖尿病所致。

4. 神经根

（1）颈椎病：颈、肩、臂部沉重感，麻木与疼痛，逐渐颈神经支配区域肌肉麻痹、萎缩。Duchene-Erb 综合征又称上颈神经根综合征。

（2）C8 神经根：环指及小指尺侧麻木感，疼痛不明显，手内在肌肌力减退。

（3）C4 - C6 神经根：尺神经支配区的功能障碍，可能为继发性前斜角肌痉挛所致。

（4）颈肋和前斜角肌综合征：臂丛下干受压如上肢内侧麻木，小鱼际肌和骨间肌萎缩，因锁骨下动脉常同时受压，故患肢苍白、发凉，桡动脉搏动减弱或消失。Adson 试验（头转向患侧，深吸气后暂时憋气，桡动脉搏动减弱或消失）阳性。骨科和手外科中神经卡压常见，与 MND 尤 SMA 和 ALS 相混淆，颈肋最易与 SMA 混淆。

（5）颈部多发性神经根炎：前驱感染病史，累及多个神经根，不仅为臂丛上部综合征，还可臂丛下部综合征和臂丛中部综合征，表现为手指屈曲、背伸功能障碍和肌萎缩，上臂、前臂及手尺侧缘感觉障碍等。

（6）吉兰-巴雷综合征（GBS）。

（7）腰椎神经根：坐骨神经性；腓总神经。

（8）马尾综合征。

5. 脊髓　脊髓前角细胞为下运动神经元，波及骨间肌和鱼际肌萎缩，常以手部小肌肉无力和肌肉逐渐萎缩起病，可波及一侧或双侧，或从一侧开始以后再波及对侧，肌萎缩向上扩延，逐渐侵犯前臂、上臂及肩带，因大小鱼际肌萎缩而手掌平坦，骨间肌等萎缩而呈爪状手。

（1）脊髓压迫症：经常双手无力肌萎缩合并麻木，C3 - C7 椎间盘明显突出，时有颈椎管狭窄，压迫神经根明显，外科手术前查肌电图发现有前角的损害，再来神内科仔细查体发现下肢也有肌无力和肌萎缩及病理症，其时 MND 浮出水面。注意这个部位可能有 MND 和颈椎病共病。

（2）运动神经元病。

1）ALS：隐袭起病，缓慢加重的上下运动神经性瘫痪、肌束颤动和肌肉萎缩，腱反射亢进和病理反射，多无感觉障碍，最常见手部小肌萎缩与无力，逐渐扩展到躯干及颈部。ALS 常优先累及手内肌的大鱼际肌肌群包括拇短展肌（APB）和第一骨间肌（FDI），而包括小指展肌（ADM）在内的小鱼际肌群则相对豁免，此手内肌分裂萎缩模式为分裂手。

2）SMA：进行性远端型脊肌萎缩症的肌萎缩和肌无力以及病程经过类似 CMT 病，但感觉功能不受累，EMG 显示为前角损害。一般肌萎缩先从双上肢远端开始，逐渐向前臂、上臂及下肢发展，且无明确界限，常不伴有套式感觉障碍。韦德尔希-霍夫曼综合征又称婴儿型 SMA。

（3）其他：平山病（青年单侧上肢远端肌萎缩症）；脊髓空洞症和延髓空洞症；颈髓内肿瘤；脊髓蛛网膜炎；脊髓放射病多见于慢性放射损伤，尤食道癌和鼻咽癌放疗后，可波及脊髓多处，存在选择性损害脊髓前角细胞类型；Foix-Alajouanine 综合征又称亚急性坏死性脊髓炎综合征：双下肢远端肌萎缩，早期呈痉挛性截瘫，晚期呈弛缓性截瘫。

6. 颅颈交界　可见阿诺德-基亚里畸形、延脊髓肿瘤、脊髓空洞症，延髓和高位颈髓也是 MND 好发部位，可首先表现为手部肌肉萎缩。

神经源性肌萎缩中，上运动神经元即中枢性肌萎缩，上运动神经元瘫痪时，下运动神经元对肌肉营养作用存在，此时肌肉无明显萎缩，长期瘫痪肌肉缺少运动，以废用性肌萎缩为主，可伴反射亢进或病理反射，包括脑干、间脑、皮质下和皮层。

7. 大脑顶叶皮层　好发于病灶对侧上肢近端，常伴肩关节脱臼，呈 Aran-Duchenne 型肌萎缩，多见于头部外伤及脑肿瘤。

四、神经电生理定位

EMG 可鉴别上下运动神经元损害。下运动神经元病患者电生理检查表现为复合肌动作电位（CMAP）波幅减低,而始终无末端潜伏期延长（DML）和运动传导速度（MCV）减慢;MND 前角特征性表现;MMN 伴以同一神经干分布部位持续性局灶性运动性传导阻滞,不伴感觉障碍,上肢较重,远端常见,早期可无萎缩,但随时间推移由于继发性轴索变性而渐发生肌容积缩小;腓骨肌萎缩 Pareyson 细化九亚型,肌电图即可分辨 3 型,CMT1 主要是多发性周围神经脱髓鞘,NCV 小于 38 m/s,CMT2 为轴索损伤,NCV 小于 38 m/s,ICMT 中间型,NCV25～45 m/s,黄绥仁对应神经电生理和神经病理所见,将 CMT 分为 I 型及 II 型,CMT I 型称脱髓鞘型,CMT II 型称轴索型。

肌肉围度测量 MND 尤与脊髓型颈椎病的鉴别;斜方肌胸锁乳突肌肌电图和额肌肌电图在 MG 诊断中地位至关重要;分裂手是早期诊断 ALS 临床线索,但非特异性。

五、中西医结合神经定位探索

1. 中医认识和病位　病位在脾、肾、肝。肢体肌萎缩中医为痿证、脱肉。《儒门事亲》曰:"夫四末之疾……不仁或痛者,为痹;弱而不用者,为痿。"故在中医肌无力与肌萎缩视为一体,具体参照《四肢无力》一章,不再叙述。大数据分析肌萎缩证分型 20 个,常见肝肾阴虚、脾气虚、脾肾阳虚和肾阳虚,共占 53.71%;证候组成要素 12 个,虚证占 74.11%,阴虚、气虚和阳虚占总证候要素 25.38%;实证占 25.89%,湿热、血瘀、火热,湿热占总证候要素 6.60%;用药 236 味,按功效归 46 类,进一步合并为 19 大类,补虚药、活血化瘀药和清热药占 62.17。但具体疾病自当别论,如认为脾胃失和肾虚血瘀主导肌少症病机;建立脾-肌肉-糖调节轴心,从脾论治糖尿病性肌萎缩。事实上,无论何种肢体萎缩,临床效果均非常差。

潘卫东还用外用中药膏药减缓肌萎缩侧索硬化的进展,他倡导使用 ALS 中医疗效评价量表（ALS-SSIT 量表）,于入组当日以及随访 6 个月时,评价 160 例接受中医治疗的 ALS 患者,ALS-SSIT 量表接受率和完成率均>99%,入组当日及随访 6 个月时重测信度分别为 0.917 和 0.918,内容效度和灵敏度（总评分、各领域评分和各条目评分）均较高,与 SF-36 量表和 ALSFRS-R 量表之间存在线性相关性,能较好反映 ALS 患者病情变化,ALS-SSIT 量表评价中医治疗 ALS 疗效可行性、信度、效度和灵敏度均较好,后续在综合治疗中将 ALS-SSIT 用于评估中医药治疗效果的前瞻性研究。

2. 中西医定位诊疗探索　虽然中医四肢肌萎缩病位在脾、肝、肾,对应的脾-肉,肝-筋,肾-髓、脑,也基本上对应于肌肉、周围神经、脊髓、脑。

痿病指外感或内伤,使精血受损,肌肉筋脉失养以致肢体弛缓、软弱无力,甚至日久不用,导致肌肉萎缩或瘫痪。痿者萎也,指肢体痿弱,肌肉萎缩。凡手足或其他部位的肌肉痿弱无力,弛缓不收者均属痿病,在下肢为痿躄。而痿证指肢体痿弱无力,不能随意活动,或伴麻木、肌肉萎缩,可见并不完全指肢体萎缩。五痿为脉、筋、骨、肉、痿躄,又为肝、心、脾、肺、肾痿,但以肝、脾、肺、肾为主,也即《临证指南医案·痿》为"肝、肾、肺、胃四经之病"。

痿病虚多实少,热多寒少。首辨急缓,初仅为肌肉软弱无力,久则肌肉萎缩不用。辨虚实凡起病急,发展较快,肢体力弱,或拘急麻木,肌肉萎缩尚不明显,属实证;而起病缓慢,渐进加重,病程长,肢体弛缓、肌肉萎缩明显者,多属虚证,但需注意废用性萎缩与神经定位并不一定相关,可虚实兼杂。辨脏腑发生于热病过程中,或热病之后,在肺;若面色萎黄不华,食少便溏者,在脾胃;起病缓慢,腰脊酸软,遗精耳鸣,在肝肾。痹病其实容易鉴别,风痹以步履不正,手足笨拙,动作不准,废而不用,病久可痿痹并病,其实不是鉴别重点。

独取阳明即指治痿病应重视调理脾胃,脾胃乃后天之本,肺之津液来源于脾胃,肝肾精血源于脾胃生化,脾胃健运,津液精血之源生化,才能充养肢体筋脉,有助痿病康复。健脾益胃和清火祛湿皆属治阳明调理之法。治痿独取阳明在针灸以取阳明经穴为主,"各补其荥而通其俞,调其虚实,和其逆顺"是针灸治痿原则,上肢多取手阳明,下肢多取足阳明。上肢取肩髃、曲池、合谷、阳溪,下肢取髀关、梁丘、足三里、解溪。

《丹溪治法心要·痿》指出痿因"有热、湿痰、血虚、气虚",纠正了"风痿混同"之弊,慎用发散风邪、开通腠理之治风之剂。还通过对脏腑生克补泻之阐述,提升了泻南方、补北方的治痿法则。治痿应重视调理脾胃、滋肾清热,滋阴可充养精血以润养筋骨,有助降火,火热除则阴存津保,虚火当滋阴降火,湿热当清热化湿而不伤阴。对痿病的兼夹证辨证湿热、痰湿、瘀血、积滞等,分别佐以化湿、清热、活血、消积等,注意气药运用,气行则血行,以益气养血,滋液填精,温煦肌肉,濡养筋脉的目的。

辨证论治从肝、肾、肺、胃四经。① 肺热津伤:清热润肺、濡养筋脉,清燥救肺汤,佐养胃清火之药,如沙参、玉竹、山药之类,胃火清则肺金肃,乃遵治痿独取阳明之法;② 湿热浸淫:清热燥湿、通利筋脉,加味二妙散;③ 脾胃亏虚:健脾益气,参苓白术散;④ 肝肾亏损:补益肝肾、滋阴清热,虎潜丸,若久病阴损及阳,酌加鹿角片、补骨脂、肉桂、附子、紫河车粉,或牛猪骨髓。

很难对应肺痿,隐约可以按脾-肉,肝-筋,肾-髓、脑,也基本对应于肌肉、周围神经、脊髓、脑,然而临床上四肢肌萎缩的疗效令人沮丧。如此例 MG,病案:冯某,女,46 岁,24 年前笔者接诊,诊断为 Osseman 分型Ⅲ型,出现肌无力危象抢救后服补中益气汤为主中药半年,后因为笔者工作调离未服中药,病情缓慢加重。2022 年 8 月 8 日突然加重,坐轮椅来诊,四肢肌肉萎缩,分型为 V 型,畏寒,苔白,脉沉,辨证为脾肾阳虚,拟健脾益气,温补肾阳:山茱萸 30 g,葛根 6 g,狗脊 15 g,淫羊藿 15 g,木香 10 g,炮附子 15 g,干姜 10 g,人参 25 g,升麻 6 g,仙鹤草 30 g,煨肉豆蔻 15 g,吴茱萸 3 g,炙黄芪 50 g,白术 30 g,白芍 10 g,当归 10 g,补骨脂 15 g,五味子 10 g,神曲 10 g。10 月 20 日复诊已能在搀扶下行走,但肌肉萎缩依然,2023 年 6 月从浙江来复诊,已能独立行走,但肌肉萎缩无明显改善。

3. 西医学诊疗　规范康复运动治疗比药物更重要,肌肉萎缩导致的肢体运动障碍经过正规运动治疗可明显减少或减轻瘫痪后遗症,但需要防止不正规运动治疗导致误用综合征,肌肉萎缩肢体运动障碍与肌肉无力有关,更与肌肉收缩的不协调相关,关节活动度、肌张力及拮抗之间协调性是更重要的康复目标。周围性病变导致的肌萎缩并不比挛缩好多少。MND 一直被认为神经科不治之症,诺西那生的鞘内注射治疗无疑是 SMA 患者的福音。

六、相关疾病的肢体萎缩

1. 老年运动神经元病的研究　MND 多为中年和老年前期发病,笔者对 1989 年 9 月至 1999 年 8 月收治的 20 例老年 MND 类型、病程、起病部位、延髓损害、进展时程进行观察,并配以非老年组 MND 作对照组,发现老年组 MND 分型以 ALS 居多,病程短、进展时程快、起病部位延髓居多,发病部位也以延髓累及比例高。老年 MND 有其自身特点,有别于非老年组 MND。

(1) 资料和方法:所有 56 例均符合 Ammon 诊断标准:进行性肌无力、肌萎缩和/或上运动神经元受累,无感觉障碍(有为合并脊髓型颈椎病),无括约肌功能障碍,受累肌肉肌束震颤或肌电图显示纤颤电位。所有患者均做 EMG,均有神经源性损害,脑脊液、诱发电位资料不全未列出。老年组年龄 60~72 岁,平均(65.60±4.24)岁;起病 60~71 岁,平均(64.65±4.25)岁;病程 3 月~2 年,平均(12.63±5.82)月;男性 9例,女性 11 例。非老年组 36 例,年龄 25~59 岁,平均(45.50±8.02)岁;起病年龄 20~58 岁,平均(43.75±8.20)岁;病程 4 月至 6 年,平均 20.72±17.92 月;男性 19 例,女性 17 例。56 例患者中按 MND 受损分型为 48 例 ALS、2 例 SMA、4 例 PBA、2 例 PLS。均为散发病例,无家族遗传史。由于 ALS 占 MND 两组中大部分,有些比较以 ALS 为例进行。

(2)方法:从病程、疾病分型、起病部位、延髓累及情况、进展时程、合并症、ADL 量表各方面进行两组比较,并分析其结果(表 7-7-1,表 7-7-2)。

表 7-7-1 老年组和非老年组 MND 类型分布比较(n)

分　组	ALS	SMA	PBA	PLS	总　计
老年组($n=20$)	19	1	0	0	20
非老年组($n=36$)	29	1	4	2	36

两组 ALS 比较无明显差异($P>0.05$),其比例较高,其他型较少,不能比较。

病程老年组病程明显较非老年组短,与其比较,有显著差异($P<0.05$)。

表 7-7-2 老年组和非老年组起病部位比较(n)

分　组	颈　髓	腰骶髓	脊髓混合	延　髓	总　计
老年组($n=20$)	5(25%)	3(15%)	1(5%)	11(55%)	20(35.71%)
非老年组($n=36$)	17(47.22%)	7(19.44%)	2(5.56%)	10(27.78%)	36(64.29%)

起病于脊髓者三组比较(其中脊髓混合组为起病于脊髓,颈腰髓同时起病,无法明确定位)均无明显差异($P>0.05$),起病于脊髓者三组合计数与延髓组比较有显著差异($P<0.05$),提示老年组 MND 起病于延髓者较多。

两组 MND 病情进展时程比较:将首发部位至第二节段累及的过程所需时间定为病情进展时程,以利于比较,结果老年组 20 例全部有进展,且较快(7.05 ± 4.44)月,非老年组中 9 例未见明显进展即指未出现第二节段的病灶,27 例进展者时程为(12.12 ± 10.03)月,两组比较有显著差异($P<0.05$)。

延髓受累情况:老年 ALS 组 19 例中 14 例波及(73.68%),非老年组 29 例 ALS 患者中 13 例累及(44.83%),两者比较有显著差异($P<0.05$),提示老年组延髓损害面较广泛。

MND 包括 ALS、PBA、SMA、PLS 等,各型不是独立疾病单元,是 MND 不同型、不同阶段的不同表现,差别仅在于病变部位不同,可逐渐相互发展,两组大部分患者的发病过程也证实如此。通过老年 MND 组和非老年组的比较,我们认为老年运动神经元病的特点可归纳为:起病部位以延髓居多(55%),延髓损害比例很高,在 ALS 中占 73.68%。病情进展快,可以很快发展为典型的 ALS,进展时程明显超过非老年组($P<0.05$),且有发病年龄越大,进展加快趋势。病残率高。

2. 下运动神经元综合征(LMN)　表现为肌肉萎缩,肌无力,腱反射减退,但不伴有感觉受累。从远端运动神经至前角细胞通路上的任何损伤均可导致 LMN。LMN 突出表现是肌萎缩,常伴肌无力。LMN 可分遗传、散发和免疫介导。免疫介导如多灶性运动神经病、慢性炎症性脱髓鞘性多发性神经病。LMN 表现的运动神经元病多为散发,遗传性 LMN 包括脊髓性肌肉萎缩症、远端型遗传性运动神经病等。LMN 肌无力的分布也很重要,如对称或非对称,近端或远端,上肢为主或下肢明显,伴或不伴球麻痹等。神经传导速度检测和肌电图可以确定类型,是否对称或长度依赖,有无局灶性运动传导阻滞或脱髓鞘,是否合并亚临床感觉障碍。

ALS 多以颈膨大前角细胞首先受累,最先症状为一侧或双侧手部不灵活、笨拙感,渐而无力,常常累及精细动作执行困难,手部小肌肉萎缩和无力,尤以大小鱼际肌、骨间肌、蚓状肌最明显,严重时呈鹰爪形,可向上发展至前臂、上臂,并可延及肩部、颈部,可伴肌束震颤,也有以肋间肌萎缩为首发。ALS 早期大鱼际肌较小鱼际肌更易先受损且程度亦重,与大鱼际肌使用频繁有关,也有认为支配大鱼际肌的皮质运动神经元数目远多于小鱼际肌,且联系广泛,对 ALS 运动单位计数研究也有类似发现。也有以三角肌及冈上冈下肌萎缩起病的 ALS。

3. 脊髓延髓肌萎缩(SBMA) 又称 Kennedy 病,少见的成人发病的性连锁隐性遗传运动神经元变性疾病,延髓、面部及四肢肌肉缓慢进展的无力和萎缩。致病基因定位 Xq11 - 12,主要由雄激素受体基因 1 号外显子编码多聚谷氨酰胺的 CAG 异常扩增所致。中年发病,初期多为非特异性症状,如姿势性震颤和肌肉痉挛。姿势性震颤多在肢体无力前数年甚至数十年前,可能与临床上感觉障碍和运动单位减少有关。肢体无力最常见,其次为延髓功能障碍,延髓肌受累可导致构音障碍和吞咽困难。部分患者雄激素不敏感,如在徐桂芝指导下我们所见一例男性乳房发育、睾丸萎缩,神经系统检查:轻度肌肉萎缩、束颤,肌力轻度减退,近端为甚,腱反射减弱或消失和感觉缺失。多数血清 CPK↑,电生理检查示广泛慢性神经源性损害,多伴感觉和运动神经传导异常,且感觉异常更多见。

4. 颅颈交界畸形 阿诺德-基亚里畸形以小脑扁桃体下疝为主要特征,多伴脊髓空洞症,分三型:Ⅰ型为小脑扁桃体疝入椎管,四脑室仍在枕骨大孔以上;Ⅱ型为四脑室疝入椎管;Ⅲ型在合并Ⅰ型和Ⅱ型的基础上合并脊柱裂和脊膜膨出。颅颈交界 MRI 是诊断的关键证据,小脑扁桃体下疝超过 Chamberlain 线 5 mm 结合临床表现即可诊断。手术是最有效治疗方法。

病案 1:患者,女,18 岁,1999 年 3 月就诊。左上肢无力,肌肉变细 1 年余,神经系统检查:双眼轻微水平震颤,快相向注视侧,双上肢肌肉萎缩,肱二头肌反射、肱三头肌反射和桡反射均迟钝,双下肢膝踝反射亢进,双侧巴宾斯基征(+),无深浅感觉缺失。肌电图示神经源性损害,脊髓 MRI 示 C5 - C7 脊髓空洞症伴型阿诺德-基亚里畸形。此例脊髓空洞症患者并无感觉缺失,可能系空洞向前连合方向发展,逐渐扩大,脊髓丘脑束未受挤压,故感觉障碍并不明显,只能依靠脊髓 MRI 作出明确诊断,可以进行手术治疗。

病案 2:患者,男,42 岁,1999 年 6 月就诊。双上肢无力,前臂肌肉变细 2 年余,神经系统检查:双上肢肌肉萎缩,肱二头肌反射、肱三头肌反射均迟钝,霍夫曼征(+),双下肢膝踝反射亢进,双侧巴宾斯基征(+),未见深浅感觉缺失,并有肌束震颤。肌电图示神经源性损害,脊髓及颅颈交界 MRI 示 C5 - C6 颈椎间突出,脊髓受压(与临床体征相符的节段受压),并伴颅底凹陷症(其齿状突超过 Chamberlain 线 5 mm)。

Kleppel-Feil 综合征:男性 1 例,女性 1 例,均表现为吞咽、发音困难、舌肌萎缩、束颤、双侧巴宾斯基征(+),1 例伴双手骨间肌萎缩,颅颈交界 MRI 示延髓和高位脊髓肿瘤。

5. 脊髓型颈椎病(CSM)合共运动神经元病(MND) 笔者收集 12 例住院患者,男性 6 例,女性 6 例,年龄 41~70 岁,平均为 54.6 岁,其中 41~50 岁 5 例,50~60 岁 2 例,60 岁以上 5 例;病程 1 年 2 月至 3 年,平均 20.5 月;10 例 ALS,其中伴真性延髓麻痹 6 例,2 例 SMA,其中 3 例曾做椎间盘摘除术。全部患者均有脊髓压迫症状和体征,均符合相应节段颈髓 MRI 表现:12 例均有肢体无力或瘫痪,主要为远端肌力差,肌力Ⅱ-Ⅳ级,均有肌萎缩,以双侧或一侧骨间肌和大小鱼际肌萎缩明显,6 例波及前臂、三角肌;10 例束颤;5 例上肢麻木感,9 例下肢麻木感,均有不同程度深浅感觉障碍;上肢反射亢进 4 例,正常 2 例,减退或消失 6 例,下肢腱反射亢进 10 例,正常 1 例,减弱 1 例,4 例霍夫曼征阳性,10 例巴宾斯基征阳性,3 例下颌反射阳性,6 例掌颌反射阳性。全部 EMG 均示胸锁乳突肌及三个以上肢体神经源性损害,均有广泛纤颤波、正尖波,并有巨大电位或波形偏宽大,4 例正中神经 MCV 远端运动潜伏期延长,其中 1 例伴环-腕 SCV 减慢,余 3 例 SCV 正常,但其他部位 NCV 基本正常。全部 12 例颈髓 MRI,发现椎间盘突出并压迫脊髓,按部位分 C2 - C5 有 1 例;C3 - C5 为 2 例,其中 1 例伴椎间孔狭窄,前纵韧带钙化,椎体唇样增生;1 例 C3 - C6 并伴黄韧带肥厚,椎体增生,节段狭窄;2 例 C3 - C7,其中 1 例伴椎体唇样增生;1 例位于 C4 - C5 伴骨质增生;C4 - C6 有 1 例;2 例 C4 - C7 均伴骨质增生;2 例 C5 - C6 伴生理弧度消失 1 例。以上颈髓 MRI 显示受压与临床症状大致符合,6 例伴真性延髓麻痹者做颅颈交界 MRI 未见异常。

MND 与 CSM 机制不同,但临床表现却有极相似之处,均好发于中年,易混淆而误诊。MND 后期可影响脊髓丘脑束,而 CSM 往往由于锥体束纤维粗大,压迫时掩盖感觉缺失,而压迫前根甚至前角,又可导致肌无力、肌肉萎缩等,其同时存在时,症状更为复杂,务须提高警惕,细致检查诊断。临床上 CSM 易误诊为 MND,耽误时机,我们曾遇两例误诊为 MND 长达 2 年和 3 年,后做 MRI 显示颈椎间盘突出,手术后未发展,但留下神经功能缺损。另一方面,MND 目前无特效疗法,误诊为 CSM 也不少,往往轻易手术,门诊曾见 1 例两次手术无效而确诊 MND 者。临床涉及两者时常舍取其一,但本组典型的 MND 临床表现,EMG 显示胸锁乳突肌及三个以上肢体神经源性损害,以及 MRI 相应之 CSM 临床表现,使我们很难用一元论来统一,故我们认为两者可以共存,且可能有一定关系。

既往认为三个以上肢体肌电图异常是诊断 MND 可靠依据。目前认为加做胸锁乳突肌肌电图是区分 MND 和 CSM 较为可靠方法,由于支配胸锁乳突肌的副神经核在 C2 - C3 髓内,椎间盘突出时不易受压。康氏等运用胸锁乳突肌肌电图鉴别,13 例 CSM 无一变化,15 例 ALS 中 12 例四肢及胸锁乳突肌神经源性损害。本组所有患者胸锁乳突肌肌电图均有纤颤、正尖波,有巨大电位或波形偏宽大,故 MND 诊断成立。樊氏等发现上肢皮节体感诱发电位(DSSEPS)能确定相应颈椎位置差关系,可与 MRI 显示的形态学改变起良好对应关系(事实上,MRI 受压程度与临床表现不平行)。有一组报道 ALS 阳性率 8%,CSM 为 100%,认为其可直接反映颈髓功能改变的节段电生理改变,我们可以在两病并存时利用此项检查明确 CSM 的诊断。

颈椎间盘突出好发于 C5 - C6、C6 - C7,其次 C4 - C5 及 C7 - T1,C4 以上少见,而本组 10 例累及 C4 以上部位,且同时累及颈膨大,MND 是系统性疾病,可波及上颈髓乃至延髓的舌下神经核,引起胸锁乳突肌和舌肌损害,提示可能与颈段之 CSM 与 MND 关系密切。颈髓内有支配四肢锥体束和支配双上肢前角细胞,颈椎管在整个椎管中管径尤小,颈膨大又恰位于此处,造成椎管相对狭窄。Rowland(1984)认为颈椎病引起颈髓病变有三种机制:骨质和纤维组织增生直接压迫脊髓;供应脊髓的血管受损导致脊髓缺血;颈部正常屈伸过程中反复创伤。以上均可导致慢性脊髓损伤,终至脊髓脱髓鞘、缺氧、变性。我们认为颈椎间盘突出直接压迫脊髓,终将可能诱发某种内在因素,导致脊髓变性,甚至持久变性,并向高颈髓、脑干等部位发展,或向下发展,诱发 MND。

本组患者年龄偏大,60 岁以上者 5 例,也可能与其脊髓代偿功能差,更易受压导致缺氧变性有关。有人认为 ALS 预后严重指标为上颈髓受累而非球麻痹,提示两病共存时预后较差。本组 ALS 合并上颈段 CSM 为多,病情进展较快。康氏等提出两病共存时应不进行或慎用手术。本组 3 例手术后病情加重,可能与 MND 程度严重,手术加剧脊髓损伤,促其变性。我们认为早期 MND 若压迫较重,可酌行手术,后期 MND,无论 CSM 轻重均不宜手术。

病案:吴某,男,63 岁,2008 年颈椎术后正常,2 年前出现双手进行性无力 2 年伴双手麻木酸胀,声音低沉,2015 年 8 月 6 日在外院诊断 LEMS 综合征可能。同年 12 月 31 日 MRI:C6 - T1 椎间盘变性轻度后突,神经系统检查:舌肌萎缩,未见纤颤,双上肢Ⅳ-Ⅳ-Ⅳ⁻-Ⅲ⁺,双侧大小鱼际肌及骨间肌萎缩,且小鱼际肌受累重于大鱼际肌的反分裂手征,腱反射(-)。诊断:MND 合并 CSM。苔薄白质淡红嫩,脉细数,肾元亏虚,拟河车大造丸加减。

6. 平山病 男性远多于女性,男女比例为 10∶1,起病相当隐袭,一般无感觉障碍,发现时已可见肌萎缩,一般以尺侧前臂斜坡状肌肉萎缩为主,并有肌无力,始为单侧上肢,可仅在远端,也可为近端甚至整个上肢,多为 C7、C8 和 T1 神经支配的肌肉,一般在数年后可发现另一侧也有肌萎缩和肌无力,还可出现束颤和手部震颤,多表现为手指不规则的粗大震颤,于上肢外展时更明显,称为微多发肌阵挛,与肌萎缩有关。大部分平山病局限于上肢,偶有波及下肢者,如范小琴等4例中1例为下肢良性肌萎缩,2年后病情无变化,随访4年依然。发病高峰期为5~25岁,尤多见于青年男性。预后良好,呈良性极缓慢进展过程,一般2~3年内可停滞不前,稳定数年甚至数十年不变,也有呈顿挫式发展,但为数甚少,部分静止十余年后又发展。相当一部分患者病前有外伤史,可能为重要诱发因素。

肌电图为失神经表现,单纤维肌电图可见纤维密度增加,Jitter值增高,但一般未见双下肢失神经表现。MRI常示颈髓下段变细、矢径缩小,前移受压变扁,但无颈髓压迫症迹象。可能与颈髓和椎管比例失衡,屈颈时硬膜拉紧前移而致颈髓形态改变有关。笔者发现并经颈髓MRI证实3例。

病案1:患者,男,21岁,1999年11月17日入院。1995年始觉左手无力,进而左前臂亦然,1999年9月发现左手及左前臂变细,且左手轻微发麻感,局部怕冷,无发热、出汗等异常。患者无颈髓过伸伤史,亦无颈椎病史,有左肘外侧摔伤史。入院前一直按MND诊断和治疗。检:左上肢肌力Ⅴ-Ⅴ-Ⅳ-Ⅳ⁻级,左肱二头肌反射(+++),左肱三头肌反射(++),右肱二头肌、肱三头肌反射(++),左三角肌、肱二头肌、肱三头肌、大小鱼际肌、骨间肌及蚓状肌均呈斜坡状萎缩(以尺侧为主),左上肢腕关节以下针刺觉、温度觉减退,深感觉无异常,双侧病理征未引出,Rose试验阴性。红细胞沉降率2 mm/h,CK414.8 U/L,LDH127 U/L,AKP136.7 U/L。颈椎X片示生理曲度消失,变僵直;脑电图示轻度异常,少量δ波,时右侧慢波偏多;肌电图示右上肢未见自发电位,募集好,左正中神经、尺神经可见自发电位,重收缩时MUP,左上肢MCV较右侧中等程度减慢,双侧上肢SCV均减慢;SEP示IPL正常,波形分化中,波幅减低,双下肢基本正常。颈髓MRI表现为C5-C8变细,矢径明显缩小,前移受压变扁。曾用激素治疗未见明显好转,也未见恶化。

病案2:患者,女,30岁,2000年12月23日就诊。2000年2月起患者始觉右拇指无力,去摄X光片时发现右手肌肉变细,渐而右手无力,不能灵活地做缝纫机活,进而不能持碗、拿脸盆,进而左前臂亦然,同年9月发现右前臂变细,且有入冷水加剧,入温水缓解,近十年来每逢冬天觉右手无力,天气温暖或浸入热水中好转。患者无颈髓过伸伤史,亦无颈椎病史。患者入院前一直按MND诊治。神经系统检查:右上肢肌力Ⅴ-Ⅴ-Ⅳ-Ⅳ⁻级,右肱二头肌反射(+++),右肱三头肌反射(++),左肱二、肱三头肌反射(++),右前臂远端内侧、大小鱼际肌尤大鱼际肌、骨间肌及蚓状肌均呈斜坡状萎缩(以尺侧为主),右拇指、示指屈肌肌力Ⅳ,外展肌力Ⅳ,右上肢腕关节以下针刺觉、温度觉减退,深感觉无异常,双侧病理征未引出,Rose试验阴性。肌电图示右大鱼际肌可见纤颤电位,束颤可见,右正中神经SCV及尺神经处段MCV正常,远端波幅降低,右正中神经跨肘段和近端MCV均减慢。颈髓MRI表现为C5-C8变细。予中药温经活血通络:淫羊藿20 g,艾叶10 g,生甘草10 g,川桂枝10 g,炙麻黄3 g,炒白芍10 g,生地黄20 g,炒谷芽15 g,制苍术10 g,土细辛3 g,桑枝10 g,威灵仙15 g,牛蒡子10 g,生黄芪20 g。2001年8月8日复诊右上臂较前增粗,右手小肌肉未见进一步萎缩,也无好转,针刺感及怕冷感均基本缓解,神经系统检查:腱反射对称(++),后失访。

笔者曾于2000年2~4月间对例1和例2进行针灸治疗,取穴:颈椎夹脊、肩井、曲池、手三里、中渚,每日1次,持续3周后神经系统检查未发现明显好转,后未继续治疗而失访。平山病是慢性相对静止,预后尚好,尤需与患者及家属交代与MND区别,以消除其恐惧心理。

7. 脊髓灰质炎后综合征 极易误诊为ALS等MND,急性脊髓灰质炎罹疾10~20年后,在原先累及肌肉部位出现新的缓慢发展的肌无力、肌萎缩和/或肌束震颤,EMG巨大电位及失神经表现。病因和发病机制不明,尤应与ALS和SMA鉴别,既往有过急性脊髓灰质炎史作为诊断线索,在一段不短于15年稳定期后再次出现新的肌无力、肌萎缩和肌束震颤,需高度怀疑此病。无特殊治疗,对症支持治疗为主,应避免误诊和过度治疗给患者造成不必要痛苦,笔者自20世纪90年代中期起,在徐桂枝指导下,陆续发现10余例急性脊髓灰质炎后晚发性脊肌萎缩。

病案1:患者,男,46岁,2000年4月22日就诊。自幼曾患急性脊髓灰质炎,此后病愈,未留下后遗症。1999年春节自觉下蹲后难以站起,并有双下肢无力,上楼无力,需扶楼梯把手才能上行,渐而不能平地远行,仅能行数十米,故来门诊。神经系统检查:双侧臀肌及股肌萎缩,尤右侧为甚,右小腿腓肠肌萎缩,左小腿腓肠肌未见萎缩。EMG巨大电位,可见纤颤波。诊断为急性脊髓灰质炎后晚发性脊肌萎缩,追踪观察至2001年9月,病情未明显进展。

病案2:岳某,男,51岁,渐进性四肢无力1年余,加重2月,2015年7月16日入院,6月来右上肢及双下肢逐渐出现乏力,肌肉跳动,病情呈进行性加重。追问病史有脊髓灰质炎史。神经系统检查:掌颌反射(+-),上肢肩带肌萎缩,左侧为重,左上肢肌力5-4-3-3,右上肢肌力5-5-4-4,肌张力正常,双下肢肌力5-5-5-4$^+$,肌张力正常,痛触觉正常,锥体束征(-),舌红,苔少,脉细。肌电图示巨大电位,可见纤颤波。徐桂芝教授查房诊断:脊髓灰质炎后ALS。四诊合参,证属肝肾亏虚之痿病,年过五旬之年,且患病日久,伤及肝肾,肝主筋,肾主骨,肝肾亏虚,经脉失养,故见双上肢乏力,其舌脉均为肝肾亏虚之征。腺苷钴胺、利鲁唑片治疗,中医治拟滋阴清热、补益肝肾,方如虎潜丸合六味地黄丸加减,效果不明显7月30日出院。

8. 脊髓空洞症和延髓空洞症 可首发为双手小肌肉萎缩,肌束颤动,可进展为延髓麻痹,舌肌萎缩,锥体束征阳性,一般可凭节段性、不对称性和分离性痛温觉缺失来区别,尤其是MRI广泛运用以后诊断已不困难。但脊髓空洞症和延髓空洞症也可以不伴典型之痛温觉分离,仅出现肌无力、肌肉萎缩等运动症状,此时两者鉴别相当不易。笔者曾遇1例误诊为MND而不伴感觉分离以肌肉萎缩为主之脊髓空洞症患者,病案:张某,女,18岁,1999年1月住院。1998年1月起左下肢行走无力,轻度麻木感,2个月后左上肢无力且变细,且觉左上、下肢皮肤变红发冷,左下肢也有发麻感,无束带感,无大小便障碍,无踩棉花感,1998年秋天起觉行走易跌跤,进而不能行走。在当地诊断为进行性脊肌萎缩症。神经系统检查可见:双眼球轻微水平震颤,快相向注视侧,左瞳偏大,会聚差,双上肢远端肌肉萎缩,肱二头肌、肱三头肌反射和桡神经反射均迟钝,双下肢膝踝反射活跃,双侧巴宾斯基征(-),左T4-T10马甲型针刺觉减退,左手腕关节以下针刺觉轻度减退,触觉和振动、位置觉无缺失。后经做颅颈交界处MRI示脊髓空洞症伴小脑扁桃体下疝、延髓联合畸形(C5-T5水平脊髓中央管扩大),最终确诊为脊髓空洞症伴阿诺德-基亚里畸形,进行手术治疗,但效果不佳,也未发展。脊髓空洞症可表现为不对称分离性感觉缺失,MRI可佐证。

9. 肘管综合征 又称迟发性尺神经炎,为尺神经分布区域麻木疼痛、肌无力,常有小鱼际肌或骨间肌的肌萎缩。多与外伤有关,引起肘管内局部出血、水肿、机化,尺神经受压、牵连和粘连有关,终致神经变性。尺神经麻痹也以手部小肌肉萎缩为主,应与MND尤其是SMA鉴别,部分进行性脊肌萎缩症患者可首先出现前臂和腕部、手指的尺侧肌肉萎缩、无力,此时极易误诊尺神经麻痹,甚至误诊为臂丛神经炎。SMA波及双侧,常超越尺神经支配范围,一般无感觉障碍,可伴肌束震颤等均有助于鉴别,但不典型SMA更多,需借助针对尺神经的肌电图和神经传导速度等相鉴别。有些经年不愈的肘管综合征易误诊为MND,而MND早期也因可能出现的局部尺侧肌肉萎缩而被误认为是肘管综合征。

10. 肺尖综合征 包括颈肋、肺尖肿瘤等所引起手部小肌肉萎缩。上肺尖肿瘤常有手部小肌肉萎缩,伴显著疼痛和霍纳综合征,有时肺尖综合征早期仅表现手部局部小肌肉萎缩,并无疼痛等感觉症状,可在较长时期内静止,甚至束颤。X线摄片即可显示肺尖肿瘤实体阴影,并可观察到椎体和肋骨转移侵蚀。肺尖综合征最易与SMA相混淆,病案:患者,男,67岁,1998年12月就诊,1997年起病,手部小肌肉萎缩,轻微发胀感,但无疼痛等感觉症状,并有束颤,当时神经系统检查记录未发现感觉障碍,当地诊断为SMA,其病情进展缓慢,1998年10月肌萎缩范围扩大,X线显示肺尖肿瘤。

参 考 文 献

[1] 中华医学会骨质疏松和骨矿盐疾病分会. 肌少症共识[J]. 中华骨质疏松和骨矿盐疾病杂志,2016,9(3):215-227.

[2] Gruener C G. Management of critical illness polyneuropathy and myopathy[J]. Neurologic Clinics, 2010, 28(4):

961 - 977.

［3］ 李润今,郭力军,马翔凌,等. 多发性硬化周围神经损伤的病理与临床分析[J]. 中华神经科杂志,2003,36(1)：25 - 27.

［4］ 王尘东,徐蕴宜. 运动神经元疾病伴颈髓压迫症[J]. 脑与神经疾病杂志,2001,9(2)：106 - 107.

［5］ 王志丽. 肌萎缩侧索硬化分裂手现象研究进展[J]. 中风与神经疾病杂志,2019,36(2)：175 - 177.

［6］ Davide, Pareyson. Diagnosis, natural history, and management of Charcot-Marie-Tooth disease[J]. The Lancet Neurology, 2009, 8(7)：654 - 667.

［7］ 司富春,杨晖. 中医诊治肌萎缩证型和用药规律文献分析[J]. 中医杂志,2012,53(17)：1495 - 1498.

［8］ 李怡. 老年肌肉衰减综合征中西医结合防治[J]. 中国中西医结合杂志.2021,41(9)：1032 - 1035.

［9］ 钟文,谢春光,高鸿,等. 基于"脾主肌肉"从脾论治消渴及糖尿病性肌萎缩的相关性探讨[J]. 新中医,2017,49(1)：196 - 199.

［10］ 潘卫东,王尘东,郑煊璐,等. 肌萎缩侧索硬化中医疗效评价量表(ALS - SSIT 量表)的效能评价[J]. 神经病学与神经康复学杂志,2021,17(1)：13 - 18.

［11］ Zheng X L, Schröder J, Sima D, et al. Amyotrophic lateral sclerosis symptom score in integrative treatments (ALS - SSIT) for evaluating therapeutic effect of Traditional Chinese Medicine：a prospective study[EB/OL]. http://doi.org/10.1155/2022/7594481.

［12］ Clab G, Mbab G, Msc G, et al. Nusinersen treatment in adults with severe spinal muscular atrophy：A real-life retrospective observational cohort study[J]. Rev Neurol, 2022, 178(3)：234 - 240.

［13］ 王尘东,蔡定芳,徐桂芝. 老年运动神经元病的临床特点[J]. 实用老年医学,2000,14(4)：220 - 221.

［14］ Urbizu A, Ferré, Alex, et al. Cephalometric oropharynx and oral cavity analysis in Chiari malformation Type I：a retrospective case-control study[J]. Journal of Neurosurgery, 2017, 126(2)：626 - 633.

［15］ 王尘东,徐蕴宜. 运动神经元疾病合并脊髓型颈椎病[J]. 中国实用内科杂志,2002,22(10),611 - 612.

［16］ 康德瑄,樊东升. 胸锁乳突肌肌电图在鉴别肌萎缩侧索硬化与颈椎病性脊髓病的研究[J]. 中国神经精神疾病杂志,1994,20(1)：5 - 7.

［17］ 樊东升,康德瑄. 上肢 DSSEPs 对 ALS 与 CSM 鉴别诊断的研究[J]. 中国神经精神疾病杂志,1993,19(1)：9 - 11.

［18］ 范小琴,李焰生,庄建华,等. 良性单肢肌萎缩 4 例报告[J]. 中国神经精神疾病杂志,2001,27(2)：144 - 145.

第八章

躯 干 症 候

第一节 胸 痛

一、概述

急性胸痛首诊应去胸痛中心,近80%为心源性胸痛,剩余非心源性胸痛中又近75%为食管源性胸痛。神经科很少有胸痛患者首诊,但会诊不少,虽然大部分很难精确定位,部分经仔细临床检查,能进行胸痛定位诊断。有些胸痛患者经久不愈,往往被冠以躯体化障碍"帽子",殊不知掩盖真相。2019年胸痛基层诊疗指南定义:胸前区疼痛和不适感,常主诉闷痛、紧缩感、烧灼感、针刺样痛、压榨感、撕裂样痛、刀割样痛等,以及一些难以描述的症状。胸痛的部位指从颈部到胸廓下端,可放射至颌面部、牙齿和咽喉部、肩背部、双上肢或上腹部。

二、定向诊断

根据胸痛风险程度,分致命性胸痛和非致命性胸痛,也可分心源性胸痛和非心源性胸痛。致死性胸痛主要见于急性冠脉综合征、主动脉夹层、肺栓塞。低危胸痛主要见于消化系统疾病:反流性食管炎、食管痉挛、消化性溃疡;骨骼肌肉疾病:肋软骨炎、肌肉疼痛、肋间神经痛;带状疱疹;精神因素如恐惧抑郁。参照2019年胸痛基层诊疗指南,非致命性胸痛可分类如下。

1. 心血管 急性冠脉综合征包括冠心病和心绞痛、肺栓塞;主动脉夹层;急性非特异性心包炎、急性心包炎;心肌病:心肌炎、肥厚性梗阻型心肌病;心脏瓣膜疾病:应激性心肌病、主动脉瓣疾病、二尖瓣脱垂;心脏X综合征;微血管性心绞痛。

2. 肺脏 肺动脉高压、胸膜炎、自发性气胸、肺炎、急性气管-支气管炎、胸膜肿瘤、肺癌、肺栓塞;过度通气综合征,继发呼吸性碱中毒。

3. 胸膜胸壁 胸膜炎、肋软骨炎、肋间神经炎、带状疱疹、急性皮炎、皮下蜂窝织炎、肌炎、肋骨骨折、血液系统疾病所致骨痛(急性白血病、多发性骨髓瘤);胸壁神经病变见下节。

4. 消化科 食管源性胸痛:更难识别,有胃食管反流病(GERD)、食管动力障碍包括贲门失弛缓症、弥漫性食管痉挛(DES)、高收缩食管(胡桃夹食管或Jackhammer食管);消化道溃疡;食道肌肉痉挛包括急性胰腺炎、胆石症、胆囊炎。

5. 风湿科　强直性脊柱炎。

6. 精神科　抑郁、焦虑、惊恐发作和癔症,躯体化障碍常见症状之一,临床倾向于诊断功能性胸痛。

7. 皮肤科　带状疱疹或疱疹后遗神经痛。

8. 骨科　扭伤和损伤,卧位后疼痛迅速缓解或向前弯腰时疼痛触发,可能是椎间盘病变;肋骨骨折。

9. 感染科　流行性肌痛症:呼吸痛及胸部肌肉压痛。

10. 胸外科　食道裂孔疝;纵隔肿瘤压迫神经、胸椎、肋骨。

三、神经定位

　　胸壁、胸膜、纵隔其实构成胸痛定向诊断中的"定位",与真正的神经定位交叉衍生,各种炎症或物理因素刺激肋间神经、脊髓后根传入纤维、支配心脏及主动脉的感觉纤维、支配气管、支气管及食管的迷走神经感觉纤维和膈神经,均可引起胸痛。虽然胸壁在上一节提及,在本节归于神经定位者,其疼痛仅局限于病变局部,有明显压痛,无放射,疼痛性质无特异性。肋间神经痛往往是带状疱疹所致,特别是部分带状疱疹早期仅仅表现为肋间神经痛,持续一周直至永远没有外显带状疱疹。膈胸膜炎、膈下脓肿、膈疝、肝癌、肝炎等由于膈神经感觉纤维受到刺激或纵隔受压出现胸痛。胸椎或胸段脊髓本身的炎症、肿瘤、外伤或先天性异常等压迫胸段脊髓或神经根导致胸部肋间神经痛、胸痛。

　　1. 肌肉　流行性肌痛症,又称流行性胸痛:病毒感染,突发胸、腹部肌痛。

　　2. 神经肌肉接头　重症肌无力全身型初始除胸闷气短,少数可表现胸痛。

　　3. 自主神经　颈椎病交感型。

　　4. 周围神经　肋间神经痛:胸痛为刺痛、串痛,肋骨下缘可有压痛并沿肋间神经走行放散,伴或不伴疱疹病毒;膈神经损伤。

　　5. 神经根　糖尿病胸神经根神经病;脊神经根:胸椎或胸段脊髓本身炎症、肿瘤、外伤或先天性异常等压迫胸段脊髓或神经根;神经根型胸椎病:胸背部疼痛,其次腰腹部,早期胸部束带感,进行性加重,上胸段神经根受压可放射性引起肋间神经痛、上肢及掌指麻木、疼痛。

　　6. 脊髓　髓外硬膜下:胸部脊髓髓外硬膜下占位病变,肿瘤或血管性病变;脊髓空洞症:胸痛伴紧束感。

　　7. 脑干　脑干梗死间接影响心脏和心率致胸痛。

　　8. 间脑　表现为心绞痛的间脑癫痫,定位丘脑下部,自主神经症状为主,发作性,每次发作表现一致,发作后可活动如常,脑电图两侧阵发性高波幅θ或δ节律,抗癫痫治疗有效,无精神症状,意识障碍少见。

　　9. 大脑　硬膜外:笔者曾经在心身疾病科工作,有一患者以胸痛、失眠来住院,门诊诊断焦虑症。仔细询问曾轻微呕吐,有摔伤史但仅胸部着地,虽家属拒绝,坚持送做头颅CT,显示硬膜外血肿。

　　(1) 影像定位:胸部X线和胸部CT/CTA/MRI;超声心动图对急性心肌梗死和主动脉夹层意义较大;心血管造影;放射性核素。

　　(2) 神经电生理定位:膈神经肌电图应用见于下节。

四、中西医结合神经定位诊疗

　　1. 中医病位　五版教材《中医诊断学·按诊》将胸腹部划为"膈上为胸,膈下为腹。侧胸部腋下至十一、十二肋骨的区域为胁。腹部剑突下方位置称为心下,胃脘相当于上腹部,大腹为脐上部位,小腹在脐下,少腹即小腹之两侧"。俞根初《通俗伤寒论·伤寒诊法·按胸腹》将"胸与腹向分三停:上停名胸,在膈上,心、肺、包络居之,即上焦也"。如此胸痛属于上焦疾患。王琦认为腹诊分区与相应脏腑相关,有对应关系和重叠关系,如肝病变既可波及左右胁部和胁下,又有少腹征象。

2. 基于神经电生理定位的针刺诊疗 胸痛的神经电生理学定位不大被临床注意,事实上,笔者常借助神经电生理学定位区分膈神经损害和肋间神经痛,胸痛患者应做常规膈神经肌电图。病案:何某,男,48岁,右侧胸痛胸胀胸闷4年,晚上多见,白天也有发作,无心悸心痛,少寐,胸部 CT 及 B 超未见异常,EMG右膈神经不完全性损伤(第7、8肋间肌,PL 左侧 7.5 ms 右侧 8.3 ms),SSR 异常。临床诊断右侧肋间神经痛。予针刺曲池、支沟、夹脊 C4 即胸痛消失,继续巴氯芬治疗有效。膈神经属颈神经丛分支,主要由第4颈神经前根发出,第3、5颈神经前根有分支参与,选取病变相近节段的穴位针刺,可谓在神经电生理学指导下的神经定位诊疗尝试。

胸痛穴以部位功能命名,位于前臂背侧的尺、桡骨之间,约在腕关节、肘关节连线下 1/3 处,主治胸部症候为主的急症和痛证,临床验之有效,可作为急救穴。胸部软组织损伤、肋间神经痛、膈肌痉挛、带状疱疹神经痛等有效,肝胆系统取左侧穴位,心血管疾病取右侧,胸椎神经根病变取双侧。

3. 现代神经定向定位诊疗 病史、年龄、疼痛部位、性质、时间及影响因素、缓解因素、既往史均是问诊要素。关注胸痛部位,有时可据此直接定位,部分尚有固定反射区,胸壁疾病疼痛部位较固定,局部压痛;带状疱疹沿神经分布,不越过中线,明显痛感;心绞痛与急性心肌梗死常在胸骨后或心前区,可放射到左肩和左上臂内侧;食管源性在胸骨后;自发性气胸、急性胸膜炎、肺栓塞者患侧剧烈胸痛。通过伴随症状也可窥知端倪,咳嗽或咯血——肺系;吞咽困难——食管、纵隔;特定体位缓解——心包炎在坐位及前倾位,食管裂孔疝在立位;低血压/及静脉怒张可能为危急胸痛(心包压塞、急性心肌梗死、巨大肺栓塞、主动脉夹层、张力性气胸)。

在神经科门诊以胸痛为主诉者,躯体化障碍居多,抗焦虑治疗有效;疱疹后神经痛以镇痛治疗,加阿米替林或盐酸多塞平片等有效;肋间神经痛如炎症导致可加激素,如神经根导致,可用乙哌立松或巴氯芬;间脑癫痫则抗癫痫治疗。

五、相关疾病的胸痛

1. 肋间神经痛 分继发性和原发性两种,由胸椎退变、胸椎结核、胸椎损伤、胸椎硬脊膜炎、肿瘤、强直性脊柱炎等继发根性的肋间神经痛;肋骨、纵隔或胸膜病变会继发干性的肋间神经痛。肋间神经痛之疼痛由后向前,沿相应的肋间隙放射呈半环形;疼痛呈刺痛或烧灼样痛,咳嗽、深呼吸或打喷嚏时疼痛加重。疼痛多发于一侧的一支神经。典型根性肋间神经痛屈颈试验阳性,受累神经分布区有感觉过敏或感觉减退等;带状疱疹病毒性神经炎引起者,缘于疱疹病毒侵犯背根神经节,按肋间神经分布排列呈带状,同时伴有一个或几个邻近肋间神经分布区的神经痛,继而局部出现感觉过敏、烧灼感或程度不等的胸腹壁深部疼痛。注意与膈神经损害相鉴别,如上一例,可以膈神经肌电图区分。如确定单神经或神经干、神经丛根导致,可用非甾体类、氯唑沙宗或乙哌立松。

2. 脊柱退变性神经根疼痛 退变的椎间盘力学性能下降,可在长期不良机械负荷或外力作用下纤维环破裂与髓核突出,或因髓核逐渐老化失去弹性萎缩或纤维环外膨而压迫神经根,同时脊柱生物力学作用下,慢性椎间盘退变增加机械应力,导致脊柱骨刺和骨赘形成以及周围结构如韧带肥厚或钙化、椎体半脱位、椎间盘高度下降、关节病变等,导致椎管或椎间孔狭窄,压迫神经根而疼痛。如由神经根导致,可用乙哌立松或巴氯芬。

3. 功能性胸痛 多归于躯体化障碍,重视心理干预及抗焦虑抑郁治疗。在中医相当于郁病、百合病等。这是王萍主治医师归纳的病案:金某,女,66岁,2015年5月诊。主诉:自觉心慌不适、坐立不安、烦躁2月。病史摘要:患者近2月无明显诱因下胸闷,心慌,神志恍惚,坐卧不安,头痛,口苦,四肢困乏,听到别人讲话就心烦,曾于当地医院就诊,查心电图、头颅 CT、心超、肝肾功能、血电解质、超声心动图等检查均无明显异常。予丹参片等药物口服,胸闷略见好转,余症同前,舌红苔少脉弦细。西医诊断:焦虑状态。中医诊断:百合病;辨证:阴虚内热;治法:养阴清热,镇静安神;处方:百合 30 g,知母 15 g,生地黄 15 g,丹参 30 g,黄芪 15 g,煅龙骨 15 g,煅牡蛎 15 g,淮小麦 15 g,炙甘草 9 g,大枣 10 g,每日 1 剂,水煎 400 ml,分 2 次服用。

二诊:服上药 7 剂,自觉胸闷,心慌,坐卧不安感较前缓,仍感口苦,肢软乏力,夜寐多梦,舌脉同前。上方改为黄芪 30 g,加北沙参 15 g,朱砂拌茯神 15 g,服 7 剂,以益气养阴,镇静安神。

三诊:患者自觉诸症均有减轻,心情易较前疏畅,舌略红,苔薄脉弦。续上方 14 剂收功。

按语:随访患者已瘥,故未再复诊。《金匮要略·百合狐惑阴阳毒病脉证并治》曰:"百合病者,百脉一宗,悉致其病也。意欲食,复不能食,常默然,欲卧不能卧,欲行不能行;饮食或有美时,或有不用闻食臭时;如寒无寒,如热无热;口苦,小便赤。"心肺阴虚、内热躁扰、神明主宰无权、治节施行失利所致,故以百合地黄汤合甘麦大枣汤以养阴清热,镇静安神。百合色白入肺,养阴而清气分邪热,生地黄色黑入肾,益营而清血分邪热,二药合用,使气血得治,热退阴复,则百脉调和,病自痊愈。加甘麦大枣汤、龙骨、牡蛎加强镇静安神。

参 考 文 献

［1］ 中华医学会,中华医学会杂志社,中华医学会全科医学分会,等. 胸痛基层诊疗指南(2019 年)[J]. 中华全科医师杂志,2019,18(10):913 - 919.

［2］ Kahrilas P J, Bredenoord A J, Fox M, et al. The Chicago classification of esophageal motility disorders, v3.0[J]. Neurogastroenterology & Motility, 2015, 27(2):160 - 174.

［3］ Cossadame E, Rao S S. A review of esophageal chest pain[J]. Gastroenterology & Hepatology, 2015, 11(11):759 - 766.

［4］ 中华医学会疼痛学分会. 脊柱退变性神经根疼痛治疗专家共识[J]. 中华医学杂志,2019,99(15):1133 - 1137.

［5］ 胡维铭,魏正新. 间脑癫痫 55 例临床分析[J]. 中华神经精神科杂志,1986,19(4):208 - 211.

［6］ 俞根初. 三订通俗伤寒论[M]. 北京:中医古籍出版社,2002.

［7］ 王琦. 中医腹诊研究与应用[M]. 北京:中国中医药出版社,2012.

［8］ 范金成,李新明,郁东海. 上海浦东新区名中医集[M]. 上海:上海科学技术出版社,2018.

第二节　背　　痛

一、概述

背部包括颈部、胸部、腰部、骶部等,有上背痛和下背痛之分,一般指下背痛,范围超出腰痛,指人体背部肋缘至臀皱襞之间任何部位疼痛,可伴或不伴下肢症状。背部最主要结构为脊柱,由 7 块颈椎、12 块胸椎、5 块腰椎、5 块骶椎及 4 块尾椎构成,内部为脊髓,周围包绕韧带、肌肉、肌腱、神经和筋膜。脊椎、椎间盘、骨骼、肌肉、筋腱、韧带和神经等均可引发腰痛。

二、定向诊断

1. **骨伤科**　肌肉骨骼型下背痛是最常见的下背痛,脊椎、骨骼(椎体、椎间盘和小关节)、软组织(肌肉、棘上韧带、棘间韧带、黄韧带、腰背筋膜)等均可引发背痛,腰扭伤最常见,都有不同程度的腰部活动障碍和固定压痛点。

2. 心血管　急性起病背痛首先要排除夹层、心肌梗死。

3. 消化科　内脏牵扯痛如胃、肠、胆囊、胰腺炎症和肝病,阑尾炎,便秘。

4. 泌尿科　肾脏、膀胱、尿道等疾病如结石、感染;前列腺炎。

5. 呼吸科　慢性进行性加重背痛,注意肺部肿瘤、胸膜炎。

6. 代谢内分泌　痛风;骨质疏松症背部广泛慢性深部钝痛。

7. 风湿　强直性脊柱炎多为青年,以腰背痛为首要症状。

8. 感染　感冒、流感等感染伴肌肉或关节痛,引发腰痛。

9. 肿瘤科　亚急性和慢性背痛,尤劳累后导致后背或肋痛,排除食管癌。

10. 妇科　卵巢、子宫等肿瘤、子宫内膜症、附件炎等;月经前或月经期腰痛。

11. 皮肤科　带状疱疹初始症状。

12. 精神科　躯体化障碍。

13. 过度负重,不正确的坐姿和体位

三、神经定位

虽然下背痛最常见腰肌劳损、腰椎增生或腰椎间盘突出,神经科以神经根病变为主。

1. 肌肉　扭伤最常见;颈肩肌筋膜炎又称颈肩肌纤维组织炎,筋膜、肌肉、肌腱和韧带等软组织无菌性炎症,颈肩背部广泛疼痛酸胀沉重感、麻木感,僵硬活动受限;腰肌筋膜炎。

2. 神经丛　腰骶神经丛损伤;糖尿病腰骶神经根神经丛神经病。

3. 神经根　脊神经背根:疼痛区域与受压颈神经根支配区域一致,脊柱退变性神经根疼痛:机械性因素(如压迫、畸形等)和化学性因素(包括无菌性和免疫性炎症)刺激脊神经根所致,见于椎间盘突出、椎管狭窄、小关节和钩椎关节肥大、黄韧带肥厚等。

(1)颈椎退变性神经根疼痛:颈肩背部轴性酸痛、胀痛,放射至头部、枕部或肩背部。

(2)胸椎退变性神经根疼痛:胸背部疼痛多见,其次腰腹部,早期束带感,进行性加重。上胸段神经根可放射引起肋间神经痛、上肢及掌指麻木、疼痛;低位胸神经根有下腹部、腹股沟甚下肢疼痛和感觉异常。

(3)胸椎退变性神经根疼痛:马尾神经压迫症;坐骨神经痛多由椎间盘突出引起;巴斯特鲁普病即吻状棘突,多为局限性腰骶部中线疼痛,受累棘突有固定压痛。

4. 椎管　腰脊柱侧弯试验可以定位椎管,脊柱弯向患侧引发腰骶部深层疼痛或并发臀部和下肢放射痛或酸麻感者为阳性体征,为椎管内;脊柱弯向健侧达到极度时,使原患侧侧弯试验引出的腰骶部深层痛与下肢征象完全消失,也为阳性;脊柱弯向健侧而患侧腰部疼痛,为腰椎管外软组织损害;无论是脊柱向患侧或健侧弯曲时,均引出腰部或腰骶部疼痛,为腰椎管内外兼有。

椎管内肿瘤可表现为根性疼痛,烧灼样剧烈疼痛;腰椎管狭窄表现为腰腿痛,行走时症状加重,前屈时症状减轻。

5. 脊髓　脊髓损伤后椎管内瘢痕对脊髓后角支配感觉区域造成挤压,损伤段脊髓瘢痕形成,瘢痕牵缩造成对脊髓损伤平面以上的脊髓牵拉。可见于脊髓外伤、脊髓炎、脊髓 TIA、脊髓后动脉梗死和脊髓空洞症等。86%的 NMOSD 伴疼痛,与 MS 相比,其疼痛更为常见,表现束带/腰带状疼痛、Lhermitte 征。

6. 大脑　长期背痛形成自发感知，影响大脑网络活动。慢性腰痛与疼痛相关脑区萎缩有关，中央后/中央前回、中央旁小叶/补充运动区和前扣带皮质的脑低频振荡可能与其神经病理学有关，脑岛、杏仁核、海马/海马旁回、丘脑和默认网络中的低频振荡对动作诱发的自发背痛强度变化敏感。腰椎间盘突出所致下背痛也导致多个脑功能区灰质体积减小。

（1）神经电生理定位：H 反射可辅助诊断 S1 神经根受压；EMG 神经传导和 F 波检查在腰椎间盘突出症诊断中价值有限；体感诱发电位辅助诊断神经根受压。

（2）神经影像定位：CT/MRI 检查观察椎管大小、狭窄（中央椎管、侧椎管、椎间孔）及内容物结构形态变化，对椎间盘突出形态、大小、部位、节段范围及与硬膜囊、神经根关系作出诊断。许多影像学报告的腰椎异常不一定是下背痛的责任病灶。下背痛的诊断性成像仅适用于可疑严重进展性神经缺陷者或其症状和体征，提示严重或特异性状况。

四、中西医结合神经定位诊疗

1. 中医认识　背痛虽不等同腰痛，但体表病位在腰，腰为肾之府，乃肾之精气所溉之域。《素问·刺腰痛》中，腰痛属足六经之病，并阐明足三阳、足三阴及奇经八脉经络病变时腰痛特征。病因以虚、寒、湿为主，肾与膀胱相表里，足太阳经过之，任督冲带诸脉亦布其间，故内伤责于肾虚。外感风寒湿热诸邪，以湿性黏滞，湿流下，最易痹着腰部。急慢性背痛病因病机不同，故应分清标本先后缓急，《证治汇补·腰痛》曰："唯补肾为先，而后随邪之所见者以施治，标急则治标，本急则治本，初痛宜疏邪滞，理经隧，久痛宜补真元，养血气。"

2. 经筋与背痛　经筋如《辞海》中"大筋、小筋、筋膜"，《说文解字》认为腱为"筋之本也"。经筋所包含组织结构有骨骼、肌肉、皮下脂肪、内脏系膜、内脏平滑肌和部分神经实体结构。经筋与气血在运行、功能、系统上有必然的内在整体联系，基于功能力线分析经筋上与下、左与右、前与后、角与隅相互联系平衡的结构整体观，才能建立真正的经筋理论体系。基于大部分背痛位于经筋，且定位模糊，虽然"腰背委中求"，针刺采用夹脊穴位的效果更佳，如《医学衷中参西录》所云"凡人之腰痛，皆脊梁处作痛，此实督脉主之"。兼具微创功能的针刀曾经大行其道，且此处多寒湿所致，故火针也有运用，如棘上韧带炎属于筋伤范畴，其病位在经筋，肝肾不足，筋脉失养为其内因，慢性劳损，感受风寒，久卧湿地为其主要外因，气血运行不畅，筋脉失去濡养，冲击波治疗也是局部治疗。

笔者每每选取复溜穴＋太冲穴，复溜乃足少阴肾经经穴，常以烧山火峻补，滋阴补肾。笔者曾遇一老妇下背痛卧床数年，复溜烧山火＋太冲泻法后，针感分别直抵颈部和背部，次日起床缓慢步行。太冲穴为足厥阴肝经原穴，平肝泻热、柔筋养血，如此肝肾双补，背痛渐化。

3. 病位在肾、肝、脾　腰为肾之府，然《灵枢·九针》云"肝主筋"，《素问·阴阳应象大论》云"肝生筋"。筋的营养来源于肝，肝血充盈方得以濡养经筋，筋得其所养，始能有力。脾虚湿盛致腰痛者，如《金匮要略》之肾着病，《石室秘录》曰："如人患腰痛者，人以为肾之病也，不知非肾乃脾湿之故。"脾虚中阳不振，以致水湿不运，浸于腰府，湿邪困着而阳气不化，属脾虚湿盛之故。《金匮要略》有"甘姜苓术汤"以暖脾而利湿，如尤在泾"故其治法不在温肾散寒，而在燠土以胜水"。

4. 头皮针治疗背痛　神经定位中已经了解到腰痛与疼痛相关脑区萎缩有关。以健侧足运感区为主的头针结合运动疗法，可减轻非特异性腰痛患者疼痛症状、改善功能障碍、升高疼痛局部温度，疗效优于常规针刺。病案：盛某，男，49 岁，2022 年 10 月 28 日因下背痛 1 个月就诊，呈胀或刺痛，活动加重，休息缓解，余无殊，胸段脊柱和椎间盘 MRI 平扫示 T8－T9 椎间盘突出（中央偏左型），胸椎退行性改变。头皮针针刺顶旁 1 线、枕上旁线和相应夹脊穴，下背痛立减，后继续治疗 2 个月，明显缓解，未手术治

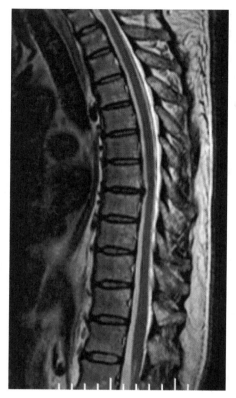

图 8 - 2 - 1 患者盛某胸段脊柱和椎间盘 MRI 平扫

疗(图 8 - 2 - 1)。

5. 西医学诊疗

（1）一般治疗：生活习惯和坐姿非常重要，颈背痛可用颈托，下背痛多卧床休息。根据病情选用颈椎牵引或骨盆牵引。

（2）药物治疗：非甾体消炎镇痛药；肌肉松弛药：伴反应性肌肉痉挛可使用肌肉松弛药如氯唑沙宗、巴氯芬、替扎尼定等；糖皮质激素；脱水剂如甘露醇等；抗惊厥类药物：二线用药，伴神经病理性疼痛，加用抗惊厥类药物如卡马西平、加巴喷丁、普瑞巴林等；抗抑郁药物如阿米替林、文拉法辛。

（3）神经阻滞：脊柱退变性神经根疼痛可硬膜外注射治疗包括经椎间孔、经椎板间及经骶管硬膜外注射，以糖皮质激素与局部麻醉药为主，缓解腰椎退变性神经根疼痛。

（4）射频治疗。

（5）神经调控治疗：脊髓电刺激术主要用于药物及手术治疗无效、顽固性神经根病导致疼痛。

6. 躯体化障碍与背痛 以背痛为主要表现者临床常见，生物-心理-社会模型认为腰痛是社会、心理和生物因素之间的动态相互作用，制定跨学科治疗方案时，应考虑这些因素。也要考虑神经根痛合并焦虑，氟哌噻吨＋美利曲辛＋盐酸多塞平片等联合治疗胸背痛伴焦虑症状疗效不错。

参 考 文 献

［1］ 中华医学会疼痛学分会. 脊柱退变性神经根疼痛治疗专家共识［J］. 中华医学杂志,2019,99(15)：1133 - 1137.

［2］ Kessler R, Mealy M, Levy M. Treatment of neuromyelitis optica spectrum disorder: acute, preventive, and symptomatic［J］. Curr Treat Options Neurol, 2016, 18(1)：2.

［3］ Zhang B, Jung M, Tu Y, et al. Identifying brain regions associated with the neuropathology of chronic low back pain: a resting-state amplitude of low-frequency fluctuation study［J］. British Journal of Anaesthesia, 2019, 123(2)：e303 - e311.

［4］ 姜健,杜伟,崔羽楠,等. 下腰痛患者脑灰质体积及结构网络的 fMRI 研究［J］. 磁共振成像,2021,12(9)：45 - 48,60.

［5］ Chou, Roger, Qaseem, et al. Diagnostic imaging for low back pain: advice for high-value health care from the American college of physicians［J］. Ann Intern Med, 2011, 154(3)：181 - 189.

［6］ 林星星,董宝强. 论经筋理论的整体观［J］. 北京中医药大学学报,2017(10)：18 - 22.

［7］ 饶毅,肖京,曹昺焱,等. 基于经筋理论指导下的冲击波治疗腰背部棘上韧带炎的疗效观察［J］. 中国中西医结合杂志,2019,39(6)：753 - 755.

［8］ 孙明媚,毛翔,刘金涛,等. 头针结合运动疗法治疗非特异性腰痛：随机对照试验［J］. 中国针灸,2022,42(5)：511 - 514.

［9］ Nick K N, Candido K D, Vlaeyen J, et al. Low back pain［J］. Lancet, 2021, 398(10294)：78 - 92.

［10］ 许光,马超,伍少玲,等. 联合抗焦虑治疗持续性胸背痛伴焦虑症状患者的疗效观察［J］. 中华神经医学杂志,2007,6(4)：416 - 417.

第三节 肋痛 （胁痛）

一、概述

一侧或两侧胁肋部疼痛，胸部腋以下至第十二肋骨范围。胸神经前支形成肋间神经，每侧各 11 条，穿肋间内肌前行，在胸腹壁侧面，发出外侧皮支，穿肌浅出，分布于胸腹侧壁的皮肤。

二、定向诊断

1. 心血管　冠心病、心肌梗死导致左臂内侧和左肩疼痛，反射至右臂、小指和环指，为钝痛。
2. 消化科　胃、十二指肠、胰腺和急性阑尾炎。

肝胆系统：胆囊炎，胆囊结石；肝内胆管结石；急慢性肝炎；肝硬化门静脉压力增高；肝囊肿；肝癌等引起右胁部疼痛。

3. 呼吸科　纵隔、胸膜病变，可见肺结核、肿瘤、气胸、胸膜炎。
4. 骨科　脊柱叩击痛常提供定位线索，尤其骨转移瘤；肋骨外伤继发骨痂形成、肋骨骨膜炎；脊柱：胸椎退变、胸椎结核、胸椎损伤、胸椎硬脊膜炎、肿瘤或骨转移、强直性脊柱炎。
5. 肋骨　肋骨软骨炎：肋软骨增粗伴疼痛，单侧第 2 - 4 肋软骨；肋骨外伤骨折。
6. 精神科　躯体化障碍；抑郁状态。

三、神经定位

1. 肌肉　脊柱旁肌肉即竖脊肌外伤和劳损。
2. 胸脊神经后根　胸神经根痛导致胁部疼痛，排除器质性病变后，大部分胁痛源于胸部脊神经受刺激，胸部肋间或腹部呈带状疼痛。
3. 肋间神经　肋间神经痛指肋间神经支配区内的疼痛综合征，肋间神经分布区的阵发性疼痛或该区的感觉过敏，呈束带状分布，多为继发性病变。老年肋间神经痛多继发于带状疱疹病毒感染或其他感染后；肋间神经受压。糖尿病性胸腹神经病综合征：沿着一支或多支肋间神经分布区的疼痛。
4. 胸髓　腹壁反射定位：胸髓 7 - 8,9 - 10,11 - 12 节段分别有上腹壁、中腹壁、下腹壁反射减弱或消失，该水平的腹壁反射消失可以定位相应周围神经和脊髓损害。86%的 NMOSD 有束带/腰带状疼痛。

四、中西医结合神经定位诊疗

1. 中医病位　胁，指侧胸部，为腋以下至第十二肋骨部的总称。《医宗金鉴·卷八十九》曰："其两侧自腋而下，至肋骨之尽处，统名曰胁。"《医方考·胁痛门》曰："胁者，肝胆之区也。"且肝胆经脉布于两胁，故现代"胁"又指两侧下胸肋及肋缘部，肝胆胰所居之处。胁痛属肝、胆二经，但与心、肺、脾、胃、肾与膀胱有关，故胁痛是肝胆疾病中常见之症候。

胁痛表现为一侧或两侧胁肋部疼痛，古有左、右、血、气之分，左右已为景岳所弃。《见闻录》曰："胁痛者：瘀血，按之痛，不按亦痛，痛无休息而不膨；气痛则时止而膨，嗳即宽，旋复痛。以此辨验气血为妙。"按秦伯未气痛和瘀痛之分，基本符合临床实践。气痛多由恼怒、郁结等情志失调，发时右胁先痛，时痛时止，经久则影响左胁，亦能影响胸膺、背部均痛，不便转侧，妨碍呼吸，咳嗽尤剧，有胀滞感，伴见胸闷太息，或得嗳气稍舒，脉象多弦。治宜疏肝理气法，用柴胡疏肝散；气郁经久化火，兼见烦热、口干，脉象弦数，用清肝汤；胁痛悠悠不止，两目昏糊，心怯惊恐，为肝血不足现象，用四物汤加柴胡、青皮入肝胆经。瘀痛者胁痛如刺，痛处不移，按之亦痛，但轻加按摩则略觉轻减，脉象弦涩或沉涩，又分两种，一由肝气郁结，久而不愈，血随气滞，初痛在气，久必及血，瘀阻经络，着而不行，行气祛瘀通络，用柴胡疏肝散加桃仁、红花、当归；二为跌扑斗殴损伤，血停胁肋，症情急骤严重，痛亦剧烈，皮肤青紫伤痕，用复元活血汤，滇三七磨粉另服，或七厘散和云南白药。

2. 针刺治疗

（1）牵涉痛用体针：支沟＋梁门＋阳陵泉为主：胁痛觅支沟，为三焦经阳气经过之处，故为三焦经经穴，生风化阳；梁门穴当第 8 肋间神经分支处靠近奥狄括约肌，调节胆汁排泄，用于肝胆疾病所致胁痛；《医学入门·内集卷一》曰："胁痛只须阳陵泉，专治胁肋痛满欲绝及面肿。"

（2）胸脊神经后根和胸髓取胸夹脊穴：T4－T7 夹脊配心俞穴、内关穴治心痛彻背；T8－L2 夹脊配胆俞穴、肾俞穴、三阳络穴、阳陵泉穴治胸胁痛。

五、相关疾病的胁痛

1. 带状疱疹后遗神经痛（PHN）　表现为胁部剧烈烧灼痛、感觉过敏和麻木，经久不愈。疱疹病毒导致脊髓背根神经节脱水、Wallerian 退变、明显囊性变和神经节神经元细胞数量显著下降，外周神经尤其有髓粗神经纤维轴突减少及明显胶原化，脊髓背根神经节内慢性炎性细胞浸润，继之明显退行性萎缩变性。PHN 疼痛机制涉及损伤的外周传入纤维异位放电、神经元交互混传、脊髓后角神经元敏化、脊髓抑制性神经元功能下降等。故定位于脊髓背根和后角，针刺选夹脊穴为主，如电针夹脊穴治疗和胸神经脉冲射频治疗带状疱疹后神经痛 PHN 有效。止痛剂和镇静剂是常规治疗，可局部封闭如胸椎旁神经根封闭、胸椎旁交感神经节封闭和肋间神经封闭等。

（1）补气益髓法治疗 PHN：依据 PHN 的病理生理和病理改变，以往胁痛的整体辨证已经不能反映临床实际，笔者非常赞同微观辨证论治，可收到良好疗效。病案：储某，男，75 岁，2019 年 8 月 9 日就诊，右侧胁部刺痛 5 个月，一直用曲马多 12.5 mg，每日 2 次；普瑞巴林早 75 mg，晚 150 mg，无效，EMG：右侧膈神经不完全损伤（双侧胸肋肌可见纤颤正尖波），右胁部可见疱疹瘢痕，气短乏力，苔薄质红，脉细数，整体辨证气阴两虚，1 个月后复诊无效。病久达半年，外周神经尤有髓粗神经纤维轴突减少，基本已经萎缩变性，思考微观辨证，气虚髓亏，故补气益髓，改以左归饮和地黄饮子，前者壮水之主，培左肾之元阴之功效，后者阴阳双补。三诊胁痛即明显缓解，2 个月后基本缓解，并撤除曲马多和普瑞巴林。

（2）rTMS 治疗：带状疱疹后遗烧灼样疼痛有时极其顽固，甚至麻醉药无效。于苏文等研究 40 例带状疱疹后神经痛患者，随机两组分别接受卡马西平和 rTMS 治疗（对疼痛神经根处进行低频 rTMS 治疗和对左前额叶背外侧区皮层进行高频 rTMS 治疗）2 周，结果显示 rTMS 治疗组患者的疼痛改善更明显，且疗效更稳定。笔者对一些经久不愈的 PHN 进行头皮针＋局部低频 rTMS＋对左前额叶背外侧区高频 rTMS 治疗，往往有意想不到的疗效。

2. 躯体化障碍　临床表现为胁痛者相当多，单纯疏肝理气治疗确实是隔靴搔痒，收效甚微，结合抗焦虑治疗非常重要，氟哌噻吨美利曲辛、文拉法辛和盐酸多塞平片均有效，中医益气养血之治病求本，有助于减少复发复燃。

参 考 文 献

［1］ Kessler R A, Mealy M A, Levy M. Treatment of neuromyelitis optica spectrum disorder: acute, preventive, and symptomatic[J]. Current Treatment Options in Neurology, 2016, 18(1): 1-15.

［2］ 秦伯未. 秦伯未医案讲习录[M]. 北京: 中国医药科技出版社, 2014.

［3］ 周利, 张红星. 电针夹脊穴治疗带状疱疹后遗神经痛 66 例[J]. 针灸临床杂志, 2006, 22(1): 21-22, 58.

［4］ Ke M, Yinghui F, Yi J, et al. Efficacy of pulsed radiofrequency in the treatment of thoracic postherpetic neuralgia from the angulus costae: a randomized, double-blinded, controlled trial[J]. Pain Physician, 2013, 16: 15-25.

［5］ 陈志强, 吕立国. 整体辨证, 局部辨证与微观辨证——对现代中医辨证论治体系的思考[J]. 中国中西医结合杂志, 2006, 26(12): 1126-1127.

［6］ 高天昊, 陆蓉蓉, 姜从玉, 等. 神经病理性疼痛重复经颅磁刺激治疗研究进展[J]. 上海医药, 2017, 38(13): 22-26.

第四节　腹　　痛

一、概述

腹痛（abdominal pain）是上起横膈，下至骨盆范围的疼痛不适感。大脑接受来自外周神经的传入信号，并与认知、情感及其他感觉信息相整合，最终形成疼痛感知，疼痛包含相互关联 3 个单元：感觉传入单元、中枢调节单元（情感和认知）和动机单元（对疼痛的行为反应）。腹腔存在各类痛觉感受器，可感应化学或机械性刺激因素。腹痛传入神经纤维为 A 纤维（有髓鞘直径 $3\sim4\ \mu m$，快速传导快，传导腹壁皮肤、肌肉和腹膜壁层的痛觉）和 C 纤维（无髓鞘，直径 $0.3\sim3\ \mu m$，传导速度较慢，传导腹腔内脏器官所感受的疼痛），两种传入神经纤维终端均与痛觉受体相连，并参与交感神经链。

腹痛神经通路：从腹部到大脑皮层之间，Ⅰ级神经元传导从腹部器官到脊髓；Ⅱ级神经元连接脊髓和脑干；Ⅲ级神经元连接脑干和皮层。疼痛下行抑制系统抑制上传的疼痛信号，起源于脑干缝际核 5-HT 能细胞和蓝斑去甲肾上腺素能神经元以及延髓阿片能神经元等，通过调控脊髓兴奋性，控制感觉信号上行传导，当通路障碍时对疼痛上行兴奋性传导的抑制作用减弱，导致疼痛。

大部分慢性腹痛有外周疼痛激发因素，但多数感觉传入单元无显著异常，在疼痛中中枢调节单元和动机单元起主导作用，中枢敏感化是重要机制。慢性腹痛患者大脑疼痛环路的皮层调控发生异常，反过来，慢性疼痛可伴大脑结构改变，90 名女性肠易激综合征患者的大脑躯体感觉皮层厚度增加，涉及疼痛的岛叶和前扣带回皮层厚度变薄。

二、定向诊断

1. 消化科　首先排除。消化性溃疡、胃癌、胆石症、慢性胰腺炎、结直肠癌、缺血性肠病、炎症性肠病等。慢性腹痛以功能性疾病、肠道感染、炎症性肠病等为主，青壮年好发消化性溃疡、肠易激综合征（IBS）、功能性消化不良（FD）等，老年人易发胆石症、消化道肿瘤、缺血性肠病等；急性腹痛有阑尾炎穿孔致右下腹脓肿、腹主动脉夹层急性期后缺血性肠病，慢性腹痛急性改变如消化性溃疡穿孔、克罗恩病并发肠瘘、结直肠癌肠梗阻等；胰腺炎。

2. 呼吸科　肺炎，胸膜炎，肺栓塞。

3. 心血管 心绞痛,心肌梗死,心包炎,病毒性心肌炎;撕裂样疼痛为主动脉夹层、中枢介导。

4. 内分泌 糖尿病自主神经病变,糖尿病酮症酸中毒,甲亢。

5. 血液科 发作性腹部绞痛伴周围神经病之血卟啉病,血栓性血小板减少性紫癜,腹型过敏性紫癜,白血病。

6. 泌尿科 膀胱炎,肾炎,肾积水,输尿管和肾结石,尿毒症。

7. 风湿免疫 过敏性腹痛,风湿性腹痛,SLE。

8. 骨科 腰部骨和软组织损伤;脊柱源性腹痛;胸腰椎病变如脊椎结核、脓肿等。

9. 妇产科 痛经;宫外孕;子宫内膜异位症和急性间歇性卟啉病与月经周期相关。

10. 皮肤科 腹部带状疱疹。

11. 精神科 焦虑、抑郁、创伤后应激障碍、药物滥用、躯体化障碍等;慢性腹痛合并焦虑、抑郁、躯体化症状等比例很高。非器质性疾病导致的慢性腹痛多与脑-肠互动异常有关,如 IBS 和 FD,功能性疾病导致的慢性腹痛与脑边缘系统和疼痛下行调节障碍密切相关。

12. 中毒 急慢性铅中毒。

三、神经定位

1. 自主神经 糖尿病胃轻瘫伴腹痛、厌食及消瘦,由糖尿病胸神经根病变致肌间层和黏膜下层神经丛,运动迷走神经和感觉交感神经节细胞数量减少,迷走神经纤维结构改变;急性间歇性卟啉病三联征腹部绞痛、精神症状和自主神经损害。

2. 周围神经 卟啉病又称血紫质病,腹痛、皮肤改变和周围神经损伤,尿呈红色尤光照后,尿卟胆原阳性;多发性内分泌腺瘤 2A 型可表现为儿童腹痛。

3. 神经根 带状疱疹病毒由脊髓后根神经节累及交感神经、副交感神经的内脏神经纤维时,可腹痛腹胀;神经根型腰骶椎病;神经根型胸椎病:低位胸神经根伴下腹部、腹股沟甚下肢疼痛和感觉异常。

4. 脊髓 椎体压缩性骨折、脊柱结核、椎管内肿瘤、椎间盘突出症等,腹痛为主的脊髓炎、脊髓占位和脊髓空洞症偶有报道。

5. 间脑

(1)腹型癫痫:颞叶癫痫中不少见,甚至为癫痫唯一表现即腹型癫痫,发作性剧烈腹痛,脐周和上腹部,大多数持续数秒到数分钟,甚至 1 小时以上。位于皮质下自主神经系统中枢下丘脑部的视丘下部,与大脑皮层各区、脑干网状结构、脊髓自主神经中枢有关。

(2)腹痛先兆:可发生于所有脑叶癫痫包括岛叶、大脑侧裂的岛盖结构以及辅助运动区域,甚至杏仁核和海马体的内侧颞叶以及基底神经节等。

6. 大脑

(1)腹型偏头痛:属偏头痛等位发作,发作性脐周疼痛,常伴恶心呕吐和皮肤苍白,不一定有头痛,家族史。

(2)线粒体神经胃肠型脑肌病:恶心呕吐、腹痛腹泻等、眼肌麻痹、周围神经病,MRI 广泛白质脑病,肌肉活检示线粒体肌病。Dindyal 等报道 34 岁女性突发腹痛呕吐 12 小时,头磁共振双侧基底节区钙化。

(3)可逆性后部脑白质病变:由卟啉病引起。

其他如蛛网膜下腔出血、多发性硬化、脑出血,笔者报道的肝豆状核变性患者中有表现腹痛者。

四、中西医结合神经定位诊疗

1. 中医腹诊的定位　胸腹部与脏、经脉、气血汁液的生理联系是腹诊分区的理论依据,也是腹诊原理之定位。《素问·脉要精微论》云:"尺内两旁,则季胁也;尺外以候肾,尺里以候腹,中附上,左外以候肝,内以候膈;右外以候胃,内以候脾。上附上,右外以候肺,内以候胸中;左外以候心,内以候膻中。前以候前,后以候后。上竟上者,胸喉中事也。下竟下者,少腹腰股膝胫足中事也。"《伤寒杂病论》奠定腹诊的辨证论治体系,把胸腹部大致分为胸、胁(胁下)、心下、大腹、脐部、少腹(小腹)六个区域,既考虑脏腑位置,又顾及脏腑功能特点及所属经脉循行部位,全面客观反映胸腹体表与内在脏腑关系,是历代医家腹诊分区依据。日本汉方医目前腹诊分区:心下部——剑突下端为顶点,连接左右锁骨中线与肋骨弓交点的连接为底边;胁肋部——两侧肋骨下缘的区域。脐部即脐周围;少腹部即下腹部。王琦十一区腹诊分区对应脏腑如下:胸区内应心肺;心区内应心脏;左右胁部内应肝胆;心下内应胃、心、胆;脐部内应脾、胃、大小肠;小腹内应肾、膀胱、胞宫、大小肠;左右少腹内应肝、胞宫、膀胱、大小肠。

2. 针刺定位诊疗　《针灸大成》四总穴歌:肚腹三里留,腰背委中求,头项寻列缺,面口合谷收。其取穴都在四肢,即"远端取穴"。而足三里位于足阳明胃经循行线上,对所有的腹痛都可以选用,特别是 IBS 和 FD。基于中枢调节障碍以及脑-肠轴研究,笔者对部分慢性腹痛,采取头皮针治疗,比单用体针治疗起效快。但发作性腹痛如腹型偏头痛,单纯针刺效不佳。腹型癫痫的针灸治疗未曾尝试。

夹脊穴治疗腹痛的尝试:根据其皮节定位分布,笔者在临床运用夹脊穴治疗某些腹痛疾病,收到满意疗效,同道也有报道。腹部及盆腔脏器的疼痛反映到体表,常呈脊髓节段性分布,支配腹部皮肤感觉的脊髓节段为 T5-L1,选取相应的双侧夹脊穴,注意以下脊髓定位与体表的上下对应关系。食管远端、胃及十二指肠近端、肝、胆、胰,其传入神经进入脊髓 T5-T9,腹痛主要在腹中线剑突与脐之间;小肠、阑尾、升结肠和横结肠近段 2/3,其传入脊髓 T8-T11 及 L1,疼痛在脐周;腹部多数器官如胃、小肠、肝、胆、胰的神经分布呈双侧对称性,疼痛多在腹中线;肾、输尿管、卵巢的神经分布在侧面,腹痛为一侧性。

五、相关疾病的腹痛

1. 偏头痛的腹痛和腹型偏头痛　概念显然不同,需要鉴别,分别处理。腹型偏头痛验案:包某,女,17 岁,2021 年 2 月 8 日初诊。阵发性腹胀腹痛 1 年,1 个月发作 3~4 次,持续数分钟至数小时不等,与月经无关,心悸心慌,泛酸,无头痛。其外婆有类似病史,神经系统检查无殊,苔薄白质红边齿痕,舌下络脉迂曲,脉细数。诊断:腹型偏头痛,未用西药,辨证:气阴两虚痰瘀互阻,拟益气养阴化痰祛瘀:人参 5 g,石斛 15 g,五味子 5 g,麦冬 10 g,甘草 9 g,川芎 9 g,茯苓皮 6 g,仙鹤草 15 g,小蓟 15 g,玫瑰花 5 g,草豆蔻 9 g,煅瓦楞子 15 g,海蛤壳 15 g,炒鸡内金 15 g,2 月 25 日复诊,发作一次程度明显减轻,此后持续治疗 3 个月未发腹痛腹胀。

除了经典的腹型偏头痛,一般偏头痛多兼腹痛腹胀,傅增辉等研究偏头痛和 IBS 共病概率很大,151 例慢性偏头痛研究中有 139 例(92.05%)存在至少 1 种胃肠道症状,腹胀占 39.74%。IBS 患者中偏头痛患病率是正常人群 3.36 倍,偏头痛患者中 IBS 患病率也显著增高。长期头痛使机体对疼痛敏化,同时焦虑等因素激活肠神经系统和脑-肠轴网络,头痛发作频率越高、病程越长,激活脑-肠轴可能性越大,合并 IBS 可能性越大。这也许是偏头痛发作期针刺诊疗的重要考量,不能仅关注头痛,还应正确识别和处理偏头痛派生的各种自主神经功能紊乱,包括腹痛腹胀。病案:李某,女,37 岁,阵发性头痛 3 年,伴腹胀嗳气,有家族史。近半年 1 周 1 次,用维拉帕米无效,换用丙戊酸钠有效,但腹胀嗳气依然,加美利曲新收效甚微,考虑偏头痛合并 IBS,加针刺足三里、合谷,每周 2 次,从脾治肠,第一次针刺即刻腹胀嗳气缓解,2 个月后基本消失,偏头痛也仅发作一次,程度明显减轻。

2. 腹型癫痫　属间脑癫痫的类型,以儿童居多,较之腹型偏头痛为时短暂,持续数秒至数分钟不等。多定位于皮质下自主神经系统中枢——下丘脑部。呈反复发作的阵发性腹痛,腹痛常伴有一定程度的意识障碍,腹痛发作时或发作前有癫痫发作者,有家族史中,脑电图有正相棘波,抗癫痫药物治疗有效。与头痛癫痫一样,腹型癫痫诊断需要慎重。

3. 肠易激综合征(IBS)　常伴焦虑、抑郁等,IBS 多个脑区活动存在异常,如脑岛、前扣带回、前额叶等与 IBS 内脏感觉与情绪调节密切相关的脑区,针灸治疗对相应脑区功能活动有调节作用。笔者遇 IBS,每以前额叶区头皮针针刺取效。病案:包某,女,75 岁,2020 年 9 月 29 日入院,眩晕阵作 3 日,视物旋转,伴腹胀恶心,无耳鸣需即刻闭目卧床休息才能逐渐缓解,舌暗红,苔薄白,脉弦。颅脑常规 MRI 示两侧额顶枕叶、基底节区及放射冠区腔梗灶及小缺血灶,脑萎缩。四诊合参,证属中风-气虚血瘀证,治拟益气活血通络,方用补阳还五汤加减,静脉滴注舒血宁活血化瘀,倍他司汀注射液改善血循环,眩晕缓解,腹胀恶心依然,考虑合并脑梗死 IBS,头皮针取额旁 2 线、顶颞后斜线针刺,即刻缓解。

4. 脊髓出血　病案:患者,男,69 岁,1999 年 7 月 7 日入院,上腹部呈条索带状持续刺痛、烧灼感和紧绷感,7 月下旬中下腹束带感,咳嗽加剧,伴便秘,无尿潴留,继之上下肢无力,行走扶墙,8 月初腹痛好转,神经系统检查:剑下及右下腹小片痛觉敏感区,余神经系统检查无殊。定位下胸段脊髓,同年 8 月 11 日 MRI 显示 T7 - T9 脊髓内异常信号,血管瘤可能。

参 考 文 献

[1] 钱家鸣,李景南,吴东. 慢性腹痛基层诊疗指南(实践版·2019)[J]. 中华全科医师杂志,2019(7):628 - 634.
[2] Jiang Z, Dinov I D, Jennifer L, et al. Sex-related differences of cortical thickness in patients with chronic abdominal pain[J]. Plos One, 2013, 8(9): e73932.
[3] Cerminara C, Malhany N E, Roberto D, et al. Focal epilepsy with ictal abdominal pain: a case report[J]. Italian Journal of Pediatrics, 2013, 39: 76.
[4] A D Rothner, S Parikh. Migraine variants or episodic syndromes that may be associated with migraine and other unusual pediatric headache syndromes[J]. Headache: The Journal of Head and Face Pain, 2016, 56(1): 206 - 214.
[5] Dindyal S, Mistry K, Angamuthu N, et al. MELAS syndrome presenting as an acute surgical abdomen[J]. Annals of the Royal College of Surgeons of England, 2014, 96(1): 101 - 103.
[6] 许二赫,张弥兰,董会卿,等. 线粒体神经胃肠型脑肌病的临床和病理分析[J]. 中风与神经疾病杂志,2013,30(5): 396 - 399.
[7] Zhao B, Wei Q Q, Wang Y H, et al. Posterior reversible encephalopathy syndrome in acute intermittent porphyria [J]. Pediatric Neurology, 2014, 51(3): 457 - 460.
[8] 梅艳,王尘东. 腹部超声在肝豆状核变性中的运用[J]. 浙江临床医学,2000,2(5):299.
[9] 王琦. 中医腹诊研究与应用[M]. 北京:中国中医药出版社,2012.
[10] 王琦. 中国腹诊[M]. 北京:学苑出版社,1994.
[11] 黄桂英. 针刺夹脊穴合 TDP 治疗脊柱源性腹痛 17 例[J]. 山东中医杂志,2010(1):34 - 35.
[12] 傅增辉,姜岩,刘晶,等. 慢性偏头痛患者胃肠道症状的研究[J]. 中华神经科杂志,2019,52(4):315 - 320.
[13] 郑寒丹,马喆,丁邦友,等. 脑功能成像技术在针灸治疗肠易激综合征中的应用[J]. 世界中医药,2018,13(9):2352 - 2356.

第九章

内 脏 症 候

第一节　奔 豚 气

奔豚气自觉有气从少腹上冲胸咽,气冲如豚之奔突。临床常把奔豚气标签化,其实有更多神经科和内科疾病表现类似奔豚气。西医学没有对应奔豚气之名,故按中医术语冠之,类似还有脑鸣、梅核气等章。

一、概述

1. 渊源　最早《神农本草经》以独活、杏核治"贲豚"。《灵枢·邪气藏府病形》曰:"肾脉急甚为骨癫疾;微急为沉厥奔豚,足不收,不得前后。"《难经·五十六难》曰:"肾之积名贲豚,发于少腹,上至心下,若豚状,或上或下无时,久不已,令人喘逆骨痿少气。"贲同奔。《金匮要略·奔豚气病脉证治篇》曰:"奔豚病,从少腹起,上冲咽喉,发作欲死,复还止,皆从惊恐得之。""奔豚气上冲胸,腹痛,往来寒热,奔豚汤主之。"归纳其特征:有气从少腹上冲胸咽、发作欲死,可伴腹痛、往来寒热;病因"皆从惊恐得之"和发汗后伤阳气;发作性,发后复还止;有时有发作前兆,脐下悸;有具体治疗方药。宋金以前对奔豚病认识大都沿袭《难经》肾积奔豚含义。自东汉后至宋金时期,奔豚病为肾积奔豚,病机与肾、心有关。《金匮要略》真正流行在明清时代,张锡纯曰:"盖冲气上冲之证……素性怒之人,其肝气之暴发,更助冲胃之气上逆。"张氏认为"冲气上冲"即奔豚气,病机为肝气犯胃,重镇降逆治疗有效。宗仲景之奔豚气,可将奔豚气分为肝气上冲和肾阳虚水寒之气上冲两型。刘渡舟《金匮要略诠解》中曰:"奔豚气病多因惊发激动肝肾之气上冲而成,抑或血不养肝而肝气上冲以及心阳虚,水寒之气上犯之所致。"

奔豚气发病率并不低,病还是证?典型者皆始发于脐下腹中,有物成团状,构成典型疼痛,且此团状物能在脐上直线上升运动,长驱直入而运动至喉颈,然后慢慢散开消失。发病过程中患者体感明显,过程清晰,症状典型,临床上部分医者甚至能观察到患者全过程"团状物无中生有",至喉而自行"有化为无"。虽然难以准确予以定名,这种"无中生出有,有又自化无"的气机病变聚集和消散过程,却又是中医气机病机的客观体现。故奔豚气多与肾、胃、肝、心三脏生成的病气有关,并与冲脉的结构传输关系尤为密切。

2. 解剖生理　在中枢与岛叶、颞叶内侧或延髓迷走神经背核有关,拉丁语中 Vagus(迷走)即"游荡,徘徊",如抑郁症、癫痫。周围以内脏血管神经丛为主,与偏头痛、肠炎等有关。岛叶位置较深,被额叶、顶叶和颞叶所覆盖,在脑表面无法被直视,头皮脑电图记录不到,由于岛叶紧邻颞叶,癫痫发作时可快速向颞叶扩布,岛叶被误为颞叶,岛叶主司心率、控制血压、内脏运动及感觉功能。利用置入岛叶的电极触点对岛叶重复电刺激,均未见明显岛叶或岛叶外后放电,即刺激表现均为刺激点所对应症状,包括躯体感觉症状(如麻木、疼痛、蚁行感,占 43%)、内脏感觉症状(胃部不适占 22%)等,其他少见的诸如自主神经功能症状(2%)、嗅觉味觉症状(2%)等。

3. 病理生理　按既往中医医籍,主要是七情内伤,寒水上逆所致。其上冲之理与冲脉有联系,因冲脉起于下焦,循腹部至胸中。病理是由下逆上,故有气、寒、水之别。张仲景论述奔豚病形成一是阳经郁滞,气无法从表出,二是升降运动突然被打破,气血化生障碍。许多学者认为奔豚气本质上属郁病范畴。蒋健提出原发性奔豚气与继发性奔豚气概念,原发性奔豚气不存在其他器质性疾病或病证,相当于单纯郁病,继发性奔豚气除奔豚气外,还有引发奔豚气其他疾患,与郁同存。

有学者认为"奔豚证"是脑血管病引起内脏血管神经丛受到刺激后病理兴奋,血管逆行收缩,气逆上冲,通过内脏反射至心丛、肺丛、咽丛等各血管神经丛,出现胸痛、心痛、肩胛痛、咽喉塞紧等症状。奔豚气具有交感神经兴奋性增强特点如脉搏加快、腹主动脉搏动亢进、手掌汗出、四肢厥冷等,诱发该病重要因素是交感神经兴奋性增高,血中儿茶酚胺应激反应增强。还有认为功能性原因或腹腔器质性病损,引起腹腔神经丛功能损伤,出现从下腹部上升至头部的感觉波,导致患者颜面充血,常可伴随心悸、死亡恐怖,多有难以形容的感觉。还有认为可能是自主神经功能紊乱引起的间歇性腹主动脉异常搏动。

一部分奔豚气与触觉幻觉包括外部触觉(疼痛、瘙痒、刺痛和电击感)和内在身体感受(深度疼痛、恶心和其他内脏感觉、性快感)很相似,还包括位置移动感。内脏幻觉如胃气上升感是颞叶癫痫的常见先兆。表现为奔豚气的颞叶癫痫患者躯体浅表感觉往往单侧性,可为静止性,也可进行性或几秒到几分钟内扩散。

二、定向诊断

1. 心血管　从额至下颌到脐之间任何奔豚气,排除冠心病心绞痛、心律失常。

2. 消化　腹壁肌肉痉挛,肠道积气痉挛,幽门功能失调。

3. 内分泌　甲亢,甲减。病案:贾某,女,49 岁,2019 年 7 月 8 日就诊,心悸心慌、耳鸣 3 年,近 1 个月气上涌感,TSH19.167 9 μIU/ml,TGAb4.82 IU/ml,MRI 示垂体正常,甲状腺素钠治疗奔豚气好转。

4. 特发性高动力性心脏综合征　又名 β 肾上腺能受体反应过度征,见于贫血、甲状腺功能亢进、动静脉瘘、妊娠、脚气病、部分肺心病及肝硬化、类癌综合征、急性肾炎等。

5. 焦虑症中的惊恐障碍和广泛性焦虑发作　突如其来的惊恐体验,伴濒死感或失控感,以及胸闷气短、呼吸困难和往来寒热或灼热等自主神经功能紊乱,与奔豚气之濒死感、胸闷气短、惊恐万分等相似。

6. 癔症

7. 交感神经型颈椎病　椎间盘退变和节段性不稳定等刺激颈椎周围交感神经末梢,恶心呕吐、胸闷、气上涌等。

自主神经功能障碍也与下一节神经定位有关,内脏功能失调为主要表现的证候群,各式各样,包括奔豚气。一类是自主神经系统变性以及器质性疾病继发自主神经功能紊乱,在下部分表述;另一类是精神心理因素引起,属精神疾病。

三、神经定位

与奔豚气相关的癫痫和晕厥等,其特殊的生理病理机制和神经定位,比如岛叶癫痫,与一般癫痫绝不雷同,在此有必要进一步分析和表述。笔者在一次上海市中西医结合神经内分泌会议中,曾与上海市中医医院陈敏讨论癫痫,陈敏认为癫痫自动症也可以是奔豚气,笔者颇以为然,提出颈椎病交感型、岛叶癫痫、颞叶梗塞甚至肿瘤等均有以奔豚气形式发作。

1. 自主神经 分中枢和周围部分,中枢在脑和脊髓内,周围包括内脏运动神经和内脏感觉神经。自主神经系统涉及大脑皮层和皮层下的广泛网络连接,最关键区域包括双侧岛叶皮层、前扣带回、杏仁核以及下丘脑。其中岛叶负责感觉、认知、情感、自主神经功能的整合,被认为是整个中枢性自主神经网络的核心。岛叶通过自主神经或可直接损伤心肌。299 例 MRI 确诊急性前循环缺血性卒中,入院第一日做高敏心肌肌钙蛋白 T(hs-cTnT)检测,用体素水平病灶症状匹配法研究,显示右侧大脑半球前岛叶皮层,尤其背侧亚区,与 hs-cTnT 相对时间变化显著相关($P<0.01$),而入院时基线 hs-cTnT 水平与前循环支配区内其他任何病灶均不相关,提示背侧前岛叶皮层在心脏副交感神经控制和自主神经功能控制中重要作用,岛叶这一亚区急性血管性损伤可能导致自主神经功能紊乱及交感神经兴奋性上调致心肌损伤。吉兰-巴雷综合征变异型见后。

2. 周围神经 神经根:CIDP,AIDP。

3. 颅神经 X迷走神经分布到胸腹腔内脏器官,导致类似奔豚气症状。

4. 脊髓 交感神经节前纤维在脊髓前角离开脊髓,随脊神经干进入椎旁交感神经节,22 对交感神经节成对排列于脊柱两侧,各神经节间交通成交感神经链。可见于脊髓空洞症;MS/NMOSD;脊髓炎:笔者某日值夜班,同事的爱人打电话说,其先生腹中有气上涌,半个小时后又打来第二个电话告知其小便失禁,即请邻居苏医生上门,其时已胸闷气急,气从胸往上涌,下肢已经无力,考虑已至高颈段,诊断上升性脊髓炎,抢救恢复良好。

5. 脑干 交感前运动神经元位于延髓前腹侧外部、延髓前腹侧中部、尾缝核、脑桥。

6. 间脑 间脑癫痫:发作性自主神经功能紊乱,并不是累及整个间脑,可有头痛型、腹痛型、肢痛型、晕厥型或心血管性发作,可见于丘脑卒中、肿瘤。

7. 大脑

(1) 额叶底部:刺激症状为呼吸间歇、血压升高等自主神经障碍,破坏性病变造成精神障碍、愤怒或木僵。岛盖综合征:咀嚼、流涎、吞咽、喉的症状、言语停止、上腹部先兆、恐惧等,味幻觉常见。科芬-劳里(Coffin-Lowry)综合征,病案:患者,女,25 岁,活动后即一侧肢体不自主抽动 4 年,时伴一过性气上涌感,见《癫痫》。

(2) 扣带回:复杂部分发作伴发病时复杂运动手势自动症,有心境和情感改变。

(3) 岛叶:岛叶癫痫,似曾相识感——杏仁核、心悸、喉部紧缩感、唾液腺分泌增多——岛叶,成人愣神、腹气上升感、自动症——内侧颞叶。可表现为喉头紧缩感、欲窒息感,随之气上涌感、心慌、左手和口咽部自动症,丙戊酸钠有效。

(4) 颞叶:海马内室旁核是自主神经中枢。

1) 颞叶癫痫内侧型:常有热性惊厥史,癫痫首次发病年龄更早,MRI 常显示海马硬化,发作早期常胃气上升等消化道症状或恐惧等情感异常,多伴口咽和上肢自动症,痫性发作持续时间较长(>1 分钟),少数继发为双侧强直阵挛发作。

2) 癫痫自动症:腹部、心脏部位包括气上涌感的不适感,意识蒙眬状态,当致痫灶位于左颞叶常伴幻听、遗忘和复杂性运动的自动症。

3) 癫痫先兆:特殊感觉如单纯自主神经性症状常为先兆,深部结构(颞叶内侧、边缘系统等)起源发作如精神性发作先兆很短,很快意识障碍,也可始即意识障碍。腹部先兆往往出现在上腹部,有时不适感可上升如奔豚气,最常见者为腹胀、恶心,严重时腹部搅动和压迫感,时伴腹痛。491 例研究显示,颞叶癫痫中腹部先兆发生率 52%,颞叶外癫痫只有 12%,42%腹部先兆孤立出现,颞叶癫痫中经常与其他先兆同时发生。当腹部先兆发展为自主神经症状时,诊断颞叶癫痫概率提高到 98%。

(5) 枕叶:偏头痛先兆偶见。

(6) 脑室:阵发性交感神经过度兴奋(PSH),又称交感神经风暴,多继发于脑损伤,年轻患者脑室周围更易发生。

四、神经电生理定位

笔者研究了几例奔豚气发作时的肌电图,包括 SSR,似乎没有大的关联。脑电图虽有假阳性假阴性,在颞叶、岛叶等癫痫诊断和鉴别诊断中有重要地位,尤其注意加蝶骨电极,包括视频脑电图的运用。

刺激岛叶等特定区域可产生相应症状,包括疼痛、内脏感觉症状、躯体运动症状和内脏器官症状,并且影响言语处理。单纯性癫痫发作可开始于喉部、胸部压迫感或呼吸困难的感觉,且与口腔内或其他区域不愉快感觉症状(过电感或温热感)相关,整个过程意识有所保留。岛叶位置较深,头皮脑电图很难检测到变化,岛叶癫痫发作可能被误诊为额叶、颞叶或顶叶癫痫发作,立体脑电图(SEEG)可弥补其缺陷,Krause 对 50 例患者岛叶进行 SEEG 电极检测,6 例确诊岛叶癫痫,均为简单部分性发作,无意识障碍,表现为喉头紧缩感,继之体表分布范围较广泛的躯体感觉异常,随后口齿不清和/或幻听,以肌张力障碍结束发作。

五、中西医结合神经定位诊疗

神经定位指导下的奔豚气诊疗,可避免临床标签化的诊断误区。首先排除器质性疾病,才能进一步考虑功能性的奔豚气诊疗。

1. 中医溯源　奔豚气是病还是症候?考奔豚之名,《说文解字》曰"奔,走也";《辞源》谓豚为"小猪"。奔豚,即贲豚。《金匮要略·奔豚气病脉证治》指出"皆从惊恐得之",奔豚病源于阳经郁滞,气无法从表出,或升降运动突然被打破,气血化生障碍,无向外抗邪之气的补充,故不向外而向上冲。奔豚气以气之病变为主,与心肝肾及冲脉关系密切,以气火上冲、阳虚、水寒上凌为辨证要领。《难经》对"肾之积"始发病机分析:"脾病传肾,肾当传心,心以夏适王,王者不受邪,肾复欲还脾,脾不肯受,故留结为积。"对解析奔豚气有指导意义。癫痫和奔豚气有相似病因、病理基础和治疗方法。但更多还是从郁证论治,为临床相对普遍认识。

2. 辨证分型　秦伯未《谦斋医学讲稿》曰:"奔豚有两种,一种是肾脏寒水之气上逆,脐下跳动,有气从小腹上至心,心悸不宁……另一种是肝脏气火上逆,症状较为危急,气从少腹上冲咽喉,使人窒塞欲死。"根据《金匮要略》和《难经》,结合文献,奔豚气可分为 2 型。

(1)肝肾气逆型:自觉有气动于脐内而上冲咽喉,发作欲死,惊悸不宁,恶闻人声,或腹痛,喘逆,呕吐,烦渴,乍寒乍热,气还则止,常反复发作,舌苔白或黄,脉弦数。《金匮要略》奔豚汤平肝理气降逆;针刺太冲、内关,均泻法。另用沉香末磨服,以增平冲降逆之功。

(2)寒水上逆型:先有脐下悸动,旋即逆气上冲,心慌不安,形寒肢冷,苔白腻,脉弦紧。诚如唐容川《金匮要略浅注补正》所言:"肾主水,水为阴邪,肾气生寒而上逆,则为水气凌心之奔豚也。"温阳行水,理气降逆,《金匮要略》茯苓桂枝甘草大枣汤加减;关元隔姜灸、三阴交烧山火,关元乃三阴经与任脉之会,且"冲脉起于关元",温阳行水,抑止其冲逆;三阴交为足三阴经之交而属脾经,针之行寒水、降逆气。

3. 中医定位　奔豚气症候归咎于气机升降失调,奔豚气的起始部位有一定临床意义,起始于咽喉、胸部、腹部,无定处,认为受病的部位就是奔豚的起点,不离中下焦。奔豚气冲至胸、心和咽喉的不同,其实与病情无关。

(1)脏腑病位:肾、肝、心。《难经》认为病位在肾,《金匮要略》认为病位在心,尤在泾认为病位在肝,《金匮要略心典》曰:"此奔豚气之发于肝邪者。往来寒热,肝脏有邪气而通于少阳也;肝欲散,以姜、夏、生葛散之;肝苦急,以甘草缓之;芎、归、芍药理其血;黄芩、李根下其气,桂、苓为奔豚主药而不用者,病不由肾发也。"然笔者更以为以中焦下焦分野,临床更为简洁,易于掌握,而《难经》《金匮要略》之争论也迎刃而解。

（2）中焦和下焦定位：简单言之，可以起病在中焦下焦为识别，其实症状不是绝对重要，如同躯体化一般，不拘泥于症状表现，但需脉症对应。

1）中焦：多乃情志不遂，气机郁结，阻于中焦则心下胀，气动则心下悸动；气郁化火，郁火随冲脉上冲则气上冲频作。如张锡钝《医学衷中参西录》中描述冲气上冲："有气起自下焦挟热上冲，行至中焦觉闷而且热，心中烦乱，迟十数分钟，其气上出为呃，热即随之消矣。"发作时常从病灶中析出一股气团，迅速上冲，直达冲脉顶端，或进入冲脉分支而直达内关穴处深部，仅以针灸治疗，就能获得较好疗效，如第三节自主神经的病案，内关、神门必选。奔豚汤有一定疗效。

2）下焦：肾主水，肾阳不足，化水失司，阴水寒气沿内传输脉下行，囤积下焦，一应气机失调诱发，下焦局部酝酿后上冲于冲脉。寒饮内动＋阳虚不振的征象，阳虚失制，寒饮内动。如《金匮要略·奔豚气病脉证治》曰："发汗后，脐下悸者，欲作奔豚，茯苓桂枝甘草大枣汤主之。"大塚敬节认为不一定是汗后状态，实质指虚的状态，而后肾气乘之，此发汗后心气不足，发为奔豚者，脐下先悸，此其兆也；桂枝能伐肾邪，茯苓能泄水气。然欲治其水，必益其土，故又以甘草、大枣补其脾气。笔者个人以为一部分奔豚气有可能是癫痫先兆。桂枝加桂汤加桂枝还是肉挂，很有讲究，加桂枝对病程短暂，营卫不和为宜，如下焦虚寒，肾阳虚衰，寒自内生，阴寒沉痼，加肉桂以厚味下行，内泄少腹之积寒，佐以温补肾阳之品。病案：余某，女，67岁，2020年5月4日初诊。时有一股冷气从脐下直上冲至咽喉突发突止，反复发作，一日十余次，畏寒，舌白胖边齿痕，脉细弱无力，辨证肾阳虚衰，桂枝加桂汤加真武汤主之，诸症渐平。

其实无论定位中焦下焦，都不是真正的定位，奔豚气症状纷繁，乃气妄行时作用于所经之地，连带触发引起诸多病象，下焦的上方与冲脉连接紧密，奔豚气能够迅速上行，经腹腔而直达于咽喉区。不必拘泥诸症，把握气机，调理气机，乃执牛耳之治病求本宗旨。

（3）情志所伤：七情确实是奔豚气最常见最重要的病因，七情致病直接伤及脏腑，其中惊则气乱，以致心无所倚，神无所归；恐则气下，以致肾气不固，气泄于下。若卒遭惊恐，或过度忧思等情志所伤，势必引起气机逆乱，使冲气上逆。《金匮要略》谓"皆从惊恐得之"，把惊恐忧思等情志所伤作为重要诱发因素。虽然患者常为明显或非明显地自觉有一股气，在脐内或脐周萌动以后，从下腹部上冲至胸咽区域，也有对气上冲过程无明显感应，仅感咽喉或胸闷窒息。这类非典型性者，常伴肝气久郁、情志失调，由主症切入，气机上逆，肝郁化热的征象，肝郁化热，气逆上冲。

（4）瘀血之象：久病入络要考虑。笔者30多年前曾遇灯笼病验案：朱某，女，55岁，1990年5月2日就诊。阵发性全身发热感，畏寒4年。1986年上半年起常感头昏，失眠，心悸不宁，筋惕肉瞤，口咽干燥而不欲饮，白天常有阵发性全身发热感，似有"火"从腹中往上窜至头顶部，渐及全身，胸闷烦赚异常，虽解衣、开窗亦不能缓解。一日发作数十次，持续5分钟左右后自行消失，晚上不发。平时反觉周身皮肤冰凉感，畏寒，虽夏日亦加衣添被。曾在多所医院诊断神经症、更年期综合征，服镇静安眠类西药及滋阴降火、平肝潜阳等方药数疗程，除失眠好转外，余皆无明显改善。住院检查：神志清楚，应答切题，发育营养好，发病时体温正常，心肺（－），腹软，肝脾未及，神经系统（－）。予脑电图、心电图、胸片及血、尿、便常规，血糖、血脂等检查均未见异常。观其舌质紫暗，舌边有瘀斑，苔薄黄，中有裂纹，脉细涩。中医诊断为灯笼病，辨证属瘀血阻滞；西医诊断为焦虑症。治以活血祛瘀，处方：桃仁10 g，红花10 g，赤芍15 g，白芍15 g，当归尾10 g，炒川芎10 g，生地黄20 g，川牛膝15 g，炒枳壳10 g，桔梗8 g，炒柴胡8 g，栀子10 g，牡丹皮10 g，生甘草10 g。二诊：8剂后每日发作1次，每次持续2分钟；三诊：续方7剂后愈。本例颇似王清任所言灯笼病，证属瘀血阻滞，气血壅遏而发热，拟活血祛瘀佐以清热，投血府逐瘀汤加减。王清任《医林改错·卷上·血府逐瘀汤所治之症目》云："身外凉，心里热，故名灯笼病，内有血瘀。认为虚热，愈补愈瘀；认为实火，愈凉愈凝，三两付血活热退。"灯笼有火而不温，似炉而不暖，"光芒四溢"，功在烛暗明幽，用在指路寻津，其特征"笼罩火焰而显露光泽"。

4. 神经定位指导针刺治疗　奔豚气的经络定位：冲脉传输有关，冲脉起于胞中，下出会阴，并在此分为三支：一支沿腹腔前壁，挟脐上行，与足少阴肾经相并，散布于胸中，再向上行，经咽喉，环绕口唇；一支沿腹腔后壁，上行于脊柱内；一支出会阴，分别沿股内侧下行到足大趾间（与足厥阴肝经走向一致）。针灸治疗首见于《针灸甲乙经·卷十二》："月水不通，奔豚泄气，上下引腰脊痛，气穴主之。"

针刺定位：中焦针刺内关，或太冲；下焦补肾，复溜穴烧山火。笔者在临床诊疗时，定位周围神经时选风池、曲池穴，莫不是疏风为先？定位脊髓选择脊丛刺；定位中枢神经者，丘脑、岛叶和颞叶为主的，以头皮针为主（额顶，顶颞带）。反思发作期奔豚气针灸治疗，结合症候神经定位指导奔豚气诊疗，神经定位优势在于早期诊断和鉴别诊断，针灸治疗实证并不多，文献带给我们的实际价值有限，针刺治疗的实际价值主要还是急性发作的对症处理。

六、相关疾病的奔豚气定位诊疗

1. **岛叶癫痫** 伴有喉部压迫感、气短和强烈恐惧感，全身性强直阵挛发作，可见岛叶肿瘤和梗死。岛叶与边缘系统区域，包括杏仁体、内嗅皮层、扣带回、海马，以及基底神经节、丘脑、颞叶、额叶和顶叶均有广泛联系，涉及包括疼痛、语言和情绪等多种功能。功能性成像确定人类岛叶有 4 个不同功能区域，部分区域可能有重叠：社会情绪任务激活前腹侧岛叶，感觉运动任务激活中后侧岛叶，嗅觉刺激激活中央岛叶，认知任务激活前背侧岛叶。进一步刺激岛叶的亚区域，刺激岛叶后 3/4 区域导致躯体症状，大部分发生于对侧，疼痛或非疼痛症状，或为温热感；刺激背后侧岛叶会导致疼痛感觉症状；刺激前 3/4 区域则引起内脏感觉症状，包括喉部收缩感觉和呼吸不适；刺激下后部岛叶导致听觉反应，如口哨声。

起源于岛叶的癫痫可能类似颞叶癫痫，癫痫发作活动也可从颞叶或额叶区域扩散到岛叶皮层，引起误导性的发作先兆。颞叶内侧癫痫发作可传播到同侧或对侧岛叶。起源于岛叶的癫痫发作通常以喉部收缩感、呼吸困难或不愉快的体感症状开始。累及前岛叶的癫痫可能以无症状起病，但往往快速传播到运动区，引起运动症状或运动过度症状。发作时的感觉症状提示癫痫可能起源于后部岛叶，常为发作对侧。

2. **吉兰-巴雷综合征** 手足出汗、发红、肿胀、心悸等自主神经功能障碍，是吉兰-巴雷综合征变异型。病案：张某，女，63 岁，在某医院确诊慢性炎症性脱髓鞘性多发性神经病，注射用甲泼尼龙琥珀酸钠冲击治疗后好转。渐进性行走不能 1 年余，加重伴心悸，气上涌感 2 周于 2017 年 9 月 25 日入院。神经系统检查：神清，抬头肌肌力 5 级，眼震（－），双瞳孔等大 0.35 cm＝0.35 cm，双眼光反好，双侧眼球各项活动可，四肢肌张力增高，双上肢肌力 5－5－5－5，双下肢肌力 3－3－3－3，双上肢腱反射（＋），双下肢腱反射（＋＋＋），左掌颌反射（＋），双下肢膝以下针刺觉过敏，双下肢膝以下温度觉减退，四肢震动觉基本对等，双侧巴宾斯基征（－），舌淡红，苔薄腻，脉细。四诊合参，证属痿病之脾胃虚弱证，治拟健脾益气、和中养胃，参苓白术散合理中汤。9 月 28 日查房刻下：头晕略好转，恶心欲吐，行走不能，双手远端发木，双膝以下冷感，自觉胸闷，心悸心慌，出汗，气从少腹向咽喉上涌感，即刻针刺双侧内关、神门、太冲、曲泽留针 20 分钟，胸闷上涌感即刻消失。

3. **脊髓空洞症** 病案：张某，女，36 岁，2020 年 8 月 5 日就诊。自诉每逢颈部转动的时候有胸中气涌动感，1 秒钟即消失。神经系统检查：右桡骨膜反射稍亢进，余无殊。即作 C5 为中心颈髓 MRI：C5－C6 椎体脊髓空洞，T1WI 呈低信号、STIR 呈高信号，大小约 10 mm×6 mm×21 mm，C3－C4、C4－C5、C5－C6、C6－C7 椎间盘膨出。拒绝手术治疗，益气养血治疗 3 个月，诸症消失。

2022 年 7 月因后循环缺血入院，奔豚气未复，苔白边齿痕，舌下青紫轻度迂曲，加失笑散，至 2023 年 2 月 8 日随访无发作，颈髓 MRI 未见明显变化（图 9-1-1）。

4. **多发性硬化** 发作性症状突发突止，历时短暂，刻板重复，笔者报道 34 例 MS 中，有 11 例有发作性症状，其中 2 例类似奔豚气是 MS 首发症状，预示病情变化先兆，似与病变部位相关。

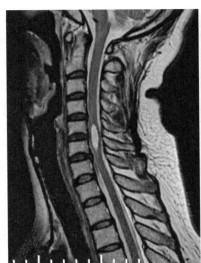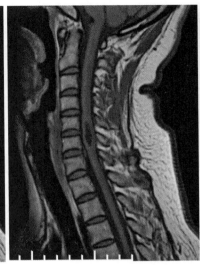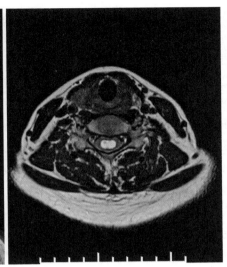

图 9-1-1 患者张某颈髓 MRI

参 考 文 献

［1］ 王昌泉,徐纪文,周洪语,等. 岛叶立体定向电极植入方法及传导通路的初步探讨［J］. 立体定向和功能性神经外科杂志,2015(2)：65-69.
［2］ 蒋健. 从郁论治奔豚气［N］. 中国中医药报,2019-3-11.
［3］ Krause T,Werner K,Fiebach J B,et al. Stroke in right dorsal anterior insular cortex is related to myocardial injury［J］. Annals of Neurology,2017,81(4)：502-511.
［4］ 郑博文,伍文清. 癫痫先兆：症候学和神经生理学［J］. 中国医刊,2018,53(3)：243-252.
［5］ JF Fernández-Ortega,Prieto-Palomino M A,G Quesada-García,et al. Findings in the magnetic resonance of paroxysmal sympathetic hyperactivity［J］. Journal of Neurotrauma,2011,28(7)：1327-1328.
［6］ 叶进.《金匮》奔豚气病纵览［J］. 上海中医药大学学报,2002,16(4)：9-11.
［7］ 朱锦如,郭闫葵. 奔豚气与癫痫痰气并治的治疗思路［J］. 中国中医药现代远程教育,2018(5)：70-71.
［8］ 耿琦,蒋健. 郁证发微(十一)——郁证奔豚论［J］. 上海中医药杂志,2016(6)：7-10.
［9］ 秦伯未. 谦斋医学讲稿［M］. 上海：上海科学技术出版社,1978.
［10］ 大塚敬节. 金匮要略研究［M］. 王宁元,孙文墅译. 北京：中国中医药出版社,2018.
［11］ 王垚东. 灯笼病验案［J］. 实用中医内科杂志,1992(1)：36.
［12］ 安声潘,魏曼婷.《金匮要略》奔豚气之针灸治疗［J］. 中医药导报,2017,23(10)：2.
［13］ Ray,Wynford-Thomas,Rob,et al. Navigating the island of reil：how to understand the insular cortex［J］. Practical neurology,2017(17)：122-126.
［14］ 王垚东,蔡定芳. 多发性硬化发作性症状［J］. 脑与神经疾病杂志,2001,9(2)：113-134.

第二节 恶 心 呕 吐

一、概述

　　恶心呕吐可分别出现,也可同时存在,最常见于消化科,神经科也不少。有时候急性恶心呕吐是蕴含险象的症状,不可不察。

恶心为上腹部不适和紧迫欲吐的感觉,呕吐是通过胃的强烈收缩迫使胃或小肠的内容物经食管、口腔而排出体外的现象。消化科将恶心呕吐分反射性呕吐和中枢性呕吐,反射性呕吐大部分由非神经系统疾病导致,神经科最重要任务是鉴别和排除真正的中枢性系统导致的呕吐(此间中枢性呕吐概念神经科与消化科不同),如头痛呕吐是由于脑膜上的三叉神经与迷走神经感觉性终末器受炎症性及机械性刺激所致;呕吐神经反射中枢位于延髓背外侧部,此部接受迷走神经、极后区及前庭神经的纤维,传到胃、小肠、膈肌和腹壁肌等处,产生呕吐反射,腹肌和膈肌急剧收缩,导致腹腔和胸腔压力上升,使胃内容物上升经由口腔吐出。呕吐的化学感受器触发带位于延髓第四脑室底面,接受外来化学物质或药物及代谢产物刺激,引发出神经冲动传至呕吐中枢引起呕吐。极后区是呕吐相关的化学感受器激发区,接受来自孤束核与脊髓上行传导束的纤维终止,其纤维已经被追踪到内侧孤束核的尾端。位于脑干中的第四脑室 postrema 区域被认为与恶心有关,且位于血脑屏障之外,可接触到血液中各种物质,包括表达 GIP 受体的三种抑制性神经元,可抑制引起恶心的兴奋性神经元活动,从而抑制恶心。前庭障碍性呕吐和许多 CNS 疾病如 PD 导致自主神经损害则属于周围性病变导致的呕吐。

二、定向诊断

1. 消化科　首先排除消化道疾病,如卒中引发应激性溃疡表现恶心呕吐,是消化科还是神经科问题?一般恶心呕吐尤其呕吐咖啡样液体可能是卒中并发症,逆向思维考虑一下,恶心呕吐尤其呕吐咖啡样液体也可能就是卒中信号,其时,各个脑区都可能导致,似乎并没有明显定位症状和体征。消化科见于胃、十二指肠疾病、急慢性胃肠炎、消化性溃疡、功能性消化不良、急性胃扩张或幽门梗阻、十二指肠壅滞;肝胆胰疾病急性肝炎、肝硬化、肝淤血和肝性脑病等。

2. 普外科　急性阑尾炎、肠梗阻;腹膜及肠系膜疾病如急性腹膜炎。

3. 中毒　食物中毒;乙醇、重金属、一氧化碳等中毒;抗生素尤其是头孢哌酮和头孢曲松会使乙醇在人体内氧化为乙醛后不能再继续氧化分解,导致乙醛中毒反应,甲硝唑、华法林钠片、降血糖药格列本脲和格列齐特等类似;抗癌药;吗啡。

4. 眼科　青光眼。

5. 五官科　咽部刺激如吸烟、剧咳、鼻咽部炎症。

6. 妇产科　妊娠反应。

7. 肾脏科　肾输尿管结石;尿毒症前期及尿毒症。

8. 心血管　心肌梗死可无胸痛。

9. 内分泌代谢　肝昏迷、糖尿病酮症酸中毒、甲亢危象、甲状旁腺危象等。

10. 药物反应　大部分为胃肠道反应,某些抗生素、抗癌药、洋地黄和抗癫痫药物苯妥英钠、卡马西平等可兴奋呕吐中枢。

11. 精神科　癔症;神经性厌食;躯体化障碍。

三、神经定位

1. 自主神经　帕金森病、多系统萎缩、路易体痴呆等均可自主神经功能障碍胃轻瘫,有恶心、胃排空延迟及腹胀等;交感型颈椎病。

2. 颅神经　前庭神经:呕吐伴听力障碍、眩晕等为前庭障碍性呕吐,可见迷路炎、梅尼埃病和晕动病。以下是中枢性呕吐,包括颅内感染如脑炎、卒中、颅脑损伤、癫痫尤持续状态和脑瘤。

3. 脊髓 高位颈髓。

4. 颅颈交界 颅颈交界区畸形、肿瘤和挥鞭样损伤引起颅颈交界处剪应力伤。

5. 小脑 小脑正前方即延髓,可见于卒中、肿瘤、小脑炎等。

6. 脑干 卒中、肿瘤和炎症等。

(1)延髓:极后区位于第四脑室底后部水平、孤束核和延髓背侧面,缺乏正常血脑屏障,星形胶质细胞富含水通道蛋白 4(AQP4)抗原,易成为 AQP4 抗体损伤导致极后区综合征(APS),恶心呕吐是视神经脊髓炎谱系疾病(NMOSD)核心临床症候。

(2)脑桥:前庭神经核位于脑桥,呕吐中枢近桥延交界处。

(3)中脑:富含维生素 B_1 部位如乳头体、内侧丘脑、第三脑室周围、中脑导水管周围脑组织及中脑顶盖易受累,导致韦尼克脑病(WE)。

7. 垂体 产后脑腺垂体坏死和萎缩、垂体区肿瘤的压迫、垂体手术、放疗或外伤和感染炎症等。

8. 间脑 SIADH 抗利尿激素分泌异常综合征:低钠血症,血清钠低于 120 mmol/L 时出现厌食、恶心、呕吐。

9. 大脑 卒中、脑炎、脱髓鞘、脑肿瘤及脑积水等,大脑各个部位均可发生,以下是部分大脑特殊部位的发作形式。

(1)岛叶:岛叶癫痫:岛叶不同部位的痫性发作形式多样性,发作性呕吐也可见于岛叶癫痫,1 例发作性呕吐经 SEEG 证实致痫灶位于岛叶前部。

(2)枕叶:Panayiotopoulos 综合征即早发性儿童良性枕叶癫痫,以呕吐为主的发作,EEG 示枕区多灶性棘波放电,预后良好。

10. 脑膜 经典神经科时代,急性恶心呕吐首先要排除脑膜炎;脑膜癌病。

11. 后颅窝 呕吐可能是慢性颅内压增高主诉,急性可为喷射性呕吐。

(1)神经电生理定位:EEG 对癫痫有定位价值,SEEG 可揭示岛叶癫痫。脑干听觉诱发电位有助于前庭周围和中枢的定位。

(2)神经影像定位:有助于脑干以上病变的定位定性。不明原因的顽固性恶心呕吐,症状持续大于 48 小时怀疑 NMOSD,头颅 MRI 病灶主要在延髓中央导水管等室管膜周围,极后区,常呈线样延髓征,11 例脊髓 MRI(11/14)呈片状或线样损害,均超过 3 个椎体节段,主要累及灰质,以脊髓中央管为中心呈 H 型分布。

四、中西医结合神经定位诊疗

1. 中医病位 《医碥·呕吐》曰:"有声无物为哕……有物有声为呕,无声有物为吐,病在胃。赵以德则以有声无物(或有水)为呕,有物无声为吐,有物有声为呕吐。"诚然,恶心呕吐的中医病位多在胃,总因胃失和降、气逆于上所致,似乎无需脏腑辨证,而以实证和虚证分野。然噎膈虽有呕,病位在食管、贲门。前庭周围性恶心呕吐定位于耳及前庭神经,前庭中枢性恶心呕吐在脑桥。呕吐的中枢虽然在延髓和四脑室底部,但邻近结构的改变均可导致呕吐。

于神经系统疾病临床而言,恶心呕吐的辨证,重要的不是论治和对症处理,通过定位找出原发病,判断预后和评估疗效,才是重点。前庭周围呕吐可以参照痰饮内阻,如梅尼埃病和 BPPV,治则为温化痰饮、和胃降逆,以小半夏汤合苓桂术甘汤加减。前庭中枢性和延髓以上恶心呕吐,宜以原发病处理为重。

2. 针灸治疗 针灸治疗恶心呕吐,主穴以内关、足三里、中脘为主,肝气犯胃加合谷、太冲,虚者加肝俞、脾俞、胃俞、肾俞、大肠俞,气滞加太冲、太溪等。针灸治疗恶心呕吐,腧穴配伍规律主要以按部配穴、按经配穴、特定穴配穴为主。目前针灸治疗文献以化疗后和麻醉后恶心呕吐居多,神经系统的恶心呕吐无法参照,笔者对前庭周围性恶心呕吐取耳门、翳风、听会、内关,近前庭神经和内耳;前庭中枢性恶心呕吐,取风池、完骨和风府,近脑桥;延髓也取风池、完骨和风府,以上取百会、头维,头皮针取顶中线、顶颞前斜线、顶颞后斜线、顶旁一线、顶旁二线。

所谓的神经性呕吐,其实与有神经科定位意义的恶心呕吐无关,参照躯体化障碍,用抗焦虑药物结合百会、头维,头皮针取顶中线、顶颞后斜线,既可取得即刻效应,又能远期获益。

五、相关疾病的恶心呕吐

1. 帕金森病 帕金森病的胃肠道功能障碍包括体重下降、唾液增多、咽下困难、胃排空障碍、小肠动力障碍、肠蠕动频率下降与排便困难,均可致恶心呕吐;药物源性恶心,呕吐多与患者接受左旋多巴治疗相关,但也可能源于胃排空能力受损即胃瘫,PD患者发生胃瘫可能出现于整个PD病程。肠道神经系统中存在α突触核蛋白病变,PD可能实际上源于肠道神经系统,而后通过迷走神经蔓延至中枢神经系统。

依其不同定位和不同时期,确定不同对策,胃瘫的恶心呕吐早期尚在肠道,多辨证为脾胃亏虚,用香砂六君子汤;中期则气血不足,以参苓白术散合四君子汤为主,针刺合谷、足三里穴,可以加巴氯芬;晚期命门火衰,不能生土而脾肾阳虚,当补火以生土,甚契合程国彭《医学心悟·呕吐哕》"命门火衰不能生土"而致呕吐之说。病案:高某,男,67岁,开步困难2年,诊断PD;2周前觉开步困难加重,有前倾感,四肢乏力,反应迟钝,恶心呕吐,舌淡,苔薄白,脉弦;中医诊断:颤病-肝阳化风证,方药:熟地黄30 g,六神曲炭15 g,肉苁蓉15 g,生山药15 g,杜仲10 g,川牛膝10 g,预知子10 g,小茴香6 g,巴戟天6 g,制远志5 g,石菖蒲9 g,制五味子15 g,枸杞子10 g,制山茱萸10 g,片姜黄5 g,海风藤15 g,郁金15 g,钩藤6 g,玄参30 g,天花粉30 g,地黄30 g,7剂;二诊:病情同前,仍见肢软乏力,恶心呕吐,胃纳欠佳,大便欠畅,舌淡,苔薄白,脉弦。上方加附子6 g,干姜6 g,炙甘草10 g,淫羊藿15 g,7剂;三诊自觉恶心呕吐较前明显缓解,舌脉同前,继予原方,14剂。

2. 偏头痛 伴或不伴视觉先兆的偏头痛,都可伴恶心呕吐,而偏头痛等位发作可仅表现为反复发作的恶心呕吐,很少甚至没有头痛,尤其是儿童,即儿童周期性综合征,见周期性呕吐,可伴反复发作的腹部疼痛即腹型偏头痛。一般发作期针刺内关、合谷、太冲即有效,间期治疗以中西医结合治疗。参见"腹痛"一节中偏头痛合并IBS病案。病案:张某,女,42岁,2021年5月31日,反复呕吐2年,1个月数次,持续10分钟至数小时不等,间期正常,头痛腹痛,神经系统检查(-),头颅CT(-),BAEP双侧波波幅低平,V/I小于1,Ⅲ-V波潜伏期及Ⅰ-Ⅲ波、Ⅲ-V波间期正常,但Ⅲ-V波间期长于Ⅰ-Ⅲ间期。诊断:偏头痛等位症,酒石酸美托洛尔+中药益气活血化瘀治疗3个月,近1个月未发。

3. 丛集性头痛 急性期针灸(翳风、率谷和角孙,头皮针取额中线、额旁二线、额旁三线)、吸氧和激素治疗,可以很快缓解,间期治疗如间隔长,可以观察,因其闹钟样发作,可在预估下次发作前1个月开始服用中药治疗。

4. 肾上腺脑白质营养不良 病案:患者,男,12岁,1998年10月22日就诊,4个月前发作性头痛、发热、恶心呕吐,7个月前视力下降,皮质盲,听力稍差,双侧巴宾斯基征阳性,尿17-KS每日29 mmol,17-OH 25 μmol,MRI示双侧脑室后角三角区异常信号T1低信号T2高信号,双侧顶枕叶皮质下皮质,呈蝴蝶样对称改变,考虑肾上腺脑白质营养不良(图9-2-1)。

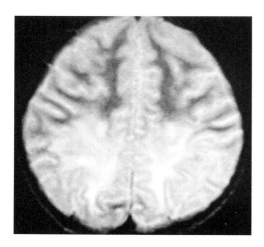

图9-2-1 患者肾上腺脑白质营养不良MRI

5. 癫痫　发作性呕吐较多见于非优势侧，较少见于优势侧。刺激岛叶可出现恶心及呕吐，岛叶切除后胃动力下降。Baumgartner 等刺激非优势侧颞叶内侧、上外侧、颞底可恶心呕吐，颞叶、额叶内侧面、位于 Papez 环路的边缘系统也可能与恶心呕吐相关。

周期性呕吐发作：可为儿童癫痫唯一症状，剧烈呕吐，伴腹痛、流涎、出汗、嗜睡等，一般不伴恶心，持续半小时至数小时不等，常有家族史，EEG 异常放电，抗癫痫治疗有效。

6. 多发性硬化　以恶心呕吐为首发症状者并不少见。病案：患者，女，19 岁，反复恶心呕吐 10 余日。有胃病史 3 年，无明显诱因下恶心呕吐，无发热，无腹泻，无头痛，1 周后左侧躯体麻木，MRI 示脑内白质多发斑片状长 T1 长 T2 信号，视觉诱发电位：P100 潜伏期延长。诊断为 MS，注射用甲泼尼龙琥珀酸钠冲击治疗缓解。

参 考 文 献

［1］Shosha E, Dubey D, Palace J, et al. Area postrema syndrome: Frequency, criteria, and severity in AQP4-IgG-positive NMOSD[J]. Neurology, 2018, 91(17): e1642 - e1651.

［2］Chuchu Zhang, Lindsay K, Vincelette, et al. A brainstem circuit for causes suppression[J]. Cell reports, 2022, 39(11).

［3］Krause T, Werner K, Fiebach J B, et al. Stroke in right dorsal anterior insular cortex is related to myocardial injury [J]. Annals of Neurology, 2017, 81(4): 502 - 511.

［4］郭起峰，宋丹丹，王晴晴，等. 以极后区综合征为首发症状的视神经脊髓炎谱系疾病 14 例临床分析[J]. 中华内科杂志，2017，56(5)：358 - 362.

［5］赵舒蒙，宋思敏，王东，等. 古医籍中针灸治疗恶心呕吐腧穴配伍规律的复杂网络分析[J]. 时珍国医国药，2019，30(7)：1764 - 1767.

［6］Loddenkemper T, Kotagal P. Lateralizing signs during seizures in focal epilepsy[J]. Epilepsy & Behavior, 2005, 7(1): 1 - 17.

第三节　呃　　逆

一、概述

呃逆（hiccough）又称膈肌痉挛，是膈肌和肋间肌等辅助呼吸肌阵挛性不随意挛缩，声门闭锁，空气迅速流入气管内，发出特征性的声音。

1. 解剖生理　呃逆是膈肌、膈神经、迷走神经或中枢神经等受刺激引起膈肌痉挛，影响大脑、纵膈、胸腔或腹腔内脏都能刺激迷走神经或膈神经，从而兴奋位于网状激活系统、延髓及颈髓 C3 - C5 的呃逆中枢，C3 - C5 前支是颈丛最重要分支。在前斜角肌上部外侧，继沿该肌前面斜行下降至其内侧，经胸廓上口入胸腔，在纵隔胸膜与心包之间下行达膈。膈神经运动纤维支配膈，感觉纤维分布于胸膜、心包、膈下面腹膜。右膈神经感觉纤维还分布到肝、胆囊和胆道等。膈肌受膈神经支配，还接受星状神经节（C6 - C7 神经节构成的颈部节和 T1 神经节融合而成，有时还包括 T2 神经节和颈中神经节）发出的交感神经纤维，这些感觉神经分布在膈肌胸膜面前面及中央区与腹腔面中央区。

2. 病理生理　呃逆生理机制与呃逆反射有关，此反射通路中，传入神经多自迷走神经或膈神经感觉神经，其信号由 C3 - C5 背根神经节接收，反射中枢位于 C3 - C5 颈髓，自膈神经运动神经（C3 - C5 对颈神经前支组成）传出。此反射动作又受延髓呼吸中枢（疑核、孤束核等）、脑桥、中脑及皮层调节。当大脑受到刺激或损害时,神经冲动会沿迷走神经传至分布于脑干和上段脊髓的呃逆中枢。中枢激动后,冲动沿着膈神经下传膈肌和其他呼吸肌,产生重复性痉挛性的肌肉收缩,随即冲动到达喉返神经,支配声门肌肉,产生呃逆。多数人偶尔呃逆是生理现象,成人呃逆可能是婴儿期遗留的反射活动。

二、定向诊断

呃逆分中枢性和周围性,中枢性呃逆为神经源性,周围性呃逆大部分属胃肠道疾病,缘于迷走神经与膈神经受刺激,包括异物、咽喉部炎症、颈部肿瘤刺激迷走神经分支,甲状腺、颈部、纵隔、膈肌病变直接刺激膈神经。所谓顽固性呃逆指持续呃逆48小时以上,多见器质性疾病,可为恶病征兆,也可能是功能性。

1. 耳鼻喉科　咽喉炎、鼻炎、耳炎、耳部鼻部异物。
2. 颈部　甲状腺肿、动脉瘤、气管囊肿、气管憩室、动静脉瘤。
3. 胃肠道　胃肠道、胸、腹膜、膈肌受累,又以胃食管反流病、膈疝等最常见。食管下段癌、食管裂孔疝、食管静脉曲张破裂、胃出血、胃癌、胃或十二指肠溃疡穿孔、肝癌、肝脓肿、胆囊癌、结肠癌、胰腺癌、腹膜炎、膈下脓肿、肠胀气、腹水。
4. 胸腔　胸膜炎、肺炎、肺脓肿、肺癌、食管癌、食管炎等。
5. 纵隔　纵隔压迫、纵隔炎。
6. 心血管　心肌缺血,心包炎和主动脉瘤。
7. 代谢　电解质紊乱如低钙血症时肌肉兴奋性增高,膈肌等肌肉局部抽搐或颤动;卒中后低钠血症、低镁血症、尿毒症、肝性脑病、糖尿病酮症酸中毒、糖尿病高渗性昏迷等。
8. 中毒　急性和慢性酒精中毒。
9. 药物反应　苯二氮䓬类、鸦片类、激素、ACEI药物等。
10. 医源性　插管、胃内充气后、放化疗后、腹部及纵隔术后、腹腔镜检查或术后,全身麻醉(环丙烷、静脉注射巴比妥酸盐等)直接或间接刺激呃逆中枢。
11. 精神科　排除性诊断,癔症或吸毒成瘾者吞咽大量空气。
12. 生理性　一时气逆的暂时性呃逆,无需治疗。

尿毒症,全身感染伴显著毒血症如伤寒、中毒性痢疾等也可致呃逆。

三、神经定位

C3－C5颈髓以上中枢神经所致中枢性呃逆和纵隔、膈肌及其邻近膈神经、迷走神经等导致的反射性呃逆属于本节讨论范围。简单粗暴的神经定位是中枢性和周围性。周围性主要是膈肌、膈神经、迷走神经等。

1. 肌肉-膈肌　横膈膨出、膈疝。
2. 周围神经　迷走神经与膈神经受刺激所致胃肠道、胸、腹膜、膈肌受累。
膈神经:膈神经损伤;膈神经刺激:胃肠道、胸、腹膜、膈肌受累,如胆囊炎刺激右膈神经末梢致右肩牵涉性疼痛(C3－C5皮区)。膈的周围部由下7对肋间神经分布,急性胸膜炎或肺炎引起膈周围炎症出现腹肌强直和下位几对肋间神经分布皮区内疼痛或压痛,易误诊为急腹症。
3. 自主神经　交感神经。
4. 周围神经　有肢端出汗增多或无汗的家族性淀粉样变性多发神经病。
中枢性呃逆实指C3－C5脊髓及以上中枢神经系统病变,脑干网状结构、延髓迷走神经核或膈神经核等呃逆反射弧的反射中枢受激惹，产生呃逆反射神经冲动。

5. **脊髓**　C3‑C5：呃逆中枢位于颈髓C3‑C5，高位颈椎骨折、肿瘤等压迫持续存在，导致膈肌阵发性痉挛；脊髓炎；脊髓脱髓鞘。

6. **脑干**　神经冲动沿着迷走神经传至分布于中脑、延髓和近段脊髓的呃逆中枢，中枢激动后，冲动沿着膈神经下传膈肌和其他呼吸肌，重复性痉挛性的肌肉收缩，冲动到达喉返神经，支配声门肌肉而呃逆。

（1）脑干网状结构：含呃逆中枢。

（2）延髓：延髓近呼吸中枢处（疑核、孤束核等）。延髓卒中等；Nayak报道一例顽固性恶心和呃逆的极后区综合征患者，MRI示延髓背外侧高信号；持续呃逆的MRI延髓空洞症，颈MRI示C2‑T2脊髓空洞症和Chiari Ⅰ型畸形；延髓海绵状血管瘤。

7. **后颅窝**　小脑、延髓以及第四脑室肿瘤压迫或颅高压等对呃逆反射中枢的刺激。极后区又称最后区：第四脑室底后部水平、孤束核和延髓背侧面，血脑屏障通透性较强，其间的星形胶质细胞富含水通道蛋白4（AQP4）抗原，易成为AQP4抗体损伤部位，顽固性呃逆可为NMOSD首发和唯一表现。

8. **间脑**　下丘脑含呃逆中枢。

9. **大脑**　卒中、脑炎、脑膜炎、变性、脱髓鞘或因醉酒、全身麻醉、过敏反应等直接或间接刺激呃逆反射弧的中枢部位诱发呃逆。

（1）神经电生理定位：膈肌肌电图是最有力证据，呃逆迷走神经兴奋性增高所致膈肌和其他呼吸肌突发不自主强有力的痉挛性收缩，故呃逆发作时膈肌和肋间肌出现肌电活动。神经电生理有助于定位治疗呃逆，如冯海燕等EMG定位膈神经电刺激治疗脑卒中后顽固性呃逆。

（2）神经影像定位：指导定向诊断如胃肠钡剂X线透视及内窥镜等有助于定向诊断中的鉴别。中枢性呃逆的定位：脑MRI在评价中枢性呃逆和脑干病变中有重要的价值，如由Chiari Ⅰ型畸形所致延髓空洞症为可治性病因，颅颈交界MRI矢状位片对该区延髓、高位脊髓和后颅窝等定位有帮助。在影像学定位指导下治疗，如超声引导下的膈神经传出支阻滞对卒中后顽固型呃逆有良好的效果。

四、中西医结合神经定位诊疗

1. **中医认识**　《内经》本谓之哕，因其呃呃连声，故今以呃逆名之。呃逆因饮食、七情、体弱致胃气上逆动膈，以气逆上冲，喉间呃呃连声，声短而频，难以自制，乃胃失和降，膈间气机不利，胃气上逆动膈。呃逆的预判，普遍认为若年老正虚，重病后期及急危患者，呃逆时断时续，呃声低微，气不得续，饮食难进，脉细沉弱，则属元气衰败、胃气将绝之危重证。事实上未必如此，须与躯体总体情况结合分析。脑干尤其延髓病变出现呃逆，是否也喻示预后不佳，笔者以为未必，呃逆对此部位没有明确的预后导向。

呃逆辨虚实有临床意义，呃声时断时续，呃声低长，气出无力，脉虚弱者，多为虚证；呃逆初起，呃声响亮，声频有力，连续发作，脉实者，多属实证。实证多寒凝、火郁、气滞、痰阻，胃失和降；虚证以脾肾阳虚，或胃阴耗损等正虚气逆。丁香柿蒂汤、《金匮》橘皮竹茹汤、《济生》橘皮竹茹汤都能治疗呃逆。丁香柿蒂汤主治胃肾虚寒、寒气上逆所致的呃逆；《金匮》方则用于久病体弱，胃虚有虚热，气逆不降所致的呃逆；《济生》方则用于热病后胃热、口渴、呕哕不食，气逆不降所致的呃逆。

2. **中医病位**

（1）在胃：《内经》首提病位在胃，并与肺有关。《素问·宣明五气》谓："胃为气逆为哕。"《灵枢·口问》曰："谷入于胃，胃气上注于肺。今有故寒气与新谷气，俱还入于胃，新故相乱，真邪相攻，气并相逆，复出于胃，故为哕。"

（2）中下焦分野：李用粹《证治汇补》有"《内经》有咳逆而无呃逆，大率由痰闭于上，火动于下，上注于肺,直冲清道而作声也。有阴阳之分,虚实之别,寒热之异,不可一概混治。要知胃实则噫,胃虚则哕。又云中焦呃逆,其声轻而短,水谷为病也,下焦呃逆,其声恶而长,虚邪相搏也。"其分呃逆中焦下焦,是谓中医呃逆定位之发端。《景岳全书》也有:"中焦脾胃虚寒,气逆为呃者,宜理中加丁香汤,或温胃饮加丁香。若因劳倦内伤而致呃逆者,宜补中益气汤加丁香。凡中焦寒甚者,多由脾胃气虚而然,盖脾胃不虚则寒亦不甚,故治寒者,当以脾气为主。""下焦虚寒者,其肝肾生气之原不能畅达,故凡虚弱之人多见呃逆,正以元阳无力,易为抑遏而然。此呃逆之本,多在肾中,故余制归气饮主之甚效,或用理阴煎加丁香以疏气,妙亦如之。"

(3)在膈:《中医内科学》认为呃逆病位在膈,关键脏腑为胃,呃逆主要病机为胃气上逆动膈,并与肺、肝、肾有关,胃居膈下,肺居膈上,膈居肺胃之间,肺胃均有经脉与膈相连;肺气、胃气同主降,肺胃之气逆皆使膈间气机不畅,逆气上出于喉间而呃逆;肺开窍于鼻,刺鼻取嚏可止呃。在膈又分膈肌和膈神经。

(4)在脑髓:以上这些病位似乎都与神经系统的呃逆相去甚远,现代解剖和临床实证高位脊髓和脑干、下丘脑含呃逆中枢,故定位脊髓和脑证据确凿。以卒中呃逆为代表的中枢神经系统呃逆,当然定位于脑。旋覆代赭汤是否真有镇逆之用?如果是髓伤,要补吗?填精补肾还是补气益血?

3. 针刺治疗　辨证组穴常取内关、天突、足三里、膈俞、中脘为主穴,随症加穴。近30年来,针刺治疗呃逆,主要以任脉、足阳明胃经和足太阳膀胱经为主,主穴多以特定穴为主,体现中医理气和胃、降逆平呃的辨证论治理念。以局部取穴针刺和指压呃逆穴(人迎穴外侧0.5～1.0 cm处,深层含交感神经干,外侧有舌下神经降支及迷走神经,膈神经分布),可阻滞膈神经异常兴奋性传导而缓解膈肌痉挛。

穴位注射:笔者曾用甲氧氯普胺和氯丙嗪进行足三里穴位注射,基本有效。氯丙嗪是FDA唯一批准治疗顽固性呃逆的药物,可阻断下丘脑、延髓多巴胺受体。

4. 中西医结合神经定位指导呃逆诊疗　在针刺治疗中,鉴于以往内关等远端取穴疗效一般,若针对神经科疾病导致的中枢性呃逆,疗效更差。近年来,根据神经定位指导取穴,笔者认为与神经定位相结合的取穴有理论基础和临床验效,临诊试之,常有验效。

(1)周围性呃逆:主要是膈肌和膈神经,通过EMG可以定位,一般体针取穴可缓解。《针灸孔穴及其

视频9-3-1

视频9-3-2

疗法遍览》的呃逆穴位于胸部,乳头直下,第7、8肋骨之间,左右计2穴,布有第7或8肋间神经,主治呃逆,胸膜炎、肋间神经痛等,其实应该是《景岳全书》的"两乳穴,治呃逆立止。取穴法:妇人以乳间垂下到处是穴,男子不可垂者,以乳头下一指为率,与乳头相直骨间陷中是穴"。正是膈神经的位置。膈神经损伤为同侧膈肌运动障碍,影响腹式呼吸运动,甚至窒息感。病案:金某,男,67岁,2021年9月3日初诊,呃声极轻微,却伴可见的膈肌痉挛,膈神经潜伏期右侧9.1毫秒,左8.0毫秒;波幅右侧0.2毫伏,左0.4毫伏(视频9-3-1)。大便干结,舌质红,苔少而干,脉细数,为阴虚津伤之象,养胃生津,降逆止呃,益胃汤合橘皮竹茹汤加减:沙参、麦冬、玉竹、生地黄、丁香、柿蒂、鸡内金、神曲、大黄,针刺内关和呃逆穴(斜刺0.3～0.5寸,针感酸麻,向腹中线放射),第二周无效如下第一则视频。坚持上法中西医结合治疗一月半余,2021年10月29日复诊膈肌搏动基本消失,复查肌电图明显好转(视频9-3-2)。

(2)高位脊髓:C3-C5颈髓以上中枢神经所致中枢性呃逆和膈肌及其邻近膈神经、迷走神经等导致的周围性呃逆取穴不同,笔者一般用夹脊电针疗法,取C3-C5夹脊穴,乃基于膈神经C3-C5前支是颈丛最重要分支,呃逆一部分中枢位于颈髓(C3-C5)。选取颈部夹脊穴为主的电针治疗中风后呃逆取得良好疗效,可能与阻断反射弧有关。

(3)延髓:既往认为长期反复发作或持续发生呃逆,则应高度警惕,认为可能是某种严重疾病的征象。但笔者以为有夸大之嫌,即使病在延髓,深究定位,有时仔细读片,延髓病灶并不大,呃逆也可以是有惊无

险的症候,治疗可选风府、风池和气舍等近脑干穴位。

病案:刘某,男,37 岁,2021 年 5 月 6 日就诊,原有延髓梗死,反复呃逆 1 年余,呃声连连,脘腹胀满,时有反复,取气舍穴,强刺激。留针 60 分钟后,呃逆止。气舍,实乃病舍也,为足阳明胃经脉气注留处所,又乃胃气舍此元经穴。气舍穴上在人迎穴直下,锁骨上缘,在胸锁乳突肌胸骨头,颈阔肌,胸锁乳突肌起始部,有锁骨上神经前支,舌下神经分支,可宽胸散结、和胃降逆。

(4) 大脑:丘脑以上虽然不是呃逆中枢,也每有波及,脑卒中并发呃逆常见,病程早期出现确实是危重信号。MS 中呃逆可为首发症状,可为复发预警,也可为发作性症状,可以头皮针治疗,但似乎效果不佳。中医辨证要注意虚证倾向。病案:孙某,男,56 岁,原有脑血管炎,2021 年 11 月 11 日就诊,反复呃逆,原方加丁香 6 g,柿蒂 6 g,1 周后复诊无效,呕逆不止,苔薄白,脉沉迟,加人参 30 g,11 月 25 日复诊诉上次加人参当日即呃止。

5. 西医学诊疗

(1) 肌松药的定位治疗:肌松药对中枢性呃逆治疗确切,比较常见如巴氯芬、乙呱立松。巴氯芬为神经性传导抑制剂 γ-GABA 衍生物,主要作用于脊髓运动神经元的 GABA 受体,通过对中枢发生抑制作用以及抑制神经传导,以促使呃逆停止,相对适合脊髓上下的广谱药物;乙呱立松作用于脊髓,抑制脊髓反射,作用于 γ 运动神经元,减轻脊索灵敏度,从而阻断其反射弧,缓解膈肌痉挛。

(2) 其他药物:抗抑郁药盐酸多塞平片,阿米替林;中枢兴奋药哌醋甲酯缓释片,尼可刹米;钙离子拮抗剂:硝苯地平舌下含服或吞服即刻效应;麻醉剂:利多卡因 50~100 mg 持续静脉滴注,笔者用此治疗过几个顽固性呃逆患者有效;抗胆碱药:苯海索,东莨菪碱;抗癫痫药:丙戊酸钠,苯妥英钠,加巴喷丁;碳酸酐酶抑制剂:笔者曾用过乙酰唑胺有效;镇咳药:可待因;肾上腺皮质激素用于原发性慢性肾上腺皮质功能减退症和 MS 所致顽固性呃逆;组胺 H2 受体拮抗剂:西咪替丁阻断中枢性及胃肠的 H2 受体,降低迷走神经张力及膈神经兴奋性;卒中后呃逆可用 5-HT 受体激动剂丁螺环酮,直接抑制中枢。

止吐药是一大类,高选择性 5-HT3 受体拮抗剂恩丹西酮,可抑制中枢与周围神经 5-HT3 释放,抑制兴奋的膈神经;甲氧氯普胺属 D2、D3 受体阻滞剂及 5-HT4 受体激动剂,D2 受体广泛存在延髓极后区、黑质纹状体以及胃肠道,甲氧氯普胺通过作用极后区 D 受体止吐,通过外周 D 受体促胃肠蠕动。

(3) 神经阻滞:有效治疗方法,与周围神经定位有一定契合,包括膈神经阻滞、颈椎横突旁封闭(C3-C5 颈椎横突处局麻阻滞构成膈神经的 C3-C5 颈神经前支)、星状神经节阻滞。有报道星状神经节阻滞治疗顽固性呃逆有效,可能与星状神经节阻滞后调节下丘脑功能,维持自主神经功能稳定相关。若膈神经阻滞失败,可通过神经刺激阻滞迷走神经左升支。

(4) 非药物:咽反射可通过自主控制呼吸节律影响膈神经的神经发放冲动。哈姆立克急救法(3 次,每 2 次间隔 10 秒)可控制呃逆。其他缺乏循证医学证据但相对无创方法:颈动脉按摩(忌双侧)、屏气、按压眼球、饮冰水等。

参 考 文 献

[1] Nayak R. Intractable hiccups in a middle-aged female[J]. Neurohospitalist, 2017, 7(4): 202-203.

[2] Mekkaoui A E, Irhoudane H, Ibrahimi A, et al. Dysphagia caused by a lateral medullary infarction syndrome (Wallenberg's syndrome)[J]. Pan African Medical Journal, 2012, 12(1): 92.

[3] Shosha E, Dubey D, Palace J, et al. Area postrema syndrome: Frequency, criteria, and severity in AQP4-IgG-positive NMOSD[J]. Neurology, 2018, 91(17): e1642-e1651.

[4] 冯海燕,刘云峰,王立峰. 肌电图定位膈神经电刺激治疗脑卒中后顽固性呃逆的临床观察[J]. 中国康复医学杂志, 2014, 29(3): 274-275.

〔5〕 赵剑,吴福梅,陈洁.超声引导下膈神经阻滞治疗脑出血后顽固性呃逆〔J〕.世界最新医学信息文摘,2019(49)：151-152.

〔6〕 赵娟,王继红.针灸治疗顽固性呃逆选穴规律研究〔J〕.辽宁中医药大学学报,2014(9)：154-156.

〔7〕 姜曼,刘颖,邵明璐,等.针灸治疗呃逆取穴规律初探〔J〕.河南中医,2014,34(7)：1396-1398.

〔8〕 林广清,龚晨,王叶芹.电针颈部夹脊穴配合隔姜灸治疗中风后呃逆疗效观察〔J〕.广西中医药大学学报,2019,22(3)：6-8.

第四节　便　　秘

一、概述

便秘(constipation)指排便次数减少、粪便量减少、粪便干结、排便费力。我国成人慢性便秘患病率4%～10%。功能性便秘(FC)可分为慢传输型便秘(STC)、出口梗阻型便秘和混合型便秘。便秘是许多神经系统疾病的伴发症状,甚至为首发症状。

1. **解剖生理**　肠道虽然是局部器官,为内在固有神经丛和外来神经调节,内在固有神经丛是环行与纵行肌层间的神经细胞体与末梢。大肠外来神经通过交感神经与副交感神经调节内脏活动,副交感神经对大肠的调节又可分为迷走神经与盆神经。迷走神经主要调节结肠脾曲前的肠道,而盆神经则调节远端结肠。刺激副交感神经可增强胃肠运动、局部血流及腺体分泌。交感神经调节胃肠系统均源于脊神经(T5-L2),主要通过抑制肠道的去甲肾上腺素神经发挥作用,肛门由交感神经调节,可能起到低位的脊髓排便抑制中枢。排便的高级中枢在大脑额叶、脑桥网状结构外侧部、延髓网状结构巨细胞核或中继核。额叶前部及前扣带回支配肠道功能。二级中枢脊髓水平的自主性排便反射有调控作用,使排便在合适时机同时产生便意。

2. **排粪生理学**　排便是大肠及肛门的主要功能。排便前,储存在结肠中的粪便通过结肠的集团运动推入原本没有粪便的直肠中,这个过程中要经过一个"生理性结肠直肠括约肌"。远端直肠受粪便推压激发信号传入中枢产生便意,如中枢认为时机适当,继而一系列神经活动支配直肠肛门使粪便排出体外。当瓦尔萨尔瓦(Valsalva)动作时,腹腔压力增大、盆底下降,导致直肠肛门抑制性反射出现,肛门内括约肌舒张以及肛门外和耻尾肌也舒张,排便可由于肛门外括约肌的收缩而延迟,使便意逐渐减退。

3. **便秘的病理生理**　直肠壶腹压力感受器冲动传到大脑皮层,下传冲动一方面加强骶髓排便中枢,使腹肌、膈肌加强收缩,增加腹压以利粪便排出,另一方面却抑制骶髓排便中枢,使括约肌收缩增强,增大直肠顺应性,结直肠宽息,粪便停滞。耻骨直肠肌收缩将粪便再次推入直肠,同时肛垫辅助括约肌保证肛门密闭。如直肠内粪便不再继续增加,便意暂时减轻。中枢神经系统受损时,排便动作无力且不完全,甚至不受意识支配。若经常抑制便意,会使直肠的阈值感知容量增高,敏感性降低,加之粪便在大肠内贮存太久,会变干变硬,产生排便困难,甚至引起慢性便秘。神经系统疾病便秘患者中,出口梗阻性便秘是缘于不能降低盆底平面与减小肛门直肠角度所致,属功能性便秘。STC又称慢通过性便秘,结肠动力减弱、结肠传输时间延长,表现为腹胀腹痛、大便次数减少、便意消失、大便失禁等,肠神经系统、胃肠激素、Cajal细胞以及精神、心理因素等均可能与STC发病有关。

二、定向诊断

排便记录(频率与粪便的硬度)是可靠的评价便秘方法,客观指标如结肠的排粪照影、结肠传输时间、肛门括约肌压力、肌电图，临床最好的指标是排便频率。功能性便秘不能贸然诊断，要符合罗马Ⅲ诊断标准。定向诊断的重要任务就是排除非神经源性的器质性便秘。

1. 肛肠科　排除由赘生物引起的阻塞或其他原因引起的狭窄。肠道肿瘤如有排空直肠内容物困难往往有出口性梗阻；肠道梗阻包括肿瘤、先天性巨结肠和肠梗阻；女性应排除脱肛（直肠向阴道突出）。

2. 盆腔功能异常　排便困难型便秘。

3. 药物滥用和药物反应　泻药滥用如番泻叶；利尿剂，铁剂，抗高血压药，抗精神病药，铝钙制酸剂，抗胆碱能药，抗惊厥药，阿片样止痛药，神经节阻断剂。

4. 中毒　铅、砷、汞、磷等化学品中毒引起肠痉挛致便秘。

5. 呼吸科　中老年慢性支气管炎、肺气肿、肺心病患者胃肠道功能衰退而蠕动缓慢，久病导致膈肌运动功能下降而排便困难。

6. 内分泌　甲状腺功能减退。

7. 免疫风湿　干燥综合征导致鼻腔、消化道等腺体分泌减少引起便秘。

8. 躯体化障碍　所谓的神经性便秘，排便费力，形状呈现干球状，排便不爽，或有梗阻感，与精神心理因素有关，部分就是焦虑抑郁的肠道表现。

9. 生活习惯　长期精神过度紧张、生活规律变化、长途旅行等。

三、神经定位

一部分便秘可能为神经源性疾病引起，甚至是首发症状，如 PD。许多便秘缘于神经系统损害，但这种损害在神经科中远没有被细分，就如膀胱功能一样，结直肠功能障碍在神经系统各个部位损害的定位不同，排便反射过程的任何一个环节自大脑皮层、脑干、脊髓、周围神经和自主神经均可参与。所有所谓伴发或叠加的神经系统症候，与其原发病的定位肯定不同，譬如 PD 之于便秘。便秘的神经定位尤其是中枢定位非常有意义，罗成华《便秘治疗学》中有：卒中、脊髓损伤、帕金森综合征和脊椎关节创伤。

1. 肌肉　肌营养不良尤其 Duchenne 型。

2. 神经肌肉接头　MG 便秘要当心危象。

3. 自主神经　糖尿病胃肠自主神经病变中便秘占 25％，间歇性腹泻与便秘；副肿瘤家族性自主神经功能异常如小细胞肺癌、Hopkin's 病、乳腺癌。

4. 周围神经　糖尿病周围神经病；细神经纤维病；骨盆神经切除；多发性神经根炎；多发性神经纤维瘤之便秘与黏膜下层和肠肌层神经丛异常增生有关；家族性淀粉样神经病便秘与腹泻交替发生；急性卟啉病。

5. 神经根　脊神经受损；带状疱疹后神经痛。

6. 脊髓　T5－L2 有排便抑制中枢。便秘取决于脊髓节段受损位置与严重情况，在交感神经输出部位以上节段横断者便秘最严重。高位脊髓受损而以下的脊髓无损时，静息的结肠功能减低，而低位脊髓损伤者结肠功能反而升高。低位受损时，抑制中枢传出减少，致结肠功能升高。故脊髓无论高位或低位损伤均有便秘和大便潴留。可见于脊柱骨折伴脊髓损伤、腰及骶髓损伤、脊髓痨、MS、脊髓炎等；脊髓栓系综合征：便秘，排便排尿失禁；ALS：较少，但伴吞咽困难者多便秘。

马尾受损：副交感神经支配直肠、乙状结肠肛门括约肌能力消失，肠道松弛，慢性严重便秘，肛门大便潴留，如马尾神经瘤。

7. 脑干　脑桥的网状结构外侧，延髓网状结构的巨细胞和中继核均是排便中枢，影响调控排便的交感与副交感神经。

8. 大脑　最高排便中枢位于额叶,但额叶卒中没有明显多的便秘。急性卒中和 PD 中便秘均常见。

神经电生理定位:排粪照影和压力测定要视情况而定,如患者为不完全性排便,压力测定及括约肌肌电图非常有必要。肛门括约肌肌电图一度是 PD 与 MSA 的鉴别依据,虽然时过境迁,肛门括约肌肌电图在神经科疾病导致的便秘诊断中还是占据一席之地。有人测定糖尿病便秘患者远端结肠的肌电活性以及运动活性,发现进餐后肌电活性和运动性反应迟钝,严重便秘患者没有反应。

四、中西医结合神经定位诊疗

1. 中医认识

(1)脏腑定位:与神经科疾病有关的便秘多为慢性传输性便秘,中医认为本病病位在大肠,但与脾、肾等相关。《杂病源流犀烛》曰:"大便秘结,肾病也。《经》曰:北方黑色,入通于肾,开窍于二阴,盖此肾主五液,津液盛,则大便调和。"肾主五液,脾主散精,肾在下而主气化,脾居中而司传输,使中气不足,脾胃生化乏源,推动无力,寒自内生。慢性传输性便秘主要是本虚标实,本虚与脾气亏虚、肾阳不足有关,标实乃大肠传导失职,寻其根源,包括三方面:大肠津液不足,肠道失润,粪便干燥;大肠气机郁滞,肠道壅塞不通;推动之力不足,大肠运行无力,老年人尤为明显。治疗重在温补脾肾、润肠通便。通过生白术、黄芪益气健脾运脾以助推大肠之力,肉苁蓉、何首乌、锁阳温肾润肠通便,槟榔、莱菔子、厚朴理气以运行肠道气机。诸药合用,针对便秘形成的病机,重在治本,佐以通便治标,全方补中有通,寓通于补,通不伤正,重在扶正固本,通便作用缓和,避免一味攻下而犯虚虚之戒,能明显改善脏腑功能。

(2)阴阳辨证:临床上治疗虚秘,脾虚重用生白术,血虚重用全当归,兼热甚伤阴加增液汤。肾虚又界分阴虚便秘和阳虚便秘。如 PD 肝肾不足,气血亏虚,肝郁气滞,肝气犯脾,脾胃升降失调,肠道传化异常而致便秘,而胃肠积热,耗伤津液致大便干结和气虚鼓动无权,大肠传导无力。笔者认为 PD 便秘有两型,早中期帕金森病便秘缘于阴虚耗津,晚期为阳虚便秘。

(3)三焦定位:中焦在脾,中焦失于健运,水谷精微输布失司,久则由脾及肾,表现为脾肾阳虚、开阖失司,导致便秘久治不愈。下焦在大肠？常为壅塞之虞,不宜一味通下。笔者在临床中医治疗中,中焦以运脾为主,下焦在通腑的同时,又以宣肺治上通下之法,加杏仁、桔梗、升麻、防风、白芥子、莱菔子等轻清升浮之品,宣肺提壶揭盖,以消除下焦壅塞便秘,所谓病在下取之上之意。

2. 帕金森病便秘的分期辨证论治　PD 可能起源于肠道,便秘是 PD 最常见首发症状之一。早中期 PD 便秘,阴虚耗伤津液致大肠传导失司,排便周期延长,或周期不长,但粪质干结,排出困难,或粪便不硬,虽有便意,但便而不畅,以增液汤加减增液行舟;晚期,表现为阳虚便秘,以济川煎加减温阳通便。全程加肉苁蓉治疗,是温阳还是脑保护,不得而知。我们分别运用中药、针灸、穴位敷贴治疗帕金森病便秘,并准备尝试粪菌移植,激活脑-肠-微生物群轴。

(1)增液承气汤加减治疗早中期 PD 阴虚便秘研究:晚近,笔者认识到早期 PD 便秘多阴虚便秘,与肛肠科合作,针对性地使用增液承气汤加减治疗 PD 便秘。2006 年 2 月至 2008 年 6 月门诊 66 例帕金森病便秘患者,随机分为增液承气汤组($n=36$)和麻仁丸组($n=30$)。其中增液承气汤组男性 19 例,女性 17 例,年龄 63～82,平均(68.59±4.75)岁;PD 病程最短 9 个月,最长 11 年,平均(3.58±1.56)年;便秘最短 6 个月,最长 6 年,平均(3.78±1.67)年。对照组 30 例,男 17 例,女 13 例;年龄 54～78 岁,平均(66.28±5.36)岁;帕金森病史最短 10 个月,最长 10 年,平均(4.06±1.37)年;便秘最短 7 个月,最长 5 年,平均(3.43±1.12)年。纳入标准:符合原发性 PD 诊断标准,同时伴功能性便秘,且符合罗马Ⅲ诊断标准。以益气健脾、滋阴增液、润肠通便治疗方法,治疗组用增液承气汤加减为基础方:党参 30 g,黄芪 50 g,生地黄 20 g,玄参 15 g,麦冬 20 g,大黄 10 g,芒硝 2 g(冲服),肉苁蓉 10 g,枳实 10 g,厚朴 10 g,煎汤 200 ml,每日 1

剂,分 2 次口服,服至大便通。对照组麻仁丸每日 3 次,每次 6 g。两组均以 4 周为 1 个疗程,4 周后观察疗效。经统计学检验,治疗组与对照组总有效率比较有显著性差异($P<0.01$)(表 9-4-1)。

表 9-4-1 两组患者总有效率比较

组 别	例数	治 愈	好 转	未 愈	总有效率(%)
治疗组	36	24(66.67)	10(27.78)	2(5.55)	94.44
对照组	30	11(36.67)	7(23.33)	12(40.00)	60.00

(2) 针灸为主治疗中晚期帕金森病便秘患者临床疗效及药物依从性的影响:中晚期 PD 与中枢神经和肠神经变性均有关,而这种肠神经变性所致的结肠运输延迟与中枢和周围副交感神经核变性有关,已证实迷走神经核、中间外侧核、胃肠道的肌间神经丛和黏膜下丛存在此种变性。此阶段的 PD 便秘,笔者和沈利荣医师等观察到患者多舌淡、苔少、边有齿痕,渐有阳虚表现。选取天枢、归来、上巨虚、足三里皆为足阳明、手少阳经穴位,气海为任脉穴位,刺灸其既能增加元气,又能调摄、疏利下焦气机。通过对上述穴位的刺灸可调节机体胃肠功能,提高副交感神经兴奋性,使大肠蠕动增强,加速对粪便的推动作用,加之温灸借助温热之性刺激机体的穴位,温热属阳,能改善穴位局部血液循环和组织营养状态,有扶正助阳、温通经络、温阳散寒、益气补虚之用,可奏温补阳气、疏通肠道腑气、温润通便之效。这也是沈医师的上海市卫生和计划生育委员会青年基金项目(20154Y0182)。

1) 对象:2016 年 1 月至 2018 年 4 月间门诊及病房 PD 患者,符合 Hoehn-Yahr 分级 2.5～5 级中晚期 PD 便秘患者为研究对象,共纳入 72 例,根据随机数字表法随机分为对照组 36 例和试验组 36 例。纳入标准:① 年龄 40～85 岁;② 西医诊断为原发性帕金森病者、Hoehn-Yahr 分级为 2.5～5 级;同时伴便秘,且符合罗马Ⅲ诊断标准,须诊断前 6 个月出现症状,最近 3 个月满足诊断标准。

2) 治疗方法:两组患者均按西医开放性治疗,参照国际"帕金森病治疗指南"用药原则接受西医基础治疗,对照组采用口服麻仁软胶囊(天津市中央药业有限公司,批号:141222),每日 2 次,每次 3 粒口服。治疗组在口服麻仁软胶囊基础上,加用针灸疗法,针刺取穴:天枢、气海、归来、支沟、足三里、上巨虚,进针深度:天枢、气海、归来、足三里、上巨虚:3 cm,支沟:1.5 cm,上述穴位不锈钢毫针(直径 0.30 mm,长 40 mm)针刺得气后,留针 30 分钟,平补平泻手法,天枢、气海予分段艾炷温针灸(一段为一壮,每次一壮),隔日针灸 1 次。疗程:两组均以 4 周为 1 个疗程,4 周后观察疗效。

3) 结果:所有患者均完成临床观察,并未出现脱落和剔除病例。对照组和治疗组患者性别、年龄、病程以及 PD 临床分级等基线资料比较,差异无统计学意义($P>0.05$),详见表 9-4-2。

表 9-4-2 两组患者一般资料比较

组 别	例数	性 别		年龄(岁)	病程(年)	分级(n)			
		男	女			2.5	3	4	5
对照组	30	17	13	71.86±11.40	7.13±1.47	8	12	9	1
治疗组	30	18	12	73.87±11.48	8.53±1.55	6	12	11	1

布里斯托大便性状评分比较:两组患者治疗后布里斯托大便性状评分治疗组明显低于对照组($P<0.05$),治疗组治疗后布里斯托大便性状评分显著低于治疗前($P<0.05$),详见表 9-4-3。

表9-4-3　两组患者布里斯托大便性状评分比较($\bar{x}\pm S$)

组　别	例　数	治疗前	治疗后
对照组	30	2.23±0.68	1.80±0.92
治疗组	30	2.03±0.81	1.13±0.51▲△

注：组间治疗后比较：▲$P<0.05$，组内治疗前后比较：△$P<0.05$。

统一帕金森病评分量表第Ⅲ部分(UPDRS评分Ⅲ)比较：治疗组患者治疗后UPDRS评分Ⅲ较治疗前呈现下降趋势，对照组患者治疗后UPDRS评分Ⅲ较治疗前呈现不明显上升趋势，详见表9-4-4。

表9-4-4　统一帕金森病评分量表第Ⅲ部分(UPDRS评分Ⅲ)比较($\bar{x}\pm s$)

组　别	例　数	治疗前	治疗后
对照组	30	35.56±6.56	35.66±6.79
治疗组	30	34.26±8.12	33.98±6.81

总有效率比较：治疗组患者总有效率明显高于对照组($P<0.05$)，详见表9-4-5。

表9-4-5　两组患者治疗前后症状改善率比较例(%)

组　别	例数	稍好转	改　善	明显改善	无　效	总有效率
对照组	30	0(0)	2(6.67)	10(33.33)	18(60)	12(40)
治疗组	30	0(0)	4(13.33)	18(60)	8(26.67)▲	22(73.33)▲

注：组间比较：▲$P<0.05$。

3. 中医外治——穴位敷贴治疗帕金森病便秘　神阙穴位居脐正中，为任脉上阳穴，当元神之门户，故有回阳救逆之功。我们采用随机对照法，对30例PD便秘患者进行穴位敷贴(玄明粉外敷神阙、关元、气海、天枢穴)，并与30例单纯药物干预者对照。运用便秘评分表、布里斯托大便分类法观察PD便秘患者便秘改善情况。结果试验组在改善PD便秘患者的总体疗效及排便症状积分方面优于对照组($P<0.01$)，中药穴位敷贴法可有效改善PD便秘患者的症状和布里斯托大便性状积分。这是定位治疗吗？

4. 西医学诊疗　便秘的治疗包括药物治疗、心理治疗、生物反馈治疗、外科手术治疗及中医药治疗等。骶神经刺激使左横结肠，降结肠和直肠肛管的神经纤维被刺激，导致直肠收缩，缩短了排便时间，改善乙状结肠蠕动，减少便秘的发生，导致盆底及括约肌力量增强，纠正盆底的不恰当松弛，设想对便秘患者骶神经孔植入电刺激器治疗。短期经皮刺激及永久植入电极刺激治疗有效缩短结肠通过时间，通过胆碱能通路传导，胃肠壁内乙酰胆碱酯酶产物增多，胃肠壁内胆碱能兴奋性升高，作用平滑肌促进肠蠕动，加快粪便的推进速度，建立良好排便反射，使支配结肠的大脑神经系统活动恢复。不同类型便秘采用不同治疗方法，纤维素复合物的应用非常重要，但对于肠蠕动不良者只能加重症状，大便润滑剂更合适，如益气养血温阳方主要由白术、黄芪、当归、肉苁蓉等组成，能显著增加结肠S物质的表达，增强平滑肌收缩，促进胃肠运动，改善便秘症状。

肠道菌群通过包括肠神经系统、迷走神经在内的多种途径与自主神经和中枢神经系统相互作用。粪菌移植通过胃镜、鼻-空肠管、肠镜、造瘘口、灌肠等,将从健康者粪便中提取的粪菌制成胶囊导入患者肠道中,从而改善受菌者的肠道菌群。近年来,粪菌移植被提及治疗 PD,还可减轻 PD 运动症状,改善生活质量。脾胃肠道与 PD 关系的揭示,是否能启示中医的靶点治疗,脾是首要考虑的脏腑。

五、相关疾病的便秘

1. 老年习惯性便秘　老年便秘患者多由肾阳亏虚、大肠失煦、温运无力所致。脾肾阳虚,则肠失温润,传导失司,以致糟粕内停。临床常表现为大便困难,或干结不畅,或虚坐努责伴见畏寒怕冷,四肢欠温,腹胀冷痛,舌淡、苔白,脉沉迟。2007 年 8 月至 2009 年 8 月,我们自拟健脾温肾润肠汤治疗 76 例老年习惯性便秘取得满意疗效。男 41 例,女 35 例,年龄 61~86 岁,平均年龄 74 岁,病程 7 个月至 9 年,平均 3.8 年。经电子肠镜检查除外肠道器质性疾病,排除药物因素所致便秘和严重心血管系统、呼吸系统或内分泌疾病者,治疗前 2 周未用任何泻药或胃肠促动力药。诊断标准采用罗马Ⅲ慢性便秘诊断标准。中医辨证参照 1994 年国家中医药管理局《中医病证诊断疗效标准》便秘证候分类标准:属脾肾阳虚型者:大便秘结,面色萎黄无华,时作眩晕,心悸,甚则少腹冷痛,小便清长,畏寒肢冷,舌质淡,苔白润,脉沉迟。自拟健脾温肾润肠汤,药物组成:生白术 40 g,黄芪 20 g,肉苁蓉 15 g,何首乌 15 g,锁阳 15 g,槟榔 10 g,莱菔子 10 g,厚朴 10 g,饭后服用,每日 2 次。早晚各 1 次,2 周为 1 个疗程。治疗期间均停用其他通便药物,治疗 2~4 个疗程后观察疗效,临床治愈 40 例,显效 21 例,好转 9 例,无效 6 例,总有效率 92%。

2. 帕金森病便秘　PD 患者食道上段到直肠间的副交感神经核及神经(包括迷走神经与肠肌层神经丛)中发现路易小体(Lewy body),同时这些部位也有多巴胺神经元变性或消失。PD 肛门括约肌肌电图有神经原性改变,同时有病理性的结肠传输时间延长,在胃或肠腔中多巴可以被活化为多巴胺,经羟基化形成去甲肾上腺素,去甲肾上腺素能降低肠的运动。研究表明便秘患者多巴胺受体明显增多,同时治疗如抗胆碱能药延长结肠的传输时间。便秘实际是 PD 的胃肠道功能障碍导致肠蠕动频率下降与排便困难,肠道神经系统中存在 α-突触核蛋白病变,PD 可能源于肠道神经系统,而后通过迷走神经蔓延至中枢神经系统。尚不清楚其是源于肠道神经系统障碍还是中枢神经系统障碍抑或共同机制。

20 世纪 90 年代笔者开始关注 PD 便秘,并渐渐认识到便秘症状之于 PD 的重要性。十几年前认识到 PD 便秘是传输型便秘,后来又发现各期 PD 排便障碍不尽相同。PD 多为本虚标实之证,肝肾阴虚、气血两亏为本,风、火、痰、瘀为标。肝肾不足,气血亏虚,肝郁气滞,肝气犯脾,脾胃升降失调,肠道传化异常而致便秘。其中胃肠积热,耗伤津液致大便干结和气虚鼓动无权,大肠传导无力致 PD 便秘是主要症结。PD 是大肠传导失司,导致大便秘结,排便周期延长;或周期不长,但粪质干结,排出困难;或粪便不硬,虽有便意,但便而不畅为特征。治疗上根据病因和临床表现虚实兼治,法当益气健脾、滋阴增液、润肠通便。增液承气汤加减方重用黄芪、党参补益脾肺之气,增强大肠传导,炙黄芪补气健脾,《医学衷中参西录》谓"黄芪主大风者,以其与发表药同用能祛外风,与养阴清热药同用更能熄内风也"。方中大黄、芒硝泻热通便、软坚润燥;玄参、生地黄、麦冬滋阴增液;枳实顺气除痞,厚朴行滞泄满,阴虚日久及阳,肉苁蓉温补肾阳,润燥滑肠。诸药合用达润肠通便之功。增液承气汤加减方为阴虚,肠腹津液不足,无水行舟更兼气虚鼓动无权而设,既益气养阴,又荡涤积热,软坚散结。依其证之不同加减化裁。以扶正固本为主,补中有通,通不伤正,通下作用缓和,兼具调节胃肠道功能,适当体育活动,注意饮食调节等,巩固远期疗效。抗胆碱药如苯海索也可使胃肠道蠕动减弱,肠液分泌减少,易发生便秘,此属外邪侵袭肠胃,热毒内结,津液耗伤,导致肠道失调,大便干结,亦可用增液承气汤调理肠胃功能,消除便秘,疗效显著,无不良反应。

早中期帕金森病便秘,阴虚耗伤津液致大肠传导失司,排便周期延长,或周期不长,但粪质干结,排出困难,或粪便不硬,虽有便意,但便而不畅,以增液汤加减增液行舟;晚期多为阳虚便秘,济川煎加减温阳通便。而肉苁蓉的全程治疗,是温阳还是脑保护? PD 可能起源于肠道,便秘是 PD 首发症状之一,小鼠实验发现 PD 起源于肠道细胞并经身体神经元上行传递到大脑的证据,PD 患者控制肠道的中枢神经系统部位,积聚了大脑细胞中错误折叠的 α 突触核蛋白,可沿迷走神经从小鼠肠道传输到其大脑。切断传输路径或是预防 PD 的关键,这是早期干预的目标? 粪菌移植是否具有定向治疗之功? 这是肺与大肠相表里的暗道吗? 脑肠如何沟通,大脑淋巴系统-免疫系统屏障又是如何透过? 这些都是中西医结合诊疗面对的挑战和机遇。

帕金森病伴便秘案:张某,女,63 岁,2006 年 4 月 28 日初诊。右手颤抖、行迟,大便干结 2 年。2 年前右手颤抖、不能持物,右下肢不能行走,头昏,大便秘结,一周一行,腹胀不欲饮食。头颅 CT 及肠镜检查未见异常,长期口服果导片无效。现右手震颤,表情呆滞,行走及翻身困难,纳呆,大便 1 周未行。检查右侧肢体齿轮样肌张力增高,肌力 V - V - V - V 级,左侧肢体肌力、肌张力正常,双侧病理征(-)。舌质红,苔黄腻,脉细弦。中医诊断:颤证,便秘;西医诊断:帕金森病,便秘;辨证:热结里实,气阴不足;治法:泻热通便,滋阴益气。处方:党参 30 g,黄芪 50 g,生地黄 20 g,玄参 15 g,麦冬 20 g,大黄 10 g,芒硝 2 g(冲服),肉苁蓉 10 g,枳实 10 g,厚朴 10 g,姜汁 2 匙(冲服),生甘草 6 g,同时口服多巴丝肼、苯海索。二诊:服 1 剂后大便通,上方去大黄、芒硝,加珍珠母 30 g,红花 10 g,葛根 15 g。随诊:随症加减半年。大便恢复正常,右侧肢体颤抖好转,能自行翻身及下床行走。

3. 卒中便秘　急性期和恢复期便秘不一样,且并非完全归咎于中枢神经系统直接累及,更多为结肠功能失调导致。急性卒中患者便秘更常见,与年龄、药物、脱水、卧床和饮食有关。卒中便秘与定位似无多大关联。

4. 抑郁状态　20 世纪 90 年代,笔者在临床上发现,抑郁状态者多伴有便秘,如果未能解决通便问题,就明显影响抗抑郁的疗效。晚近,Valles-Colomer 等发现抑郁症患者肠道微生物组中缺少粪球菌属 Coprococcu 和小杆菌属 Dialister 两种微生物,且其发现 56 种能够对肠道微生物产生或分解影响神经系统功能的可疑生化代谢物。而中医药"脑肠同调"法可通过对调节胃肠微生态、改善胃肠动力、降低内脏高敏感,以缓解焦虑抑郁状态。

参 考 文 献

[1] 中华医学会消化病学分会胃肠动力学组,功能性胃肠病协作组. 中国慢性便秘专家共识意见(2019,广州)[J]. 中华消化杂志,2019,39(9):577-598.

[2] 杨玲玲,王建民. 慢传输型便秘和肠神经系统关系的研究进展[J]. 中医药临床杂志,2014(3):312-315.

[3] 潘锋. 腹膜后肿瘤是肿瘤学领域的重大挑战——访北京大学国际医院腹膜后肿瘤外科主任罗成华教授[J]. 中国医药导报,2020(3):1-3.

[4] 罗成华. 便秘治疗学[M]. 北京:科学技术文献出版社,2009.

[5] 熊观瀛,赵志泉,林琳,等. 结肠通过时间和盆底肌电图检查对功能性便秘分型的临床意义[J]. 胃肠病学,2004,9(1):24.

[6] 周峰,王玙东,张旗,等. 增液承气汤加减治疗帕金森病便秘 36 例[J]. 上海中医药杂志,2010,44(3):46-47.

[7] Drossman D A. The functional gastrointestinal disorders and the Rome III process[J]. Gastroenterology, 2006(130): 1377-1390.

[8] 沈利荣,王玙东,沈丽萍,等. 针灸联合麻仁软胶囊治疗中晚期帕金森病便秘疗效观察[J]. 上海针灸杂志,2018,37(12):1381-1385.

[9] 沈利荣,王玙东,沈丽萍,等. 针灸治疗中晚期帕金森病便秘的临床疗效及对患者用药依从性的影响[J]. 上海中医药杂志,2019,53(3):63-66.

[10] 李建荣,王萍,等. 穴位敷贴治疗帕金森病便秘的临床疗效观察[J]. 临床医药文献杂志(电子版),2016(42):8334-8335.

[11] Roberta, Emilia, Margaret, et al. Macrogol for the treatment of constipation in Parkinson's disease. A randomized placebo-controlled study[J]. Movement Disorders, 2007(12): 1239-1244.

[12] 陈国庆,廖利民,史文博,等. 骶神经调节治疗神经源性膀胱患者大小便功能障碍的疗效评估[J]. 中华泌尿外科杂志,2015,36(2): 87-90.

[13] 李家诚,刘华. 中医药在功能性便秘中的临床研究进展[J]. 世界最新医学信息文摘,2021(23): 163-164.

[14] 薛刘军,欧洲,王丽君,等. 粪菌移植替代多巴胺能药物治疗帕金森病案例分析[J]. 临床神经病学杂志,2019,32(5): 329-332.

[15] 周峰,张旗,王卫东. 健脾温肾汤治疗老年慢传输型便秘疗效观察[J]. 浙江中西医结合杂志,2010(4): 223-224.

[16] Sangjune, Kwon, Seung-Hwan, et al. Transneuronal propagation of pathologic alpha-synuclein from the gut to the brain models Parkinson's disease[J]. Neuron, 2019, 103(4): 627-641.

[17] Valles-Colomer M, Falony G, Darzi Y, et al. The neuroactive potential of the human gut microbiota in quality of life and depression[J]. Nat Microbiol, 2019, 4(4): 623-632.

[18] 方霜霜,蒋天媛,曹增,等. 中医药"脑肠同调"防治功能性脑肠疾病多学科交叉研究思路探讨[J]. 中国中西医结合杂志,2023,43(7): 863-867.

第五节　尿 频 尿 急

一、概述

尿频(frequent micturition)与尿急(urgent micturition)概念不同。尿频是小便次数增多,正常成年人白天排尿次数≤7次,单次尿量300 ml,超过者为尿频;尿急是有尿意即欲排尿,难以自己控制;尿失禁指体力消耗、打喷嚏或咳嗽时的非自愿尿失禁。有时候尿急是尿失禁的渐进过程,但患者很难在叙述症状时截然分开,故此章包括尿失禁。

排尿中枢包括大脑、脑干及脊髓(骶髓副交感排尿中枢、胸腰髓交感神经中枢和骶髓前角阴部神经中枢即Onuf核)。参与排尿过程有逼尿肌、尿道内括约肌和尿道外括约肌。前二肌受自主神经支配,为非随意肌;后者受躯体运动神经支配,为随意肌。排尿反射在脊髓水平即可完成,但是排尿反射还受大脑皮层和脑干的调控,有意识地抑制或加强其反射。神经系统各级均可导致尿频甚至尿失禁,如当机体处于极度惊吓状态,即进入应激状态,边缘系统在短时间内对位于脑桥嘴侧的脑桥排尿中枢(PMC)发送神经冲动,使大脑皮层排尿中枢对PMC的控制减弱甚至完全丧失,此时排尿的意识控制减弱直至完全丧失,导致尿频或尿失禁。

正常膀胱功能包括储尿期和排尿期,储尿期膀胱可随意或自发地进入排尿期。婴儿高位中枢发育尚不完全,当膀胱容量达到一定阈值,膀胱壁内压力感受器受刺激,冲到传至骶髓副交感排尿中枢,作为初级排尿中枢,骶髓可直接返回信号(3个信号,即兴奋盆内脏传出神经,抑制交感神经中枢和Onuf核),最终达效应器膀胱和尿道,引起逼尿肌收缩和尿道括约肌舒张,完成整个排尿过程,此过程非意识性,任何时间任何地点,只要膀胱内尿液容量达到一定阈值,排尿反射就不可抑制地发生。

随年龄增长,大脑皮质和锥体束逐渐发育完善,皮质中枢对脊髓低级排尿中枢的控制力增强,可随意排尿。此时当膀胱充盈,冲到传至骶髓排尿反射初级中枢,与此同时膀胱的痛觉沿脊髓丘脑束上行,膀胱充盈感和尿意沿脊髓后索薄束上行,最终传导至皮层排尿反射高级中枢(旁中央小叶),产生排尿欲。

大脑半球内侧面上旁中央小叶的前半亦属于皮质运动区即Brodmann第4区,肛门及膀胱括约肌的代表区域亦在旁中央小叶。发出冲动,经下行纤维抑制骶髓初级排尿中枢,并兴奋骶髓Onuf核和胸腰髓的交感中枢,使逼尿肌松弛,尿道内、外括约肌收缩,抑制排尿。当决定排尿时,大脑皮层的自主信号对低级中枢作用则相反,解除对骶髓的抑制,并通过脑桥排尿中枢协调同步信号引起膀胱逼尿肌收缩和内、外括约肌的舒张,完成排尿。正常情况下,皮层排尿反射高级中枢(旁中央小叶)作为最高指挥中枢,对脊髓的低位排尿中枢兼有兴奋和抑制作用,且以抑制为主。当大脑皮层(旁中央小叶或其下行纤维束)病变时,机体丧失对骶髓的正常抑制,排尿反射不再受意识控制,即无抑制性神经源性膀胱。因骶髓初级排尿反射弧仍然完整,排尿力量、尿线都正常,且无残余尿,膀胱感觉也可正常。患者主要表现为急迫性尿失禁和膀胱高反应性,即使仅有少量尿液,也可诱发排尿,排尿频繁且每次尿量较少。

脑干协调排尿过程。脑桥嘴侧神经元为脑桥排尿中枢(PMC),大脑与膀胱联系的中继站,接收来自皮层和下游的各种信号,默认是触发排尿反射,协同排尿相关的肌肉活动,保证逼尿肌收缩的同时尿道括约肌开放。中脑导水管周围灰质(PAG)又作为大脑与脑桥的中介。当膀胱充盈时,膀胱压力感受器信号传至脑桥,继而传至大脑,产生尿意。如不宜排尿,大脑通过 PAG 介导向 PMC 发送抑制信号,PMC 去活化,尿意消失,达到延迟排尿。骶部以上脊髓病变类似。

二、定向诊断

1. 泌尿科　尿频最多源于膀胱有效容量下降:膀胱出口梗阻如前列腺增生;膀胱黏膜或黏膜下或肌肉受到外源性刺激如感染、异物、结石和肿瘤,肾盂肾炎,肾结核;外阴或阴茎局部炎症;外部压迫。尿急常与尿频同时出现:梗阻、异物、炎症和神经病变等引起膀胱敏感性增加,单纯膀胱过度活动症;神经源性膀胱。

2. 代谢内分泌　糖尿病;甲状腺功能亢进症;甲状旁腺功能亢进症或多发性骨髓瘤时,血钙升高;肥胖。

3. 妇产科　围绝经期女性患病率 30%~40%,70 岁以上 50%;妇科手术、产次、阴道分娩、更年期。

4. 儿科　泌尿系统感染,包茎,尿崩症。

5. 精神科　躯体化障碍。相反则是害羞膀胱综合征。

6. 药物反应

7. 生理性　年龄:婴幼儿,高龄;高强度运动,咖啡因,吸烟,便秘。

膀胱过度活动症(OAB)以尿急为特征,常伴尿频和夜尿症状,可伴或不伴急迫性尿失禁。

三、神经定位

分中枢性和周围性。脊髓(骶髓以上)急性损伤最初 6~12 周脊髓处于休克期,一切反射都消失,排尿反射也不例外,出现尿潴留,脑部急性病变同样。

1. 肌肉　肌营养不良。

2. NMJ　重症肌无力,LEMS。

3. 自主神经　自主性神经源性膀胱:膀胱神经丛或膀胱壁内节后神经元使逼尿肌收缩,以完成排尿动作;糖尿病自主神经病变(DAN)包括泌尿生殖系统神经病变,膀胱功能障碍:排尿障碍、尿失禁、尿潴留、尿路感染等。

4. 周围神经——反射弧完整性丧失

(1) 后根(乃至后索)。

(2) 阴部神经:运动麻痹性神经源性膀胱。支配尿道外括约肌,累及支配膀胱的交感和副交感神经,或同时累及阴部神经,导致逼尿肌收缩力减弱和/或尿道内、外括约肌控尿能力减低,出现排尿困难或尿失禁。

5. 脊髓

(1) 脊髓水平定位。① 后索：感觉缺失性神经源性膀胱即无张力性膀胱。病变中断膀胱感觉的传入,大脑皮层不会感知膀胱膨胀感,不会有尿意,但大脑皮层抑制性冲动仍能到达脊髓。因无法根据膀胱容量增加而启动排尿,膀胱容量明显增大,可达 1 000 ml,排尿极度无力,慢慢溢出即溢出性尿失禁,可见脊髓空洞、脊髓痨和多发性硬化。② 前索：累及脊髓前 2/3,脊髓丘脑束导致痛温觉和粗触觉障碍,体位性低血压、膀胱和/或肠失禁和性功能障碍(自主神经中枢)。

(2) 脊髓纵向定位。

1) 骶部以上脊髓：反射弧完整,但协调性丧失。骶髓以上包括脑桥：初级排尿中枢完整,为反射性神经源性膀胱,逼尿肌反应亢进,膀胱排空频繁,伴急迫性尿失禁,与皮质中枢病变时相同。

2) 骶髓：反射弧完整性丧失。严重骶髓损伤,膀胱失去脊髓中枢控制,膀胱既没有任何感觉,又不受运动神经支配,即逼尿肌无反射,出现尿潴留,可见骶髓圆锥肿瘤、外伤、感染、脊膜膨出等。

3) 圆锥：膀胱中枢(S2 - S4),单纯脊髓圆锥为括约肌的副交感中枢,可为真性尿失禁,有膀胱过度膨胀与麻痹性失禁(自律性膀胱)、肛门括约肌松弛、大便失禁、性功能障碍、会阴部(鞍区)感觉障碍。因运动节段在 S2 以下,双下肢肌力和反射正常。

脊髓栓系综合征：脊髓圆锥位置下移并被拴系在椎管内,并伴其他畸形,下肢感觉、运动功能障碍、大小便失禁等,脊髓圆锥低于腰 2 椎体下缘和终丝直径>2 mm 为异常。

以尿便失禁等为初起快速进展的很可能 CJD,伴颈胸髓(C6 - T1)纵向广泛延伸的横贯性脊髓炎,可能是脊髓朊蛋白病,脊髓受累或提示 CJD 进展更快。

6. 脑干

(1) 脑桥：脑桥排尿中枢失去对骶髓控制,导致膀胱逼尿肌与尿道括约肌协调障碍。尿道外括约肌间歇性收缩,如果膀胱和尿道外括约肌同时收缩,有强烈尿意但只能排出少量尿液,为逼尿肌-括约肌协同失调,可见外伤、肿瘤、脊髓梗死、多发性硬化等。

(2) 中脑：正常颅压脑积水(NPH)导致尿频尿急可能源于中脑导水管周围灰质(PAG)。

7. 间脑 丘脑：夜尿症儿童可能的丘脑发育不健全；尿崩症：下丘脑-神经垂体功能减退,抗利尿激素分泌减少。

8. 大脑皮层下 卒中,AD,PD,NPH,急性一氧化碳中毒会导致迟发性脑病。

9. 大脑皮层排尿中枢 额中回(排尿中枢)：尿失禁。脑出血、脑梗死、上矢状窦血栓形成、上矢状窦附近的脑膜瘤、多发性硬化等。

10. 脑室 NPH 典型为步态异常、痴呆和尿失禁三联征。

四、中西医结合神经定位诊疗

1. 中医认识

(1) 尿频尿急非皆虚证：《素问·宣明五气》曰："膀胱不利为癃,不约为遗尿。"肾与膀胱为表里,若肾气衰阳道不运,则传送失度,必有遗溺失禁之患。中医尿频尿急以昼夜分：遗者,如睡中遗出而不自知,日间遗出而方知也；不禁者,时常欲解而不能自禁止也。皆以为虚候,实际上如治阳痿,凡皆补之,大谬也。多年前一男性老年患者,突遗尿,神昏不知人,前医以参附主治反加重。诊其脉,洪大有力,苔黄厚腻滑,乃痰热腑实,诸窍皆闭,念投参附乃闭门留寇之举,遂以大承气汤主之,取顶中线和额中线头皮针,一剂当晚即神清,已能自行排尿,后续益气活血通络,半月后复如初。

(2) 三焦之辨：三焦气虚皆足以致遗溺,肺从上焦,通调水道,下输膀胱,肾上连肺。肺属金,肾与膀胱属水,金乃水之源,膀胱乃渗泄之腑,肾者主之。中焦气机阻滞压迫膀胱则尿频、尿急、尿胀痛,实乃如王文健脾虚不运之说。体会神经系统疾病所致尿频尿急之早期,缩泉丸一般无用,中晚期反而有效,是否与下焦定位有关?

事实上,上焦与尿频尿急的关系,《素问·经脉别论》曰:"饮入于胃,游溢精气,上输于脾,脾气散精,上归于肺,通调水道,下输膀胱,水精四布,五经并行。"临床用提壶揭盖法治疗癃闭,于尿频尿急也有效,朱丹溪云:"肺为上焦,而膀胱为下焦,上焦闭则下焦塞,辟如滴水之器,必上窍通而后下窍之水出焉。"肺调节水液,肺失宣降,则肺调节人体水液的功能失调,水不归位。笔者在部分肌肉和NMJ疾病如PM、MG等伴随的尿频尿急患者中,以宣肺利溲治疗,加杏仁、桔梗、猪苓、茯苓,比如开闸,即开通肺气,其实许多开肺利水方剂诸如麻黄汤、越婢汤、大青龙汤、小青龙汤等都意在提壶揭盖。

2. 中医病位:膀胱、肾、脾、肺   中医视尿失禁、尿频、尿急为遗溺,唐以后称小便不禁,清醒时小便自动出而不觉,或小便次数很多难以控制,尿频尿急。病位在膀胱,膀胱是水府,五气所病,膀胱,不约为遗溺。膀胱主贮尿排尿,有赖于肾之气化,膀胱属六腑之一,与肾相表里,为州都之官,储藏尿液,通过肾与膀胱的气化排出体外,肾气虚则气化不足或不能;脾负责水液的升清降浊,为气血生化之源,脾气虚,中气不足,气陷不升,膀胱固摄不足;肺主治节,为"水之上源",能通调水道,下输膀胱,肺虚则治节失司,膀胱不约;肝气郁结,肝主筋,膀胱不约与肝也有关;心与小肠相表里,心肾气亏,传送失度致尿失禁。六味地黄丸、补中益气汤、四物汤、四君子汤、活血化瘀的血府逐瘀汤等方均可选用。

脬气者,太阳膀胱之气也,贵于冲和,邪气热之则便涩,邪气实之则不出。正气寒之则遗尿,正气虚之则不禁。脬气虚寒,实乃肾虚之小便频数,无论夜间遗尿或日间尿不禁,笔者均以缩泉丸收效。按石云评述,乌药辛温而质重,重者坠下,故能疗肾间之冷气;益智仁辛温入脾肾二经,盐入肾,辛热而色白,白者入气,故暖脾温肾、固气涩精,壮下焦之脬气。山药健脾气的作用不容忽视,从以土塞水的角度理解亦通,事实上,正是王文健所云补脾助运之举。

大部分神经变性疾病如PD中晚期、MSA等以肾阳虚为主,为肾气虚之渐,故笔者以温阳补肾为主进行辨证论治。

3. 针刺治疗   一般认为尿失禁缘于肾气虚,致膀胱失约,难以控制尿液。针灸之功乃补肾益气,促进膀胱功能恢复,针灸可能是治疗尿失禁的有效方法。补肾穴位有复溜、三阴交、气海、肾俞。针刺手法非常重要,是疗效成败的关键,得气后留针60分钟以上,其中复溜运用烧山火手法,针感要向会阴部及膀胱方向放射,可提高疗效。

4. 粟秀初的排尿功能障碍定位诊断   粟氏的定位与第三节神经定位有所交叉,抄录于此,供大家参考,也是指导针刺定位治疗的重要依据。

(1)膀胱感觉神经。

1)低位骶髓2～4髓节排尿中枢到大脑皮质排尿中枢的上行深感觉神经纤维:膀胱膨胀觉丧失,无排尿欲望,直到腹壁上的感觉神经感觉膀胱膨胀时方思排尿,膀胱常处于过度充盈状态和常易引发继发性的膀胱无张力(无张力性膀胱)。

2)脊髓反射弧的传入神经:除不能将膀胱感觉上传外,骶髓排尿反射亦发生障碍。逼尿肌松弛,膀胱容积增大和充盈性尿失禁;仅用力时部分随意排尿,且膀胱内有大量残余尿。脊髓痨等膀胱障碍即属此类,最早期改变感觉减退,容量正常,并能完全排空,后期病情加重可进行性尿潴留(无张力性膀胱)。

(2)膀胱运动神经。

1)上运动神经元:大脑皮质排尿中枢或其皮质至骶髓排尿中枢的皮质-脊髓束损害,反射性膀胱收缩失去大脑皮质控制(失抑制性膀胱),排尿次数增加,尿意急迫,偶遗尿,膀胱感觉正常而容量减少。膀胱充盈时,逼尿肌呈无抑制性收缩,每次收缩患者即有尿意,见少儿、弥漫性脑萎缩及双侧皮质-脊髓束损害。

2）下运动神经元：即 S2～S4 前根、脊神经及其至膀胱间的周围神经病变，随意和反射性排尿功能消失，膀胱充盈，感觉却正常故有尿胀疼感，并因膀胱过度膨胀致尿液自行外溢（充盈性溢尿），久后因逼尿肌代偿功能衰退而膀胱松弛，见于急性前角灰白质炎、脊髓神经根炎等。

（3）骶髓 2～4 髓节排尿中枢以上的脊髓完全横断损害。

1）脊髓排尿中枢与大脑皮质间联系完全断绝：自主排尿功能严重障碍，初期由于排尿反射弧同其他脊髓反射弧功能一样处于严重休克超限抑制状态而引起尿潴留，2～3 周后病灶下部脊髓反射弧病理性抑制不断被解除，脊髓反射功能逐渐恢复，无大脑皮质高级排尿中枢适当控制而出现排尿反射亢进，由尿潴留转为反射性排尿（反射性膀胱），但因排尿力量有限而罕有能完全排尽尿液者，不排尿期间括约肌呈痉挛性收缩。

2）腰髓以下骶髓 2～4 髓节排尿中枢以上脊髓病变：反射性排尿以前，有异样感觉（系通过交感神经的传导之故），但尿流通过尿道的感觉却仍然消失，见于压迫性脊髓病、脊髓外伤、脊髓炎等。

（4）骶髓 2～4 髓节排尿中枢、脊神经根或神经干：骶髓前角细胞所支配随意运动肌呈松弛性瘫痪，膀胱逼尿肌与括约肌皆松弛，膀胱膨胀觉可能丧失，膀胱功能完全处于周围反射作用下无随意或反射性排尿。急性期膀胱肌肉失去张力，尿道内口自行关闭而尿潴留，因反射性排尿功能消失，膀胱可能因过度充盈而溢尿；急性期过后与慢性进行性病变相同，因膀胱发生频繁的收缩而尿失禁（仅少量尿液排出和膀胱不能排空）；外括约肌呈松弛性瘫痪，故不能控制尿流。骶髓与神经根病变不易鉴别，神经根症状较轻，见于压迫性脊髓病、脊髓炎、马尾肿瘤神经根炎和脊髓-脊膜膨出等。

5. 以神经定位治疗神经源性膀胱　以尿频尿急包括尿失禁表现的神经源性膀胱分段中枢神经或周围神经排尿功能障碍治疗，结合以现代神经病理和神经定位为导向的额叶旁中央小叶投射区为主的头皮针治疗，笔者尝试用中西医结合方法治疗神经系统疾病导致的尿频尿急，是神经定位指导下的中医针灸定位治疗尝试，针灸神经定位以筋、髓、脑（包括次级中枢脑干和高级中枢大脑皮层旁中央小叶额中回）为三界。

（1）筋：周围（肌肉，周围神经，神经根）：以体针为主，复溜、三阴交、气海、肾俞；也可用隔饼灸，以附子研末水泛制成饼，置于气海、关元、肾俞等穴，也有用于脑中风后尿失禁有效。

（2）髓。

1）骶髓（S2-S4，低位中枢）：陆还李和吴耀持治疗尿失禁取用 L1-L3 的三焦俞、肾俞及气海俞，尿潴留选用 S2-S4 的次中下髎，他认为 L1-L3 下分布交感神经，可使膀胱内括约肌收缩，盆底肌放松，尿液则留，S2-S4 下是副交感神经，可使膀胱内括约肌放松，盆底肌收缩，尿液得出。笔者一般加对应部位夹脊穴为主，可加电针（选自吴耀持工作室公众号）。

2）骶髓以上脊髓：对应部位夹脊穴和体针复溜、三阴交。

（3）脑（次级中枢）：脑干（脑桥，中脑），包括侧脑室可能是压迫中脑导水管所致，取额中线和顶中线、风池、风府。病案：郜某，男，84 岁。头晕伴步态不稳 3 个月，口角歪斜 3 日，2020 年 7 月 9 日入院，时有头晕，右侧口角歪斜，口角不自主流涎，尿频尿急，胃纳欠佳，夜寐尚可，小便淋沥不尽，大便尚调，舌淡胖，水滑苔，脉弦滑。颅脑 MRI 平扫＋DWI＋MRA 示两侧放射冠区小缺血灶，诊断：中枢性面瘫，脑积水。头皮针顶中线和额旁 3 线、额中线、风池、风府，半月后行走稳，口角歪斜纠正，尿频尿急缓解出院。

（4）脑（高级中枢）：大脑皮层旁中央小叶和额中回（排尿中枢），取额中线和顶中线＋体针。局部体针也有效，如 60 例卒中后神经源性膀胱患者予醒脑开窍针刺加中极、关元、水道、大赫穴电针治疗，2 周随访 I-PSS 和 ICI-Q-SF 评分、生活质量评分降低更显著（$P<0.05$）。温阳补气针灸法联合体表骶神经电刺激对卒中后神经源性膀胱也有效。

6. 肉毒毒素改善神经源性膀胱的下尿路功能障碍　肉毒毒素显著改善神经源性膀胱过度活动症，改善膀胱容量、膀胱顺应性、逼尿肌稳定性。证据研究表明对脊髓损伤或 MS 等导致的逼尿肌-括约肌协同失调,肉毒毒素注射治疗有效,可明显改善残余尿量和排尿期最大逼尿肌压力。对脊髓脊膜突出儿童,选择逼尿肌和外部尿道括约肌同时注射,可获更佳疗效,排尿后残余尿量减少。

五、相关疾病的尿频尿急

1. **卒中后神经源性膀胱** 卒中后 1 周内尿潴留和尿失禁的改善,被认为是卒中后功能恢复的重要指标,也是长期卧床患者死亡主要原因。研究显示,卒中后尿失禁发生率高达 32％～79％。卒中患者有尿频、尿急、排尿困难、尿潴留、急迫性或压力性或充溢性尿失禁,有尿意丧失及反射性尿失禁表现,排除泌尿系统疾病即为卒中后神经源性膀胱。按 Madersbacher 分类法分:逼尿肌过度活跃伴括约肌过度活跃,逼尿肌过度活跃伴括约肌活动不足,逼尿肌活动不足伴括约肌活动不足,逼尿肌过度活动不足伴括约肌过度活跃。此与卒中部位和严重程度等多种因素有关。病案:蒲某敏,男,45 岁,2022 年 9 月 16 日首诊。3 月前有右侧肢体无力,右上肢舞蹈样动作,脑室出血,3 日后消失,目前右上下肢肌力Ⅳ-Ⅳ,肌张力增高,小便频数每日晚上 5 次以上,加巴氯芬、补阳还五汤加减,头皮针双侧额中线、顶中线、额旁 1 线,9 月 19 日复诊如前,9 月 23 日小便频数明显好转,每日晚上 2 次。

2. **帕金森病膀胱功能障碍(尿频、尿急、夜尿)** 27％～85％PD 患者有泌尿功能障碍,545 名 PD 患者的非运动症状调查问卷中,尿急与夜尿为最常见非运动症状。泌尿系症状分两类:刺激性症状如尿急、尿频、急迫性尿失禁;梗阻性症状如排尿迟缓、尿流变细、排尿费力及尿不尽。逼尿肌兴奋性过高及膀胱过度收缩是 PD 最常见泌尿系症状,膀胱逼尿肌过早收缩,可产生膀胱充盈感,导致尿频尿急。45％～100％PD 伴有逼尿肌过度兴奋,脑干排尿中枢的失抑制可能是其原因,抗胆碱能药物可缓解刺激性膀胱症状。

PD 早晚期机制截然不同,尿频尿急也各异。早中期 PD 尿频定位:额叶-丘脑,PAG -基底节-脑桥及旁中央小叶中枢为主,晚期多由 S2 - S4 侧角脊髓副交感中枢神经变性所致,频现阳虚之象。PD 早期泌尿系症状有刺激性(尿急、尿频、急迫性尿失禁)和梗阻性(排尿迟缓、尿流变细、排尿费力及尿不尽),以夜间尿频最多。奥昔布宁治疗 PD 伴尿频有效。PD 尿频的神经定位针灸治疗,头皮针:双侧额旁一线,额中线,顶中线;体针:早中期关元,复溜穴烧山火,晚期头皮针加电针双侧中髎、会阳穴。PD 夜尿的定位是额叶-丘脑,PAG -基底节-脑桥。病案:柴某,男,78 岁,PDⅢ期,四肢肌张力增高,2021 年 3 月 11 日诉近一月来尿急尿频,尤其夜尿多,每日晚上十几次,甚至来不及解在身上,小便频数,加巴氯芬 10 mg,每日 3 次,还少丹加缩泉丸,头皮针双侧额中线、顶中线、额旁 1 线,复溜穴烧山火。3 月 18 日如前,3 月 25 日复诊小便频数好转,每日晚上 7～8 次。4 月 1 日复诊尿急尿频明显好转,每晚 1～2 次。

3. **压力性尿失禁(SUI)** 中年女性患者最常见,由于生殖道萎缩出现膀胱和尿道角度改变,导致尿道括约肌张力下降出现压力性尿失禁,大声咳嗽、大笑、用力、爬楼梯时小便不自主流出,又谓膀胱咳。刘保延等 482 例女性 SUI 研究中,电针组取双侧中髎、会阳穴,假电针组取双侧中髎对照点(中髎穴横向外旁开 1 寸)、会阳对照点(会阳穴横向外旁开 1 寸),电针治疗 6 周显著降低 SUI 患者漏尿量,64.6％漏尿量至少降低 50％,停止电针治疗后疗效可持续 24 周。中髎穴归足太阳膀胱经,位于次髎下内方,适对第 3 骶后孔处;会阳穴也属足太阳膀胱经,别名利机,膀胱经经气由此会合督脉阳气。下髎穴传来的地部剩余经水,至此穴后吸热气化为天部之气,此气与督脉外传的阳气会合后循膀胱经散热下行,穴内气血变化特点是天部阳气相会,故名会阳。利机指本穴向臀部输送阳气。

4. **膀胱过度活动症(OAB)** 国际尿控学会诊断标准:尿急,伴或不伴急迫性尿失禁,伴有尿频(白天排尿次数 8 次)和夜尿(夜间排尿次数 1 次),无尿路感染或其他明确病理改变。骶神经调节有多种神经解剖学途径,包括 S3 神经根、阴部神经和胫神经。S3 神经根是主要治疗靶点,针刺双侧中髎和三阴交有效,八髎学对应八个骶神经孔,中髎与骶三神经孔位置一致,可调节排尿。

5. **正常压力脑积水**　脑积水是指脑脊液在脑室系统和/或蛛网膜下腔内不断积聚,继发脑实质减少,脑室系统扩大,或蛛网膜下腔亦扩大,NPH 为脑室扩大但脑脊液压力无变化,步态不稳、记忆障碍和尿失禁三联征为主要表现,临床往往错过外科导流最佳时机。脑积水从饮论治,通窍逐饮汤改善脑脊液循环,促使早期患者脑室缩小,消减晚期患者水肿,降低颅内压,减轻临床症状,延缓疾病进程。笔者常在持续甘露醇和激素、巴氯芬、醋氮酰胺及左旋多巴等治疗基础上,加用中药滋阴补肾利水和头皮针治疗。病案:石某,男,74 岁,步态不稳、健忘和尿失禁 3 个月,2020 年 5 月 21 日入院。神经系统检查:瞬间记忆减退明显,双下肢肌张力增高,肌力 5 - 5 - 5 - 5,双侧巴宾斯基征(一),花剥苔中光苔(图 9 - 5 - 1,见彩图),边白腻,脉缓弦。颅脑 MRI 平扫+DWI+MRA:两侧额颞顶枕叶皮层下、双侧基底节及半卵园中心区多发陈旧性腔隙性脑梗死灶及缺血灶,双侧脑白质变性,脑积水。诊断:正常压力脑积水。中医辨证:脾肾亏虚,瘀水内停,拟补肾健脾以固其本,化瘀利水以祛其标,熟地黄 30 g,山萸萸 30 g,川芎 30 g,益母草 20 g,人参 20 g,黄芪 30 g,茯苓 30 g,补骨脂 30 g,白豆蔻(后下)3 g,白芍 30 g,泽兰 30 g,玉竹 30 g,当归 30 g,神曲 10 g,冰片 0.1 g,7 剂水煎,每日 1 剂,分 2 次温服。头皮针双侧额旁一线,额中线,顶中线;体针关元平补,复溜穴烧山火,同时甘露醇和激素、巴氯芬及左旋多巴治疗,2 周后明显改善出院。此处冰片率众药通过 BBB 而引药上行(图 9 - 5 - 2)。

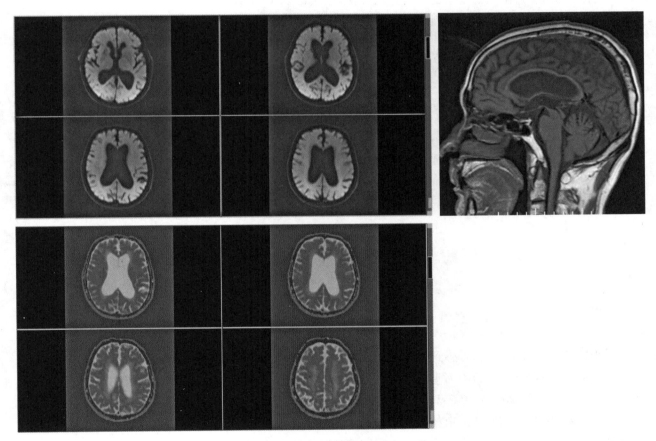

图 9 - 5 - 2　患者石某颅脑 MRI 平扫

6. **肌萎缩侧索硬化(ALS)**　一般 ALS 晚期之前,其感觉系统、自主神经和眼球运动功能维持正常,排便排尿功能不受影响,与其 Onuf 核在 ALS 病变过程中的不易感性有关。晚期 ALS 可伴自主神经损害包括排尿障碍,以夜间尿频为著,颇难治疗。潘卫东等运用健脾化湿汤治疗 ALS 流涎和夜间尿频(FNU),结果中药组与对照组治疗前后 FNU 基线和 ALSFRS 评分均无显著差异。

参 考 文 献

［1］ Clare J F，Derek G，William C G. The neural control of micturition[J]. Nature Reviews Neuroscience，2008(9)：452－466.

［2］ Soifer S，Nicaise G，Chancellor M，et al. Paruresis or shy bladder syndrome：an unknown urologic malady[J]. Urologic Nursing，2009，29(2)：87－93.

［3］ Kunam V K，Vinodkumar V，Chaudhry Z A，et al. Incomplete cord syndromes：clinical and imaging review[J]. Radiographics，2018，38(4)：1201－1222.

［4］ 王中秋，周述岭，秦志宏，等. 脊髓栓系综合征的 CT、MRI 研究[J]. 临床放射学杂志，2000，19(4)：218－220.

［5］ Hussein O，Jordan，Abd Elazim A，et al. Pearls&Oysters：rapid progression of prion disease associated with transverse myelitis：A rare presentation[J]. Neurology，2020，94(15)：e1670－e1672.

［6］ 粟秀初. 自主神经系统疾病的诊断与治疗[M].西安：第四军医大学出版社，2010.

［7］ 方庆霞，邹萍，李超，等. 改良隔附子饼灸法治疗中风后尿失禁临床研究[J]. 新中医，2015，47(11)：186－187.

［8］ 杨卓霖，孙小苗，傅立新. 电针治疗脑卒中后神经源性膀胱临床观察[J]. 中华中医药杂志，2018，33(12)：441－444.

［9］ 李玉娥，屈勇. "温阳补气"针灸法配合体表骶神经电刺激治疗卒中后神经源性膀胱的随机对照研究[J]. 针灸临床杂志，2019，35(12)：14－18.

［10］ 王毅. 诊治卒中后神经源性膀胱的再思考[J]. 中国卒中杂志，2016，11(12)：1007－1009.

［11］ 王毅，赵耀瑞. 卒中后神经源性膀胱诊治专家共识[J]. 中国卒中杂志，2016，11(12)：1057－1066.

［12］ Liu Z，Yan L，Xu H，et al. Effect of electroacupuncture on urinary leakage among women with stress urinary incontinence a randomized clinical trial[J]. JAMA，2017，317(24)：2493－2501.

［13］ Bartley J，Gilleran J，Peters K. Neuromodulation for overactive bladder[J]. Nature Reviews Urology，2013，10(9)：513－521.

［14］ 沈建武，罗然，孟军，等. 电针疗法治疗女性膀胱过度活动症的临床研究[J]. 中国中西医结合杂志，2020，40(8)：1000－1004.

［15］ 吴迪. 从饮论治成人脑积水[J]. 中医杂志，2017，58(4)：340－343.

［16］ 王薇，张晓东，谢益宽. Onuf 核与肌萎缩侧索硬化症(ALS)关系的研究[J]. 解剖与临床，2003，8(2)：118－120.

［17］ Gao P，Liao W，Sun C，et al. Traditional Chinese herbs improve salivation and frequent nighttime urination in patients with amyotrophic lateral sclerosis[J]. Integrative Medicine International，2017，4(1－2)：31－38.

第六节 呼 吸 困 难

一、概述

呼吸困难(dyspnea)是患者感到空气不足、呼吸费力,甚者张口呼吸、鼻翼扇动、端坐呼吸、甚至发绀、呼吸辅助肌参与呼吸运动,且有呼吸频率、深度、节律的改变。脊髓颈、胸节段灰质前角有呼吸运动神经元,颈 3～5 节有支配膈肌的神经元。脊髓胸段 2～6 节有支配肋间肌的运动神经元。延髓有呼气中枢和吸气中枢,吸气中枢背侧群如孤束核作用于脊髓对侧的膈肌运动神经元,从而引起对侧膈肌收缩,又作用于腹外侧疑核,通过迷走神经和舌咽神经支配同侧呼吸辅助肌群,后疑核支配肋间肌运动神经元。

二、定向诊断

重点迅速判断气道、呼吸、循环,优先评估危及生命疾病,急性周围性呼吸困难考虑气道异物阻塞、急性左心衰、急性心包积液、急性肺栓塞、自发性气胸、肺水肿,ARDS 等,缓慢起病反复发作如支气管哮喘。

1. 肺源性　气道(喉,气管,支气管);肺部;胸壁;胸廓;胸膜;胸腔。与 MN 有关:脊髓炎、脊髓灰质炎、GBS、MG 累及呼吸肌,ALS 可因呼吸肌萎缩导致呼吸困难;妊娠末期;腹腔积液和肿瘤;膈运动障碍、膈麻痹。

2. 心源性

3. 血液科　营养性大细胞性贫血,白血病。

4. 内分泌代谢　甲状腺功能亢进症。

5. 精神科　癔症,广泛性焦虑。

6. 中毒　有机磷中毒,吗啡,CO 中毒。

7. 药物　如巴比妥类药物等。

伴意识改变者,需考虑中枢性呼吸困难如肺性脑病、缺氧脑病、代谢性脑病。

三、神经定位

从肌肉到中枢神经整个神经通路均可导致呼吸困难。多发神经根、臂丛、双侧膈神经、周围神经、神经肌肉接头或肌肉均为核下性,脊髓、颈延交界处、颈胸髓前角细胞及延髓、脑桥、间脑和大脑皮层为中枢性。

1. 肌肉　呼吸肌无力通常与全身无力程度成正比,且累及心脏、平滑肌和眼。横膈麻痹可为 MND 首发症状,晚期 ALS 患者膈肌和肋间肌萎缩无力,横膈麻痹所致呼吸困难易与延髓麻痹所致相混淆;肌营养不良、强直性肌营养不良或肌炎等,先天性、代谢性或线粒体肌病;成人庞贝病。

2. 神经肌肉接头　MuSK 抗体阳性 MG 常累及颈部或球部肌肉,易致危象;兰伯特-伊顿肌无力综合征;肉毒杆菌中毒。

3. 周围神经　肋间神经:ALS;双侧膈神经:多灶性运动神经病,见于血管炎、糖尿病、慢性脑膜炎和结节病,或危重病多发性神经病(CIP),ALS;臂丛神经:臂丛神经炎中膈肌受累不少见,可见孤立性膈神经病。

4. 神经根　多发性神经根病(格林-巴利综合征中为急性过程,慢性炎症性脱髓鞘性多发性神经根神经病中为慢性过程);也可膈肌轻瘫,可见低反射或反射消失,从四肢对称感觉运动症状发展到最终累及咽和呼吸肌。

以下为中枢性呼吸困难,呼吸中枢广泛分布于包括颈胸脊髓、延髓、脑桥、间脑和大脑皮层等。

5. 脊髓　脊髓炎、脊髓灰质炎可能伴咽部或膈肌受累;前角细胞:ALS 最常见,早期首先和突出侵犯的脊髓前角的前内侧细胞核,可致横膈麻痹而呼吸困难;第 3 颈髓颅侧端至第 5 颈髓尾侧端的前角前内侧细胞柱由膈神经核形成,脊髓胸段 2～6 节支配肋间肌的运动神经元,故高位颈髓压迫、变性、卒中、脱髓鞘及外伤可见呼吸困难。

6. 颅颈交界处　髓内,以脊髓空洞症、肿瘤和脊髓动静脉畸形首先考虑。

7. 脑干　最基本呼吸中枢在延髓,正常呼吸节律有赖延髓脑桥共同完成,有时呼吸慢可由延髓呼吸中枢功能紊乱所致,是颅内压增高乃至脑疝的危险征兆。

(1)延髓:脊髓性肌萎缩症和肯尼迪病的呼吸衰竭与全身无力程度成正比,见于延髓功能障碍;ALS 波及延髓有呼吸困难、呼吸衰竭。

(2)脑桥:臂旁内侧核和相邻 Kolliker-Fuse 即 PBKF 核群,与延髓呼吸神经核团双向联系,形成调控呼吸的神经网络。

8. 间脑　下丘脑调节呼吸中枢可刺激外周化学感受器。丘脑梗死可致胸部紧箍感、呼吸困难。

9. 垂体　垂体危象可见呼吸困难、胸闷气短、喘息等,甚至呼吸衰竭。

10. **大脑皮层** 有上位中枢,调整呼吸。延髓以上水平锥体外系神经通路损害时潮式呼吸,可见于 MSA、PD 等,严重颅内病变常影响呼吸中枢引起呼吸困难,多见于颅高压、脑疝。

神经电生理定位:RNS、膈肌肌电图、EMG 可分别定位 NMJ、膈神经、前角细胞损害。

四、中西医结合神经定位诊疗

中医病位不尽然都在肺。NMJ 如重症肌无力(MG)的临床表现,中医学属于不同病证,因呼吸肌无力出现呼吸困难甚至发生危象者则称为"大气下陷",《医学衷中参西录》曰:"胸中大气下陷,气短不足以息,或努力呼吸,有似乎喘,或气息将停,危在顷刻。"此时,在肺? 在脾? 如果是 ALS,可能波及肋间肌、膈神经、脊髓前角细胞和延髓脑桥乃至皮质,又如何确定病位? 如果是急性焦虑发作,显然在肝。而中枢性呼吸困难,呼吸中枢广泛分布于包括颈胸脊髓、延髓、脑桥、间脑和大脑皮层等,如多发性硬化累及延髓或高位颈髓可呼吸困难、胸闷等,病位在脑髓。

五、相关疾病的呼吸障碍

1. **ALS** 部分 ALS 可以呼吸困难为首发症状,呼吸费力,夜间呼吸困难,可由其呼吸中枢受损,影响其呼吸功能,又可缘于膈肌和吸气无力所致呼吸功能障碍,更多乃支配呼吸肌的脊髓前角神经细胞变性后其肌肉失神经支配,由于膈肌主要是吸气肌,ALS 使膈肌和肋间肌肌力减退,最大通气量下降,从而导致吸气性呼吸困难,SMA 突出和较早症状为横膈麻痹所致吸气功能减弱。MND 早期呼吸障碍可为劳力性呼吸困难,常有叹息,其时临床并不注意,随疾病发展,患者休息时亦感呼吸困难,睡眠不能平卧,甚至端坐呼吸,并伴睡眠呼吸暂停和晨起头痛。至晚期,呼吸肌更加无力,引起吸入量严重不足,肺泡灌注不足而使肺顺应性降低,形成肺不张,其反复代偿呼吸,终致呼吸肌疲劳。当延髓麻痹时导致呛咳和误吸,分泌物和异物不能清除,呼吸阻力加大,导致 MND 患者呼吸困难进一步加重。

ALS 患者病后必然会有呼吸功能进行性减退,主要为限制性通气障碍,而气体弥散功能通常正常。晚期出现低氧和高碳酸血症,ALS 患者经呼吸功能评估需呼吸支持时,可采用双水平正压通气(BiPAP),终末期需行气管切开提供有创呼吸支持。

2. **急性后循环卒中** 多伴呼吸障碍,包括呼吸频率、节律粗大,甚至不规则。包括:源于延髓麻痹致咽喉肌无力,乃延髓呼吸中枢受累致中枢性呼吸衰竭;急性神经源性肺水肿;周围性呼吸衰竭如吸入性肺炎。卒中伴颅内压增高导致中枢神经系统整体抑制而呼吸困难;双侧延髓卒中影响呼吸中枢抑制自主呼吸,尤其在延髓腹外侧波及中枢化学感受器,导致机体对 CO_2 通气反应迟钝,对高碳酸血症或缺氧反应降低;脑桥卒中有同侧膈肌麻痹;双侧大脑半球大面积卒中或严重脑桥延髓卒中伴随潮式呼吸。这些卒中责任病灶造成的中枢性损害影响呼吸功能,预后差异很大,如脑桥卒中的膈肌麻痹往往可逆,延髓卒中伴随潮式呼吸则不佳。此外,卒中因营养不良、继发性疼痛、偏瘫侧活动减少、肌张力异常甚至长期制动,呼吸模式紊乱、双侧呼吸肌功能失平衡、胸廓活动受限,容易出现吸入性肺炎而呼吸困难。卒中后吞咽等反射功能障碍,易发阻塞性睡眠呼吸暂停综合征,伴气道阻塞,与上气道扩张肌异常所致气道塌陷导致低通气有关。

3. **广泛性焦虑** 2014 年中国《呼吸困难诊断、评估与处理的专家共识》定义呼吸困难:患者不同强度、不同性质的空气不足、呼吸不畅、呼吸费力及窒息等呼吸不适感的主观体验,伴或不伴呼吸费力表现,如张口呼吸、鼻翼扇动、呼吸肌辅助参与呼吸运动等,也可伴呼吸频率、深度与节律改变,患者精神状况、生活环境、文化水平、心理因素及疾病性质等对其呼吸困难的描述具有一定影响。此间强调呼吸困难临床识别。以呼吸困难为表现形式的焦虑发作,在神经科和心血管科急诊屡见不鲜。基于 rTMS 定位于右前额叶区治疗焦虑的有效和理论基础,以呼吸困难为表现的急性焦虑发作,针灸定位治疗不同于传统的取穴,针刺头皮针右侧额顶线,右额旁2线为主。同时,要注意识别和梳理器质性疾病伴发的焦虑,如卒中和帕金森病伴发的焦虑发作,以呼吸困难为主要表现者不少见。

病案1:高某,女,36岁,反复发作性呼吸困难1年。1年前因家庭纠纷,郁闷不舒,失眠,纳差,发作性胸闷气急,心悸心慌,几乎每半月深夜去医院急诊"抢救",曾以西药及中成药治疗,效果差。1周前频发,几乎每晚发作,伴胸胁胀满,腹胀,时嗳气,心烦口苦,舌红苔薄黄,脉弦。诊断:郁病-肝郁气滞,针刺头皮针右侧额顶线,右额旁2线,百会,印堂,神门,即刻缓解,治以疏肝解郁:柴胡10 g,黄芩10 g,王不留行10 g,神曲10 g,人参10 g,大枣10 g,郁金10 g,珍珠母30 g,川芎10 g,生甘草6 g,14剂,并嘱其精神调摄,移情易志。二诊:夜寐好转,胃纳欠佳,腹胀好转,无口苦不适,继予上方加炒白术9 g,枸杞子15 g,白芍9 g,14剂。此例病位主要在心,与肝、脾、肾密切相关,不外心肝胆脾肾脏腑功能失调,阴阳气血失和,以致心神失养或心神被扰(王萍医师跟师录)。

病案2:李某,男,67岁,2021年7月12日,左侧上下肢无力、发木伴胸闷气急10日来诊,头颅MRI示右额顶叶缺血灶,乃以呼吸困难为表现形式的卒中伴焦虑发作,即rTMS定位于右前额叶区+头皮针右侧额顶线,4次后明显缓解。

4.帕金森病　PD早期和中期,一般不会导致呼吸困难,即使引起呼吸困难也是由于呼吸肌强直,替代治疗有效。全身肌肉肌张力增高尤其膈肌和肋间肌可以导致肺部感染和呼吸衰竭,也是晚期PD致死的重要因素。PD患者如有下肢静脉血栓,会导致肺栓塞,也可引发呼吸困难。PD呼吸困难与H-Y分期高、重度抑郁相关,更易出现呼吸困难。

参 考 文 献

[1]　Gilchrist, James M. Overview of neuromuscular disorders affecting respiratory function[J]. Semin Respir Crit Care Med, 2002, 23(3): 191 - 200.

[2]　Boonyapisit K, Katirji B. Multifocal motor neuropathy presenting with respiratory failure[J]. Muscle & Nerve, 2015, 23(12): 1887 - 1890.

[3]　Nardone R, Bernhart H, Pozzera A, et al. Respiratory weakness in neuralgic amyotrophy: report of two cases with phrenic nerve involvement[J]. Neurol Sci, 2000(21): 177 - 181.

[4]　A Ferré Masó, Poca M A, Calzada D L, et al. Sleep disturbance: a forgotten syndrome in patients with Chiari I malformation[J]. Neurología, 2014, 29(5): 294 - 304.

[5]　樊东升,陈璐. 运动神经元病的诊断和分类[J]. 中华神经科杂志,2019,52(12):1065 - 1067.

[6]　呼吸困难诊断评估与处理的专家共识组. 呼吸困难诊断评估与处理的专家共识[J]. 中华内科杂志,2014,53(4):337 - 341.

[7]　李思颖. 帕金森病伴呼吸困难的临床特点及相关因素分析[D]. 中国医科大学,2019.

第十章
发 作 性 症 候

第一节 晕 厥

一、概述

严格而言,晕厥(syncope)为一组症候群,大部分无法检得临床体征,依靠病史回顾。晚近,先后有2017年《美国晕厥诊断与处理指南》和《2018年欧洲心脏病学学会(ESC)晕厥诊断与处理指南》。按2018年《晕厥诊断与治疗中国专家共识》晕厥定义:一过性全脑血液低灌注导致的短暂意识丧失,发生迅速、一过性、自限性并能完全恢复。发作时因肌张力降低、不能维持正常体位而跌倒。该共识分晕厥前、晕厥始、晕厥发作时、晕厥后。晕厥发作前可有先兆如黑矇、乏力、出汗等;先兆晕厥指头昏眼花先兆症状,但无晕厥。根据ESC晕厥诊断和管理指南,分为神经介导的反射性晕厥综合征、直立性低血压性晕厥和心源性晕厥。

脑血管具有自身调节能力,在相对较宽的灌注压力范围内维持脑血流稳定。当PO_2↓或PCO_2↑时,局部脑组织代谢和化学调控可使脑血管舒张。心率、心肌收缩力和系统血管阻力变化时,可通过动脉压力感受器调节系统循环血流动力学,以保障脑血流灌注;血容量调节维持中枢血循环稳定。当这些保护机制暂时丧失或被干扰时,系统循环压力低于自身调节能力,颅内颅外血管网变化均可导致晕厥。

晕厥共同病理生理学基础继发于心排血量减少引起的急性脑血流减少(脑缺氧原因),心律失常包括传导异常为最常见原因。晕厥病理生理核心为血压下降,导致全脑灌注降低,意识丧失发生在脑血流中断后6~8秒,动脉收缩压在心脏水平下降至50~60 mmHg或直立状态下大脑水平下降至30~45 mmHg。外周血管阻力降低和心输出量减少均可致血压降低。外周血管阻力降低见于交感缩血管反射活动降低引起的血管舒张、药物的作用及自主神经功能障碍。心输出量减少见于反射性心动过缓、心律失常和器质性疾病(包括肺栓塞/肺动脉高压)、血容量减少或静脉血淤滞导致静脉回流减少、自主神经功能障碍引起的心脏变时和变力功能障碍。短暂性脑缺血发作(TIA)少数有意识障碍或猝倒发作,后循环缺血有不伴意识丧失的突然跌倒发作。低氧血症为血氧分压与血氧饱和度下降表现的晕厥;过度换气性晕厥归因于呼吸性碱中毒;低碳酸血症诱发的血管收缩使脑血流减少。

晕厥需与其他原因造成的意识丧失鉴别,包括假性晕厥、TIA、昏迷、心搏骤停、发作性睡病、心因性意识丧失等。假性晕厥中癫痫发作伴意识丧失,尤其失神发作、反射性癫痫,还有惊厥,代谢性障碍如低血糖症、缺氧、过度换气综合征,中毒。颈动脉、椎动脉系统TIA,丘脑或脑干缺血可能致意识丧失,也可能局灶性神经功能缺损伴晕厥。

二、定向诊断

1. 心源性晕厥 心输出量突然降低引起急性脑缺血发作诱发的晕厥,晕厥中危险性最高,预后较差。

(1) 心律失常:最常见心源性晕厥,心律失常发作时伴血流动力学障碍,心输出量和脑血流量明显下降。快速心律失常包括阵发性室上性和室性心动过速;慢性心律失常:窦房结功能障碍(房室传导阻滞,快—慢综合征);房室传导系统如长 QT 间期综合征、Brugada 综合征。病案:患者,女,66 岁,反复晕厥 6次,无明显诱因下,每次持续 1 分钟自行清醒,无四肢抽搐及二便失禁,发作过后无不适,24 小时动态心电图检查提示心动过缓,头颅 CT 脑梗死,按中风治疗无效。3 日前再次晕厥,考虑 TIA 发作,就诊当天再次晕厥,心电图Ⅱ度房室传导阻滞。

(2) 结构性心脏病:大脑需要供血量超过心脏供血能力,如相应心输出量增加不足则晕厥,部分存在反射机制:心脏瓣膜病;急性心肌梗死/心肌缺血;梗阻型心肌病;心房黏液瘤;急性主动脉夹层分离;心包疾病/心包填塞。

(3) 心肺血管:肺动脉栓塞/肺动脉高压,10%肺栓塞表现为晕厥;主动脉夹层;主动脉弓综合征又称无脉症晕厥,发生在多发性大动脉炎(Takayasu arteritis)常伴偏头痛。

2. 直立性低血压(OH) 体位性心动过速综合征。

(1) 药物反应:利尿剂导致容量下降,血管扩张药物、特别是与负性变力变时药联用如 α 受体阻断剂、硝酸酯类、ACEI/ARB、钙拮抗剂、利血平、硫酸胍乙啶片、肼苯哒嗪;QT 间期延长、抗心律失常药物的促心律失常如ⅠA、ⅠC 和Ⅲ类;神经科:吩噻嗪类、三环类、巴比妥类、苯二氮䓬类。左旋多巴。抗精神病药物导致体位性低血压与 α 肾上腺素能受体有关,表现为服药后常于直立位时血压骤然下降,可猝倒。

(2) 低血容量:出血,呕吐,腹泻。

(3) 自主神经衰竭:下一部分介绍。

3. 神经介导性晕厥(反射性晕厥) 发作前有典型诱发因素。

(1) 血管迷走性晕厥(VVS):最常见,多明显诱因如站立、坐位或情绪刺激、疼痛、医疗操作或晕血,出汗、皮肤发热、恶心、脸色苍白,发作时伴低血压和/或心动过缓,意识恢复后疲劳感。

(2) 情境性晕厥:与特定动作有关如咳嗽、喷嚏、吞咽或排便、排尿、运动后、大笑、哭泣、吹奏管乐器、举重、进食后等。排尿性晕厥:排尿当时或结束后晕厥,中老年男性多见,午夜起床排尿时最常见,天气寒冷或饮酒后易诱发,可能与大脑皮层对延髓心血管调节功能暂时减弱有关;排便性晕厥类似;咳嗽性晕厥:咳嗽时胸腔压力增高静脉回流受阻,回心血流量减少,且咳嗽时颅内压增高,导致脑血流量减少,见于嗜烟、慢性支气管炎、哮喘、肺气肿等;吞咽性晕厥:吞咽引起快速性心律失常包括自主反射(副交感神经或交感神经介导)和进入食道的食物对心房机械刺激;过度换气晕厥:过度呼吸及换气 2~3 分钟,发作时压迫感、气闷、头晕、面部及四肢麻木、发冷、手足抽搐,继之意识丧失,持续 10~30 分钟。

(3) 颈动脉窦综合征:转头、局部肿瘤、剃须、衣领过紧等致颈动脉窦受压。

(4) 不典型的反射晕厥:无明显诱发因素和/或表现不典型;除外其他原因导致的晕厥,无结构性心脏病;直立倾斜试验阳性;血浆低腺苷水平相关晕厥。

4. 除心肺脑的血管性晕厥 腹部、侧腹部或会阴部疼痛伴晕厥,老年需考虑腹主动脉瘤。

5. 低血糖症 饥饿或降糖药后,晕厥发作缓慢,血压和心率多无改变,低血糖症状,发作时血糖低于2.8 mmol/L,供糖后迅速缓解。

6. 严重贫血

7. 精神科 不伴意识丧失或障碍的类似晕厥,也是躯体化障碍常见症状。

三、神经定位

以上定向诊断中晕厥的成因复杂，不同原因导致者预后差异很大。仔细采集病史、查体包括卧位和立位生命体征，方能裨益于诊断。排除心源性和其他晕厥后，才有底气确定是否神经源性晕厥，此刻，晕厥的神经定位方能展开。血管迷走性晕厥很难定位，即便直立性晕厥也很难定位于丘脑还是延髓迷走神经背核，故无法如头痛眩晕等建立一个完整的定位体系。当今晕厥分类基本由心血管医生主导，很难进行神经定位，哪怕是神经介导的反射性晕厥，也包括 VVS、情境性晕厥、颈动脉窦综合征和不典型反射性晕厥。

1. 血管迷走性晕厥　定位于迷走神经吗？迷走神经兴奋性增高导致动脉血压降低、心率减慢和脑部低灌注。年轻体弱女性多见，多有明显诱因，短时间前驱症状，常发生于直立位或坐位，晕厥时血压下降、心率减慢，恢复较快。

2. 自主神经　表现为直立性晕厥。直立性低血压（OH）；体位性心动过速综合征（POTS），站立时头晕、心悸、运动不能耐受等。

3. 颅神经

（1）前庭神经：Tumarkin 耳石危象：无预兆和刺激因素下突然跌倒，不伴眩晕；前庭性晕厥；梅尼埃病可伴发。

（2）三叉神经痛：重者诱发三叉-心脏反射，继之心动过缓，诱发心源性脑缺血综合征（Adams-Stokes 综合征）发作。

（3）舌咽神经：吞咽性晕厥：吞咽时沿舌咽神经运动支下行的冲动，在颈静脉孔处通过异常传导，经感觉纤维返回脑干，入孤束核并扩散到迷走神经背核。可见咽喉、舌根、食管和纵隔疾病，及严重房室传导阻滞、窦性心动过缓和病态窦房结综合征，与体位无关，吞咽硬冷酸咸辣和碳酸饮料等诱发。

4. 颅底　病案：顾某，女，64 岁，2022 年 1 月 10 日就诊，反复晕厥 14 年，无其他症状和体征，手术证实左枕骨大孔脑膜瘤。

5. 脑干　延髓迷走神经背核：神经源性直立性低血压（nOH）最常见，还可见夜间高血压、卧位高血压、非杓型血压及餐后低血压。

6. 丘脑　后循环卒中：孤立意识水平下降可由双侧丘脑或脑干缺血引起，实为晕厥前状态。

7. 大脑　多见于卒中（缺血性和出血性）及夹层额叶脑挫裂伤，蛛网膜下腔出血；锁骨下盗血：晕厥在椎-基底动脉闭塞时发生，伴单侧手臂感觉异常；主动脉夹层；基底动脉型偏头痛发作：女性与月经期相关，起源于脑干或双侧枕叶的先兆症状，先兆期可晕厥。

（1）心电生理：心电图/动态心电图对于怀疑心律失常所致晕厥有用；心电图正常、心脏结构和功能正常者，不推荐心脏电生理检查，50％晕厥心电图异常，但不能确定晕厥原因，敏感性高，特异性极低。运动负荷试验；直立倾斜测试：可诱发血管迷走性晕厥；经食管心房调搏。

（2）脑电图：排除癫痫，动态脑电图增加检出率。

（3）影像学：CT 冠脉造影很少单独用于晕厥病因诊断，CT/MRI 有鉴别诊断价值。导管检查；超声心动图：排除劳力诱发晕厥，排除缺血性心脏病或儿茶酚胺诱导心律失常，排除结构性心脏病、瓣膜病、黏液瘤、淀粉样变、肺动脉高压或冠状动脉畸形。

四、中西医结合神经定位诊疗

1. 中医病位　《内经》论厥甚多，含义、范围广泛，有以暴死为厥，有以四末逆冷为厥，有以气血逆乱病机为厥,有以病情严重为厥,不外乎两类:突然昏倒,不知人事,如《素问·大奇论》"暴厥者,不知与人言";肢体和手足逆冷,如《素问·厥论》"寒厥之为寒热也,必从五指而上于膝"。

厥症=晕厥吗?所谓厥症,语焉不清,晕厥的现代概念外延已显著缩小。厥症之辨,不外虚实二证,实证者表现为突然昏仆,面红气粗,声高息促,口噤握拳,或挟痰涎壅盛,或身热谵妄,舌红苔黄腻,脉洪大有力;虚证者眩晕昏厥,面色苍白,声低息微,口开手撒,或汗出肢冷,舌胖或淡,脉细弱无力。又分气血厥证以气厥、血厥为多见,其中尤以气厥、血厥之实证在临床上时有发生,气厥实者,乃肝气升发太过所致,体质壮实之人,肝气上逆,由惊恐而发,表现为突然昏仆,呼吸气粗,口噤握拳,头晕头痛,舌红苔黄,脉沉而弦;血厥实者,乃肝阳上亢,阳气暴涨,血随气升,气血并走于上,显为突然昏仆,牙关紧闭,四肢厥冷,面赤唇紫,或鼻衄,舌质暗红,脉弦有力。血虚之厥也不少,自主神经导致的OH就是。

气机的基本形式为升降出入,若升降出入异常,则可气逆、气郁、气滞、气陷、气闭,甚至气机泄脱,当然也可气厥、血厥。气机是晕厥产生的病理机制,体质虚弱或情志过激,导致阴阳之气不相顺接,气血运行失常导致晕厥。故笔者以为晕厥的对症治疗,中心任务是调理气机。晕厥以实证为多见,亦有虚实夹杂之证。实证开泄痰浊闭阻,温通辟秽化浊,宣窍通利气机,虚证补益气血。晕厥以心血管和神经系统为主,晕厥病位在脑、心,与肝、脾、肾关系皆密切。治疗上分发作期和间歇期,发作期以针刺治疗为主,间歇期治疗,以心源性和神经性分野。神经源性者,以定位指导的临床实践,笔者认为以中医升降出入的气机学说为指导,值得一并合参,以谋诊疗灵感。

2. 针灸治疗 如癫痫一类发作性疾病,针刺是否有急救价值,更何况许多晕厥有自限性,值得临床重新思考诊疗应对策略,个人觉得还是应该将更多临床研究精力集中于间期的病因寻找和定位,才能从源头上把握。然而笔者还是不放弃以神经定位为导向的针刺治疗,特别在PD直立性低血压的诊疗中,由于缺乏临床病理资料,笔者只能按Braak分级进行分期,对于Ⅲ期伴发者,加强头皮针治疗,早期合并者,加风池、风府等近延髓取穴,以应对迷走神经背核变性之因;头皮针为主治疗者多定位于丘脑和大脑者。

五、相关疾病的晕厥

1. 直立性低血压(OH) OH又称直立不耐受综合征,直立性低血压定义:平卧休息至少15分钟后测得卧位血压,由仰卧位变成直立位或者倾斜试验60°后的3分钟内测量立位血压,若收缩压下降≥20 mmHg或舒张压下降≥10 mmHg。自主神经系统对血管张力、心率和心脏收缩力的调节功能存在缺陷时,在直立位,血液过多存留于内脏和下肢血管,造成回心血量减少、心输出量下降、血压明显降低。与反射性晕厥相比,自主神经功能衰竭时,交感神经反射通路传出活动慢性受损,而出现自主神经系统对血管张力、心率和心肌收缩力的调节功能异常导致晕厥。原发性自主性功能障碍综合征如单纯性自主性功能障碍、多系统萎缩、夏-德综合征、路易体痴呆、PD伴自主性功能障碍;继发性自主性功能障碍综合征如糖尿病神经病变、脊髓损伤、自身免疫性自主神经病变、副肿瘤性自主神经病变、乙醇依赖、淀粉样变性和慢性肾脏病。

2. 帕金森病直立性低血压(PD-nOH)的定位诊疗 PD患者自主神经系统调节区包括下丘脑、岛叶、交感神经系统(胸髓中外侧核和交感神经节)、副交感神经系统(脊髓腰骶部、迷走神经副交感神经核)、肾上腺髓质、支配心脏、肠和盆腔神经丛的神经节,都可出现相应神经病理改变如神经元缺失、路易小体形成,这些病理改变使心血管反射对血压调节出现异常,心脏交感神经代偿作用减弱。许多PD患者体位改变时,血压不能得到及时调节而出现OH。OH作为PD患者自主神经障碍的重要表现,增加PD患者摔倒风险,也是病死率增加的独立危险因素。PD易致自主神经功能紊乱,更容易发生OH。PD患者中OH发病率14%~47%,有报道PD-nOH总体发病率58.2%。OH可有许多不同临床症状,也可无症状,典型表现有头晕、眩晕、晕厥,同时伴疲劳、认知功能障碍、视物模糊、听力下降、头痛、腰背部和胸痛等症状。

PD-nOH 可采取物理手段如穿紧身衣、弹力袜及腹带来防止血液回流减少;适当高盐饮食及多饮水增加血容量;米多君兴奋交感神经,能有效改善 PD-nOH 患者低血压症状,但米多君是 α 肾上腺素能激动剂,易致心律不齐,有严重心血管病、高血压等不宜服用,PD 常见于中老年患者,多伴高血压及心律失常,故其有局限性。与米多君一样有效的氟氢可的松,引起的卧位高血压不良反应也不容忽视。此时中医药治疗却能扬长避短,既可用于类似有禁忌证患者,又能发挥双向调节血压的临床效应。傅能等自拟加味补中益气汤加减,麦冬 15 g,五味子 5 g,制附子 5 g,黄精 15 g,黄芪 30 g,炒白术 15 g,陈皮 10 g,当归 15 g,党参 15 g,柴胡 6 g,升麻 6 g,炙甘草 10 g,治疗 30 例特发性直立性低血压,4 周后卧、立位收缩压、舒张压均较治疗前升高（$P<0.01$）。

《灵枢·海论》曰:"脑为髓海,髓海有余,则清劲多力,髓海不足,则脑转耳鸣,胫酸眩冒,目无所见,懈怠安卧。"PD-nOH 临床表现之为手足不温,笔者认为属阳虚证,阳虚阴盛,故手足厥冷。低血压导致各个脏器血流灌注不足,中枢神经系统对供血不足尤为敏感,可致乏力、眩晕等,严重者晕厥。《素问·厥论》云"阳气衰于下,则为寒厥",提示 PD-nOH 阳气衰少而至晕厥,针对其病因病机,采取益气温阳补肾治疗,使气虚得以健旺,肾髓得以充精,阳气得以升腾,如此清阳得升而神旺,脑髓得充而眩晕渐愈,方药为黄芪 30 g,生晒参 15 g,桂枝 10 g,伸筋草 15 g,淫羊藿 30 g,附子 6 g,山茱萸 10 g,黄精 15 g,葛根 15 g,玉竹 15 g。本方以黄芪、生晒参甘温益气;附子、淫羊藿补火助阳;桂枝温经散寒,与黄芪配伍,益气温阳,和血通经;山茱萸、黄精滋肾填精;葛根、玉竹滋阴并兼制。气为血之帅,血为气之母,气行则血行,脑得荣养,四肢得以温养。方中用大量益气温阳升提之药,为防止其升提太过,加用僵蚕、赤芍以潜镇下气,甘草调和诸药。方中人参中含人参皂苷可使心肌收缩力增强,有类似强心苷作用,可升高血压;附子中含有去甲乌头碱是 β 受体激动剂,能明显加大心肌细胞搏动频率和幅度,增加心肌收缩力,增加心输出量,升高血压。桂枝所含挥发油中有桂皮醛,能增强心肌收缩力,增加心搏出量,改善血循环,使毛细血管灌输量增加,使血压升高。

PD-nOH 既发生于 PD 后期,也可出现于 PD 病程早期。站立时头晕,短暂或轻微,亦可晕厥,存在跌倒危险。反复跌倒,伴或不伴意识丧失的头晕可能为表现之一。定位于丘脑还是迷走神经背核,与病程是否有关?笔者从 20 年前开始研究 PD-nOH,初用益气养阴之生脉饮等无效,后注意到大部分在中晚期患者中出现,临床呈现阳虚之象,选用温性药物如附子 3～10 g,但当下的附子力薄,长期使用易蓄积中毒,可加干姜和炙甘草佐入,红参与生晒参的选择也需辨证,生麻黄在血压下降较快时是治标选择。其实 PD-nOH 一般以阳虚为多,也有阴虚,何况 PD 中期以前,主旋律还是以阴虚为主,早期合并原发性直立性低血压者,一部分可能就是 MSA,这是整体与局部症候的关系,不能完全由舌苔、脉象等整体症候来代入辨证,需要花力气仔细梳理。潘卫东在上海中西医结合学会神经内分泌分会范围组织讨论,拟 PD-nOH 立方:红参(或生晒参)、熟附片、肉桂、仙茅、肉苁蓉、生地黄、怀牛膝等,疗效初显。

3. 夏-德综合征(SDS) 夏-德综合征,即原发性直立性低血压原发于中枢神经或周围自主神经系统的功能失调,直立体位时眩晕、晕厥、视力模糊、全身无力等。卧位血压正常,站立收缩压及舒张压下降 20～40 mmHg。继发于脑炎及交感神经干切除或损伤后、肾上腺皮质功能减退、糖尿病、卟啉症等。我们通过观察温阳补肾法对夏-德综合征患者血压的影响,发现益气温阳法能有效改善 SDS 各项临床症状和实验室指标,减少因头晕、晕厥导致跌倒事件发生,改善 SDS 患者生活质量。10 例 SDS 患者随机分成治疗组和对照组,每组 5 例,治疗组采用中医温阳补肾法配合西药治疗,对照组采用单纯西药治疗。1 个月后,治疗组卧位及立位收缩压和舒张压较对照组明显好转。

4. 血管迷走性晕厥 一直以为厥证乃危急之候,当及时救治为要。醒神回厥,界分虚实,实证开窍化痰、辟秽醒神,以辛香走窜之品通关开窍,佐如冰片麝香等;虚证益气回阳、救逆醒神,不可宜辛香开窍之味。但大部分血管迷走性晕厥预后良好,临床研究重心应该在非发作期,并探究其疾病背景和根源。

5. 反射性晕厥　事实上相当一部分反射性晕厥也不需要药物治疗。非药物治疗包括健康教育、生活方式改变和倾斜训练。避免诱因如闷热、拥挤环境,反射性晕厥如咳嗽性晕厥者抑制咳嗽,坐位排便;直立性低血压增加水和食盐量,穿弹力紧身袜。一部分反射性晕厥是脑部变性和卒中的症状和病情加剧信号,需要针对原发病诊疗,但疗效多不佳。

(1) 咳嗽性晕厥:宋某忠,男,70岁,2022年8月2日首诊,咳嗽后晕厥一月,咳嗽后必发,后不咳嗽也有发作。神经系统检查未见明显体征,MRI示脑干区、双侧额叶、顶叶、枕叶、放射冠区、基底节区多发性斑点状异常信号,T1WI呈等低信号,T2WI呈高信号,FLAR呈高信号。症见头晕神倦乏力,咳或不咳后厥倒在地,苔白质淡,舌下迂曲分叉,脉细弦,气虚下陷,气滞血瘀,拟益气祛瘀,温阳升清,升陷汤(生黄芪、知母、柴胡、桔梗、升麻)合通窍活血汤加减(赤芍、川芎、桃仁、大枣、红花、冰片),佐入桂枝温阳升清,2周后复诊,即已停止发作,三月后停药病止。

(2) 排尿性晕厥:研究认为MSA中医证候以肝脾肾亏虚为主,痰浊常见。研究23例MSA伴尿频急,以肝肾不足、痰瘀阻络为主要病机,地黄饮子可有效改善部分临床症状,总有效率86.96%。也有伴正常压力脑积水者,如病案2。

病案1:周某,男,62岁,2016年1月14日诊。步态不稳伴尿频尿急1年余,言语含糊,步态不稳,无震颤,肢体拘急,且有排尿后晕厥在地。神经系统检查:神清,排尿后晕厥,一过性意识丧失,四肢肌张力增高,肌力5-5-5-5,腱反射(+)对称,双侧巴宾斯基征(-),血压卧位133/83 mmHg,站位95/61 mmHg。诊断:多系统萎缩,SDS,排尿后晕厥。症见尿频,腰膝酸软,倦怠乏力,苔白腻,脉弦细,辨证肝肾不足,痰瘀互阻,以地黄饮子合金匮肾气丸加减,针刺顶中线、额旁3线,包含旁中央小叶投影区,支配管理尿便功能,排尿后晕厥有好转,但其他症候无明显改善。

病案2:张某,女,66岁,2016年8月22日门诊,排尿后昏不知人倒地一年,步态不稳,易跌跤,健忘。神经系统检查:神清,近记忆力减退,四肢肌张力增高,肌力5-5-5-5,腱反射+对称,双侧巴宾斯基征(-)。B超双肾(-),头颅CT:脑积水。诊断:正常压力脑积水,排尿后晕厥。症见尿频尿急,畏寒,腰膝酸软,倦怠乏力,苔白腻边齿痕,脉弦细,辨证肝肾不足,痰瘀互阻,渐见阳虚之象。甘露醇250 ml+0.9%氯化钠+地塞米松10 mg常速滴注10日,地黄饮子合金匮肾气丸加减,针刺顶中线、额中线和额旁2、3线,包含旁中央小叶投影区,行走和排尿后晕厥均有好转。

(3) 排便性晕厥:排便性晕厥主要是排便中、排便刚结束,腹部绞痛或有便意但未排便时自主神经功能紊乱引起心率、血压骤降,导致脑灌注不足出现短暂意识丧失。病案:马某,女,72岁,一年来反复发作TIA和脑梗死,治疗好转,2019年10月7日因反应迟钝1年余加重2日入院,且同时出现排便后晕厥,排尿无晕厥。患者反应迟钝,胃纳一般,二便调,夜寐安,舌质淡,苔薄白,脉沉细。四诊合参,当属中风-气虚血瘀证,正气不足,血行不畅,瘀滞脑脉,上扰清窍,故见反应迟钝。舌脉均为佐证,病位在脑,本虚标实。颅脑常规MRI平扫+DWI+MRA两侧额顶叶、丘脑、基底节区及放射冠区腔隙性脑梗死及缺血灶,脑白质变性,脑萎缩,左侧大脑中动脉未见显示;MMSE19分(初中文化),诊断皮质前型分水岭脑梗死,血管性认知功能障碍,排便性晕厥,乃大脑前动脉与大脑中动脉皮层支之间的分水岭区,位于额顶叶。基础治疗银杏二萜内酯葡胺针和奥扎格雷钠针静脉滴注;取穴百会、四神聪、承浆、上廉泉、肩髃、臂臑、曲泽、尺泽、手三里、内关、悬钟、太溪、照海,头皮针额中线、顶中线、双侧额旁1线,留针60分钟,治以通经活络;中医益气健脾、升阳举陷、活血化瘀:砂仁3 g,柴胡6 g,当归15 g,人参30 g,黄芪30 g,蜜麸炒白术30 g,生蒲黄(包煎)30 g,甘草9 g,制厚朴9 g,白茯苓30 g,石菖蒲6 g,川芎9 g,升麻9 g,桂枝10 g,附子10 g,干姜6 g,葛根6 g,冰片0.1 g。10月25日无晕厥发生出院。此后门诊间断以中药益气活血为主治疗,晕厥未发,智能锐减。2021年9月23日反应迟钝伴头晕3年加重1周入院,反应迟钝,记忆力、计算力、定向力下降,MMSE仅9分,诊断为分水岭脑梗死,血管性痴呆,治疗无效,10月4日出院。

包括排尿性晕厥的情境性晕厥均可有明显直立性低血压,由于排便排尿晕厥引起的长期低灌注,如上例导致动脉端边界区梗死,即分水岭脑梗死,进而导致认知功能障碍直至痴呆。中医认为属于厥证范畴,病机主要为气机突然逆乱,升降乖戾,气血阴阳不相顺接,治疗主要采取补气、益气养阴、温补肾阳、健脾升清、疏肝解郁、活血化瘀和开窍等法,尤其益气活血有效,气为血之帅,气行则血行,补充分水岭脑梗死患者血容量,升高血压,改善由于体循环低血压和低血容量而引起的脑分水岭区血流灌注不足,有效缓解症状。王新志在治疗晕厥时多从中焦足太阴经和下焦足少阴经入手,考虑到中焦足太阴脾胃亏虚则中气虚,不能升清,清窍失养,同时中气健运无权,水湿内停上犯清窍,故晕厥;下焦足少阴肾经不足,肾主骨生髓,髓海不充,头失所养,晕厥时起,以补中升清降浊为主,佐以健脾益肾,先天后天并治,选方补中益气汤合泽泻汤加味,疗效显著,可谓殊途同归。

参 考 文 献

［1］ Michele, Brignole, Angel, et al. 2018 ESC Guidelines for the diagnosis and management of syncope[J]. European Heart Journal, 2018：1 - 69.

［2］ 中华心血管病杂志编辑委员会,等. 晕厥诊断与治疗中国专家共识(2018)[J]. 中华心血管病杂志,2019,47(2)：96 - 107.

［3］ Tsang B K T, Chen A S K, Paine M. Acute evaluation of the acute vestibular syndrome：differentiating posterior circulation stroke from acute peripheral vestibulopathies[J]. Internal Medicine Journal，2017，47(12)：1352 - 1360.

［4］ 陈施吾,窦荣花,王玉凯,等. 帕金森病血压管理专家共识[J]. 诊断学理论与实践,2020,19(5)：460 - 468.

［5］ Allcock L M, Ullyart K, Kenny R A, et al. Frequency of orthostatic hypotension in a community based cohort of patients with Parkinson's disease[J]. J Neurol Neurosurg Psychiatry, 2004(75)：1470 - 1471.

［6］ Colosimo C, Morgante L, Antonini A, et al. Non-motor symptoms in atypical and secondary parkinsonism：the PRIAMO study[J]. J Neurol, 2010(257)：5 - 14.

［7］ Velseboer D C, deHaan R J, Wieling W, et al. Prevalence of orthostatic hypotension in Parkinson's disease：a systematic review and meta-analysis[J]. Parkinsonism Relat Disord, 2011(17)：724 - 729.

［8］ Moya A, Sutton R, Ammirati F, et al. Guidelines for the diagnosis and management of syncope[J]. Eur Heart J, 2009(30)：2631 - 2671.

［9］ 戚晓昆,朱克. 多系统萎缩的诊断与治疗进展[J]. 中华神经科杂志,2002,35(2)：114 - 116.

［10］ 傅能,赵韧. 脾肾双补法治疗特发性直立性低血压 30 例[J]. 中国中医药科技,2013,5(20)：308 - 309.

［11］ 刘杰,孙红丽. 参附注射液治疗充血性心力衰竭 28 例临床观察[J]. 亚太传统医药,2009,5(6)：56.

［12］ 吕超. 桂枝温经通脉作用的实验观察[J]. 上海中医药杂志,1993(12)：34 - 36.

［13］ 陈雪莲,王萍,王丞东,等. 温阳补肾治疗 Sky-Drager 综合征的临床研究(摘)[C]//中国中西医结合学会神经科专业委员会全国中西医结合神经科学术年会. 中国中西医结合学会,2016.

［14］ 张沛然,郭改会,张子义,等. 多系统萎缩中医证候分型及分布演变规律[J]. 中华中医药杂志,2014,29(11)：3581 - 3583.

［15］ 许浩游,郑瑜.23 例多系统萎缩患者中医证候及疗效分析[J]. 新中医,2012,44(7)：69 - 71.

［16］ Song I U, Jeong D S, Sung K B, et al. A Patient of border-zone infarction caused by defecation syncope[J]. J Korean Geriatr Soc, 2005，9(4)：314 - 316.

［17］ 赵瑞霞. 补中益气汤合泽泻汤加味治疗顽固性晕厥 1 例报道[J]. 辽宁中医药大学学报,2009(4)：160 - 161.

第二节 癫 痫

20 世纪 80 年代末,癫痫持续状态还是急诊常见疾病。30 年过去了,癫痫疾病谱甚至概念发生巨大变化。

一、概述

癫痫是症状还是疾病？无论如何,体征和症状对癫痫源定位有重要价值,如复杂幻觉包含听、视、嗅、味幻觉及似曾相识感,既是颞叶癫痫常见表现,也可为先兆,而颞叶新皮层与边缘系统、枕叶、额叶、岛叶、丘脑、脑干紧密联系。以布罗卡分区为指标,20 区、21 区内部有自身联系,20 区接受枕叶 18、19 区纤维,21 区接受听区 41、22 区纤维,钩回本身参与通路,皮层 20、21 区则联系内嗅区和海马;颞叶 20、21 区还与额叶有联系。岛叶与内脏感觉和运动有关,故颞叶癫痫近岛叶伴咀嚼、咳嗽等。

与癫痫发作的解剖结构有前脑系统和脑干,前脑内包括边缘叶(扣带回、海马旁回和海马)及边缘系统、基底节(包括尾状核、壳核和苍白球,相关核团丘脑底核、中脑黑质和红核、延髓下橄榄体、网质核)、皮层下结构(丘脑腹前核和侧后核)病变时可减少皮层神经元痫性放电,腹侧核易化,背内侧核及丘脑腹侧海马区抑制,腹内侧核无任何作用。下丘脑前后部对抽搐分别抑制和易化,局限于丘脑乳头体向下丘脑前部投射纤维病变可抑制抽搐,累及乳头体及下丘脑、丘脑和丘脑底部时,失去对痫性放电作用。下丘脑对强直性抽搐不清楚,中脑网状结构与大脑双侧同步放电有关,黑质也可能与癫痫有关,脑桥头部网状结构影响强直发作,但不影响面部及前(上)肢阵挛发作。

癫痫异常放电产生与扩布区域非常广泛,脑可表达功能区与脑解剖标记并不完全一致,不能单纯凭解剖标记定位这些区域,要厘清如下概念:致痫区:大脑皮质兴奋-抑制功能失常区域,强度足以引起临床癫痫发作;发作起始区:临床电发作起始的脑皮质区域,颅内电极埋置手术可监测;激惹区:造成大脑中兴奋-抑制功能失常区域,发作间歇期异常放电,发作间期 EEG、MEG 能定位激惹区;致痫病灶:导致癫痫发病的异常结构性病灶,诱导其周围或者通过神经环路介导诱发远隔部位的皮质出现兴奋性异常,与致痫区有关但不等同;临床症状产生区:受癫痫发作期放电刺激产生发作症状的皮质区域;功能缺损区:发作间期表现为功能失常的皮质区域,包括致痫病灶直接造成的皮质功能缺损区域;脑功能区:负责运动、感觉、视觉、语言以及记忆等大脑皮质。

先兆有重要定位价值,在癫痫定位和定侧中具有重要地位,可推断起源于癫痫发作区域或接近该区域部位,第一个先兆症状更可能与癫痫发作区域最接近,但不一定是癫痫发作区域。先兆期只有在认知功能完整时才被捕捉到,最容易定位的是那些起源或靠近感觉皮质区的癫痫。视觉先兆通过腹侧和背侧通路投射到位于顶叶和颞叶联合皮层,听觉先兆中单纯声音和噪声接近 Heschl 横回初级听觉皮层,复杂音响的听觉先兆与颞叶皮质有关,听幻觉参见《幻听》。先兆的偏侧性自不待言,但是特殊如单侧发冷、竖毛定位于癫痫灶同侧。

二、定向诊断

痫性发作可表现为局灶性发作,亦可全身性发作,甚至癫痫持续状态,不一定都有明确定位体征。

1. 内分泌　糖尿病酮症酸中毒、高血糖高渗状态、低血糖及肾上腺危象都可以癫痫首发。20 世纪 90 年代笔者曾遇 2 例每次均清晨发作的癫痫,发作时低血糖表现,最终确诊为 β 胰岛细胞瘤。

2. 代谢　低钠血症 Na<125 mmol/L 可痫性发作;甲状旁腺功能减退:我们曾经报道以癫痫为发作形式 10 例,6 例呈强直阵挛发作,3 例伴失神发作,1 例复杂部分性发作,PTH 均<25 μg/L。

3. 呼吸科　肺性脑病,肺栓塞。

4. 肾病科　血液透析并发症。

5. 心血管　冠心病,长 QT 间期综合征。

6. 风湿免疫　狼疮脑病。

7. 妇产科　围产期癫痫即子痫。

8. 中毒　甲醇中毒;20 世纪 90 年代许多农村患者自服或误服老鼠药氟乙酰胺。

9. 狂犬病

10. 脑寄生虫　呈占位效应、局部脑损害、炎性反应、免疫反应。猪肉绦虫致囊尾蚴病见于某些地区和好生食者,其他如弓形虫病、急性血吸虫病、弓蛔虫、盘尾丝虫病、包虫病、疟疾、肺吸虫病、美洲锥虫病、非洲锥虫病和血管圆线虫病等。

11. 酒精　酒精性癫痫;酒精戒断综合征中,戒断性痫性发作又称朗姆酒发作。

12. 发热　热性感染相关性癫痫综合征是急性热性疾病后数天出现难治性癫痫持续状态或成簇癫痫发作,并随即为局灶性发作,不是自身免疫性疾病;热性惊厥。

13. 常染色体隐性氨基酸病　枫糖尿病;苯丙酮尿症。

14. 药物反应　抗精神病药物都有诱发癫痫可能,氯氮平较多见,可引起脑电图改变,引发剂量相关性癫痫。

15. 假性癫痫　癔症可表现为惊厥。

16. 癫痫合并癔症　1990 年间,一中年男性患者,曾在成都遭电警棍击中双腿,此后双下肢瘫痪,每日有痫性发作,抗癫痫治疗无效,张仰明在硫贲妥钠静脉滴注下进行催眠暗示治疗,患者瘫痪消失,癫痫时有发作,但明显减少。

三、神经定位

尽管许多癫痫的定位与治疗关系不大,但确定致痫区,对判断预后、药物治疗和术前评估有重要意义。致痫区须由多项检查综合分析而定,临床神经定位是第一关。目前尚不能准确定位致痫区,癫痫的症状学定位随放电沿着神经网络的传导,症状的演变有时间和空间变化,需要多维度分析。症状识别和归纳推理是定位首要,捕捉癫痫起始症状是临床定位关键一步,有时可单刀直入,如似曾相识感——杏仁核,心悸、咽喉紧缩感、唾液腺分泌增多——岛叶,成人发呆、腹气上升感、自动症——内侧颞叶,单侧肢体肌张力障碍则提示放电至对侧底节区,开始一侧肢体或颜面部强直,以及头眼强直性偏斜,定在对侧。

癫痫发作症状有指向性定位意义,尤局灶癫痫的偏侧定位。Loddenkemper 等总结局灶性癫痫发作时的偏侧症状和特征性体征,可溯源至大脑皮层表征,如视觉、听觉、疼痛和自主性先兆,以及发作性运动中的阵挛和强直活动、单侧痉挛、张力障碍姿势和单侧自动、意识保留的自动症、发作性吐痰和呕吐、情绪面部不对称、单侧眨眼、发作性眼球震颤等,已被证明有偏侧定位价值。发作期语言表现和发作后特征,如托德瘫痪(Todd paralysis)、发作后失语、发作后擦鼻、发作后记忆障碍及发作期饮水、发作期头痛和同侧咬舌等,均是以症状和体征进行神经定位的强有力证据。

癫痫神经定位意义:① 判断预后:如顶叶可能是良性中央回癫痫,预后好。理论上原发和继发脑肿瘤均可癫痫发作,但病灶位于皮质或近皮质区,生长缓慢,病程较长,药物多难控制,可伴囊变及钙化,手术切除多可治愈;② 药物治疗:临床药物治疗虽以发作形式为主,然常染色体显性遗传夜间额叶癫痫可仅夜间服药,原发性枕叶癫痫又称儿童良性枕叶癫痫,可自愈;③ 术前评估:植入颅内电极刺激诱发的癫痫发作,有助确定耐药性癫痫发作区域。103 例立体定位脑电图监测队列研究证实,59 例植入过程中诱发 6 次皮质刺激诱发的癫痫发作,未诱发癫痫发作 44 例预后较差,与立体定位脑电图电极不在确切发作区有关。

癫痫的链式神经定位展开如下。

1. 颅底 烟雾病以癫痫发作起病,可部分发作或全身性大发作。如 1 例烟雾病,陆某,男,33 岁,2021 年 11 月 15 日就诊,即以 GCTS 首次发作。

2. 脑干 脑干与强直发作密切相关。

3. 小脑 可促发大脑皮质局限痛性放电,却抑制强直发作,小脑上脚病变可阻止后肢强直发作。

4. 间脑 丘脑,下丘脑和丘脑底部。

5. 基底节 肿瘤,卒中,钙化等。

6. 大脑

(1) 额叶:额叶控制随意运动、语言、情感和智能,与内脏活动和共济运动有关。继发性全身发作,强直性或姿势性运动症状突出,常见复杂手势性自动症,双侧放电时常跌倒。特殊的发作体位有特定定位意义,尤其额叶。

1) 额叶后部(中央前回):癫痫发作先出现头、眼和躯干向对侧扭转,然后意识障碍。

2) 额叶辅助运动区:多为姿势性、局灶性强直,伴发音、言语暂停及击剑姿势。

3) 扣带回:复杂部分发作,伴复杂运动手势自动症,伴自主神经症状,心境和情感改变。

4) 前额极区:强迫性思维或起始性接触丧失,以及头和眼转向运动,可能伴反向运动、轴性阵挛性抽动、跌倒,伴自主神经症状。额极癫痫发作先出现意识障碍,后出现头眼向病灶对侧扭转。

5) 眶额区:复杂部分发作,伴起始运动和手势性自动症、嗅幻觉和错觉及伴自主神经症状。

6) 背外侧:强直性或较少见阵挛,伴眼和头转动及言语停止。

7) 岛盖发作:咀嚼、流涎、吞咽、喉的症状、言语停止、上腹部先兆、恐惧及自主神经症状,味幻觉常见。
病案:周某,女,36 岁,2016 年 10 月 10 日初诊,7 年前起病,时有发作性咀嚼,持续十几秒钟后消失,不能回忆,无四肢抽搐,记忆力下降。苔白质红边齿痕,脉小数。头颅 MRI 正常,卡马西平、拉莫三嗪治疗无效,换用丙戊酸钠,中医益气健脾治疗,10 月 22 日复诊明显减少。

癫痫伴慢波睡眠期持续棘慢波(CSWS):EEG 慢波睡眠期电持续状态、多种类型癫痫发作、神经心理和运动行为障碍,间期 EEG 额区异常。

(2) 颞叶:多有先兆症状。

1) 颞叶内侧:颞叶内侧癫痫(MTLE)常上腹部先兆,胃气上升感,体验性先兆似曾相识感、陌生感,破坏性病变为记忆障碍。发作后擦鼻致痫区定位为擦鼻侧手的同侧,Wennberg 等报道发作性擦鼻,深部电极证实累及杏仁核。

2) 颞叶外侧:颞叶外侧癫痫(LTLE)。① 儿童良性癫痫伴中央颞区棘波:EEG 中央颞区棘波,多睡眠中发作。② 获得性癫痫性失语(LKS):获得性失语,可不伴癫痫发作,EEG 双侧颞叶慢波睡眠期连续棘慢综合波。③ 短暂性全面遗忘(TGA):颞叶内侧和丘脑,尤海马 CA1 区。④ 意识保留的自动运动发作:定位于非优势侧左颞受累或双颞受累的癫痫发作中,刺激左侧或右侧前扣带回出现意识保留的双侧自动运动。

(3) 顶叶:均为简单部分发作,不同侧和不同部位表现各不相同,躯体感觉先兆源于对侧中央后回初级躯体感觉区(Brodmann 1~3 区),常累及单侧,也可双侧;上肢、手部及面部最常受累,单侧感觉先兆常位于可疑致痫区对侧。肢体远端、能精确定位、类似 Jackson 扩布模式的感觉先兆最具定位价值。额上回内侧面的辅助感觉运动区可产生定位意义的复合感觉,侧裂上方的第二感觉区激活可引起双侧感觉症状。

1) 顶叶前部(中央后回):刺激症状为对侧局限性感觉性癫痫和感觉异常。

2) 顶上小叶:发作性皮质觉丧失。

3) 顶下小叶(主侧):失用、失写、失读等。

（4）枕叶：偶尔偏头痛先兆症状可触发痫性发作，且发生在先兆症状中或后 1 小时内；Panayiotopoulos 综合征即早发性儿童良性枕叶癫痫：呕吐为主，EEG 枕区多灶性棘波放电，预后良好；迟发型儿童良性枕叶癫痫即 Gastaut 型儿童良性枕叶癫痫：视觉异常发作为主，EEG 枕叶阵发放电，预后良好。

（5）嗅脑：自动症、自主神经、精神症状、幻嗅、幻味等钩回发作。

（6）分水岭区：笔者观察 12 例 Kojewnikow 综合征，分局限性持续性肌肉抽搐和单纯部分运动性持续发作两类，以分水岭区为多见，大部分抗癫痫治疗效果较差，预后不良。近年观察发现分水岭区脑梗死尤易表现为 Kojewnikow 综合征。

（7）弥漫性：仅有全面强直-阵挛发作性癫痫最常见，EEG 间期广泛 4～5 Hz 多棘-慢综合波或多棘波发放；良性家族性新生儿癫痫；良性婴儿癫痫；大田园综合征：婴儿早期强直痉挛性发作，EEG 暴发抑制和严重精神障碍，预后差。

伦诺克斯-加斯托综合征：多种发作形式，EEG1.5～2.5 Hz 棘-慢波发放，笔者曾跟随程源深查房发现多例；早期肌阵挛脑病；良性婴儿肌阵挛性癫痫。

Dravet 综合征又称婴儿严重肌阵挛癫痫，1 岁后广泛性棘慢波、多棘慢波或局灶性、多灶性痫样放电，预后不良；West 综合征又称婴儿痉挛症：特征点头样屈曲性痉挛发作，精神运动发育停滞，EEG 高峰节律，这些患儿就诊时被平抱在手里，不易发现，需要改变怀抱姿位以利于观察。

以癫痫首发的自身免疫性脑炎临床常见，在笔者报道 12 例 Kojewnikow 综合征中，很可能限于时代关系，未能明确诊断。少见者还有：① 原发性中枢神经系统血管炎：局限于脑实质、脊髓和软脑膜中小血管的免疫炎性疾病，以癫痫首发，见《瘙痒》中一例。② 线粒体脑肌病伴高乳酸血症和卒中样发作（MELAS）：卒中、癫痫、认知与精神障碍、高乳酸血症、肌肉疲劳无力。③ 结节性硬化：面部皮脂腺瘤，癫痫发作，智能减退，头颅 CT 多灶结节和高密度钙化。笔者曾经在癫痫门诊见到不少。④ 斯德奇-韦伯（Sturge-Weber）综合征：特征性的颜面三叉神经分布区尤其眼支区域紫红血管瘤，甚至遍布半侧面部，CT 可见同侧颅内一侧大脑半脑不同范围的软脑膜血管增生及特征性的脑回钙化，主要表现为癫痫发作，笔者于 20 世纪 90 年代见过多例。

7. 上矢状窦　血栓形成。曾去妇幼保健院会诊一女性，29 岁，产后突然抽搐，CT 未见异常，MRV 上矢状窦血栓。

四、神经电生理定位

症状和体征是临床诊断思路的索引，EEG 就是癫痫诊疗中的定海神针，是癫痫诊断与分类的主要手段，部分具有临床定位意义，特别是 VEEG 偶极子定位。发作间期的癫痫波定位价值更高，发作期脑电有定侧价值。位相倒置当然定位价值最高，平均导联或双极导联上导联尖波或棘波的波幅越高，病灶可能在那里。

EEG 陡峭的上升支和缓慢的下降支是癫痫波特点，如波形缓缓倾斜地上升可能是生理波。采用单导，平均电极，双导包括横联、环联、纵联、蝶骨电极，睡眠脑电图等多种方法结合检查，使 EEG 阳性率提高。20 世纪 90 年代前加蝶骨电极可以捕捉到颞叶癫痫，颞部尖波、局灶性慢波也是颞叶癫痫痕迹。

脑电图监测分头皮脑电图监测及颅内电极脑电图，头皮脑电图监测有常规脑电图、动态脑电图及视频脑电图（VEEG），VEEG 是目前诊断癫痫最可靠检查方法，有助于定位。颅内电极脑电图分术前（硬膜下电极脑电图、立体定向脑电图）和术中脑电图，与其他电生理定位方法包括皮质电刺激术、诱发电位、脑磁图等能准确定位，在中避开功能区域。多导睡眠图有助于与癫痫发作混淆的睡眠障碍相鉴别如发作性睡病等。

五、神经影像定位

尽管症状和体征对癫痫发作起源部位的确定仍具有重要价值,但 CT、MRI、MEG、SPECT 及 PET 等定位价值不言而喻。CT 可发现 30%～50% 可疑致痫病灶,MRI 更敏感地测出致病灶。SPECT、PET 证明部分性复杂癫痫在发作间歇期局部神经元葡萄糖和氧代谢改变,有助于癫痫灶定位。MRS 用于致痫灶定位尤其颞叶癫痫。儿童癫痫发作定位技术中,术后 rs - fMRI 正常化与癫痫发作有很大相关性,rs - fMRI - SOZ 可作为致痫区生物标志物。

六、中西医结合神经定位诊疗

1. 中医认识和评述　自《内经》以降,癫痫每与癫狂混为一谈。《难经·二十难》曰"重阴者癫""重阳者狂",仅是癫病与狂病的鉴别,金元时期癫、狂、痫仍旧并称。王肯堂始辨而分析之,《证治准绳·癫狂痫总论》曰:"痫病发则昏不知人,眩仆倒地,不省高下,甚至瘛疭抽掣,目上不见,或口眼歪斜,或口作六畜之声。"许多专科医院神经科从精神科分出来,故 20 世纪 90 年代以前癫痫多在精神科诊疗。

癫痫病机和理法方药,分析头头是道,疗效并不理想,至于 20 世纪八九十年代风行一时的所谓中药治疗癫痫,在草药里添加苯妥英钠或苯巴比妥等抗癫痫药,更乃使中医蒙尘之举。胡希恕认为痫证不若狂证好治,其尝试用大柴胡汤加桂枝茯苓丸和五苓散合桂枝茯苓丸,属痰饮瘀血者宜之。从 1989 年始,笔者反复尝试运用中西医结合方法控制癫痫发作,以朱砂、礞石、藜芦等均告失败,渐感应改变方向,故致力于其并发症和癫痫发作间期患者的中医调理。笔者深深感动于上海中医药大学附属岳阳中西医结合医院赵虹坚持不懈的癫痫中医研究,她运用清热化痰法治疗癫痫,以马宝为主单味药治疗癫痫取得疗效。马宝含磷酸铵镁,使笔者想起丙戊酸镁,钙与镁是天然镇静剂,镁代谢失调对中枢和周围神经系统有较大影响,临床和实验研究显示镁缺乏能诱发神经系统应激反应而致癫痫发作。镁离子与癫痫研究表明,镁可用于预防和治疗癫痫,甚至辅助治疗难治性癫痫。多数酶中含维生素 B_6,须有充足的镁才能被充分吸收,缺乏会导致抽搐。

笔者曾运用补肾活血祛瘀法治疗癫痫性痴呆 11 例,8 例有效,占 72.7%,参见《认知障碍》。此后,笔者对癫痫患者合并的认知功能障碍、睡眠障碍和抑郁焦虑进行开拓性的中西医结合治疗。从中西医学角度而言,扬长避短是明智之举。西医学控制癫痫发作虽然还有许多漏洞,但已自成完善体系,笔者曾经参与癫痫临床药理学研究,深有体会。中医治疗癫痫,完全可以采取迂回战术,发作间期的神经功能缺损才是中医重点关注,在癫痫的认知功能等非发作性症状方面有所作为,如姜黄素对癫痫智能的改善和神经重塑作用。

2. 癫痫舌下络脉的中医研究　至今,许多中医临床症候研究没有显示证的变化,特别是发作期和间歇期的症候动态变化。癫痫病理因素包括"风、火、痰、瘀、惊、虚",以痰、瘀为主,为探索癫痫新的治疗方法,摸索其病因病机,30 余年前,笔者观察数千例癫痫患者,筛选出 430 例癫痫患者的舌下络脉。资料均属 1991—1996 年各个季节的门诊及住院癫痫患者,均为发作间期,共 610 例,除外合并非脑器质性病变者,筛选为 430 例。总结 430 例癫痫患者的舌下络脉并进行分度,就其发作频率、病程、病因、脑电图、发作形式进行分析比较。结果在癫痫患者中血瘀证占相当比例,舌下络脉异常率达 59.5%。病因中以外伤性癫痫为甚,发作频率越高,病程越长,瘀象愈著。发作形式中以单纯部分性发作(运动症状为主)瘀象为显,而脑电图异常与血瘀证关系不大。血瘀证可能是癫痫的重要病理基础之一,与 PET 和 SPECT 等研究相吻合,但尚有 40.5% 舌下络脉正常,故血瘀证不是癫痫唯一病理变化。

3. **癫痫体征与定位**　发作体位有特定定位意义,如偏转发作为用力、不能控制、持续一定时间的非自然头部姿势,具有定侧意义,总在发作起始对侧。以额叶为例,当发作演变成全面性强直-阵挛发作(GTCS)或全面性发作前10秒内,用力性头部偏转90%位于发作起始对侧,GTCS前出现的偏转发作、伴颈部后仰的偏转发作及GTCS后期同向偏转等定位于中央前回前的额眼区或运动前区(Brodmann6区和8区)。阵挛是间隔小于1～2秒的节律性肌阵挛,单侧阵挛常累及手部及面部,通常为致病灶对侧阵挛。若阵挛发作定位在致病区同侧,可能阵挛发作出现在发作末期。阵挛发作是初级运动区Brodmann4和前额叶区域Brodmann6区激活。单侧强直发作在致病灶对侧,是辅助运动区SMA激活,邻近的运动前区如Brodmann6区、前扣带回、皮层下结构如基底节及初级运动皮层也可能参与强直。肢体不对称性强直姿势(ATLP)是GTCS强直期的肢体显著不对称性姿势,其中一侧肢体肘部伸直,伴屈腕握拳,另一侧肢体肘部屈曲。这种继发GTCS早期的双侧强直姿势称为4字征,致病灶常位于伸直侧上肢对侧,ATLP可能与SMA或前额叶区不对称性激活有关。单侧肌张力障碍姿势常在致病灶对侧肢体,与基底节纹状体及眶额回有关。

癫痫部分控制的患者,其体征不一定有定位意义,尤其是GTCS,由于药物的不完全控制,使癫痫波的扩布得到提前终止,可能表现为局灶性发作的假性症候,此种情况临床并不少见。病案:邵某,男,57岁,门诊诊疗多年,表现为GTCS发作,用丙戊酸钠0.5g,每日2次。2022年底新冠感染后发作频繁,1日数次,发作形式有时表现为单纯部分性发作,因为笔者自身感染停诊,其去外院改用卡马西平,发作更加频繁。2023年2月7日诊,考虑感染后大脑代谢和耗氧率比正常时增高,影响发作阈值使本来已经控制的癫痫复发,其时控制原有阈值GTCS发作癫痫的丙戊酸钠剂量已相对不足,丙戊酸钠血药浓度下降,相当于GTCS的部分控制,临床表现为部分性发作的假象,误以为单纯部分性发作而加用卡马西平,反而发作愈加频繁,其实是GTCS发作的部分控制。故换回丙戊酸钠并增至0.5g,每日3次,同年2月25日复诊已停止发作。

4. **西医学诊疗**　癫痫治疗中,主要是症状对症处理,控制发作症状,并没有针对病因治疗,其中按照最粗略的神经定位,即局灶和全面的治疗方案选择,尚为目前临床治疗现状。丙戊酸盐、拉莫三嗪和托吡酯针对全面性癫痫和未分类癫痫,卡马西平、奥卡西平、拉莫三嗪和托吡酯用于局灶性癫痫,离针对癫痫发生的分子靶点进行个体化精准治疗的路很遥远。30年前,笔者曾经参与癫痫血药浓度的研究,医院还有血药浓度监测室。

癫痫的神经外科手术走过许多弯路,脑皮质病灶切除术适应于致病灶肯定的局限性癫痫发作;多处软脑膜下横切术,适应于局限性癫痫、致病灶位于重要功能区;选择性杏仁核、海马切除术适于有单侧颞叶内侧结构(杏仁核、海马和海马旁回)起源的癫痫发作;大脑半球切除及次全切除术适用于婴儿性偏瘫伴顽固性癫痫、斯德奇-韦伯综合征、半侧巨颅症、拉斯马森(Rasmussen)综合征;胼胝体切开术适用于GTCS发作、失张力(跌倒)发作、强直发作、失神发作。立体定向方法包括癫痫立体定向毁损术、癫痫立体定向放射神经外科治疗(照射颅内可见病灶引起的癫痫或照射颅内的核团/传导路径)、癫痫灶立体定向开颅切除术。电刺激术治疗癫痫包括颅内皮质和丘脑核团、大脑皮质电刺激术、慢性丘脑核团电刺激术。迷走神经刺激术治疗难治性癫痫效果确切安全。

七、相关疾病的癫痫

1. **卒中后癫痫**　发生率与卒中病灶明显相关,排除中风类型的影响,病灶大者并发癫痫比例明显高于病灶小者,腔隙性脑梗死几乎不发生癫痫。研究显示,无论缺血性或出血性卒中,皮质受累者均更易发生早发型癫痫发作,其中缺血性卒中患者皮质出血性转化是早发型癫痫发作的预测因素。Cheung等研究累及皮质是癫痫发作独立危险因素。Bladin等研究致残性皮质梗死或皮质出血患者更有可能卒中后癫痫发作。Heuts-van Raak 等发现颞中回或中央后回的心源性脑栓塞易早发型癫痫发作,累及缘上回及颞上回的大面积脑梗死更易迟发型癫痫发作。102 例研究发现卒中部位累及皮质者癫痫控制不佳。以上喻示卒中病灶与早晚型癫痫及其预后相关。

病案:徐某,女,89 岁,2015 年 9 月 18 日就诊,左侧口角及左上肢抽搐 1 小时入院,神经系统检查:眼震(一),霍夫曼征(一),左侧肢体肌力 3 级一,右侧肢体肌力 4,肌张力不高,巴宾斯基征(一),舌暗,苔薄白,脉弦。头颅 CT 右侧颞顶叶软化灶,左侧基底节区腔隙性脑梗死,空腹葡萄糖 14.4 mmol/L。诊断:单纯部分性癫痫状态(KS)。静推地西泮 10 mg 及静脉滴注地西泮 30 mg 抗癫痫,甘露醇、地塞米松针脱水降颅压,丙戊酸钠抗癫痫治疗。四诊合参,证属痫病之瘀阻脑络证,治拟活血化瘀、通窍镇惊,方用通窍活血汤加减。10 月 11 日发作消失出院。2016 年 7 月 25 日又复左侧口角及左上肢抽搐,共发 9 次,均持续 1 小时至 3 日不等,舌暗,苔薄白,脉弦。头颅 CT 右侧颞顶叶片状缺血灶,双侧基底节区及放射冠腔隙性脑梗死,空腹葡萄糖正常,治疗如前,KS 控制出院。

卒中后 1 周内发生的痫性发作为早期发作,也称急性症状性癫痫;卒中 1 周后的痫性发作为晚期发作,高峰在卒中后 6~12 个月,晚期发作导致卒中复发风险增高,即卒中相关性癫痫,研究显示卒中 1 周内痫性发作者,再次出现癫痫发作风险为 33%,而卒中 1 周后痫性发作者再次癫痫发作风险为 75%。

2. 自身免疫性脑炎　早年有散发性脑炎概念,近年来似乎被这个时髦病名替代了。临床诊断自身免疫性脑炎抑或自身免疫性癫痫,还存在颇多争议和误区,认为是两组独立的疾病实体,主要关联在于有部分重叠的抗神经元抗体阳性和癫痫样发作。

3. 自身免疫性癫痫　EEG 多灶、多源、动态演变。Gillinder 等利用立体三维脑电图发现颅内放电起源为多灶性:岛叶后部、颞叶岛盖、后颞中回和颞上回,多慢棘波,起初放电高度局限,数分钟后上述起源最终均可扩散至同侧岛叶,继之产生相应临床发作症状,免疫治疗后上述电活动消失。自身免疫性脑炎早期或治疗后出现不可逆的额颞叶病变、海马硬化等也是癫痫危险因素。

4. Kojewnikow 综合征(KS)　KS 又称单纯部分性癫痫状态,临床较少见,症状较难控制。笔者观察 1989 年 8 月至 2000 年 10 月收治的 12 例 KS。

(1)临床资料:急诊和住院患者 12 例,男性 6 例,女性 6 例;年龄 6~75 岁,平均 42.4 岁,除 1 例为小儿,余均成年;病程 1~49 日,平均 14 日。所有患者出生史和生长发育史未见异常,否认围产期损害。

(2)临床表现:抽搐发作部位:右上下肢发作 4 例,其中伴托德瘫痪 2 例;右面部伴右手指抽搐 3 例;右面部及右上下肢抽搐 2 例,其中伴强直阵挛发作(GTCS)、托德瘫痪 1 例;左面部及左上肢抽搐发作 2 例,其中伴托德瘫痪 1 例;双眼向左凝视及左面部及左上下肢抽搐 1 例,伴托德瘫痪。发作间期意识状态:浅昏迷 4 例,昏睡 2 例,嗜睡 1 例,5 例意识清晰。体征:眼底视乳头水肿 2 例,肢体瘫痪 5 例,失语 3 例,偏盲 1 例,中枢性面瘫 2 例。原发病为:病毒性脑炎 5 例(其中单纯疱疹病毒性脑炎 1 例);左颞顶枕脑膜脑慢性炎症 1 例(神经病理学所证实);左额顶胶质瘤 1 例;脑囊虫病 1 例;糖尿病酮症酸中毒 1 例;左颞顶枕大片梗死 1 例;左顶叶出血 1 例;隐源性癫痫 1 例。

(3)辅助检查。

1)脑电图:9 例常规头皮电极记录脑电图检查,脑电图高度弥漫性异常伴不典型三相波 1 例(系单纯疱疹病毒性脑炎,20 日后随症状好转脑电图亦明显改善),弥漫性慢波改变,以 δ 波改变为主 4 例,局灶痫样放电 1 例,轻度异常 2 例,1 例未见明显异常,3 例分别为脑梗死、脑出血和糖尿病患者未做脑电图。

2)影像学:5 例仅完成头颅 CT 检查,左颞顶枕脑梗死 1 例,1 例双额、左顶颞低密度改变,左顶叶出血 1 例,2 例正常。6 例头颅 MRI 检查,2 例大脑皮层弥漫性改变;左额颞区 T1W 低信号,T2W 高信号,考虑炎性改变 1 例;左颞顶枕区慢性炎症改变伴左枕顶脑膜脑组织膨出 1 例;左额顶胶质瘤、右额顶脑囊虫病各 1 例。完成 MRI 检查中 3 例同时 CT 检查,结果 1 例片状多发性低密度改变系病毒性脑炎患者,

1例左颞顶枕区低密度改变系左颞顶枕脑膜脑慢性炎症患者,另1例未见明显异常系右额顶脑囊虫病患者,其 MRI 均有异常表现。1例糖尿病酮症酸中毒患者未做影像学检查。

3)实验室检查:均血钙、血磷及血糖检查,2例脑梗死、脑出血患者血糖稍偏高,1例糖尿病酮症酸中毒患者血糖 22 mmol/L,尿酮体(++++),余9例正常。5例病毒性脑炎均做腰椎穿刺,脑脊液细胞总数(2~220)×10^6/L,白细胞(0~20)×10^6/L,红细胞(0~32)×10^6/L;蛋白定量除单纯疱疹病毒性脑炎为 0.86 g/L,余 0.35~0.55 g/L;糖及氯化物均正常;潜血1例阳性系单纯疱疹病毒性脑炎,并有单纯疱疹病毒抗体 IgM 阳性,余4例均阴性,5例单纯疱疹病毒抗体 IgG、肠道病毒抗体、抗柯萨奇病毒抗体、巨细胞病毒抗体之 IgM 和 IgG 及结核抗体、细菌和真菌培养均阴性。

(4)治疗及预后:2例使用静脉推注地西泮(60~80 mg/d)控制;2例加用利多卡因(每次 2~5 mg/kg)、水合氯醛等控制;1例隐源性癫痫部分控制;3例病毒性脑炎、1例左颞顶枕脑膜脑慢性炎症、1例脑出血始终未能控制,其中2例病毒性脑炎患者自动出院后死亡;1例脑梗死 KS 控制后病情稳定,后不明原因恶性贫血致全身衰竭死亡;1例糖尿病3日后血糖降至 8 mmol/L 时停止发作。

Bancaud 将 KS 分两型,第一型起病晚,病因较明确,发作间期脑电图背景可以正常,可呈局灶改变,属经典 KS,认为预后较好。归于此类11例病因各异,预后大多较差,成人明确与脑炎有关之 KS,可伴 GTCS、失语、智力障碍、托德瘫痪等,往往预后不佳,伴昏迷之4例均归此型。2例死亡者为病毒性脑炎患者,且其意识障碍较重。第二型病因不十分明确,发作间期脑电图背景异常,呈广泛高波幅弥漫性改变,儿童期起病,常归于隐源性癫痫,即儿童慢性进行性部分性连续性癫痫,又称拉斯马森综合征,与感染、新生儿期缺氧、血管病变有关,尤与病毒性脑炎的慢性过程有关,对智力影响较大,本型1例未完全控制,后失访。

KS 两性发病似无明显差别,年龄跨度大,儿童多为隐源性癫痫,成人均为症状性癫痫。KS 有两个基本特征:① 局限性持续性肌肉抽搐,具一侧性、持续性、节律性的肌阵挛特点,且部位恒定,不按躯体顺序扩展,常见于肢体的末端,甚至某一指/趾,也可见于眼睑、面颊、口角局限部,持续数小时至数年,睡眠时可不消失,有5例仅有局限性肌肉抽搐。② 单纯部分运动性持续发作,即部分性躯体运动性癫痫状态,其中1例伴 GTCS 发作,5例伴托德瘫痪,3例伴失语,其中2例以局限性持续性肌肉抽搐的部位为起始点,表现为部分运动性持续发作,KS 可伴意识障碍,也有意识始终清晰者如本组5例,故意识障碍不是诊断 KS 必备条件。意识障碍可能与癫痫反复发作,大脑皮层广泛受累有关,而 KS 相当一部分为局灶性损害,并未波及整个大脑皮层。KS 之局限性肌肉抽搐尤应与肌阵挛性癫痫、锥体外系疾病如 Meige 病等相鉴别。

KS 由皮层尤中央区局限性病变引起,6例涉及顶区等中央区病变,但非尽然。有人认为尚涉及皮层下改变,Souque(1922)认为局限性肌肉抽搐为皮层下结构紊乱。Thomas(1977)在32例患者中的8例尸解材料中,发现相邻皮层的白质均有不同程度受累,有的还涉及丘脑。影像学能给我们提供定位和病因线索,尤其是卒中和脑肿瘤患者,但对一些脑部炎症(单纯疱疹病毒性脑炎除外),影像学帮助不大。根据影像学表现我们认为 KS 以皮层损害为主,大部分患者表现为皮层损害为主。有1例左颞顶枕叶分水岭区脑梗死(皮层后型),1例左额顶叶胶质瘤、1例右额顶叶脑囊虫病均属皮层前型,而1例左颞顶枕叶慢性脑膜脑炎、1例 CT 示双额叶及左顶颞叶低密度改变之单纯疱疹病毒性脑炎皆属皮层后型,如上5例均位于分水岭区(5/12),提示分水岭区损害与 KS 密切相关。杨氏等认为分水岭区脑梗死有发生局灶性癫痫持续状态的高度危险性。资料表明左侧大脑半球较右侧更易发生局限性癫痫,本组多为右侧抽搐(9/12),似印证于此。使用单光子发射断层扫描(SPECT)和正电子发射断层扫描(PET)可发现 CT 及 MRI 不能发现的病灶,Weder B 等用 SPECT 显示1例糖尿病患者 KS 的癫痫源灶,其发作时大脑病灶区有高灌注和高代谢。

本研究中脑电图均为常规头皮电极记录,大部分有不同程度的异常,但似对本病定位价值不大。2例有明显的痫样放电(其中1例为高度弥漫异常伴不典型三相波),大部分表现弥漫性慢波,以 δ 波改变为主,可能与未做长程监测和一部分患者在发作间期检查有关,也可能为癫痫持续状态导致大脑皮层广泛缺氧及水肿有关。但有人认为脑电图对估计预后有助,Maromi观察KS之脑电图有单侧或双侧的周期性痫样放电提示预后不佳,表现为高度弥漫异常伴不典型三相波之1例即未能控制发作。

KS病因各异,大部分可有明确病因,占81.17%,儿童多原因不明,归隐源性癫痫如本组1例。继发性癫痫可分脑部和全身损害两类,脑部病变以感染尤病毒性脑炎居多。Bancaud认为KS与脑部慢性炎症过程有关,本组5例为病毒性脑炎,1例为病理证实之左颞顶枕脑膜脑慢性炎症,而糖尿病等所致KS也可能为脑慢性炎症过程,其机制可能与神经细胞代谢障碍和细胞内外渗透压变化相关。另有脑瘤、颅脑手术后、脑血管病、脑寄生虫、脑外伤(如慢性硬膜下血肿)、结节性硬化等;全身病变如代谢紊乱中糖尿病酮症酸中毒、线粒体脑病、急性酒精中毒、药物中毒等,但也与其脑部损害有关。有报道1例伴KS的无酮症高血糖性糖尿病脑组织活检发现皮层穿通动脉微血管病变,皮层斑状坏死及淋巴细胞少量的稀疏浸润。

KS治疗主要为病因治疗,对症治疗以抗癫痫治疗为主,治疗原则与全身强直-阵挛癫痫持续状态相同。若地西泮与苯巴比妥钠无效,可加用水合氯醛或利多卡因,或硫贲妥钠,大部分控制不满意,本组仅4例以抗癫痫药物控制(其中2例三联药物控制)。病因治疗须对因治疗,如糖尿病血糖控制后KS自然缓解。手术治疗对一型部分患者效果较好,1例脑囊虫病和胶质瘤术后癫痫基本控制,但1例左颞顶枕脑膜脑慢性炎症(病理证实)两次行左颞顶枕病灶切除手术均未能控制。既往认为弥漫性的脑病尤其病毒性脑炎其癫痫发作以GTCS居多,局限性癫痫一般首先考虑局灶占位,我们以为不然,脑部弥漫性损害也可引起局限性癫痫,甚至KS。故努力寻找病因,是预防和治疗KS的关键,同时,企图完全控制KS不现实。

近年我们继续观察发现分水岭区脑梗死确实容易表现为Kojewnikow综合征,运用中西医结合治疗,甚为满意。我们对16例Kojewnikow综合征进行临床观察,也发现其分布以分水岭区多见。7例分水岭脑梗死均有局限性持续性肌肉抽搐和单纯部分运动性持续发作两个基本特征,并发现其分布以皮质前型分水岭区为主的多见4例,皮质前型分水岭梗死分布在额顶叶。皮质下型梗死2例呈与皮质平行的条带状低密度区,位于侧脑室旁放射冠区,有时基底节低密度灶可呈斑片状或不规则形。皮质后型仅1例。综合分析其临床、脑电图及影像学检查结果,有助于提高本病的诊断率并发现病因。大部分抗癫痫治疗效果较好,预后良好,有复发倾向。

5. 多发性硬化　MS相关影像研究的最大进步其实可能是发现了皮层病灶。事实上,临床上MS伴发的癫痫,瘙痒等发作性症状都在指向MS有皮层损害。笔者报道11例具有发作性症状的MS,占同期34例住院患者的30.9%,癫痫相对少见,仅1例(9.1%),表现为GTCS,与其他发作性症状共同特征是突发突止,历时短暂、刻板重复,其机理可能是由于中枢神经系统部分脱髓鞘损害的神经轴索纤维之间神经冲动的横向扩散所致,若脱髓鞘斑近大脑皮质可产生皮层放电,出现癫痫发作。

6. 科芬-劳里(Coffin-Lowry)综合征　病案:黄某,女,25岁,面部特征有器官间距轻度增宽、鼻尖圆钝、鼻中隔增厚、嘴唇饱满、嘴张开及耳突出,手部特征包括手指短且尖端变细,表现为刺激诱发的跌倒发作。2020年8月31日诊时可见活动后即出现一侧肢体紧张,易摔倒,反应迟钝,言语含糊。2019年基因检测:X连锁遗传病,精神运动发育迟缓。服氯硝西泮片1/2,每日3次仍有发作。神经系统检查:颈软无抵抗,眼震(-),四肢腱反射对称无亢进,双侧掌颌反射、霍夫曼征、巴宾斯基征(-)。振动觉、位置觉(-)、针刺觉正常。四肢肌力4-4-4-4,四肢肌张力正常,指鼻试验可,龙贝格征和曼氏征无法配合。加丙戊酸钠缓释片0.5g,每日2次,托吡酯片25mg,每晚1次基本控制(图10-2-1,见彩图)(视频10-2-1)。

视频10-2-1
患者黄某科芬-
劳里综合征

7. 麻将癫痫　笔者在20世纪90年代早期发现打牌、打游戏机、弈棋均可导致癫痫,即反射性癫痫,曾收治多例麻将癫痫和弈棋癫痫,后有同事总结1996—2003年门诊9例麻将癫痫,均无癫痫阳性家族史,由玩麻将诱发癫痫发作(其中 2 例观看别人玩麻将发作),平均发病年龄(55.22±8.2)岁,6 例以全身强直-阵挛发作,3 例部分性发作继而全身发作;6 例脑电图正常,1 例局限性颞叶慢波,2 例额颞部间歇性慢波活动;头颅 CT/MRI 正常 6 例,1 例腔隙性梗死,2 例脑萎缩;9 例抗癫痫药物治疗均控制。其发生机制可能与打麻将时思考、空间任务和决定有关,属良性癫痫,避免打麻将是控制癫痫发作的最好办法。

8. 基底节钙化　特发性基底核钙化又称 Fahr 病,20 世纪 90 年代笔者曾经发现以癫痫为发作形式多例。

参 考 文 献

［1］　李世绰,吴立文. 临床诊疗指南:癫痫病分册［M］. 北京:人民卫生出版社,2007.

［2］　苏惠琳,王丕东. 特发性甲状旁腺功能减退与癫痫发作:附 10 例临床分析［J］. 脑与神经疾病杂志,1998(4):251.

［3］　Issa N P, Fisher W G, Narayanan J T. QT interval prolongation in a patient with LQT2 on levetiracetam［J］. Seizure, 2015(29):134 - 136.

［4］　李东旭,邱晓维,徐祖才. 脑寄生虫病与癫痫的相关性研究进展［J］. 中国神经免疫学和神经病学杂志,2019(4):295 - 298.

［5］　Loddenkemper T, Kotagal P. Lateralizing signs during seizures in focal epilepsy［J］. Epilepsy & Behavior, 2005, 7(1):1 - 17.

［6］　Ramgopal S, Thome-Souza S, Jackson M, et al. Seizure detection, seizure prediction, and closed-loop warning systems in epilepsy［J］. Epilepsy & Behavior, 2014(8):291 - 307.

［7］　Pennell P B. Unravelling the heterogeneity of epilepsy for optimal individualised treatment: advances in 2019［J］. The Lancet Neurology, 2020, 19(1):8 - 10.

［8］　烟雾病治疗中国专家共识编写组. 烟雾病治疗中国专家共识［J］. 国际脑血管病杂志,2019,27(9):645 - 650.

［9］　王丕东,徐桂芝. Kojewnikow 综合征 12 例报告［J］. 中华神经科杂志,2001,34(3):13 - 15.

［10］　王丕东,沈丽萍,等. Kojewnikow 综合征［C］//中国中西医结合学会神经科专业委员会全国中西医结合神经科学术年会. 2016.

［11］　北京医学会罕见病分会,北京医学会神经内科分会神经肌肉病学组,中国线粒体病协作组. 中国线粒体脑肌病伴高乳酸血症和卒中样发作的诊治专家共识［J］. 中华神经科杂志,2020,53(3):171 - 178.

［12］　Boerwinkle V L, Cediel E G, Mirea L, et al. Network-targeted approach and postoperative resting-state functional magnetic resonance imaging are associated with seizure outcome［J］. Annals of Neurology, 2019, 86(7):344 - 356.

［13］　杜超,王学峰. 镁剂的抗癫痫作用:一种新的医学假说［J］. 中国现代神经疾病杂志,2012,12(5):521 - 524.

［14］　王丕东,蔡定芳. 补肾活血祛瘀治疗癫痫性痴呆 11 例［J］. 上海中医药杂志,2001,35(8):36.

［15］　王丕东. 430 例癫痫患者舌下络脉及其相关因素分析［J］. 中医杂志,2003,44(3):213 - 215.

［16］　黄婷婷,储照虎. 卒中后癫痫发作和卒中后癫痫［J］. 国际脑血管病杂志,2017,25(2):160 - 164.

［17］　Chung, Jeffrey M. Seizures in the acute stroke setting［J］. Neurological Research, 2014, 36(5):403 - 406.

［18］　Bladin C F, Alexandrov A V, André Bellavance, et al. Seizures after stroke: a prospective multicenter study［J］. American Medical Association, 2000(11):1617 - 1622.

［19］　Lisette, Heuts-Van, Raak, et al. Late seizures following a first symptomatic brain infarct are related to large infarcts involving the posterior area around the lateral sulcus［J］. Seizure, 1996, 5(3):185 - 194.

［20］　张燕芳,余年,梁雪,等. 卒中后癫痫的预后及其影响因素［J］. 临床神经病学杂志,2019,32(5):352 - 355.

［21］　中华医学会神经病学分会脑电图与癫痫学组. 卒中后癫痫诊治的中国专家共识［J/OL］. 中华脑血管病杂志(电子版),2022,16(2):80 - 83.

［22］　余年,狄晴. 正确认识自身免疫性癫痫与自身免疫性脑炎的关系［J］. 中华神经科杂志,2020,53(2):152 - 156.

［23］　Gillinder L, Tjoa L, Mantzioris B, et al. Refractory chronic epilepsy associated with neuronal auto-antibodies: could perisylvian semiology be a clue［J］. Epileptic Disorders, 2017(19):439 - 449.

［24］　Mckeon A. The importance of early and sustained treatment of a common autoimmune encephalitis［J］. Lancet

Neurology，2013，12(2)：123-125.

[25] Roger J，Bureau Michelle，Dravet C. H.，et al. Les Syndromes Epileptiques De L'Enfant Et De L'Adolescent[M]. Ler Paris：John Libbey Eurotext，1984.

[26] 杨德功，罗伟. 卒中与癫痫[J]. 国外医学脑血管疾病分册，1997(3)：169-170.

[27] Andy C. Deam，Cail Solomon，Cynthia Harden，et al. Left hemispheric dominance of epileptiform discharges[J]. Epilepsia，1997(38)：503-505.

[28] Weder B，Oettli R，Maguire R P，et al. Partial epileptic seizure with versive movements examined by[^{99m}TC]MA-PAO brain single photon emission computed tomography：an early postictal case study analyzed by computerized brain atlas methods[J]. Epilesia，1996(37)：66-70.

[29] Maromi Nei，Jin-Moo Lee，Vicki L，et al. The EEG and prognosis in status epilepticus[J]. Epilepsia，1996(37)：139.

[30] 赵耕源. 内科疾病的神经精神障碍[M]. 广州：广东科技出版社，1985.

[31] Werhagen，Renier W O，Hter Leak. Anomalies of the cerebral cortex in a case of epilepsia portialis continua[J]. Epilepsia，1988(29)：55-59.

[32] 王公东，蔡定芳. 多发性硬化发作性症状[J]. 脑与神经疾病杂志，2001,9(2)：113-114.

[33] 苏惠琳，廖琦，黄龙武. 麻将癫痫(附9例临床报道)[J]. 中国临床神经科学，2005,13(1)：58-60.

[34] 周祥琴，刘秀琴，吴立文，等. 麻将游戏诱发癫痫发作14例报告[J]. 中华神经科杂志，2002,35(3)：142-143.

第三节 发 呆

一、概述

发呆，即发愣，一过性的大脑对于外界事务进行调节的应激反应，突发而短暂。偶尔发呆是脑部放空状态，是导致交感神经系统普遍降低的综合性下丘脑反应，其松弛反应可降低交感神经张力，加强副交感神经活动，引起生理觉醒水平明显下降，深度放松机体。此章讨论的发呆指一过性发愣，不能自控，与中医的呆证不同，与健忘(痴呆)更是云泥之别，与癫痫有重叠和区别。

二、定向诊断

1. 生理性 疲劳；睡眠不足。

2. 精神科 抑郁症：DSM-5中，抑郁症包含精神运动性改变(精神运动性激越和迟滞)，其运动性迟滞表现为明显活动减少、走路缓慢、反应速度慢、发呆或凝视；焦虑状态；精神分裂症早期；自闭症。

3. 呼吸科 睡眠呼吸暂停综合征：白天发呆且反应迟钝。

4. 心血管 心脏黏液瘤。

5. 药物反应 抗精神病药物最常见。

三、神经定位

1. 丘脑 短暂性全面遗忘(TGA)：突然发作的顺行性遗忘，逆行记忆，久远记忆保存良好，认知功能完整，无其他局灶性神经症状，不能回忆。卒中居多；下丘脑错构瘤少见。

2. 大脑

(1) TGA：颞叶内侧尤海马CA1区。

（2）颞叶癫痫：自动症或咽、口、单纯或复杂性运动，意识蒙眬状态，左颞叶致痫灶常伴幻听、一过性遗忘和复杂性运动的自动症。

（3）失神发作：发呆最雷同于癫痫失神发作（absences）。

1）单纯性失神发作，只有意识障碍，发作时间不超过 1 分钟，突然发作，意识丧失，视而不见，听而不闻，无所感知，正进行的活动突然全部停止，手中持物落下，呆滞不动、眼球固定或上翻。突发突止，迅速恢复，不能回忆整个过程。

2）复杂性失神发作，有意识障碍，分为 5 类：① 肌阵挛性失神：意识障碍短暂而轻微，伴 3 次/秒眼睑、眼窝周围及眼球的阵挛，肌阵挛可延伸至肩胛、臀部，甚至四肢末端；② 伴体姿性肌张力增加的后屈发作型：除短暂意识障碍，发作时眼睑和眼球偏向上方，头部后屈，双手上举，上半身后倾，并不跌倒，仅 1 秒；③ 伴体姿性失张力发作型：维持身体姿态的肌张力突然减弱或消失，突然跌倒，意识丧失多在几秒钟内恢复，轻者仅见身体前倾；④ 自动性失神：突然轻度或中度意识水平降低，伴简单动作，主要是步态，持续 10～15 秒，自行恢复正常；⑤ 伴自主神经症状的失神发作：除短暂意识丧失，自主神经症状如伴尿漏。

（4）婴儿痉挛症：又称韦斯特（West）综合征，起病于 3～12 个月，癫痫性痉挛发作、脑电图高度失律和精神运动发育障碍三联征，呈点头样发呆。

（5）伦诺克斯-加斯托（Lennox-Gastaut）综合征：1～8 岁，多种癫痫发作类型，脑电图广泛性慢的（1.5～2.5 Hz）棘-慢综合波和精神智能发育迟滞三联征；强直、不典型失神及失张力发作，也可肌阵挛、全面强直-阵挛和局灶性发作，预后不良。

（6）青少年失神癫痫：高峰 10～12 岁，典型失神发作，大部分伴 GTCS，约 15% 肌阵挛发作。发作期脑电图双侧广泛同步、对称 3～4 Hz 棘-慢综合波，预后可。

（7）痴呆早期：AD，额颞痴呆，血管性痴呆，麻痹性痴呆。

（8）其他变性疾病：帕金森病，MSA，LBD，小儿脑瘫。

1）脑灰质异位：笔者曾遇一患儿，诊断为伦诺克斯-加斯托综合征，发呆并有痴笑，持续数秒即消失，脑电图广泛性 1.5～2.5 Hz 棘-慢波，抗癫痫治疗效果极差，一直限于条件，最终 MRI 发现额叶灰质异位。

2）神经电生理定位：脑电图是鉴别各类癫痫最重要依据，如伦诺克斯-加斯托综合征与失神发作区别在于：前者 1.5～2.5 Hz 棘-慢综合波，后者 3 Hz 棘慢波发放。蝶骨电极可增加颞叶癫痫检出率。

3）神经影像定位：各类 TGA 的定位依据；各类痴呆的诊断依据；变性疾病的排除诊断依据。

四、中西医结合神经定位诊疗

1. 中医病位　传统的辨证论治首要辨清虚实，虚则责之于心、脾、肾之亏虚，实则为痰浊、瘀血、肝郁，还有虚实挟杂。病位当然在脑。

2. TGA 的针刺定位治疗　失神癫痫针刺治疗意义不大，尤其是复杂性失神发作等，主要是抗癫痫治疗；TGA 有多个部位丘脑、颞叶包括海马等，皮层很难确定投影区，包括痴呆早期的神经变性疾病可以督脉＋头皮针治疗，但没有系统总结疗效。

五、相关疾病的发呆诊疗

与癫痫诊疗一样，症状和脑电图是最重要的依据，有助于区分难治性癫痫，判断预后和选择用药，如伦诺克斯-加斯托(LGS)与一般失神发作的脑电图分野,即可决定治疗方案,婴儿痉挛症需使用 ACTH 治疗。

1. 脑梗死所致短暂性全面遗忘症　以急性起病顺行性遗忘(无法形成新记忆)为特征,包括血管性、偏头痛、癫痫性和心因性机制,但多数认为不是癫痫样表现,倾向于血管机制,可能与前脉络膜动脉或大脑后动脉一过性缺血导致颞叶中央部位边缘系统及丘脑的血管缺血有关。TGA 被认为是影响短期记忆的 TIA,连续 3 年随访 TGA 研究发现,其随后的痴呆和中风发生率较高,32 名 TGA 患者平均病程 46 个月,发现复发率低(12.5%)、痴呆(6%)、TIA(3%)。韩国大样本研究认为 TGA 可能是中风重要危险因素,尤其是缺血性中风。

病案:李某,男,68 岁,2014 年 6 月 9 日就诊,无明显诱因突然记忆丧失,不能说出家庭住址,对自己刚才所做事情不能回忆,叫不出儿子名字,持续 2 小时后自行缓解。一月前类似发作 2 次。既往无糖尿病、高血压病病史,无头部外伤史。神经系统检查未见异常,血脂及空腹血糖均在正常范围内,心电图、脑电图及头颅 CT 未见异常,舌质暗红,白腻苔,脉弦滑略数。西医诊断:TGA;中医诊断:发呆-痰迷心窍,瘀阻脉络,拟豁痰开窍,活血通络:黄芪 60 g,半夏 15 g,胆南星 10 g,茯苓 15 g,陈皮 6 g,枳实 10 g,白芥子 12 g,地龙 10 g,当归 15 g,川芎 15 g,石菖蒲 10 g,郁金 10 g,甘草 6 g,冰片 0.1 g,水煎服,每日 1 剂,分 2 次服。治疗半月无发作,随访半年未见复发。

2. 偏头痛　TGA 与偏头痛的联系莫衷一是。57 名 TGA 患者与对照组比较研究,偏头痛和发作性紧张型头痛患病率显著增加,但没有证据表明 TGA 和偏头痛之间存在相互作用,TGA 症状表现不受偏头痛共病的影响,反之亦然。12 例 TGA 研究中,7 人(58%)在发作期间头痛,5 人(42%)患有偏头痛;rCBF 显示 7 人中 5 人血流模式相似,大脑中动脉和大脑后动脉区域分水岭区域血管运动反应受损,和/或颞叶下部局部缺血,推测偏头痛血管舒缩现象可能在 TGA 发病中起主要作用。

3. 麻痹性痴呆　张某,男,63 岁,一过性发呆 2 周伴双手不自主抖动,2021 年 8 月 7 日入院,刻下时有发愣,一过性发呆,不能回忆,近事遗忘,思虑较多,双手时有不自主抖动,胃纳可,夜寐不佳,二便尚调,未见阿-罗瞳孔,舌质淡暗,苔薄白,脉弦细。神经系统检查:曼氏征(+),余无殊。MRI 示两侧额顶叶及两侧放射冠区多发小缺血灶,血清梅毒螺旋体(+)。四诊合参,证属中医缺血中风病-气虚血瘀证,治拟益气活血通络,方用补阳还五汤加减,普通针刺+头皮针额中线和顶中线,发呆减少。2022 年 10 月复诊出现脊髓后根及脊髓后索为主表现的梅毒脊髓痨(图 10 - 3 - 1)。

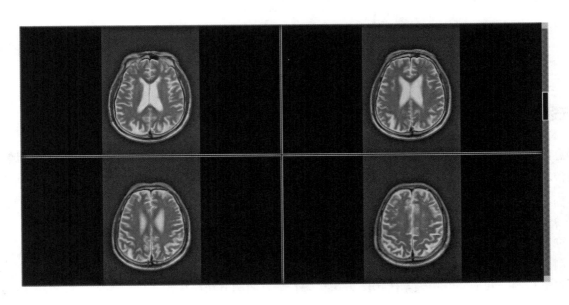

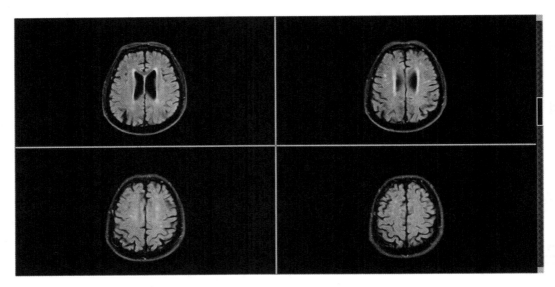

图 10-3-1　患者张某 MRI

参 考 文 献

［1］ 赵英霖. 心脏黏液瘤致脑基底动脉尖综合征及短暂性全面遗忘症 1 例［J］. 实用医学杂志,2009,25(22)：3911-3912.

［2］ 王钠,刘君. 辨证分型治疗短暂性全面遗忘症［J］. 实用中医内科杂志,2013(8)：21-23.

［3］ Quinette P，Guillery-Girard B，Sayette J D V D L，et al. What does transient global amnesia really mean? Review of the literature and thorough study of 142 cases［J］. Brain A Journal of Neurology, 2006，129(7)：1640-1658.

［4］ Kelderman J L, Nausieda P. The profile of depression in Parkinson's disease ［J］. Archives of Clinical Neuropsychology, 2003，18(7)：724.

［5］ Sang H L, Kim K Y, Lee J W, et al. Risk of ischaemic stroke in patients with transient global amnesia：a propensity-matched cohort study［J］. Stroke and Vascular Neurology, 2022，7(2)：101-107.

［6］ Schmidtke K，Ehmsen L. Transient global amnesia and migraine［J］. European Neurology, 1998，40(1)：9-14.

［7］ Crowell G F, Stump D A, Biller J, et al. The Transient global amnesia-migraine connection［J］. Arch Neurol, 1984，41(1)：75-79.

第四节　发　　笑

一、概述

　　刻意的笑与发自内心的笑,神经解剖基础各异。笑的动作一般由左脑控制,参与的皮层神经元跨越中线负责控制右侧面部,经胼胝体通往右脑并激活右脑中负责控制左侧面部的神经元,眨眼间一气呵成,故笑容对称。如皮层通路中任何部分损伤,笑容一侧下垂。大部分强笑乃皮质抑制中枢释放所致,即桥盖部的哭喊与发笑中枢,桥底损害时阻断皮质延髓束等传导束。一般把强笑和强哭合并讨论,有情感参与的发笑和哭泣不在本章讨论范畴。

　　双侧皮质-延髓运动束损伤导致假性球麻痹,皮质失去对脑运动神经核及核上整合中心的控制,又认为强哭强笑与颞叶和下颞叶边缘系统情绪表达和体验中心的调节功能异常有关。强哭强笑者涉及运动功能系统,由多病灶或双侧累及,多见于内囊、黑质、大脑脚、锥体束;也有研究发现单侧或双侧半球损伤包括额叶皮质及其皮质下结构、脑干、前部颞叶均引起强哭强笑,顶叶和枕叶少见;累及小脑也有强笑。总之,与情绪有关无关的发笑,可能缘于边缘系统为中心的皮质-延髓或额颞皮层-边缘系统-丘脑下部-小脑。

假性球麻痹的发笑最多见,强哭强笑本质为呼吸中枢的释放,呼吸肌、面肌痉挛导致的窒息状态,似哭似笑,非情感失禁,有时情感活动也可诱发,但形式刻板。桥底损害时与情绪失控的解剖联系不定,多数病理性哭喊或大笑与伴双侧额或顶纤维损害的假性延髓麻痹有关,推测为皮质抑制中枢的释放,即位于桥盖的哭喊与发笑中枢,在桥底损害时抑制皮质延髓束的传导通道中断,导致 5-HT 和谷氨酸途径中断,包括皮质边缘和小脑通路去抑制。

一氧化二氮即笑气,吸入性麻醉剂抑制中枢神经系统兴奋性神经递质的释放和神经冲动的传导及改变离子通道的通透性。一部分痴笑由下丘脑错构瘤引起,尤其下丘脑后乳头层。

二、定向诊断

1. 精神科　注意与合并精神疾病的鉴别。癔症;抑郁有微笑的抑郁,含双相情感障碍;精神分裂症:偷笑或狂笑,青春型以痴笑居多;精神性非癫痫发作:不受控制,以意识或行为改变为特征的突然、不自主的癫痫样发作;快乐木偶综合征,即安格尔曼(Angelman)综合征,可伴不合适大笑。

2. 中毒　酒精、致幻剂和大麻等。

3. 破伤风　口唇缩拢或口角内缩呈痉挛性苦笑。

4. 大脑发育不全　傻笑,呈特殊憨笑,不能自制,无需刺激,也见于 AD。

三、神经定位

1. 神经肌肉接头　肌源性球麻痹更多指延髓型重症肌无力的似笑非笑。

2. 颅神经　面神经麻痹有表情怪异的笑。

以下是延髓以上结构,均可呈现假性球麻痹(PBA):无意识情绪表达障碍,不合时宜、不受控制地笑或哭,上运动神经元病变如脑卒中、ALS、MS、创伤性脑损伤、AD 及各型痴呆、脑瘤、小脑疾病,为皮质脑干束尤双侧皮质延髓束损害时下颌反射亢进、咽反射亢进,尚伴言语不清,带鼻音,呛咳,软腭、声带麻痹,咽喉反射正常,舌肌麻痹,无舌肌萎缩和肌束颤动,有别于真性延髓麻痹。

3. 脑干

(1)延髓:双侧皮质脑干束损害有强哭强笑、下颌反射亢进,真假性延髓麻痹共存。

(2)脑桥底部:一侧或双侧桥底血管受损时发作性突然不自主哭喊或发笑,可为脑干卒中预兆、脑瘤、脑炎、MS 等。

(3)中脑:如 PD、MSA、PSP,中脑萎缩并累及双侧皮质脑干束,造成延髓内运动神经核失去其上部神经支配而 PBA。

4. 小脑　Parvizi 等认为从高级皮质联合区到小脑通路调节哭笑反应,损伤皮质-小脑或小脑与产生情绪反应效应器部位运动皮质或脑干联系,均强哭强笑。

5. 间脑　下丘脑:痴笑性癫痫与下丘脑错构瘤相关,活动或行为不受控制地大笑,多伴性早熟,也可能位于颞叶和额叶。

6. 大脑　额叶和颞叶为主,卒中最常见,多伴强哭。强笑还见于脑外伤、AD、PD、肿瘤、肝豆状核变性、神经梅毒、癫痫、正常压力性脑积水等。少见于发笑性癫痫:10 例非下丘脑病损者中,不伴情感症状者病灶多在额叶,辅助运动区常见,伴情感症状者多定位颞叶。发笑症在发作早期或单独出现者,可能在右侧大脑半球,晚期在左侧大脑半球。

(1) MS：累及皮质延髓通路；慢性阶段与双侧额叶关系更大,约10%为病理性大笑。

(2) 朊蛋白病：情绪不稳定伴病理性阵发性大笑,极期痴呆。

(3) 灰质异位：表现为发笑性癫痫不少见。笔者曾遇一少年患者,常无故突然发笑,时微笑,时哈哈大笑,每次发笑持续3～5秒,似笑非笑,皮笑肉不笑,脑电图持续性1.5～2.5 Hz棘慢波,开始考虑LGS,后经MRI显示脑灰质异位,丙戊酸钠0.2 g,每日3次,减少但未完全控制,治疗数年,尚有发作。

(4) ALS：假性球麻痹,球部起病者更常见。

(5) 神经电生理定位：对发笑性癫痫有定位价值,Nina等报道突然发笑不受自主控制,发作前无征兆,继之GTCS,EEG显示一些破裂扩散和波活动,右额颞叶区域持续1～6秒,诊断下丘脑错构瘤,治疗无效。

(6) 神经影像定位：发笑癫痫不论有无性早熟,均需做第三脑室区域MRI排除下丘脑或颞叶/额叶损伤。卒中后病理性哭笑(PSPLC)是卒中后常见并发症,与多部位受累有关,以脑桥梗死比率高,其病灶分布模式研究中,24例卒中后6个月者MRI分布：左侧3例,右侧1例,双侧20例,基底节9例,丘脑8例,辐射冠6例,半卵圆中心5例,皮层4例,小脑4例,脑桥14例；脑桥合并PLC14例中,孤立性脑桥梗死1例,合并其他部位梗死13例,不伴PLC孤立性脑桥梗死患者单侧脑桥病变比率(71%)高于脑桥梗死合并PLC(50%)。

四、中西医结合神经定位诊疗

1. 中医认识　历代中医对发笑认识,以心理层面居多,源于《素问·阴阳应象大论》"心在声为笑",又云：喜伤心(喜出于心,过则伤心)以情志相胜诊疗,如恐胜喜,恐为肾水之志,故胜心火之喜。恐则不喜,是其征也。

(1) 心火之盛：《张氏医通》有喜笑不休一节,《经》云"神有余则笑不休"。精气并于心则喜,心主手厥阴之脉,是动则病目黄,喜笑不休。河间云："喜笑者,皆心火之盛也,五行之中,惟火有笑,昔治人笑不休口流涎。"用黄连解毒汤加半夏、姜汁、竹沥,笑止。

(2) 心包之火：《杂病源流犀烛·心包络病源流卷》云："心系气实,则病心痛,心中大热,手心热,面黄,目赤,笑不休,臂肘挛急,腋肿,甚则胸胁支满。"陈士铎《辨证录·自笑门》云："人有无端大笑不止,或背人处自笑,异于平素者,人以为心家有邪热也,谁知心包之火盛乎。其状绝似有祟凭之,孰知绝非祟也。倘祟凭其身,必有奇异之征,不止一自笑而已。膻中为心之相,过热则权门威赫,妄大自尊,纵欲穷奢,无所不至,随地快心,逢人适意,及其后,有不必喜而亦喜,不可乐而亦乐,是岂相臣之素志,亦权大威倾,势驱习移而然也。膻中火盛,发而自笑,正相仿佛耳。治法惟泻心包之火,笑自止矣。"方用止笑丹、蒲柏饮而愈。

(3) 积痰之祟：心气虚而不能生胃,而胃气亦虚矣。胃气既虚,水谷入胃,不化精而化痰,痰将何往？势必仍留于胃中,胃苦痰湿之荡漾,必取心火之气以相资,而心虚不能生土,痰即乘势入于心宫,心恶痰之相犯,坚闭不纳,又恐胃土之沉沦,故心而作痛也。痛至则哭,痛失则笑,何祟之有？治法以化痰之药动其吐,痰出而哭与笑皆愈矣。方用二陈汤、加味参茯饮取效。《张氏医通》倪惟德治一妇。病气厥,笑哭不常,以为鬼祟所凭,诊之六脉俱沉,胃脘必有积。遂以二陈汤导之,吐痰升许而愈。

2. 中医病位　病位在脑。中医辨证无外虚实两端,心肝二经,以心(脑)为尊,肝经之变乃表象耳。《圣济总录·善笑》曰：《内经》谓神有余则笑不休,盖心脏神,在声为笑,在志为喜。今心气实则神有余,神有余则阳气越,所以有善笑之证。但自古验方,恐与神经源性关联不大,见发热柴胡清肝散,见烦躁黄连泻心汤,肾虚加地黄丸。病案:包某,女,65 岁,呛咳伴发笑 1 周,CT 示脑桥缺血灶,考虑假性延髓麻痹导致的强笑,黄连泻心汤加失笑散,巴氯芬 10 mg,每日 3 次,1 周后强笑消失,呛咳好转。

3. 针灸取穴 头皮针,体针取穴也无非心、肝二经。《针灸资生经》曰,心喜笑(怒),神门、阳谷主笑若狂,劳宫、大陵主喜笑不止,列缺主喜笑,水沟主失笑无时节。事实上,临床体针治疗效果不佳。病案:陈某,女,38 岁,发作性痴笑 10 年,伴精神发育迟滞,2021 年 3 月 10 日家属要求针灸治疗,治疗 2 个月尚有发作,劝其加卡马西平部分控制。

五、相关疾病的发笑诊疗

1. 假性延髓麻痹所致强哭强笑的定位诊疗 假性球麻痹是广义的上运动神经元损害,笔者基本上加以巴氯芬治疗,部分有效。小剂量多巴丝肼也有部分疗效,阿米替林、选择性 5-HT 再摄取抑制剂效果一般。尚无右美沙芬/奎尼丁复方制剂的治疗经验。针刺治疗以神经定位模式指导,延髓以上脑干(脑桥和中脑)、丘脑、额叶和颞叶是假性延髓麻痹的基本链式通路,丘脑、额叶和颞叶以头皮针相应脑区为主,脑桥和中脑取风府、完骨和百会、督脉,具体每种疾病,包括脑卒中、脑外伤、多发性硬化、肌萎缩性侧索硬化、阿尔茨海默病、帕金森病、脑肿瘤、肝豆状核变性(又称威尔逊病)、神经梅毒、癫痫、正常压力性脑积水和 PSP 等。

病案:周某,男,62 岁,2019 年 12 月 9 日入院,行走欠稳 1 个月伴健忘、发笑 1 周。1 个月前患者无明显诱因下行走欠稳,易往左偏,1 周前患者家属发现其出现迷路、不能自行回家等,常有无故发笑,12 月 5 日 CT 示脑萎缩,脑积水不除外,未见钙化灶;头颅 MRI 示两侧额叶、顶叶、枕叶及放射冠区多发小缺血灶,轻度脑白质变性,脑萎缩,脑积水改变,空蝶鞍改变。神经系统检查:神清,精神一般,眼震(-),四肢肌力 5-5-5-5,肌张力增高,四肢腱反射对称、无亢进,四肢关节位置觉、震动觉、皮肤针刺觉(-),霍夫曼征(-),掌颏反射(+),巴宾斯基征(-),龙贝格征(+),曼氏征(+)。刻下神志清,精神欠振,行走欠稳,易往左偏,稍有头晕,偶有近似事遗忘,计算能力下降,胃纳一般,夜寐安,二便尚调,舌质暗淡,苔薄白,脉细弦。诊断:脑梗死,NPH,血管性认知功能障碍(VCI);中风病-气虚血瘀证,补阳还五汤+冰片+失笑散,巴氯芬 10 mg,每日 3 次,2 周后强笑好转出院。

2. 发笑性癫痫 抗癫痫治疗效果不佳,手术是主要选择,包括射频消融、立体定向放射外科手术和伽马刀放射治疗,尝试中医针刺治疗数例,疗效不理想。

3. 帕金森病 面部肌强直导致僵硬笑容,定位于延髓以上中脑、额叶和颞叶等,以督脉+头皮针相应脑区为主;伴发认知障碍导致傻笑,针刺取督脉穴为主(百会,上星,神庭);伴发抑郁导致情绪低落的情感反应,左前额叶背外侧 rTMS+抗抑郁药物,首选舍曲林,其为选择性 5-HT 再摄取抑制剂兼具多巴胺再摄取抑制剂。

参 考 文 献

[1] Christos T,Vasiliki P,Viola M A, et al. Gene therapy for angelman syndrome:contemporary approaches and future endeavors[J]. Current gene therapy,2020,19(6):359-366.

[2] 吴小琴,刘晓加. 卒中后病理性哭笑的研究现状[J].中国卒中杂志,2012,7(9):721-724.

[3] 籍彦生,王秀忠,雷国亮,等. 下丘脑错构瘤所致痴笑样癫痫发作 3 例[J]. 中国临床神经外科杂志,2012,17(3):183-184.

[4] 王云鹏,蔡立新,张国君,等. 非下丘脑性发笑性癫痫发作的定位定侧分析[J].临床神经外科杂志,2013(6):332-336.

[5] Nina L B,Jaclyn C K,Jason T, et al. Inappropriate laughter and behaviours:how, what, and why? Case of an adult with undiagnosed gelastic seizure with hypothalamic hamartoma[J]. Hawai'i J Med & Public Health,2018,77(12):

319 - 324.

[6] 刘涛,陈峰. 卒中后病理性哭笑病灶分布模式的MRI研究[J]. 中华行为医学与脑科学杂志,2017(3):220 - 225.

第五节 强 哭

一、概述

强哭与强笑类似,神经定位有许多重叠,但不完全等同,故分而论之。哭泣涉及眼球、眼部神经、脊髓神经、下丘脑、海马体、大脑皮层和泪腺。但强哭不同于一般哭泣,如同皮笑肉不笑的强笑,同样等同干嚎的强哭,在神经科并不罕见。不悲伤时,甚至本该开心时,喜极而泣,是因为下丘脑分不清快乐、悲伤还是紧张,来自杏仁核的信号匆忙激活自主神经系统,副交感神经兴奋后刺激泪腺分泌眼泪。强哭主要神经解剖位置在延髓、下丘脑、小脑等,出现表情淡漠、无原因、难以控制的强哭强笑发作,且强哭较强笑常见。

二、定向诊断

首先除外精神科疾病,特别注意合并器质性疾病的精神障碍;癔症。甲亢、甲减。莱姆病。

三、神经定位

与强笑一样,不要先入为主定位于皮质延髓束,强哭并不完全源于此处,但均为延髓以上结构,可呈现假性球麻痹(PBA)。

1. 脑干 双侧皮质脑干束尤皮质延髓束损害。① 脑桥底部:一侧或双侧桥底梗死表现发作性突然不自主哭喊,为卒中预兆等。② 中脑:同强笑。

2. 小脑 调节情绪反应中枢。

3. 下丘脑 同强笑。

4. 大脑 额叶、颞叶为主,卒中最常见,多伴强笑。哭泣性癫痫:多见颞区,尤其皮质,部分波及皮质下;MND:脊髓脑干上运动神经元病变外,波及大脑皮层双侧中央前回巨大锥体细胞,双侧皮质延髓束损害,下颌反射亢进、咽反射亢进、强哭强笑等假性球麻痹。

此外,强哭可见于 MS、AD、注意力缺陷障碍、PD、脑瘫等。

四、中医病位和诊疗

《内经》之"悲属肺,肺之志为悲",显然不是强哭。陈士铎《辨证录》自笑门(附自哭三则)云:"人有无故自悲,涕泣不止,人以为魅凭之也,谁知为脏燥之故乎。夫脏燥者,肺燥也……方用转愉汤:人参三钱,甘草二钱,小麦五钱,大枣十枚,白术五钱,茯神三钱,水煎服,十剂全愈。"笔者初以为不过尔尔,然遇多例,感悟脾可能是中医强哭真正的病位。

病案:李某,男,78岁,强哭2个月。近2个月无明显诱因下强哭,头晕头胀不适,无恶心呕吐等,腹胀,浮肿,便溏,纳差,寐少,时有呛咳,音低,咽燥,舌白苔薄,脉细。外院头颅 CT 示脑桥梗死,予以活血通络等治疗未见好转。诊断:中风(脑桥梗死),证属脾虚肺燥,方药:人参30 g,山药15 g,茯神30 g,炒白术

10 g,白扁豆 10 g,甘草 9 g,大腹皮 10 g,木香 9 g,炒麦芽 30 g,砂仁 3 g,生黄芪 30 g,7 剂,每日一剂,水煎服。

二诊:诉予上药后症状明显改善,强哭缓解,胃纳渐佳,舌脉同前。续 7 剂。

三诊:自觉胃纳可,二便可,舌脉同前。继予原方 7 剂,去木香、大腹皮加五味子 6 g,续服 7 剂,巩固治疗。

此方用参、术、茯、甘补脾土也,如陈士铎云"补其肺金之母,土旺而金自旺矣"。土旺而肺金安能再弱? 惟肺燥善悲,培土生金法,培金以生气,气旺则肺之燥自解。大麦成于麦秋,含秋金之气,入于参、术、苓、甘之脾土。

五、相关疾病的强哭定位诊疗

1. 卒中后强哭 多伴强笑,见《发笑》。

2. 运动神经元病 与 MND 分类有关,其实缘于波及的神经核团通路,只要损害延髓以上的上运动神经元,均可强哭强笑,以 ALS 多见,PBA 和 SMA 少见。PLS 似乎不少,笔者在临床遇见 PLS 比例不低。皮质脑桥小脑束受损会引起 MND 患者强哭强笑,有研究分析 87 例强哭强笑,50 名 PLS 患者中有 31 名伴强哭强笑,37 名 ALS 患者中有 12 名伴强哭强笑。25 名 PLS 患者和 22 名 ALS 患者弥散张量成像显示:所有患者皮质脊髓束和胼胝体白质束的部分各向异性都降低,强哭强笑患者中,额颞叶皮质、横向脑桥纤维和小脑中脚等白质束的平均扩散率也有所增加。影像学上皮质脑桥小脑受损支持强哭强笑作为因小脑调节障碍导致情感表达的"辨距不良"。

3. 哭泣性癫痫 刻板流泪、扮鬼脸、啜泣、难过的面部表情、叫喊和自觉悲伤,多定位于颞区尤皮质。有报道 2 例,例 1 发作时肢体乱动、哭泣,右颞叶海马杏仁核切除术且病理星形胶质细胞瘤Ⅰ～Ⅱ级,未再发作;例 2 发作性胃气上升感伴哭泣,发作间期见双侧前头部间歇性节律性慢波和全面性间歇性慢波,未见癫痫样放电,VEEG 定位 4 次发作起源于双侧额叶,9 次发作全脑起源。

参 考 文 献

王钟瑾,金搏,丁瑶,等. 伴有哭泣发作的癫痫二例[J]. 中华神经科杂志,2014(2):138-139.

第六节 抽 动

抽动是突然发生、不自主、无目的、重复和快速的肌肉收缩动作。30 多年前,笔者对一个 20 万人口城区全样本进行流行病学研究,造访了许多学校,曾接触过许多抽动患儿。当时还在争论抽动与多动的区别,其间尝试单用针灸治疗部分盐酸硫必利和氟哌啶醇无效的患儿,使一部分患儿回归正常生活。

一、概述

DSM-5 中抽动障碍分五类:抽动秽语障碍(TS)、持续性(慢性)运动或发声抽动障碍、暂时性抽动障碍、不明抽动障碍和其他特定抽动障碍。多数抽动症还存在共病,如注意缺陷/多动障碍(ADHD)或强迫症(OCD)。运动抽动包括眨眼、短暂地扮鬼脸、耸肩、甩头、扭颈、步态奇怪、怪异地踢腿、跳跃或活动身体、抓挠、猥亵性手势；发声抽动为发出异常且没有意义或听似怪异声音、词汇或短语，如喉咙-清嗓、呼噜音或其他噪声、咒骂、秽语（粗鄙言辞）、重复词语或短语（包括重复他人的说话内容）。

一般认为抽动与基底节区有关，抽动是遗传、神经生理及神经生化异常和社会心理环境等多种因素综合结果。病理生理学机制尚不完全清楚，可能与中枢神经递质失衡，纹状体多巴胺活动过度或突触后多巴胺受体超敏感有关。郑毅等研究心理社会因素与抽动发病因素包括发病年龄、围产期、生产过程、家族史和心理社会（单亲、学习压力过大、被同伴孤立、焦虑和睡眠问题），450 例 TS 中，96％首发头面部运动抽动，3.11％简单发声抽动（如清喉音、鼻哼声、吐唾沫声或其他声音），0.89％感觉性抽动。难治性 TS 还与母孕期异常、围产期异常、非母乳喂养、有脑外伤、昏迷史者有关。

非常有感于蒋雨平的临床检查方法：把孩子抱在怀里，贴着孩子身躯，握其手，您会贴身感受和发现更多直观难以发现的抽动症状和体征。

二、定向诊断

1. **生活习惯** 30 年前笔者刚入神经科，诊治一位疑似抽动症患儿，其每过一段时间就会脖子扭动，查了铜蓝蛋白、抗链球菌溶血素 O 抗体（ASO）、ESR 等均正常，一段时间后又复正常，几个月后有重复，最终发现每次穿新衣服就有同样症状！根源在于新衣领的刺激！儿童期短暂性抽动见于约 25％正常儿童。

2. **感染** 抽动与 β 溶血性链球菌感染引起的自身免疫有关，如脑炎、神经梅毒、克-雅病。风湿性舞蹈症即小舞蹈症，以抽动为特征，无发声抽动。笔者曾经诊治 1 例红细胞沉降率和 CRP 增高，ASO 无明显增高的可疑小舞蹈症，抗风湿治疗有效。

3. **代谢** 肝豆状核变性有抽动表现；TS 可能存在铁缺乏，低铁血症导致单胺氧化酶活性降低导致单胺神经递质异常，补充铁剂可能减少抽动严重程度。

4. **中毒** 一氧化碳、汞、蜂等中毒。

5. **药物反应** 中枢兴奋剂、抗精神病药可诱发，如哌甲酯、匹莫林、安非他明、可卡因、卡马西平、苯巴比妥、苯妥英钠、拉莫三嗪等。

三、神经定位

1. **基底节** 最重要的区域。在影像学日趋发展的今天，越来越多病例表明，许多基底节的病例，抽动只是一种表现而已，广泛性发育障碍、神经变性病及由头部创伤或卒中所致的基底节损伤，遗传如唐氏综合征、脆性 X 综合征、结节性硬化、神经棘红细胞增多症等。感觉诡计是抽动症的特征，有助于区分抽动症与其他多动性运动障碍如舞蹈病、肌张力障碍、手足徐动、肌阵挛和发作性运动障碍。疾病谱可见：短暂性抽动障碍，发声和多种运动联合抽动障碍，又名图雷特（Tourette，TS）综合征，其他尚未界定的抽动障碍。

2. **大脑皮层** 需鉴别：癫痫发作偶有一过性抽动；肌阵挛性癫痫可为面部及肢体肌群的突发性抽动，症状与运动抽动相似，且反复发作，头下弯，两上肢伸展，两大腿向腹部屈曲，抽动频率慢，无感觉诡计，脑电图异常；痉挛性斜颈：无其他部位抽动，咽喉无异常发音。

3. **小脑** 如同早期抽动症双侧基底节区大脑容积不对称改变，TS 也有小脑双侧半球对比体积减小的证据，使秽语等症状有更加合理的定位归属。Tobe 对 163 名 TS 患者和 147 名对照者 MRI 进行比较，TS 组双侧小脑半球体积减小，主要来源于小腿 Ⅰ 和小叶 Ⅵ、ⅦB 和 ⅧA 灰质减少，OCD 合并者小脑类似区域局部肥大。在 TS 和伴 OCD 的 TS 中，体积变化与疾病严重程度相关。小脑和皮质区域间通过基底神经节联系，小脑皮质回路破坏可能增加运动回路兴奋性。

（1）量表评估：耶鲁综合抽动严重程度量表（YGTSS）评估运动性抽动和发声性抽动，包括抽动的数量频度、强度、复杂性、干扰。

（2）神经电生理：50％～60％TS非特异脑电图异常，少数患儿有非特异性改变，如背景慢化或不对称等。我们早期用EEG检查儿童抽动症，检查42例抽动障碍（Tic）及25例慢性头痛患儿的EEG，结果Tic的EEG异常率42％，异常程度与症状严重程度无关。TS有脑干损害，BAEP可以探知。部分TS患者正常眨眼频率增加、有扫视运动相关的轻微眼球运动障碍或运动控制轻度受损。

（3）神经影像定位：一般无特征性异常。少数患儿有非特异性改变，头颅CT或MRI显示少数患儿存在尾状核体积偏小、额叶及枕叶皮质稍薄、脑室轻度扩大、外侧裂加深等非特异性结构改变，部分患儿左侧基底节缩小及胼胝体减小，总体MRI显示TS患者基底节核团体积减小。主要排除基底神经节等部位有无器质性病变，如肝豆状核变性及其他锥体外系疾病。PET和fMRI及功能性近红外光谱等功能神经影像中证实，TS发病机制与皮质-纹状体-丘脑-皮质回路有关；PET证实TS存在双侧基底节、额叶皮质、颞叶代谢过度。

四、中西医结合神经定位诊疗

1. 中医认识　属中医肝风、筋惕、瘛疭、痉病、慢惊风等范畴。抽动的中医定位，多归于肝，与肺脾心肾皆有关。吴敏等认为抽动障碍以肝风内动为基础，病位在肺与肝，与风邪关系密切，外风引动内风，治宜肝肺并调，宣肺肃降以疏散外风，疏肝通络以熄内风，表里同调，标本兼治，夹有脾虚失运、痰浊内扰、心火亢盛、肾阴亏虚、静虚外感等兼证，以平肝熄风为主，同时配合健脾、化痰、安神、补肾、宣肺等治法。风有虚实，实证多属痰火引动肝风，患儿多敏感内向而个性倔强，多易激惹，舌红，苔黄腻脉滑数，但以清肝泻火息风潜阳、熄风潜阳基本无效，礞石滚痰丸、黄连温胆汤、羚角钩藤汤均差强人意；而阴虚风动者，见频繁挤眼、皱眉、耸鼻子、噘嘴、耸肩摇头，喉间呃呃声，舌红，脉细数，养血熄风可以收到部分疗效。

结合现代神经病学临床实践，笔者观察到TS的肝郁症候，可能只是临床表象而已，许多学者也越过五脏，直取脑部，如脑髓神机失调致病是TS关键病机。故笔者认为抽动的中医定位于脑，脑主神明，传统藏象学说矮化甚至排除脑的地位，对脑科发展是致命的。

广义伏邪指一切伏而不即发的邪气，伏邪体质根据受邪伏留时间不同，分先天伏邪体质与后天伏邪体质，先天伏邪体质成因在于禀赋与天地之气影响，后天伏邪体质成因在于四时之气，更伤五脏。伏邪感而不发，伏而后发，吴敏等提出抽动障碍"伏邪致动"学说，部分TS发病或复发与外感六淫邪气有一定病程相关性，外感邪气侵袭肌表，伏藏于半表半里而暂时不发作，在外感邪气、情志变化等刺激下再次发病。这些先天之因可追溯到部分TS围产期，有孕期服用安眠药或磺胺类药、情绪应激、抑郁，分娩过程剖腹产、产钳导致脑外伤等，还有部分遗传和先天发育不良。笔者曾接诊一TS患者，一直畏寒，MRI显示双基底节髓鞘发育不良，果断推翻前面的诊断和治疗，采用温阳益气治疗收效。

西医学对抽动也已展开个体化治疗，中医个体化诊疗更有其现实意义。包括神经调控在内的部分外治治疗也在开展中。中医外治法治疗TS包括针刺、推拿、穴位埋线、中药贴敷等，安全有效，患儿易接受，与可乐定贴片的外治思路不谋而合。

2. 针刺治疗　针家多认为抽动障碍属痉证和慢惊风，以肝最为明显，风、火、痰、湿代谢失常，聚积体内而发病，治重调肝安神，其实不离督脉，实则定位于脑。如黄申怡等针刺百会、印堂调神导气，太冲疏肝调肝、镇惊止痉，后溪通督脉，可醒脑安神，申脉通阳跷脉，可交通一身阴阳之气以调节肢体运动，长强为督脉脉气所发，上入于脑，速刺急泻其气以通督调神、安神定志，水沟、承浆可连接任督二经之气，调整阴阳。

针对TS多伴感觉诡计现象，基于rTMS治疗的有效和理论基础，笔者确立了针对抽动的针灸定位治疗,在原有头皮针(额顶线、顶枕线、额旁2,3线)+体针督脉百会、风府、前顶、上星、神庭、印堂及风池、神门、内关、太冲、合谷等,加挂针治疗,一则通督脉去先天伏邪,二则定位于脑,三则挂针可能本身就是感觉诡计的变异,疗效明显增强,这是以夷制夷吗?研究发现患者抽动运动时,运动皮层和运动前皮层极其兴奋,这就为笔者选择头皮针额区和位于额叶的神庭穴提供依据。

3. 西医学诊疗　Tic专家共识中一线药物选用多巴胺受体阻滞剂如盐酸硫必利、舒必利、阿立哌唑、中枢性α受体激动剂可乐定适用于共患ADHD的TD;SSRI如舍曲林、氟伏沙明等也抗抽动,适合用于TD+强迫障碍治疗;氯硝西泮、丙戊酸钠、托吡酯等药物抗TD。笔者曾尝试用利培酮治疗TS,发现利培酮可减少抽动,但嗜睡反应大。现虽抛弃以往氟哌啶醇、利培酮等副作用颇大的药物,但对大部分未成年患儿而言,长期治疗比较纠结。非药物治疗中,心理行为治疗是改善抽动症状、干预共患病和改善社会功能的重要手段,其中习惯逆转训练和效应预防暴露是一线行为治疗。难治性TD新药包括新型D1/D5受体拮抗剂(如依考匹泮)、囊泡单胺转运体抑制剂(如四苯喹嗪)、尼古丁类药物(如美卡拉明)、大麻类药物(如四氢大麻酚)、谷氨酸类药物(如利鲁唑)、γ-氨基丁酸、非那雄胺等。肉毒毒素注射适用仅局灶运动或发声抽动者,笔者曾经治疗几例,不尽人意。

4. 神经调控　重复经颅磁刺激(rTMS)、经颅微电流刺激(CES)、脑电生物反馈以及有创深部脑刺激(DBS)等适用于12岁以上儿童或成人难治性TD。DBS适合于苍白球、丘脑或其他皮质下靶点。

rTMS治疗探索:笔者曾经运用rTMS治疗5例TS患者,有短暂疗效。

5. 抽动共病　郑毅等认为TS常见共病ADHD、OCD、焦虑、抑郁、品行障碍、自伤和睡眠障碍,TS共病组患儿忧郁、躯体主诉、分裂样、供给、强迫、违纪、多动、交往不良因子分亦显著高于TS无共病组。这些共病的存在,给治疗带来麻烦,也是契机,如心理疏导的有效性,可减少不必要的高剂量抗精神病药物负荷,也符合中医的整体观念。反思抽动障碍病位在肝,笔者以为从整体而言,病位在肝并非肝风之所谓,诚如郭婷等认为情志失调为本病主要诱因之一,应注重调神以养形,以不同患儿阴虚质、气郁质、气虚质等病理体质,辨证与辨体质相结合,不同季节,不同先天禀赋,且根据季节调整用药。这也是TS个体化诊疗的体现。

6. 流行病学研究　笔者曾经参加设计和实施调查某城区小学生人群中发声和多种运动联合抽动障碍综合征(TS)患病率、致病危险因素及早期干预(后因调动终止),全样本调查678所小学21 600名小学生,按ICD10、CCMD3诊断标准入组91名TS患儿及60名健康儿童对照研究。结果该区小学生TS患病率为421/10万,6~11岁为高发年龄段,发现运动抽动和发声抽动是本病的主要症状外,还伴随心理和行为症状,TS患儿大多以运动抽动为首发症状,其中眨眼最多,以发声抽动者最少,伴随症状可增加TS的复杂性和严重性,出生时不利因素、TS阳性家族史、病前心理应激等与TS患病率密切相关,认为TS起病可能是多因素相互作用结果,提倡早期干预。

参 考 文 献

［1］崔永华,郑毅,仲崇丽. 抽动障碍流行病学研究进展[J]. 中国心理卫生杂志,2008,22(7):505-507.

［2］Chen W,Lin G Y,Wu Y. Change of serumiron in children with Tourette syndrome[J]. Chinese Journal of Clinical Rehabilitation,2005,9(15):252-253.

［3］Tobe R H,Bansal R,Xu D,et al. Cerebellar morphology in Tourette syndrome and obsessive-compulsive disorder[J]. Annals of Neurology,2010,67(4):479-487.

［4］梅艳,沈珊红,王垒东. 经颅多普勒超声与脑电图在诊断儿童抽动症中的价值比较[J]. 临床超声医学杂志,2001,3(4):207-209.

［5］何国秋,薛敏. 脑干听觉诱发电位在儿童抽动-秽语综合征、多动症及智能低下中的应用[J]. 中国组织工程研究,

2002,6(19):2882.

[6] 卢洁,李坤成,曹燕翔,等. MRI 上抽动秽语综合征患者基底节核团体积的变化[J]. 中华放射学杂志,2009,43(3):249-252.

[7] 张欣,吴敏. 儿童抽动障碍的中医治疗路径初探[J]. 上海中医药杂志,2008,42(2):70-72.

[8] 吴敏,周亚兵. 抽动障碍之"伏邪致动"学说初探[J]. 云南中医学院学报,2007,30(6):11-13.

[9] 隆红艳,张骠. 从"脑髓神机失调"角度认识小儿多发性抽动症的关键病机[J]. 辽宁中医杂志,2012,39(1):73-75.

[10] 孙光伟,孙文瑞,崔洪涛. 中医伏邪体质理论刍议[J]. 吉林中医药,2018,38(9):997-1000.

[11] 吴婷,何嘉莹,叶雨文,等. 中医外治法治疗小儿抽动障碍研究进展[J]. 中医儿科杂志,2020,16(3):93-97.

[12] 黄申怡,姚伟东,黄熙畅,等. 整合针灸方案治疗抽动障碍案[J]. 中国针灸,2021,41(7):798.

[13] Hampson M, Tokoglu F, King R A, et al. Brain areas coactivating with motor cortex during chronic motor tics and intentional movements[J]. Biological Psychiatry, 2009, 65(7):594-599.

[14] 卢青,孙丹,刘智胜. 中国抽动障碍诊断和治疗专家共识解读[J]. 中华实用儿科临床杂志,2021,36(9):647-653.

[15] 郭婷,马融,张喜莲,等. 从整体观念探讨儿童抽动障碍的中医治疗[J]. 天津中医药,2018,35(4):271-273.

[16] 苏惠琳,王春生. 湖州地区学龄儿童中 Tourette 综合征流行病学调查[J]. 中国临床神经科学,2002,10(2):152-154,163.

[17] 苏惠琳,陈静,廖琦. 学龄儿童图雷特(Tourette)综合征临床特征研究[J]. 中国临床神经科学,2002,10(3):293-294,297.

第十一章

运 动 症 候

　　在神经系统疾病中,运动症状和体征形式多样,多呈特征性,如舞蹈样动作等的戏剧性特征,有时候甚至直接临床定位,识别其直观性舞蹈症状,颇有直捣黄龙之酣畅,如果有视频,往往可以马上识别何种运动障碍,甚至一眼就可以基本诊断。当然真正的临床确诊,还需要更多的临床检查和辅助检查进行鉴别诊断,综合分析而诊断。无论是遗传性和散发性舞蹈病,都需要严格鉴别,在家族性疾病中齿状核-红核-苍白球-丘脑下核萎缩、良性遗传性舞蹈病和家族性棘红细胞增增多增多症具有类似的临床特点,散发性舞蹈病则包括药物性、妊娠性、血管疾病、甲状腺功能亢进型、系统性红斑狼疮、狼疮抗凝固综合征、红细胞增多症、艾滋病和风湿性舞蹈病。

　　神经运动系统由四部分组成:下运动神经元、上运动神经元、锥体外系(广义包括小脑、前庭、基底节等)、小脑,前两者为锥体系统,支配随意运动,锥体和小脑系统负责协调运动和平衡运动,共济运动需要小脑参与,小脑又与大脑相联系(包括额桥小脑束、颞桥小脑束、顶桥小脑束、枕桥小脑束等),当这些联系的任何部位被破坏,就出现对侧肢体共济失调或伴有对侧肢体的轻偏瘫(称为共济失调轻偏瘫综合征)。

　　神经运动系统有协调运动的锥体外系和主司随意运动的支配上运动神经元(UMN)的锥体束。广义锥体外系包括纹状体系统及前庭小脑系统,共同调节上下运动神经元的运动功能。前者指纹状体、红核、黑质、丘脑底核,总称基底节,其主要皮质部分是运动前区。纹状体包括尾状核及豆状核(壳核及苍白球)。尾状核和壳核合称新纹状体。苍白球称旧纹状体,分内外两节,含较多有髓纤维,呈苍白色,神经细胞为大梭形细胞,其轴突形成纹状体主要输出纤维。纹状体内部交通的纤维:壳核至苍白球,从苍白球外侧部至内侧部,从尾状核至豆状核者。纹状体输入纤维包括:从皮质运动区(4区)和运动前区(6区)至豆状核以及从皮质抑制区(4S、8S区)至尾状核的纤维;从丘脑反馈至苍白球的纤维;从红核、黑质、丘脑底核反馈至苍白球的纤维,其中黑质纹状体束以抑制性多巴胺为神经递质,病变时出现震颤麻痹;从脑干缝核到达纹状体的纤维传递抑制性神经递质5－HT至纹状体。纹状体输出纤维:从苍白球发出豆核袢及豆核束至丘脑,此二束与齿状核-红核-丘脑束(来自齿状核及红核)联合形成丘脑束后进入丘脑核,经丘脑皮质束最终投射至运动区(4区)及运动前区(6区)皮质。纹状体及小脑共同通过此丘脑皮质束调节下行的锥体系与锥体外系的运动功能。豆核袢尚有纤维至丘脑下部、红核、黑质、丘脑底核、脑桥延髓的网状结构,其中纹状体黑质束的主要神经递质为抑制性 γ-氨基丁酸(GABA),有些为兴奋性 P 物质。纹状体没有纤维直接到脊髓,它是通过网状脊髓束、红核脊髓束影响脊髓前角细胞的运动功能。丘脑底核、黑质也有纤维至红核,再作用于脊髓。

　　纹状体受制于皮质运动区,其功能为维持及调节身体的姿势和保障动作时必需的肌张力,并担负那些半自动性的刻板的及反射性的运动。如走路时两臂摇摆等联带动作、表情运动、防御反应、饮食动作等。大脑皮质 4S、8S 等抑制区的抑制性冲动经尾状核、壳核、苍白球、丘脑,到达运动区,释放症状如舞蹈症、手足徐动症等不自主运动。苍白球、黑质病变常产生肌张力增高及运动减少,并可出现静止性震颤(如帕金森综合征),新纹状体即尾状核、壳核病变常现舞蹈症、手足徐动症、扭转痉挛等。

大脑皮质运动区的精确协调复杂运动必须有锥体外系统和小脑系统参与,所有运动在接受感觉冲动后产生的反应,通过深感觉功能的动态感知使动作能够准确执行。

运动障碍表现为共济运动、锥体束受损症候(躯干及肢体肌张力增高、腱反射活跃或亢进、髌阵挛和踝阵挛、巴宾斯基征阳性等,痉挛性步态)、锥体外系受损症候(帕金森病样症候,面、舌肌搐颤,手足徐动症、扭转痉挛、舞蹈样动)。步态表现为偏瘫步态、痉挛步态(雀跃步态,剪刀步态)、共济失调步态即醉汉步态、慌张步态、跨阔步态、摇摆步态即鸭步。肌张力或增强或减低,锥体束损害出现折刀状肌张力增,又称痉挛性肌张力增强,锥体外系损害表现为齿轮状或铅管状肌张力增强。肌张力障碍是主动肌与拮抗肌间歇性不协调收缩或过度持续收缩引起的肢体不自主运动和姿势异常的一组疾病,包括局限型、节段型、多病灶型和全身型,尤其前两者如眼睑痉挛、斜颈、面肌痉挛等已经分别散见于其他部分。

按照本书所倡导的症候导向的神经定位,包括震颤在内的不自主运动也没有多大诊断上的优势,笔者只能先在下面各论中表述,留待临床验证。运动障碍包括痉挛、震颤、舞蹈、肌束震颤(放在最后部分)、手足徐动及扭转痉挛等,典型的运动障碍常为持续性,且无意识障碍,不易与癫痫发作混淆;但当运动障碍伴阵发性症状,或局灶性癫痫发作表现为孤立性肌张力障碍或癫痫持续状态出现持续性运动症状时,两者鉴别难度增加,姿势拮抗/感觉诡计有助鉴别。

近年来,运动障碍的结构影像学发展很快,大有中医取象比类思维的回光返照之势。CT/MRI可显示PD患者燕尾征消失、面包征、十字征、壳核裂隙征的MSA、如蜂鸟的PSP,甚至公式化如Evan指数大于0.3的NPH、皮层下绸带征的神经元核内包涵体病,PET显像在原发性PD鉴别诊断和诊断中具有价值。

运动障碍虽然难于识别,许多属于变性疾病,预后不佳,但其实部分有治疗价值,尤其如PD蜜月期的治疗。笔者致力于中医药和针灸的神经定位诊疗,针对运动和非运动症候分别进行定位治疗,尤其在PD和小脑共济失调等方面做了多年的探索。非药物治疗是运动障碍重要的替代治疗,包括重复经颅磁刺激(rTMS)应用脉冲磁场无衰减地通过颅骨作用于脑组织,从而对大脑和小脑的生物电活动、脑血流及代谢进行调节,改善脑功能状态,定位治疗靶点精准调控,治疗PD、小脑性共济失调等取得一定疗效。

第一节 共济失调

一、概述

完成运动需要主动肌、对抗肌、协同肌、固定肌的参与,肌肉之间协调配合即共济运动。共济失调即小脑、本体感觉及前庭功能障碍导致的运动笨拙和不协调,累及躯干、四肢和咽喉肌,引起身体平衡、姿势、步态及言语障碍。大部分共济失调很难治疗,但如早期亚急性联合变性、维生素E导致者可以治愈,故细化共济失调症的定位诊断,正是希望能有更多的共济失调疾病被治疗直至治愈。

前庭神经直接输入,也经前庭核、前庭小脑束输入至小脑绒球小结叶及双侧顶核。小脑从绒球小结叶发出纤维至顶核,再经顶核延髓束将冲动传递至前庭外侧核,通过前庭脊髓束支配脊髓平衡反射。

后索能够感知本体觉、振动觉、精细触觉,后索在内侧的薄束(T4以下,下半身),外侧的楔束(T4以上,上半身),起自脊神经节,假单级神经元的中枢支经后根内侧部直入后索,周围支至本体感受器(肌梭和肌腱)、精细感受器。后索病变可表现为:同侧肢体传导束型感觉障碍:薄束、楔束起源于同侧的脊神经节;深反射减弱或消失;本体觉和精细触觉消失:后索传导(触觉减弱,两点辨别觉消失);深感觉性共济失调(脊髓性共济失调),昂伯征阳性。

从脊髓输入的本体感觉分别经脊髓小脑后束、小脑下脚及脊髓小脑前束、结合臂终止于小脑蚓部,调节骨骼肌的张力与协同功能。脊髓小脑束分为后束和前束,分别位于外侧索周边的前后部,将下肢和躯体下部的深感觉信息(主要为肌腱、关节的深感觉)经小脑上下脚传至小脑蚓部皮层,与运动和姿态的调节有关。

小脑位于颅后窝,脑桥及延髓背侧,其间为第四脑室,通过上、中、下小脑脚与中脑、脑桥、延髓发生联系。上方为小脑幕,下方为小脑延髓池。小脑中线部分为蚓部,两边各有小脑半球,有许多沟又分为许多小叶。小脑表面灰质从外向内分为分子层、浦肯野细胞层及颗粒细胞层,内为白质由外侧向中线有齿状核、栓状核、球状核、顶核。输入小脑的纤维称苔状纤维,均终止于颗粒细胞层,颗粒细胞将冲动传输至分子层的篮细胞,再由篮细胞传递至浦肯野细胞。由小脑发出冲动均起自浦肯野细胞,终止于白质中齿状核等神经核,再从齿状核等发出纤维,离开小脑,经小脑上脚(结合臂)终止于对侧中脑红核,再由红核脊髓束交叉至本侧脊髓前角细胞(即小脑红核脊髓束),故小脑半球与身体是同侧关系。小脑发出冲动还经对侧红核、丘脑、皮质径路向对侧大脑皮质第4区、6区反馈。小脑性共济失调病灶不只位于小脑,经齿状核中继后的传出纤维受累也可表现,如中脑下丘层面(中脑下部)。小脑功能分三部分:前庭小脑控制躯体的平衡和眼球运动,脊髓小脑控制肌肉张力和运动的执行,大脑小脑参与运动计划和程序编制大脑皮层信息。大脑皮质通过额桥束及取道小脑中脚的脑桥小脑束支配对侧小脑。

SCA病理改变选择性累及某一区域,往往对称,主要累及小脑、脑干、脊髓,大体所见:小脑萎缩,重量减轻,小脑沟回变宽;脑干变小,萎缩;脊髓萎缩,颈段及以上胸段明显。镜下所见:小脑萎缩,重量减轻,小脑沟回变宽;脑干变小,萎缩;脊髓萎缩,颈段及以上胸段明显;神经细胞脱失:小脑皮层浦肯野细胞、颗粒细胞脱失,齿状核神经细胞脱失,小脑白质纤维及皮质脊髓束、脊髓小脑束、后索髓鞘脱失及轴索变性。橄榄小脑束、脑桥小脑束、桥横纤维、小脑脚髓鞘脱失及轴索变性。轴索增生,轴索球形成。SCA共同病理改变是小脑脑干脊髓变性和萎缩,各亚型有其特点。SCA1主要是小脑、脑干的神经元丢失,脊髓小脑束和后索受损,很少累及黑质、基底核及脊髓前角细胞;SCA2以下橄榄核、脑桥、小脑损害为重;SCA3主要损害脑桥和脊髓小脑束;SCA7的特征是视网膜神经细胞变性。浦肯野细胞是从小脑皮质发出的唯一传出冲动的神经元,浦肯野细胞轴突穿过颗粒层和白质到达深部小脑核团,浦肯野细胞损伤后可导致共济失调,可以引起 TNF-α 和 TGF-β2 表达异常。

共济失调其实是一症状群,步态不稳为最常见首发症状,步态为醉酒样或剪刀样,口齿不清可为爆发性言语或吟诗状言语,吞咽困难和饮水呛咳也较明显,其实是延髓部位支配肌肉协调运动障碍导致,书写为"书写过大症",眼球震颤分为水平性、垂直性、旋转性或混合性眼球震颤等,眼球运动障碍表现为核上性眼肌麻痹、注视麻痹、慢眼动等,震颤可表现为运动性震颤、姿势性震颤或意向性震颤,若伴有锥体外系损害,可出现静止性震颤。

共济运动检查:指鼻试验、对指试验、快复轮替动作试验、跟膝胫试验和闭目难立征,后者如闭眼睁眼难立则考虑小脑中线,而曼氏征是足跟接另一足足尖,呈"一"字步站立或行走,共济失调者站立或行走不能,为闭目难立征加强版。值得一提的是,关节运动觉和位置觉正确的做法应该是从两侧轻轻捏住患者的脚(手)趾(指),轻轻上下5°左右,正常人一般会很敏感,如果不行再扩大角度,直接放在拇趾上面向下压有时可能会产生歧义,甚至有些学者认为应先查在皮层的对应区域最小的第四脚趾,有助筛查。

二、定向诊断

1. 内分泌　甲状腺功能减退,桥本脑病:偶现单纯共济失调;糖尿病导致假性脊髓痨,糖尿病性共济失调主要为脊髓后根及后索损害,膝腱反射消失,深感觉包括位置觉及震动觉丧失,步态不稳。

2. 代谢异常 神经棘红细胞增多症:血中 β 脂蛋白减少或缺乏,青春期或成年早期,以共济失调为主,常染色体隐性遗传;维生素缺乏症包括维生素 E、维生素 B_1 和维生素 B_{12} 缺乏;枫糖尿病:常染色体隐性氨基酸病,间歇性的急性共济失调、嗜睡和癫痫发作;色氨酸加氧酶缺乏症,又称哈特纳普病(Hartnup disease):常染色体隐性氨基酸尿症,肠道吸收和肾小管再吸收色氨酸有缺陷及色氨酸过氧化酶缺乏而引起的色氨酸代谢障碍,表现为光敏性皮炎、情绪不稳定、共济失调、癫痫发作和间歇性发作症状。

3. 酒精中毒 过度饮酒急性小脑共济失调;韦尼克脑病(眼外肌麻痹、精神异常及共济失调);酒精中毒:与韦尼克脑病相同,姿势和步态共济失调可在几周或几个月内缓慢起病,也可突然起病,CT 上蚓部和小脑叶前部萎缩,硫胺素等 B 族维生素可改善症状。

4. 药物反应 特定药物过量或不良反应,如甲硝唑性脑病为治疗后几周内小脑功能障碍共济失调和构音障碍,精神状态改变和癫痫发作,MRI 双侧对称性 T2 加权高信号病变见于小脑齿状核、中脑、脑桥背侧、延髓背侧和胼胝体压部;抗惊厥药苯妥英钠导致小脑萎缩;抗肿瘤药;锂;胺碘酮等。

5. 一氧化碳中毒 导致小脑萎缩而小脑共济失调。

6. 重金属 如铅中毒、汞中毒等损害大脑皮质,使大脑额、颞、枕叶与小脑半球之间额桥束和颞枕桥束联系不能,导致大脑共济失调。

7. 免疫 毛细血管扩张性共济失调综合征,又称 Louis-Bar 综合征,原发性免疫缺陷病,常染色体隐性遗传,进行性小脑变性、眼结膜和皮肤毛细血管扩张及感染倾向等;谷蛋白共济失调:散发性共济失调,表现为步态性共济失调,上肢共济失调相对少见,部分合并眼球运动异常和构音障碍,GA 患者仅 10% 出现胃肠道症状,无麸质饮食可改善;HIV 阳性共济失调:继发于感染、血管或肿瘤的小脑损伤。

8. 儿科 急性共济失调中最常见小脑炎。

9. 感染 经常或首先影响小脑的传染性病原体包括李斯特菌、水痘-带状疱疹病毒、JC 病毒、克-雅病等。

10. 肿瘤科 病因不明的急性或亚急性共济失调,需除外副肿瘤综合征相关检查:抗 Yo 抗体(乳腺癌和卵巢癌)、抗 PQ 抗体(电压门控通道、肺癌)、抗 Tr 抗体(霍奇金病)、抗 Ri(乳腺癌)、抗 Hu(肺癌)等。

11. 精神科 躯体化表现的共济失调比较少。

12. 热射病 表现为小脑共济失调且对称性分布。

13. 线粒体病 急性共济失调定义:72 小时内发生运动协调性丧失,可为轴性的不协调运动,导致共济失调步态,或涉及四肢的不协调运动,见于卒中、感染、中毒、免疫介导、副肿瘤等。

三、神经定位

神经通路包括大脑皮层、间脑、脑干、小脑、脊髓、周围神经和/或前庭系统的异常均可致共济失调。以小脑、前庭、后索和额叶(包括额桥束损害)最明显,小脑又分半球的肢体共济失调和蚓部的躯干性共济失调。

1. 肌肉 马里内斯科-舍格伦(Marinesco-Sjogren)综合征:白内障、共济失调、侏儒和智能障碍,EEG 及肌活检示肌病改变,造影见小脑萎缩。

2. 后根 多发性神经根炎可出现共济失调伴感觉异常、肌张力减低、腱反射消失等,脊髓痨损害后根及后束,也可典型感觉性共济失调。

3. 颅神经 前庭神经:前庭性共济失调表现同侧症状,眩晕、呕吐、明显眼震,步态不稳,头位改变可加重,视觉可纠正,肢体共济失调不明显,没有语言障碍和深感觉障碍,腱反射正常,前庭功能中变温试验和旋转试验反应减退。如 Usher 综合征:色素性视网膜炎、精神发育不全或精神病、耳聋等常染色体隐性遗传疾病,表现为前庭性共济失调,无痉挛性麻痹。

4. **脊髓** 脊髓后柱损害深感觉障碍致共济失调即感觉性共济失调,双眼注视地面,举足高、开步大、闭目时加重、易倾倒。需与波及皮质脊髓束的遗传性痉挛性截瘫(HSP)相鉴别。

(1)后索:脊髓后1/3,导致精细触觉、振动觉、位置觉障碍,感觉性共济失调:步态不稳感,踩棉花感,夜间严重,龙贝格征(+),无明显眩晕,音叉振动觉和关节位置觉减退,腱反射减弱或消失,但没有钟摆样反射,眼震和语言障碍(一)。可见于脊髓亚急性联合变性、脊髓痨、MS、铜缺乏相关脊髓炎、维生素 E 缺乏、AIDS-脊髓病、弗里德赖希(Friedreich)共济失调、硬膜外或硬膜内血肿、脊髓后动脉梗死、笑气中毒、肾上腺脊髓病、酒精中毒、脊髓压迫等,影像可为八字征或小字征。

(2)脊髓半切综合征:皮质脊髓束损害现同侧上运动神经元瘫痪,后柱损伤导致同侧本体感觉和振动感丧失。脊髓丘脑束损伤导致对侧失去粗触、疼痛和温度感觉,对侧感觉缺失始于病变水平以下 2～3 个节段,脊髓丘脑束纤维在越过对侧之前至少上升 2～3 个节段,为同侧深感觉障碍。

(3)脊髓小脑束:脊髓小脑后束起自同侧 T1-L3 脊髓节段Ⅷ层的胸核;脊髓小脑前束主要起于双侧腰骶节段的Ⅴ～Ⅷ层的外侧部。这两束将下肢和躯干下部的非意识性本体感觉冲动以及皮肤触觉冲动传递至小脑皮质,其中前束所传递的信息与整个下肢的运动和姿势有关;而后束传递的信息可能与下肢个别肌肉的精细运动和姿势有关,两束损伤均导致下肢共济失调。

5. **颅颈交界** 阿诺德-基亚里(Arnold-Chiari)综合征:小脑扁桃体下疝畸形,小脑下部或同时有脑干下部和第四脑室之畸形,向下作舌形凸出,并越过枕骨大孔嵌入椎管内。Ⅰ型仅小脑扁桃体下移,扁桃体下缘低于钱伯伦氏线 5 mm 以上;Ⅱ型伴有四脑室部分或全部降入枕大孔以下;全小脑及四脑疝入枕大孔以下为Ⅲ型。

6. **颅后窝** 脑卒中、创伤、感染、肿瘤、前庭核受压或小脑蚓部累及,均可持续性平衡失调、行走困难、前倾或后倾。丹迪-沃克畸形:出生 6 个月内脑积水和颅压增高,伴小脑和颅神经麻痹;颅后窝肿瘤:原发性脑肿瘤如脑膜瘤和胶质瘤,继发于黑色素瘤、乳腺癌和肺癌的转移性肿瘤,可急性共济失调,儿童后颅窝脑肿瘤包括小脑星形细胞瘤和髓母细胞瘤,也可伴 ACA 和第四脑室出口梗阻的脑积水;其他如小脑病变、脓肿、动静脉畸形等。

7. **脑干** 后循环提供了脑干、小脑和枕叶皮质的供血。可见 Bickerstaff 脑干脑炎;后循环卒中最常见症状和体征有头晕眩晕、构音障碍、步态不稳、单侧肢体共济失调、眼球震颤。

(1)中脑:小脑联系纤维受损体征,也可小脑红核束及红核受损。克洛德(Claude)综合征:中脑背侧部大脑导水管附近,累及小脑上脚和红核,同侧动眼神经,对侧肢体共济失调。贝内迪克特(Benedikt)综合征:伴对侧肢体震颤、强直及同侧小脑性共济失调。诺特纳格尔综合征:中脑四叠体综合征,眼肌麻痹—小脑共济失调综合征,定位四叠体、中脑导水管周围和小脑蚓部,多见于肿瘤尤松果体瘤,也见于卒中等,表现单侧眼病变,受损同侧眼运动麻痹,常有注视麻痹,尤向上注视麻痹,共济失调步态,上肢运动不协调,也可对侧小脑共济失调,可合并嗜睡。

(2)中脑下部(中脑下丘层面):Wernekink 连合综合征:小脑齿状核发出神经纤维经过小脑上脚,在中脑导水管前方中脑下部旁正中区 Wernekink 连合交叉,至对侧红核后投射至丘脑(齿状核-红核-丘脑束),有双侧小脑功能障碍,伴或不伴眼肌麻痹及眼部体征。

(3)脑桥:孤立的脑桥综合征约占脑干梗死 20%,典型者多为纯运动性轻偏瘫及共济失调性轻偏瘫,同侧凝视麻痹和对侧核间性眼肌麻痹,多见于脑桥基底部,被盖部不常见。米勒-费希尔综合征(MFS):吉兰-巴雷综合征变异型,共济失调、眼肌麻痹、腱反射消失三联征,脑脊液蛋白细胞分离,可能为单纯定位在脑神经的急性脱髓鞘性病变,可见凝视麻痹,瞳孔对光和调节反射消失,对称的小脑性共济失调如肌张力降低、意向性震颤、间断性言语、眼球震颤和感觉障碍缺如或轻微,为小脑或小脑脑桥束、脊髓小脑束损害。

(4)脑桥和延髓:巴宾斯基-纳若特综合征:同侧小脑性共济失调、眼球震颤、瞳孔缩小、睑下垂、对侧上、下肢轻瘫和感觉障碍。

8. 间脑 丘脑除有共济失调尚有对侧自发痛及感觉障碍,感觉障碍明显而共济失调轻微。丘脑后部梗死:脉络膜后动脉,可能为迟发性的复杂运动过度综合征,包括共济失调。波及齿状核—红核—丘脑—皮质束,表现为共济失调性轻偏瘫。

9. 小脑 行走时两足基底增阔,跨步大,摇摆不稳,谓醉汉步态,分急性、慢性、间歇性和发作性。有关小脑的共济失调绝不单纯表现步态不稳,包括姿势和步态异常:站立不稳,步基宽,醉酒感,眩晕,视觉不能纠正;动作不协调:上肢重于下肢,远端重于近端,精细比粗大动作明显,辨距不良,意向性震颤、字迹笔画不匀、轮替动作笨拙、指鼻、跟膝试验不稳;言语障碍:唇、舌、喉肌共济失调所致的说话慢,含糊不清,声音抑扬顿挫或爆发式,所谓吟诗样语言和爆发性语言;眼肌共济失调:粗大眼震和其他复杂的眼球运动失调;肌张力减低:姿势或体位维持障碍,运动幅度大,较小力量可使不稳,小脑反击征,腱反射减弱,钟摆样反射;还有认知情感小脑综合征。小脑进一步定位分中线蚓部和小脑半球,或小脑与脑干、丘脑、脊髓(脊髓小脑侧束)、前庭小脑束和小脑前叶等联络结构的投射纤维。

(1) 小脑蚓部:躯干和双下肢的共济失调,为双下肢肌张力减低,站立不稳,蹒跚步态;两上肢肌张力可减弱,但共济失调不明显。常见中毒性病变和酒精性小脑变性。

(2) 小脑半球:病变同侧肢体小脑功能障碍,如指鼻试验、对指试验、跟膝胫试验不稳、不准;步态不稳,易向病侧歪斜或倾倒。

(3) 小脑弥漫性:口齿不清,呈吟诗样或爆发性语言,多有眼球震颤;四肢及躯干均小脑功能障碍。急性小脑炎:任何引发脑膜脑炎的细菌感染导致小脑炎,包括急性小脑共济失调;获得性免疫缺陷综合征:与肺炎链球菌、EB 病毒单纯疱疹病毒和弓形体病有关;鲁德(Rud)综合征:小脑性共济失调、慢性周围性神经炎、色素性视网膜炎等常染色体遗传疾病,屡有鱼鳞癣,脑脊液呈细胞蛋白分离现象;自身免疫性脑炎:自身免疫性小脑共济失调;副肿瘤性小脑变性:与卵巢和乳腺、小细胞肺癌和霍奇金淋巴瘤的肿瘤相关,急性或亚急性发作,眩晕、头晕、呕吐恶心,数周至数月内迅速步态共济失调、躯干和肢体共济失调、构音障碍和眼球震颤,尤其卵巢畸胎瘤可能是副肿瘤引起眼阵挛共济失调综合征,定位小脑顶核。引起急性共济失调还包括莱姆病、惠普尔(Whipple)病、曲霉菌病、JC 病毒、梅毒和克雅病等。亚急性共济失调与 JC 病毒感染有关。

慢性小脑共济失调包括遗传性共济失调、常染色体显性遗传性脊髓小脑共济失调、常染色体隐性遗传、线粒体共济失调、X 染色体共济失调及散发或获得性小脑共济失调、MSA、免疫介导性共济失调(MS、副肿瘤综合征等)、感染/感染后疾病(小脑脓肿、小脑炎等)、颅脑创伤、新生性疾病(小脑肿瘤、转移性肿瘤)等。

(4) 小脑脚:192 名脆性 X 相关震颤/共济失调综合征家系研究,以意向性震颤和小脑性共济失调为主,MRI 小脑中脚对称性 T2 高信号。

小脑卒中:20% 小脑卒中有血肿效应,小脑缺血主要在小脑后下动脉、小脑前下动脉和小脑上动脉,椎动脉夹层可表现眩晕、构音障碍、共济失调、视野丧失或复视,近端局部压迫可致第Ⅸ、Ⅹ 和Ⅻ 对颅神经麻痹。

MS:共济失调、构间障碍和意向性震颤之夏科三联征。

发作性共济失调:即周期性共济失调,常染色体显性遗传,发作性眩晕、共济失调和眼球震颤,发作持续数秒或数周,分为Ⅰ型伴肌纤维颤搐,Ⅱ型伴眼球震颤,阵发性舞蹈手足徐动症伴发作性共济失调。

橄榄脑桥小脑萎缩(OPCA):遗传性与散发两类,橄榄体脑桥基底核和小脑半球,脊髓后索和脊髓小脑束也受累,中年起病的小脑性行走困难,后影响上肢并构音障碍,有时头和躯干静止性震颤,常无眼球震颤。

肌阵挛性小脑协调障碍:齿状核红核萎缩,肌阵挛,伴或不伴癫痫大发作,肢体共济失调较躯干共济失调明显,上肢较下肢重,严重者两手向前伸直时呈扑翼样震颤,肌阵挛性癫痫。

10. 基底节　卒中最多。特发性基底节钙化,又称法尔(Fahr)病;Fahr 综合征:钙磷代谢异常有关的甲状旁腺功能减退或假性甲状旁腺功能减退,占基底核钙化 2/3 左右。Fahr 病和 Fahr 综合征病程长有多次发作性手足抽搐史,有舞蹈、手足徐动或帕金森病样表现、小脑性共济失调,头颅 CT 双侧小脑、基底节区钙化。

11. 大脑皮层

(1)颞叶:颞中回和颞下回:对侧躯干性共济失调,深部病变合并同向上 1/4 象限缺损。

(2)额叶:额叶性共济失调:对侧起立、步行困难,下肢可有失用症,站立时后倾,视觉不能纠正,伴额叶释放症状如精神症状、吸吮反射。快乐木偶综合征:严重智力障碍、发育迟滞、共济失调、癫痫、语言缺失、自闭并伴怪异大笑等,又称快乐木偶症。

(3)顶叶:对侧肢体或肢体一部分共济失调明显,但深感觉障碍轻微,旁中央小叶损害有小脑症状及尿便障碍。

四、神经电生理定位

揭示伴随的周围神经、后索、锥体束和脑干病变,了解不同类型共济失调的表现型。我们将神经电生理技术引入 SCA 诊疗领域,对其神经功能障碍等进行诊疗评估。经颅磁刺激(TMS)中小脑脑抑制(CBI)可能是评估小脑皮质功能的测量方法。

SCA 神经电生理学检查作为临床补充,相对客观,包括体感诱发电位、听觉诱发电位、视觉诱发电位、眼震电图、神经肌电图等,各类 SCA 的诱发电位异常率不同,史庭慧等分析 36 例 SCA 中至少存在 1 种以上诱发电位异常,磁刺激运动诱发电位(MEP)、BAEP、胫后神经与正中神经体感诱发电位(tSEP,mSEP)异常率分别为 83.3%、88.9%、80.0% 和 62.5%,不同类型小脑共济失调的诱发电位异常率不同,各型 BAEP 异常率普遍较高,OPCA 的 MEP 与遗传性痉挛性共济失调的 tSEP 异常率也很高。MEP 刺激皮质所记录到的双峰波,多相波以及波宽增加,表明皮质运动神经元的异常放电。MEP 和事件相关电位(ERP)作为运动和认知的评估手段应用于 SCA,我们对 SCA 的 ERP 检测,16 例中有 12 例异常,ERP 治疗前后 P_{300} 波幅↑和潜伏期缩短($P<0.001$);同时用 MEP 评估头皮针结合中西医结合疗效,并分级记分治疗前后的评分对比,研究 SCA 运动神经电生理功能的变化,发现针灸可促进 SCA 患者 MEP 恢复。

经颅直流电刺激(tDCS)和经颅磁刺激(rTMS)均可改善共济失调,尤其小脑卒中后共济失调。经颅磁刺激可增加小脑的血流量,对躯干共济失调有一定的改善。2007 年始笔者开展 rTMS 治疗 SCA。

五、神经影像定位

影像学信号验证共济失调的临床定位,脑部和脊髓 MRI 不同特征性影像学改变有助于共济失调表现疾病的定性。

SCA 之 CT/MRI 显示小脑或脑干萎缩,部分颈髓萎缩,鉴别诊断意义更大。矢状位 MRI 排除颅颈交界畸形如阿诺德-基亚里畸形,十字征(Cross Sign)即 MRI 的 T2 脑桥十字形异常高信号影,多见于 OPCA。某些 SCA 脑磁共振波谱(MRS)小脑 N-乙酰天门冬氨酸/肌酸和 N-乙酰天门冬氨酸/胆碱比值显著降低,部分患者 SPECT/PET 显示小脑、脑干、基底节等局部脑血流量、氧代谢率和葡萄糖代谢率显著降低,SCA1、SCA2、SCA3 和 SCA6 多巴胺转运 PET 研究,各自特异性生化改变,SCA2 减少最明显。

脊髓 MRI 呈 T1 低信号、T2 高信号,T2 像上贯穿颈髓、胸髓的脊髓后索异常高信号,增强 T1 像轻度高信号,尤其亚急性联合变性的磁共振表现圆点征,以后索受累为主;小字征:后索及侧索均受累;三角征、八字征即反兔耳征或倒 V 字征,均以后索受累为主。

六、基因诊断

由于高通量测序的基因检测普遍开展,同时对多个、几十个甚至上百个基因检测成为可能,基因检测策略:首先考虑遗传方式,然后考虑伴随症状。如为常染色体显性遗传,首选分析 SCA,按发病率高低首先筛查 SCA3、SCA2、SCA1,再次筛查 SCA6、SCA7、SCA8、SCA36、SCA35,如伴有视网膜色素变性首先分析 SCA7,再分析其他亚型;如为发作性,首选分析 EA,以 EA2 最常见。如为常染色体隐性遗传,按发病率首选分析常见的 AT,其次筛查 AOA1、AOA2、SACS、SCAR16 等。另外,可按不同伴随症状选择检测基因。

散发病例中,大部分由酒精中毒等环境因素引起,某些病例由于家族史不清楚如遗传早现造成子代先于亲代发病、新生突变等归为散发性,仍需进行基因诊断。筛查 SCA3/MJD,再依次筛查 SCA6、SCA2、SCA1 等。

1. 按遗传方式分类

(1) ADCA:包括 SCA 和发作性共济失调(EA),SCA 还包括齿状核红核苍白球路易体萎缩;根据 Harding 分型 ADCA Ⅰ、ADCA Ⅱ 和 ADCA Ⅲ。

(2) ARCA:以共济失调为主要特征,如 FRDA、AT 等,和同时伴共济失调类型如朱伯特(Joubert)综合征等。

(3) X-连锁小脑性共济失调:包括肾上腺脑白质营养不良、脆性 X 相关震颤/共济失调综合征等。

(4) 线粒体遗传小脑性共济失调:包括肌阵挛性癫痫伴破碎红纤维综合征、线粒体脑肌病伴乳酸血症和卒中样发作综合征等。

2. 按病因临床表现及分子遗传学类型分类 先天性共济失调:包括朱伯特综合征、丹迪-沃克综合征等;代谢障碍性共济失调:包括 β 脂蛋白缺乏症、AVED 等;DNA 修复缺陷性共济失调:包括 AT、AOA1、AOA2 等;退行性共济失调:SCA、FRDA 等。

七、中西医结合神经定位诊疗

1. 中医分期定位诊疗 SCA 病位在脑,运动协调与肾、脾、肝密切相关。

骨繇与脊髓小脑性共济失调(SCA)临床表现基本相符,掉摇、脉痿之称,差之远矣。《灵枢·根结》曰:"枢折即骨繇而不安于地,故骨繇者取之少阳,视有余不足,骨繇者节缓而不收也,所谓骨繇者摇故也。""繇"通"摇",故骨繇又称骨摇,骨节弛缓不收、动摇不定,足能伸而行不稳,手能举而抓不准。

SCA 本虚标实,因虚致瘀,虚实夹杂,本虚同时可兼痰瘀之象,常见证型有肾虚血瘀、痰瘀阻络等,治则以补肾健脾、益精填髓、活血化瘀祛痰等辨证施治。不同基因亚型的 SCA 与中医证型可能存在相关性,程楠等研究 SCA 基因型与中医证型关系,59 例家族性或散发性 SCA 中,17 例检出 SCA3 基因亚型,7 例 SCA1 基因亚型,表现为肾精亏虚、脾肾两虚、肝肾阴虚、肾虚血瘀 4 型,以肾精亏虚和脾肾两虚型为主,其中 SCA3 基因亚型与脾肾两虚型相关,SCA1 基因亚型与上述证型均无相关性。

(1) 小脑-肾:肾精不足为基本病机,肝肾亏虚和脾肾亏虚是最常见证候,补肾填精可为治疗重要切入点,可偏重补益肝肾或脾肾,辅以涤痰通络。20 多年来,笔者运用以滋阴补肾为主中西医结合综合治疗 SCA 有效。陈金亮等以补肾填精、调补奇经法治疗脊髓型遗传性共济失调,总有效率 89.29%。右归丸加味短期可有效改善遗传性共济失调患者症状,25 例治疗后姿势和步态障碍、动态功能、语言障碍和眼球运动障碍症状均有显著改善。单方验方:香茸丸(鹿茸、当归、麝香、生川乌、雄羊肾);振颓丸(人参、白术、当归、马钱子、乳香、没药、蜈蚣、穿山甲);北京友谊医院薄树芝制剂(灵芝抱子粉和人工发酵培养薄树艺菌丝体)肌内注射,每日 1 次,每次 1 g,4 例 Marie 共济失调均好转。

(2)前庭-脾:《素问·太阴阳明论》曰:"四肢皆禀气于胃,而不得至经,必因于脾,乃得禀也。"脾主运化水谷精微,化生气血,充养四肢,脾运化的水谷精微来营养四肢,肾为先天之本,脾胃为后天之本,脾肾先后天互相滋养,而四肢稳健。SCA 虽然定位小脑脊髓,可从脾而治,多本虚标实,因虚致瘀,虚实夹杂,本虚兼有痰瘀之象。朱运斋对 30 例 SCA 从瘀立论辨证施治,也认为多属虚中夹实之证,采用益气健脑、活血化瘀治法,以黄芪补气为主,水蛭、川芎化瘀。卢明等对 3 例遗传性共济失调辨证气血亏虚,以大剂补气药治疗均明显缓解。

(3)后索-肝肾:脊髓与脑同源而功用有异,《素问·六节藏象论》曰:"肝者……其充在筋。"肝之气血充盛,筋膜得其所养,则筋力强健,运动灵活。《素问·灵兰秘典论》曰:"肾者,作强之官,伎巧出焉。"路凤月等从肾论治探析脊髓型遗传性共济失调,以填精益髓法治疗取得良效。

(4)额叶-肾:多本虚标实,《灵枢·海论》曰"脑为髓海",《素问·阴阳应象大论》曰"肾生骨髓"。《素问·逆调论》云"肾不生则髓不能满"。肾乃先天之本,藏精,主命火,主骨生髓,若先天肾精不足,致肾精亏虚,髓海失充,筋骨虚损,是以四肢失于自主,步履不稳,手不能持物。

(5)顶叶:很大一部分是脑血管病变,血瘀之象为主。赵洪用中西医结合治疗 120 例卒中后共济失调患者,总有效率 91.67%。马其江等采用针药结合治疗脑梗死共济失调 48 例,痰阻血瘀是病机,化痰逐瘀法总有效率 91.7%。

2. 针刺治疗　针刺治疗卒中所致共济失调报道较多,取得一定临床疗效,但针对小脑变性尤其 SCA 不多。针灸治疗 SCA 首见 1964 年,多为个案报告,较大样本的深入观察要 1990 年后,以头针为主,或单用头针,或头体针结合。

(1)卒中后小脑共济失调:大部分研究集中于此,但文献中共济失调的神经定位多语焉不详,甚至可能与共济失调的定义有所偏离。透穴刺法治疗中风后小脑性共济失调技术是适宜技术;石学敏团队针刺治疗共济失调取得良效,运用内关、人中穴为主穴配合颅后窝排刺治疗共济失调,内关穴是于厥阴心包经之络穴,为八脉交会穴之一,人中穴又名鬼宫、鬼市,为督脉经穴位,能沟通任督阴阳经气以协调阴阳,同时督脉入属于大脑,故针刺可开窍启闭,宁心安神,平衡区是小脑在头皮解剖投影区,针灸治疗小脑共济失调首选治疗区;张玉莲等采用头针及项七针治疗中风后共济失调,102 例总有效率 76%,其调理髓海,取穴选调衡三针、调运三针、调颤三针及风池、风府、完骨、天柱、C3 - C6 夹脊穴为主,手法控制感传,直达病所;王重新等用头体针结合治疗中风后共济失调 60 例,头针取穴舞蹈震颤控制区、运动区、平衡区等,有效率 100%。

(2)小脑变性共济失调:比中风后共济失调疗效差很多,临床实践也罕见。我们运用头皮针治疗 SCA 主穴:平衡区、感觉区、运动区、语言Ⅰ、Ⅱ、Ⅲ区,配穴:额顶带(前 1/4 和后 1/4)、顶颞带、顶枕带,额顶带位于神庭至百会穴左右各旁开半寸处的一寸宽带,将全带由前至后分为 4 等份,顶颞带位于前顶穴至头维穴,向前后各旁开半寸的条带,顶枕带自百会穴至脑户穴连线左右各旁开半寸的一寸条带,抽提法(紧插慢提相当于补法)。笔者自 20 世纪 90 年代始研究小脑共济失调,报道 5 例确诊 Marie 共济失调患者,运用滋阴补肾方剂和头皮针,结合复方氨基酸和丁螺环酮等,进行治疗前后分级记分的评分比较,结果 5 例中 4 例均不同程度改善,其评分均有减少,尽管样本小,但为中西医结合治疗小脑变性共济失调提出新的思路。晚近,笔者鉴于艾滋病鸡尾酒疗法,进行 SCA 鸡尾酒疗法包括滋阴补肾中药、头皮针、氨基酸、丁螺环酮和 rTMS 综合治疗,对 SCA 有一定疗效,为脊髓小脑性共济失调治疗提出新思路,7 例确诊的 SCA 患者均运用滋阴补肾方剂和头皮针,结合 rTMS 和丁螺环酮等治疗,并按遗传性共济失调级数记分法分级记分,进行治疗前后的评分对比,7例中5例均不同程度改善,其评分均有不同程度减少。

(3)脊髓共济失调:脊髓为伤及督脉,致使气乱血逆,痰瘀阻滞经络,气血不能温煦濡养肢体所致。病机为督脉枢机不利,气为血帅,血为气母,活血化瘀、温阳通络、补肾益气是治则,督脉取穴为主,辅以夹脊穴。

(4)神经定位针刺治疗思考与实践:从多数中医诊疗文献中,很难从神经定位上获得借鉴,但基于临床rTMS治疗的有效性和神经定位理论基础,改良传统的头皮针取穴方法和体针取穴规律,笔者初步形成共济失调的针灸定位治疗规范,当然传统取穴还是保留。与共济失调相关经脉走行主要涉及督脉、足太阳经、阴阳跷脉,《难经·二十八难》曰:"督脉者……起于下极之腧,并于脊里,上至风府,入属于脑。"《锦囊密录》:"脑为元神之府,主持五神,以调节脏腑阴阳,四肢百骸之用",督脉通髓达脑,与多经交会,并将脏腑之精气向上转输于脑;足太阳膀胱之脉于《灵枢·经脉》:"膀胱足太阳之脉……从巅入络脑。"经脉所过,主治脑络;跷脉有跷捷轻健之义,具交通一身阴阳之气和调节肌肉运动的功能,主司肢节运动,故运动之舒缩协调责之于二跷脉,可改善肢体之舒缩功能。依据共济失调病理解剖学分为脊髓、小脑、大脑、脑干、前庭五个定位。

1)小脑:如SCA、小脑卒中。① 小脑半球:头皮针双侧枕上旁线和枕下旁线,均属足太阳膀胱经,适于小脑半球病变所致平衡障碍。② 小脑中线:头皮针枕上正中线,位于枕部,为枕外隆凸上方正中的垂线,自强间穴至脑户穴,属督脉,主小脑蚓部病变。

2)脑干:头皮针取顶中线、顶颞前斜线、顶颞后斜线,如橄榄-脑桥-小脑变性(OPCA - Menzel型)、小脑-橄榄萎缩(Holmes病)。病案:张某,女,68岁,步态不稳6年,夜间双下肢蚁行感3个月。2021年7月5日颅脑MRI平扫+DWI+MRA:小脑萎缩。临床诊断OPCA;不安腿综合征,给予左旋多巴治疗RLS缓解,共济失调也有好转(图11-1-1)。

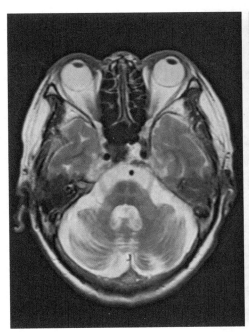
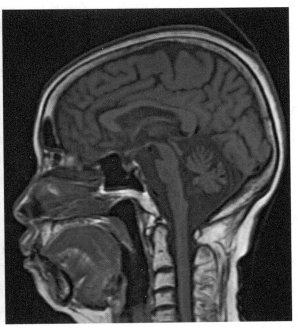

图11-1-1 OPCA患者脑桥十字面包征

3)大脑:主要是卒中。① 大脑顶叶:头皮针取顶中线、顶旁1线、顶旁2线。② 大脑额叶:头皮针取额中线、额旁1线、额旁2线和额旁3线。

4)脊髓:脊髓的共济失调如弗里德赖希共济失调。① 脊髓小脑束:头皮针枕上旁线和枕下旁线,夹脊穴电针。② 脊髓后索:头皮针枕上正中线,夹脊穴电针。

5）前庭。① 前庭周围：由内耳至前庭神经的病变所致,如前庭神经元炎。取百会、风池、合谷、太阳、听宫、翳风、合谷、足三里、丰隆等。② 前庭中枢：前庭神经核及其脑桥前庭神经核病变所致,取督脉所属大椎、百会、神庭、水沟及四神针等。

3. 中医诊疗脊髓小脑性共济失调（SCA）的实践和思考　SCA＝骨摇吗？骨摇指骨节弛缓不收、动摇不定,足能伸而行不稳,手能举而抓不准,乃协调性而非肌力减退。肾为先天之本,藏精主骨,先天禀赋不足,骨痿而致畸形,多年肾气虚衰,肾督阳虚,支撑无力,以致站立时身体前倾或作左右摇晃,而成骨摇之症;肾虚且肾生髓通脑,肾虚则脑髓炎充,筋骨失荣,脑散动觉之气,无气则肢动失常,甚则痿躃不用;肾精不足为基本病机,系筋、骨、肌肉之病。肝主筋、肾主骨、脾主肌肉,故 SCA 涉肝、脾、肾三脏,肝肾亏虚证和脾肾亏虚证是最常见证候,其中肝肾亏虚易合并痰瘀阻络证,肾虚脑萎乃其本,涉及肝、脾两脏,病分阴虚、阳虚,尤以阴虚风动。李如奎以《济生》肾气丸加减组成温肾补脾为主治疗小脑共济失调 20 例,观察半年至 1 年,病情稳定,认为主因为肾亏。

（1）骨摇的分期辨证：笔者观察到 SCA 症候是动态变化过程,中西医病理改变变决定临床表现每期各异,也是中医分期辨证研究的缘起,结合影像和电生理检查等,参照病程和病理改变,提倡按中医症候改变分三期辨证,治疗 SCA 也是动态过程。

1）早期：肾阴虚,阴虚风动之象（浦肯野细胞减少和 5 - HT1A 受体↓）,表现腰膝酸软、盗汗、神疲口燥,舌形瘦而干色红绛,苔少,脉细数。镇肝熄风,滋阴潜阳,予镇肝熄风汤。

2）中期：肾精亏虚（小脑、脑干和脊髓变性和萎缩）症见四肢无力,足胫力劣（骨痿）,耳鸣,发脱,齿松,健忘,舌淡苔少,脉沉细。滋阴补肾,填精益髓,予左归丸加鹿角胶、紫河车等血肉有情之品。

3）晚期：阳虚日渐,可见畏寒,面体少色,手足冷,骨节痛,舌淡嫩,形胖,舌苔白,水滑,脉沉迟,其时如有直立性低血压外,尚伴无汗、阳痿等自主神经障碍,自主神经障碍的病理改变：如脊髓中间外侧柱节前交感神经元明显减少有弥漫性变性,骶 2～4 节段 Onuf 核细胞完全消失,交感节和节后纤维也变性。部分 SCA 可出现 SSR 异常,我们检查 16 例 SCA 患者的 SSR,晚期 SCA 患者 SSR 异常率高,此期可以温补肾阳,加肉苁蓉、附子、巴戟天、鹿茸等,SSR 异常率与阳虚有关吗？同时注意 BBB,引经药物如冰片、五灵脂等非传统引经药物使用。

病案：蔡某,女,42 岁,步态不稳 10 余年加重 3 年。10 余年前步态不稳,口齿欠清,病初可自行外出,常服用丁螺环酮片、辅酶 Q10、维生素 E、茴拉西坦等。近 3 年自觉症状逐渐加重,行走明显不稳,需双拐支撑或由人扶持,多次摔跤,饮食易呛咳。查体：神清,口齿欠清,反应略慢,上肢轮替试验不能,指鼻试验（＋）,快复差,跟膝胫差,眼震（＋）,四肢腱反射活跃,左侧巴宾斯基征（＋－）,双下肢肌张力增高,右上肢肌力 5 - 5 - 5 - 4,左上肢肌力 5 - 5 - 4 - 4,双下肢肌力 4 - 4 - 4 - 4,舌红少苔,脉细。中医诊断：痿病-肝肾亏虚,髓枯筋痿证;西医诊断：SCA3。方药：小蓟 15 g,生山药 20 g,熟地黄 30 g,北沙参 10 g,墨旱莲 30 g,麦冬 9 g,石斛 15 g,石菖蒲 9 g,锁阳 15 g,炒枳壳 15 g,黄芪 30 g,泽泻 20 g,草豆蔻 9 g,焦神曲 15 g,玄参 18 g,天冬 5 g,炙黄芪 30 g,牡丹皮 15 g,瘪桃干 15 g,琥珀（吞）2 g,7 剂。熟地黄、山药、牡丹皮、泽泻共奏滋阴补肝肾,墨旱莲、玄参、天冬、麦冬、石斛养阴清热,黄芪补气,草豆蔻、石菖蒲祛湿,焦神曲护胃,瘪桃干止汗,小蓟、琥珀宁心安神助眠。复方氨基酸静脉滴注补充 5 - HT,丁螺环酮 10 mg,每日 3 次。二诊病情同前,仍口齿欠清,发音含糊,饮食易呛,夜间汗出,可扶双拐行走。查体舌脉同前,方药加冰片 0.1 g,锁阳 15 g,草豆蔻 9 g,牡丹皮 15 g,14 剂。按：Marie 共济失调均以肾阴虚之象为显,日久阴损及阳,可致阴阳两虚。其系先天不足,肾阴亏虚,致肝阴不足而筋脉挛急,阴虚风动则手足震颤;肾虚亦使脾失健运,肢体痿弱不用,是谓"肉痿";肾虚则脑髓不充,眩晕、神呆诸症渐现;肾主骨,为作强之官,不足可为"骨痿"。运用滋阴补肾法配合针灸治疗有一定疗效。

（2）骨摇的中医膏方治疗：由于 SCA 病程漫长,不可能一直服中药,又以虚为本,膏方"阴平阳秘,以衡为补",体现中医整体观念,补虚和治病兼顾,加血肉有情之品,是谓荤膏,含有动物胶,多属温补之剂,叶天士云:"夫精血皆有形,以草木无情之物为补益,声气必不相应,桂附刚愎,气质熊烈……血肉有情,栽培身内之精血,多用自有益。"笔者常用血肉有情之品紫河车、鹿角类(鹿茸、鹿角等)、胶类(阿胶、龟甲胶、鹿角胶等)、乳类(人乳、牛乳等)、髓类(猪、牛、羊等之脊、骨髓)、肉类(牛、羊、驴等)、乌鸡、海参、海马。病案:严某,女,72 岁,SCA3,2005 年发病,一直在治疗中,其妹有相同症状,连续 10 年服用填精补髓膏方,病情稳定,直到 2016 年因其他疾病去世。中医药治疗 SCA 评述:早发现,早治疗,把握最佳治疗时机,分期中医辨证论治,延缓衰退,保持生活质量,副作用相对较小。但中医治疗虽可缓解共济失调,但治疗周期长,见效慢,对症治疗缺乏手段,中药脑保护作用有待证实。

(3) 量表评估:SCA 的临床评估工具有世界神经病联合会国际合作共济失调量表(ICARS)、弗里德赖希共济失调评定量表、遗传性共济失调分级记分法。ICARS 主要针对小脑运动协调功能,对认知损害、自主神经改变、构音和眼球活动评定比较薄弱。中西医结合治疗 5 例 Marie 共济失调,进行分级记分对比,4/5 不同程度改善,评分积分均减少。

4. SCA 西医学诊疗　目前尚无完全阻止病情进展方案,尚无有效病因治疗,临床以对症和支持治疗为主,许多药物治疗方案缺乏循证医学证据,以临床经验治疗为主,主要目标是减轻症状、延缓病情进展,改善日常生活自理能力。

(1) 病因治疗:$5-HT_1A$ 受体激动剂丁螺环酮、坦度螺酮可改善小脑共济失调症状,有效改善部分轻中度共济失调症状,严重者无效,对下肢稳定性、肢体活动协调功能改善大,站立稳定性提高和站立时间也显著延长,平衡能力和姿势反射效果尤佳。20 世纪 90 年代有促甲状腺激素释放激素(TRH)治疗 SCA 的报道,TRH 从下丘脑提取,控制促甲状腺激素(TSH)分泌,广泛存在 CNS 内包括小脑,TRH 可改善共济失调步态,保持觉醒,改善抑郁情绪,2000 年 7 月醋酸他莫昔芬片在日本上市,是世界上第一个批准的口服 TRH,但笔者大部分使用过的患者觉得效果不明显。烟碱型乙酰胆碱受体激动剂可改善 SCA 行走能力,伐尼克兰(Chantix)治疗 SCA3 有效,因 SCA 有黑质变性,Chantix 促使多巴胺释放。氨基酸类:治疗 SCA 有短期疗效,N-甲基-D-天冬氨酸(NMDA)受体变构激活剂 D-环丝氨酸可部分改善躯体共济失调症状,支链氨基酸如亮氨酸、异亮氨酸等可部分改善 SCA6 小脑症状,尤对 SCA6 型显著,中等剂量更有效,徐书雯等对 16 例 SCA 患者 CSF16 种氨基酸浓度测定,天冬氨、组氨酸、甘氨酸、酪氨酸、谷氨酸、缬氨酸比对照组明显降低。

(2) 对症治疗:SCA 伴肌阵挛者可首选氯硝西泮,但有治疗矛盾。SCA 伴 RLS 比例也很高。病案:刘某,女,48 岁,步态不稳 5 年,夜间双下肢莫名不适感 1 个月。2021 年 11 月 5 日颅脑 MRI 平扫+DWI+MRA:小脑萎缩。临床诊断小脑共济失调;不安腿综合征,给予左旋多巴治疗 RLS 缓解,共济失调也有好转。

(3) 不确定的 SCA 治疗:扩张血管和改善循环的烟酸,环扁桃酯,己酮可可碱;神经元活化药有胞二磷胆碱,吡硫醇,吡拉西坦,阿米三嗪萝巴新片,辅酶 Q10;神经保护剂艾地苯醌、丁苯酞、海藻糖等。利鲁唑可部分改善症状,组蛋白去乙酰化酶抑制药有一定治疗作用,B 族维生素、维生素 E 等疗效不确切,但选择性维生素 E 缺乏性共济失调者首选维生素 E。疑似 GA 应尽早无麸质饮食治疗,严格无麸质饮食后血清抗体持续阳性者则无麦饮食。

(4) 非药物治疗:神经康复中步态不稳者可通过持续平衡功能锻炼予以改善,构音障碍者可通过言语训练矫正发音;rTMS 可部分改善共济失调症状。

(5) 基因治疗和干细胞移植治疗:广阔前景,有待于应用临床。

(6) 经颅磁刺激(rTMS)治疗 SCA:促进轴突再生和突触重塑,修补受损 DA 转运通路,增加 DA 转运,改善躯干共济失调,增加小脑血流量。低频 rTMS 可缓解 SCA 症状,Takata 等对 31 例 SCA 包括

SCA6、小脑皮质萎缩（CCA）、MSA 行枕部 rTMS（0.2 Hz，8 线圈，100％输出，150％～300％静息运动阈值，每日 30 次，连续 8 周，每周 3 日，共 720 次）治疗，治疗前和治疗后 8 周平均 ICARS 评分 44.1 和 40.1，SCA6 组改善程度高于其他组，但统计学不显著。我们治疗 6 例 SCA（2 例 SCA1，3 例 SCA3，1 例肌阵挛性小脑协调障碍，即 Ramsay-Hunt 综合征），靶点为双侧枕叶小脑区，小脑/枕叶皮质低频 rTMS（小脑和枕部 20 分钟，1 Hz，rTMS，28～30 日），结果 3 例 SCA3 和 1 例 SCA1 近期效果满意，1 例 SCA1、Ramsay-Hunt 综合征效果差。病案：沈某，女，40 岁，SCA1，1995 年发病，rTMS 治疗后短暂缓解，2018 年去世。

八、其他相关疾病的共济失调诊疗

1. OPCA　病案：唐某，女，46 岁，发音含糊伴步态不稳半年，否认家族史。神经系统检查：发音含糊，步态不稳，龙贝格征（＋），未见眼球震颤，左上肢快复差，双上肢指鼻差，跟膝胫试验差，苔薄腻尖红，脉小数。诊断为 OPCA，丁螺环酮 5 mg，每日 2 次，艾地苯醌 60 mg，每日 3 次，辨证为肝肾阴虚，拟虎潜丸加减。同年 6 月 20 日复诊，诸症明显好转。

2. 遗传性共济失调中西医结合治疗　SCA 是一组以小脑共济失调为主要临床表现的遗传性神经系统退行性疾病，也称遗传性共济失调（HA），病变部位：脊髓、小脑、脑干。已发现 60 多种 SCA 亚型，SCA3 最常见。对 77 个常染色体显性小脑共济失调家系进行 CAG 重复扩增分析，以确定 SCA1、SCA2、SCA3 和 SCA6 型原因，慢眼跳、反射减退、肌阵挛和动作震颤提示 SCA2；SCA3 共济失调，复视、严重痉挛或明显周围神经病变，及温度辨别能力受损；SCA6 主要为小脑综合征，多 55 岁后发病。SCA1 运动诱发电位的外周和中枢运动传导时间显著延长。MRI 扫描显示 SCA1 和 SCA2 脑桥和小脑萎缩；SCA3 的第四脑室扩大是萎缩的主要原因；SCA6 在 MRI 为单纯小脑萎缩；4 种 SCA 亚型多重叠。

中西医结合治疗 SCA 在艰难探索中，以小脑病变为主的 SCA 一般认为缺乏疗效，临床对其普遍持悲观态度，尚无有效病因治疗，以对症和支持治疗为主。亟待建立的中西医结合 SCA 诊疗评估体系，在基因治疗应用临床遥遥无期的现时，积极探索 SCA 的评估和中西医结合治疗手段，尚有其现实意义。笔者运用滋阴补肾方剂和头皮针结合复方氨基酸、丁螺环酮等方法治疗取得一定疗效。

（1）临床资料：5 例中女性 3 例，男性 2 例，年龄 38～57 岁，平均 46 岁；病程 2～6.5 年，平均 4.26 年；2 例明显家族遗传史，其中 1 例其家系中有三代 9 例外显。5 例均符合下列诊断标准：缓慢起病呈进行性病程；肢体、姿势、步态共济失调或/和平衡障碍（小脑半球及蚓部）；构音障碍或/和吞咽功能障碍；眼球震颤或/和眼球扫视运动减慢；CT、MRI 显示小脑萎缩，部分伴脑桥萎缩。其中 1 例伴轻度脊柱侧弯，均以步态不稳为首发症状和最主要临床表现。结合遗传性共济失调级数记分法，可分轻度 2 例（工作能力尚部分保留），中度 2 例（工作能力丧失，需协助生活），重度 1 例（生活自理能力完全丧失）。具体分言语、肢体共济、姿势共济、步态共济、眼球震颤、眼球运动障碍 6 个项目，累计积分。

（2）治疗方法：运用滋阴补肾方剂和头皮针结合复方氨基酸等方法治疗 2～3 个月。

1）中医治疗：自拟滋阴补肾方剂，主要药物：生地黄 30 g，熟地黄 15 g，白芍 20 g，当归 10 g，黄芪 30 g，山茱萸 10 g，牛膝 30 g，山药 20 g，炙甘草 10 g，党参 30 g，玄参 10 g，白芷 20 g。日久阴虚及阳可加巴戟天、淫羊藿等，每日 1 剂，水煎服，每日服 6 次，每次大约 50 ml，1 个月为 1 个疗程，可持续 2～3 个疗程。

2）头皮针治疗：按《头皮针穴名国际标准化方案》，取双侧顶颞前斜线上 1/5 及双侧枕下旁线，若上肢震颤或肌张力增高可加选双侧顶颞前斜线中 2/5，均予平针刺手法，进气法（针双侧顶颞前斜线中 2/5 用抽气法），针前嘱定神志，平心气，松肌肉。留针 24 小时，次日更替，10 日为 1 个疗程，间隔 3～5 日继续下一疗程。

3）西医治疗：17-氨基酸 250 ml 静脉滴注，每日 1 次，并结合能量合剂、胞二磷胆碱（0.5～0.75 g/d）等治疗,1 个月为 1 个疗程,共 2～3 个疗程。每例均加丁螺环酮剂量自 5 mg,每日 2 次,渐至 30～40 mg/d,与上述治疗进程同步。震颤明显酌加苯海索片 2 mg,每日 2 次,肌张力高加用巴氯芬片、盐酸乙哌立松片等。

4）功能锻炼：着重针对肢体和躯干的共济失调进行锻炼,反复练习直线行走和指鼻试验、误指试验等,并按摩肢体,进行书写等精细动作。

（3）结果：5 例中 4 例近期有效,评分较前下降≤3 分为轻度好转 1 例,较前下降≥4 分为明显好转 3 例,1 例无效。具体见表 11-1-1。

表 11-1-1 5 例遗传性共济失调患者中西医结合治疗前和治疗后评分

类　别	例 1	例 2	例 3	例 4	例 5
治疗前评分	11	12	16	9	8
治疗后评分	2	9	16	5	4

Marie 共济失调是既往 SCA 分类中较为常见者,常染色体显性遗传,病因和发病机制尚不清,Marie 认为主要损及小脑,但同时伴脑桥、橄榄核、延髓萎缩,甚至脊髓小脑束、脊髓后柱、视神经等明显变性和脱髓鞘,并有胶质增生,亦可有神经根变性。一般 20～40 岁起病,隐袭起病,呈慢性进行性病程,以共济失调为突出表现并为首发症状,多有锥体束征,可有构音吞咽障碍、视神经萎缩及眼外肌麻痹等,头颅 CT/MRI 显示小脑及脑干萎缩,可伴蛛网膜下腔积液增多,平均病程约 15 年。Marie 共济失调在首先应与 Fridreich 共济失调鉴别,两者虽有许多重叠,尤早发 Marie 共济失调更难区分,Fridreich 共济失调常伴深感觉障碍和弓形足,有认为 SCV 和 SLEP 结合更有鉴别诊断价值。此外,尚应与 Leber 遗传性视神经萎缩、多发性硬化、遗传性痉挛性截瘫、腓骨肌萎缩症、颅颈交界畸形等鉴别。

临床对本病治疗普遍持无为态度,笔者于 1989—1997 年间曾先后分别运用温阳化痰法及活血化瘀法治疗本病数例,均以失败告终,其间,笔者亦曾用过毒扁豆碱、促甲状腺素释放因子治疗,并不理想。后有 1 例予滋阴补肾法治疗 2 月后稍有好转,遂又仿之治疗 1 例有效。在 1996—1998 年间,笔者曾先后用头皮针结合滋阴补肾法治疗 Marie 共济失调、肌阵挛性小脑协调障碍、Fridreich 共济失调各 1 例,前者有一定疗效,后 2 例宣告无效。后查阅文献发现本病脑脊液游离氨基酸呈下降趋势,徐氏等发现 SCA 脑脊液游离氨基酸中以天门冬氨酸、组氨酸、甘氨酸、酪氨酸、谷氨酸、缬氨酸均明显减少,对照组无明显改变。Perry 发现在显性遗传小脑疾病中小脑皮质及其他脑区的天门冬氨酸和谷氨酸均减少。故笔者对 1 例 Marie 共济失调静脉滴注复方氨基酸 17 达 1 个月,共济失调竟明显改善,遂加滋阴补肾中药并结合头皮针治疗,疗效又推进一步。

Marie 共济失调中游离氨基酸减少可能是造成小脑和脊髓特殊神经元丢失的原因,小脑和脊髓某些氨基酸合成环节因遗传因素而损害,使这些患者脑组织细胞合成某些氨基酸产生障碍,影响组织细胞的蛋白质代谢,造成神经细胞变性坏死,引起一系列病理改变。17 氨基酸中含徐氏发现的明显减少之六种氨基酸,而谷氨酸和天门冬氨酸正是兴奋性神经递质,笔者通过临床治疗也佐证这一点。

丁螺环酮是 5-HT$_{1A}$ 受体激动剂,对多巴胺受体有中等强度亲和力,有多巴胺受体激动和拮抗的双向调节作用,既往用于抗焦虑。小脑接受中缝背核大量纤维投射,中缝背核神经元胞体和树突中含丰富 5-HT$_{1A}$ 受体,脊髓-下橄榄核-小脑蚓部通路维持姿态的平衡功能以 5-HT 为递质,丁螺环酮在治疗环节中 5-HT$_{1A}$ 受体如何发挥作用尚不明了,但 Hinder 证实丁螺环酮能使小脑平行纤维的兴奋性冲动波幅降低,潜伏期延长,传导速度减慢,且与剂量相关。小脑皮质接受来自腹侧背核的多巴胺能纤维投射,丁螺环酮是否通过多巴胺受体起作用尚不清楚。

既往中医针灸治疗 Marie 共济失调验案较少,笔者观察数例 Marie 共济失调,均以肾阴虚之象为显,当然日久阴损及阳,可致阴阳两虚。其本系先天不足,肾阴亏虚,致肝阴不足而筋脉挛急,阴虚风动则手足震颤;肾虚亦使脾失健运,肢体痿弱不用,是谓"肉痿";肾虚则脑髓不充,眩晕、神呆诸症渐现;肾主骨,为作强之官,不足可为"骨痿"。从表中看出,疗效与病情严重程度相关,重度患者无效,轻中度者均有效,且可能与其氨基酸代谢过程有关,重度患者可能神经细胞坏死已失代偿,而轻中度者则可部分逆转。同时功能锻炼也相当重要。此外,我们总结近期疗效,例1已连续治疗半年,积分已降至2分,至于其他远期疗效有待进一步观察。本法对其他类型的共济失调也有效,曾治疗1例肌阵挛性小脑协调障碍,其效亦彰。

3. 亚急性联合变性(SCD)共济失调 维生素 B_{12} 缺乏会导致感觉性共济失调,出现本体感觉受损、周围神经病变和锥体征。脾胃为后天之本,气血生化之源,《医宗必读·痿》曰:"阳明者,胃也,主纳水谷,化精微以资表里,故为五脏六腑之海,而下润宗筋,主束骨而利机关。"肝主筋,为藏血之脏,体阴而用阳,若肝经郁热伤阴,筋失濡养,亦能致痿。《临证指南医案·痿》曰:"盖肝主筋,肝伤则四肢不为人用而筋骨拘挛。"素体肾精不足,精损难复,或劳役太过,罢极本伤,阴精亏损,致肾中水亏火旺,筋脉失养,而生痿证。或它病渐及于肾,亦可致肝肾不足。《儒门事亲·指风痹痿厥近世差互说》曰:"痿之为病,由肾水不能胜心火,肾主两足,故骨髓衰竭,由使内太过而致然。"故 SCD 中医定位:脾、肝、肾。早期脾胃亏虚,中晚期肝肾亏虚,治以健脾升清,补益肝肾,分主方参苓白术散,知柏地黄丸加减。

SCD 的针刺治疗:王洪生等针灸足三里辅助治疗42例 SCD。笔者针对 SCD 也针灸双足三里(足阳明经合穴),补脾健胃,以资气血生化之源,双复溜(肾经之母穴)滋阴补肾,以培本固肾,烧山火法,三部进针,一部退针(三进一退),为1度,反复3度,倘有热感,出针揉闭其穴,如无热感,可反复再施,或留针待热。针刺治疗均加胸椎旁夹脊穴,疗效立增,与其 MRI 颈或胸脊髓后柱高信号相吻合。

4. 韦尼克脑病 见"昏迷"节。

5. 急性共济失调 起病于数小时至数天的急性小脑共济失调可能是卒中、中毒、代谢、感染、创伤,数周至数月发病的亚急性共济失调存在炎症、脱髓鞘、感染、副肿瘤性,但肿瘤占位、脑水肿、脱髓鞘疾病、发育畸形和偏头痛发作均可有急性共济失调症状,常语言障碍和轮替动作障碍。代谢性:低血糖,低钠血症,高氨血症,韦尼克脑病,维生素 B_1 缺乏;脑损伤:后颅凹创伤,脑水肿;免疫介导:多发性硬化,急性弥散性脑脊髓炎;感染:AIDS 和 AIDS 相关感染,病毒感染诸如 HSV 和 EBV;多神经根神经病:急性炎症性神经脱髓鞘多神经神经病,米勒-费希尔综合征;其他如偏头痛、内耳炎、前庭神经元炎、良性位置性眩晕。

6. MFS 笔者曾遇1例 MFS,考虑空肠弧菌是常见相关感染病菌之一,苔白厚腻,从肠化湿治疗,效果满意。

7. 卒中共济失调 前几部分散在论述。

参 考 文 献

[1] 中华医学会神经病学分会神经遗传学组. 遗传性共济失调诊断与治疗专家共识[J]. 中华神经科杂志,2015,48(6):459-463.

[2] Hou W, Yiin R, Goh C K. Metronidazole induced encephalopathy: case report and discussion on the differential diagnoses, in particular, Wernicke's encephalopathy[J]. Journal of Radiology Case Reports, 2019, 13(9): 1-7.

[3] 李军,王滨,邹志孟,等. 热射病患者的脑部 MRI 表现[J]. 磁共振成像,2014,5(5):339-342.

[4] Pedroso J L, Vale T C, Braga-Neto P, et al. Acute cerebellar ataxia: differential diagnosis and clinical approach[J]. Arq Neuropsiquiatr, 2019, 7(3): 184-193.

［5］ Sparaco M，Ciolli L，Zini A. Posterior circulation ischaemic stroke-a review part Ⅰ：anatomy，aetiology and clinical presentations［J］. Neurol Sci，2019：1995 - 2006.

［6］ Wakerley B R，Uncini A，Yuki N，et al. Guillain-Barré and Miller Fisher syndromes—new diagnostic classification ［J］. Nature Reviews Neurology，2014，10(9)：537 - 544.

［7］ Li S，Kumar Y，Gupta N，et al. Clinical and neuroimaging findings in thalamic territory infarctions：a review［J］. Journal of Neuroimaging，2018，28(4)：343 - 349.

［8］ Silverman A，Selvadurai C，Picard J，et al. Clinical reasoning：a 16-year-old girl with ataxia，oscillopsia，and behavioral changes［J］. Neurology，2020，94(16)：713 - 717.

［9］ Jacquemont，Sébastien. Penetrance of the fragile X-associated tremor/ataxia syndrome in a premutation carrier population［J］. Jama，2004，291(4)：460 - 469.

［10］ Blum C A，Yaghi S. Cervical artery dissection：a review of the epidemiology，pathophysiology，treatment and outcome［J］. Arch Neurosci，2015(2)：e26670.

［11］ 史庭慧，胡晓晴. 遗传性小脑共济失调的多形式诱发电位研究［J］. 中华神经科杂志，1997，30(3)：169 - 173.

［12］ Grimaldi G，Manto M. Anodal transcranial direct current stimulation (tDCS) decreases the amplitudes of long-latency stretch reflexes in cerebellar ataxia［J］. Annals of Biomedical Engineering，2013，41(11)：2437 - 2447.

［13］ Ferrucci R，Brunoni A R，Parazzini M，et al. Modulating human procedural learning by cerebellar transcranial direct current stimulation［J］. Cerebellum，2013，12(4)：485 - 492.

［14］ Qiudong Wang. Clinical exploration in treating for spinocerebellar ataxia by integrative therapy［J］. Integr Med Int，2015(2)：41 - 48.

［15］ Manto M，Habas C. Cerebellar disorders：clinical/radiologic findings and modern imaging tools［J］. Handbook of Clinical Neurology，2016(135)：479 - 491.

［16］ 程楠，赵静，王训，等. 安徽脊髓小脑性共济失调患者基因型与中医证型相关性［J］. 安徽中医药大学学报，2012，31(1)：23 - 26.

［17］ 冯梅，代喜平，卢爱丽，等. 具有"骨摇"特点的遗传性共济失调中医证候特征分析［J］. 中国中医基础医学杂志，2014，20(5)：578 - 579.

［18］ 王厹东，蔡定芳. 中西医结合治疗 Marie 共济失调［J］. 浙江中西医结合杂志，2001，11(8)：482 - 483.

［19］ 王厹东，邬渊敏，沈丽萍，等. 中西医结合治疗脊髓小脑性共济失调的临床研究［C］//第十一次中国中西医结合神经科学术会议论文汇编. 2015.

［20］ 王萍. 王厹东老师治疗小脑共济失调的经验总结［J］. 医药卫生，2017(2)：242.

［21］ 陈金亮，王殿华，李永利. 补肾填精调补奇经治疗脊髓型遗传性共济失调25例［J］. 四川中医，2005，23(6)：45 - 46.

［22］ 曹利民，王建龙，李红琴，等. 右归丸加味治疗遗传性共济失调25例疗效观察［J］. 新中医，2014，46(9)：46 - 47.

［23］ 朱运斋. 小脑性共济失调辨证施治［J］. 实用中医内科杂志，1998，12(3)：19 - 20.

［24］ 卢明，张文青. 补气为主治疗遗传性共济失调体会［J］. 中医杂志，2000，35(3)：107.

［25］ 路凤月，马芳放. 脊髓型遗传性共济失调从肾论治探析［J］. 辽宁中医杂志，2007，34(5)：586.

［26］ 赵洪运. 中西医结合治疗卒中后共济失调60例［J］. 光明中医，2013，28(7)：1423 - 1424.

［27］ 马其江，赵世珂，冯树军. 针药结合治疗脑梗死共济失调48例［J］. 中医杂志，2004，45(11)：821.

［28］ 王顺. 国家中医药管理局农村中医适宜技术推广专栏(二十九)——透穴刺法治疗中风后小脑性共济失调技术［J］. 中国乡村医药，2009，16(7)：83.

［29］ 王炎，石学敏. 内关、人中穴为主穴配合颅后窝排刺治疗共济失调的研究［J］. 世界中医药，2014(5)：632 - 633.

［30］ 张素玲. 张玉莲教授"调理髓海"针法治疗中风后共济失调经验［J］. 中国针灸，2014，34(8)：807 - 809.

［31］ 王重新. 头体针结合治疗中风共济失调的临床研究［J］. 针灸临床杂志，2006，22(12)：9 - 10.

［32］ 陈宥伊. 醒脑开窍针刺法治疗橄榄-脑桥-小脑萎缩验案1则［J］. 新中医，2015，47(1)：258 - 259.

［33］ 李如奎. 温肾补脾法为主治疗20例小脑共济失调的临床分析［J］. 上海中医药杂志，1993(2)：14 - 16.

［34］ 徐书雯，梁秀龄，刘焯霖. 脑脊液游离氨基酸在遗传性共济失调的改变［J］. 中华神经精神科杂志，1993(26)：102 - 105.

［35］ Takata H，Hayabara T. Effects of repetitive transcranial magnetic stimulation on depression in patients with spinocerebellar degeneration［J］. Japanese Journal of Psychosomatic Medicine，2005，45(10)：759 - 765.

［36］ L Schöls，Amoiridis G，T Büttner，et al. Autosomal dominant cerebellar ataxia：Phenotypic differences in genetically defined subtypes［J］. Annals of Neurology，2010，42(6)：924 - 932.

［37］ Filla A，Demichele G，Caruso G，et al. Genetic data and natural history of Fridreich's disease：A study of 80 Italian patients［J］. J Neurol，1990(237)：345 – 351.

［38］ 朱明清. 中国头皮针［M］. 广州：广东出版社，1993.

［39］ 崔丽英，赵静兰，汤晓芙，等. 早发小脑性共济失调与 Fridreich 共济失调的临床和神经电生理鉴别诊断［J］. 中华神经科杂志，2000，33(1)：59.

［40］ Perry T L，Kish S J，Hansen S，et al. Neurotransmitter amino acids in dominantly inherited cerebellar disorders［J］. Neurology，1981，31(3)：237 – 242.

［41］ Hinder B C，Mauk M D，Peroutka S J，et al. Buspirone，8 – OH – DPAT and ipsapirone：effects on hippocampal cerebellar and sciatic fiber excitability［J］. Brain Res，1988(461)：1 – 9.

［42］ 王洪生，窦荣花，李卫民. 针灸足三里辅助治疗脊髓亚急性联合变性 42 例［J］. 中国针灸，2003，23(5)：257.

［43］ 王慧，倪金迪，李响，等. 急性共济失调的诊断和治疗［J］. 中国临床神经科学.2016，24(1)：52 – 55.

［44］ 刘亘梁，冯涛. 谷蛋白共济失调研究进展［J］. 临床神经病学杂志，2017，30(6)：471 – 472.

第二节　痉　挛

一、概述

痉挛指骨骼肌、平滑肌等肌肉组织局部紧张，且有短暂或较长时间收缩。眼肌、面肌和颈部痉挛已专章讨论，本章专门讨论四肢痉挛包括肌张力增加、阵挛、痉挛、痉挛性肌张力障碍等上运动神经元(UMN)综合征的一部分，故痉挛定义是 UMN 损伤后，脊髓与脑干反射亢进导致肌张力异常增高状态。

痉挛除与活动、环境、环境等生理因素有关，与损伤部位关系更大。皮质病变只有在累及非主运动区(运动前区和辅助区域)时导致痉挛，运动皮层以下只有在损害皮质网状脊髓束时引起痉挛。痉挛的病理基础是运动神经元损伤后脊髓牵张反射的异常增强，由肌梭的敏感性经由 γ 运动神经元驱动介导所增强或由反射弧中受影响的中枢性突触增加的兴奋性引起。肌梭传入控制肌肉的长度，故在反射弧中受影响的中枢性突触是决定脊髓牵张反射增强的主要因素；半球额区皮质或内囊病变时，皮质到延髓的去抑制，使抑制性交叉性网状脊髓径路活动降低并释放了脊髓的牵张反射；脊髓病变则因部分交叉性网状脊髓径路在脊髓内紧密接近皮质脊髓径路引起。

感觉诡计是患者用手轻微触摸身体某一部位，即可显著控制肌肉痉挛和姿势异常，使身体恢复到正常位置，反映基底节功能障碍适应机制逐渐丧失。振动刺激可诱发出肢体不自主肌肉收缩，甚至异常姿势，提示感觉反馈传入冲动对局部肌张力障碍也有明显影响。

二、定向诊断

1. 生理性　高温；剧烈运动后；妊娠；不良睡眠姿势；疲劳、睡眠不足、休息或过度休息使局部酸性代谢物积累致肌痉挛。

2. 破伤风

3. 内分泌代谢　糖尿病；黏液性水肿可出现木僵状态；SIADH 抗利尿激素分泌异常综合征：血清钠低于 120 mmol/L 时肌痉挛甚至惊厥、昏睡乃至昏迷；里吉氏病(Satoyoshi diease)：进行性痛性痉挛、毛发脱落和无月经等内分泌失调、腹泻、糖代谢异常，时见骨骺线破坏及发育障碍代谢；继发性甲状旁腺功能亢进症，Trousseau 征是低钙血症体征，用止血带或血压计缚于前臂充气至收缩压以上 20 mmHg 持续 3 分钟,或用力压迫上臂静脉,使手血供减少促发腕痉挛。

4. 肾脏 肌肉痛性痉挛多在透析中后期,常见于足部、腓肠肌和腹壁。

5. 免疫 抗 NMDAR 脑炎;狼疮脑病。

6. 消化 肝硬化;肝性脊髓病。

7. 中毒 一氧化碳、有机磷酸盐、氰化物、MPTP、二硫化碳、3,4-亚甲二氧基甲胺(MDMA)、甲苯、甲醇和正己烷中毒,铅中毒脑病等。

8. 药物反应 多见于多巴胺受体阻断剂如抗精神病药(如氟哌啶醇、奥氮平、阿立哌唑);止吐药(如复方甲氧氯普胺片);多巴胺耗竭剂(如丁苯那嗪),与药物诱导的帕金森综合征呈剂量依赖关系;钙通道阻滞剂、抗癫痫药和抗抑郁药。恶性综合征(NMS):持续高热、肌肉强直、意识障碍、自主神经功能紊乱、严重心血管症状,抗精神病药最常见,包括锂盐、卡马西平、抗抑郁剂等。

9. 精神科 木僵状态并非都是精神分裂症;紧张综合征:全身肌紧张力增高包括紧张性木僵和紧张性兴奋,前者违拗、刻板言语及刻板动作、模仿言语及模仿动作、蜡样屈曲等,后者可持续数日或数年,转入兴奋状态,持续较短暂,突然爆发兴奋激动和暴烈行为,然后进入木僵状态或缓解;精神分裂症紧张型:青中年,起病较急,发作性紧张性兴奋和紧张性木僵,两者交替或单独发生;抑郁症:木僵性抑郁,缄默不语,无自主活动,甚至不饮食,大小便潴留;反应性精神障碍:即反应性木僵,又称心因性木僵。

10. 感染 登革热;肺炎支原体;病毒包括 EB 病毒、西部马脑炎病毒、圣路易斯脑炎病毒、流行性乙型脑炎病毒、水痘带状疱疹病毒和柯萨奇病毒;亚急性硬化性全脑炎;狂犬病;梅毒;HIV。

11. 中暑 热痉挛为四肢肌肉群游走性痉挛,剧烈疼痛。

三、神经定位

1. 肌肉 肌强直;副肌强直;神经性肌强直。

2. 周围神经 周围神经附近的炎症、肿瘤刺激,神经广泛性缺血、坏死、脱髓鞘病变,痉挛属防御性肌张力增高。

3. 脊髓 脊髓炎;脊髓压迫症;脊髓肿瘤;脊髓卒中;SCA;MS 和 NMOSD。MND:肌痉挛可为 MND 首发症状,约 30%MND 以肌痉挛为起始症状,尤运动时易发生,为节段性、局灶性运动神经元兴奋性增加,尤与 α 运动神经元和 γ 运动神经元环路改变有较大关系。遗传性痉挛性截瘫:双侧皮质脊髓束的轴索变性和(或)脱髓鞘,胸段最重。

4. 脑干 外伤、卒中、肿瘤、炎症、变性等,如 PD、PSP、脑桥外髓鞘溶解。去大脑强直:脑干(尤其中脑)病变,四肢伸直性强直,近端肌张力增高,上肢伸直、腕屈曲内收,下肢伸直、内旋内收。如以冻结步态为主要表现的橄榄体脑桥小脑萎缩(OPCA):吴某,男,79 岁,双下肢行走僵硬感 2 年余加重 1 周,2015 年 1 月 7 日入院,3 年前不慎摔倒至右侧颞部外伤。平日时有头晕不适感,近 2 年来自觉行走僵硬感,易跌跤,下肢乏力,吞咽困难,饮水呛咳,且有直立性低血压。神经系统检查:面具脸,断续语言,伸舌左偏,眼球震颤(一),咽反射亢进,双掌颔反射(+),双手轻微静止性震颤,四肢肌力 5-5-5-5,双上肢肌张力正常,双下肢肌张力增高,腱反射亢进,双侧巴宾斯基征未引出,龙贝格征(+),曼氏(+),舌红,苔薄白,脉弦。诊断 OPCA,左旋多巴治疗效果差。

5. 丘脑 丘脑手表现为对侧上肢挛缩,手腕部屈曲和旋前,手和手指特征性姿势,掌指关节屈曲使手指也屈曲,单侧丘脑穿通动脉梗死尤主干梗死。Leigh 综合征即亚急性坏死性脑病,常见丘脑背内侧核和脑干导水管周围灰质受累。

6. 大脑 儿童脑瘫、脑卒中、脑外伤、MS 居多;发作性多见癫痫 GTCS 发作。

（1）皮质：额叶多见，额叶癫痫、额颞叶痴呆、额叶卒中和肿瘤。

（2）皮质下：基底节多见，尤以苍白球肌张力增高明显，壳核及尾状核也可：帕金森综合征尤其血管性帕金森综合征；一氧化碳中毒后迟发性脑病，肝豆状核变性，韦尼克脑病，亚急性硬化性全脑炎；PLS以双下肢痉挛为主；特发性基底节钙化；皮质基底节变性。

去皮层强直：大脑皮质下白质弥散性病变，见于重度脑外伤、脑出血、脑炎等，上肢屈曲，前臂屈曲，下肢伸直。

痉挛性斜颈：胸锁乳突肌、斜方肌为主颈部肌群阵发性不自主收缩，头向一侧扭转或阵挛性倾斜，颈部症状者基底核区钙化程度较重（见"项强"节）。

四、肌痉挛的评估

1. 肌痉挛功能评定　徒手肌力检查，关节活动范围（ROM）的测量，Brunnstrom运动功能，Fugl-Meyer量表，Barthel指数（BI）或功能独立性评定（FIM），Berg平衡量表，Holden步行功能分级（FAC）。

2. 量表评估　改良Ashworth量表评估肌张力分级，根据被动活动时感受阻力：0级：正常肌张力；1级：肌张力轻微增加，受累部分被动屈伸时，在ROM之末突然卡住然后呈现最小的阻力或释放；1＋级：肌张力轻度增加，表现为被动屈伸时，在ROM后50％范围内突然卡住，然后均呈现最小阻力；2级：肌张力较明显增加，通过ROM大部分时，肌张力均较明显增加，但受累部分仍能较容易被移动；3级：肌张力严重增加，ROM检查有困难；4级：僵直：受累部分被动屈伸时呈现僵直状态，不能活动。

3. 神经电生理定位　神经源性肌痉挛具特征性电生理模式——自发50～150 Hz放电。临床难以区分肌肉活动增加与其他肌肉痉挛形式，肌紧张增加可表现为痉挛或肌张力障碍，取决于是否累及锥体系或锥体外系，多肌描记法可见一短爆发时限（小于50毫秒）。

五、中西医结合神经定位诊疗

1. 中医认识　中医之"拘急"＝痉挛吗？缳戾指筋肉拘急短缩，肢体屈曲扭转，《素问·六元正纪大论》曰："厥阴所至为缳戾。"拘急又称拘挛，类于《素问·示从容论》筋挛，《素问·逆调论》之挛节，《伤寒论》之"四肢拘急"，指手足拘紧挛急，屈伸不利，不能伸直，系筋脉病症。多因失血过多，内热伤阴，大汗耗津，或因痿、痹、中风后期引起，血液枯燥，筋失所养临床可分寒湿袭筋、湿热伤筋、营血亏损、热盛阴亏、亡阳液脱、肝肾亏损等证辨治。拘挛多属于肝，以肝主筋，血不养筋，筋膜干则收缩拘挛。但心主血脉，肾主精，精血同源，故本症亦与心血不足、肾精亏损有关。

瘛病也不全部等同痉挛。《圣济总录·卷四三》："瘛病，论曰：《内经》谓病蛊弗治，肾传之心病，筋脉相引而急，病名曰瘛。夫精属肾，筋属肝，脉属心，精盛则滋育诸筋，荣灌诸脉，故筋脉柔和。今风客于肾，病蛊出白，则精已亏矣。经所谓风客淫气，精乃亡，邪伤肝者如此，其证筋脉燥急相引而瘛是也。治瘛病筋脉相引而急，建中汤方。"瘛坚为牵引拘急而坚劲，《灵枢·周痹》云："其瘛坚，转引而行之。"瘛疭亦作瘈疭，又称抽搐、搐搦、抽风等，指手足伸缩交替，抽动不已。《伤寒明理论》曰："瘛者筋脉急也，疭者筋脉缓也。急者则引而缩，缓者则纵而伸。或缩或伸，动而不止者，名曰瘛疭。"多由热盛伤阴，风火相煽，痰火壅滞，或因风痰，痰热所致，亦有热伤元气、脾胃虚弱、肝脏虚寒、失血后气血耗伤，筋脉失养而瘛疭，以外感热病、癫痫、破伤风等多见。

2. 中医诊疗思维评述

（1）整体观：诊疗痉挛需要整体思考，不能割裂各个部位。牵一发而动全身，一个部位的变化，可能导致整体的肌张力异常。不同病因均会导致痉挛,如《素问·刺禁论》"刺脊间中髓,为伛"即可能是脊髓外伤导致的肢体拘挛。如同巴氯芬之于替扎尼定、乙哌立松,脑部的肌张力反馈可以跨越指挥到终板,作用于整个肌痉挛通路,这是同病相连吗? 还是类证同治?

(2) 辨证观:季节气候、昼夜晨昏、四方地域都会对人体产生不同的影响,人与环境是一个整体,《灵枢·岁露论》曰"人与天地相参也,与日月相应也",痉挛也同理。文献中痉挛型脑瘫多认为属肝强脾弱证,肝藏血,主筋,肝司运动功能,通过肝藏血以濡养筋与筋膜,肝阴血耗损太过,肝阳升腾无制,阳化为风;脾气虚弱,脾土虚不能抑制肝木,导致肝气相对亢盛,脾土虚而致气血生化匮乏,致筋脉挛急,肢体强硬失用。但将中风后肌张力增高也责之于肝,"诸风掉眩,皆属于肝""诸痉项强,皆属于风",临床镇肝熄风疗效并不满意。众所皆知,缺血性卒中早期、亚急性到后遗症时期,锥体束一直存在华勒变性。虚实夹杂是病理意义上痉挛的主要证候,痉挛貌似为实,实际上锥体束被损害后即华勒变性,锥体束失去营养来源,远端神经元和髓鞘发生变性,微观为虚,笔者在临床以补肾养肝为主,疗效胜于镇肝熄风。

(3) 分级阶梯治疗:基于神经定位和微观辨证,肌痉挛论治需要根据不同神经定位,采取不同对策。肌痉挛有轻重缓急,如若固守一方,岂非刻舟求剑? 梯级治疗是按照疾病的轻重缓急及难易程度分级,在神经内科,核心仍旧是定位诊断,比如痉挛的定位分级治疗。临证组方,以变应变,从经方配伍用药中寻找、发掘与提炼组方用药治则与治法,若言必方,无异于画虎类犬。从肌痉挛开始,无论是神经病理性疼痛和眩晕,还是失眠,抑郁焦虑躯体化障碍,笔者都设立了一套中西医结合的提倡梯级治疗分级治疗常规。

3. 针刺治疗肌痉挛评述　《针灸资生经》曰:"手指挛,养老主手不得上下,阴交主手足拘挛,太陵主手挛不伸……腕骨、中渚主五指掣、不可屈伸。"有阳经刺法、阴经刺法和阴阳平衡刺法,泻阴补阳即阴侧(拘急侧)穴位捻转泻法,阳侧(弛缓侧)穴位捻转补法,补虚泻实,使气血调畅,阴平阳秘,从而缓解筋脉挛急。针灸有助于改善肢体运动功能,多半有赖于降低痉挛严重程度,涉及中风、脑损伤、脊髓损伤、脑瘫和 MS 等,通过缓解痉挛改善运动功能。但针灸治疗痉挛缺乏循证医学依据,也有人认为没有足够证据表明针灸包括电针可减轻其他中枢神经系统疾病的痉挛。

(1) 针刺手法的分层定位选择。

1) 恢刺:《灵枢·官针》曰:"恢刺者,直刺傍之,举之前后,恢筋急,以治筋痹也。"即先在受损肌腱处直刺进针,也可斜刺进针,活动肌肉关节的同时捻转提插针体,使筋肉拘急松弛。主用于脊髓以下筋痹,肌腱拘紧、活动受限、疼痛等。

2) 关刺:《灵枢·官针》曰:"关刺者,直刺左右,尽筋上,以取筋痹,慎无出血,此肝之应也,或曰渊刺,一曰岂刺。"毫针直刺进针,刺入肌肉附着于关节处压痛点,即肌肉起点或者止点,以疼痛者为主。治疗筋痹,关节酸痛、关节屈伸不利等。与恢刺一样均在筋附近,不适合定位脊髓以上者。

(2) 经筋刺法:由石学敏所创,非单一"燔针劫刺",见《素问·调经论》"病在筋,调之筋",疏利经筋,可通经络、利关节,疏解局部痉挛。

(3) 巨刺法:对侧选取经穴治疗,似乎顺应中枢神经系统锥体束和脊髓丘脑束交叉的解剖概念,以纠正经气失衡,达到阴平阳秘。

(4) 夹脊丛刺、背俞穴刺法:夹脊穴为经外奇穴之一,背俞穴为脏腑之气输注于背部穴位,针刺夹脊穴、背俞穴可调节脏腑阴阳之平衡,缓解痉挛状态。适合定位脊髓和脊神经根者。

(5) 头皮针:适合定位脑干以上者。

(6) 灸法:选穴包括期门、大包、神阙、足三里等。常用艾条温和灸,可改善僵直症状。对阳气虚损、痰瘀内阻者可温和灸神阙、足三里。

4. 肌痉挛分级定位诊疗

(1) 神经定位:痉挛大致在几个层面:肌肉,神经前根,脊髓皮质延髓束,脑干,丘脑,额叶。

1）肌肉和周围神经：复方氯唑沙宗、乙哌立松或替扎尼定，主要用于外周肌肉疾病引起的肌张力高，除肌肉松弛剂还可抗炎和缓解疼痛。丹曲林直接作用于骨骼肌的肌浆网，通过抑制肌浆网释放钙离子减弱肌肉收缩。替扎尼丁对肌肉骨骼疾病尤其急性背部或颈部疼痛者有效。

2）脊髓：巴氯芬作用于脊髓部位肌肉，抑制单突触和突触兴奋传递，并刺激 γ-氨基丁酸 β 受体而抑制兴奋性氨基酸如谷氨酸、天门冬氨的释放，从而降低兴奋性，抑制神经细胞冲动发放，有效解除痉挛，但对正常 NMJ 处传递无影响。巴氯芬、替扎尼丁和乙哌立松联合治疗脊髓损伤后中重度痉挛有效。

3）脑干以上：巴氯芬用于各种上运动神经元损害导致的肢体僵硬、肌张力增高等，如脑梗死、脑出血、脑外伤等。多巴丝肼主要用于 PD 运动障碍导致的肌强直，改善齿轮样和铅管样肌张力增高。巴氯芬、替扎尼丁和丹曲林对 MS 患者痉挛有效。替扎尼定、巴氯芬、乙哌立松治疗卒中后肢体痉挛，降低肌张力、缓解痉挛的作用无差异。此外，抗癫痫药物丙戊酸钠、奥卡西平、卡马西平、托吡酯、左乙拉西坦、加巴喷丁等可改善肌痉挛和疼痛，但对于使用氯硝西泮治疗，笔者持保留态度。

（2）肌痉挛梯级治疗：首先改变强迫体位，改善在床或椅上体位摆放→肢体固定在休息位或功能位→治疗性的主动性训练与理疗针刺等同等重要，包括矫形器→肌松剂→肉毒毒素注射治疗→鞘内注射巴氯芬→选择性脊神经后根切断术等手术治疗→肌腱延长、肌腱切开等矫形外科手术→周围神经切除手术→脊髓切开、脊髓前侧柱切断等破坏性手术。痉挛的外科处理也主要针对四个不同水平的解剖位置：大脑、脊髓、周围神经和肌肉。

（3）肉毒毒素的定位治疗：从徒手盲打到神经定位，进而 EMG 和超声定位注射，也是照见笔者职业中肌痉挛诊疗历程的缩影。EMG、电刺激和超声定位可精确定位靶肌肉，虽然 EMG 在肌肉定位上准确性优于盲打，但医生选择靶点肌肉的经验还是非常重要，首先是以神经定位来预判功能，其次辨认痉挛模式，充分理解受累肌肉功能和活动能增加肌肉选择的准确性。内镜和膀胱镜下定位注射用于贲门失弛缓症、痉挛性构音障碍和神经源性膀胱等。

1）临床解剖定位：确定骨性标志物，通过被动牵张靶肌肉触诊来确定靶肌肉的肌腹。一旦注射针进入靶肌肉之后，可重复被动活动，感到肌肉对针头的牵扯，或在受累关节/肢体被动活动时看到针头活动。笔者一般使用皮试针注射，适于表浅大肌肉，但不适于深部小肌肉定位。在 BTX 配置和注射肌肉选择时，对稀释和剂量选择的不同、每块肌肉注射靶点和数量的不同、总治疗剂量选择不同。

2）EMG 定位：更精确定位痉挛肌肉。EMG 针电极进入痉挛肌肉，听到不自主运动单位动作电位声音，初始为较低沉声音，之后随针电极越来越靠近运动终板，声音越来越尖锐，同时还能在屏幕上看到运动单位动作电位（MUAPs）。空心绝缘的单极针电极固然更佳，2006 年前后，笔者曾经用同心圆针电极附近检测确定靶肌肉后，选择合适剂量，在靶点用 1 ml 注射器多点分层多方向弥散注射。

3）电刺激定位：特定肌肉的收缩能帮助确定针电极位于靶肌肉内，低强度电刺激时也观察到肌肉收缩，帮助确定靶点。

4）超声定位：实时观察针尖在靶肌肉内状态，避免穿破特定血管和神经，对深部肌肉和萎缩明显肌肉识别更精确，更精确地定位靶肌肉。

5）中风后肌痉挛：笔者从 2002 年末开展 BTX－A 治疗脑卒中后肌痉挛，2～3 日内见效，部分 1 周，疗效持续 8～12 周，大肌肉徒手定位，但深部或精细肌肉注射需要 EMG 或超声定位。后开展 EMG 导引下肉毒毒素+中药熏洗中风肌痉挛新疗法，完成 39 例，疗效显著。

6）小脑共济失调的肌痉挛：伴肌痉挛者适用巴氯芬，主要作用于 γ-氨基丁酸 B 型受体。笔者在 2009 年开展 BTX－A 治疗 3 例 SCA 的肌张力障碍，有短期疗效。

（4）经颅磁刺激和经颅直流电刺激：均能改善痉挛状态，rTMS 刺激双侧大脑半球运动皮质，能缓解轻至中度上下肢痉挛。作用机制为调节皮质兴奋性，诱导皮质功能可塑性改变，从而改善皮质对脊髓控制,恢复对脊髓运动神经元抑制作用,减轻痉挛,进而改善运动功能。临床低频报道较多,我们运用针刺联合高频重复经颅磁刺激治疗脑梗死也取得较好疗效。

六、相关疾病的痉挛诊疗

1. 中风后痉挛　痉挛性偏瘫是中风患者常见症状,基本病机为阴阳气血失调、经筋失养。中医药综合康复治疗方法包括针灸、针药结合、电针疗法、火针疗法、经筋刺法、温针疗法等,尚未制定统一有效康复训练标准,患者后遗症致残率仍较高。中药疗法包括内服和熏洗。A 型肉毒素治疗对中风后痉挛有效。我们运用针刺联合高频重复经颅磁刺激治疗脑梗死。

2. 运动神经元病

(1) 肌萎缩侧束硬化症(ALS):肌张力增高、腱反射亢进和病理征阳性是经典锥体束征,上肢可有霍夫曼征阳性,下肢巴宾斯基征阳性,可见于大部分 ALS 患者,临床霍夫曼征阳性较巴宾斯基征阳性更为常见。然而由于上下运动神经元同时累及,以及孰重孰轻、累及部位等诸多因素,临床症状并非都很典型。锥体束损害初期,在上肢不易发现肌萎缩和轻度肌无力,在下肢亦不明显,为痉挛性瘫痪;随着病程继续和症状加重,上下肢尤手足可因肌张力持续增强并缺乏必要的康复支持而继发关节挛缩,最终导致畸形。若下运动神经元损害较重,上肢可以肌张力减低、腱反射减弱和肌肉萎缩为主,而在下肢也往往疏忽其锥体束征。值得注意的是,ALS 早期即可出现持久的腱反射亢进,包括下颌反射亦极常见。

(2) 原发性侧束硬化:缓慢进展的后天性 MND,仅有皮质脊髓束体征,很少出现延髓或下运动神经元体征,通过磁共振波谱分析等除外其他上运动神经元损害,即可有支持其诊断之证据。极其少见,占 MND 5%,笔者观察 138 例 MND 中其仅 2 例。PLS 常中年起病(40 岁以后居多),显著特征是肌痉挛较肌无力显著,往往许多患者肌力正常,但由于肌痉挛导致功能障碍,常首先累及下胸段皮质脊髓束,临床表现为缓慢进展的双侧下肢进行性无力。神经系统检查肌力减退、双下肢痉挛性肌张力增高、腱反射亢进,病理征如霍夫曼征、巴宾斯基征阳性,甚至出现阵挛,没有受累段肌肉萎缩。若波及颈段皮质脊髓束,则可出现上肢痉挛性肌张力增高,但很少见。常可波及皮质桥延束(多为双侧)而致假性延髓麻痹(吞咽困难,构音障碍如呐吃,强哭强笑,情绪不稳定,可见舌强直,下颌反射亢进、眉弓反射亢进及掌颏反射),但无舌肌萎缩或舌肌纤颤。假性进行性延髓麻痹有可能为 PLS 的亚型,不易与进行性延髓麻痹区分。

(3) MND 伴肌痉挛的定位诊疗:痉挛是 MND 尤其 ALS 中比较重要也是可治疗症状。许多时候,MND 的功能障碍并不是肌无力所致,而是肌痉挛所导致,在一定范围和时期内可以通过定位诊疗改善。首先应注意区分 MND 所致的痉挛是脊髓源性还是脑源性。

1) 巴氯芬:可改善肢体痉挛,起始剂量每日 3 次,每次 5 mg,然后逐渐增至获满意效果为止,但每日总剂量不宜超过 100 mg。对脑源性痉挛效好,PLS 不适用。

2) 乙哌立松:作用于 γ 神经反射,主要针对脊髓源性肌痉挛,对脑源性肌痉挛效逊。早中期 MND 尤其 ALS 多表现为脊髓源性肌痉挛,故较 Baclofen 更适合于 ALS,对 PLS 更然。1999 年 10 月至 2004 年 2 月间,针对 MND 肌痉挛,笔者应用乙哌立松治疗 9 例(8 例 ALS,1 例 PLS)均有改善,其中 5 例 ALS 的假性球麻痹症状缓解,但不适于进行性延髓麻痹。

3) 苯海索:可能对 MND 的肢体痉挛有轻度改善作用,但有口干、尿潴留和记忆功能衰退等副作用,不建议使用。

4) 苯二氮䓬类:对 MND 肢体痉挛改善作用不大,且有肌无力、呼吸抑制等副作用,尤对伴延髓麻痹的 MND 禁忌。

5) A 型肉毒毒素:其肌无力的副作用不能视而不见,毕竟 MND 是以肌无力为主要表现的进展性疾病,但须按其型不同而具体分析,SMA 自然不属其治疗范畴。由于其可诱发全身肌无力,远离肌注点的肌肉用肌电图证实有异常神经肌肉传递,故对 MND 宜慎用。然笔者认为完全可以运用于 PLS,可能对改善其双下肢运动功能障碍有帮助。2003 年 11 月至 2005 年 11 月期间,笔者对 5 位 MND 进行探索性治疗,其中 1 例 PLS,4 例 ALS,2 周后肌痉挛均有缓解,尤其 PLS 显著。在同时伴有上下运动神经元损害的 ALS 应分清主次和发展趋势,早期如肌张力增高为主状态下可使用 BTX - A,一旦出现局部肌力减退则不宜使用,总以改善生活质量为准则。

6) 受体激动剂:有报道溴隐亭治疗 12 例 ALS,部分患者有良好近期疗效,有效病例疗效一般 20 日后出现,能降低肌张力,增强肌力,发病年龄较轻且肌张力增强者疗效较为显著。由此认为,溴隐亭对一部分 ALS 有一定近期疗效,但远期疗效殊可未料。培高利特也有类似作用,笔者曾用协良行于 3 例 ALS 患者,每日平均剂量 335 μg,历时 4～6 个月,结果肌张力有改善,但肌力无增强。其他受体激动剂如普拉克索没有尝试过。

3. 基底节钙化 可见双侧大脑半球以基底节为中心多发斑片状、结节样钙化,核磁共振 T1WI 和 T2WI 均低信号,CT 钙化 CT 值大于 100 HU,最常见钙化部位包括苍白球、壳核、尾状核、内囊、齿状核、丘脑和脑白质。分生理性钙化和病理性钙化,生理性钙化多见于 40 岁以上正常人,多双侧,苍白球钙化最常见,也可同时尾状核和丘脑;病理性钙化多 30 岁以下,特发性基底节钙化主要为代谢性和内分泌疾病所致,如甲状旁腺功能低下(低血钙、高血磷)、假性甲状旁腺功能低下(低血钙)、假性甲状旁腺功能低下(血钙、磷正常),包括甲状腺切除术后、出生时缺氧、囊虫病、弓形体病、梗死灶钙化、HIV 感染等,内分泌、毒物、代谢或变性等导致钙化广泛而对称,感染、血管损伤或肿瘤导致钙化则散在分布不对称。这是我们收治的可能患有特发性基底节钙化一四代家系图,先证者为女性,表现为四肢震颤,其同胞妹妹和两个女儿也表现为双上肢震颤,由中科院神经科学研究所神经遗传 PI 刘静宇定图(图 11 - 2 - 1)。

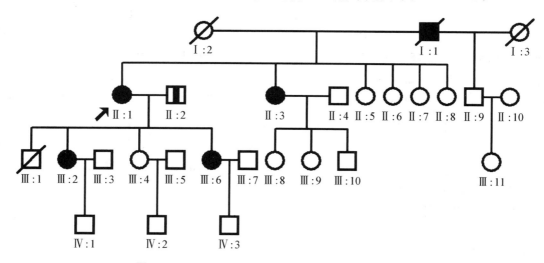

图 11 - 2 - 1 可能患有特性基底节钙化一四代家系图

特发性基底节钙化临床以锥体外系损害为主,可轻可重,从单纯全身强直,手足徐动、舞蹈样动作到震颤麻痹,也可表现为小脑共济失调所致构音障碍和躯干协调运动障碍。痉挛症状轻重可能与钙化部位和程度有关,部分表现为肌痉挛如帕金森综合征。

病案:孙某,男,51 岁,2021 年 8 月 12 日首诊,双下肢僵硬,向前冲 2 年,站姿侧弯,容易发怒。神经系统检查:面部表情呆板,四肢肌张力增高以双下肢为甚,口干便秘,苔花剥质红,舌下络脉迂曲分叉多,脉细数。证属痉病-气阴两虚,瘀阻络脉。诊断:特发性基底节钙化,血管性帕金森综合征,比萨综合征。拟益气养阴,活血通络:人参片 30 g,黄芪 30 g,西红花 0.3 g,地黄 30 g,薏苡根 15 g,白茅根 15 g,肉苁蓉 30 g,

炙益智仁 10 g,鲜石斛 20 g,芒硝 20 g,大黄(后下)30 g,天花粉 30 g,火麻仁(打碎)30 g,决明子 30 g,生白术 30 g,巴戟天 15 g,甘草 10 g,玄参 30 g,制厚朴 5 g,佩兰 15 g,藿香 15 g,草豆蔻 10 g,水煎服 200 ml,头皮针双侧额旁一线、顶颞前斜线,未用多巴丝肼和巴氯芬等任何西药。治疗 2 个月明显好转,行走向前冲消失,比萨综合征明显缓解,基本无侧弯,2022 年 8 月随访终止前,独立行走来针灸治疗。

4. 帕金森病和帕金森综合征 帕金森综合征以肌僵直-少动起病,对称性铅管样肌张力增高,静止震颤少见,可伴锥体束损害和智能障碍,尿失禁等,包括由血管原因、一氧化碳中毒、脑炎等引起继发性帕金森综合征和神经系统变性病引起不典型帕金森综合征(路易体痴呆、多系统萎缩、进行性核上性麻痹、皮质基底节变性等),巴氯芬改善肌张力障碍,缓解由以上疾病引起的骨骼肌痉挛。PD 的肌强直症状可从挛证,从经筋角度论治 PD 肌强直,为临床治疗提供新思路。半侧帕金森-半侧萎缩综合征临床罕见,为一侧面、手、脚和躯干偏侧萎缩,及其同侧帕金森综合征样表现,部分患者有发作性肌张力障碍,易被误诊为ALS。笔者在 2005 年 6 月发现 1 例半侧帕金森-半侧萎缩综合征。

且看一例中西医结合诊疗 PD 的过程:张某,男,72 岁,反复头晕,开步困难 2 年入院。2019 年 4 月 11日头颅 CT 两侧基底节区腔隙性脑梗死,轻度脑萎缩。渐渐双下肢乏力、开步困难,双手握拳无力,无偏瘫麻木等,症状持续无缓解,今遂坐轮椅就诊笔者科门诊,同年 9 月 17 日拟血管性帕金森综合征收入院。追问病史,2 年来发现四肢颤抖,且逐渐加重,始于左侧肢体,1 年来波及至右侧肢体,伴行走困难。近 1 个月头部不自主晃动,说话声音变小,饮水时有呛咳,吞咽费力,流口水增多,写字困难,行动更加迟缓,时有走路跌倒,并常有便秘。既往曾于当地医院就诊,但一直未确诊,也未系统治疗过。否认高血压、糖尿病及脑血管病病史,无脑炎、外伤、中毒等病史。现症:神志清楚,构音障碍,表情呆板,瞬目减少;头晕头胀,头部可见不自主晃动,屈曲体态,起步缓慢,行走呈碎步,双下肢乏力,开步困难,双手握拳乏力,中上腹胀,大便干结难解,排尿不畅,舌淡暗苔薄白,脉弦。神经系统检查:神清,颈软无抵抗,眼震(-),双侧瞳孔等大等圆,对光反射存在,两侧鼻唇沟无变浅,伸舌居中,指鼻试验可,四肢腱反射对称无亢,双侧霍夫曼征(-),掌颌反射(-),双侧巴宾斯基征(-),四肢肌力 5-5-5-5,双上肢、左下肢肌张力增高,四肢针刺觉对称,病理征未引出。此乃老年患者,平素耗伤气血,诸脏皆虚,气血运行无力,日久成瘀,瘀血阻滞,脉络不畅,脑脉失养,故突然出现头晕诸证;瘀血阻滞,脉络不畅,肢体失养,故见肢体乏力、开步困难等症。气虚推动无力,大肠传导失司,故便秘难解;舌脉为佐证。病位在脑,本虚标实。中医诊断:颤病-气虚血瘀证;西医诊断:PD 合并 NPH,VPS。

分析:患者 PD 合并 NPH 及 VPS,伴重度抑郁、快动眼睡眠障碍、不安腿综合征、认知功能障碍、流涎、便秘、排尿障碍等非运动症状。其主要症状为:姿势与步态:面容呆板,头部前倾,躯干向前倾屈曲,肘关节、膝关节微屈,走路步距小,初行缓慢,越走越快,呈慌张步态,两上肢不作前后摆动;震颤:多见于头部和四肢,以手部最明显,手指粗大静止性震颤(典型的表现是拇指与屈曲的食指间呈"搓九样"震颤),震颤早期常静止时出现,作随意运动和睡眠中消失,情绪激动时加重,晚期震颤呈持续性;肌肉僵硬:伸肌、屈肌张力均增高,被动运动时有齿轮样或铅管样阻力感,分别称为齿轮样强直或铅管样强直;运动障碍:与肌肉僵硬有关,如发音肌僵硬引起发音困难,手指肌僵硬使日常生活不能自理;其他:易激动,汗液、唾液、皮脂腺液等分泌增多。脑脊液、尿中多巴胺及其代谢产物降低。患者为什么出现流口水增多及便秘?腺体的正常活动由自主神经系统调节,自主神经中多巴胺减少,使乙酰胆碱兴奋性增强,导致唾液腺分泌唾液增加。因患者运动迟缓,随意运动减少,导致肠道肌肉松弛,肠道蠕动功能随之减退。

治疗后 3 个月,UPDRSⅢ下降 35%,步态明显好转。MMSE 智能量表评分和 MoCA 评分均已恢复正常水平。2021 年 3 月 19 日再次住院时在走廊独立散步。

5. 梅毒 以帕金森综合征为表现的神经梅毒临床不少见,更多为假性脊髓痨所致的痉挛。病案:郭某,男,71 岁,1 周前突发头昏不适,视物模糊,右侧肢体僵硬感,PE:神志清,阿-罗瞳孔,精神尚振,两肺呼吸音清,未闻及干湿啰音,HR:55 次/分,律不齐,全腹软,无压痛及反跳痛,双下肢不肿;颈软无亢,布鲁辛斯基征(—)、克尼格征(—),右侧肌力 5-5-5-5⁻,左侧肌力 5-5-5-5,双下肢肌张力稍增高,四肢腱反射对称无亢进,双侧掌颌反射(—),巴宾斯基征(—),霍夫曼征(—),皮肤针刺觉、振动觉、位置觉(—),龙贝格征(—),曼氏征(+);舌暗淡,苔薄白,脉沉细。葡萄糖 5.73 mmol/L,梅毒螺旋体抗体 228.7 pg/ml↑人免疫缺陷病毒(初筛)0.172 阴性 COI,不加热血清反应素试验阳性↑1:2;MRI 显示 T2WI、T2WI、FLAIR 呈稍高信号,右侧小脑、两侧额顶枕叶、基底节区及放射冠区斑点异常信号灶,TIWI 呈等、低信号,T2WI 呈高信号,DWI 未见明显异常信号增高影,双侧侧脑室对称性扩张,脑沟、裂、池增宽,中线结构居中。诊断:血管性帕金森综合征,神经梅毒,糖尿病周围神经病。四诊合参,证属缺血性中风-气虚血瘀证,治拟益气活血化瘀,方用补阳还五汤加减,体针+头皮针取穴:项丛刺,百会,双脑户、风池、率谷、头维、合谷,额中线,双侧额旁 1 线,留针 60 分钟。2 周后好转出院。

6. **一氧化碳中毒后迟发性脑病(DEACMP)** 最常见认知能力下降,其次沉默、帕金森综合征、尿失禁、癫痫和去皮质状态,笔者曾用 BTX-A 治疗下肢肌痉挛有效,但于此例力不逮,故对晚近的专家共识应选择运用。

病案:毛某,女,67 岁,2007 年 1 月 22 日首诊,半年前煤气中毒后高压氧舱治疗未完成疗程,后出现帕金森综合征、尿失禁、痴呆,诊断为 DEACMP。治疗前患者步履维艰,MEP 之 CSP 缩短考虑与肌张力增高有关,其运动阈值(MT)降低并非运动功能改善迹象。以下是治疗前后的右侧皮层 MEP 对照,CMCT 无改变,CSP 缩短(图 11-2-2,见彩图);治疗前后的左侧皮层 MEP 对照,CMCT 无改变,CSP 缩短(图 11-2-3,见彩图)。

7. **进行性核上性麻痹(PSP)** 核上性眼肌麻痹、慢性进行性步态不稳,尤易向后跌倒,颈部肌张力增高,多伴假性延髓麻痹和认知障碍。1997—1999 年间笔者收治 5 例:男性 3 例,女性 2 例;发病年龄 50~70 岁,平均 60.80 岁;病程 2~7 年,平均 4.52 年;右手写字不灵活起病 2 例,以步态不稳起病 1 例,开步困难起病 2 例。2 例头颅 MRI 检查,1 例正常,1 例示中脑萎缩。5 例均符合 PSP 诊断标准中 Probable-PSP 之必备标准:男性多于女性,起病隐匿,进行性加重;初起以步态不稳等平衡功能为主,常向后摔倒,并伴少动,动作笨拙;3 例伴面具脸,2 例呈惊讶面容;核上性眼肌麻痹为上下视均受限,下视为甚,并有垂直性眼球震颤 2 例,会聚障碍 2 例,1 例左眼球追随光源活动顿挫,4 例视力明显下降;颈部肌张力均增高,并颈部过伸位,四肢肌张力增高,但不如 PD 明显;4 例假性球麻痹,表现发音和吞咽障碍,3 例伴强哭强笑,并有额叶释放征,掌颌反射阳性 5 例,下颌反射阳性 3 例;均有锥体束征,4 例双侧巴宾斯基征阳性,1 例可疑阳性,1 例双侧霍夫曼征阳性;部分患者智能障碍和情感障碍,表现近记忆力和计算力减退,重复语言、消极意念等;其他:右手轻微震颤 1 例,双例指鼻试验欠准 1 例,右跟膝胫试验阳性 1 例。

所有患者均曾用左旋多巴治疗无效,其中 1 例加培高利特(协良行)治疗无效,另 1 例后加氯丙咪嗪治疗后步态不稳较前有所好转,但视觉及智能障碍无改善。

PSP 诊断临床缺乏特异性指标,神经病理是确诊主要依据,可见苍白球、黑质和脑干萎缩(尤四叠体上丘和导水管周围),第 3、4 脑室及侧脑室扩大,黑质和蓝斑褪色,Brodmann4 区中度萎缩。镜下特征性改变是基底节及脑干大量神经纤维缠结和线型神经纤维网结构,同时伴神经元缺失,星形胶质细胞增生。PSP 黑质致密带多巴胺能神经元和网状部 GABA 能神经元严重受损,皮质脑干束及大脑皮层亦有累及,有报道其以额前回及中央前回为主。

由于 PSP 许多症状与 PD 重叠,早期尤难鉴别,但后期特征性的核上性眼肌麻痹、颈肌张力增高及后倾跌倒均有助鉴别,此外 PSP 常有锥体束征和假性延髓麻痹等,且早期便可有智能障碍,5 例患者均符合其特点,故可确诊。临床上 PSP 痹须与 MND 中的 PBA 和伴假性延髓麻痹的 ALS 及 PLS 等相鉴别,此外尚应与路易体病、MSA 等鉴别,较 PD 易于区别。目前诊断基本以临床症候为主,既往认为影像学帮助不大,但 Yagishita 认为 PSP 之头颅 MRI 可显示中脑萎缩及 T2 加权脑干被盖和顶盖弥漫性高信号,乃其特征性改变。本组 2 例头颅 MRI 中 1 例显示中脑萎缩。PSP 尚无特殊治疗,本组用多巴丝肼和培高利特等均无效,此亦为 PS 之支持指标,其中 1 例因伴抑郁症状加用氯丙咪嗪治疗,不料其运动症状得到改善,正与 Engel 用阿米替林治疗运动障碍之报告相吻合。

8. **发作性运动诱发性运动障碍(PKD)** 以短暂而频繁的肌张力障碍或舞蹈样运动为特征,运动诱发,发作持续时间较短,不超过 1 分钟,发作期间没有意识丧失或疼痛感觉,神经系统检查正常,抗惊厥药物治疗有效。病案:吴某,男,15 岁,2020 年 10 月 19 日就诊。6 年前跑步时右侧上下肢剧烈痉挛,头向左侧倾斜,历时 10 秒,哪怕跑 50 米也会诱发,平时行走等均不会诱发。神经系统检查:意识清晰,四肢肌力 5 - 5 - 5 - 5,肌张力可,双膝反射和踝反射(+++),苔薄边齿痕,脉小数。BAEPⅢ-Ⅴ波异常,头 MRI(-),予四君子汤加六味地黄丸,人参 30 g,卡马西平 0.1 g,每日 2 次,10 月 26 日复诊诉跑步稍有痉挛,持续治疗到 2020 年 12 月 20 日复诊,未再有发作,2023 年 7 月 28 日复诊诉短跑也无发作。

9. **多发性硬化(MS)和视神经脊髓炎谱系疾病(NMOSD)** 波及脊髓以胸段最多,多呈横贯性病征,可阵发性剧烈痉挛,或烧灼样局部痛性强直性痉挛发作。痛性强直性痉挛是 NMO 中脊髓特征性表现。笔者研究 MS 发作性症状中发现,15 例 MS 中痛性强直发作 6 例(40%),2 例出现在 MS 首次发病,3 例出现在 MS 第二次复发时,1 例为 MS 首发症状;表现为四肢发作 2 例,双上肢发作 2 例,一侧肢体发作 2 例;每日可发作数次至数十次,每次可持续几秒钟至几分钟,变换体位、活动和深睡时可诱发。

10. **中暍(中暑)** 《金匮要略·痓湿暍病脉证并治》曰:“太阳中热者,暍是也。”《证治准绳·诸中门》曰:“中暍者,乃阴寒之证,法当补阳气为主,少佐以解暑,故先哲多用姜桂附子之类,此推《内经》舍脉从证之良法也。”重症中暑症是中暑中最严重者,可分热射病(包括日射病)、热痉挛、热衰竭三型,热射病(heatstroke)又是重症中暑中最严重型。对照《杂病源流犀烛》和《实用神经病学》,与王萍构思《中暍证治发微》,期望厘清中暑概念,后诊疗热射病,预后迥异。

病案:汤某,男,52 岁,2011 年夏在高空电力作业时,突然高热抽搐,继之昏迷,抢救苏醒后感四肢僵硬,2011 年 10 月轮椅来门诊,且有吞咽困难,发音口齿不清,畏寒,便畅,神经系统检查:神清,颈软无亢,布鲁辛斯基征(-)、克尼格征(-),四侧肌力 5 - 5 - 5 - 5,四肢尤其双下肢肌张力明显增高,且有挛缩,双手微有水平意向性震颤,四肢腱反射对称亢进,双侧掌颌反射(+),巴宾斯基征(+),霍夫曼征(+),皮肤针刺觉、振动觉、位置觉(-),龙贝格征未检,舌暗淡,舌下迂曲青紫分叉多,苔薄白边齿痕胖,脉沉细。诊断:日射病后遗症,继发性帕金森综合征;中医诊断:痓病-阴阳两虚,还少丹主之,巴氯芬+左旋多巴,头皮针额中线、顶中线、顶旁 1 线+rTMS(Cz),陆续治疗 5 年,2016 年 12 月 26 日四肢肌张力明显下降,已经能独立行走,吞咽构音明显缓解,畏寒好转。

11. **书写痉挛** 前期会感觉手指部易疲劳或腕部疼痛,继之书写时出现手及前臂肌肉痉挛,多为腕屈曲、向尺侧外旋,或手指不自主屈伸,持笔时或开始写字时困难,书写时痉挛,不写字时症状消失。分三型:痉挛型(肌张力亢进型)最常见,写字时很快引起手肌、腕部肌肉痉挛或交替收缩状态;麻痹型(无力型)写字时有疲劳无力感,因肌肉力弱不能随意支配,类似麻痹状态而不能使用钢笔,有时沿神经走行出现疼痛;震颤型见《震颤》。

12. **PD-ALS** ALS 中少见类型 PD-ALS-痴呆综合征,非常罕见,且伴痴呆。需注意,PD 晚期可出现锥体束受损,表现为非 PD 特点的僵硬。所以要明确是 PD 合并 ALS,还是单纯的 PD 晚期。许多患者脖子活动僵硬与肌张力增高有关,如果是锥体外系导致,可以通过调整 PD 治疗药物缓解僵硬和疼痛;如果是 PD 晚期导致的锥体束受损导致,可局部注射肉毒素缓解症状。关岛病非常罕见,且很局限,一般仅出现于关岛,且伴痴呆。病案:黄某,女,70 岁,四肢僵硬伴头部不自主抖动 25 余年加重 6 年,于 2019 年 7 月 1 日入院,帕金森病史 25 年,病初自觉肢体关节僵硬,活动不利,后逐渐四肢、头部不自主抖动,言语含糊等,6年前右下肢髋关节处骨折,手术治疗,钢钉置入,后上述症状逐渐加重,且出现下午、晚餐至夜间7～8点症状明显,开步困难,步态不稳,需拐杖,梦魇,睡前双下肢瘙痒感不适感,有日内波动和开关现象,舌肌纤颤,呛咳,流涎,音低沉,小便不能控制,便秘四日一行。刻下:患者四肢、头部不自主抖动,言语含糊,开步困难,步态不稳,需拐杖,胃纳一般,小便尚可,大便不畅,夜寐尚可,舌暗红,苔薄白中裂边齿痕,脉弦细。现服用多巴丝肼 250 mg,每日 3 次;盐酸普拉克索 0.375 mg,每日 1 次;司来吉兰 5 mg,每日 1 次。查体:神情,舌肌纤颤,轻度萎缩,流涎,嗅觉基本消失,远近记忆力下降,血压卧位 110/70 mmHg,坐位 100/60 mmHg,立位 90/60 mmHg,咽反射亢进,四肢肌力 V-V-V-V,四肢肌张力增高,咽反射无亢进,掌颌反射(—),四肢肌力 5-5-5-5,四肢肌张力增高,霍夫曼征(—),巴宾斯基征(—),腱反射对称,四肢针刺觉、振动觉、位置觉(—),病理征(—)。MRI 示脑萎缩,拒绝肌电图检查和治疗,7月7日自动出院。

13. 比萨综合征(PS)   5%～10%PD患者躯干向身体一侧强直性弯曲的PS和躯干前屈征,站立或行走时脊柱异常弯曲,仰卧位时缓解,与肌张力障碍及椎旁肌变性有关(图11-2-4,见彩图)。

参 考 文 献

[1] Kheder A, Nair K P S. Spasticity: Pathophysiology evaluation and management[J]. Practical Neurology, 2012, 12(5): 289 - 298.

[2] Georg, Kgi, Petra, et al. Sensory tricks in primary cervical dystonia depend on visuotactile temporal discrimination [J]. Movement Disorders, 2013, 28(3): 356 - 361.

[3] 王尘东,蔡定芳. 多发性硬化发作性症状[J]. 脑与神经疾病杂志,2001,9(2): 113 - 114.

[4] 王尘东,刘欣,王素娟,等. 进行性核上性麻痹5例报告[J]. 新乡医学院学报,2000,17(5): 364 - 365.

[5] 甄雪克,田宏,于炎冰. 基底核钙化与节段性颅颈肌张力障碍关系的初步探讨:附90例报告[J]. 中华神经外科杂志,2021,37(1): 36 - 39.

[6] Zhu, Yujie, Yang, et al. Does acupuncture help patients with spasticity? A narrative review[J]. Annals of Physical and Rehabilitation Medicine, 2019, 62(4): 297 - 301.

[7] 许军峰. 石学敏教授经筋刺法学术思想解析[J]. 天津中医药,2017,34(10): 649 - 651.

[8] Chou R, Peterson K, Helfand M. Comparative efficacy and safety of skeletal muscle relaxants for spasticity and musculoskeletal conditions: a systematic review[J]. Journal of Pain & Symptom Management, 2004, 28(2): 140 - 175.

[9] 刘根林,周红俊,李建军,等. 联合用药治疗脊髓损伤中重度痉挛的临床观察[J]. 中国康复理论与实践,2012,18(11): 1080 - 1081.

[10] 崔利华,张通,杨凌宇. 三种抗痉挛药物治疗卒中后肢体痉挛的疗效比较[J]. 中国脑血管病杂志,2009,6(9): 466 - 470.

[11] 王尘东,邬渊敏,沈丽萍,等. 针刺联合高频重复经颅磁刺激治疗脑梗死的临床疗效和神经电生理研究[J]. 中西医结合心脑血管病杂志,2019,17(10): 29 - 32.

[12] 宋华隆,曹颖,牛博真. 中医药综合康复疗法辨治缺血性中风后偏瘫痉挛状态研究进展[J]. 河南中医,2022,42(8): 1265 - 1270.

[13] 赵连东,郑国文. 溴隐亭治疗12例肌萎缩侧束硬化症的临床观察[J]. 临床神经病学杂志,2000(13): 268.

[14] Buchman AS, Goetz CG, Klawans HL. Hemiparkinsonism with hemiatrophy[J]. Neurology, 1988, 38: 527 - 530.

[15] 刘勇林,肖卫民,吴志强,等. 急性一氧化碳中毒迟发性脑病的危险因素分析[J]. 中国实用神经疾病杂志,2018, 21(14): 1552 - 1556.

[16] 何应立,刘鑫,邹冬蕾,等. 从"挛证"角度浅析帕金森病肌强直中医病因及以经筋论治[J]. 中医药学报,2022,50(9): 56 - 58.

[17] 娄凡,李明,罗晓光,等. 以帕金森综合征为主的神经梅毒二例[J]. 中华神经科杂志,2014(6): 434 - 435.

[18] 肉毒毒素治疗应用专家组,中华医学会神经病学分会帕金森病及运动障碍学组. 中国肉毒毒素治疗应用专家共识[J]. 中华神经科杂志,2018,51(10): 779 - 786.

[19] Litvan I, Agid Y, Calne D, et al. Clinical research criteria for the diagnosis of progressive supranuclear palsy(Steele-

Richardson-Olszewski syndrome)[J]. Neurology, 1996(47): 1 - 7.

[20] Yagishita A, Oda M. Progressive supranuclear palsy: MRI and pathological findings[J]. Neuroradiology, 1991, 38 (Suppl 1): S60 - S66.

[21] Peter A, Engel, et al. Treatment of progressive supranuclear palsy with amitriptyline: therapeutic and toxic effects [J]. J Am Geriats Soc, 1996, 44(9): 1072 - 1074.

第三节　震　颤

一、概述

2017 年国际帕金森和运动障碍学会震颤(tremor)分类共识中,震颤定义是身体某一部分不自主性、节律性、振动性运动。依不同参数,震颤分类各异:静止时出现为静止性震颤,活动时发生有姿位性震颤和意向性震颤。频率(3～5 Hz 慢震颤,6～12 Hz 快震颤)、幅度、节律、分布部位(头部、面部包括嘴唇和下颚、下颌、肢体)以及发生时间。震颤部位如头部、下颌、四肢,其涵义有较大区别。肢体震颤最常见,静止性震颤常从一侧上肢远端开始,以拇指、示指及中指为主,尤其 PD 震颤如搓丸子或数钱,逐渐扩展到同侧下肢和对侧肢体,晚期可波及下颌、唇、舌和头部。早期,手指或肢体处于某一特殊体位时出现震颤,转换姿势时消失,类似于感觉诡计。笔者观察 209 例 PD 震颤,大多从上肢逐渐扩展到同侧下肢,或表现为顺/逆时针扩展,尤其下肢起病时较明显。

只有在说话或尝试饮水时出现的 5 Hz 下颌震颤,或由微笑引起的嘴唇震颤,口唇肌张力障碍患者中出现说话震颤或口舌震颤,很可能与导致肌张力障碍的基底节异常有关。站立诱导的下肢震颤称体位性震颤(OT),坐位或平躺消失,行走时改善,多累及老年女性。姿势性震颤发生在克服重力维持某一特定姿势和位置时。任务执行性特异性震颤常在精密操作时显现,如小提琴手。

震颤是两组拮抗肌交替收缩引起的不自主运动,本质为机械振荡。生理性震颤是人体正常运动基础,自主运动始于震颤高峰,止于震颤低谷,眼睛不能识别这些低频率震颤,如甲亢的震颤是放大的生理性震颤。震颤机制包括:机械振荡即伸肌和屈肌的不断拮抗运动;中枢神经系统反射运动——伸肌和屈肌运动都会带来相应拮抗运动,反射弧传入和传出时间决定震颤发生;中枢前馈或反馈通路扰乱导致小脑性震颤;中枢振荡器理论,丘脑腹外侧核和下橄榄核存在异常节律活动,具有节律性兴奋特性,通过缝隙连接或突触连接,这些神经元节律性发放得以同步化,下传并驱动下运动神经元产生节律性兴奋,或多个核团通过神经纤维联系构成环路,兴奋活动在环路中周期性传递而产生振荡活动。

大部分震颤并不由 PD 导致,但 PD 震颤最为关注,表现形式多种,主要为静止性震颤。静止性震颤主要是中枢性震颤,多见于中脑被盖近结合臂交叉部位,与基底节-丘脑-皮质环路的振荡活动关系密切。在 MPTP 诱导的 PD 猴模型和进行立体定向手术的 PD 患者中,电记录显示在丘脑腹外侧核、丘脑底核、内侧苍白球有与震颤频率相同的神经元放电,损毁这些部位可使震颤缓解或消失。推测黑质-纹状体多巴胺能纤维变性使这一环路中具有节律性发放活动的神经元活动增强并同步化,最后通过运动皮质的节律性兴奋产生震颤。静止性震颤起搏点的确切位置并不清楚,切断本体感觉传入可使静止性震颤减弱,但不会使震颤消失,故外周机制对静止性震颤有次要影响。意向性震颤与小脑-丘脑-皮质前馈调节扰乱有关。

动作性震颤包括小脑性震颤、Holmes 震颤等。特发性震颤(ET)为重复精细运动震颤,发生在上肢和下肢、头部、下颌或口腔,有单独头部震颤,震颤通常从上肢开始,常不对称。ET 发展缓慢,渐进而伴随终生,可有阶梯式恶化,下橄榄核-小脑振荡以及小脑齿状核-丘脑-皮质通路与 ET 发生有关。一般影像学不显示大脑异常,但代谢脑成像研究在关联运动区域及下枕叶和纵向束、扣带、丘脑前辐射和钩状束中发现变化。Holmes 震颤见于上位脑干/小脑、丘脑病变,表现为意向性和静止性震颤,有时还伴姿势性震颤,黑质-纹状体投射系统和小脑-丘脑投射系统,其他部位如皮质也可引起 Holmes 震颤。

姿势性震颤指身体某些部分在保持某种受力姿势时出现,而在运动及休息时消失,见于 ET、甲状腺功能亢进继发的震颤、药物性震颤、生理性震颤。肌张力障碍性震颤为姿势性或运动性震颤,最典型者为震颤性痉挛性斜颈(肌张力障碍性头部震颤),机制不明,与基底节功能异常有关。

继发性软腭震颤见于小脑/脑干病变,表现软腭及邻近肌群震颤,MRI 示对侧下橄榄核肥大,可能下橄榄核振荡器引起震颤。原发性软腭震颤机制不清。

周围神经病性震颤见于累及深感觉的脱髓鞘性周围神经病,主要表现为上肢 $3\sim8$ Hz 姿势性和运动性震颤,属反射性震颤。

药物及中毒性震颤表现多样,机制复杂。拟交感药物、抗抑郁剂、酒精和镇静剂快速撤除导致的震颤为增强的生理性震颤,可增加肌梭传入使牵张反射增强。抗精神病药物阻断多巴胺受体,类似帕金森病震颤。慢性酒精中毒、锂剂及抗癫痫药物属小脑震颤。醉驾标准是血液乙醇浓度 0.8‰,给 ET 患者做饮酒试验,应该也有个标准。

二、定向诊断

临床表现震颤最多的疾病远不是 PD,而是 ET,还有许多非神经科疾病。震颤首先区分生理性或病理性,定向诊断首要排除其他非神经科系统疾病导致的震颤。震颤的病史采集包括发病年龄、家族史、症状演变过程、相关药物食物或毒物接触史等。神经系统检查包括震颤分布、震颤出现时的状态以及震颤频率视觉评估和可能提示导致震颤的全身性疾病体征。不伴有其他神经系统体征的孤立性震颤综合征需要与这些疾病鉴别诊断:增强的生理性震颤,孤立性局灶性震颤及姿势性震颤等进行实验室测试如甲状腺功能、血清铜和血浆铜蓝蛋白水平。

1. 功能性震颤　包括生理性震颤、增强的生理性震颤和心因性震颤。生理性震颤包括两种震颤成分:频率受惰性和负荷大小影响的属机械性震颤和反射性震颤,震颤的推动力来源于心脏搏动和其他外力,$8\sim12$ Hz 为中枢性振荡活动。

(1)生理性震颤:生气和紧张时心慌、手抖,即气得发抖。焦虑、压力、药物(如哌醋甲酯,右旋安非他命,激素,β 受体激动剂)食物(如咖啡,尼古丁)和睡眠剥夺时,可加重生理性震颤,为小振幅抖动。

(2)增强的生理性震颤:体内肾上腺素升高、甲亢、焦虑等,肌梭中肾上腺素受体、肾上腺素和甲状腺素均能提高肌梭敏感性,使肌肉本体传入冲动增加,导致反射性震颤增强,如甲亢震颤。

(3)心因性震颤:休息、体势运动或主动运动时引发,接受四肢检查而加重,分心时缓解,机制不明。

2. 酒精性震颤　又为戒酒性震颤。

3. 甲状腺/旁腺功能亢进　双手平伸时细微震颤,伸舌可见舌细微震颤,多合并甲亢表现。

4. 药物　刺激交感神经系统尤其拟交感神经胺类和精神病药物,多在停药后缓解。丙戊酸钠脑病和苯妥英钠脑病;喹诺酮类:如环丙沙星引起负性肌阵挛;特布他林;抗精神病药物等,包括恶性综合征:注意与 5-HT 综合征鉴别;降血压药物如利血平,1 例服用利血平 0.25 mg,每次 2 片,每日 1 次,长达 10 年的 66 岁女性,2022 年 11 月 16 日首诊,四肢震颤 2 个月,为药源性帕金森综合征。

5. 代谢　代谢性震颤的特征和原因各不相同,包括肝性脑病、低钙血症、低血糖、低钠血症、低镁血症、维生素 B_{12} 缺乏等。肝脏疾病可见扑翼样震颤,又称负性肌阵挛,高碳酸血症、尿毒症、肺性脑病也有。

6. 精神科　躯体化障碍:区分焦虑和震颤很有必要,更要注意焦虑和震颤合病,ET 常伴焦虑导致的震颤;癔症性震颤多变不规则。

7. 梅毒/HIV

8. 重金属 肝豆状核变性是一种遗传性铜代谢障碍性疾病,由铜在体内各组织中异常沉积所导致震颤,临床并不罕见;1999 年笔者在神经内科门诊遇第一例 45 岁女性电焊工双手震颤,后流行病学调查其造船厂同一班组近半数人有类似症状,发锰含量均明显超标,考虑焊接锰钢时蓄积锰中毒导致帕金森综合征,卡左双多巴控释片+溴隐亭治疗无效。

孤立性震颤综合征:孤立性节段性姿势性或运动性震颤综合征:累及上肢,也可累及头部、声音、舌头和面部;孤立性静止性震颤综合征:一侧上肢或下肢,也可唇部、下颌或舌;孤立性声音震颤:可视和/或可听到来自发音器官的震颤;孤立性头部震颤:左右、上下或其他方向的头部震颤;上颚震颤:软腭 0.5～5 Hz 节律性运动;孤立性任务性或体位特异性震颤:特定任务或特殊姿势时;原发性位置性震颤:直立位时全身性高频(13～18 Hz)孤立性震颤综合征。

三、神经定位

大脑皮质运动区及其下行束、基底节、脑干、小脑、脊髓、周围神经干或肌肉。

1. 肌肉 肌炎,多发性肌炎;特发性下颚震颤:耳部咔嗒声或脉冲样耳鸣,由下颚部肌肉收缩导致咽鼓管开合所致。

2. 周围神经 周围神经病中震颤并非少见,甲钴胺、维生素 B_{12}、维生素 B_1 的缺乏,乙醇中毒性和糖尿病周围神经病变等;肘管综合征;遗传性运动感觉神经病即腓骨肌肉萎缩;IgM 副蛋白血症神经病;多灶性运动神经病。

3. 神经根 神经根型颈椎病;慢性炎症性脱髓鞘性的多发性神经根神经病。

4. 颅神经 副神经:肌张力障碍性震颤为有肌张力障碍的身体部分姿位性或活动性震颤,如震颤性痉挛性斜颈,震颤通常不规则,伴感觉诡计。

5. 脊髓 脊髓压迫,可能与脊髓小脑束有关。

6. 颅颈交界处 占位;颅颈交界畸形:1998 年门诊求治的 1 例患者,仅表现为一侧肢体震颤 3 年,检查仅轻微静止性震颤,徐丰义医生当即提醒需排除阿诺尔德-基亚里综合征,结果不出其料。又如病案:吴某,女,45 岁,1999 年 4 月 2 日诊,2 月中旬右手发抖,持物明显,渐波及左手及双下肢,神经系统检查:双手意向性震颤,MRI 示颅底凹陷症,环枕融合可能,齿状突后方异常信号,C5 - C6 椎间盘后突。

7. 脑干

(1) 延髓:参见奔豚气一章延髓空洞症患者,有右手轻微意向性震颤。

下橄榄核:下橄榄核是症状性下颚震颤(颚肌不自主的节奏收缩,不会出现耳部咔嗒声)的始发点 ET 可能与红核-橄榄-小脑-红核束功能失调所致,也有人测得下橄榄核有节律性放电,推测为 ET 起点。PET 检测 ET 无震颤时丘脑和延髓(主要下橄榄核)糖代谢率增加,震颤时下橄榄核和小脑代谢率和血流量增加。

(2) 脑桥:单侧脑桥病变导致继发于齿状核-红核-橄榄环路的震颤。

(3) 中脑。

1) 红核:表现为静止性、姿势性及意向性震颤的混合性震颤。

克洛德综合征:即动眼神经和红核交叉综合征、红核下部综合征:中脑被盖部的红核、动眼神经及小脑结合臂,核心症状为动眼神经+小脑上脚(+红核),病灶同侧动眼神经麻痹+对侧共济失调、震颤。中脑肿瘤、卒中、外伤。

贝内迪克特综合征:病灶同侧动眼神经麻痹+对侧不自主运动震颤或舞蹈样运动,红核附近,一侧黑质纹状体及结合臂。见第九节一侧上肢红核震颤病例。

2）黑质：伴有静止震颤和运动迟缓：黑质纹状体通路的基底神经节功能障碍，最常见 PD，也可见于卒中、肿瘤等，如《面瘫》神经定位中脑大脑脚占位的赵某，由 2022 年 9 月的韦伯综合征，发展到 2023 年 4 月 3 日表现右手震颤，为累及中脑红核、黑质、动眼神经的贝内迪克特综合征。

8. 小脑　累及齿状核、小脑上脚以及与小脑纤维联系的脑干等结构所致，单侧小脑结构损伤可致同侧肢体震颤，为缓慢低频（4～6 Hz）意向性震颤或姿势性震颤，可累及单侧或双侧肢体，尤其肢体接近目标时加重，所谓共济失调性震颤，常见 MS、卒中、脑干肿瘤、mGluR1 相关自身免疫性小脑炎。ET 定位小脑而超出小脑，震颤与两条通路相关：皮层-脑桥-小脑-丘脑-皮层环路及 Guillain-Mollaret 三角区，齿状核-红核-下橄榄核-齿状核。

9. 间脑

（1）丘脑：小脑-丘脑-皮质网络产生震颤。丘脑综合征：即 Dejerine-Roussy 综合征，对侧感觉缺失或刺激症状，对侧不自主运动如意向性震颤；脉络膜后动脉梗死可有共济失调、震颤等。Holmes 震颤，也称中脑震颤或丘脑震颤，静止性和意向性震颤，震颤幅度不规律。

（2）胼胝体：胼胝体发育不良、肿瘤、卒中、韦尼克脑病、胼胝体变性。

10. 大脑

（1）基底节：卒中；帕金森综合征；张力障碍性震颤；Fahr 病；Fahr 综合征；肝豆状核变性（HLD）。

（2）脑室：Bobblehead-Doll 综合征；与三脑室前部囊性病变有关。病案：患者，女，5 岁，头部震颤 2 年，MRI 示蝶鞍上蛛网膜囊肿，室间孔或三脑室梗阻，内镜囊肿切除后减轻。

（3）皮层：严重额叶损害波及基底节和小脑引起震颤。

1）震颤量表：虽然量表无法定位，但提供定位线索。常用阿基米德螺旋和 VAS 震颤量表。特发性震颤评估量表（TETRAS）有助震颤严重程度评估。统一帕金森病评定量表（UPDRS）是评估 PD 运动症状及非运动症状最常用量表。早期笔者运用 Webster 评分观察养阴熄风通络汤治疗肝肾阴虚型 PD 患者临床疗效，总结 46 例肝肾阴虚型 PD 患者，随机分两组，对照组服用多巴丝肼片治疗，治疗组加用养阴熄风通络汤，疗程 12 周，结果治疗组总有效率 78.3％，对照组 56.5％，疗效统计学差异（$P<0.05$），治疗后两组 Webster 评分均较治疗前下降（$P<0.05$），且治疗组低于对照组（$P<0.05$），提示养阴熄风通络汤可提高肝肾阴虚型 PD 临床疗效，改善震颤等临床症状。

2）神经影像定位。① B 超：我们对以震颤表现的 32 例肝豆状核变性（HLD）患者肝胆脾等超声检查，发现 B 超对发现 HLD 腹部症状有临床价值。② MRI：对震颤鉴别诊断帮助很大，十字面包征为轴向 MRI 脑桥呈现十字形 T2 高信号，见于 MSA，还见于 SCA、变异型 CJD、副肿瘤性小脑变性、乳腺癌脑膜转移、双侧小脑中脚梗死、脑腱黄瘤病、脆性 X 震颤共济失调综合征（FXTAS）等。辨别 HLD（涉及基底神经节和脑干）或脆性 X 相关震颤和（或）共济失调综合征。多巴胺能功能扫描成像显示正常几乎可排除 PD。

四、神经电生理定位

不普及。肌电评估通过分析肌电图活动数据及震颤频率得出相关结论。运动捕捉器可量化震颤如加速度计、陀螺仪、磁力仪、肌电图、激光位移传感器等。

1. 肌电图　记录产生震颤的肌肉肌电图中，表面电极无创，记录范围较大，但运动伪迹干扰大；针极肌电图记录位置深或小肌肉震颤，准确可靠、伪迹小，但有创。

（1）普通肌电图：肌电图震颤在 PD 和 ET 鉴别诊断有临床意义，PD 收缩形式以交替性为主，ET 以同步性为主；PD 震颤波谱以多个波频为主，ET 以单一波频为主；PD 再现性震颤发生率 42.9％，PE 无再现性震颤。

（2）表面肌电图：缺乏客观检查技术诊断和评估 PD，表面肌电图客观定量评估 PD 的神经肌肉状态和运动功能；肌电图群放电位可作为 PD 早期诊断指标，频率为 3～7 Hz，波幅从 0.15～2.8 mV，多个运动单位电位节律性成簇发放，受累肢体可见与群放电位同步的静止性震颤；表面肌电描记术可区分 PD 和良性震颤。

2. H 反射　Sabbahi 对 H 反射兴奋性恢复曲线研究，PD200～300 ms，ET 和 ET‑PD350～1 000 ms。

3. 加速度测量仪　直接确定震颤的加速度，可采集一维或三维加速器记录。

4. 手机软件　Suhan 等利用智能手机 Itremor 软件，日常监测 ET 患者的震颤。

五、中西医结合神经定位诊疗

1. 中医认识　《内经》为后世阐述震颤奠定基础，《素问·脉要精微论》曰："骨者髓之府，不能久立，行则振掉，骨将惫矣。"《张氏医通》曰："颤振则但振动而不屈也。"《杂病证治准绳》曰："颤，摇也；振，动也。筋脉约束不住而莫能任持，风之象也……此病壮年鲜有，中年以后乃有之，老年尤多。"震颤与年老体衰、七情内郁、饮食不当等有关。肝藏血，肾藏精，年迈多血虚精亏，再加之摄生不慎，或病所伤致肝肾阴虚，筋脉失养，不能制约肝阳，使肝风内动，颤动振掉或拘急强直；劳倦过度，饮食失节，或思虑内伤，心脾俱损致气血不足，不能荣于四末，筋脉失于濡养而致震颤；气滞血瘀情志内郁，或痰湿，气滞不畅，鼓动不能，血行缓慢而瘀阻脉道致筋脉失濡而手足颤动，动作减少，屈伸不利；痰热动风五志过极，木火太甚，风火相煽，痰热互阻，寇伐脾土，故见四肢颤动；若风火盛而脾虚，则津液不行，痰湿停聚，风痰邪热阻滞经络而颤。

2. 中医病位　主肝、肾（髓），为脑髓及肝、脾、肾等脏腑受损，引起筋脉肌肉失养和/或失控。脑为元神之府，与心并主神机，神机出入控制四肢百骸的协调运动；肾主骨生髓，充养脑海，伎巧出焉，即肢体精细、协调运动由肾精充养髓海而成；脾主肌肉、四肢，为气血阴阳化生之源，肾精的充养，肝筋的滋润，肌肉的温煦，均靠脾之健运，化生之气血阴阳的供养；肝主筋，筋系于肉，支配肌肉肢体伸缩收持。故脑髓、肝脾肾等脏腑的共同生理，保证头身肢体协调运动，若病及其中任一脏腑或多个脏腑，筋脉肌肉失养和/或失控，则头身肢体不协调、不自主地运动而为震颤。病理上虚多实少，为虚、风、痰、火、瘀。《医碥·颤振》曰："颤，摇也；振，战动也，亦风火摇撼之象，由水虚而然，风木盛则脾土虚，脾为四肢之本，四肢乃脾之末，故曰风淫末疾。风火盛而脾虚，则不能行其津液，而痰湿易停聚，当兼去痰。"顾超等收集 1998—2011 年万方数据库 PD 中医证型和方药相关文献，以心、肝、脾、肾四脏虚为本，以风、火、痰、瘀为标。

（1）肝：《证治准绳·杂病·颤振》曰："颤，摇也；振，动也。筋脉约束不住而莫能任持，风之象也……亦有头动而手足不动者……手足动而头不动者，皆木气太过而兼火之化也。"病机"筋脉约束不住"，与肝木风火有关。《医学纲目·颤振》曰："颤，摇也；振，动也。风火相乘，动摇之象，比之瘛疭，其势为缓。"

（2）肾（髓）：《赤水玄珠·颤振》认为属本虚标实、虚实夹杂"木火上盛，肾阴不充，下虚上实，实为痰火，虚则肾亏"。《医宗己任编·颤振》强调气血亏虚，并创大补气血法。《张氏医通·颤振》系统总结震颤病因病机，列 13 证候和主治方药，非皆震颤，如振寒寒栗。其云颤振与瘛相类，瘛则手足牵引，或伸或屈。《内经》即谓病蛊弗治，肾传之心病，筋脉相引而急，病名曰瘛。

3. 中西医结合诊疗评述　所谓虚风内动，可能就是多巴胺缺乏产生的症候之象，多巴胺替代补充治疗是 PD 患者长期乃至终生的替代治疗，左旋多巴就是从植物药藜豆中提取，替代补充治疗有效，对中医肾髓的定位有其现实意义。

不是所有的震颤都能按照取类比象诊治。颤病从风而治，表现为震颤的 HLD 中医定位在肝吗？还是肝风内动？用龙骨、牡蛎等平肝潜阳熄风之品主治 HLD，恰恰会加剧风动之象。HLD 为常染色体显性遗传性铜代谢障碍，主要用驱铜剂，如二巯基丙二醇、二巯基丙磺酸钠、青霉胺等治疗，临床观 HLD 舌苔却是一派痰瘀湿热之象。研究表明 HLD 以痰瘀互结证最常见,其次湿热内蕴证和痰瘀互结证,不同中医证型与统一肝豆状核变性评定量表功能评分相关,用肝豆汤(大黄、黄连、穿心莲、半枝莲、草薢)合用驱铜剂治疗可提高疗效。

事实上,震颤病位可变,如 PD 根据中西医病理改变分三期辨证论治,与 Hoehn-Yahr 分级不一定完全相对应,是一个动态辨证论治过程,早期:髓海不足,邪毒停聚,应补益肝肾,化痰通络,以龟鹿二仙胶合导痰汤;中期:肝肾阴虚,应滋阴潜阳,平肝熄风,以大定风珠加减;晚期:阴阳两虚,应补肾助阳,滋阴柔筋,以还少丹加减。PD 是开动的单向动车,到目前为止没有一种药物可延缓其进程,替代治疗和对症处理不过是寻找舒适坐位,改善临床症状,脑保护治疗才能使开动列车慢下来,中医中药有前景,临床验案很多,但最终需循证医学验证。

我们探讨中医治疗对 PD 患者的 UPDRS 评分及非运动症状的影响,同时观察治疗安全性,疗效明显,能提高 PD 患者的运动功能和日常生活能力,缓解忧郁、焦虑等不良情绪的发生,同时能有效改善 PD 患者的部分非部分运动症状,不良反应发生率较低。12 年前最早在上海市开展经颅磁刺激治疗 PD 冻结步态,同时以温阳补肾为主的辨证论治,结合以现代神经病理和神经定位为导向的额叶投射区为主的头皮针治疗,初显成效。

震颤的 DBS 定位治疗:PD 和 ET 的震颤 DBS 手术通过相应大脑目标靶点放置电极治疗,电极刺激靶点通常选择 GPi、丘脑底核,不一定是治疗直接靶点。

4. 针刺定位治疗　相对其他方法而言,针灸有独到疗效和优势。以头部穴位和头皮针为主,取舞蹈震颤控制区、百会、四神聪、风池、四关为主。舞蹈震颤控制区是焦顺发 20 世纪 70 年代治疗肢体不自主运动和震颤的特效区域,笔者多选枕下旁线。百会、四神聪均位于巅顶,前者是督脉、足厥阴肝经、足太阳膀胱经交会,益肾充髓、宁神醒脑;后者乃经外奇穴,宁心安神、明目聪耳。风池为足少阳胆经要穴,胆与肝互为表里,镇肝熄风;四关即合谷、太冲,合谷为多气多血的手阳明大肠经穴,太冲为足厥阴肝经原穴。

(1)脑干:颈夹脊穴＋头皮针舞蹈震颤控制区,由眉间至枕外隆凸高点的前后正中线的中点,向后移 1 厘米处定为上点,再由眉中点上缘至枕外隆凸高点的头侧水平连线与鬓角前缘相交之处定为下点,作与上、下两点连线(运动区)向前移 1.5 厘米平行线,有耳颞神经和眶上神经分支,针尖沿穴区从上而下斜行刺于皮下帽状腱膜层下方。主治舞蹈症、震颤麻痹综合征等。病案:张某,女,67 岁,一侧上肢震颤,MRI 示中脑梗死。病灶同侧动眼神经麻痹＋对侧不自主运动震颤或舞蹈样运动,定位红核附近,一侧黑质纹状体及结合臂,即红核震颤。诊断贝内迪克特综合征,针刺颈夹脊穴＋头皮针舞蹈震颤区,效果不佳。

(2)小脑:头皮针舞蹈震颤控制区为主,根据虚实采用对应补泻手法,虚证用补法,实证用泻法,虚实夹杂用平补平泻法。病案:黄某,男,59 岁,右上肢震颤 3 日,于 2021 年 7 月 21 日入院,右侧小脑见小片状异常信号影,T1WI 呈稍低信号,T2WI、FLAIR 均呈高信号。诊断右侧小脑缺血性脑梗死,基础治疗＋体针(百会、太冲、神庭、曲池、外关、四神聪、风池、合谷、阳陵泉、绝谷)＋头针(舞蹈震颤控制区,位于运动区向前移 1.5 厘米的平行线处,强刺激),每日 1 次,15 日为 1 个疗程,2 周后震颤基本消失(图 11 - 3 - 1)。

(3)丘脑和基底节:头皮针舞蹈震颤控制区。

(4)大脑皮层额叶:严重额叶损害可影响基底节和小脑引起震颤肌强直等。头皮针额中线＋额旁 1、2、3 线,相当于大脑皮层中央前回在头皮的投影。病案:卫某,女,62 岁,2022 年 3 月 13 日入院。右侧肢体不自主抖动 13 年,加重 2 周余,右侧肢体不自主抖动,平时常服用多巴丝肼、吡贝地尔、苯海索片,基本稳定。半月余前时有摇晃感,故于某医院就医加普拉克索片、金刚烷胺片约 10 日,自觉症状加重,且肢软乏力感明显,卧床后无力自行起床,需人扶持,下床后开步困难,需扶持后方可行走,右侧肢体抖动加重。刻下:右侧肢体不自主抖动,肢软乏力感明显,开步困难,胃纳欠佳,二便尚可,夜寐尚可,舌暗红,少苔,脉弦细。神经系统检查:神清,精神欠振,反应略迟钝、行动迟缓,言语尚清楚,四肢肌力正常,四肢肌张力增高,右侧明显,掌颌反射(一),霍夫曼征(一),巴宾斯基征(一)。颅脑 MRI 平扫+DWI+MRA:左侧额部占位,脑膜瘤可能;右侧额叶及左侧顶叶少许小缺血灶。左前额叶区 rTMS 和头皮针针刺额中线、双侧额旁 1 线、额旁 3 线,2 周后震颤缓解,肌张力未见改善。

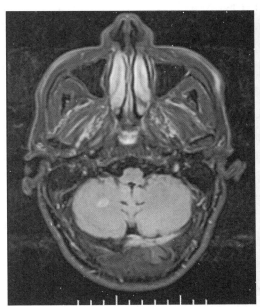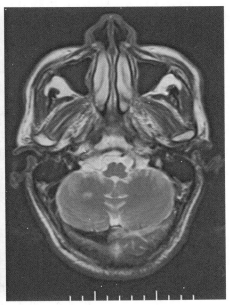

图 11-3-1　患者黄某头颅 MRI

六、震颤的共病

多年以来,我们习惯用一元论模式思考,在震颤诊断思路上也每每排他,实际上多种震颤合并存在很常见,如 PD 常合并 ET,ET 患者的 PD 风险高于普通人群,ET 合并焦虑(增强的生理震颤)。笔者曾经连续观察 205 例 PD,发现 27 例合并 ET(13.17%),均于 PD 发病前出现,多表现为单或/和双下肢震颤,多巴丝肼+普萘洛尔等治疗后症状均有所改善。

PD 和 ET 极易混淆,既往对两者临床诊断非此即彼,更具排他性。大多数 ET 震颤随着时间推移逐渐恶化,震颤会传递超过上肢到达颅面、头部,累及颈部、声音或下颌。头部震颤在女性 ET 中常见;ET 嘴巴张开时震颤,PD 闭口时下颌震颤。晚近,注意到两者可能并存于同一患者。有些患者早期仅有 ET 症状,若干年后逐渐出现典型 PD 症状和体征。ET 合并 PD 的患者比例较高,可能与两者在病因尤其遗传有关,两者震颤发生机制相似,均与中枢多巴胺能神经功能失调有关,已证明 PD 致病基因为亚型 DRD2 和 DRD3,其中 ET 基因 FET1 染色体区带 3q13.3 区域与多巴胺 D3 受体基因位置 3q13.3 相一致。

Greaghty 发现 ET 中合并 PD 概率是普通人群 18 倍,60 岁以上为 24 倍。PD 可存在姿势性震颤,电生理检查 ET 震颤频率 4~12 Hz,而 PD 震颤频率 4~6 Hz,两者有重叠之处,且两种震颤均可经丘脑内侧核手术来消除震颤。Rajput 等自 1970 年起观察 20 例 ET,34 年后 14 位幸存者中 6 例伴静止性震颤等 PD 症状。在 PD 和 ET 共病诊断中,特别 PD 后共病 ET 的患者,尤其要注意与 PD 的再现性震颤相鉴别。

七、相关疾病的震颤诊疗

1. **帕金森病**　PD 主要运动症状有静止性震颤,肌强直,步态不稳,PD 震颤常为静止性震颤,并包括其变异型-再现性震颤（RET），也可姿势性和运动性震颤；再现性震颤是 PD 特殊类型的姿势性震颤，双手平放在桌面或椅子上和平举时，先出现短暂停顿，数秒潜伏期后手指或手腕部位出现震颤。其震颤可归为中医之颤证，但实际上有关 PD 震颤的中医和针灸疗效很不满意。从调节免疫入手，可能是中西医结合诊疗的一个入路。近年来，发现免疫在 PD 中起重要作用，且许多免疫和内分泌疾病合并 PD，如与甲亢相关 PD、与干燥综合征（SSS）相关 PD。病案：郭某，女，71 岁，2018 年 7 月 5 日首诊，渐进性行走迟缓 3 年伴四肢不颤动入院。原有 SSS20 年，一直没有控制。2015 年始右手发抖，进而波及右下肢发抖，反应略迟钝，行动迟缓，有呛咳，小便不能控制。刻下：神清，精神欠振，行动迟缓，四肢不自主颤动，右下肢为甚，时头晕，口眼干燥，胃纳一般，夜寐欠安，大便溏。苔光剥，舌质绛，脉弦细。神经系统检查：神清，近记忆力下降，面部表情差，四肢肌力 5 - 5 - 5 - 5，右上下肢水平静止性震颤，右上下肢肌张力增高，双上肢腱反射活跃，双侧掌颌反射、霍夫曼征、巴宾斯基征（一），皮肤针刺觉，位置觉，振动觉正常，指鼻试验可，跟膝胫试验（一），龙贝格征（一），曼氏征（一），掌颌反射（一），舌质红绛，苔光剥，脉细数。总铁结合力 43.4 $\mu mol/L$，维生素 B_{12}：707.5 pmol/L，血清转铁蛋白 1.91 g/L，补体 C3：0.87 g/L，甲状腺激素 T3：1.19 nmol/L；重复电刺激强阳性；诱发电位：异常上下肢体感诱发电位，异常脑干听觉诱发电位，正常视觉诱发电位，异常事件相关电位，早期周围神经病变；头颅 CT 平扫两侧放射冠区少许小缺血灶；头颅 MRI 示两侧放射冠区少许小缺血灶，脑萎缩。诊断：SSS 合并 PD，周围神经病。四诊合参，证属颤病-肝肾阴虚，虚风内动，年老体衰，肝肾阴虚，筋脉失于濡养，故见四肢不自主抖动，其舌脉亦为之佐证。病位在脑，病属本虚标实证。左旋多巴每次 125 mg，每日 3 次，治拟滋阴潜阳、平肝熄风，方用大定风珠加减：生白芍 18 g，阿胶 9 g，龟甲 12 g，生地黄 12 g，火麻仁 6 g，五味子 6 g，生牡蛎 12 g，麦冬 18 g，甘草 12 g，醋鳖甲 12 g，熟地黄 20 g，当归 10 g，川芎 6 g，石斛 15 g，生晒参 15 g，肉苁蓉 15 g，7 剂。头皮针额中线、额旁 2 线、额旁 3 线、顶中线。经治疗后症情好转出院，门诊继续治疗，同年 9 月 28 日仁济医院抗核抗体 IFANA 滴度 1 - 1：320，滴度 2 - 1：160，滴度 3 - 1：80 均（+），抗 ds - DNA41.7，抗 SSA - Ro52 及 60（+），抗 Sm、抗 Jo - 1 等均（一）。11 月 29 日复诊，震颤及肌张力明显好转。

此例是免疫介导性帕金森综合征，还是 SSS 合并 PD，抑或中枢神经系统损害为主 SSS，不得而知。年高多病或久病及肾，阴气自半，脏腑气血亏虚，即肝肾阴亏，肾虚髓减，脑髓不充，精血俱耗，肾水不能涵养肝木，风阳内动，颤抖震摇，或气血亏虚，筋脉失养，拘急僵直，颤证乃成，《赤水玄珠》认为颤"乃木火上盛，肾阴不充。下虚上实，实为痰火，虚则肾虚"。延至 PD 中期，又兼 SSS 日久，邪伤阴日久，一派阴虚之象。震颤好转，阴虚无明显好转。SSS 任何年龄都可能伴 PD，主要由基底节血管炎引起锥体外系症状，血管炎在蓝斑最突出，黑质致密部也明显。SSS 与 PD 显然相关，2000—2010 年间 7 716 名新诊断 PD 和 75 129 名匹配对照组，共 143 名 PD 受试者（1.9%）和 893 名对照受试者患 SSS（1.2%），SSS 受试者患 PD 粗略比值比 1.56（95%CI 1.30～1.86；$P<0.01$），两者显著相关，比值比 1.37（95%CI 1.15～1.65；$P<0.01$）。

2. **酒精性震颤**　又为戒酒性震颤，一般呈双侧，早晨明显，又称晨间震颤，常戒酒后第三日开始，恢复饮酒很快缓解。严重者还可震颤谵妄，有大量丰富幻觉，以幻视为主，可伴幻听和幻触等。有时有体温升高，称发热性震颤谵妄，多数 3～5 日恢复。与乙醇刺激突然解除造成脑内 r-氨基丁酸（GABA）抑制效应降低及交感神经系统被激活中枢和周围神经 β-肾上腺素能受体过度兴奋所致。

病案：徐某，男，43 岁，2015 年 5 月 26 日因双上肢不自主颤动 2 年余加重 3 月入院，PE：神志清，精神欠振，眼震（+）静止性双手震颤，双下肢肌张力增高，跟膝腱试验（+），龙贝格征（+-），腓肠肌试验（一），舌淡，苔薄白，脉细。否认冶游史，收入院后出现精神症状，查有梅毒，驱梅治疗后震颤消失出院。1 周后震颤加剧，四肢均有，幻听、骂人毁物，家属诉有嗜酒史，4 日前戒酒，考虑酒精性震颤，嘱小量饮酒，震颤消失，精神症状依然。

3. **原发性书写震颤**　书写痉挛中震颤型（运动亢进型），书写时出现痉挛性收缩或双手颤动甚至整个手臂肌肉颤动,无法用手作精细工作,写字时可见手摇动性震颤,随着写字震颤逐渐增强,尤其精神紧张时更显著,是主动肌与拮抗肌紊乱的结果。有认为书写痉挛是 ET 变异型,因两者震颤频率相近,书写痉挛还伴轻度上肢姿位性或运动性震颤。病案:张某,女,58 岁,2016 年 4 月 11 日右手书写抖动 1 年余加重 1 月入院,神经系统检查:四肢肌力 5-5-5-5,四肢肌张力正常,右手写字时震颤。苯海索 1 mg,每日 3 次,维拉帕米 40 mg,每日 3 次,阿罗洛尔 10 mg,每日 1 次,有效。B 超示甲状腺左侧峡部低回声结节(TI-RADS 4a 级),4 月 20 日转本院外科甲状腺全切除术+右侧甲状腺探查术,术中冰冻切片示左侧乳头状癌,左侧甲状腺癌根治术,但震颤依然。随访至 2023 年 7 月书写震颤好转但未完全消失(视频 11-3-1)。

视频 11-3-1
书写震颤

4. 原发性震颤(ET) 即特发性震颤,最常见锥体外系疾病,震颤中比例最高。ET 以姿势性和运动型震颤为主,少有静止性震颤。ET 的姿势性震颤缺乏数秒停顿潜伏期的再现性震颤,是 ET 和 PD 的重要鉴别点。

ET 是常染色体显性遗传疾病,常伴家族史(下面研究中 22 例中 5 例占 22.7%),主要临床症状为手、头及其他部位的姿位性和运动性震颤,进展缓慢,相对稳定,但部分严重震颤者会影响其社交和劳动能力,甚至生活自理能力。乙醇可减轻 ET 症状,可作为诊断 ET 依据,本组饮酒试验阳性率 60% 以上,低于文献报道,可能与饮酒量不大有关。原发性震颤发病机制尚不明,研究提示可能为中枢多巴胺神经元和去甲肾上腺素系统活动失衡所致,与红核-橄榄-小脑-红核束功能失调所致,也有人测得下橄榄核有节律性放电,推测可能为 ET 起点,也可能与环境等社会因素有关。临床常误诊为 PD,尚应与任务特异性震颤、姿位特异性震颤、增强的生理性震颤和精神性震颤等相鉴别。

治疗 ET 选用 β 受体阻滞剂如普萘洛尔等疗效较好,部分无效,且对震颤频率影响不大,推测有不同亚型。ET 虽有双峰特征,仍以老年人居多,部分伴心肺疾患,限制 β 受体阻滞剂的使用。扑米酮等副作用较大,多数不能耐受。20 世纪 90 年代末 Ceravolo 等采用随机双盲交叉氯氮平治疗 ET,此后未见系统报道。笔者还针对 ET 患者进行小脑 rTMS 治疗,参照靶点为双侧小脑投影区,rTMS 频率 1 Hz,强度 90% 静息阈值,每日 1 800 次脉冲,连续 5 日,部分有效。

5. 特发性震颤治疗的血药浓度监测研究 氯氮平用于 ET 有效,其前瞻性研究尚未见报道。我们于 1999 年 8 月至 2004 年 6 月间系统观察氯氮平治疗 ET 疗效,同时监测氯氮平治疗 ET 血药浓度。

(1)临床资料:入组患者均符合 Bain 等提出 ET 诊断标准:有肢体和(或)头部姿势性震颤或动作性震颤,无静止性震颤;无其他伴有震颤的全身性或神经系统疾病,无帕金森病或小脑功能紊乱症状;入组前未使用过任何引起震颤的药物;震颤频率 5~8 Hz;乙醇和 β 肾上腺素能受体阻滞剂能控制;可有阳性家族史。除符合以上诊断标准外,尚应符合如下条件:病程 3 年以上;血常规、肝肾功能、心电图、脑电图、头颅 CT/MRI 未见明显异常;神经系统检查除震颤外未发现其他阳性体征;无烟酒嗜好;1 月内未服其他抗精神病药物和治疗原发性震颤药物如普萘洛尔、扑米酮等。部分患者做血 T3、T4、血清铜氧化酶活力等未见异常。完成研究 22 例中有 18 例做饮酒试验,阳性 11 例(61.1%)。

符合入组条件共 27 例,治疗前予以知情谈话。除发现 2 例合并帕金森病最终未列入统计,3 例脱落(2 例因嗜睡退出研究后用肉毒毒素 A 治疗有效,1 例失访),共完成 22 例,男性 11 例,女性 11 例;年龄 29~73 岁,平均 58.41±2.76 岁;病程 3~33 年,平均 9.18±2.16 年;从开始用药至测定血药浓度时间平均 39±5.61 日;阳性家族史 5 例;表现上肢震颤 17 例,伴头部震颤 4 例,伴下肢震颤 3 例,仅下肢震颤 2 例,单纯头部震颤 2 例,下颌伴右下肢震颤 1 例;震颤频率平均为 2.97 次/秒。所有患者均于用药前和用药 4 周后作血药浓度检查时由一位神经内科医师对震颤程度进行评分,按美国国立卫生研究院 ET 评分标准,包括:上肢及头部和其他部位震颤程度;满杯试验;穿衣障碍程度;进食障碍程度;写字障碍程度;画圆圈。共根据严重程度分 0~3 分,满分 18 分。

（2）方法：标本采集：给患者口服同一批号氯氮平，剂量个体化，自 6.25 mg/d 开始，渐加量至 8.33～37.5 mg/d，剂量以患者自觉疗效较满意而能耐受为度。所有患者在口服维持量的 4 周后晨第一次服药前抽肘静脉血作血药浓度测定，并根据震颤频率和幅度、TESS 量表评定，作临床效应分析。

血药浓度测定：将抽取的肘静脉血 1 ml 置室温下片刻，离心 10 分钟后取上层血清送测定，采用美国惠普公司 HP1050 型高效液相色谱仪可变波长紫外线检测器（色谱柱：Sphrisarb ODS 5 μm，250 mm×4 mm）。

（3）疗效评定标准：治疗前评分－治疗后评分＝减分数，减分率即（治疗前评分－治疗后评分）/治疗前评分，以减分数或减分率作为评判疗效依据，显效为减分数＞7 分，有效为减分数 2～7 分，无效为 2 分以下。

1）统计学方法：数据用均数±标准差即（$\bar{x}$＋s）表示，采用两样本 t 检验，$P \leqslant 0.05$ 差异有统计学意义，并曲线回归和相关分析，均采用 SPSS11.0 统计软件处理。

2）氯氮平疗效评定：临床疗效评定显效 15 例，有效 4 例，无效 3 例，显效率 68.18%，有效率为 86.36%。一般多于 1 周内起效，用药前和用药达维持量后四周作血药浓度检查时对震颤程度进行评分比较，治疗前后平均减分数为（7.85±0.71）分，差异有显著性（t＝9.32，P＜0.01），其中以上肢震颤和头部震颤改善最显著，尤其是频率，对振幅改善稍逊，精细动作的变化也很显著。

（4）血药浓度和口服剂量关系：口服有效维持剂量（21.03±2.19）mg/d，男性组（21.69±2.99）mg/d，与女性组（20.36±3.35）mg/d 比较无显著差异（t＝0.96，P＞0.05）；血药浓度（55.77±7.21）ng/L，其中男性（52.91±7.96）ng/L，女性（58.64±12.39）ng/L，无显著差异（t＝0.86，P＞0.05）。口服剂量和血药浓度间呈指数曲线相关关系，方程 $Y = 16.445\,8e^{0.050\,5X}$（$R^2$＝0.799，$P$＜0.01）。根据维持服药量分 A（12.5 mg 以下）、B（12.5～25 mg）、C（37.5 mg 以下）3 组，各组血药浓度分别比较，A 与 B（t＝4.24，P＜0.01），A 与 C（t＝5.95，P＜0.01），B 与 C（t＝3.96，P＜0.01），均有显著差异（表 11-3-1）。

表 11-3-1　各组血药浓度和口服剂量比较（$\bar{x}$＋s）

分　组	n	平均口服剂量（mg）	平均血药浓度（ng/L）
A	9	11.57±0.61	27.50±1.58
B	7	20.54±1.15	54.43±5.03
C	6	35.78±1.09	99.67±11.63
F		169.3	33.60
P		0.000	0.000

口服剂量与临床疗效关系：治疗过程中随剂量加大疗效增加，与减分数（R^2＝0.492，P＜0.01）呈正相关关系。三组间比较，显效组与有效组比较差异有显著性（t＝2.40，P＜0.05），有效组与无效组差异无显著性（t＝0.59，P＞0.05），显效组与无效组差异有显著性（t＝9.49，P＜0.01），但并非简单线性相关，其中 2 例 8.33 mg/d 者均显效，可能与病情严重程度相关（表 11-3-2）。

表 11-3-2　口服剂量与临床疗效比较（$\bar{x}$＋s）

分　组	n	平均口服剂量（mg/d）	平均减分数（分）
显效	15	24.59±2.76	9.20±0.58
有效	4	14.06±1.56	4.50±2.89

续　表

分　组	n	平均口服剂量（mg/d）	平均减分数（分）
无效	3	12.5±0	1.00±0.58
F		169.3	13.500
P		0.000	0.000 2

血药浓度和临床疗效关系：因个体差异，血药浓度波动于（20～157）ng/L。依血药浓度分成 3 组 A（≤30 ng/L）、B（31～65 ng/L）、C（>65 ng/L），各组间减分数比较，A 与 B（P＝0.013）、A 与 C（P＝0.003）显著差异，B 与 C（P＝0.329）无显著差异（表 11-3-3）。

表 11-3-3　血药浓度和临床疗效（减分数）关系（x̄+s）

分　组	n	平均血药浓度（ng/L）	平均口服剂量（mg/d）	平均减分数（分）
A	7	29.71±18.14	11.90±1.58	3.86±3.02
B	8	57.38±7.79	17.45±4.97	8.13±2.69
C	7	76.14±10.53	34.24±4.75	9.57±2.82
F		28.49	56.04	25.10
P		0.000	0.000	0.000

我们进一步用减分率评判疗效，以便与血药浓度更直观地相比较，试图建立一种公式关系。经回归分析，血药浓度与减分率呈二次模型曲线相关（图 11-3-2），方程 $Y＝31.290\,2－0.899\,4X+0.021\,2X^2$（$R^2＝0.579$，$P<0.01$）。

血药浓度和不良反应关系：27 例患者中 55.5％有轻度不良反应（2 例伴 PD 者无反应），主要表现为服药初期思睡占 44.4％，其中 2 例因之退出研究，但大部分数天后自行消失。口服维持量 4 周后发现流涎 11.1％；便秘 22.2％；白细胞改变 3 例（增多 1 例为 $14.5×10^9/L$，减少 2 例 $3.3×10^9/L$ 和 $3.5×10^9/L$）；9 例做脑电图，其中 2 例轻度异常，余未见异常。所有患者均作症状量表（TESS）即副反应量表，未发现 TESS 评分与血药浓度之间相关联。

氯氮平为二苯二氮䓬类衍生物的非典型抗精神病药物，具轻微多巴胺受体阻滞作用，有抗去甲肾上腺素、抗组胺和抗胆碱能作用，很少引起锥体外系反应，治疗 ET 可能与此有关，但并不依赖其抗精神病性作用。血药浓度作为氯氮平治疗精神疾病的预测指标，其剂量与血药浓度及疗效间存在巨大个体差异。我们旨在寻找疗效确实、副作用较小且依从性良好药物，安全有效控制 ET 频率和幅度。许多 ET 患者对普萘洛尔或扑米酮无效或不能耐受，氯氮平疗效显著，性能稳定，药价低廉，治疗 ET 起效迅速，甚至极低剂量如 6.25 mg/d 即有效，且无论对震颤频率和幅度均有改善，可为治疗 ET 二线药物，且与患者性别、年龄、发病年龄、病程和有否家族史与疗效关系不大。Lyons 等推荐氯氮平治疗 ET，Jankovic 认为氯氮平治疗 ET 需监控毒性反应。

氯氮平治疗 ET 时口服剂量和血药浓度呈指数曲线相关，3 组不同剂量组间血药浓度比较有非常显著性差异，随剂量增加，血药浓度也相应地提高。随着剂量加大，不良反应也增强，多不能耐受，故未作进一步的剂量上限尝试。我们观察到 2 例无效者药量增至 75～100 mg/d 亦无效。吸收、代谢、生物利用度等许多因素可影响该药血浓度而造成差异。本组血药浓度相差 3～5 倍,最大近 8 倍。按血药浓度分组比较,有助于减少这些因素影响,使结果较为客观。

氯氮平血药浓度和临床疗效间呈二次模型曲线关系,血药浓度愈高,疗效越显著,可将血药浓度作为氯氮平治疗 ET 的监测指标。治疗宜从小剂量开始,逐渐加量,一般有效者维持剂量均很小,数天内可见效。表 11-3-3 中 A 各组间减分数比较,A 与 B、C 均存在显著差异,B 与 C 无显著差异,故血药浓度 30 ng/L 附近可能是一个疗效临界点。图 11-3-2 见血药浓度 30～100 ng/L 之间减分率逐渐增加,大于 100 ng/L 时减分率上升见缓,血药浓度在减分率 40% 以上与疗效(减分率)更趋一致,由此曲线方程计算有效下限值为 30.9 ng/L。我们很难确定其上限值,由于样本偏小,口服剂量相对局限在比较狭窄范围内,血药浓度低值和高值均分布很少;再者目前还没有评价血药浓度和不良反应关系的标准以确定其上限值。根据该曲线回归方程计算,减分率为 85%、90% 时,其血药浓度为 97.8 ng/L 和 122 ng/L。血药浓度从 97.8 ng/L 提高到 122 ng/L,其减分率仅上升 5%,减分率 85% 以上时,血药浓度呈陡然上升趋势,血药浓度过高必然伴随副反应增加,故减分率 85% 可作为另一个临界点,其有效血药浓度上限参考值为 97.8 ng/L。据此,氯氮平治疗 ET 有效血药浓度治疗窗为 30.9～97.8 ng/L。

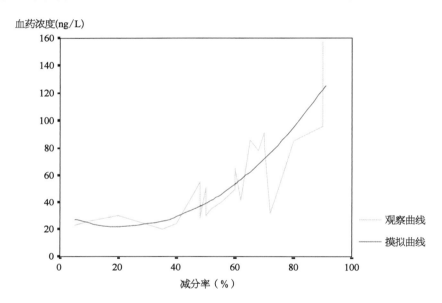

图 11-3-2 血药浓度与减分率相关呈二次模型曲线

氯氮平治疗 ET 剂量很小,有嗜睡、乏力等副反应,数天内自行消失,无须处理,故总体安全,Ceravolo 等研究佐证。但非精神病患者尤老年人对氯氮平耐受性差,应小剂量逐步加量,辅以血药浓度监测,以保证疗效和安全。

6. 直立性震颤(OT) 直立时的下肢震颤,震颤频率 13～18 Hz,任何体位诱导出腿部症状者均应考虑 OT。所有肌肉电活动高度同步,还见于上肢肌和几乎所有脑干支配肌群,提示位置未明的中枢振荡器所致。75% 为原发性 OT,25% 继发如 PD、小脑变性、不宁腿综合征、周围神经病等。一线苯二氮䓬类,其次 β 受体阻滞剂,二线加巴喷丁、扑米酮、丙戊酸和卡马西平。双侧丘脑腹后外侧核刺激可改善。

参 考 文 献

[1] Bhatia K P, Bain P, Bajaj N, et al. Consensus statement on the classification of tremors. From the task force on tremor of the International Parkinson and Movement Disorder Society[J]. Movement Disorders,2018,33(1):

75 - 87.

[2] Hopfner F，Helmich R C. The etiology of essential tremor：Genes versus environment[J]. Parkinsonism Relat Disord, 2018，46(1)：S92 - S96.

[3] Nestrasil I，Svatkova A，Rudser K D，et al. White matter measures correlate with essential tremor severity — A pilot diffusion tensor imaging study[J]. Brain Behav，2018(2)：e01039.

[4] Crawford P，Zimmerman E E. Differentiation and diagnosis of tremor[J]. Am Fam Physician, 2011，3(6)：697 - 702.

[5] Andia H. Turner，Jessica J. Kim，Robert M. McCarron. Differentiating serotonin syndrome and neuroleptic malignant syndrome[J]. Current Psychiatry，2019，18(2)：30 - 36.

[6] 邰宏飞，崔丽英. 慢性炎性脱髓鞘性多发性神经根神经病相关震颤[J]. 中华神经科杂志,2018,51(3)：224 - 227.

[7] Nestrasil I，Svatkova A，Rudser K D，et al. White matter measures correlate with essential tremor severity — A pilot diffusion tensor imaging study[J]. Brain Behav，2018(2)：e01039.

[8] 葛云皓,张付良,张俊红,等. 双侧肥大性下橄榄核变性1例报告并文献复习[J]. 中风与神经疾病,2013,3(8)：748 - 749.

[9] Agarwal N，Raheja A. Bobblehead-Doll syndrome[J]. New England Journal of Medicine，380(5)：e5.

[10] 张卫国. 养阴熄风通络汤联合美多巴治疗肝肾阴虚型帕金森病临床观察[J]. 上海中医药杂志,2013(4)：36 - 37.

[11] 梅艳,王尕东. 腹部超声在肝豆状核变性中的运用[J]. 浙江临床医学,2000,2(5)：299.

[12] 杨梅,舒雯,王伟莉,等. 肌电图群放电位在早期帕金森病临床诊断中的应用[J]. 卒中与神经疾病,2014,21(1)：33 - 35.

[13] Alty J E，Kempster P A. A practical guide to the differential diagnosis of tremor[J]. Postgrad Med J，2011，87(1031)：623 - 629.

[14] Senova S，Querlioz D，Thiriez C，et al. Using the accelerometers integrated in smartphones to evaluate essential tremor[J]. Stereotactic and Functional Neurosurgery，2015，93(2)：94 - 101.

[15] Sabbahi M，Etnyre B，AlJawayed，et al. H-reflex recovery curves differentiate essential tremor, Parkinson's disease, and the combination of essential tremor and Parkinson's disease[J]. J Clin Neurophysiol，2002，19(3)：245 - 251.

[16] 顾超,袁灿兴. 帕金森病的中医证型分布和用药规律探析[J]. 上海中医药杂志,2013,47(7)：12 - 14.

[17] 张静,方媛,崔圣伟,等. 肝豆汤联合二巯基丙磺酸钠对湿热内蕴型肝豆状核变性患者的影响[J]. 中国实验方剂学杂志,2017,23(17)：190 - 194.

[18] 张娟,王云宝,谢道俊,等. 肝豆状核变性中医证型与统一 Wilson 病评定量表相关性分析[J]. 安徽医药,2020,24(7)：44 - 47.

[19] Kudrevatykh A V，Miliukhina I V. The features of the pathogenesis and clinical picture of Parkinson's disease that has developed in essential tremor[J]. Neurology neuropsychiatry Psychosomatics，2019，11(3)：94 - 98.

[20] 沈丽萍,王尕东. 帕金森病合并原发性震颤的临床研究(摘)[C]//中国中西医结合学会神经科专业委员会全国中西医结合神经科学术年会.中国中西医结合学会,2016,兰州.

[21] Rajput A，Robinson C A，Rajput A H. Essential tremor course and disability：A clinicopathologic study of 20 cases[J]. Neurology，2004，62(6)：932 - 936.

[22] Kapoor，Shailendra. Parkinsonism：An under-recognized neurological complication of Sjogren's syndrome[J]. Journal of the Neurological Sciences，2014，338(1 - 2)：235.

[23] Wu M C，Xu X，Chen S M，et al. Impact of Sjogren's syndrome on Parkinson's disease：A nationwide case-control study[J]. Plos One，2017，12(7)：e0175836.

[24] Bhatia K P，Bain P，Bajaj Ni，et al. Consensus statement on the classification of tremors. From the task force on tremor of the international Parkinson and movement disorder society[J]. Movement disorders，2018，33(1)：75 - 87.

[25] Sullivan K L，Hauser R A，Zesiewicz T A，et al. Essential tremor. Epidemiology，diagnosis，and treatment[J]. Neurologist，2004，10(5)：250 - 258.

[26] Louis E D，Applegate L M，Factor-Litvak P，et al. Essential tremor：occupational exposures to manganese and organic solvents[J]. Neurology，2004(63)：2162 - 2164.

[27] Chaudhuri K R，Buxton T M，Dhawan V，et al. Long duration asymmetrical postural tremor is likely to predict development of Parkinson's disease and not essential tremor：clinical follow up study of 13 cases[J]. J Neurol Neurosurg Psychiatry，2005，76(1)：115 - 117.

［28］ Ceravolo R，Salvetti S，Piccini P，et al. Acute and chronic effects of clozapine in essential tremor[J]. Movement Disord，1999，14(3)：468-472.

［29］ 王丛东，徐桂芝. 氯氮平治疗原发性震颤的临床和血药浓度研究[J]. 中华神经医学杂志，2008，7(1)：78-80.

［30］ Bain P，Brin M，Deuschl G，et al. Criteria for the diagnosis of essential tremor[J]. Neurology，2000，54(Suppl 4)：S7.

［31］ Jankovic J. Essential tremor：clinical characteristics[J]. Neurology，2000，54(11 Suppl 4)：S21-S25.

［32］ McCarthy R H. Clozapine reduces essential tremor independent of its antipsychotic effect：a case report[J]. J Clin Psychopharmacol，1994(14)：212-213.

［33］ Lyons K E，Pahwa R，Comella CL，et al. Benefits and risks of pharmacological treatments for essential tremor[J]. Drug Saf，2003，26(7)：461-481.

［34］ Jankovic J. Essential tremor：a heterogenous disorder[J]. Mov Disord，2002(17)：638-644.

第四节 肌 阵 挛

一、概述

肌阵挛(myoclonus)是一块肌肉或多组肌肉突发、短暂而又快速、非同步、不对称的不随意性收缩，既可局部，也弥散而广泛。这章的肌阵挛不包括眼睑痉挛和面肌痉挛。

不同解剖部位导致的肌阵挛表现各异，周围神经、脊髓(节段性和固有性)、脑干、皮质、皮质下，以皮质最常见，脊髓和周围性少见。格-莫三角为中脑红核、延髓橄榄核及同侧小脑齿状核围合的等边三角形，其边为橄榄小脑束，中央被盖束和结合臂，构成小脑反馈调节环路，可导致肌阵挛，单独齿状核或下橄榄核损害也可肌阵挛。

肌阵挛分正性肌阵挛即肌肉收缩和负性肌阵挛即肌肉活动中断。正性肌阵挛常为双相，周而复始。负性阵挛为肌肉突然舒张，然后收缩，间隔一段时间后再次出现，为单相的舒张-收缩，与阵挛先收缩后舒张的过程相反，如扑翼样震颤，单侧肢体出现负性肌阵挛见于丘脑、中脑上部中风。负性肌阵挛分三大类：中毒代谢性脑病的扑翼样震颤；负性肌阵挛累及中轴肌和下肢，导致摇摆步态和突然跌倒；癫痫性负性肌阵挛指肌肉活动中断与脑电图痫样放电时间同步，尚无前期正性肌阵挛证据。

Zutt 等提出诊断八步算法，将下一代测序纳入肌阵挛，首先确认运动障碍表型是否与肌阵挛一致，并确定解剖亚型，以准确高效经济地诊断肌阵挛。

二、定向诊断

1. 呼吸科　过度换气综合征。

2. 免疫　免疫介导疾病如抗 NMDAR 脑炎、僵人综合征、伴强直和肌阵挛的进行性脑脊髓炎、斜视性眼阵挛-肌阵挛综合征(OMS)急性或亚急性起病，为肢体和躯干强直、痛性肌肉痉挛；Celiac 病为肌阵挛伴共济失调。

3. 感染　惠普尔病为痴呆、眼肌麻痹(核上性凝视麻痹和特征性眼、咀嚼肌节律性收缩)、肌阵挛三联征。

4. 器官衰竭　多为皮质性或皮质下性肌阵挛，急性或慢性肾功能衰竭、肝功能衰竭、慢性呼吸衰竭合并高碳酸血症。

5. 内分泌代谢　糖代谢异常尤低血糖，甲状腺功能亢进紊乱尤桥本脑病，代谢性碱中毒或酸中毒，Lance-Adams 综合征即慢性缺氧后肌阵挛，肝功能衰竭/肾功能衰竭，透析综合征，低钠血症，维生素 B_6 缺乏。轻扣外耳道前面神经引起面肌非随意收缩的低钙击面(Chvostek)征,见于 10% 正常人,低钙血症、隐匿型营养性维生素 D 缺乏常为阳性,我们报道特发性甲状旁腺功能减退中 4/10 具备。

6. 药物反应　SSRI;GABA 能抗癫痫药;左旋多巴;三环类抗抑郁药;5 - HT 综合征。

7. 中毒　重金属如铋、慢性酒精中毒、酒精戒断综合征、透析铝毒性、接触杀虫剂如溴甲烷、DDT。

三、神经定位

1. 周围神经　微多肌阵挛局灶分布于远端肢体;闭孔神经损害可为继发性睡眠周期性肢体运动(PLMS),即夜间肌阵挛。

2. 脊髓

(1) 节段性:身体相邻部位肌肉共同参与,如一个手臂肌肉、或颈部和手臂近端肌肉,包括外伤、炎症、感染、脱髓鞘、肿瘤、动静脉畸形、缺血性脊髓病、脊髓型颈椎病、脊髓麻醉。

(2) 固有性:躯干和腹部肌肉固定的上下运动阵挛模式,功能性运动障碍为主,为器质性＋精神心理性因素,包括外伤、肿瘤、功能性;原发性 PLMS 也可能与多巴胺缺乏有关。

3. 脑干　网状反射性肌阵挛;Fredreich 共济失调;毛细血管扩张共济失调;缺氧后肌阵挛(Lance-Adams):继发于低氧脑病的意向性或动作性肌阵挛。

(1) 延髓:腭肌阵挛,见本节最后部分。

(2) 中脑:中脑、脑桥背盖部、小脑上脚、下脚及小脑病变均可致上述环路破坏而出现肌阵挛。

4. 小脑　谷蛋白共济失调为单侧或双侧肢体阵挛,可累及面部。

5. 大脑

(1) 皮层下:肌阵挛性肌张力障碍:常染色体显性遗传,20 岁前发病,肌阵挛伴肌张力障碍,肢体近端肌阵挛,局灶性、节段性、多灶性或全身性,各种刺激或疲劳下加重;OMS。

(2) 皮质-皮质下:基底节变性如 PSP、PD、亨廷顿病、脑铁质沉着神经变性、皮质基底节变性、MSA、SCA、威尔逊病、齿状核红核苍白球丘脑下部核萎缩;癫痫综合征是一大类,可见如下表现。

1) 肌阵挛性癫痫发作:最典型,突然、短暂、快速的肌肉收缩,可遍及全身,也可局限某一部位,可能单个发生,间期正常,无神经受累症状,EEG 棘慢波。

2) 伦诺克斯-加斯托综合征:强直性痉挛或(和)不典型失神发作,GTCS 时头部前屈,面肩上举,前臂外展,四肢强直性痉挛而不跌倒,短暂意识障碍,不典型失神发作为发作性意识障碍,眼球上转。EEG 弥漫规则 1.5～2.5 Hz 棘慢复合波或慢波发放。

3) 婴儿痉挛症:出生后 1 年内发病,病前已发育迟缓,短促强直性痉挛,以屈肌较显著如点头样。EEG 高峰节律,杂棘波和尖波,痉挛时短促低平电位。2～5 岁间消失,半数转化为不典型失神发作、强直性发作等。

4) 癫痫伴肌阵挛-失张力发作(Doose 综合征):肌阵挛和猝倒发作,发作期 EEG 广泛不规则 2.5～3 Hz 多棘—慢综合波,同步 EMG 短暂电静息期,预后良好。

5) 婴儿肌阵挛性癫痫:出生后 1 年内发病,始于发热时阵挛性发作,渐发生肌阵挛等,EEG 广泛棘波、多棘—慢波等,闪光抽搐反应。

6) Dravet 综合征(婴儿严重肌阵挛癫痫):25% 始终无肌阵挛发作,1 岁以内起病,初为热性惊厥,1 岁以内主要为发热诱发的持续时间较长的全面性或半侧阵挛抽搐,1 岁后多种形式无热抽搐包括全面性或半侧阵挛或强直阵挛发作、肌阵挛发作。早期发育正常,1 岁后渐智力运动发育迟滞,EEG 广泛性棘慢波、多棘慢波或局灶性、多灶性痫样放电,预后不良。

7）良性婴儿肌阵挛性癫痫：1～2 岁时全面性肌阵挛发作，基本不伴其他发作类型；发作期 EEG 全面性（多）棘-慢综合波；发作易控制，预后好。

8）青少年肌阵挛癫痫：12～18 岁起病，觉醒后不久肌阵挛发作，80% 以上 GTCS 发作，约 1/3 失神发作；间期 EEG 双侧性 4～6 Hz 多棘—慢综合波，长期治疗反应好。

9）单纯部分性运动性癫痫：起源于大脑皮层的自发规律或无规律性，局限于身体某一部位肌阵挛抽搐。

快乐木偶综合征；伴破碎红纤维的肌阵挛性癫痫；自身免疫性脑炎。

（3）皮质：皮质性肌阵挛表现为多微肌阵挛，尤常见于帕金森综合征，如 MSA 或皮质基底节变性，其他变性如 CJD、路易体痴呆、AD、粒体脑肌病伴高乳酸血症和卒中样发作；感染：亚急性硬化性全脑炎、单纯疱疹病毒性脑炎、惠普尔病、感染后脑炎；癫痫综合征：家族性皮质肌阵挛性震颤伴癫痫、持续性部分性癫痫；局灶性神经系统损害：卒中、肿瘤、外伤后。

四、神经电生理定位

1. 肌电图　肌阵挛可分生理性和病理性，后者又分癫痫性和非癫痫性，有助于确定后者肌阵挛的形式和起源。EMG 在定位诊断上的意义。

（1）皮质下性肌阵挛：主要亚型包括肌阵挛-肌张力障碍和脑干性肌阵挛，爆发时限大于 100 毫秒，同时出现巨大体表诱发电位缺失，无脑电图和肌电图相关性。可能起源于基底神经节。肌阵挛-肌张力障碍的肌阵挛为多灶性，主要累及上肢，姿势和运动可加重症状，小脑在其中也发挥重要作用；脑干性肌阵挛从脑干开始，并向喙部和尾部蔓延，导致全面性肌阵挛，通常为刺激敏感。

（2）皮质性肌阵挛：短爆发时限（小于 100 毫秒），常在体表诱发电位上找到一巨大电位，通常 P27 峰的波幅＞5 mV，N35 峰具有合适形状或波幅＞10 mV。EMG 和 EEG 逆向平均同步记录提示，EEG 上的皮质放电早于 EMG 上肌肉抽搐放电。高频肌阵挛相关分析显示皮质和肌肉活动一致性。常存在 C 反射，表明突触（长环）反射介导的感觉运动皮质比平时更强。最常见形式为多灶性，主要累及面部和四肢远端（大的皮层控制区），常由随意运动加重，有时也因意外刺激引起（即反射性肌阵挛或惊吓性肌阵挛）。小脑可能发挥重要作用。

（3）周围性肌阵挛：周围神经损伤引起，包括臂丛损伤或脊神经根病变。

2. 脑电图　有助于确定脑中肌阵挛的源发部位。

五、中西医结合神经定位诊疗

1. 中医病位　筋、髓、脑，分别对应定位于周围神经、脊髓、脑部。

（1）筋——周围神经：导致肌阵挛如 PLMS，多为气虚血瘀，可用黄芪桂枝五物汤加减，以温阳通经、益气通痹。

（2）髓——脊髓：肾虚髓亏，壮水养阴补肾，左归饮主之，有报道治疗脊髓固有肌阵挛有效，以觉醒与睡眠转换期反复出现肌阵挛，可能与脊髓损伤有关，通常表现为清醒至睡眠转换过程中反复出现的从胸，腹，颈段逐渐向头尾两侧进行扩散的肌阵挛抽动，反复肌阵挛抽动可导致入睡困难。见下一部分 PLMS 病案。

（3）脑——小脑：肌阵挛症状比较特殊，20 世纪 90 年代笔者接触癫痫患者中并不少见，当时诊断难，很大部分脑部肌阵挛是肌阵挛性癫痫，除 Doose 综合征等少数预后良好外，多数疗效不佳，更没有意识到进行中西医结合治疗。一部分婴儿痉挛症用 ACTH 有效，但转型后颇难治疗。近年来自身免疫性脑炎伴发肌阵挛不少,这一类肌阵挛如果诊疗得当,可能痊愈,笔者没有这方面经验。

2. 西医学诊疗　尽快明确病因,寻找症状性肌阵挛的原发病因。一部分自愈,可治病因包括感染、全身代谢紊乱、自身免疫性疾病和先天性代谢异常等。对肌阵挛的有效药物包括左乙拉西坦、丙戊酸钠、氯硝西泮等,氯硝西泮可改善肌阵挛,利培酮可改善肌张力障碍。原发性肌阵挛可试用 5-羟色氨酸或氯硝西泮片;肌阵挛性癫痫首选丙戊酸盐,避免用卡马西平及苯妥英钠,其次氯硝西泮、拉莫三嗪等,部分肌阵挛癫痫很难治疗。

六、相关疾病的肌阵挛

1. 睡眠周期性肢体运动(PLMS)　其发作持续时间较真正的肌阵挛长,周围神经导致的与脊髓固有肌阵挛有区别。中医多辨证为肝肾阴虚,虚风内动,以养血滋阴,平肝熄风,有用四物汤合杞菊地黄丸加减缓解。病案:张某,女,74 岁,2016 年 7 月 1 日因左侧肢体麻木、酸胀不适 2 日入院。夜间入睡后右下肢“跳动抽筋”不适,夜间 10 点至 3 点多发,下床活动多有缓解,夜寐欠安。既往曾类似发作。神经系统检查:神清,眼震(+-),余颅神经(-),四肢肌力 5-5-5-5,肌张力正常,左侧肢体针刺觉未见明显减退,四肢腱反射对称、无亢进,双侧霍夫曼征(-),掌颌反射(-),双侧巴宾斯基征(-),四肢关节位置觉、振动觉、针刺觉(-),龙贝格征(-),曼氏征(-);舌淡暗,苔薄白,脉细。诊断:PLMS,治以益气通络、活血化瘀、补益肝肾:焦神曲 10 g,川芎 9 g,小蓟 15 g,甘草 9 g,石菖蒲 6 g,草豆蔻 3 g,炒稻芽 15 g,玄参 27 g,鸡内金 10 g,制大黄 9 g,朱砂拌灯心草 3 g,延胡索 15 g,肉苁蓉 15 g,楮实子 10 g,小茴香 6 g,麦冬 9 g,五味子 15 g,远志 5 g,熟地黄 15 g,7 剂。方中熟地黄、肉苁蓉、五味子补益肝肾;楮实子助肾补虚;小茴香疏肝理气,温肾散寒;石菖蒲、芳香化湿,开窍宁神;远志宁心安神,祛痰开窍;鸡内金、炒稻芽、焦神曲、草豆蔻健脾化湿;制大黄通便;延胡索、川芎理气通络;麦冬、玄参滋阴生津;小蓟宁心安神助眠;甘草调和诸药。7 月 13 日症状消失出院。

2. 皮质基底节变性(CBGD)　不对称发作的无动性强直综合征、失用、肌张力障碍及姿势异常,始受累肢体节律肌阵挛发作,类似震颤,肢体运动或某种姿势可使之加重,患肢反射性屈曲。

病案:张某,男,59 岁,2016 年 6 月 26 日入院,右侧肢体不利 10 余年加重伴阵挛 1 个月,10 年前曾脑梗死 1 次,遗右侧肢体活动不利。近 1 月右侧肢体活动不利较前明显。高血压病史 10 余年,血压控制欠佳;糖尿病病史 10 余年,精蛋白锌重组人胰岛素混合注射液早 36 U 晚 26 U,血糖控制不详。神经系统检查:神清,问答不切题,口齿含糊,查体不合作,双下肢凹陷性浮肿,右手挛缩,左侧正常,右上肢肌力 5⁻-5⁻-4⁻-3⁺,右下肢肌力 4⁺-4⁺-3⁺-3,左下肢肌力 5⁻-5⁻-4-4,右上肢铅管样张力升高,双下肢肌张力增高,霍夫曼征(-)双侧掌颌反射(+),右侧桡骨膜反射(+++),右侧膝反射(+++),左侧未引出,右侧踝反射(+),右侧巴宾斯基征(+),双侧查多克征(+),皮肤针刺觉、位置觉正常,舌淡红,苔薄白腻,脉弦。病位在脑,本虚标实。扩张脑血管改善微循环基础治疗。症见:神清,右侧肢体活动不利,言语含糊,反应迟钝,胃纳可,二便调,夜寐安,舌暗,苔薄白,脉弦,四诊合参,证属中风病-痰浊蒙窍证,拟活血通络,燥湿健脾化痰,自拟方:赤芍 15 g,当归 15 g,川芎 9 g,地龙 9 g,炒僵蚕 9 g,黄芪 30 g,红花 9 g,桃仁 15 g,藿香 9 g,佩兰 9 g,砂仁(后)3 g,甘松 6 g,炙甘草 6 g,陈皮 6 g,川贝母 6 g,7 剂。

6 月 30 日晨现嗜睡,右侧肢体活动不利,言语含糊,反应迟钝,胃纳可,小便淋漓不尽,夜寐安,舌淡,苔薄白腻,脉弦。

7 月 3 日病情如前,体征不变。定位诊断:基底节,锥体束;定性诊断:变性,卒中;西医诊断:脑梗死,CBGD;中医诊断:中风,痉病。四诊合参,证属痉病-脾胃虚弱证。脾胃为后天之本,素体脾胃虚弱,或久病成虚,中气受损,则受纳、运化、输布的功能失常,气血津液生化之源不足,无以濡养五脏,运行血气,以致筋骨失养,关节不利,肢体萎弱不用,其舌脉均为佐证。病位在脑,病属本虚标实证。健脾益气,和中养胃,方用补中益气汤合参苓白术散加减,氯硝西泮片 2 mg,每晚 1 次。

7月5日左侧肢体阵挛如前,反应迟钝,右侧掌颌反射明显阳性,左侧掌颌反射(+),左膝反射(+),右膝反射(+++),左侧巴宾斯基征强阳性,四肢自主活动,皮肤针刺觉,位置觉检查不配合。

7月7日嗜睡,眼球向上凝视,左侧肢体阵挛稍好转,右侧肢体活动不利,言语含糊,反应迟钝,头颅 MRI:脑干偏右侧及右侧丘脑区亚急性期脑梗死,皮层下白质异常信号。

7月11日眼球向上凝视,左侧肢体阵挛好转,右侧肢体活动不利,言语含糊,反应迟钝,胃纳可,夜寐安。神经系统检查:神清,右手挛缩,左侧正常,右上肢肌力 $5^--5^--4^--3^+$,右下肢肌力 $4^+-4^+-3^+-3$,左下肢肌力 5^--5^--4-4。右上肢铅管样张力升高,双下肢肌张力增高,霍夫曼征(一)双侧掌颌反射(+),右侧桡骨膜反射(+++),右侧膝反射(+++),左侧未引出,右侧踝反射(+),右侧巴宾斯基征(+),双侧查多克征(+)皮肤针刺觉,位置觉正常,舌淡红,苔薄白腻,脉弦。予依达拉奉清除氧自由基,奥扎格雷钠抗血小板聚集。

7月12日左侧肢体阵挛反复,予氯硝西泮片加至 1 mg,每日 3 次,因 14 日家属忘记给氯硝西泮 1 日,7月15日左侧肢体阵挛明显加剧,四肢持续阵挛,恢复氯硝西泮片加量至 1 mg,每日 3 次阵挛明显好转,但是仍嗜睡中,予氯硝西泮 0.5 mg,每日 3 次巩固治疗,症候稳定出院。

3. 肌阵挛小脑协调不良症(DCM)　有报道 3 例为进行性小脑功能障碍和肌阵挛,1 例伴癫痫,头颅 MRI 无异常发现,脑电图均有痫性放电,体感诱发电位均有特征性巨大 SEP 电位,氯硝西泮治疗后均部分缓解。笔者在 1995—1999 年间遇多例,以肌阵挛,小脑功能不良,伴或不伴癫痫为特征,主要特征为动作性肌阵挛,突发、无节律、快速、短暂的不自主肌肉收缩、姿势改变、疲劳、激动可促发及加重,常伴小脑共济失调,肢体较躯干更明显。

4. 腭肌阵挛　定位延髓、下橄榄核及 Guillain-Mollaret 三角(齿状核,红核和下橄榄核),咽后肌群持续性节律性收缩,原发性腭肌阵挛病因不明,累及腭帆张肌,伴耳部咔嗒声。继发性腭肌阵挛见于脑卒中、变性、脑炎、多发性硬化、外伤等。病案:邵某,女,51 岁,耳鸣咔嗒声 4 年,2021 年 7 月 5 日 MRI 示双侧前庭-蜗神经脑池段与周围血管伴行,局部接触,颅脑脑桥小脑角 MRI 无殊。2022 年 2 月 19 日诊,咔嗒声一直存在如音频,伴脑鸣,不寐,多梦,苔薄质红,脉小数,舌下Ⅱ度。辨证气阴两虚,瘀血阻络,拟益气养阴,活血通络,巴氯芬 10 mg,每日 3 次,氯氮平 6.25 mg,每晚 1 次等,明显有效(音频 11-4-1)。

音频 11-4-1
腭肌阵挛

5. 称斜视性眼阵挛-肌阵挛综合征(OMS)　又称 Opsoclonus-myoclonus 综合征,不自主、无节律、混乱、多方向快速眼球运动(眼球跳舞),伴累及中轴肌和四肢的脑干性肌阵挛,行为改变和/或睡眠障碍,多为感染后或副肿瘤综合征,儿童 50% 与神经母细胞瘤有关,成年与小细胞肺癌、乳腺癌和卵巢癌有关。1999 年笔者在复旦大学附属华山医院所见一例儿童最终诊断为小脑髓母细胞瘤。

参 考 文 献

［1］ Zutt, Rodi, Egmond V, et al. A novel diagnostic approach to patients with myoclonus[J]. Nat Rev Neurol, 2015, 11(12): 687 - 697.

［2］ Khwaja G A, Bohra V, Duggal A, et al. Gluten sensitivity a Potentially reversible 2. Cause of progressive cerebellar ataxia and myoclonus — a case report[J]. Journal of Clinical and Diagnostic Research: CDR, 2015, 9(11): 7 - 8.

［3］ 苏惠琳,王芸东. 特发性甲状旁腺功能减退与癫痫发作(附 10 例临床分析)[J]. 脑与神经疾病杂志,1998(4): 251.

［4］ Andia H. Turner, Jessica J. et al. Differentiating serotonin syndrome and neuroleptic malignant syndrome[J]. Current Psychiatry, 2019, 18(2): 30 - 36.

［5］ Fahn S. Overview, history, and classification of myoclonus[J]. Adv Neurol, 2002(89)：13 - 17.

［6］ 冉琴,尹帅增,汪红琼,等. 左归饮治疗入睡期脊髓固有肌阵挛 1 例报告[J]. 湖南中医杂志,2019(6)：93 - 94.

［7］ Ariel Levy, Robert Chen, B Chir, et al. Myoclonus: Pathophysiology and Treatment Options[J]. Current Treatment Options in Neurology, 2016, 18(5)：21 - 17.

［8］ 许尧钦,赵翰林,赖郁凯. 睡眠中周期性肢动症的中医诊疗病例报告[J]. 中西整合医学杂志,2011,13(3)：37 - 45.

［9］ 黄坚,周晖,赵忠新,等. 肌阵挛小脑协调不良症(附 3 例报告)[J]. 临床神经病学杂志,2004,17(5)：368 - 370.

［10］ Park C, Aljabban I, Fanburg-Smith JC, et al. Pediatric whole body MRI detects causative ovarian teratoma in opsoclonus-myoclonus syndrome[J]. Radiol Case Rep, 2020(15)：204 - 209.

第五节　肌　强　直

一、概述

　　肌强直指肌张力持续性增高使肢体或局部保持固定姿势,肌电图连续高频放电。病理生理机制尚不清楚,肌肉收缩过程涉及多个离子通道,可能与肌膜对氯离子、钠离子通道的通透性异常有关。检查要注意收缩性肌强直和叩击性肌强直的区分,收缩性肌强直又称为动作性肌强直,即突然用力活动之后自觉肌肉僵硬、动作笨拙,用力握拳后不能立即将手伸直,即紧握性肌强直;叩击性肌强直是物理或电刺激时骨骼肌兴奋性增高,用叩诊锤叩击四肢肌肉、躯干时,出现局部肌丘,持续数秒后恢复原状。需要与霍夫曼综合征鉴别：叩击肌肉后不出现凹陷而引起肌丘反应,又称假性肌强直。

二、定向诊断

　　1. 代谢　高血钾型周期性瘫痪。

　　2. 内分泌　甲亢性肌病,甲状腺功能减退性肌病。

　　3. 炎性　包涵体肌炎;多发性肌炎;局灶性肌炎;破伤风。

　　4. 药物反应　枸橼酸芬太尼注射液,氯贝丁酯,他汀类,秋水仙碱;中药如射干;恶性综合征。

　　5. 棘红细胞增多症　少见肌张力障碍,运动不能性肌强直。

三、神经定位

　　1. 肌肉　根据病程可分获得性和遗传性,遗传性可因有无肌肉萎缩分强直性肌营养不良和非营养不良性肌强直。强直性肌营养不良(萎缩性肌强直)：成人起病,受累骨骼肌肌强直、肌无力、肌萎缩,伴多系统损害如白内障、前额秃发、糖尿病等,早期面部表情肌无力如斧头状面容、鹅颈;软骨营养不良性肌强直(Schwartz-Jampel 综合征)：睑裂缩小、特异面貌、躯干短、骨及关节异常及肌强直等,尿液硫酸软骨素- 4 增多,肌活检弥漫性肌萎缩;非营养不良性肌强直即骨骼肌离子通道疾病分钠离子通道病(先天性副肌强直)和氯离子通道病(先天性肌强直);先天性肌强直：婴幼儿多见,肌强直、肌肥大,运动后肌肉不易放松,无肌萎缩,无持久性肌无力,有三亚型：先天性肌强直,肌强直具热身效应,如开始握紧拳头不易打开,反复几次后,肌强直症状减轻;先天性副肌强直：反常性肌强直即重复肌肉运动后肌强直症状加重而非减轻,寒冷触发,遇温缓解;钠通道肌强直：不伴肌无力,眼睑肌强直明显且严重。

　　2. 周围神经　神经性肌强直(Isaacs 综合征)：起源运动神经轴突末端,肌肉抽搐、痉挛和僵硬、运动迟缓、肌肉肥大(主要小腿肌肉和前臂)、肌颤搐及自主神经功能障碍如多汗,肉眼可见或可触摸到肌颤搐占90%,四肢波浪起伏肌肉活动,皮下肌肉蠕虫移动样;周围神经过度兴奋综合征(PNHS)。

3. 脊髓　僵人综合征(Moerch-Woltmann 综合征,SPS):慢性波动的进行性躯干和肢体强直,以及肌肉痉挛疼痛,导致行走困难易摔倒,突然刺激后激惹,睡眠后放松。男性70%,睡眠消失、噪声、情绪变化、突然运动等诱发阵发痛性痉挛,EMG 安静状态持续性放电,病因不清,中枢神经的抑制性中间神经元或肌梭内反馈回路的 γ 运动神经元,可能为脊髓运动神经元持续兴奋。

变异的僵人综合征:僵肢综合征(SLS)见一侧下肢起病,范围逐渐扩大,但起病时下肢肌肉僵硬始终最明显,脊柱正常;婴儿僵人综合征表现角弓反张,且应激时更易发作,远端肌肉受累常较成人明显,易误诊为破伤风、过度惊吓症等,GADAb 阳性确诊;SPS 小脑综合征有眼球运动障碍与僵硬、痉挛同时并发,共济失调、构音障碍等,MRI 正常;类肿瘤性 SPS 与 GADAb、Gephyrin 抗体和 Ri 抗体相关,颈部和上肢僵硬明显。

4. 脑部　进行性脑脊髓炎表现为僵人综合征及炎性脑脊液,与 Amphiphysin 抗体阳性 SPS 和 Gephyrin 抗体阳性 SPS 等有关,还有 GlyR 抗体、NMDA 抗体等。

锥体外系:帕金森病;帕金森综合征;血管性帕金森综合征以双下肢强直居多;肝豆状核变性;PSP。

四、神经电生理定位

针极肌电图和神经传导可识别肌强直,肌强直放电有重要意义,神经性肌强直放电以高频率(150～300 Hz)单个运动单位放电组成,在放电开始频率逐渐减弱、波幅降低,持续时间亦可变,可自发也可因肌肉自主收缩、针移动、缺血或敲击神经引发或加剧。针电极 EMG 对周围神经过度兴奋综合征诊断具重要价值,可发现肌颤搐、神经性肌强直、痉挛电位和束颤电位等。僵人综合征的 EMG 可见主动肌与拮抗肌同时持续收缩。

运用经颅磁刺激(TMS)研究早期 PD 患者肌强直增强现象相关的 MEP 幅度变化,可能与相应运动皮层兴奋性变化有关。

五、中西医结合神经定位诊疗

1. 中医病位　《素问·至真要大论》曰:"诸暴强直,皆属于风。"强直以颈项部多见,亦可表现于周身肌肉。《内经知要·病能》曰:"强者,筋强;直者,体直而不能屈伸也。"多与痉、痫等相混淆。属中医痿病和痉病范畴,病位在脑、髓、筋,脏腑归位于肝、脾、肾。

(1)肝、脾:《素问·痿论》"肝主身之筋膜",筋膜有赖于肝血滋养,肝血充盈,筋膜得养而维持正常运动,肝血不足,血不养筋,则屈伸不利,筋挛拘急。《素问·经脉别论》曰:"食气入胃,散精于肝,淫气于筋。"脾主肌肉,四肢赖脾气之输运而维持功能活动,脾失健运或化生,则四肢倦怠无力。汤洪川等用芍药甘草汤加味治疗先天性和萎缩性肌强直症有效,芍药有中枢性镇痛和抑制脊髓反射作用,甘草镇静抑制周围神经,同用可治疗肌肉痉挛,蝉蜕具神经节阻断作用,使横纹肌张力降低,僵蚕抗癫痫抗强直。增井义一用芍药甘草汤治疗强直性肌营养不良症之肌强直有效,芍药甘草汤缩短肌强直持续时间,甘草可能作用钾通道。

(2)肝、脾、肾:高利认为神经性肌强直本虚标实,与肝、脾、肾三脏功能失调有关,标为痰水瘀内生阻滞经络,以温肾利水、健脾除湿、活血通络等结合西药获满意疗效。

单味厚朴 9～15 g,加适量水,分煎 2 次,顿服,服药后 1 小时使肌强直症状改善,疗效维持 5～6 小时,后改用厚朴粉口服,笔者运用于 PD 肌强直有效。

2. 针灸治疗　定位筋、髓、脑,分别对应定位于肌肉和周围神经、脊髓、脑。临床接触病例有限,尚未形成系统诊疗思路。有以督三针配合手足挛三针治疗早中期 PD 肌强直症状和四肢痉挛程度,提高运动功能,督三针(大椎、筋缩、命门),上肢肌强直配合手挛三针(极泉、尺泽、内关),下肢肌强直配合足挛三针(鼠鼷、阴陵泉、三阴交),提插平补平泻法,治疗后 UPDRSⅢ评分、肌强直评分、Ashworth 评分明显好转,总有效率 67％。直接灸也改善 PD 肌强直及运动功能。

3. 西医学诊疗　非萎缩性肌强直需避免受凉等诱因,治疗药物有钠通道阻滞剂:美西律、卡马西平、苯妥英钠;碳酸酐酶抑制剂:乙酰唑胺、双氯非那胺。部分 A 型肉毒毒素治疗有效;脊髓电刺激合并巴氯芬鞘内注射治疗。

4. 帕金森病肌强直治疗　锥体外系病变导致肌强直是指协同肌和拮抗肌的肌张力同时增高,表现为行动缓慢,姿势反射障碍,晚期出现冻结步态等症状,常见于 PD。临床对 PD 肌强直评估多采用人工方法,可靠性较差,模拟肌强直智能测量系统的研究正在开展。中医从肝论治用芍药甘草汤有效,实验也证实。从肾治疗更普遍,如苁蓉精能改善 PD 肌强直症状。

参 考 文 献

[1] Stunnenberg B C, Lorusso S, Arnold W D, et al. Guidelines on clinical presentation and management of nondystrophic myotonias[J]. Muscle Nerve, 2020, 62(4): 430 - 444.

[2] 陈中杰,王华燕,王柠. 表现为典型肌强直的甲状腺机能减退性肌病 1 例报告[J]. 临床神经病学杂志,2007, 20(6):434.

[3] 李昌军. 射干中毒致全身肌肉强直 1 例[J]. 新医学,2005,36(10):609.

[4] Hayley Kateon. Differentiating serotonin syndrome and neuroleptic malignant syndrome[J]. Current Psychiatry, 2019, 18(2): 30 - 36.

[5] 马秋英,王佳伟. 伴有强直和肌阵挛的进展性脑脊髓炎的研究现状[J]. 中国神经免疫学和神经病学杂志,2016(2): 138 - 142.

[6] 李志红,张博爱. 伴强直及肌阵挛的进行性脑脊髓炎[J]. 中华医学杂志,2015(3):234 - 236.

[7] Miller T M. Differential diagnosis of myotonic disorders[J]. Muscle Nerve, 2008, 37(3): 293 - 299.

[8] 侯鹏飞,蒋曼丽,任梓萍,等. 早期帕金森病患者肌强直增强现象的 TMS - MEP 研究[J]. 安徽医科大学学报,2017, 52(12):1183 - 1186.

[9] 汤洪川,曹起龙,杨左廉,等. 芍药甘草汤加味治疗先天性和萎缩性肌强直症 20 例临床观察[J]. 中国中西医结合杂志,1984(8):494.

[10] 计惠民. 芍药甘草汤治疗肌紧张性营养不良症患者肌强直有效 1 例[J]. 国外医学. 中医中药分册,1997,19(2):38.

[11] 肖康,曹毓佳,聂玉婷,等. 基于本虚标实病机论治神经性肌强直[J]. 中西医结合心脑血管病杂志,2021,19(21): 3813 - 3815.

[12] 钱可久. 厚朴治疗肌强直[J]. 中医杂志,1985(6):19.

[13] 范靖君,卢玮婧,王毓婷,等. 督三针配合手足挛三针治疗早中期帕金森病肌强直的随机对照试验[J]. 中医杂志, 2022,63(17):1662 - 1667.

[14] 邓贤斌. 灸法治疗帕金森病肌强直的临床疗效观察[D]. 广州:广州中医药大学,2010.

[15] 任志伟,胡永生,陶蔚,等. 脊髓电刺激合并巴氯芬鞘内注射治疗顽固性疼痛合并肌强直 1 例报道[J]. 临床神经外科杂志,2014(3):203 - 204.

[16] 黄汝成,赵贝贝,孔杰,等. 芍药甘草汤对帕金森病大鼠脑内神经递质及肌强直的影响[J]. 中医学报,2019(4):760 - 765.

[17] 郑超群,钟佳男,蔡晶. 苁蓉精改善帕金森病患者肌强直 1 例报告及文献复习[J]. 中医临床研究,2018,10(28): 66 - 68.

第六节 舞 蹈 症

一、概述

　　舞蹈样动作是神经科中最戏剧化的症状,以舞蹈病(chorea)为代表,虽然大部分著作把舞蹈病归于锥体外系,实远超其范畴。30 年来舞蹈样动作疾病谱发生巨大变化,风湿性舞蹈病已几乎绝迹,并不罕见的血管性舞蹈病取而代之,亨廷顿舞蹈病也日渐减少。舞蹈样动作是指不能被意志控制的随意肌不自主、无目的动作,为肢体不规则、无节律、无定型、快速、粗大的无目运动;手足徐动为肢体远端指趾缓慢扭曲样运动;投掷症是肢体近端肢体快速舞蹈动作。一般情绪激动时加重,安静时减轻,睡眠时消失。

　　基底节包括尾状核、豆状核(壳核和苍白球)以及屏状核,丘脑底核、黑质和红核也可归属。皮层发出运动指令,经基底节及丘脑,到达脊髓和小脑。基底节在皮层和丘脑之间扮演精准调节的角色,当皮层接收过多的来自丘脑的正反馈就会出现不自主运动,反之运动减少。红核接受小脑的神经纤维,并发出红核脊髓束,可引起小脑性动作性震颤或小脑性共济失调。黑质细胞变性减少是 PD 主要病理基础。神经结构与大脑皮层和小脑共同起到控制和调节运动功能,基底核被视为皮层下的运动中枢。

　　舞蹈病主要有风湿性舞蹈病(俗称小舞蹈病)、亨廷顿舞蹈病(遗传进行性舞蹈病,俗称大舞蹈病)、血管性舞蹈病三种。神经退行、遗传、代谢、血管、感染、自身免疫等损害基底节功能皆可导致舞蹈症。偏侧舞蹈症局限于单侧,多见于卒中、脑肿瘤等。

二、定向诊断

　　舞蹈症病因十分复杂,包括血管、遗传、代谢、感染、自身免疫及副肿瘤性。

　　1. 药物反应　迟发性运动障碍以抗精神病药物居多;异动症以左旋多巴和多巴胺受体激动剂等为多。

　　2. 血液科　真性红细胞增多症;神经棘红细胞增多症。

　　3. 妇产科　妊娠性舞蹈病。

　　4. 风湿免疫　系统性红斑狼疮;狼疮抗凝固综合征;抗 IgLON5 抗体自身免疫性脑炎免疫性舞蹈症;干燥综合征;抗磷脂抗体综合征;乳糜泻;自身免疫性脑炎。

　　5. 内分泌　甲状腺功能亢进;甲状腺功能减退;假性甲状腺功能减退;糖尿病纹状体病;非酮症高血糖性偏侧舞蹈症;低血糖;维生素 B_{12} 缺乏症;甲状旁腺功能异常。笔者 2017 年遇 1 例可能与甲亢有关的扭转痉挛,治疗效果不佳。

　　6. 肿瘤　副肿瘤性舞蹈症可见肾癌、小细胞肺癌、乳腺癌、霍奇金病和非霍奇金淋巴瘤,副肿瘤相关抗体包括 CRMP-5/CV2、Hu、LGI1、Yo、GAD65 和 CASPR2;N-甲基-D-天冬氨酸受体抗体。

　　7. 中毒　毒品,一氧化碳。

　　8. 感染　脑炎;神经梅毒;莱姆病;小舞蹈病。

三、神经定位

　　1. 小脑　大小舞蹈病均合并小脑或其联系纤维受损,脊髓小脑共济失调;齿状核红核苍白球路易体萎缩症。

2. 脑干　中脑之红核,黑质。

贝内迪克特综合征:又称动眼神经和锥体外系交叉综合征、红核综合征:大脑脚后方的黑质、中脑红核,基底动脉脚间支或大脑后动脉阻塞或均阻塞;中脑肿瘤。核心症状波及动眼神经+红核,病灶同侧动眼神经麻痹+对侧舞蹈样动作,还有震颤、手足徐动等。

3. 间脑　丘脑底核及其传导束:受损致对侧肢体尤其上肢舞蹈样动作。投掷样舞蹈症定位于丘脑底核及其传导束及壳核,近丘脑膝状体血管区域的丘脑腹外侧核卒中也可出现,可见肢体肌张力异常合并无规律忽动忽停的复合运动,如丘脑后部来自 PCA 的 P2 段的脉络膜后动脉供血,丘脑后部梗死可能表现为迟发性的复杂运动过度综合征,包括共济失调、震颤、肌张力障碍、肌阵挛和舞蹈病等。特征性的丘脑手即手部弯曲内旋,拇指藏在其他手指之下的特殊手部症状,多见此处梗死。

4. 基底节　豆状核,壳核。

(1) Fahr's 病:各种运动障碍如扭转痉挛单侧或双侧手足徐动症,CT 基底节区尾状核、苍白球、小脑齿状核等对称性钙化,伴脑白质、丘脑、皮质、中脑、脑桥等钙化;Fahr's 综合征如甲状旁腺功能减退或假性甲状旁腺功能减退。

(2) 原发性扭转痉挛:儿童期起病,肌张力障碍和四肢、躯干甚至全身不随意扭转,躯干及脊旁肌受累则为全身扭转或螺旋形运动。

(3) 手足徐动症:手足缓慢而不规则扭转,远端较近端显著。病案:王某,男,9 岁,1999 年 8 月 2 日就诊,出生 5 天核黄疸,高热 39℃持续 10 日,4 个月发现反应迟钝,3 岁时傻笑,4 岁坐,8 岁爬,可见全身扭动,以远端为主,诊断:变形性肌张力障碍伴手足徐动症,用巴氯芬、氯硝西泮片和卡马西平部分控制。

(4) 亨廷顿病(HD):舞蹈样动作+痴呆+家族史,最初表现烦躁不安,20 世纪 90 年代很多病例是去精神科会诊时被发现。常染色体显性遗传,基底节和大脑皮层,尾状核、壳核病变最明显,纹状体中表达 D2 受体的中间多棘神经元最早死亡。

(5) 神经棘红细胞病:神经棘红细胞增多症和 X -连锁 Mcleod 综合征两类。头颅 CT 纹状体萎缩尤其尾状核头部,外周血红细胞为棘红细胞。

(6) 肝豆状核变性:可出现舞蹈样动作,包括手足徐动和扭转痉挛。

(7) 发作性运动诱发性运动障碍(PKD):又称发作性运动诱发性舞蹈手足徐动症,反复发作、运动诱发、持续时间短暂,表现为舞蹈症、手足徐动症、投掷症和肌张力障碍。病案:黄某,男,56 岁,历时 7 年的运动诱发的发作性颈部肌张力障碍,治疗无效。

自身免疫性脑炎;神经铁蛋白病;类亨廷顿病 1 型;哈勒沃登-施帕茨(Hallervorden-Spatz)病。

5. 大脑皮层　额叶可见额中回卒中;枕叶;顶叶。

四、中西医结合神经定位诊疗

1. 中医认识　中医曾比之于痉、瘛疭、痫、惊风等,皆属肝风范畴,因肝主筋,风主动,治辨虚实,病因多主痰瘀,延久肝肾不足,方取知柏地黄壮水之主,以制阳光;参以生铁落、龙骨、牡蛎、紫贝齿直行而降,镇潜虚风;以半夏、蛤粉制痰;以牡丹皮、赤芍入血散血。

从风证辨证论治,是中医对舞蹈症的辨识要点。风性轻扬,善行而数变,主动,动摇不定。风为病可分外风和内风,外风是风邪壅阻经络,津液受伤,筋脉失于濡养而致动摇不定者;内风为肝肾不足,阴虚血少,筋脉失养,引动肝风而致动摇不定。按内外风治则,外风治宜祛邪通络以祛风,内风治宜滋阴补血以息风。搜风类临床常用,张锡纯认为"蜈蚣最善搜风,其窜经络者,脏腑无所不至,调处神经又具特长"。全蝎入肝经,搜风通络,与蜈蚣合用名止痉散。中医治疗对舞蹈症可能会有一定缓解作用,不良反应相对较小,但是治疗周期很长,见效也慢,很可能延误患者最佳治疗时机,且如此辨证论治,临床疗效差强人意,须重新思考舞蹈症的中医诊治方向。

事实上,舞蹈症乃同症异病,不同类型的舞蹈病,发病机制不同,定位不同,虽中医病位均在脑,但疗效和预后不同。对于亨廷顿舞蹈病,用中医中药控制舞蹈样症状,显然不是临床努力的方向,多巴胺阻滞剂短平快。肝豆状核变性的舞蹈,如果镇肝熄风之品如牡蛎等反而加重,是因为那些贝壳类富含铜。而一部分血管性舞蹈病并不需要特殊治疗,呈一过性和短暂过程,约54%基底节梗死的舞蹈症可完全缓解,但波及丘脑底核者较难控制。

视频 11-6-1
血管性舞蹈病 1

视频 11-6-2
血管性舞蹈病 2

2. **针灸治疗** 单用体针几乎看不出什么疗效。焦顺发以大脑皮层功能定位为理论依据,认为在舞蹈震颤控制区头皮针快速捻针手法有效。所有的舞蹈动作均可选取舞蹈震颤控制区,但是额顶枕叶卒中导致的舞蹈症,选取额区相应的投影区额中线、额旁2和3线。病案:傅某,女,91岁,左肩部不自主投掷样动作7日于2022年9月8日门诊,头颅CT两侧基底节区及放射冠区腔隙性脑梗死、右枕顶叶大片软化灶并与右侧脑室相通,于次日入院,舌淡红,苔薄白,脉弦,四诊合参,证属缺血性中风之气虚血瘀证,治拟益气活血通络,方用补阳还五汤加木瓜加减:黄芪60 g,当归15 g,赤芍15 g,地龙6 g,川芎15 g,红花10 g,桃仁10 g,木瓜10 g,3剂+基础治疗。方中重用黄芪大补脾胃之元气,使气旺以促血行,祛瘀而不伤正,为君药;配以当归活血,祛瘀而不伤好血之妙,为臣药,川芎、赤芍、桃仁、红花、木瓜助当归活血祛瘀;地龙通经活络均为佐使药;头皮针治疗(额中线、额旁2和3线),3日后缓解,9月15日左上肢不自主挥动未再发生(视频11-6-1),9月17日查MRI显示右侧枕顶叶大片软化灶、左侧额叶皮层下小缺血灶、脑萎缩、右侧椎动脉纤细。9月18日痊愈出院。2023年8月2日复诊未见舞蹈样动作(视频11-6-2,图11-6-1)。

3. **西医学诊疗** 诊断的准确性直接决定治疗效果,神经退行性舞蹈症没有根本治疗措施,主要对症治疗和护理,一般选用丁酰苯类中氟哌啶醇和吩噻嗪类药物氯丙秦、奋乃静等,利培酮、喹硫平等阻滞多巴胺受体,氯硝西泮、丙戊酸钠及托吡酯也见报道。某些代谢性和药物性舞蹈症可以病因治疗。非药物治疗方面,立体定向毁损及丘脑核腹侧后部或中间深部脑刺激可以控制难治性脑卒中后偏侧舞蹈症。rTMS实践结果并不令人满意,包括HD和血管性舞蹈病。笔者设计低频rTMS治疗6例迟发性运动障碍(TD)有短期疗效,以60%最大刺激强度刺激双侧额叶,每侧刺激30次,频率0.5 Hz,每日1序列,连续治疗8次为1个疗程,于治疗前后观察异常不自主运动量表(AIMS),评估rTMS在TD治疗中的作用,结果在双侧额叶进行0.5 Hz rTMS改善TD的AIMS评分,rTMS组治疗后AIMS评分显著下降(基线9.5±3.1分→4.1±1.9分,$P<0.01$),TESS评分显示rTMS无明显不良反应,近期总有效率66.7%,远期效果有待观察。

五、相关疾病的舞蹈样动作定位诊疗

1. **血管性舞蹈病** 卒中导致的不自主运动中舞蹈症不罕见。偏侧舞蹈症大多由锥体外系的基底神经节或丘脑底核导致,累及肢体近端表现为投掷样动作,定位于患肢体对侧的壳核、尾状核、丘脑及丘脑底核。偏身投掷症是特殊类型的舞蹈症,投掷样舞蹈症似乎可以马上定位于丘脑底核及其传导束,以及壳核。丘脑底核卒中后偏身舞蹈症中,投掷样运动有定位价值:丘脑底核及其周(偏身颤搐)、丘脑腹外侧(投掷样颤搐)和后丘脑(肌阵挛性肌张力障碍或投掷样肌张力障碍)。但有研究认为真正定位于苍白球内侧部(GPi),电生理研究发现偏身投掷症和舞蹈有类似病理生理改变,均为GPi放电减少和模式改变。Postuma等总结120例偏身投掷症,18%病灶在STN,8%在STN附近,53%在STN外,20%没有明显病灶。

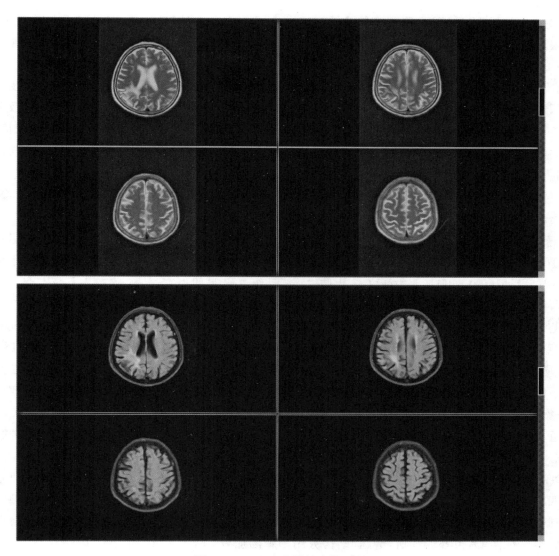

图 11 - 6 - 1 患者傅某头颅 MRI

壳核主要由豆纹动脉(起源于大脑中动脉 M1 段)和 Heubner 回返动脉供血(起源于大脑前动脉 A2 段)。罕见额叶或枕叶梗死致偏侧舞蹈。烟雾病中局部缺血和脑血流灌注下降是导致舞蹈症最常见原因,27/42 伴舞蹈症,可见基底节区及额叶皮层及皮层下责任病灶。卒中后舞蹈症状预后还可以,20 例偏侧舞蹈症中症状完全恢复 45%～56%,部分缓解占 37%～45%。56 例局灶性舞蹈症或偏侧舞蹈症中,11% 自发完全恢复,83% 部分恢复。

病案 1:蒲某,男,45 岁,2022 年 9 月 16 日首诊。3 个月前有右侧肢体无力,右上肢舞蹈样动作和震颤,MRI+MRA 示脑室出血,烟雾病。予头皮针+体针治疗,3 日后舞蹈样动作和震颤自行消失,右侧肢体无力也明显好转。

病案 2:万某,女,56 岁,左上肢舞蹈样动作 6 月余,2016 年 8 月 1 日入院,左上肢左上肢指划样动作,口唇及左侧掌部皮肤麻木,神经系统检查:左侧手指不自主过伸位,四肢肌力 5 - 5 - 5 - 5,肌张力正常,左侧掌面皮肤针刺觉过敏,左侧指鼻试验(+),左侧跟膝胫试验(+),舌暗,苔腻,脉滑。头颅 CT 脑干区腔隙性脑梗死。四诊合参,证属中风病之风痰阻络证,治拟熄风化痰,通经活络:神曲 10 g,甘草 3 g,石菖蒲 6 g,草豆蔻 3 g,路路通 10 g,益母草 15 g,黄芪 30 g,桂枝 10 g,三棱 15 g,葛根 15 g,制胆南星 6 g,川牛膝 15 g,生蒲黄(包煎)15 g,五灵脂(包煎)5 g,每日 1 剂,水煎服,7 剂,制胆南星祛痰通络为君,草豆蔻、益母草利湿为臣,佐以石菖蒲开窍,黄芪益气,桂枝温阳化饮,路路通、三棱、生蒲黄、五灵脂活血通络,神曲护胃,葛根滋阴,牛膝补肝肾、益精血,甘草调和诸药为使;针灸通经活络,取舞蹈震颤控制区、风池、曲池,8月15日诸症明显好转出院。

病案3:康某,女,82岁,2019年9月30日首诊。1周前无明显诱因下右上肢舞蹈样动作,无肢体偏瘫等不适,行走时明显,安静状态下亦有。颅脑CT平扫两侧基底节区及两侧放射冠区腔隙性脑梗死,颈椎动脉超声:无名动脉及左侧颈动脉分叉处强回声斑块形成。神经系统检查:右上肢舞蹈样动作,四肢肌力5-5-5-5,四肢肌张力正常,舌质淡暗,苔薄白,脉弦细。四诊合参,此乃中风之气虚血瘀证,治拟益气活血通络。方用补阳还五汤加木瓜加减,头皮针,取穴:项丛刺,百会,双脑户、风池、率谷、头维、合谷、内关、外关、尺泽,留针60分钟。静脉滴注血栓通活血通络,奥扎格雷钠氯化钠液静脉滴注抗凝降纤,氯丙嗪12.5 mg,每日2次。10月11日偏身舞蹈症明显好转出院。

病案4:项某,女,72岁,2017年7月12日首诊。1周无明显诱因下出现左下肢乏力不适,头昏沉,左上肢舞蹈样动作,头颅CT两侧基底节区及两侧放射冠区腔隙性脑梗死。入院神经系统检查:眼震水平向左(+),左掌颌反射(+),四肢肌张力尚可,左上肢舞蹈样动作,左上肢肌力4-4-4-4$^-$,左下肢4-4-4-4$^-$,指鼻可,针刺觉、位置觉、图形觉正常,计算力正常;舌淡,苔白腻,脉滑。中风-风痰阻络证,风痰上阻,上蒙清窍,故见头昏沉不适;痰浊阻络,经络痹阻,故见肢软乏力,肢体不自主运动等症。予静脉滴注依达拉奉注射液清除脑自由基,法舒地尔静脉滴注改善微循环。7月13日上午突然左下肢无力,口齿欠清,嗜睡中,呼之尚能应,左下肢乏力。神经系统检查:嗜睡,颅神经(一),颈稍亢,左上肢肌力5-4-4-4,肌张力稍增高,左下肢肌力0-0-0-0,肌张力减低,左侧巴宾斯基征(+),舞蹈样动作消失。考虑再次脑栓塞可能。

病案5:陈某,男,51岁。1个月前头晕伴双下肢乏力及足踝以下发麻,曾至外院就诊,头颅CT未见异常,近1个月来未见好转,复又四肢舞蹈样动作,2018年9月26日头颅MRI示两侧额叶顶叶小缺血灶,脑萎缩。上下肢SEP异常,BAEP异常,EMG:双上肢肘管综合征(UN),早期周围神经病变。9月28日入院诊断:脑梗死,舞蹈症。神经系统检查:眼震(一),颅神经(一),四肢肌力5-5-5-5,四肢肌张力略减低,四肢舞蹈样动作,双侧掌颌反射、霍夫曼征、巴宾斯基征(一),左下肢远端外侧皮肤针刺觉略减退,余肢体皮肤针刺觉、振动觉、位置觉基本对等,龙贝格征(一)、曼氏征(+),指鼻欠准确,舌淡红,苔薄白。病位在脑,本虚标实,治拟补养气血,健运脾胃,方用归脾汤加减:白术12 g,当归15 g,白茯苓15 g,黄芪30 g,远志6 g,龙眼肉12 g,酸枣仁15 g,人参6 g,木香6 g,炙甘草6 g。配合悬灸大椎、风池、肩井通经活络定玄,患者双下肢乏力,配合中医定向透疗法活血通络,自拟方:炒桑枝20 g,桂枝20 g,青风藤30 g,三七10 g,炒白芍15 g,透骨草5 g,制没药5 g,制乳香5 g,威灵仙15 g,制川乌9 g,制草乌9 g,5剂。予静脉滴注血栓通针活血通络,静脉滴注长春西汀针扩张脑血管,静脉滴注奥扎格雷钠针改善脑循环,口服氯丙嗪片25 mg,每日3次。10月3日四肢舞蹈样动作好转,续方,10月15日基本缓解出院。

2. 迟发性运动障碍(TD)　第一代抗精神病药物50%出现TD,最显著者累及口和舌,但手、腿、躯干和呼吸肌也可发生舞蹈手足徐动症,严格而言,TD也定位于基底节某个具体部位。20世纪90年代,第二代抗精神病药开始进入精神科临床,这些药物以氯氮平等为原型研发。晚近Meta分析显示,第二代抗精神病药使用中TD年发病率2.6%,使用此类药物10年后,1/4患者会罹患TD,但氯氮平仍是TD风险最低的抗精神病药。

注意本病与帕金森病的异动症相鉴别。TD不一定是肢体的舞蹈,特殊部位如口角是否有不自主运动,伸舌是否受限或突然伸出舌头且不能在口外维持较长时间即捕蝇舌,更为常见。TD可能为脑部神经递质失衡导致,一般倾向认为氯丙嗪等是如石膏样的凉性药物,但纳闷的是,为什么许多TD患者都呈光苔?

病案1:阮某,女,93岁,2021年2月4日就诊,头部不自主动作伴捕蝇舌,未针灸治疗,仅用氯氮平8.25 mg,每日2次,和大补阴丸化裁治疗,2月25日基本消失。

病案 2：徐某，男，72 岁，2022 年 8 月 19 日就诊，口唇及舌不自主运动半月，苔花剥质红，脉细，大补阴丸＋石斛 15 g，牡丹皮 9 g，白芍 45 g，9 月 7 日明显缓解。

病案 3：王某，女，88 岁，2021 年 8 月 26 日就诊，口唇及舌不自主运动半年，苔光质红，脉细，针刺额中线、双侧额旁 3 线＋体针项丛刺、百会、率谷、头维、合谷、内关、外关、太冲，大补阴丸化裁＋石斛 15 g，1 周后停中药，改善不明显，要求单独针刺治疗，后每周 1 次，2 个月后明显缓解，半年后基本消失，2023 年 6 月因三叉神经痛再次门诊，未见口唇及舌不自主运动（视频 11 - 6 - 3）。

视频 11 - 6 - 3
迟发性运动障碍

3. 风湿性舞蹈病　又称 Sydenham 舞蹈病，20 世纪 90 年代以前不少见，与风湿热高发有关，随疾病谱变迁，现几乎很少见到。神经系统检查这些不自主运动时，应注意观察其痉挛、震颤、舞蹈、手足徐动及扭转痉挛或肌纤维、肌束震颤，核心症状为随意肌不自主、无目的动作。多发病于 5～15 岁，11 岁后女性较多。首次发病后持续时间不超过 6 个月，但 25％发病 2 年后有复发。部分伴随风湿热、心肌炎和关节炎，红细胞沉降率高或抗 O 增高。早期应用青霉素和激素治疗有效，但不能缩短自然病程。"抽动"一节中有一例可疑病例。

4. 亨廷顿舞蹈病　常染色体显性遗传病，隐袭起病的不自主舞蹈样运动，面部和上肢最明显，常呈快速扭动和跳动性舞蹈样动作，数年内发生认知功能障碍和精神症状，渐而进行性痴呆。一例男性患者，手指、腿部、脸部或身体舞蹈动作，氯丙嗪、利培酮等对舞蹈样动作有缓解作用，针灸中药和 rTMS 治疗差强人意。

5. 老年性舞蹈病　60 岁以上，波及尾核及壳核，大脑皮质不波及，舞蹈样动作较轻，且为惟一症状，不伴智能衰退，舞蹈动作多于舌、面、颊肌区，无家族史，与散发性 HD 很难区分。而良性家族性舞蹈症为常染色体显性、隐性和性连锁，分为婴儿早期、儿童期和少年早期三种类型，非进行性舞蹈，智能和精神均正常，影像学检查均无明显异常改变。病案：陈某，女，77 岁，四肢肢体及面部舞蹈样动作 30 年，无健忘、无智能衰退，自 2012 年至今 20 年中，每年连续数次住院，无明显进展，也无好转，否认家族史。

6. 真红细胞增多症　神经棘红细胞增多症（NA）或棘红细胞增多症，又称 Bassem-Kornzweig 综合征、Levine-Critchley 综合征，血中 β 脂蛋白减少或缺乏，青春期或成年早期发病，口面部不自主运动、肢体舞蹈症。

7. 非酮症高血糖性偏侧舞蹈症　急诊并不少见，影像学有表现，需与血管性舞蹈病鉴别，有报道 11 例中 9 例 CT 见豆状核和/或尾状核头部片状高密度影，2 例 CT 阴性；T1WI 9 例高信号，2 例阴性；DWI 2 例高低混杂信号，1 例低信号，1 例阴性；MRS 之 NAA 峰 6 例均降低。

参 考 文 献

［1］　孔孟丹，田成林. 以舞蹈症为首发症状的抗 Yo 抗体副肿瘤综合征一例并文献复习［J］. 中国神经免疫学和神经病学杂志，2017，24(5)：378 - 379.

［2］　Li S, Kumar Y, Gupta N, et al. Clinical and neuroimaging findings in thalamic territory infarctions：A review［J］ Journal of Neuroimaging, 2018, 28(4)：343 - 349.

［3］　姜季委，王继蕊，李娇，等. 额叶皮质微小梗死灶所致偏侧舞蹈症一例［J］. 中华神经科杂志，2018，51(4)：299 - 301.

［4］　Suri R, Rodriguez-Porcel F, Donohue K, et al. Post-stroke movement disorders：The clinical, neuroanatomic, and demographic portrait of 284 published cases［J］. Journal of Stroke & Cerebrovascular Diseases, 2018, 27(9)：2388 - 2397.

［5］　Park J. Movement disorders following cerebrovascular lesion in the basal ganglia circuit［J］. Journal of movement disorders, 2016, 9(2)：71 - 79.

［6］　Mehanna R, Jankovic J. Movement disorders in cerebrovascular disease［J］. Lancet Neurol, 2013, 12(6)：597 - 608.

［7］ Astradsson A，Schweder P，Joint C，et al. Thalamotomy for post-apoplectic hemiballistic chorea in older adults［J］. J Am Geriatr Soc，2010，58(11)：2240－2241.

［8］ Larson P S. Deep brain stimulation for movement disorders［J］. Neurotherapeutics，2014，11(3)：465－474.

［9］ 姚晓庆，潘卫东，赵虹，等. 低频重复经颅磁刺激治疗迟发性运动障碍患者的临床研究(摘)［C］//第十一次中国中西医结合神经科学术会议论文汇编，2015.

［10］ Gonzalez-Usigli H，Espay A J. Teaching video neuro images：semiology and localization of ballistic movements［J］. Neurology，2014，83(4)：56－57.

［11］ Postuma R，Lang A. Hemiballism：revisiting a classic disorder［J］. Lancet Neurol，2003，2(11)：661－668.

［12］ Baik J S，Lee M S. Movement disorders associated with moyamoya disease：a report of 4 new case and a review of literature［J］. Mov disord，2010(25)：1482－1486.

［13］ Ristic A，Marinkovic J，Dragasevic N，et al. Long-term prognosis of vascular hemiballismus［J］. Stroke，2002，33(8)：2109－2111.

［14］ Alarcon F，Zijlmans J C，Dueñas G，et al. Post-stroke movement disorders：report of 56 patients［J］. J Neurol Neurosurg Psychiatry，2004，75(11)：1568－1574.

［15］ 刘志锋，蔡金辉，刘庆余，等. 非酮症性高血糖偏侧舞蹈症脑部 CT 及 MRI 表现［J］. 影像诊断与介入放射学，2016(2)：133－137.

第十二章
睡 眠 症 候

　　国际分类 ICSD - 3 中睡眠障碍分七大类：失眠、与呼吸相关睡眠障碍、中枢性过度睡眠、昼夜睡眠节律障碍、异态睡眠、与运动相关睡眠障碍、其他睡眠障碍。这一部分共包含四章即失眠(不寐)、嗜睡(多寐)、磨牙、睡眠运动行为异常,后者包括一大群症候,均将神经解剖和病理生理在此合叙。

　　人的觉醒、睡眠包括非快动眼睡眠和快动眼睡眠调节通过脑干、丘脑、基底前脑与下丘脑和视前区调节,并投射到大脑皮层,释放兴奋性和抑制性神经递质。视交叉上核神经核团(SCN)是大脑中主控时钟,SCN 系统传递信号给室旁核区域(SPZ)和下丘脑背内侧核(DMH)。SPZ 腹侧部恰好在 SCN 上部,背侧部位于室旁核下方。SPZ 腹侧部损伤则破坏睡眠的昼夜节律性以及活动能力。秦贺等观察 35 例慢性失眠患者灰质体积减小,以左背外侧额上回、眶额叶(左眶部额上回、右侧眶部额上中下回)、左楔前叶、左枕中回、双侧颞下回及左顶下缘角回为主,可能与情绪、认知障碍有关。

　　正常睡眠分为非快速眼动(NREM)和快速眼动(REM)睡眠,NREM 分为入睡期、浅睡期、中度睡眠期和深度睡眠期 4 期。正常睡眠自 NREM 由浅入深再由深入浅,然后进入 REM 睡眠,此时机体自主神经功能不稳定、肌张力进一步降低,处于全身松弛瘫痪状态,伴随梦境眼球快速运动活动。REM 之后,睡眠周期完成觉醒,但如发作性睡病、RBD 则不然。

　　睡眠是人体主动生理过程,已知大脑内某些特定脑区参与睡眠-觉醒的调控,睡眠-觉醒调控两个最基本的过程是睡眠稳态和生物节律调控,睡眠稳态是睡眠-觉醒周期最重要的特质,有许多调控睡眠-觉醒的神经环路。外界刺激产生神经冲动通过脑干上行网状激活系统传导至大脑皮质,并发出侧支至脑干网状结构联络区,激活效应区上行网状激活系统,兴奋冲动上传至丘脑非特异性核团,再弥散地投射至整个大脑皮质,对皮质诱发电位产生易化作用,使皮质处于清醒状态。入睡时大脑皮质虽不接受外界刺激,但上行网状激活系统始终维持对内外环境监视,当上行网状激活系统受损或皮质丧失对外界刺激的反应力时,发生觉醒或意识障碍。这些调控是通过神经递质的分泌传递实现,多种神经递质、细胞因子、免疫因子、神经激素和肽类物质等参与正常睡眠的维持与调控,如 5 - HT、褪黑素、乙酰胆碱、多巴胺、去甲肾上腺素、前列腺素 D_2、白细胞介素- 1β、食欲素、促肾上腺激素释放激素。

　　日出而作,日落而息,几乎所有动物顺应四时四季在脑内进化出相应的生物钟结构以协调全身生理过程,人类清醒和睡眠的交替被整合到自然界 24 小时节律中。SCN 细胞在白天根据视网膜的光线信号进行重置,在夜间根据松果体分泌褪黑激素重置。大脑内部时钟与外部昼夜节律联系,依靠光信号通过含有感光色素黑素蛋白的视网膜神经节细胞接受。睡眠-觉醒周期发生及调节中,昼夜节律的主要调控依赖SCN,光信号从视网膜传入,视网膜的神经节细胞产生神经递质谷氨酸和垂体腺苷酸环化酶激活肽,通过视网膜下丘脑束(RHT)将冲动传递给 SCN,维持觉醒状态。SCN 含 γ -氨基丁酸(GABA)和精氨酸后叶加压素。夜晚没有光照刺激时对下丘脑室旁核产生抑制作用,刺激松果体褪黑素分泌,褪黑素又作用于

SCN 的褪黑素 1(MT_1)和褪黑素 2(MT_2)受体对 SCN 激活产生抑制,促进睡眠。只有很小一部分 75 岁以上的失眠是由于退黑色素减少导致。郭方等发现果蝇背侧节律神经元 APDN1 往果蝇的睡眠稳态中心,椭球体 EB - R2 投射的神经回路,揭示昼夜节律回路和睡眠回路的连接机制。

失眠生理上的过度兴奋体现在交感神经(SNS)和下丘脑-垂体-肾上腺轴(HPA)的过度活跃程度上,前者是儿茶酚胺量上调(去甲肾上腺素,肾上腺素和多巴胺),糖代谢加快,体温升高,心率调节能力下降以及瞳孔缩放的改变,后者在肾上腺皮质激素水平升高。夜间睡眠中断或失眠还导致脑脊液中淀粉样蛋白 β 浓度增加,并在大脑中沉积,表明失眠是 AD 独立危险因素。

由于睡眠症候不是刚性的体征,心理学量表可以弥补客观化评估所需,常用匹兹堡睡眠质量指数(PSQI)自评量表等评估患者整体睡眠问题,而帕金森病睡眠量表重点评估 PD 患者夜间症状对睡眠的影响。

睡眠症候与定位只能说部分相关,一方面部分神经递质由某些特定脑区分泌,如下丘脑受损可能嗜睡;一方面,导致的睡眠症候的疾病也因其选择不同神经定位而呈现出不同的睡眠症候,如卒中损伤部位及严重程度导致睡眠运动和行为改变,脑干梗死多见 RBD,丘脑卒中易嗜睡。

睡眠疾病的辨证论治,百家争鸣,但多尊古法。书法者凡临古人,始必求其甚似,久久剥换遗貌,取神则相契,在牝牡骊黄之外,斯为神似,吾于不寐(失眠)的诊疗中,交泰丸之化裁应如是。交泰丸用黄连清心泻火以制偏亢之心阳,用肉桂温补下元以扶不足之肾阳;心火不炽则心阳自能下降,肾阳得扶则肾水上承自有动力,水火既济,交泰之象遂成,夜寐不宁等症便可自除。正如《本草新编》所言:"黄连、肉桂寒热实相反,似乎不可并用,而实有并用而成功者,盖黄连入心,肉桂入肾也……黄连与肉桂同用,则心肾交于顷刻,又何梦之不安乎?"实际上,睡眠问题可大可小,就严重的失眠,中西医并用方能奏效。

重申一下,与疼痛类似,失眠是一种可以成为综合征的症状,也是诸多疾病如焦虑抑郁的表面症状,参见《高级神经活动异常》中相关章节。

参 考 文 献

[1] 秦贺,刘波,喻大华. 慢性失眠患者大脑灰质结构变化的磁共振影像学研究[J]. 中华神经科杂志,2021,54(2):125 - 130.

[2] 郭静静,段莹,耿新玲,等. 与睡眠有关的大脑和神经结构(三)脑内的生物钟[J]. 世界睡眠医学杂志,2015,29(6):339 - 342.

[3] Guo F, Holla M, Diaz M M, et al. A circadian output circuit controls sleep-wake arousal in drosophila[J]. Neuron, 2018, 100(3):624 - 635.

[4] Saper C B, Scammell T E, Lu J. Hypothalamic regulation of sleep and circadian rhythms[J]. Nature, 2005(437):1257 - 1263.

[5] Knm A, Dk B. Sleep and stroke[J]. Sleep Medicine Clinics, 2016, 11(1):39 - 51.

[6] Sateia M J. International classification of sleep disorders-third edition[J]. Chest, 2014, 146(5):1387 - 1394.

第一节 失 眠

一、概述

失眠(insomnia)是最常见睡眠障碍,30%~50%的人一生会有急性或短暂失眠,5%~10%持续成为疾病。DSM - 5 定义:起始和维持睡眠有困难,早醒后无法重新入眠,入睡困难症状至少 1 周发生 3 次,持续 3 个月以上,且和睡眠机会的充分与否无关。失眠既可为主要症状的疾病载体,也可以是症状甚至主症,又可能是其他疾病的冰山一角,通过这一症状或主症,可顺藤摸瓜发现抑郁、焦虑和痴呆等。国际睡眠障碍分类-第 3 版(ICSD-3)分短期失眠、慢性失眠和其他类型失眠。失眠症状持续 3 个月内为短期失眠,超过 3 个月为慢性失眠。

二、定向诊断

失眠冰山下潜伏着暗流,定向诊断比定位更重要,许多非疾病因素可致失眠,而假性失眠之睡眠时相延迟提前酷似失眠症,PSG 正常。

1. 睡眠环境　与时差、光线、噪声有关,如倒夜班、红眼航班、洲际旅行。

2. 物质因素　如咖啡、酒精、尼古丁、茶叶等。

3. 心理因素　生活事件即所谓日有所思夜有所梦。

4. 非躯体疾病本身　继发于呼吸相关疾病,如阻塞性睡眠呼吸暂停、慢性阻塞性肺病,过敏,关节病疼痛,心源性疾病,甲状腺功能亢进,各种病因引致尿频、瘙痒、咳嗽等。

5. 药物诱导　阿片类药物、兴奋剂,如苯丙胺、咖啡因、麻黄素、氨茶碱、异丙基肾上腺素等,长期服用安眠剂常做噩梦。

6. 夜间高血压　血压异常波动与发作性睡病、猝倒和 RBD 等有关。

7. 躯体化障碍　抑郁和焦虑的表象。

三、神经定位

大部分失眠与疾病本身定位无关,如根痛导致失眠。一部分与脑部损伤有关,如脑干腹侧和背侧、丘脑及皮层下的卒中后失眠。

1. 神经肌肉接头　重症肌无力不少见,鉴于镇静剂与呼吸疾病治疗的矛盾,富马酸酮替芬可治疗 COPD 失眠,笔者也用于 MG 失眠,解决 MG 不能用镇静剂的问题。

2. 自主神经　Morvan 综合征以激越性失眠为特征,慢波睡眠消失及自主神经过度活动多汗等。

3. 周围神经　疱疹神经痛、周围神经卡压如腕管综合征可因疼痛而致失眠。

4. 神经根　根痛导致失眠。

5. 脑干　中脑和脑桥可睡眠清醒周期颠倒。脑桥中脑梗死造成闭锁综合征表现为慢性失眠;双侧脑桥基底及被盖部梗死;PD 失眠与中脑神经递质有关。

6. 小脑　SCA 导致 RLS 而入睡困难。

7. 间脑　丘脑的睡眠清醒周期颠倒会晨昏颠倒;丘脑前腹侧和背内侧神经核为致死性家族性失眠症发病部位。

8. 大脑　① 皮质下:睡眠清醒周期颠倒,如 LBD,PD,AD。② 皮质:内侧前额叶皮质参与缓解机体焦虑和压力水平,18 名成人剥夺睡眠后,内侧前额叶皮质大脑区域处于失活状态,焦虑水平增加 30%。

四、神经影像学和电生理定位

体动记录仪记录总体睡眠时间、睡眠效率等;EEG 用于鉴别诊断。

1. 多导睡眠图(PSG)　表现为睡眠潜伏期延长,觉醒次数和时间增多,睡眠效率下降,总睡眠时间减少,客观指标为睡眠潜伏期超过 30 分钟,实际睡眠时间每夜少于 6 小时,夜间觉醒时间超过 30 分钟。脑半球梗死后睡眠结构改变无明确定位意义。急性幕上梗死的失眠为 NREM 睡眠和睡眠总时间减少以及睡眠效率降低,一侧脑半球梗死后睡眠纺锤体波的减少可能是同侧或双侧,大面积脑半球损伤后双侧锯齿波均减少,丘脑梗死纺锤波和慢波及 K 型复合波均减少。

2. 脑干听觉诱发电位(BAEP) 慢性原发性失眠 BAEP 明显异常,对 50 例慢性原发性失眠 BAEP 双侧 V 波峰潜伏期、I-Ⅲ 峰间潜伏期、右侧 V 波峰潜伏期、左侧 V-V 峰间潜伏期均较对照组延长。我们临床也发现原发性失眠双侧 V 波峰潜伏期延长,是否与脑干神经递质和功能改变有关? 指向这些所谓原发性失眠可能与抑郁焦虑有关。

3. 神经影像定位 PET 研究发现,失眠症大脑皮质缘区域活性增高,包括内侧前额叶皮质区和内侧颞叶区。马晓芬等对 59 例未用药原发性失眠患者进行静息态功能磁共振成像脑区比率低频振幅(fALFF),多个脑区出现明显增高 fALFF 值,包括右侧海马,右侧海马旁回,右侧杏仁核及双侧丘脑。

五、中西医结合神经定位诊疗

1. 中医认识 虚实为纲,《难经·四十六难》最早提"不寐"。《黄帝内经》为"目不瞑""不得眠""不得卧",《素问·病能论》曰:"人有卧而有所不安者,何也……脏有所伤及,精有所寄,则安,故人不能悬其病也。"《素问·逆调论》有"胃不和则卧不安",指脾胃不和,为痰湿、食滞内扰之实证不寐。《景岳全书·不寐》全面归纳和总结病因病机及辨证施治,"寐本乎阴,神其主也,神安则寐,神不安则不寐。其所以不安者,一由邪气之扰,广由营气之不足耳"。《医宗必读·不得卧》将失眠原因概括为气盛、阴虚、痰滞、水停、胃不和五方面。

实际上,所谓"胃不和则卧不安"的失眠非经典意义之失眠症,这个类型的失眠在神经科临床并不常见。半夏秫米汤临床验之有效,但半夏有毒,生半夏尤甚,至少 30 g 以上临床风险很大,不宜提倡,也不一定达到预期效果。大部分失眠证型是心肾不交,最多也是复合型的兼杂症,单用半夏秫米汤无异于缘木求鱼。时代在前进,方随症而变,阴常不足的时代,以半夏之燥烈,必伤阴致变,陷入僵局。何况失眠本身就不是一个独立疾病,乃许多疾病的一个表观而已,浮于冰山一角之下的是大量肾阴虚火旺引起的抑郁和焦虑(包括郁病、卑惵、百合病、奔豚气等)。

王翘楚认为脑主神明,肝主情志,心主血脉,诱发失眠症以精神心理因素为主,临床表现以肝木偏旺为多,提出从肝论治,以平为补,治以平肝舒肝柔肝为主,同时认为睡眠与醒寤与自然界阴阳消长规律同步,运用"昼开夜合"花叶治疗失眠症,符合自然界阴阳消长规律——人体睡眠与醒寤——植物昼开夜合之花叶三者相关,人居其中,可得其所养,受其所约。

失眠的中医外治方法繁多,如药枕最早见于晋代葛洪《肘后备急方》中用蒸大豆装枕治失眠,宋代有草决明装枕治失眠。我们开展失眠外治,如吴茱萸研粉双足涌泉穴穴位敷贴,引火归原助眠;闻香助眠,选取有助睡眠的花草、香薰,如茉莉花、薰衣草、迷迭香等,对轻症失眠有效。

2. 辨证论治评述 失眠分虚实两端。如上述"胃不和则卧不安"本质上并不是失眠,保和丸健脾导滞、和胃安神,即便是痰湿所致,与脾虚有关,归脾汤适于后期调补;心火旺的根源是肾水不足导致的心肾不交,难以入眠,甚彻夜不眠,心烦意乱,头晕耳鸣,潮热盗汗,口舌生疮,便秘尿黄,舌尖红,脉象细弦,治以交通心肾,然交泰丸仅两味药,力单势薄,笔者常取其方义,加以补肾和泻心火两个队列;症是动态的,有时候表面的肝气郁结或痰湿往往仅是表象,实质可能是脾肾亏虚所致的一个中间环节或本虚标实的夹杂症状。疏肝理气法在临床应用日渐式微,肝郁是流于表面的征象,真正用小柴胡汤或逍遥散取效的有多少? 肝阳上亢者失眠也多为继发性,肺病不寐本质上也是肺系之祸。

失眠的本质还是虚证。肝郁化火,龙胆泻肝汤的治疗其实南辕北辙。心胆气虚用安神定志丸等效果很不理想,而补心安神的天王补心丹却有效。所谓虚性失眠,肾虚显然首位。失眠需要长程的治疗,容易反复,与抑郁的复发复燃类似,可能与神经递质有关,5-HT 的补充是 SSRI 的长期替代治疗的内在逻辑。苯二氮䓬类药物的成瘾内涵又是什么? 可能也是一种补充性治疗,如安寐晚方和醒寐晨方择时顺势联合用药,可干预小平台水环境间断睡眠剥夺法造成大鼠"昼不精-夜不瞑"睡眠节律紊乱,促进"昼精-夜瞑"正常睡眠节律恢复,可能与增加 5-HT 和 cAMP 含量、降低 NE 含量有关。

3. 中西医结合对病位评述　按照传统中医,心藏神,主血脉,阴阳和则气血运行而寐安,反之失眠。心主神志,《景岳全书》云"盖寐本乎阴,神其主也,神安则寐,神不安则不寐"。传统的"心"涵盖脑,失眠与心血不足、心肾不交、心肝火旺,痰迷心窍和心胆气虚等均有关,五脏皆可不寐,但失眠病位以心、肝、肾、脾(胃)为主,但结合如上现代神经定位,失眠病位仅在脑。而甲亢导致失眠以阴虚为主,肾阴耗竭,心火独亢,表现为心烦不寐,五心烦热,耳鸣健忘,舌红,脉细数,以肾阴虚为根本,与甲减表现的嗜睡以阳虚为主是两个极端。

神经定位有助于发现继发性失眠的筛选方向,包括一些特殊疾病的快速诊断。对绝大部分一般意义的失眠,神经定位似乎可有可无,但对今后筛选药物靶点可能有指导意义。如半夏秫米汤是针对失眠的一个时期和很小一部分症候而已,大部分失眠临床并不适合用此方。有用珍枣胶囊治疗老年阴虚火旺型失眠 30 例,运用静息态功能磁共振研究,发现中医治疗老年单纯性慢性失眠可能与调节脑内颞叶和海马等区域异常功能活动有关。

4. 针灸治疗

(1) 体针:笔者常运用单穴治疗失眠,如神门穴为手少阴心经原穴,养心镇静安神之效,当晚即能满意入睡,尤适于心脾两虚所致者。复溜为足少阴肾经穴,对心肾不交致失眠,以复溜烧山火也起速效。无独有偶,新近有学者证明针刺 HT7(神门)和 KI7(复溜)治疗失眠有效,安全且耐受性良好,匹兹堡睡眠质量指数(PSQI)和失眠严重度指数(ISI)评估有效,PSG 中睡眠开始潜伏期(SOL)水平显著降低,睡眠阶段 N1 百分比降低,睡眠阶段 N3 百分比升高,但仅维持短期效果。看到这篇文献前,笔者门诊治疗失眠也多取两穴,有补肾水和泻心火之义,临床许多患者也体验针刺当晚睡眠特佳,但几天后衰减。神门穴为手少阴心经原穴,调节睡眠,神,与鬼相对,气也;门,出入的门户。心经体内经脉的气血物质由此穴交于心经体表经脉,气血物质为心经体内经脉的外传之气,其气性同心经气血之本性,为人之神气,主治心烦、惊悸、怔忡、健忘、失眠、痴呆、癫狂痫等心与神志病证。失眠穴为经外奇穴,位于足跖部后跟正中点,从外踝高点作一垂线与足底中线相交点是穴,左右计 2 穴,浅层布有足底内侧神经分支,主治失眠,直刺 0.1~0.3 寸,吾验之有效。

(2) 头皮针:失眠定位于脑,头皮针当为首选,即使体针等治疗失眠的作用区域最终也归于相应脑区,如体针如百会和印堂与眶回相应。运用 fMRI 研究原发性失眠,32 例针刺曲池、丰隆和太冲治疗后明显改善,左侧楔叶、壳核、苍白球、尾状核、额上回、额中回、双侧中央前回和双侧中央后回区 ALFF 值与对照组比较,差异有统计学意义(P<0.05),治疗后观察组左侧壳核、苍白球和尾状核 ALFF 值均较治疗前有所升高,而左侧楔叶、额上回、额中回均较治疗前降低。诚然,前额叶皮层过度兴奋是慢性失眠病理机制之一,16 例健康受试者给予低频磁刺激神门穴 1 分钟,能广泛激活健康人前额叶,产生即刻降低局部血氧浓度效应,抑制皮层兴奋。额旁 1 线治疗失眠效果不错,笔者验之颇有效。晚近有前额叶皮层和小脑的经颅直流电刺激,明显改善睡眠质量,可能与调节前额叶-丘脑-小脑回路有关。基于这些研究,笔者在临床运用头皮针治疗失眠,以额中线、双侧额旁 1 线和枕下旁线为主,有些患者当夜即有起色。

5. 西医学诊疗　苯二氮䓬类运用于失眠最广泛,可缩短入睡时间、减少觉醒时间和次数、增加总睡眠时间,安全性、耐受性较好,但需注意选择不同半衰期药物,其均有药物依赖、停药反跳和记忆力下降等不良反应,氯硝西泮片可致共济失调。佐匹克隆、酒石酸唑吡坦片等常用,还有抗焦虑抑郁药物、褪黑素等。

难道在临床治疗失眠药物齐全的今天,还舍弃洋枪大炮,操起弓箭长矛?与抗焦虑抑郁治疗一样,SSRI 等适用于隐藏失眠下的躯体化障碍。

6. 经颅磁刺激治疗卒中后失眠的探索 卒中后失眠影响卒中预后,与定位有关。局灶性的脑卒中部位与失眠相关,右侧大脑半球卒中失眠概率比左侧高,主要在丘脑、脑干。rTMS 针对脑区范围相对粗略,很难精确定位。Cheng 等认为失眠或抑郁者外侧眶额皮层、楔叶及背侧前额叶皮层脑神经环路呈现同步性增强。笔者用头皮针治疗失眠时,参照笔者用 rTMS 治疗卒中相关抑郁的定位,也以同样方法定位于左前额叶区,相当于取左额旁 1、2 线,左额旁 1 线位于额中线外侧直对目内眦,自眉冲穴沿经向下 1 寸,手持毫针,与头呈 15°,运用指力使针尖快速入皮肤,针进腱膜下层后,进针 1 寸,将针体平卧,以爆发力向外速提,反复以泻法运针,直到得气,部分严重失眠患者获良效。

六、相关疾病的失眠诊疗

1. 帕金森病 笔者发现 PD 失眠多与其伴有的 RLS 和 RBD 有关。我们系统回顾上海中西医结合神经科医师临床实践经验,综合医学治疗包括普通西医、手术、中药汤剂和中成药、针灸和推拿、瑜伽、太极拳、高压氧、康复以及其他综合治疗疾病的补充和替代药物,中西医结合可能是治疗 PD 包括伴发失眠的好选择。各个时期的 PD 失眠有侧重,早期多见,中国 PD 患者 30%～86.8% 伴失眠,分入睡困难、夜间惊醒、睡眠维持困难(睡眠片断化)、早醒。PD 失眠真正的病机并不是肝郁气滞,临床疏肝解郁的式微表明,失眠可能仅是表象。PD 失眠首辨虚实,次辨病位:心,与肝、胆、脾、胃、肾相关。肝火内扰,则急躁易怒而不寐;胃腑宿食,痰热内盛,则脘闷苔腻而不寐;心胆气虚,则触事易惊;阴虚火旺,心肾不交,则心烦心悸,头晕健忘而不寐;脾虚不运,心神失养,则面色少华,肢倦神疲,心烦不寐,当然还有阳虚失眠;久病入络,其中灯笼病可表现为长期顽固性不寐伴心烦,舌质偏暗,有瘀点,顽疾多瘀血为久病入络,当从瘀论治,选用血府逐瘀汤,药用桃仁、红花、川芎、当归、赤芍、丹参活血化瘀,柴胡、枳壳理气疏肝,地龙、路路通活络宁神,生地养阴清心,共起活血化瘀、通络宁神之功。治疗原则:补虚泻实,调整脏腑阴阳,实证:泻其有余,疏肝泻火,清化痰热,消导和中,久之化瘀;虚证:补其不足,益气养血,补肝益肾。大部分 PD 失眠可加活血化瘀治疗,PD 合并 VPS 者尤适用。

2. 阿尔茨海默病(AD) AD 之昼夜节律障碍与日落综合征等有关,与视交叉上核退行性病变及 Meynert 基底核胆碱能神经元有关。老年人群睡眠障碍与 AD 呈双向关系,2019 阿尔茨海默病协会国际会议中,Ruth Benca 认为 15% 痴呆风险与睡眠障碍有关。

失眠常见于认知障碍及痴呆人群中,睡眠时长、睡眠片段化及睡眠呼吸紊乱可能会增加认知障碍风险。认知障碍与失眠及昼夜节律紊乱间有相关性。睡眠与清醒节律由脑干、下丘脑、基底前脑与丘脑调节,这些区域透射到大脑皮层,并且释放有利于调节睡眠-清醒循环兴奋性及异质性神经递质。结构性脑成像研究却显示失眠与脑容量(海马体积与前额、顶叶灰质)降低相关。昼夜节律紊乱导致认知能力下降,与昼夜节律影响不同脑区活动性包括额叶、丘脑、下丘脑区域及脑干蓝斑,昼夜节律紊乱能损伤海马功能及学习、记忆能力。

3. 快速动眼期睡眠行为障碍(RBD) 常伴路易体痴呆和帕金森病痴呆等,与脑干有关。

4. 小脑共济失调(SCA) SCA 导致 RLS 而入睡困难,笔者发现 SCA 失眠多与其伴有 RLS 和 RBD 有关。

5. 抑郁症 与睡眠的脑神经环路基础有关,失眠常伴抑郁焦虑,或根本就是焦虑抑郁的一个症状外象。相当多抑郁症伴失眠,与眶额皮层楔叶前额叶有关,笔者一般加以前额叶区 rTMS 和左额旁 1、2 线头皮针治疗有效。

6. ALS 表现为入睡困难、睡眠效率低、频繁觉醒及继发日间嗜睡,失眠与 ALS 患者相关躯体因素及中枢神经系统病理生理改变有关,表现为下丘脑、丘脑、松果体等萎缩及异常蛋白沉积。

7. 新冠病毒感染后失眠　有单纯的新冠病毒感染后失眠,更多的是被掩盖着的焦虑抑郁,新冠疫情后睡眠障碍发生率达 40.49%。新冠病毒导致失眠的原因很多,一方面,失眠确实与肺病变有关,慢阻肺患者本身可以昼夜颠倒,白天嗜睡,晚上入睡困难;另一方面,感染新冠的各种症状如咳嗽、头痛、发热、浑身疼痛等,都会造成入睡困难,继而影响睡眠时间和习惯;感染新冠前后的焦虑与紧张等心理原因,也会容易造成失眠;此外,新冠病毒会攻击中枢神经系统,演变成长新冠的一部分症状,这已经成为临床神经科医生长期的挑战。中西医结合治疗既可以快速改善睡眠,又可通过辨证论治,治本而不反弹,笔者参照焦虑抑郁状态诊疗,以抗焦虑抑郁＋中医益气养阴法治疗,2023 年 6 月底部分临床总结表明,新冠感染后失眠比一般失眠更难处理,我们面临前所未有的压力和挑战,好在大部分患者已慢慢走出来了。

参 考 文 献

［1］ 刘春风. 重视帕金森病睡眠障碍的规范管理[J]. 中华神经科杂志,2019,52(5):361-363.

［2］ Simon E B, Rossi A, Harvey A G, et al. Overanxious and underslept[J]. Nature Human Behaviour, 2020, 4(1): 100-110.

［3］ 闫珍,郭凤莲. 慢性原发性失眠患者脑干听觉诱发电位的变化[J]. 现代电生理学杂志,2019(3):133-136.

［4］ 曾少庆,黎程,江桂华,等. 原发性失眠局部脑区功能变化的静息态功能磁共振成像研究[J]. 功能与分子医学影像学杂志(电子版),2015,(4):762-767.

［5］ 马晓芬,吴筠凡,曾少庆,等. 未用药原发性失眠患者静息态下功能磁共振成脑区比率低频振幅的变化[J]. 中华神经医学杂志,2017(16):701-705.

［6］ 苏泓,王翘楚. 王翘楚教授从肝论治失眠症[J]. 中医药通报,2006,5(1):22-23.

［7］ 邱振刚. 调和营卫恢复"昼精—夜瞑"与干预睡眠因子的相关性研究[D]. 济南:山东中医药大学,2007.

［8］ 倪永骋,谢姝玥,张彪,等. 基于静息态功能磁共振评价珍枣胶囊治疗老年原发性失眠的疗效研究[J]. 中医临床研究,2020,12(28):19-21.

［9］ Wang C, Xu W L, Li G W, et al. Impact of acupuncture on sleep and comorbid symptoms for chronic insomnia: a randomized clinical trial[J]. Nature and Science of Sleep, 2021(13): 1807-1822.

［10］ 王启才. "经外奇穴"义解[J]. 江苏中医杂志,1987(4):25.

［11］ 黄海军,王勇. 基于全脑静息态 fMRI 评价针刺对原发性失眠患者脑区功能的影响[J]. 中西医结合心脑血管病杂志,2019,17(19):3040-3043.

［12］ 袁捷,郑重,陈杰,等. 低频磁刺激神门穴降低健康人前额叶血氧水平:一项 fNIRS 研究[C]//中国睡眠研究会第七届西部睡眠医学大会论文汇编,2020.

［13］ 景宽,刘春. 针刺额旁Ⅰ线为主治疗失眠临床观察[J]. 中国中西医结合杂志,2010(11):1217-1218.

［14］ Minichino A, Bersani F S, Spagnoli F, et al. Prefronto-cerebellar transcranial direct current stimulation improves sleep quality in euthymic bipolar patients: a brief report[J]. Behavioural Neurology, 2014: doi:10.1155/2014/876521.

［15］ Cheng W, Rolls E T, Ruan H, et al. Functional connectivities in the brain that mediate the association between depressive problems and sleep quality[J]. JAMA Psychiatry, 2018, 75(10): 1052-1061.

［16］ 王尐东,蔡定芳. 高频重复经颅磁刺激治疗卒中后抑郁的临床研究[J]. 中华精神科杂志,2007,40(2):99.

［17］ Pan W, Liu J, Chen X, et al. A practical consensus guideline for the integrative treatment of Parkinson's disease in Shanghai, China[J]. Integrative Medicine International, 2015, 2(1-2): 56-62.

［18］ Sateia M J. International classification of sleep disorders-third edition[J]. Chest, 2014, 146(5): 1387-1394.

［19］ Wang Q D. Clinical exploration in treating for spinocerebellar ataxia by integrative therapy[J]. Integr Med Int, 2015 (2): 41-48.

［20］ 张淦,樊东升. 肌萎缩侧索硬化的失眠症状与原因[J]. 中华神经科杂志,2021,54(5):519-522.

［21］ Jahrami H A, Alhaj O A, Humood A M, et al. Sleep disturbances during the COVID-19 pandemic: A systematic review, meta-analysis, and meta-regression[J]. Sleep Med Rev, 2022(62): 101591.

第二节 嗜 睡

一、概述

　　嗜睡、昏睡、昏迷均为神志改变,有时嗜睡是意识障碍的早期。病理性嗜睡指睡眠时间过度延长,能被唤醒,醒来后意识基本正常,能交谈或执行命令,停止刺激后继续入睡。昏睡为一般外界刺激不能被唤醒,不能对答,较强刺激有短时清醒,醒后简短回答提问,当刺激减弱很快进入睡眠。日间过度嗜睡(EDS)为与环境不相适应的白天困倦、好打瞌睡、反复进入短暂睡眠状态。

　　1. 神经解剖　嗜睡定位于广泛大脑皮层或上行网状激活系统。觉醒是人类心理活动及认知功能正常时的清醒状态,有赖于大脑皮质神经元完整性及脑干上部的上行性网状激活系统觉醒机制整合。上行网状激活系统包括延髓中央部、脑桥、中脑背侧部、丘脑非特异性核团,弥散投射到大脑皮质,主要位于脑桥上部及中脑背盖部,维持觉醒或警觉。间脑包括第三脑室和脑导水管周围的丘脑、下丘脑及中脑前部,最常见嗜睡和抗利尿激素分泌异常综合征(SIADH)。维持觉醒状态的中枢结构位于间脑后方和中脑结合部,丘脑是大脑皮质和皮质下间的中转中心,调节唤醒和意识水平。丘脑旁正中动脉(或穿通动脉)来自前循环,为丘脑和中脑前下部供血,后循环为丘脑其余部位供血,丘脑和中脑内侧由 PCA 之 P1 段分支供血,丘脑外侧和上方由 P2 段分支供血。乳头体和胼胝体也是嗜睡好发部位。

　　2. 病理生理　中缝核及 5-HT 与觉醒及激活行为有关,几乎所有大脑 5-HT 神经元在中缝核内,中缝核位于延髓和脑桥区网状结构内,神经元轴突进入丘脑、下丘脑、基底神经节、海马和大脑皮层。刺激中缝核引起运动和皮质唤醒,而阻碍 5-HT 合成的药物会降低皮层唤醒。5-HT 神经元在觉醒时最活跃,慢波睡眠期间,5-HT 神经元放电速率降低,快速动眼睡眠期间放电速率几乎为零。当快速动眼睡眠阶段结束,神经元活动马上增加。上行网状激活系统涉及蓝斑 NE 神经元、中缝核 5-HT 神经元、脑桥被盖乙酰胆碱神经元、中脑谷氨酸神经元、黑质致密部与腹侧被盖区多巴胺神经元,下丘脑后部组胺神经元、基底前脑胆碱能神经元及视交叉上核也参与觉醒。

二、定向诊断

　　嗜睡常被误为昏迷,尤其醋睡极深的发作性睡病,而症状性发作性睡病也常误诊为卒中。

　　1. 生活习惯　夜间睡眠差或睡眠呼吸暂停影响睡眠质量;值夜班者;营养不足;肥胖。

　　2. 药物不良反应　抗精神病药物治疗开始或增加剂量时,风险依次为氯氮平、奥氮平、奋乃静、喹硫平、利培酮、齐拉西酮,笔者体会苯二氮䓬类、氯丙嗪、硫杂蒽类、三环类及 SNAR 也不鲜见,还可见于苯丙胺类兴奋剂戒断,主要归因于直接阻断 H1 受体。

　　3. 自身免疫性疾病　Birgitte 在 20 例发作性嗜睡中几乎都找到自体反应性 CD8+ T 细胞;疫苗。

　　4. 血液　贫血。

　　5. 内分泌　低钠血症,Na<125 mmol/L 时嗜睡甚至昏迷;SIADH 与低钠血症形成速度有关,急性低钠血症即使程度不重也易嗜睡,慢性低钠血症不易嗜睡;高钠血症早期烦躁不宁,后期抑郁淡漠、嗜睡甚至昏迷;甲状腺功能减退;糖尿病酮症酸中毒;低血糖:2021 年 1 月 13 日诊一儿童嗜睡两小时,即刻血糖 3 mmol/L,进食后即复如常。90 年代遇一例嗜睡伴发癫痫,后证实胰岛 β 细胞瘤。

6. 呼吸 老年性肺炎；肺性脑病；慢阻肺；阻塞性睡眠呼吸暂停低通气综合征。

7. 心血管 约 1/3 发作性睡病夜间血压无下降，舒张压不降。

8. 妇产科 经期综合征常在月经初潮前几个月持续 1 周经期嗜睡。

9. 中毒 CO 中毒；苯中毒等。

10. 线粒体病 枫糖尿病。

11. 精神科 抑郁症中 40% 青年和 10% 老年患者伴 EDS；躯体化障碍。

嗜睡还可能是血脂异常、慢性肾炎、慢性肝病和肥胖等慢性疾病征兆。

三、神经定位

嗜睡定位于广泛大脑皮层或上行性网状激活系统，范围很大，以至于无法精确定位，如颅内压升高包括嗜睡伴警觉性降低。脑梗死患者从失眠快速转变为嗜睡，与丘脑、前脑基底部和脑桥延髓结合部的双重调节有关。下面从整个定位系统中逐一剥离分析。

1. 肌肉 强直性肌营养不良症Ⅰ型。

2. NMJ MG 全身型可嗜睡，眼肌型一般不会，但因眼睛睁不开好像嗜睡。

3. 自主神经 中枢部分包括大脑皮质下、丘脑、脑干的交感神经。

4. 颅神经 诺利病与猝倒有关；麦比乌斯综合征有Ⅶ先天性麻痹、口面部畸形和肢体畸形及智力迟钝，猝倒。

5. 脑干 损害上脑干网状结构和蓝斑引起警觉性降低及颅神经麻痹。

（1）中脑：Bickerstaff 脑干脑炎，中脑卒中。

（2）脑桥：脑桥卒中累及脑干腹侧呼吸相关神经元，引起运动神经支配咽喉肌功能异常，导致卒中后阻塞性睡眠呼吸暂停（OSA）或加重既往 OSA；脑桥中央髓鞘溶解综合征多由于快速补钠导致嗜睡；脑桥外髓鞘溶解综合征。

（3）延髓：双侧延髓内侧梗死伴嗜睡。

6. 间脑 第三脑室和脑导水管周围的丘脑、下丘脑及中脑前部可能与内分泌疾病、嗜睡相关。

（1）丘脑：卒中尤其丘脑血管供血区丘脑结节动脉及后脉络膜动脉供血区缺血波及丘脑板内核和中脑上部网状结构；血管炎；Teng 发现双侧丘脑卒中突发性嗜睡的隐球菌性脑膜炎。

（2）下丘脑：视神经脊髓炎谱系疾病；发作性睡病可继发于 MS、NMOSD、抗 Ma2 抗体相关脑炎。Suzuki 等 13 例伴间脑病灶的抗 AQP4 抗体阳性 NMOSD，12 例嗜睡，8 例 CSF 下视丘分泌素（Hcrt）中，3 例显著下降，1 例经激素治疗后嗜睡改善且复查 CSF 之 Hcrt 上升，提示 NMOSD 嗜睡与下丘脑病变导致 Hcrt 减少相关，SIADH 与 NMOSD 下丘脑病灶相关；普拉德-威利综合征；嗜睡-贪食综合征（KLS）；MSA 患者下丘脑泌素神经元存在丢失，可能是其日间嗜睡的病理基础。

（3）乳头体：韦尼克脑病。

（4）鞍区：垂体功能减退；鞍结节脑膜瘤。

7. 胼胝体 胼胝体膝部：可向下侵及丘脑及中脑，变性、血管性和肿瘤均损及第三脑室及间脑，致嗜睡、木僵、早期精神症状、面肌麻痹、偏瘫上肢比下肢重；胼胝体体部：两侧性偏瘫；胼胝体尾部：先有下肢瘫痪，面肌麻痹缺如，共济失调步态，见于可逆性胼胝体压部病变综合征（RESLES）；胼胝体肿瘤综合征（Bristowe 综合征）；原发性胼胝体变性（Marchiafave-Bignami 综合征）：慢性乙醇中毒，进行性痴呆和昏睡。

8. 基底动脉尖 卒中。

9. 侧脑室 正常压力脑积水（NPH）中常见，笔者临床所见 NPH 嗜睡为数不少。

10. 大脑 卒中哈欠是嗜睡先导,继之嗜睡后血管事件发生;非惊厥性癫痫发作;痴呆:嗜睡可能是其特征,与扣带回皮层和顶叶的前叶淀粉样 β 集聚显著相关。

(1)颞叶:颞叶挫裂伤;尼曼匹克症;科-洛综合征。

(2)额叶:肿瘤;卒中。

1)神经影像定位:MRI 有助区分嗜睡类别,垂体和间脑、胼胝体是关键部位,尤其 NMOSD 间脑病灶。

2)神经心理量表:Epworth 嗜睡评分、斯坦福嗜睡量表及青少年日间嗜睡量表等。中医诊疗亦开始采纳,作为判定疗效和评估程度的临床指标。

四、神经电生理定位

多项睡眠生理脑波仪及多次入睡潜伏时间测试是金指标,睡眠呼吸监测是诊断阻塞性睡眠呼吸暂停低通气综合征最重要评估指标。发作性睡病 DSM-5 诊断标准为夜间多导睡眠图呈现出 REM 睡眠潜伏期小于或等于 15 分钟,或多次睡眠潜伏期测试显示平均睡眠潜伏期小于或等于 8 分钟,及 2 次或更多次睡眠发作 REM 期。

1. PSG 多表现入睡潜伏期缩短,睡眠始发 REM 睡眠现象,入睡后觉醒增加,睡眠效率下降,睡眠周期性肢体运动增加等。靠近中央的丘脑梗死后嗜睡,有连续的轻度第一阶段 NREM 睡眠,不能从觉醒进入睡眠状态或完全清醒。

2. MSLT 平均睡眠潜伏期小于或等于 8 分钟,以及 2 次或更多次睡眠始发 REM 期。阴性不能排除诊断。

3. 脑电图 KLS 脑电图可正常或中度异常,基本节律变慢 8～9 次/秒的 α 节律,双额区高幅 θ 波、单发 γ 波等。

五、中西医结合神经定位诊疗

1. 中医认识

(1)辨证论治:关于阴盛阳衰之病机,《黄帝内经》有"嗜卧""善眠",《伤寒论》有"欲寐""多眠睡",《金匮要略》有"欲卧""欲眠",后世有多睡、多寐等。多寐者,阴阳失衡,阳虚阴盛也。《灵枢·寒热病》有"阴跷阳跷,阴阳相交,阳入阴,阴出阳,交于目锐眦。阳气盛则瞋目,阴气盛则瞑目"。《脾胃论·肺之脾胃虚论》有"脾胃之虚怠惰嗜卧"。《丹溪心法·中湿》有"脾胃受湿,沉困无力,怠惰嗜卧"。亦有病后或高龄阳气虚弱,营血不足困倦无力而多寐者。机体阴阳失调,营卫失和,卫气独留于阴,不能行于阳经,致阴盛阳衰,营卫不和,则多寐;情志不遂,大怒伤肝,肝气郁结,气机逆乱,阴阳失和而多寐;七情过激,喜则气散,心气不足则昏睡;脾气亏虚,湿气过盛致清阳不升。

嗜睡中医分型颇多,责之于肝、心、脾、肾,笔者以为病位以脾、肾为主。六经辨证中嗜睡还可有传变规律,《伤寒贯珠集》少阴诸法中少阴脉证四条论述有:"少阴之为病,脉微细,但欲寐也。经脉阳浅而阴深,阳大而阴小,邪传少阴,则脉之浮者转为微,大者转为细也。又多阳者多寤,多阴者多寐。邪传少阴则目不瞑者,转而为但欲寐也。夫少阴者,三阴之枢也,阳于是乎入,而阴于是乎出,故虽太阴厥阴同为阴脏。而其为病,实惟少阴为然,而少阴之为病,亦非独脉微细但欲寐二端,仲景特举此者,以为从阳入阴之际,其脉证变见有如此。"对临床有指导意义。

(2)以阴阳为纲,执脾肾两端:脾主运化,根据王文健学术思想,脾主运和脾主化概念不同,脾运失司与脾化失司,故脾虚所致嗜睡也应就此分别诊治,脾化失司者健脾行气,脾失健运者运脾化湿。笔者在临床大致分三型：脾虚不运，湿困心神，身重多寐，脉缓，湿胜也，运脾化湿，醒脾清心，六君子汤加砂仁、石菖蒲、郁金、佩兰；长夏倦午，四肢不收，加清暑益气汤；如神倦肢惰，嗜卧，乃气弱，加参苓白术散，重用人参益气。肾虚也分阴阳二端，肾阳亏虚，水气不化，可见畏寒喜卧，倦怠思睡，苔白边齿痕，脉沉细，乃少阴症欲寐，四逆汤主之，或真武汤；肾阴亏虚，少寐到嗜睡，舌红有裂纹，苔根花剥，脉细数，大补阴丸加减。

病案1：李某，男，46岁，春节酗酒后思睡，面色晦暗，便秘，舌红苔白厚腻，脉滑数，证属脾虚不运，湿浊内停证，治以益气健脾，祛湿化浊，宗王文健益气化聚方化裁：方药：黄芪、蒲黄、黄连、茵陈、泽泻、苏叶、淡豆豉、佩兰、槟榔、大黄。7剂后嗜睡减轻，去苏叶、淡豆豉，加砂仁、生白术，3周后如常。

病案2：俞某，男，64岁，思睡伴步态不稳1周于2022年10月4日入院。神经系统检查：嗜睡，眼震水平Ⅰ°，四肢肌力5-5-5-5，肌张力正常，四肢腱反射对称无亢进，四肢关节位置觉、震动觉、皮肤针刺觉（－），霍夫曼征（－）、掌颌反射（－），巴宾斯基征（－），龙贝格征（＋），曼氏征（＋），舌暗，苔薄白，脉弦。颅脑常规MRI平扫＋DWI＋MRA示脑干区急性脑梗死，两侧额顶叶及两侧基底节区、放射冠区、脑干多发缺血灶及腔梗灶，部分软化灶形成，脑萎缩。诊断脑梗死，中医诊断：缺血性中风-气虚血瘀证，拟补阳还五汤加失笑散、冰片、奥扎格雷钠和血塞通静脉滴注，头皮针额中线（督脉主治神志病）、顶中线、颞后线。2周后嗜睡消失，行走也好转出院（图12-2-1）。

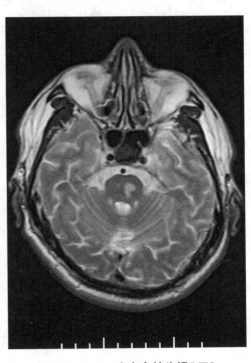

图12-2-1 患者俞某头颅MRI

（3）血脑屏障与醒脑开窍：明确定位于CNS（脑干以上）的嗜睡，如上笔者均加冰片0.1～0.3g冲服，尤其是丘脑梗死嗜睡或帕金森病EDS。霍晓东等用醒脑解寐汤，冰片（冲服）0.3g，益智仁12g，葛根10g，川芎10g，远志10g，茯苓15g，红花5g，薄荷3g，升麻6g，治发作性睡眠32例，痊愈26例，显效4例，有效2例。

2. 针刺治疗

（1）发作性睡病：针灸治疗文献主要从心、脾、脑论治，也有从阴阳失调或脏腑功能失调角度选穴配方，包括针刺、灸法、梅花针、电针、耳穴压丸、耳穴和放血等，体针多选内关、神门、合谷、心俞、脾俞、大椎等。焦伟用耳穴点刺放血治疗发作性睡病11例，取中脑（皮质下）、下脚端（交感）、心穴，显效3例，有效7例，无效1例。刘锦丽用针刺加梅花针治疗发作性睡病21例，先毫针百会、风府、悬钟，起针后梅花针沿着督脉、膀胱经、胆经在头部循行方向轻轻扣刺，以局部稍有出血点为宜，总有效率95.2%。

（2）日间过度思睡：阴阳本互根互用，故阴虚日久而及阳，致阴阳两虚。神经系统变性疾病的嗜睡多为肾阳不足，命门火衰，筋脉失于温养，故可见思睡、淡漠、畏寒等。少阴心、肾两经，分主水火，心为火脏，肾为水脏，少阴经心肾病变，心、肾生理功能失常为病理基础。针灸治疗温补脾肾，调和阴阳，取督脉、足少阴经穴及背俞穴为主，毫针刺用补法为主，取穴百会、陶道、印堂、四神聪、内关、神门、复溜、三阴交、肾俞、脾俞和悬钟，留针60分钟，每日1次。百会为诸阳之会，配奇穴四神聪、印堂醒脑开窍，安神益智；三阴交调补脾肾之气。脾肾虚配神门、内关益气宁心，肾俞滋阴强肾，脾俞补脾益气；脑为髓海，髓海空虚则记忆力差，故取髓会悬钟填精益髓，健脑益智；肾经经穴复溜养阴液，陶道属督脉，督脉、足太阳之会，《针灸甲乙经》有"头重目瞑，凄厥寒热，汗不出"。诸穴合功，脾肾之虚可补，阴阳失衡可平，神明渐复。

（3）基于神经定位导向的针刺治疗：依据已证明以Cz为靶点的rTMS治疗临床有效和理论基础，笔者创立嗜睡的针灸定位治疗，放弃传统取穴，尝试以百会为中心的放射状头皮针治疗，行之有效。病

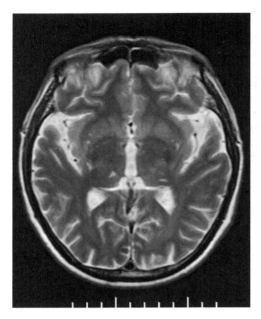

图 12-2-2 患者曹某头颅 MRI

案：曹某，男，63 岁，2020 年 9 月 16 日入院。2 周前嗜睡，下肢乏力，步态不稳，易向左偏行，昏昏欲睡感。9 月 14 日颅脑 MRI 平扫＋DWI＋MRA 示两侧额顶叶、丘脑、基底节区及放射冠区腔隙性脑梗死及小缺血灶。HbA1c7.0 g/dL↑，抗甲状腺过氧化物酶抗体 34.49 IU/ml↑。针刺治疗取额顶线、额旁 1 线、额旁 2 线为主治疗 2 周，嗜睡和步态不稳均明显好转出院（图 12-2-2）。

3. 西医学诊疗 包括神经兴奋剂治疗 EDS、抗抑郁药改善猝倒症状及小剂量抗精神病药物及镇静催眠药治疗夜间睡眠紊乱。莫达非尼是 FDA 批准治疗成人 EDS 一线用药，仅对嗜睡有效。哌甲酯为二线用药，仅对 EDS 有效。猝倒发作选择性 5-HT、去甲肾上腺素再摄取抑制剂及选择性去甲肾上腺素再摄取抑制剂具促醒作用，治疗猝倒发作。夜间睡眠紊乱用小剂量抗精神病药物如奥氮平、喹硫平等。对丘脑和中脑梗死应用苯丙胺、莫达非尼、盐酸哌醋甲酯和多巴胺拮抗剂改善，莫达非尼尤其可改善双侧中脑旁正中梗死嗜睡。

莫达非尼、阿莫非尼和苯异丙胺等兴奋剂一直是 EDS 标准疗法，但也无法完全控制嗜睡，诸多耐受性和不良反应，限制其临床运用。FDA 批准选择性多巴胺和去甲肾上腺素再摄取抑制剂（DNRI）Solriamfetol 用于 EDS。

六、相关疾病的嗜睡诊疗

1. 经行嗜睡 妇女每遇经行前后，或适值经期，不分昼夜，时时欲睡，呼之能醒，醒后复又欲睡，目前临床气血两虚及脾肾阳虚患者已少，肝气郁结及肝肾阴虚者越来越多。可定位于脾、肾：脾虚湿困者多形体肥胖，纳差，胃脘满闷，白带量多，质黏而稠，经行头重如裹，四肢沉重，困倦嗜睡，舌苔白腻，脉濡缓，仿《医方集解》太无神术散加减：苍术、陈皮、藿香、厚朴、石菖蒲、生姜，经前 5 日开始服药，经至参苓白术散合归脾汤加减；肾精亏损多见于频发流产和产后，经行倦怠嗜睡，耳鸣耳聋，神情恍惚，腰膝酸软，月经多延后，经量偏少色淡，舌淡苔白，脉沉细弱，河车大造丸长期服用有效。

2. 帕金森病（PD）日间过度思睡（EDS） 病位在脑，病入少阴，PD 病期缠绵不已，迁延不愈，日久生变。阴阳本互根互用，故阴虚日久而及阳，导致阴阳两虚。肾阳不足，命门火衰，筋脉失于温养，可见肌肉僵直，思睡，淡漠，畏寒等。采用帕金森病统一评分量表（UPDRS）、爱泼沃斯思睡量表（ESS）、匹兹堡睡眠指数量表（PQSI）对其日间及夜间睡眠情况进行评价，并以睡眠多导图进行神经电生理评估。帕金森病伴日间过度思睡应属善眠、嗜眠和多寐范畴，然 PD-EDS 病位在脑，其脏腑功能虚损为本，痰瘀为标实。近年研究资料表明，虚、瘀常与 PD-EDS 发病密切相关。前期预初临床治疗发现，针刺能改善 PD-EDS 患者临床症状和记忆功能，提高生活质量，运用中医方法治疗 PD-EDS 取得临床疗效。我们选择 70 例 PD-EDS 患者为试验对象，采用随机临床试验设计方法评价针刺治疗 PD-EDS 临床疗效。研究观察终点时间 1 个月，治疗前、后分别测定 UPDRS、ESS 和 PQSI 评分，以期建立针刺治疗 PD-EDS 新方案，形成针刺治疗 PD-EDS 新技术，建立针刺治疗 PD-EDS 新指标、新标准，目前尚未结题。

PD-EDS 男性多见，源于睡眠-觉醒周期改变，夜间睡眠质量差，与多巴胺受体激动剂、苯二氮䓬类药物和遗传因素及 PD 病程、疾病分期有关，与下视丘分泌素水平、自主神经功能障碍有关，一部分合并焦虑抑郁,也可能是 PD 痴呆发生的特征。

PD-EDS 早期痰瘀互阻,渐而阴虚,日久而及阳,导致阴阳两虚,由于肾阳不足,命门火衰,筋脉失于温养,故可见肌肉僵直,思睡,淡漠,畏寒等,病机为本虚标实,脾肾阳虚为本,痰瘀互阻为标,可尽早介入扶阳,治法宜温补脾肾、调和阴阳。针刺治疗 PD-EDS 取督脉、足少阴经穴及背俞穴为主,毫针刺用补法为主,采用针刺方案:百会、陶道、印堂、四神聪、内关、神门、复溜、三阴交、肾俞、脾俞和悬钟,留针 60 分钟,每日 1 次。

3. 发作性睡病(narcolepsy) 难以控制的嗜睡、发作性猝倒、睡瘫、入睡幻觉及夜间睡眠紊乱,Ⅰ型伴猝倒及 CSF Hcrt-1 水平降低≤110 pg/ml,Ⅱ型无猝倒且 Hcrt-1 水平>110 pg/ml。有证据表明发作性睡病可继发于 MS、NMOSD、抗 Ma2 抗体相关脑炎等。抗 IgLON5 抗体相关脑病呈慢性进展性病程,以异态睡眠和睡眠呼吸暂停为特征。

4. 甲状腺功能减退 嗜睡必查甲状腺功能,甲减阳虚为多,但须辨证论治,未必都是阳虚如下病案 2,其实可能是以 NPH 实证导致的虚实夹杂,盲目从阳虚治疗不妥。此外,甲减导致嗜睡,需进一步注意合并其他脑部疾病,如下病案 1 合并丘脑梗死。

病案 1:颜某,女,88 岁,嗜睡伴头晕 3 月,CT 平扫多发性脑梗死,治疗无效。2020 年 7 月 8 日入院查血促甲状腺激素受体抗体 3.42 IU/L↑(0～1.75 IU/L),游离甲状腺素 22.24 pmol/L↑(12～22 pmol/L),抗甲状腺过氧化物酶抗体 96.54 IU/ml↑(<34 IU/ml),促甲状腺激素 0.12 uIU/ml↓(0.27～4.2 uIU/ml),追问甲亢 30 余年,3 年余前出现甲减,未用药,诊断为甲状腺功能减退,用真武汤和左甲状腺素钠片 25 μg,每日 1 次,嗜睡好转。

病案 2:黄某,女,52 岁,甲减 20 年,2021 年 2 月 6 日就诊。从少寐到嗜睡,舌红有裂纹,苔根花剥,脉细数,肾阴亏虚,TSH6.64↑,大补阴丸加减:熟地黄、龟甲、川黄柏、知母、茱萸、人参、石斛+猪脊髓食疗。治疗半年后明显好转。

5. 嗜睡-贪食综合征(kleine-levin,KLS) 多见青少年男性,下丘脑后部受损。反复发作严重嗜睡、认知改变、摄食异常及性欲亢进,间期正常。

病案:陈某,男,64 岁,2017 年 5 月 15 日就诊,思睡,狂吃半年,舌绛苔光剥,脉细数,辨证为肾阴亏虚,以大补阴丸加减治疗 1 个月,无效。

6. 卒中相关 EDS 国内患病率 36.96%,最易发生严重 EDS 卒中部位依次为丘脑、脑干、皮层下及多发梗死,其中异常深部半球(皮层下)和丘脑梗死尤甚。报道双侧丘脑旁中央区梗死所致 EDS,针对卒中治疗+莫达非尼后,嗜睡明显好转。笔者均加冰片 0.1～0.3 g 冲服,并以失笑散和乳香、没药等脂溶性中药,以期透过 BBB 起效。

7. 基底动脉尖综合征 基底动脉尖端分出两对动脉,大脑后动脉和小脑上动脉,供血区域包括中脑、丘脑、小脑上部、颞叶内侧和枕叶,可以嗜睡起病,1998 年曾遇以嗜睡首发的基底动脉尖综合征。

8. 胼胝体脑梗死 胼胝体病变会出现嗜睡、记忆力减退、行为异常、情感淡漠,甚至昏迷,这是 1 例以嗜睡为主要症候的胼胝体脑梗死。病案:袁某,女,64 岁,2021 年 2 月 24 日因思睡 2 日伴恶心呕吐时作入院,思睡、记忆力下降,克尼格征和布鲁辛斯基征(-),颈软,双侧掌颌反射(-),双侧霍夫曼征和巴宾斯基征(-),双侧腱反射(++),四肢肌力 5-5-5-5,四肢肌张力略增高,双侧肢体皮肤针刺觉、振动觉、位置觉基本对等,龙贝格征(+),曼氏(+);舌暗淡,苔薄白,脉弦细。2 月 26 日头颅 MRI 示胼胝体压部急性亚急性腔隙性脑梗死,两侧额、颞、顶叶皮层下及两侧放射冠区多发小缺血灶。静脉滴注灯盏花素针活血通络+甘露醇,针刺顶颞线、顶额线,2 周后好转出院。

9. 痴呆 嗜睡往往是认知障碍或痴呆的早期表现,AD 不少见。路易体痴呆表现为嗜睡、RBD 及 PLMS。额颞叶痴呆有睡眠相位前移与白天过度嗜睡。

10. **韦尼克脑病（WE）** 意识模糊、共济失调和眼肌麻痹，有时仅嗜睡。MRI 背侧丘脑、乳头体、顶盖和导水管周围呈 FLAIR 高信号，DWI/ADC 中呈弥散受限，可见强化病灶尤乳头体明显。曾诊断 1 例以嗜睡为主要表现的 WE，另 1 例则表现初始嗜睡，继之深昏迷的 WE，给予大剂量维生素 B_1 后均苏醒。

11. **正常压力脑积水** 嗜睡常见，我们收治数十例 NPH 中，表现嗜睡者不少，辨证以肾阳亏虚、水气不化为多，可能与明确诊断时多数患者已成痼疾有关，其时已丧失外科引流的最佳时机，甘露醇脱水效果也差，我们运用激素＋甘露醇＋真武汤＋额中线额旁 1 线头皮针治疗，收到一定短中期疗效。

12. **脑囊虫病** 嗜睡首发。病案：金某，女，57 岁，嗜睡乏力 1 个月，加重伴反应迟钝、淡漠 10 日，头痛 3 日入院，神经系统检查：嗜睡，反应迟钝，四肢肌张力增高，双巴宾斯基征（－），右腱反射（＋＋＋），左腱反射（＋），头颅 MRI 示灰白质交界处多灶，大小不一，呈结节或片状环化增强灶。驱虫治疗好转出院。

参 考 文 献

[1] Fang F，Sun H，Wang Z，et al. Antipsychotic drug-induced somnolence：incidence，mechanisms，and management [J]. Cns Drugs，2016，30(9)：845 - 847.

[2] Pedersen N W，Holm A，Kristensen N P，et al. CD8 T cells from patients with narcolepsy and healthy controls recognize hypocretin neuron-specific antigens[J]. Nature Communications，2019，10(1)：837.

[3] Ahmed S S，Montomoli E，Pasini F L，et al. The safety of adjuvanted vaccines revisited：vaccine-induced narcolepsy [J]. Israel Medical Association Journal Imaj，2016，18(3 - 4)：216 - 220.

[4] 吴琼,李晓久,陈新,等. 双侧延髓内侧梗死的临床分析（1 例报道并文献复习）[J]. 中风与神经疾病杂志,2013,30(5)：433 - 436.

[5] Pittock S J，Weinshenker B G，Lucchinetti C F，et al. Neuromyelitisoptica brain lesions localized at sites of high aquaporin 4 expression[J]. Arch Neurol，2006，63(7)：964 - 968.

[6] Peng T J，Kimbrough T，Tolchin B D. Clinical Reasoning：A 71-year-old man receiving treatment for cryptococcal meningitis，developing new-onset lethargy[J]. Neurology，2019，92(17)：815 - 820.

[7] A K D，A S K，A S D，et al. A patient with anti-aquaporin 4 antibody presenting hypersomnolence as the initial symptom and symmetrical hypothalamic lesions[J]. J Neurol Sci，2012，312(1 - 2)：18 - 20.

[8] Mishima T，Kasanuki K，Koga S，et al. Reduced orexin immunoreactivity in Perry syndrome and multiple system atrophy[J]. Parkinsonism & Related Disorders，2017(42)：85 - 89.

[9] Xiao F，Zhang J，Strohl K，et al. Neurology met sleep medicine in 2018[J]. The Lancet Neurology，2019，18(1)：15 - 17.

[10] 刘毅,冯晓桃,王文健. "脾主运化"理论再认识——"脾主运"与"脾主化"之辨析[J]. 中医杂志,2011,52(15)：1264 - 1266.

[11] 霍晓东,高允旺. 醒脑解寐汤治疗 32 例发作性睡病[J]. 中医杂志,1996(8)：40.

[12] 张艳宏,白文静,刘艳骄,等. 发作性睡病的针灸治疗研究现状[J]. 中华中医药杂志,2019,34(1)：226 - 229.

[13] 焦伟. 耳穴点刺放血治疗发作性睡病 11 例[J]. 中国民间疗法,1999(1)：7.

[14] 刘锦丽. 针刺加梅花针治疗发作性睡病 21 例[J]. 中国针灸,2000,20(7)：412.

[15] Black S W，Yamanaka A，Kilduff T S. Challenges in the development of therapeutics for narcolepsy[J]. Progress in Neurobiology，2017(23)：471 - 508.

[16] Thorpy M J，Dauvilliers Y. Clinical and practical considerations in the pharmacologic management of narcolepsy[J]. Sleep Med，2015，16(1)：9 - 18.

[17] Kteles I，Foroughbakhshfasaei M，M Dobó，et al. Determination of the enantiomeric purity of solriamfetol by high-performance liquid chromatography in polar organic mode using polysaccharide-type chiral stationary phases[J]. Chromatographia，2020，299(83)：909 - 1316.

[18] Falup-Pecurariu C，Diaconu T. Sleep dysfunction in Parkinson's disease science direct[J]. International Review of Neurobiology，2017，133(1)：719 - 742.

[19] Goyal M K，Kumar G，Sahota P K. Isolated hypersomnia due to bilateral thalamic infarcts[J]. Journal of Stroke & Cerebrovascular Diseases，2012，21(2)：146 - 147.

第三节　磨　牙

一、概述

磨牙症(bruxism)是无意识状态下颞下颌关节、牙齿、牙列等发生非生理性下颌运动,与神经科似乎不搭边。2017 年颞下颌关节紊乱研究诊断标准协会磨牙症专家共识将磨牙症分为睡眠磨牙症(AB)和清醒磨牙症(SB)。前者指睡眠期咀嚼肌活动,节律性(阶段性)或非节律性(强直性);后者指清醒期咀嚼肌肉活动,为重复或持续地咬合牙齿和/或推拉下颌骨,约 1 次/秒,可伴晨起头痛、下颌和颞下颌关节疼痛。本章主要讨论 AB,与睡眠中轻度觉醒异常有关。

生理状态时,上下牙咬合在清醒状态下产生,保护性反射能清晰感知用力和咬牙位置。无意识状态下,承受一定强度咬合力,下颌作一定节律运动或表现出较大运动倾向即磨牙症,表现为下颌肌肉的间歇性等张性收缩,并伴规律性咀嚼样动作。儿童和年轻人多见,分三型:磨牙型即夜磨牙,夜间入睡后磨牙;紧咬型,白天注意力集中时不自觉地将牙咬紧,但无上下牙磨动;混合型,兼夜磨牙和白天紧咬牙。

磨牙症与神经递质如多巴胺、去甲肾上腺素异常有关。情绪紧张、过度疲劳、思想负担或儿童白天玩得过度兴奋或过度紧张等导致大脑皮质部分处于兴奋状态,咀嚼肌收缩发生磨牙。睡眠相关磨牙症占成人 10%～30%,与压力、焦虑、酒精和吸烟有关,常与 OSA 并存,磨牙症发作持续时间与交感神经活动间呈剂量-反应关系。

磨牙的机制在周围即咬合不正激动牙周受体,进一步兴奋咀嚼肌运动神经,导致咀嚼肌张力降低;在中枢为基底节区功能紊乱与中枢神经系统运动障碍。近年研究发现,咀嚼时下颌节律性运动的基本模式由脑干神经网络产生——咀嚼中心模式发生器(CPG),CPG 邻近三叉神经神经元,接收大量中枢传出纤维和外周感觉传入。牙周受体、下颌肌肉和黏膜受体、皮肤受体接受感觉传入刺激,到达 CPG,引起节律性下颌运动。杏仁核、下丘脑、红核、导水管周围灰质、中缝核、小脑、额叶皮层区等也影响咀嚼。当三叉神经-基底节网络被破坏时,引导下颌骨开-闭的肌肉被同时激活。磨牙可能与神经元可塑性表达缺陷引起基底节神经环路失衡有关,而运动障碍多与黑质-纹状体多巴胺递质系统受损有关。

二、定向诊断

1. 生理性　婴幼儿大脑皮质颌骨运动部分发育不完全;生活习惯如起居不规律、睡前剧烈运动、晚餐吃得太饱、经常口中咬东西成习惯、单侧咀嚼、咬铅笔等;睡姿中侧卧位、腹卧位致下颚受压不均匀;儿童替牙期;吸烟,饮酒,大量咖啡因。

2. 口腔科　牙合因素或咬合关系不协调是主要因素,包括错牙合、缺牙、牙齿缺损或过长、单侧咀嚼等;正中牙合或侧向牙合早接触为最常见磨牙症始动因素;颞下颌关节紊乱。

3. 呼吸科　呼吸睡眠暂停综合征。

4. 消化科　肠道寄生虫感染;胃肠功能紊乱如胃食管反流。

5. 内分泌代谢　维生素 D 缺乏性佝偻病;尿酸增多症;甲亢。

6. 泌尿科　膀胱应激症。

7. 儿科　儿童积食或消化不良。

8. 精神科 焦虑症,强迫症,自闭症。

9. 药物反应 抗精神病药物,SSRIs,SNRIs,安非他明,可卡因,多巴胺替代和激动剂,包括左旋多巴诱发的运动障碍、迟发性运动障碍。

10. 遗传

三、神经定位

神经科疾病中 AB 较 SB 多见,引起直接通路对 CPG 皮质控制失调、基底节通过苍白球-网状突起对 CPG 抑制性调控障碍,多为中枢性。

1. 肌肉 咀嚼肌功能亢进。

2. 颅神经 三叉神经支配咀嚼肌持续收缩,睡眠时磨牙因三叉神经受刺激。

3. 脑干 磨牙可为 RBD 前驱症状;PSP;PD 其实不少见。

4. 大脑

(1) 皮质:萎缩如痴呆、唐氏综合征;雷特综合征;脑瘫;不安腿综合征。

(2) 皮质下:PD;帕金森综合征;MSA;皮质基底节变性合并 AB 较少多为 SB,且多伴 RBD;额颞叶痴呆、脑积水合并 AB 较多;原发性肌张力障碍:颅颈肌张力障碍;颈部肌张力障碍;口下颌肌张力障碍多与 AB 相关;亨廷顿病症状较重,伴严重牙齿磨损和疼痛,《舞蹈症》中陈某连就伴 AB 和 SB。发声和多种运动联合抽动障碍综合征:多伴口面部抽搐和强迫行为,继发牙齿磨损、舌头下颌等,尚无 TS 典型磨牙症报道。

四、中西医结合神经定位诊疗

1. 中医病位 寐而嚼牙者,乃心神动焉。《备急千金要方·心脏脉论第一》有"心者火也,肾者水也,水火相济,心气通于舌,舌非窍也",齿为骨之余,水也。心在上焦,属火,肾在下焦,属水,心中之阳下降至肾,能温养肾阳,肾中之阴上升至心心火下行以温养肾水,肾水上行以制心火上炎,水火既济,阴阳和谐,寐而齿安。心肾不交多由肾阴亏损,阴精不能上承,因而心火偏亢,失于下降所致,舌亦动,舌动而牙亦动也,舌齿相搏,则嚼牙矣。

临床蛔虫所致磨牙已经很少见,外因常见于外感风寒,内因多见火热之邪、饮食积滞、气血亏虚等。一般认为,咬牙声音较强者多为实证,咬牙声音较低微者多为虚证,如定位脑桥者声音强响。

2. 针刺治疗 局部与整体神经定位的结合取穴。

(1) 定位于颅神经以下周围性磨牙:颊车、下关和内庭穴(斜刺插入,使针尖逆足阳明胃经循行方向,提插捻转,使针感上行过踝关节,针感逆行经脉循行路线向上传导,达病所后留针)。

(2) 定位于脑干以上中枢性磨牙:头皮针(额中线、额旁 1 线、额旁 2 线、顶中线),脑干加风池、风府、完骨。

3. 神经定位导向的中医诊疗

(1) 对应口腔或肌肉:如颞下颌关节紊乱,三叉神经导致的颅神经病变导致的周围性磨牙,多表现为心肾不交,以交泰丸加减治愈多例磨牙。

(2) 定位脑干以上者:所谓中枢性磨牙,虽然下例中脑桥囊性灶,声音强响,但大多声音较低微者,多为虚证,属肾虚髓亏,宜补肾填髓。病案:陈某,女,47 岁,2020 年 1 月 6 日首诊,磨牙 1 年,夜间尤甚,周围人皆可闻及声音,苔滑,质嫩色淡红。MRI 示脑桥基底部囊性灶(图 12-3-1)。针刺风池、百会,头皮针选额中线、额旁 1 线、额旁 2 线、顶中线,加 0.125 g 多巴丝肼睡前顿服,补肾填髓中药:生地黄 30 g,泽泻

30 g,灵磁石(先煎)30 g,炙甘草 10 g,乌梅 10 g,五味子 10 g,人参 30 g,山茱萸 20 g,远志 10 g,牡丹皮 15 g,山药 30 g,冰片 0.1 g。1 周后即缓解,但未完全消失。同年 10 月 19 日复诊无磨牙,MRI 无变化。2023 年 2 月 20 日又来门诊,诉 2020 年后 2 年磨牙未发作,2022 年 12 月中旬新冠病毒感染后又复出现磨牙 SB+AB,MRI 示脑桥基底部囊性灶较前稍有增大,治疗同前。2 月 27 日复诊磨牙基本消失,至今年 8 月 7 日尚针刺治疗中,未现磨牙。

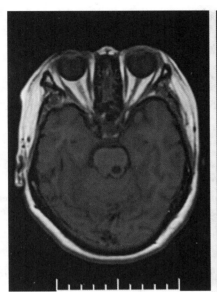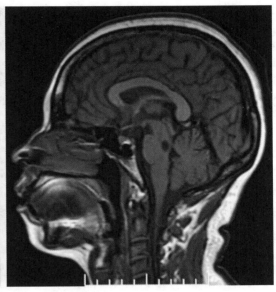

图 12-3-1 患者陈某头颅 MRI

4. 现代诊疗 多数 SB 不必特殊治疗,尤其儿童偶发磨牙。磨牙频繁或伴随严重并发症时,可使用牙齿保护器和相关治疗药物。大部分 AB 应该治疗,减轻磨牙给牙齿咬合面带来的破坏、减轻肌肉关节症状,牙齿咬合治疗以调牙合治疗和咬合板治疗为主,经常保持下颌姿势位;心理和行为学治疗;药物治疗中多巴胺明显减轻磨牙次数;肉毒杆菌毒素以两侧嚼肌为靶点;对因治疗。

五、相关疾病的磨牙

1. 帕金森病 PD 患者睡眠和清醒时磨牙频率明显更高,且伴颞下颌关节紊乱,有口腔面部区域疼痛。PD 患者中,SB 多出现在非快动眼睡眠期,可能与微觉醒有关,与心脏和呼吸的自主神经活动增多相关,可持续每小时 8~14 次。《幻视》中 PD 幻视病案 2 中黄某,就经常伴有 AB 和 SB,氯氮平+头皮针治疗 2 周后,幻视与磨牙均消失出院。

磨牙可为 RBD 前驱症状,故也是 PD 的前驱症状。如《痉挛》中张某,PD 发病前期即有磨牙,但 PD 启动后,磨牙反而消失。而多巴胺治疗与磨牙呈双刃剑关系,SB 可能与纹状体 D2 受体表达失衡,引起多巴胺与磨牙症联系密切。长期持续多巴胺治疗可诱发或加重 AB,左旋多巴和多巴胺受体激动剂则减少 PD 和正常人群的 SB 症状。其中有些矛盾,笔者临床遇 1 例 PD 患者擅自增加多巴丝肼引起磨牙,SB 变为 AB,多巴丝肼减量后改善。

2. 焦虑症 临床分析许多磨牙是躯体化障碍的症状,而 PD、PSP 等伴有磨牙者,焦虑也常非常明显。Cruzfierro 研究磨牙症患者与中重度焦虑有关。

3. RBD 磨牙可为 RBD 前驱症状。与 PD 发病相关的 RBD 常伴磨牙。

4. RLS　RLS 与发作性周期性肢体运动(PLMS)也和 SB 有关,且对多巴胺治疗有效。脑电研究发现 PLMS 与皮质活动同步,提示皮质激活水平的周期性变化可能与睡眠异常运动行为如咀嚼肌活动同步。Dickoff 等 900 名 RLS 患者中,发现多达 34.8% 伴磨牙症。Dickoff 报告包括 RLS、偏头痛和磨牙症的三联征。多巴胺替代和激动剂治疗大部分有效。

参 考 文 献

［1］ 张清彬,谭乐成. 磨牙症的病因研究与治疗进展[J]. 国际口腔医学杂志,2018,(5):497-500.

［2］ Behr M, Hahnel S, Faltermeier A, et al. The two main theories on dental bruxism[J]. Annals of Anatomy-anatomischer Anzeiger, 2012, 194(2):216-219.

［3］ Verhoeff, Merel C, et al. Parkinson's disease, temporomandibular disorders and bruxism:A pilot study[J]. Journal of Oral Rehabilitation, 2018, 45(11):854-863.

［4］ Ella B, Ghorayeb I, Burbaud P, et al. Bruxism in movement disorders:a comprehensive review[J]. Journal of Prosthodontics, 2016, 26(7):599-605.

［5］ Guaita M, Högl B. Current Treatments of Bruxism[J]. Current Treatment Options in Neurology, 2016, 18(2):10.

［6］ Lobbezoo F, Ahlberg J, Raphael K G, et al. International consensus on the assessment of bruxism:report of a work in progress[J]. Journal of Oral Rehabilitation, 2018, 45(11):837-844.

［7］ Cruzfierro N, Martínezfierro M, Cerdaflores R M, et al. The phenotype, psychotype and genotype of bruxism[J]. Biomed Rep, 2018, 8(3):264-268.

［8］ Dickoff D, Sirkin R, Dontje S, et al. Restless limb syndrome(RLS)and bruxism:a subgroup analysis and dose-response data[J]. Neurology, 2015(14 suppl):84.

［9］ Dickoff D J, Dontje S M. Restless Limbs Syndrome (RLS), Migraine and Bruxism:A Common Clinical Triad[C]// 42nd Annual Meeting of the Child-Neurology-Society, 2013.

第四节　睡眠运动障碍与行为异常

一、概述

睡眠运动障碍和睡眠行为异常是两大类疾病,也是许多疾病的主要和首发症候,前者包括不安腿综合征(RLS)、睡眠期周期性肢体活动(PLMS)、夜间肌阵挛、睡眠惊动、夜间碰头症、良性新生睡眠肌阵挛,甚至与部分夜间癫痫难于区别;睡眠行为异常有磨牙、梦游、睡眠呼吸暂停、夜惊、快速动眼睡眠期行为障碍(RBD)、昼夜节律失调性睡眠-觉醒障碍(CRSWDs)、梦话、遗尿等。

不安腿综合征(RLS)又称不宁腿综合征表现为下肢莫名不适感,动作后稍减轻,好发于夜间,流行病学资料表明 RLS 患病率占总人口 1%～10%,我国患病率估计 1.2%～5% 左右。快速动眼睡眠期行为障碍(RBD)是患者在进入睡眠之后,尤其进入快动眼睡眠期时,肢体肌力增高,出现异常行为如把旁人踢醒、打醒,会咀嚼、梦呓,甚至外跑。

二、定向诊断

1. 生理性　营养不良、长期在寒冷环境中工作易 PLMS,老年人多见,50 岁以上 29%,65 岁以上 44%。

2. 妇产科　孕妇或产妇。妊娠期间体内激素、代谢水平改变出现 RLS。

3. 周围血管　下肢血栓患者夜间下肢发冷、水肿、疼痛等局部症状。

4. 肾脏病　慢性肾脏病尤其尿毒症,透析患者常见 RLS,182/382 伴 RLS。

5. 内分泌代谢　铁缺乏、糖尿病、甲状腺功能减退、高胆固醇血症、维生素及叶酸缺乏等。

6. 血液　其血清铁蛋白、转铁蛋白、血清铁结合力均可异常,可见缺铁性贫血、血卟啉病。

7. 风湿病　干燥综合征、风湿性关节炎。

8. 周围血管　下肢部分静脉血栓形成和曲张。

9. 部分活性物质　可能诱发或加重 RLS 症状,如尼古丁、酒精、咖啡、茶、能量饮料等。

10. 药物反应　镇静助眠药、抗抑郁药(尤其三环类抗抑郁药、5-羟色胺再摄取抑制剂)和精神类药物、止吐药如甲氧氯普胺、抗过敏药尤抗组胺药、抗高血压药、降脂药、钙离子通道拮抗剂硝苯地平等。氯丙嗪致内在不安及运动性激越即静坐不能。

11. 精神科　焦虑或抑郁表现的躯体化症状。

三、神经定位

1. 肌肉　注意与腓肠肌筋膜炎、劳伤鉴别。

2. 周围神经　腰骶神经根及其他周围神经病。

3. 脑干　卒中相关 RLS 患病率 12.4%～15%,明显高于普通人群 3%。RLS 发病与卒中导致基底节、脑干病变可引起皮质脊髓束、脑桥核、脑桥小脑纤维损伤,或卒中导致神经纤维束被阻断、脊髓去抑制而引起相应症状。Ruppert 等发现脑桥腹内侧面或延髓梗死最容易继发 RLS。RBD 是 PD 和 LBD 的前驱症状。

4. 小脑　特异脑桥小脑通路可能支持小脑阿片受体参与 RLS 发生发展,Ruppert 等运用磁共振 DTI 扫描分析 1 例右腹内侧脑桥梗死患者,皮质脊髓束、脑桥核和小脑纤维受累,小脑纤维投射到对侧小脑。

5. 丘脑　Luo 等发现丘脑束旁核 A11 核团至脊髓内侧外侧柱投射通路可能与 RLS 发病机制有关,而脑桥核或网状结构受累导致丘脑旁核 A11 核团至脊髓背部灰角多巴胺能神经递质传导通路受损,脊髓抑制消失屈肌反应易化从而继发 RLS。丘脑底核作靶点 DBS 可有效治疗 PD 的中重度 RLS,有 22 例 PD50% 出现 RLS,经丘脑底核 DBS,6 例(27%)症状完全消失,疗效持续 2 年以上。

6. 大脑

(1) 皮质:额叶卒中可导致 RLS。

(2) 皮质下:PD、MSA、伴 RLS 和 RBD;皮质基底节变性多伴 RBD;中枢神经系统铁缺乏。基底节是好发部位,研究发现卒中患者的 RLS 及 PLMS 通常同时存在,尤其在基底节、内囊和放射冠区卒中者,且 RLS/PLMS 可增加卒中风险。我们临床所见也是如此。还有 SCA、Ⅱ型遗传性运动感觉神经病、MS 等伴发 RLS。

四、中西医结合神经定位诊疗

1. RLS　有云"肉内如有虫行",实不应归于发木,而肌颤搐(myokymia)肉眼可见易鉴别,属于不安腿的症候可能性大。王冰注《素问》有云:"肝藏血,心行之,人动则血运于诸经,人静则血归于藏,何者? 肝主血海故也。"夜间人体处于静态,易致肢体筋脉血运不足,此与现代描述 RLS 好发时间极为神似。以临床所见,我们观之常伴以气血不足和肝肾亏虚之像,其病实乃素体亏虚,久病失养,更有产后失血,致络脉空虚,筋脉失养,经行不畅。我们分析 67 例诊断为原发性 RLS 临床症状,随机分中西医结合组 31 例,对照组 36 例,两组均用小剂量多巴丝肼(125 mg/d)治疗,中西医结合组加用中医养血柔筋方治疗,主要药物组成:生地黄 20 g,枸杞子 15 g,白芍 60 g,当归 10 g,黄芪 30 g,牛膝 30 g,炙甘草 10 g,党参 30 g,木瓜 20 g,鸡血藤 30 g 等,每日 1 剂,水煎服,每日服 6 次,每次大约 50 ml,1 个月为 1 个疗程。结果中西医结合组 31 例中痊愈加显效 30 例,对照组 36 例中痊愈加显效 27 例,中西医结合组疗效优于对照组,两组愈显率比较 $P < 0.05$。养血柔筋法配合小剂量多巴丝肼治疗有较好疗效,优于单用多巴治疗组,其中远期疗效有待努力。明章潢《图书编·肝脏说》有"肝亏则筋急",汉华佗《中藏经》有"肾生病则腿筋痛"之谓。初单用芍药甘草汤,总嫌势单力薄,逐渐增加药味,形成今之方剂。RLS 患者多年事已高,肝肾亏虚之像尤著,以补肝肾、益气血为主,并多选甘酸之品以柔筋缓急,生地黄养阴生津,白芍、当归、鸡血藤养血活血,通络去痹,黄芪、炙甘草、党参益气养血,牛膝、枸杞子、木瓜滋补肝肾,木瓜乃筋脉拘急之要药,而白芍、甘草均解四肢拘急。

笔者在 20 世纪 90 年代探索 RLS 针灸治疗,分析 39 例诊断为原发性 RLS 患者临床症状,所有患者用小剂量多巴丝肼(125 mg/d)治疗,并随机选取其中 19 例加用针灸治疗。予针灸配合小剂量多巴丝肼治疗后临床症状均有改善(显效为 4/18,痊愈 13/18),对照组也有改善(显效为 5/19,痊愈 7/19),但两组显效率比较呈显著差异($P < 0.05$),痊愈率比较有显著差异($P < 0.05$)。针灸配合小剂量多巴丝肼治疗 RLS 有较好的疗效,优于单用多巴丝肼治疗组。

以潘卫东领衔的通过腿部活动记录仪来评估针刺对 RLS 影响,认为标准针刺可能改善 RLS 患者的异常腿部活动,是潜在适合长期使用的综合治疗方法。38 例 RLS 患者中,31 例[男性 12,女性 19,平均年龄(47.2±9.7)岁]完成研究;采用标准针刺($n=15$)或随机针刺($n=16$)单盲治疗 6 周。使用腿部活动记录仪记录、IRLSRS 和 Epworth 嗜睡量表(ESS)评估第 0 周(基线)、第 2 周、第 4 周和第 6 周之间夜间活动(NA)和早期睡眠活动(ESA)的变化,基于第 4 周和第 6 周 IRLSRS 和 ESS 的临床评分与基线相比的变化,标准但非随机针刺在第 2 周、第 4 周、第 6 周显著降低 NA 和 ESA 的异常腿部活动,未观察到副作用。

临床有许多变异 RLS,如不安面、不安手综合征等,散见各章。如《面痛》谈某之不安面综合征案,左旋多巴治疗有效。又如这一例"不安手综合征":石某,男,63 岁,2019 年 1 月 7 日就诊,半年前始开始睡前双手感到无处可放,无麻木疼痛,近 1 个月每晚均有,EMG 示肘管综合征,给予左旋多巴治疗即消失。2019 年 4 月 7 日又复发,次日入上海市浦东新区中医医院 PSG 示 PLM 指数 30,AHI 指数 60。

2. RBD 与 RLS 一样,RBD 有许多变异,如颈肌阵挛致头部明显的短暂旋转或屈曲伸展,1 例 REM 28 岁男性,反复睡眠中摆头动作,部分伴微觉醒反应及下肢内收动作,小剂量氯硝西泮缓解。

对于 RBD 与 PD,笔者进行相关研究长达 10 年。RBD 与包括 PD 在内的 α 突触核蛋白病密切相关,不论是原发性 RBD 还是 PD 伴 RBD 均有重要临床意义。神经影像学技术发展为探究 RBD 潜在神经机制提供证据。PD 临床症状不仅仅由神经元变性坏死导致,还与存活神经元功能改变有关。检测日本特发性快速眼动睡眠行为障碍(IRBD)患者多巴胺转运体(DAT)结合,作为路易体病(LBD)发展生物标志物,74 例 IRBD 患者 DAT - SPECT 扫描与来自健康日本受试者比较,并评估 5 年随访期间转为 LBD 的预测价值,结果 25 例(33.8%)IRBD 患者出现基线 DAT 缺陷(Z 评分≤2.5),随访期间,25 名(33.8%)出现 LBD(19 例帕金森病和 6 例路易体痴呆),平均潜伏期(2.4±1.6)年。DAT - SPECT 异常患者纹状体中基线 DAT 结合的 Z 评分不同于无病患者,Kaplan-Meier 生存分析显示,与 Z-sco 患者相比,DAT - SPECT 异常患者纹状体 DAT 结合的 Z 评分≤2.5 的患者 LBD 风险增加。纹状体 DAT 耗竭的不同模式可能导致与 RBD 相关 PD 的更恶性表型,特别是运动症状的进展更快。270 名初诊的药物依赖性 PD 患者在基线和初次扫描后 1、2 和 4 年分别行多巴胺转运体(DAT)单光子发射计算机断层扫描,采用 123I - FP - CIT,4 年随访中,PD pRBD+组患者始终表现出比 PD pRBD-组患者更大的 DAT 丢失,在所有四个纹状体亚区的疾病持续时间相似,还表现出尾状核 DAT 结合的更快减少,壳核的半球间不对称性较不明显。

3. 睡眠周期性肢体运动障碍(PLMS) PLMS 为睡眠中四肢阵发性的运动,最初为夜间肌阵挛,表现为大脚趾有节律的伸展,而踝部背却,每个 20~40 秒频繁发作 1 次,每次的运动持续 0.5~5 秒,间隔 20~40 秒,频繁发作一次,呈现一个周期性的发作。发作的周期几分钟到几个小时,而且主要发生在前半夜,如果发作次数过于频繁,会导致唤醒或者是醒后不能入睡,轻微发作一般不会影响睡眠,常与 RLS 同时存在。病案:谢某,男,78 岁,2017 年 9 月 6 日,10 日前无明显诱因下头晕头重,伴夜间肢动,梦呓,甚则梦游,头颅 CT 脑萎缩,血清铁、总铁结合力,血清维生素、叶酸均正常,诊断 PLMS 伴 RBD,左旋多巴无效,卡马西平 0.1 g,每晚 1 次,取效。

4. 静坐不能性疼痛 PD 患者无法保持静坐状态和内心的不安感,与 PD 患者的起病年龄和疾病严重程度相关,须与 RLS 相鉴别,PD 的静坐不能是全身性的静坐不能,全天都有,RLS 活动腿部的冲动,夜间更为显著。但需要注意表现为夜间静坐不能者,更要与药物反应相鉴别。

五、相关疾病的诊疗

1. 帕金森病 PD 失眠最常见,表现为精神心理性失眠、特发性失眠、高原性失眠;发作性睡病、周期性嗜睡症;睡眠肢体运动障碍(夜间周期性腿动、不宁腿综合征、夜间腓肠肌痉挛);药物引起的睡眠障碍(酒精依赖性睡眠障碍、兴奋剂依赖性睡眠障碍等);生物节律紊乱引起的睡眠障碍(轮班不适综合征、睡眠时相前移综合征、睡眠时相后移综合征、时差综合征等);精神疾病引起的睡眠障碍(焦虑症、抑郁症、疑症性神经病、恐怖症、精神分裂症、创伤应激综合征等)。PD 觉醒障碍(错乱觉醒、睡行症、夜惊症等);睡眠相关神经障碍(偏头痛、睡眠癫痫、帕金森综合征、痴呆);睡眠相关性心血管异常(睡眠相关性窦性心律失常、睡眠相关性心肌缺血等);睡眠相关性呼吸疾病(慢性阻塞性肺疾病、睡眠相关性哮喘等);睡眠相关性消化疾病(反复性食管病等);其他与睡眠相关的疾病。

现在研究的帕金森病睡眠障碍以 RLS、RBD 等为主,大部分可能都是表面现象,只见树木不见森林。PD 睡眠障碍的深层次原因是什么?其他导致 PD 睡眠障碍的问题包括磨牙与其有何联系?PD 的 Braak 病理分期中,1 期嗅球以及前部嗅神经核变性导致嗅觉障碍;2 期退行性变逐渐进展累及低位脑干,自主神经功能障碍和睡眠障碍,可能是 PD 亚临床期,实际上贯穿全程;3 期、4 期累及黑质和其他中脑、前脑深部核团,运动症状,是亚临床期到临床期的过渡,也有 RLS、RBD 等;5 期和 6 期边缘系统以及新皮层出现 Lewy 小体,出现抑郁、视幻觉等神经精神症状。

还有研究发现左侧起病的 PD 患者更容易出现 RLS、PLMS、肌肉痉挛、早期困倦等睡眠障碍,而左侧起病的 PD 患者 RBD 的发生率和严重程度也明显高于右侧起病者。

(1) PD 与 RLS:笔者研究 PD 伴发 RLS 的临床特点、诊断和治疗思路,并分析 RLS 与 PD 相关性,RLS 在 PD 患者中发病比例较高,与 PD 病情严重程度和发病部位有一定关系,多巴丝肼治疗 RLS 有较好疗效,其远期疗效有待观察,在连续观察 205 例 PD 伴发 RLS 的 66 例临床特征,RLS 与 PD 的 UPDRS 的关系,应用夜间小剂量多巴丝肼进行治疗并观察其疗效。结果伴发 RLS 者 66 例,占总数 32.195%,在 PD 发病前后均可出现,临床多表现为单或/和双下肢,与 UPDRS 评分量表关系,RLS 与 PD 病情相关,晚间加用小剂量多巴丝肼治疗后临床症状 57/66 均有所改善。笔者还进行了帕金森病和不安腿综合征关系的前瞻性研究,这是自 2002 年始失败的研究(失访率超过 30%),16 年追踪相关性研究中,临床约 20%RLS 多年后出现典型 PD 症候。

笔者运用 rTMS 治疗 PD 伴 RLS12 例,取靶点 Cz 和参数(共 5 个序列,15 分钟,频率 1 Hz,连续 30 次),评估 10 例有效,2 例无效,10 例有效中复发 3 例。在 PD 伴 RLS 的 rTMS 中,促进轴突再生和突触重塑,修补受损 DA 转运通路,增加 DA 转运。

(2) PD 伴阻塞性睡眠呼吸暂停综合征(OSA):最常见症状"打呼噜",合并 OSA 的 PD 患者出现日间嗜睡和认知功能障碍,67 例 PD 患者中 47 例有 OSA(61.6%,平均 AHI 27.1/h),57 例有非运动症状(85%)。

(3) PD 伴 RBD:PD 伴 RBD 患者较不伴 RBD 者存在脑桥中脑被盖部、延髓网状结构、下丘脑、丘脑、壳核、杏仁核和前扣带回体积减小,也有认为组间无明显差异。一般 RBD 以氯硝西泮片首选,但 PD-RBD 不然,笔者从临床上体会,认为氯氮平更有效。"幻视"一节中黄某,PD 伴夜间幻视和 RBD 表现(拍打自己,下床外跑),在维持原有左旋多巴治疗方案基础上,头皮针+氯氮平治疗,2 周后诸症消失出院。

2. 卒中相关睡眠障碍 卒中损伤脑内睡眠调节相关结构,导致睡眠效率减低和睡眠-觉醒周期异常,卒中相关睡眠障碍是卒中后常见症状,包括失眠、日间思睡、睡眠呼吸障碍、RBD、RLS/PLM、昼夜节律失调性睡眠觉醒障碍(CRSWDs),后者包括睡眠-觉醒时相滞后障碍、睡眠-觉醒时相超前障碍、不规则睡眠-觉醒节律障碍、非 24 小时睡眠-觉醒节律障碍、非特异性昼夜节律性睡眠-觉醒障碍、轮班工作睡眠障碍、时区改变睡眠障碍,与纹状体、丘脑、中脑和脑桥卒中患者相关,可能同时伴失眠,出现睡眠-觉醒节律颠倒现象。卒中损伤部位及严重程度导致睡眠运动和行为改变,如脑干梗死常见 RBD,丘脑卒中易嗜睡。有关共识及指南中归纳丘脑、下丘脑、基底节、脑干网状结构、额叶底部、眶叶皮质等解剖结构的卒中更易引发睡眠障碍。

(1) 卒中伴 RLS:大样本流行病学研究显示 RLS 增加卒中发病风险。

病案 1:吴某,78 岁,男,右侧上下肢发麻发木、呐吃 4 日,头颅 MRI 示急性左侧脑桥梗死,发病第 2 日即每晚睡觉前右下肢莫名不适感,伴酸胀瘙痒,左旋多巴治疗后好转,类似报道不少。

病案 2:尹某,男,71 岁,2021 年 12 月 14 日以左侧肢体乏力 3 年余加重 3 日入院,2017 年 11 月第一次脑梗死。神经系统检查:神清,精神一般,颈软,无抵抗,四肢肌张力正常,右侧肌力 5-5-5-5,左上肢肌力 5-5-5-4⁺,左下肢肌力 5-4-4-4,龙贝格征(一)、曼氏征(一)、巴宾斯基征(一),舌暗,苔薄白,脉细弦。颅脑常规 MRI 平扫+DWI+MRA 示两侧额顶叶皮层下、两侧基底节区及放射冠区小缺血灶;脑干区、左侧丘脑区、左侧基底节区及左侧放射冠区腔隙性脑梗死灶,部分软化。后出现睡觉前右上下肢莫名不适感,诊断:脑梗死,不安腿综合征;中医诊断缺血性中风-气虚血瘀证。给以基础治疗+补阳还五汤+左旋多巴治疗后好转(图 12-4-1)。

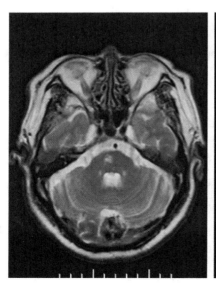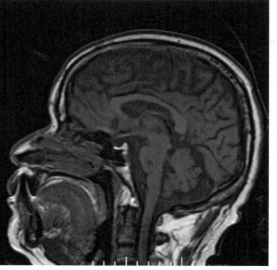

图 12-4-1 患者尹某头颅 MRI

(2) 卒中伴 PLMS：PLMS 使卒中发病风险轻度增高。病案：马某,男,82 岁,2016 年 10 月 12 日入院,反复头晕 5 年加重 1 周伴夜间下肢抽动。入院时症见：患者神志清,精神尚振,自觉头晕不适,右上肢不自主震颤,夜间时有下肢不自主抽动,胃纳一般,夜寐安,二便调。舌红,苔薄,脉弦。右侧基底节区腔隙性脑梗死,脑萎缩。四诊合参,证属中医"眩晕之痰瘀互结证"。痰浊蒙蔽清阳,痰瘀互结,脑窍失养,则见头晕;其舌脉均为佐证,病位在脑,病属本虚标实证。治拟燥湿祛痰,活血化瘀,方用半夏白术天麻汤加减,多巴丝肼片 125 mg,每晚 1 次。10 月 25 日下肢不自主抽动较前减少出院。

(3) 卒中与 RBD：尽管目前无证据表明有关,但笔者发现不少卒中伴有 RBD。病案：张某,女,55 岁,2016 年 6 月 20 日入院,有夜间睡眠肢体有不自主摆位不适,头颅 CT 左侧半卵圆区缺血灶,患者舌淡,苔薄腻,脉滑。诊断脑梗死,焦虑状态,不安腿综合征,快眼动相睡眠障碍。四诊合参,证属中医气虚血瘀证,拟益气活血化瘀,方用补阳还五汤加减;同时予以多巴丝肼、氯硝西泮片、文拉法辛治疗。7 月 5 日诸症消失出院。

(4) 卒中合并 RLS、PLMS、RBD：如下面一例卒中先后出现 RLS,PLMS(脊髓受压也是因素),多年后出现 RBD,先后出现在同一个脑梗死患者,相互之间的关系有待进一步探寻。病案：蔡某,男,70 岁,2016 年 6 月 22 日入院,4 个月前无明显诱因下出现睡前双下肢莫名不适,查头颅 CT 两侧基底节区及放射冠区腔隙性脑梗死,诊断：腔隙性脑梗死伴 RLS,6 月 27 日诸症消失出院。2019 年 3 月 11 日出现夜间梦吃,外跑,醒后不能回忆,颅脑常规 MRI 平扫+DWI+MRA 示脑干、两侧丘脑、基底节区多发腔隙性脑梗死,两侧额顶叶及放射冠区多发小缺血灶,诊断：脑梗死伴 RBD,加氯硝西泮片有效。2023 年 2 月 8 日左下肢活动欠利伴牵掣痛入院,寐后双下肢抽搐,同日 MRI 示两侧基底节区及两侧放射冠区腔隙性脑梗死,查体：神清,左下肢肌力 5-5-5-5-,余肢体肌力 5-5-5-5,肌张力基本正常。四肢腱反射对称无亢,双侧霍夫曼征(一)、掌颌反射(一),双侧巴宾斯基征(一),四肢关节位置觉、针刺觉、震动觉对等。左侧直腿抬高试验 60°,舌暗,苔白,脉弦。2023 年 1 月 31 日腰段脊柱和椎间盘 MRI 平扫腰 4-5 椎间盘突出(中央型),腰 1-2、腰 2-3、腰 3-4 椎间盘膨出,腰椎退行性改变,腰 4-5 椎管狭窄,腰 1 椎体血管瘤可能。诊断：脑梗死,脊髓压迫症,PLMS。四诊合参,证属中医缺血性中风之气虚血瘀证,治拟益气活血通络,方用补阳还五汤加减：黄芪 30 g,当归 15 g,赤芍 15 g,地龙 9 g,川芎 9 g,红花 9 g,燀桃仁 15 g,玄参 6 g,麦冬 9 g,制五味子 15 g,熊胆粉 0.1 g,普通针刺+头皮针,取穴：百会、四神聪、承浆、上廉泉,左侧阴市、血海、阴陵泉、丰隆、悬钟、太溪、照海,顶旁 1 线+顶颞前斜线。2 月 21 日 PLMS 消失出院,2023 年 8 月 2 日复诊未诉有 PLMS 症状(图 12-4-2)。

3. 脊髓小脑性共济失调(SCA)伴 RLS　SCA 伴 RLS 比例很高,以 SCA3 最高约 56.7%、SCA6 为 23.8%、SCA1 有 23%、SCA2 为 18%。病案：纪某,男,49 岁,2023 年 3 月 9 日诊,发现 SCA3 症状 1 年,伴夜间睡前小腿莫名不适感,其父和姐均有临床和基因诊断的 SCA3,均伴 RLS 症状群。笔者的相关研究见《共济失调》。

4. 睡眠型癫痫　癫痫中常见发作分类,其发作时间在睡眠中,夜间睡眠中突然出现很大的行为异常,常见症候包括睡眠中突然抽搐,轻微全身痉挛,少数睡眠相关攻击性行为。全身强直性阵挛发作和部分运动性发作表现与日间发作相似;部分复杂性发作有短暂先兆,伴自动症症状,重复性无目的的简单动作,如咂嘴、舔舌、咀嚼、吞咽或摸索动作,甚至走动或奔跑,发作后意识不清,并出现某些异常行为如自伤、伤人。当自动症在夜间发作时,患者可从睡眠中突然起来走动、移动东西、外出,需与梦游症鉴别。

(1) 夜间额叶癫痫：深睡眠期,发作与终止很快,表现症状：行为症状可出现怪异行为如奔跑、喊叫等;睡眠运动症状表现为夜间肢体运动伴强直痉挛,有翻滚或踢腿样动作。

(2) 良性儿童局灶性癫痫：即儿童枕部癫痫,夜间癫痫发作、眼偏斜和呕吐等,舌、唇、牙龈等感觉异常,或脸、唇舌、咽部肌肉强直或强直痉挛。

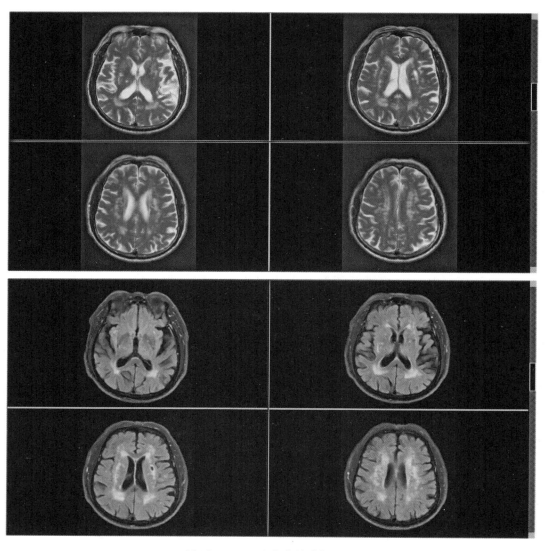

图 12-4-2　患者蔡某头颅 MRI

5. 偏头痛与 RLS　2013 年美国神经病学会年会上,西奈山医院 David J. Dickoff 报告不安腿综合征、偏头痛和磨牙症可能是某一疾病的"三联征"。RLS 与偏头痛共病比例很高,有分析 24 项研究,RLS 在偏头痛中患病率 8.7%～39.0%;RLS 中偏头痛患病率在 15.1%～62.6%。偏头痛和 RLS 有共同病理生理学基础,从 116 名受试者中采集高分辨率 T1 加权图像:27 名 RLS、22 名偏头痛、22 例偏头痛和 RLS 共病患者及 45 名健康对照。偏头痛患者在枕外侧皮质、小脑、额叶极和额中回(MFG)中表现 GMV 变化,RLS 患者在丘脑、颞中回、前扣带回皮质、岛叶皮质和 MFG 中表现出 GMV 变化,枕外侧和枕梭形皮质、额上和中央前回以及小脑。联合分析显示,MFG 中的 GMV 发生改变,这也在偏头痛和 RLS 合并患者中发现。MFG 的 GMV 也与偏头痛和 RLS 并存患者的睡眠质量相关,偏头痛和 RLS 具有共同和独特神经解剖学特征,具有 MFG 特定作用。病案:徐某,男,72 岁,2017 年 1 月 25 日持续头痛 2 日入院。RLS 病史 20 余年,诊断:偏头痛持续状态,不安腿综合征;激素＋多巴丝肼片治疗,1 月 27 日诸症消失出院。

6. 多巴胺反应性肌张力障碍　又称 Segawa 病,可有明显昼夜波动,早晨或午后症状轻微,运动后或晚间加剧,好发于儿童或青少年,女性多见,肌张力障碍或步态异常为首发症状缓慢起病,通常首发于下肢,表现为上肢或下肢的肌张力障碍和异常姿势步态,甚可累及颈部。小剂量左旋多巴有快速明显疗效,笔者曾经治疗一女孩,左旋多巴 0.25 g×1/8 片,症状即消失。

参 考 文 献

［1］ 王晶玉,郭伟,刘国莉,等. 妊娠期不宁腿综合征的研究进展［J］. 中国妇产科临床杂志,2016(2)：184 - 187.

［2］ 孟叶彩,徐惠,郑夏芳,等.382 例透析患者中医证候与不安腿综合征的相关性研究［J］. 浙江中医杂志,2021,56(10)：708.

［3］ Fornaro M. There are no "side" effects, just "core" effects of antipsychotic pharmacotherapy［J］. Acta Psychiatr Scand,2021,12,143(2)：99 - 100.

［4］ Han S H,Park K Y,Youn Y C,et al. Restless legs syndrome and akathisia as manifestations of acute pontine infarction［J］. J Clin Neurosci,2014,21(2)：354 - 355.

［5］ Ruppert E,Kilic-Huck U,Wolff V,et al. Brainstem stroke-related restless legs syndrome：frequency and anatomical considerations［J］. Eur Neurol,2015,73(1 - 2)：113 - 118.

［6］ Luo F,Li C,Ondo W G,et al. The long-term effects of the dopamine agonist pramipexole in a proposed restless legs syndrome animal model［J］. Sleep Med,2011,12(1)：41 - 46.

［7］ Xiao F,Zhang J,Strohl K,et al. Neurology met sleep medicine in 2018［J］. The Lancet Neurology,2019,18(1)：15 - 17.

［8］ Provini F,Antelmi E,Vignatelli L,et al. Increased prevalence of nocturnal smoking in restless legs syndrome(RLS)［J］. Sleep Medicine,2010,11(2)：218 - 220.

［9］ 王丛东,刘庆宪. 养血柔筋方合美多巴治疗不安腿综合征［J］. 浙江中西医结合杂志,2008,18(4)：211 - 212.

［10］ 张卫国,王丛东. 针灸配合美多巴治疗不安腿综合征临床观察［J］. 浙江中西医结合杂志,2010,20(8)：480 - 481.

［11］ Pan W D,Wang M Z,et al. Actigraph evaluation of acupuncture for treating restless legs syndrome［J］. Evidence-based complementary and alternative medicine：eCAM,2015,2015(6)：343201.

［12］ 陈国艳,程金湘,杨伟毅,等. 睡眠相关运动障碍之颈肌阵挛一例［J］. 中华神经科杂志,2020,53(6)：442 - 444.

［13］ Miyamoto T,Miyamoto M,Numahata K,et al. Reduced dopamine transporter binding predicts early transition to Lewy body disease in Japanese patients with idiopathic rapid eye movement sleep behavior disorder［J］. Journal of the Neurological Sciences,2020(414)：116821.

［14］ Cao R,Chen X,Xie C,et al. Serial dopamine transporter imaging of nigrostriatal function in Parkinson's disease with probable REM sleep behavior disorder［J］. Frontiers in Neuroscience,2020(14)：349.

［15］ 何饶丽,陈丽娜,蔡国恩,等. 帕金森病患者运动症状起病侧对睡眠的影响［J］. 中华神经科杂志,2021,54(12)：1241 - 1248.

［16］ 王丛东. 帕金森病中的不安腿综合征相关性临床研究(摘要)［C］//第十一次中国中西医结合神经科学术会议论文汇编,2015.

［17］ Mery V P,Gros P,Lafontaine A L,et al. Reduced cognitive function in patients with Parkinson disease and obstructive sleep apnea［J］. Neurology,2017,88(12)：1120 - 1128.

［18］ Knm A,Dk B. Sleep and Stroke［J］. Sleep Medicine Clinics,2016,11(1)：39 - 51.

［19］ 北京神经内科学会睡眠障碍专业委员会,北京神经内科学会神经精神医学与临床心理专业委员会,中国老年学和老年医学学会睡眠科学分会. 卒中相关睡眠障碍评估与管理中国专家共识［J］. 中华内科杂志,2019,58(1)：17 - 26.

［20］ Rocha D A,Barroso M,Dantas A,et al. Predictive factors of subjective sleep quality and insomnia complaint in patients with stroke：implications for clinical practice［J］. Anais da Academia Brasileira de Ciências,2013,85(3)：1197 - 1206.

［21］ Molnar M Z,Lu J L,Kalantar-Zadeh K,et al. Association of incident restless legs syndrome with outcomes in a large cohort of US veterans［J］. Journal of Sleep Research,2016,25(1)：47 - 56.

［22］ 乔欣宇,李海军,陈瑛,等. 急性腔隙性脑桥梗死致不宁腿综合征一例［J］. 中华医学杂志,2020,100(17)：1348 - 1349.

［23］ Van Rooij F G,Kessels R P C,Richard E,et al. Cognitive impairment in transient ischemic attack patients：a systematic review［J］. Cerebrovascular Diseases,2016,42(1 - 2)：1 - 9.

［24］ Pedroso JL,Braga-Neto P,Felício AC,et al. Sleep disorders in cerebellar ataxias［J］. Arq neuropsiquiatr,2011,69(2A)：253 - 257.

［25］ Wang Q D. Clinical exploration in treating for spinocerebellar ataxia by integrative therapy［J］. Integr Med Int,2015

(2)：41-48.

[26] M Schürks，Winter A，Berger K，et al. Migraine and restless legs syndrome：a systematic review[J]. Cephalalgia，2014，34(10)：777-794.

[27] Yang F，Chou K，Lee P，et al. Patterns of gray matter alterations in migraine and restless legs syndrome[J]. Annals of clinical and translational neurology，2019，6(1)：57-67.

第十三章

高级神经活动异常

第一节　意识障碍（昏迷）

一、概述

意识是个体对外界环境、自身状况及他们相互联系的确认，意识障碍（disorders of consciousness，DoC）指机体对内外界刺激及周围状况不能认知、判断，不能作出正确反应的状态，包括意识水平和内容，即觉醒度和认识度。后者指对自我和周围环境的感知，与额顶叶皮层有关，可通过对口头命令（如视觉追踪）的反应来评估，指感知、思维、记忆，注意，智能、情感和意志活动等心理过程，如谵妄状态、朦胧等；觉醒度与唤醒状态或潜在认知体验有关，如昏睡、嗜睡、昏迷等，与脑干和丘脑网络相关，可表现睁眼反应。觉醒度常是认知度的沉淀，增加唤醒可促进两者的增强，同时促进意识的体验。意识障碍是神经科危重症候之一，需要在极短时间内进行神经定位，方能明确诊断。

植物人状态特点是清醒而没有意识，根据意识障碍患者的行为反应，可分昏迷、植物状态/无反应性觉醒状态综合征（VS/UWS）、最小意识状态（MCS）。昏迷是无法唤醒的无意识状态，常见于急性脑损伤数天或数周后；VS/UWS 指患者清醒但无意识，可表现无意识的反射；MCS 表现为非反射性皮质介导行为，部分 MCS 患者可一定程度上服从命令，但不能进行功能沟通，与 VS/UWS 之间可连续变化。

1. **解剖生理**　脑桥首端由中脑尾端病变引起昏迷时脑电图虽与清醒时相似，但对刺激无反应；中脑上端及间脑后部病变常引起深昏迷，脑波呈慢活动，对刺激完全无反应；脑桥下部及延髓病变不引起昏迷，即使出现去脑强直发作仍可保持意识清醒。

网状结构指脑干内边界明显的灰质和白质以外细胞体和纤维互相混杂分布的部分。网状结构上行系统（RRAS）从脊髓向上扩展到丘脑，包括延髓中央、脑桥被盖和中脑部分，损伤大脑皮层、丘脑、脑干均可引起昏迷。小脑一般不影响意识，但由于距离脑干近，梗死或出血后可出现水肿，压迫四脑室引起颅内压增高，压迫大脑皮层、脑干引起昏迷。网状结构上行投射非特异性，经多突触通路至丘脑板内核，再传入大脑皮质，不引起特定感觉，维持大脑皮质兴奋，影响意识水平和注意力，可控制觉醒、注意、睡眠等不同层次意识状态。当脊髓感觉输入传导到丘脑时，有些通过网状系统传导，网状系统会过滤某些输入刺激并把重要信息传送到脑的其他区域。临床影响网状结构系统，患者出现意识障碍，影响意识内容，定位于大脑皮层；影响觉醒程度，定位于大脑皮层＋丘脑＋脑干（上行网状激活系统＋大脑皮层）。

网状结构也将来自延髓和脑桥的信息向下投射到脊髓，维持肌肉紧张及心脏反应。网状系统还帮助控制唤醒,RRAS维持意识的觉醒度和认识度,当RRAS结构被破坏时动物将进入持续睡眠状态,仅在极强刺激下醒来,刺激消失后恢复睡眠状态,当持续性刺激RRAS时动物将持续保持清醒状态,停止刺激后可恢复正常睡眠-觉醒周期。脑内还有维持睡眠-觉醒周期的脑桥臂旁核和痛苦和情感体验的导水管周围灰质等网状激活系统。

2. 病理生理　广义的意识障碍包括高级神经活动中的意识状态和精神状态,分为意识清晰程度降低、意识内容变化和醒状昏迷,意识清晰程度降低是意识纵向变化,依次为嗜睡、昏睡、昏迷,浅昏迷仅扩散到皮层及皮层下,脑干尚未被抑制,中昏迷已扩散到脑干和部分脊髓,深昏迷下皮层抑制已扩散到全部中枢神经系统。

急性意识障碍是对周围环境的意识障碍,多由急性全身性疾病所致,分意识水平减低、意识内容改变及意识范围缩小三类。慢性意识障碍由广泛脑血管疾病、脑感染、一氧化碳中毒、脑外伤、脑缺氧等所致,包括去大脑综合征亦称睁眼性昏迷,多由一氧化碳中毒、缺氧性脑病、脑炎、脑外伤、卒中等所致,呈双侧广泛性大脑皮质与白质萎缩,可表现为:有意识障碍,有无目的运动;睡眠和觉醒相交替,醒觉时视线固定,但眼球不能随物体而移动,瞬目反射缺乏,睡眠较多,但无昼夜变化特点;外界刺激可促其觉醒,强刺激可出现全身性联合运动,多呈扭转性痉挛运动;大小便失禁、肌张力增加,上肢处于屈曲位置,吸吮、吞咽强握等原始反射阳性。运动不能性缄默症由脑干上部和丘脑网状激活系统受损所致,常见于局部炎症、肿瘤、血管疾病或缺氧性疾病,表现为:不同程度意识障碍;完全无自发运动与言语;醒觉时可瞬目,双眼凝视远方与追逐移动物体;对光反射、角膜反射、咳嗽反射存在;食物入口后出现吞咽动作,对疼痛刺激回避反应;有睡眠周期,睡眠时可因外界刺激而"醒转",但不能真正清醒;四肢被动运动可抗拒,大小便失禁。

意识混浊有如下类型:朦胧状态是轻意识混浊,在嗜睡基础上,意识野狭窄和意识内容改变,引致定向和判断力障碍,思维和语言缓慢、不连贯,可能短暂冲动行为,恢复清醒后常不能记忆;意识错乱是认知觉缺乏,外表似乎清醒,却定向力及记忆力严重障碍,思维散乱、语言杂乱,对外界刺激反应迟钝,完成复杂智力作业显著减弱,常有幻觉和对周围环境及处境认识曲解,似处梦幻状态,表现茫然、困惑、无目的运动增多或无动状态;谵妄是最严重意识混浊阶段,常发展为昏迷。

脑干上升性网状激动系统的核团在延髓、脑桥和中脑被盖部的灰质内,如在脑桥上1/3处和下丘脑背侧之间损坏这个系统,就会陷入昏迷。现已肯定,维持觉醒状态的中枢结构位于间脑后方和中脑结合部。中枢整合机构包括双侧大脑皮层及与丘脑的联系,如双侧大脑皮层广泛损害,动物对刺激的条件反射反应全部丧失,认识功能和思维内容也因之消失。

二、定向诊断

昏迷病因各异,均与脑部有关,即使全身系统性疾病如肝性脑病、糖尿病酮症酸中毒等也是影响大脑皮层导致昏迷。

1. 感染　急性感染性疾病如败血症、感染中毒性脑病等。

2. 中毒　外源性中毒包括工业毒物、药物、农药、植物或动物类中毒等;一氧化碳中毒;安眠药、农药尤其有机磷和乙醇等常见,20世纪90年代老鼠药氟乙酰胺中毒很常见。

3. 内分泌　黏液水肿性昏迷、垂体危象、甲状腺危象、肾上腺皮质功能减退性昏迷、饥饿性酮症等;低血糖;昏迷常是酮症酸中毒或高血糖高渗状态的首发症状;抗利尿激素分泌异常综合征(SIADH)。

4. 代谢　缺乏正常代谢物质;水、电解质平衡紊乱如低钠血症、高钠血症;乳酸酸中毒;鸟氨酸氨甲酰转移酶缺乏症;维生素代谢障碍如韦尼克脑病。

5. 内科　尿毒症;肺性脑病;肝性脑病;中暑;白血病继发颅内出血;低血压;高血压脑病;阿-斯综合

征;高原病。

6.精神科　5-HT综合征,恶性综合征。

7.外科　腹膜炎,急性梗阻性化脓性胆管炎。

三、神经定位

部分体征有助于昏迷的神经定位。

(1)静止时眼球位置:眼球水平或垂直性自发性浮动,提示大脑半球损害而脑干功能保留,昏迷加深则眼球浮动逐渐消失,固定于正中位;分离性斜视:垂直性分离性斜视(一眼向上另一眼向下)考虑后颅窝病变如小脑损害;向下偏视:即凝视鼻尖,可见丘脑或丘脑底部病变,或中脑广泛病变。

(2)反射性眼球运动:中脑、脑桥及延髓上部双侧病变无反射性眼球运动;一侧脑桥病变有头转向病灶侧时两眼偏向病灶对侧,头向病灶对侧转动时两眼球不动;一侧中脑及脑桥部分病变则头转向病灶时病灶对侧眼外展,病灶侧眼球不能内收。

(3)瞳孔:下丘脑或脑桥瞳孔缩小,光反射存在:下丘脑病变瞳孔呈中度缩小;脑桥被盖部病变则呈针尖样瞳孔;吗啡或镇静药物中毒也可针尖样瞳孔;动眼神经麻痹(颞叶钩回疝、后交通动脉瘤)一侧瞳孔散大,光反射消失;严重中脑损害或胆碱能拮抗剂中毒则双侧瞳孔散大,光反射消失;中脑病变或催眠药格鲁米特严重过量可见瞳孔固定于正中位;巴比妥中毒虽呈深昏迷,但仍可见较弱光反射,光反射消失通常与昏迷程度一致。

(4)角膜反射:角膜反射可以判断意识障碍程度,如双侧角膜反射消失则昏迷程度较深;一侧角膜反射消失见于同侧三叉神经或延髓病变;高位脑桥和中脑未受病变累及,刺激角膜会引起眼球向上运动(Bell现象)。

(5)感觉检查:浅昏迷对疼痛刺激有反应,深昏迷感觉完全丧失;丘脑本身或大脑半球巨大病变压迫丘脑,疼痛刺激诱发去皮质强直反应(屈肘、肩内收、腿及踝部伸直);中脑有疼痛刺激诱发去大脑强直反应(伸肘、肩及前臂内旋、下肢伸直);对侧大脑半球或脑干病变表现为疼痛刺激后双侧肢体呈现对称性姿势提示双侧病变或代谢性疾病,单侧或非对称性姿势。

以下分列各段神经定位。

1.脑干

(1)延髓脑桥髓鞘内:脑桥中央髓鞘溶解、脑桥外髓鞘溶解:慢性酒精中毒、严重全身性疾病和快速补钠,数天内突然发展为四肢瘫痪,假性延髓性麻痹和闭锁综合征。

(2)脑桥基底部:双侧皮质脊髓束及皮质脑干束均受累,四肢及脑桥以下脑神经全部瘫痪,不能言语和无自发动作,但脑干被盖部上行网状结构系统未受累,故意识清醒,能睁闭眼睑或眼球向各方运动,向周围人示意,即闭锁综合征。

(3)脑干上部网状激活系统:大脑半球及其传出通路无病变,有睡眠觉醒周期,能睁眼和追物动作,貌似清醒,但缄默不能言语,全身肌肉弛缓不能活动,大小便失禁,对外界刺激缺乏有意识反应,但对强刺激可能有逃避反应,即缄默无动症。波及中脑可迅速昏迷、去大脑强直。

(4)中脑:阻断脑干网状结构的上行投射,如韦尼克脑病。

2.丘脑　网状激活系统受累见缄默无动症。

丘脑下部:短时间内迅速出现中枢性高热,急性上消化道出血,水电解质紊乱,昏迷,去大脑强直,瞳孔不等大,针尖状瞳孔,眼球位置不对称,光反应消失,垂直凝视麻痹及呼吸功能障碍等。

3.小脑　脊髓小脑变性,急性小脑发炎,多卒中、脑瘤压迫脑干所致。

4. 垂体　垂体肿瘤内急性出血,压迫下丘脑等所致。

5. 胼胝体　外伤、卒中和进行性变性等可导致意识障碍甚至昏迷,原发性胼胝体变性,胼胝体梗死。

6. 大脑

(1) 局限性:卒中见脑出血、脑梗死、TIA 等;颅内占位如原发性或转移性颅内肿瘤、脑脓肿、脑肉芽肿、脑寄生虫囊肿等;颅脑外伤如脑挫裂伤、颅内血肿等;可逆性后部白质脑病有嗜睡、昏睡、昏迷。

(2) 弥漫性:颅内感染如脑炎、脑膜炎、蛛网膜炎、室管膜炎、颅内静脉窦感染、脑膜癌病、梅毒或 HIV 血管炎等;弥漫性颅脑损伤;脑水肿;脑变性及脱髓鞘病变;癫痫持续状态;癫痫意识蒙眬状态。

(3) 皮层:优势侧皮层受损更易意识障碍。

1) 去大脑皮层综合征:又称醒状昏迷,大脑皮质弥漫性损害或大脑白质严重弥漫损害使脑干望状结构上行激活系统与大脑皮质联系阻断,引起无自发语言和自发动作,对外界各种刺激不能产生意识反应,仅无意识睁闭眼、眼球浮动及无意识吞咽动作,瞳孔对光反射和角膜反射存在,四肢肌张力增高,吸吮反射、强握反射、强直性颈反射及双侧病理反射出现,大小便失禁。

2) 去大脑强直综合征:四肢伸性强直,与去大脑皮层综合征相似,但其前臂屈曲、内收,腕、手屈曲,下肢伸性强直。

(4) 蛛网膜下腔:蛛网膜下腔出血。

(5) 硬膜下:硬膜下血肿。

(6) 硬膜外:硬膜外血肿。

1) 神经电生理定位:动态脑电图(AEEG)、脑干听觉诱发电位(BAEP)和体感诱发电位(SEP)监测在昏迷预后和意识障碍评估中有重要作用,BAEP 有助定位,但不能确定病灶范围。

2) 神经影像定位:有助于确定病位和病因,特征性如脑桥中央髓鞘溶解症 MRI 脑桥基底部的蝙蝠翅膀样病灶,呈对称分布 T1 低信号 T2 高信号,无增强效应。冠状面和矢状面 CT 重建成像对丘脑出血评价血肿形态和是否压迫中脑导水管和第Ⅲ脑室至关重要。

3) 临床量表评估:格拉斯哥昏迷量表通过动眼、运动和语言表达判断意识状态。

四、中西医结合神经定位诊疗

1. 中医病位和诊疗　神昏、昏聩、昏冒、昏蒙、昏愦、昏瞀和厥脱等相似而不同,昏迷与厥逆有区别,后者更多地与晕厥契合,厥逆可见昏迷但必兼四肢逆冷。心主神明,脑为元神之腑,昏迷乃因心脑受邪,窍络不通,神明被蒙,以神志不清、呼之不应、昏不知人,甚对外界刺激毫无反应。

病位主在脑(心),也可在肝、脾、肺、肾。辨证有虚实之分,实证为闭证,邪闭心包,神机失用,以热和痰为主,虚证多脱证,常为阳脱和阴竭,也有内闭外脱、虚实相兼。实证治疗主要开窍,分别涤痰、清热等。若昏迷过深,可由闭转脱,则为内闭外脱,甚或正虚欲脱,深昏迷之象,从虚脱论治。"三宝"即"乒乒乓乓紫雪丹、不声不响至宝丹、稀里糊涂牛黄丸",安宫牛黄丸主治热病昏迷,流行性乙型脑炎、流行性脑脊髓膜炎、急性脑卒中、肝昏迷等高热昏迷、热闭心包,腑实者生大黄、芒硝;紫雪丹主治流行型乙型脑炎、流行性脑脊髓膜炎、尿毒症、中暑、癫痫等烦躁胡语、痰热内闭心包;至宝丹擅长息风镇痉,治惊厥、抽搐、昏迷伴发热、神志不清、不声不响者。1989 年笔者刚进入神经科病房,收治一刚退休女工,何某,51 岁,脑栓塞昏迷 1 周,用了好几个牌子的安宫牛黄丸无效,后家属买来某品牌者,服用后突然癫痫样发作,渐然苏醒。痰闭可加苏合香丸。

2. 针灸定位治疗　首选针刺、放血、艾灸。针灸治疗昏迷须厘清虚实,实证开窍启闭,以督脉和手阳明大肠经穴位为主:水沟穴、十二井穴、合谷穴、太冲穴,水沟穴用雀啄泻法,十二井穴以三棱针点刺出血,其余泻法;虚证滋阴敛阳固脱,取任脉和督脉:百会、水沟、神阙、关元、涌泉,水沟穴用雀啄泻法,百会穴用雀啄灸,神阙穴用隔盐灸,关元穴用毫针补法或加灸。

穴位针刺可以促醒,醒脑开窍法常选人中、印堂、双侧内关和曲泽、双侧三阴交配百会、四神聪、涌泉等。针刺内关、人中、三阴交、百会、十二井穴、合谷、太冲促进意识恢复。针刺最小意识状态(MCS)患者正中神经,可使丘脑、第一体感区、第二体感区或岛叶、额叶和前扣带回皮质代谢增强,表明针刺正中神经能激活大脑,使 CSF 中 β 内啡肽下降,刺激后 CSF 神经递质含量变化可能是正中神经电刺激促醒机制之一,亦有高压氧结合针刺正中神经,有明显疗效。尽管临床穴位针刺促醒疗效肯定,但机制尚不明确,笔者提倡细分定位指导针刺。

(1)脑干:颈夹脊等穴位近脑干,颈部刺激风府、风池、颈夹脊、大椎等穴对意识恢复有明显疗效。214例植物状态患者长达20年前瞻研究发现,C2 - C4 节段脊髓刺激能改善其临床功能。孙申田的头针疗法中,脑干区位于枕外隆突上 1.5 cm,为脑干延髓部在颅骨表面对应投影区,针刺该区可治疗因缺血、肿瘤等导致脑干病变,如延髓背外侧综合征、延髓旁正中综合征,促醒和改善相应神经功能缺损症状。

(2)丘脑:植物生存状态表现为对自身和环境的意识丧失,伴睡眠-觉醒周期,而丘脑下部和脑干功能部分或全部保留,可醒脑开窍,选取头皮针+体针取穴如内关、人中、三阴交、风池、完骨、翳风、委中、廉泉、百会和四神聪,舌面、咽后壁及舌下金津、玉液点刺。有研究脑外伤植物状态患者基础治疗+醒脑开窍针法,穴取内关、水沟、三阴交、尺泽、委中、合谷、太冲,GCS 和 CRS - R 评分清醒率 16.7%(8/48),高于对照组 12.0%(6/50,$P<0.01$)。中央丘脑脑深部电刺激对长期意识障碍有治疗价值。

(3)皮层:对左侧大脑半球前额叶背外侧皮层或初级感觉运动皮层的直流电刺激,能使改善 MCS 患者临床症状。经颅磁刺激也能改善 MCS 患者电生理活动及临床反应。基于 rTMS 治疗有效和理论基础,笔者重点选择头皮针定位治疗改善意识障碍,选取额中线、顶中线、顶颞后斜线。

五、相关疾病的意识障碍诊疗

1. 糖尿病酮症酸中毒 多次值班遇患者晨起昏迷,急查脑 CT 没有新出血灶,追问既往有糖尿病,前晚没有打胰岛素,急查高血糖,尿酮阳性,诊断糖尿病酮症酸中毒。同时也要小心低血糖昏迷。

2. 肺性脑病 2015 年在某附属医院某病房,同行之母突然昏迷,头颅 CT 未见异常,既往无支气管炎、慢阻肺病史。查体无神经系统阳性体征,心肺腹(-),口唇和手指末端发绀;急查血气显示呼吸衰竭,水电解质酸碱失衡;考虑肺性脑病,呼吸兴奋剂、吸氧、纠正酸碱失衡等,次晨意识转清,此后智能急转直下。

3. 韦尼克脑病 由于维生素 B_1 缺乏,急性或亚急性起病,典型三联征为眼外肌麻痹、共济失调、精神障碍。病案:患者,男,74 岁,2018 年 6 月 2 日就诊,昏迷 1 周,已准备后事。2016 年春天开始步态不稳,讲话口齿不清,时有四肢发抖,无视物重影,无幻视,常喃喃自语,走路踩棉花感。2012 年一次癫痫样发作,反复追问其孙女病史,有 40 年饮白酒史,每日空腹饮 1 斤(500 g)。MRI 示中脑导水管周围、双侧丘脑、脑干的对称性改变,主要是 T2 加权成像上呈高信号,考虑韦尼克脑病,大剂量维生素 B_1 静脉滴注,3 日后苏醒,即能搀扶下地行走。

4. 白血病继发脑出血 笔者 20 世纪 90 年代遇 1 例年轻患者,头痛后昏迷,查体颈稍抵抗,余无殊,白细胞异常增高,头颅 CT 示脑出血。血友病也可继发脑出血。

5. 一氧化碳中毒后迟发脑病 笔者 20 世纪 90 年代初夜班,中年女性,被家人发现神志不清伴呕吐 1 小时,急诊送入,头颅 CT 未见异常。入院查浅昏迷,双瞳孔 2 mm,光反射迟钝,四肢肌力 V,肌张力可。诊断:昏迷待查,卒中可能大。追问病史近有 CO 中毒史,经脱水降颅压治疗 3 小时后神渐转清,2 日后完全恢复出院,劝其外院高压氧治疗。约半月后,患者又复昏迷被送来,追问未做高压氧治疗。

6.肝性脑病 病案:患者,男,中年,2006年3月就诊,意识不清,肢体轻微抽搐,无呕吐,无尿便失禁,四肢肌张力略高。既往酗酒史多年。神经系统检查:中度昏迷,心肺(一),腹软无压痛,颈强直,双瞳等大正圆,光反应灵敏,双侧腱反射对称,双侧巴宾斯基征可疑阳性。头颅CT正常,血常规、电解质、血糖正常,CSF常规正常,遂急查血氨,高于正常值数倍。诊断肝性脑病,转消化内科。

参 考 文 献

[1] Giacino J T, Katz D I, Schiff N D, et al. Practice guideline update recommendations summary: disorders of consciousness[J]. Neurology, 2018, 91(10): 450-460.

[2] Laureys S. The neural correlate of (un)awareness: lessons from the vegetative state[J]. Trends in Cognitive Sciences, 2005, 9(12): 556-559.

[3] Chen Y L, Wang J J, Yang C Y, et al. Long-term risk of stroke in type 2 diabetes patients with diabetic ketoacidosis: a population-based, propensity score-matched, longitudinal follow-up study[J]. Diabetes Metab, 2017, 43(3): 223-228.

[4] Jovanovic A, Rasic D V, Markovic-Jovanovic S R, et al. Stroke and diabetic ketoacidosis—some diagnostic and therapeutic considerations[J]. Vasc Health Risk Manag, 2014(10): 201-214.

[5] 何铭锋,杨志敬,谢仁明,等. 醒脑开窍法合大接经法治疗持续植物状态15例疗效观察[J]. 新中医,2011,43(4): 74-76.

[6] Pistoia F, S Ac Co S, M Sarà, et al. The perception of pain and its management in disorders of consciousness[J]. Current Pain and Headache Reports, 2013, 17(11): 374.

[7] 沈威,倪莹莹,张新斐. 加强颈部治疗在持续性植物状态康复中的疗效观察[J]. 中国疗养医学,2012,21(11): 978-980.

[8] Kanno T, Morita I, Yamaguchi S, et al. Dorsal column stimulation in persistent vegetative state[J]. Neuromodulation, 2009, 12(1): 33-38.

[9] 祝鹏宇,井天依,许娜. 孙申田经颅针刺激疗法介绍[J]. 中华中医药杂志,2021(3): 2254-2256.

[10] 鲍英存,张芳,李群,等. "醒脑开窍"针法对脑外伤植物状态患者的促醒效应[J]. 中国针灸,2021,41(11): 1225-1228.

[11] 董月青,魏熙乐,蔡立辉,等. 中央丘脑脑深部电刺激治疗长期意识障碍的临床研究[J]. 中国微侵袭神经外科杂志,2020,25(6): 266-270.

[12] Angelakis E, Liouta E, Andreadis N, et al. Transcranial direct current stimulation effects in disorders of consciousness[J]. Arch Phys Med Rehabil, 2014(2): 283-289.

[13] Manganotti P, Formaggio E, Storti S F, et al. Effect of high-frequency repetitive transcranial magnetic stimulation on brain excitability in severely brain-injured patients in minimally conscious or vegetative state[J]. Brain Stimul, 2013, 6(6): 913-921.

第二节　认知障碍——痴呆

一、概述

认知功能障碍依程度不等分为:轻度认知功能障碍(MCI)即记忆力或其他认知功能进行性减退,尚未影响日常生活能力,未达到痴呆诊断标准;痴呆指认知功能损害已导致日常生活能力、学习能力、工作能力及社会交往能力明显减退。MCI不一定都发展为痴呆,甚至有可能逆转为正常认知,较高认知储备的MCI逆转概率更高。中国多区域研究≥65岁人群痴呆患病率5.60%,推算痴呆逾1000万,3100万MCI,卒中后痴呆950万。

颞叶内侧的海马和海马旁回是参与情绪和记忆存储的边缘系统重要部分,不同痴呆类型的病理大相径庭。AD 大脑皮层弥漫性萎缩、沟回增宽、脑室扩大,组织病理学特征病理改变为细胞外老年斑或轴突斑、细胞内神经元纤维缠结和颗粒空泡变性,SP 和 NFT 大量出现于大脑皮层中,大脑皮质、海马、某些皮层下核团如杏仁核、前脑基底神经核和丘脑中有大量 SP 形成。路易体痴呆的 Lewy 体中为 α 突触核蛋白和泛素等,前者以新皮质、海马、嗅球、纹状体和丘脑含量较高。

二、定向诊断

一旦痴呆,多不可逆,早发现是治疗关键。痴呆及认知功能障碍病因复杂,根据起病形式、各认知域及精神行为损害的先后顺序,病程发展特点及既往病史和体格检查的线索,选择合适辅助检查,细分明确诊断,一小部分认知功能障碍甚至痴呆或可缓解甚至逆转如正常压力脑积水、亚急性联合变性、韦尼克脑病、脑动静脉瘘和甲减认知障碍等。

1. 增龄记忆力减退　自然进程很难改变,乃正常生理衰退。

2. 眼科　AD、PD 视网膜变薄。

3. 内分泌　2 型糖尿病;垂体瘤;甲减。

4. 风湿科　类风湿关节炎;系统性红斑狼疮;神经白塞病;全身或脑血管炎均致认知障碍,抗中性粒细胞胞浆抗体相关血管炎罕见;巨细胞动脉炎。

5. 肾脏科　血透后认知障碍。

6. 代谢　维生素 B_1 缺乏导致神经病性脚气病、韦尼克脑病;维生素 B_{12} 缺乏:笔者报道亚急性脊髓联合变性严重时出现认知功能减退;酒精性精神障碍。

7. 消化科　肝性脑病。

8. 呼吸科　肺性脑病,阻塞性睡眠呼吸暂停。

9. 心血管　冠心病、心房颤动、心力衰竭。

10. 职业病　慢性甲苯中毒:20 世纪 90 年代末一油漆工暂时性部分性遗忘,反应迟钝,伴头晕恶心,诊断慢性苯中毒,治疗后基本恢复。

11. 精神科　所谓假性痴呆的认识误区,困惑了一个时代的医者,曾几何时,HAMD 量表被认为是排除假性痴呆的利器,抑郁是鉴别痴呆中排他性的诊断依据,老年期抑郁障碍(LLD)为假性痴呆。其实 AD 和 LLD 高度相关,均见海马萎缩,且海马萎缩程度与抑郁症严重程度呈正相关,共病是常态。

12. 儿科　许多遗传病,如唐氏综合征、威廉综合征。

13. 妊娠　怀孕后女性大脑灰质体积比未怀孕者更小,分娩后女性 fMRI 海马体体积明显低于未怀孕者。

14. 神经外科　脑外伤后遗忘综合征远近记忆力均缺损,尤近记忆力、虚构。

三、神经定位

认知障碍的神经定位,重要意义就是梳理各类认知功能障碍和痴呆,早期发现,区分可治不可治、可控不可控、预后好坏的痴呆,如早期 NPH 完全可以逆转,CJD 有传播性且预后不良。此外,脑部以外的神经疾病,一向并不重视认知功能的筛选,直至晚期无法治疗。本着生活质量和诊疗整体观的理念,定位诊断的意义已远远超出诊断本身,如脑小血管病、关键部位梗死、麻痹性痴呆、AIDS 脑病、PML。

1. 肌肉　皮肌炎。一例 PM 做 MoCA 仅 19 分。

2. NMJ　MG 伴认知障碍,笔者在 2001—2005 年间研究 MG 中枢性损害中,发现 MG 普遍存在 MCI。

3. 自主神经　AD 认知可能与自主神经功能障碍有关,迷走神经刺激可能改善。

4. 脊髓　亚急性脊髓联合变性严重时伴认知功能减退,笔者研究 10 例亚急性联合变性的大脑损害,MMSE、IMCT、HDS 量表和临床发现伴智能障碍,以记忆力减退、痴呆突出表现,头颅 MRI 示侧脑室旁为主白质低密度改变。

5. 脑干

(1) 中脑:笔者报道 5 例 PSP 多伴认知障碍,近记忆和计算力减退。

(2) 脑桥:OPCA。

6. 小脑　小脑认知情感区域主要在蚓部和 7 - 8 叶,小脑后下动脉损伤后小脑认知-情感综合征(CCAS)比例高于小脑上动脉,执行功能损害,包括计划记忆和工作记忆、视觉空间技能缺陷、语言缺陷(如语法缺失)和不当行为。后颅窝综合征也可有急性小脑认知情感综合征。

7. 间脑　间脑肿瘤有显著遗忘症,近事遗忘,或前后颠倒,远记忆保留,虚构明显;韦尼克脑病波及中脑及下丘脑,科萨科夫综合征顺行性遗忘,虚构。

(1) 丘脑:梗死与认知功能障碍有明确定位关系。

(2) 丘脑前部梗死:早期意识水平改变和沉默寡言,后期持续人格变化包括时间和空间定位障碍、冷漠、缺乏自知力等,顺行记忆障碍。

(3) 丘脑旁正中动脉梗死:明显记忆障碍,难以产生新记忆,虚构。

(4) 丘脑内侧核:丘脑性痴呆,谵妄,遗忘及尿便失禁。

8. 脑室　正常压力脑积水;黏多糖贮积症(亨特综合征)。

以下大脑分叶致认知功能障碍,还须纵向关注皮质下、联合皮质及分水岭区。

9. 大脑皮层下　进行性多灶性白质脑病;路易体痴呆;帕金森病痴呆;卒中后痴呆(皮质下缺血性血管性痴呆、混合性痴呆、伴有皮质下梗死和白质脑病的常染色体显性遗传性脑动脉病);艾滋病相关痴呆;麻痹性痴呆。

10. 基底节　VCI;Fahr 病和 Fahr 综合征;皮质基底节变性。

(1) 苍白球:急性一氧化碳中毒后迟发性脑病。

(2) 壳核:亨廷顿病。

11. 大脑皮层　皮层认知障碍包括遗忘、注意力缺失、智力处理能力下降、执行功能差、自知力差、定向障碍、运动迟缓和持续行为。

(1) 额叶:额叶皮质下回路和皮质及重要核团纤维联系破坏,尤额叶前部可精神、情感、人格、行为和智能障碍。额叶肿瘤;额叶梗死:尽管许多专家认为 VCI 与梗死部位无关,大脑前部 VCI 概率较大。初发脑卒中 364 例研究中,大脑前部、多部位/大面积、左侧大脑半球病变对卒中后认知障碍影响较大。

(2) 颞叶:颞叶癫痫记忆力损害时,致痫灶多在左颞叶。颞叶广泛损害如双侧颞叶切除综合征,人格、行为、情绪及意识改变,记忆障碍,呈逆向性遗忘及复合性幻觉幻视。颞叶内侧:TGA 责任病灶位于颞叶内侧和丘脑,尤海马 CA1 区;颞叶内侧癫痫:体验性先兆(似曾相识感、陌生感)、精神症状等;AD:内侧颞叶特别是海马和内嗅皮质。

(3) 胼胝体:原发性胼胝体变性;柯萨可夫综合征。

(4) 岛叶:梗死;急性高血氨性脑病。

(5) 边缘叶:自身免疫性脑炎;副肿瘤性边缘系脑炎以近事记忆障碍为主;麻痹性痴呆也可累及边缘叶。

(6) 顶叶:情景记忆受损。

(7) 枕叶:视觉空间能力受损。

（8）联合皮质：分水岭是脑梗死急性期伴 MCI 关键部位。额颞痴呆；脑皮质表面铁沉积（CSS）与海马体积相关；脑淀粉样血管病。

12. 脑膜　慢性脑膜炎（结核，真菌等）；脑膜癌病：恶性肿瘤细胞弥漫性或多灶性播散或浸润软脑脊膜、蛛网膜下腔的转移瘤，MCI 可为首发症状；脑梅毒：梅毒性脑膜炎、脑膜血管梅毒和麻痹性痴呆；神经系统莱姆病。

13. 蛛网膜下腔　蛛网膜下腔出血类似柯萨可夫综合征表现。

14. 硬脑膜下　慢性硬脑膜下血肿由于时间久远，老年人记忆力减退及外伤史不明显等，可能问不出外伤史。笔者曾遇一 72 岁男性，记忆力减退，走路向右侧倾斜半月求诊，伴头晕。一月前有跌倒史，头部不着地，胸部着地，当时头颅 CT 无异常发现。治疗 3 日，症状加重，再做 CT 左侧硬脑膜下血肿。

15. 弥漫性　自身免疫性脑炎；中枢神经系统血管炎主要影响白质，原发性中枢神经系统血管炎（PCNSV）治疗后 MCI 可逆转。病案：孙某，男，57 岁，确诊 PACNS 达 5 年后再次发作出现认知功能障碍，MoCA20 分，经益气温阳活血治疗 8 周后复查 27 分。

四、神经影像定位

神经影像学确定血管性认知障碍（VCI）病理类型、部位和程度，也可鉴别其他原因导致的 MCI 如 NPH，特征性影像有助于快速确诊如 OPCA、PSP 等。fMRI 等更精确地将心理功能与大脑病理生理联系。

1. 血管性认知功能障碍　首选 MRI，VICCCS 推荐 NINDS - CSN 标准：病变部位以皮质、白质、脑室周围、基底节及丘脑为著。弥散张量成像（DTI）有助发现脑白质纤维素超微结构损害，T2 梯度回波和磁敏感成像（SWI）发现脑微出血，动脉自旋标记（ASL）和 SPECT 显示脑低灌注。评估内容包括脑萎缩（部位与程度）、脑梗死（部位、大小、数量）、脑白质病变（范围）和脑出血（部位、大小、数量）。

2. 正常颅压脑积水　Evans 指两侧侧脑室前角间最大距离与同一层面最大颅腔之比>0.3，即细腰肥臀征。蛛网膜下腔不成比例扩大的脑积水即侧裂池以上及中线两侧脑沟及蛛网膜下腔变窄，侧裂池以下及腹侧脑沟脑池增宽特异性更高。29%iNPH 中局部脑沟扩大，冠状位层面即经过后联合、垂直于前后联合连接线的胼胝体角<90°。

3. AD　首选 MRI 冠状位内侧颞叶扫描或海马体成像，皮质厚度量化有助于早期诊断和动态观察 MCI 到痴呆进展，通过 DTI 和 fMRI、MRS 进行白质受累量化。非侵入性分子影像学诊断直接检测 Aβ 和 Tau 蛋白，用于临床前期诊断筛查。

4. 混合型痴呆　VCI 的血管病变异质性较大，常有混合 AD 等病理表现，尚未建立统一影像学阈值标准。

5. PD　OCT 视网膜厚度可预测其 MCI，与眼科合作《眼针加磁刺激对改善帕金森患者视网膜神经纤维层厚度及视觉诱发电位的影响》研究中，发现 60 例 PD 患者中，均较正常对照组存在视网膜神经纤维层及黄斑区视网膜厚度明显变薄，这种视网膜形态结构改变在其肢体运动更严重侧的对侧眼更明显，存在 VEP 波形及数据上的特异性差异，且 OCT 异常之 PD 伴发 MCI 比例较高。

6. 中西医结合影像学　长期负性情绪导致的肝气郁结型遗忘型轻度认知功能障碍（肝郁 aMCI）MRI 发现与大脑海马与舌回、距状裂周围皮层等部位有关。

五、神经电生理定位

1. 皮层脑电图　θ 波活跃可能与早期痴呆有关，脑电速度减慢可作为认知下降标志，δ 和 θ 带可鉴别 DLB 与 AD。

2. 事件相关认知诱发电位(ERP) 在 2008 年浦东新区首批中医领军人才培养项目中,笔者运用 P300 评估益气祛瘀化痰法治疗脑卒中认知障碍(PWZ-2008-20-105)。此后,运用灯盏生脉胶囊治疗 VCI,以 P300 指标评估,选取 2010 年 10 月至 2014 年 3 月收治 69 例,改良 Rankin 评分量表、HAMD 和 MMSE 评分。治疗结束后,2 组改良 Rankin 评分(2.121±1.139 和 3.273±1.008)、HAMD 评分(21.424± 3.725 和 26.939±5.321)和 MMSE 评分(26.242±2.411 和 23.212±1.816),2 组差异均有统计学意义($P<$ 0.001);P300 之潜伏期在观察组(338.111±17.159)较对照组(387.091±11.983)明显好转,差异有统计学意义($P<0.001$),P300 之波幅在观察组(5.888±1.958)较对照组(3.358±0.928)明显好转,差异有统计学意义($P<0.001$)。中医治疗 VCI 安全有效,P300 潜伏期和波幅可以评估其治疗 VCI 抑郁和认知功能障碍的疗效,是较敏感而客观指标。

我们通过治疗 VCI 有效性研究,从循证医学角度评价中药控制 VCI 的疗效,制定 VCI 中医治疗评估体系。同时进行中医积分量化评分,运用 MMSE、ADL、HMAD 和 MCoA 量表进行治疗前后比较,比较治疗前后事件相关电位等电生理指标,建立中医治疗 VCI 新方案,形成中医治疗 VCI 新技术,建立中医治疗 VCI 新指标、新标准。2015—2018 完成上海市浦东新区科委科技项目《还少丹煎剂治疗血管性认知功能损害的临床和神经电生理研究》继续探索。

ERP 还用于多种 MCI 的中医诊疗评估,笔者曾观察中西医结合治疗 4 例 PSP 疗效,以 P300 进行检测,还少丹煎剂治疗 2 例 PSP 后,P300 潜伏期缩短,2 例未显示改善。笔者还用海马和还少丹加减治疗帕金森病认知功能障碍有效,部分患者治疗后 P300 潜伏期缩短,波幅上升。

六、神经心理学量表评估

最早痴呆在精神科诊疗,也在神经科领域较早运用精神量表评估。首先要做量表的信度评估,量表的效度样本不低于 60 人。尽量选择国际权威学术机构认可的量表,具备殷实精神病学和医学心理学知识,保证量表评定尽可能客观、一致程度高。

量表的选择和使用,有筛选、临床观察、药物疗效为不同标的的选择,不可混淆。此外临床分级诊断、临床药物和非药物的疗效评估、药物试验评估专门量表等均应区别使用。量表不同版本的选择,直接关系到研究的深度。对中医量表笔者持审慎态度,可以成熟后推广。量表始终是人为参与的临床检查,无法完全排除患者的主观因素,也不能完全避免医生经验影响,并非完美指标。

痴呆诊断中的神经心理学量表大部分尚难完全符合中国人文背景,临床使用常有偏倚。画钟测验最简便,简易精神状态筛查量表(MMSE)不能作筛查,蒙特利尔认知评估(MoCA)是对 MCI 快速筛查评定工具。临床痴呆评估(CDR)应用于亚洲人群,可鉴别 MCI。行为神经评估全量表(BNA)与 MMSE 正相关,对痴呆高度敏感。长谷川痴呆量表(HDS)已废弃。Hachinski 缺血指数量表(HIS)鉴别 VD 或 AD,实际上随着众多 VD 共病 AD,AD 发病中血管性因素的揭示,也日渐弃用。

神经心理评估是识别和诊断 VCI 重要方法,也是观察疗效和转归的重要工具。MoCA 识别轻度 VCI 优于 MMSE,广泛应用临床实践,适用于认知障碍的早期筛查和整体认知评估。目前尚无统一 VCI 认知量表。小脑认知-情感综合征 CCAS 神经心理评估 MMSE、MoCA 并不合适,采用 CCAS 量表更适合。

七、中西医结合神经定位诊疗探索

1. 中医病位 在脑。经典的辨证分型过于繁琐,八纲辨证以阴阳虚实为主,本虚标实是基本病机,但虚实比例与具体疾病和分型、分期有关。如痰瘀互阻在 VCI、AD 等居多;Fahr 病实为主;水毒为主的

NPH；PD虚多但启动时可能毒邪为主；髓亏虚多的WE和SCD有非常明确的维生素缺乏因素；甲减导致痴呆/MCI从阳虚论治；甲亢导致则多属阴虚。妇科绝经期认知功能障碍以温阳补肾为主治疗有效。韩景献把VCI定位于上中下三焦，运用三焦辨证与脏腑辨证相结合，三焦针法和中药共用。

2. 神经定位指导中西医结合治疗　笔者对痴呆/MCI的中西医结合研究，无论是VCI和PD痴呆，抑或AD还是混合性痴呆、NPH、代谢性脑病、中毒性脑病（如一氧化碳中毒后迟发性脑病痴呆）、麻痹性痴呆、额颞叶痴呆、亨廷顿病和皮质基底节变性，他如癫痫、MS、SCD、WE、日射病，都有涉及，临床实践中，以神经定位诊断先行，然后疾病诊断，区分其痴呆/MCI之预后，再进一步细分定位。根据定位和诊断决定治疗方向，如可逆性的痴呆NPH、WE等中西医结合治疗满意疗效，VCI和PD可以延缓，部分好转，AD的rTMS治疗已现一丝曙光；头皮针或rTMS治疗再参照定位选择穴带和靶点。笔者尝试运用还少丹化裁治疗多种痴呆/MCI，取得疗效。

3. 神经定位指导针刺治疗探索

（1）体针：督脉总督一身之阳经，六条阳经都与督脉交会于大椎，调节阳经气血，为阳脉之海，常取上星、百会、神庭和风府等头部穴位，尤其百会和印堂。28例VCI加用针刺督脉穴位（百会，神庭）治疗3月，总有效率82.1%，MoCA评分及P300指标好转。靳三针中智三针主治智力低下，神庭穴和左右本神，用FDG-PET观察到智三针特异性地激活终纹床核、背侧丘脑、下丘脑、大脑脚、中脑被盖、脑桥，具有与AD动物模型关键脑区功能上重叠，提示智三针激活以边缘系统为主脑区可能改善认知的关键效应靶区。Choi等在12周针对MCI的GV20、GV24、EX-HN1、双侧ST36、PC8、HT7、KI3电刺激，与假刺激对照，对MCI视觉空间功能有影响，但没有统计学意义，提示电针对视空间功能作用一般。治疗痴呆/MCI，神经定位是针刺选穴的依据，以头部穴位和头皮针为主。

（2）头皮针：承上，不同疾病定位选取不同脑区治疗带，如额颞叶痴呆的针灸定位于额中线、额旁1线、额旁2线、额旁3线和顶颞前斜线、颞前线，路易体痴呆取颞后线、枕上正中线、枕上旁线、枕下旁线等，NPH取顶区之顶中线、顶颞前斜线、顶颞后斜线、顶旁1线、顶旁2线。但大脑皮层和皮层下无法定位治疗。在VCI治疗中，根据影像学和临床神经定位，不同部位额顶颞枕叶的梗死，分别选取不同脑区，不一定按照头皮针经典取穴。病案：患者，男，60岁，2005年就诊，1个月前突然颜色识别困难，觉得红绿灯都是灰色，视物模糊，认不出以前熟悉的邻居和同事，无视幻觉，检查发现失认、视觉偏野和感觉疏忽。MRI显示右侧枕颞顶叶萎缩，MMSE23/30。高度怀疑后皮层萎缩，以视觉空间功能严重受损和认知功能障碍为主要特点。取顶颞后斜线、顶旁2线、枕上正中线、枕上旁线、枕下旁线针刺1个月，效果也不满意。

4. MCI的西医学诊疗

（1）治疗及展望：痴呆可防可治，大面积筛查高危人群，筛出高危人群后进一步明确早期诊断，努力发现可控因素，一些疾病如NPH、WE、SCD等伴随的痴呆可以逆转。郁金泰等揭示积极干预可控风险因素可预防47.0%~72.6%的痴呆，提供了一个更为乐观的痴呆预防前景。部分VCI早期治疗疗效也不错，VCI的预防关键是血管和痴呆危险因素防治，包括生活方式干预与血管危险因素控制，锻炼、健康饮食、戒烟和教育可能降低VCI风险。地中海饮食结构被证实与AD的认知衰退风险降低有关，体育锻炼可降低AD、VaD和其他类型痴呆风险。

痴呆治疗一线药物包括胆碱酯酶抑制剂和N-甲基-D-天冬氨酸（NMDA）受体拮抗剂，实际临床疗效差强人意。未来研究方向是对潜在病因多靶点干预如β淀粉样蛋白、磷酸化tau蛋白、载脂蛋白Eε4、抗氧化应激、抑制炎性反应、保护血管因素、保护线粒体功能、调节神经递质水平、调节肠道微生物、调节突触可塑性、保护血脑屏障功能及调节胰岛素水平等。胆碱酯酶抑制剂的新剂型利斯的明透皮贴剂改变给药途径，增加用药依从性。皮质刺激、经颅磁刺激等新治疗技术方兴未艾。光遗传学技术的运用，光刺激治疗AD和PDD已现曙光，小鼠模型视觉刺激，可在视觉皮层、海马和前额叶皮层中引起伽马振荡，这种脑电波可显著降低小鼠模型大脑中的 β 淀粉样蛋白斑块。

（2）临床定位研究：许多疾病有特殊发病部位，如 AD 之海马，PSP 之中脑，但其发病部位与痴呆/MCI 的定位不一定一脉相承，更何况不同类型的痴呆发展方向和 MCI 表现也不同。尽管许多学者认为 VCI 与卒中部位无关，但笔者认为有关联。吴景芬等在 100 例脑卒中发现 MCI 发生与卒中部位有关，不同部位脑卒中损害 MCI 也不同，额叶、顶叶、颞叶、枕叶、丘脑、基底节卒中与 MCI 相关，小脑、脑桥卒中与 MCI 无关。Spalletta 以 SSRIs 对伴认知障碍的 PSD 抑郁状态和认知改善均有效，右脑卒中者 MMSE 评分较左脑改善更明显（$P<0.01$），表明左脑卒中可能是 SSRIs 产生耐药预测指标。

记忆是大脑神经细胞一系列电生理活动，不同频率不同脑区的神经调节，导致选择性、可持续记忆改善。研究发现每日经颅交流电刺激（tACS）20 分钟，连续 4 日，能改善 65 岁以上老人两种类型记忆，效果维持至少 1 个月，低频频率刺激顶叶皮层增强工作记忆（短期记忆），高频频率刺激前额叶皮层增强长期记忆。

八、各种痴呆/MCI 中西医结合研究

主要结合文献论述个人研究。

1. **血管性认知障碍（VCI）和血管性痴呆（VD）** 卒中发生在大脑左半球或累及海马体时，痴呆更为常见，皮质和皮质下或混合均可。不同部位脑梗死患者急性期认知障碍发生率及认知障碍功能损害特点不同，不同认知功能障碍发生与脑梗死部位紧密相关，额叶卒中密切相关（$P<0.01$），颞叶、顶叶、枕叶、基底节、丘脑卒中相关（$P<0.05$），小脑、脑桥卒中无关（$P>0.05$）。

（1）VCI：涵盖了从轻度认知障碍到痴呆，也包括合并 AD 等混合性病理所致不同程度认知障碍。VCI 的 3 个核心要素：认知损害、血管性脑损伤证据、血管性脑损害是认知损害的责任病灶。皮质下缺血性血管性痴呆（SIVaD）是重度 VCI 最常见类型，病理改变主要位于皮质下。中华医学会老年医学分会老年神经病学组 2019 脑小血管病相关认知功能障碍（CSVD）中国诊疗指南认为，CSVD 是导致血管性痴呆最常见原因，常累及注意力、加工速度和执行功能等，记忆任务受损相对较轻，起病隐匿，表现多样，包括无症状性 CSVD、腔隙性卒中和认知功能障碍，可进展为 VD，头颅 MRI 白质和深部灰质多处腔隙性梗死、缺血性白质改变、血管周围间歇扩大或皮质微梗死和微出血。El-Sheik 在 80 例缺血性卒中研究中发现，左半球和认知关键部位如额叶、颞叶、海马及糖尿病的前循环卒中是 VCI 独立预测因子。笔者曾以 P300 评估益气祛瘀化痰法治疗脑卒中认知障碍。笔者运用还少丹合剂改善 VCI 患者的认知功能治疗，治疗 3 个月后，治疗组 MoCA 评分和 ADL 评分改善及临床疗效均明显优于对照组（$P<0.05$）。

（2）VD：包括卒中后痴呆（PSD）、皮质下缺血性血管性痴呆（SIVaD）、多发梗死性痴呆（MID）和混合型痴呆（MixD）。脑皮质微梗死和脑室旁的髓鞘脱失导致认知功能下降，是痴呆高危因素，额前回、中央后回的皮质微梗死最为显著。伴有皮质下梗死和白质脑病的常染色体显性遗传性脑动脉病（CADASIL）伴痴呆，CT/MRI 累及侧脑室周围和深部白质，以额叶白质为著，其次颞顶叶。

（3）MID：很多小卒中导致多个受损区域，广泛白质病变和神经纤维病变，此乃老概念，指多个皮质-皮质下梗死痴呆。笔者曾在 20 世纪 90 年代单用益气化瘀法（黄芪、川芎、白芍、赤芍、桃仁、葛根、鸡血藤、党参、石菖蒲、郁金、益智仁、远志）治疗多发性梗死性痴呆 7 例，HDS 评分（限于时代）平均 14.5，均有近事遗忘，2 例伴远期记忆受损，结果显效 4 例，进步 2 例，无效 1 例，总有效率 85.7%，HDS 平均增幅 6.6 分。

（4）MixD：血管性脑损伤与神经变性病理并存，以卒中伴发 AD 最常见，血管病变可能发生在 AD 或其他神经退行性疾病之前、之后或同时发生。

2. **癫痫性痴呆/MCI** 癫痫认知功能障碍包括记忆力减退、学习能力下降、语言障碍、注意力缺失等，及早识别和诊断认知功能障碍很迫切，尤其原发性癫痫患者大多是儿童，处于认知发育关键时期，甚至有

些所谓良性癫痫也有 MCI，如中央颞区棘波的儿童良性癫痫是儿童期最常见特发性局灶性癫痫，也发现 MCI。癫痫的认知损害包括疾病本身和抗癫痫药物不良反应，局灶性癫痫的认知损害与癫痫病灶部位和性质有关，致痫灶位置与认知障碍类型有关，如额叶和边缘系统之于记忆语言，额叶与执行功能，颞叶与语言视觉记忆，左颞叶与语言记忆，右侧影响非语言或视觉记忆。频繁的癫痫发作加强海马萎缩对记忆损害，当然是因还是果尚有争议。

笔者曾于 2000 年前后运用补肾化痰祛瘀治疗癫痫性痴呆有效，尚无明确和统一癫痫性痴呆诊断标准，归纳文献自拟癫痫性痴呆诊断标准：痴呆；原发性癫痫；发病前无明显智能障碍，也即痴呆发生于癫痫之后；除外明显由长期服用苯巴比妥和苯妥英钠等对智能有影响的药物引起的智能减退；除外脑外伤、卒中引起症状性癫痫。

所有病例均符合西医和中医诊断的癫痫性痴呆，所有患者未长期服用苯巴比妥、扑米酮和苯妥英钠等明显对智能有影响的药物。服药前均测定韦氏成人智能量表（WAIS-RC）、长谷川痴呆量表（HDS），并以 HDS 作为评估工具。此外均采用 Hachinski 缺血指数量表检测，均低于 7 分且大于 4 分，以除外 AD 和 VD。11 例患者中男性 7 例，女性 4 例；年龄 18～45 岁；癫痫病程 2.5～10.5 年，平均 5.6 年；文化程度高中以上 2 例，初中 7 例，小学 2 例。抗癫痫药物中 6 例用卡马西平，3 例服丙戊酸钠，2 例服用卡马西平和丙戊酸钠。癫痫发作形式均为强直阵挛发作，其中 1 例伴失张力性发作，1 例伴典型失神发作，无 1 例为复杂部分性发作。

治疗方法：在原发性癫痫予卡马西平和丙戊酸钠治疗基础上，且其剂量不变，其智能障碍运用中药汤剂治疗，自拟补肾化痰祛瘀方，组方熟地黄、鸡血藤、山茱萸、山药、生地黄、胆南星、半夏、郁金、制乳香、白芥子、茺蔚子、当归、僵蚕、白芷等，每日 1 剂，连服 2～3 个月，最长达半年，治疗前停用其他益智药物。

证候观察：中医证候观察：除部分癫痫证候外，尚有沉默寡言，反应迟钝，计算和记忆力显著下降，时空定向力减退，甚至不能自理生活，兼见头晕目眩，急躁易怒，失眠多梦，语言不利，舌苔白腻，舌质紫暗，舌下络脉曲张甚怒张，色青紫伴有瘀斑瘀点；认知功能评估：服药前均按 WAIS-RC 和 HDS 作为评估手段，依教育年限，HDS 中学以上，<24 分，小学<20 分，文盲<16 分。WAIS-RC 之 MQ 为 76.3±10.8；HDS 为 18.56±2.36。

疗效标准参照"中药新药治疗痴呆的临床研究指导原则"，结合 HDS 量表综合评定。其中显效为临床症状改善，与外界交往能力、生活自理能力、记忆和语言能力明显改善，HDS 积分上升≥25%；有效为症状改善，HDS 积分上升≥10%；若症状无改善或略有改善，HDS 积分上升<10% 为无效。疗效：显效 3 例，有效 5 例，无效 3 例，总有效率为 72.7%。治疗后 HDS 积分为 23.15±2.78，与本组治疗前比较，$P<0.001$，有非常显著之差异。

癫痫性痴呆是癫痫所致的智能障碍，笔者 30 年前曾经系统观察一组 55 例癫痫患者，以 WAIS-RC 评估 16 例存在痴呆（29.09%）。本组 11 例患者均为原发性癫痫，均于原发性癫痫发病 1～3 年后出现痴呆症状，符合诊断标准，并接受 WAIS-RC 和 HDS 检测，均除外其他各类痴呆及假性痴呆。WAIS-RC 和 HDS 均有助于早期发现和诊断，HDS 有东方文化背景，适于国人使用，其有局限性，以筛选为主，然与 WAIS-RC 结合使用，尽管现在 HDS 已经退出临床，当时可作为评估工具。由于以往临床上益智药物如脑复康、阿米三嗪萝巴新片等药物均存在可能致痫的危险性，使治疗受到限制。另一方面，癫痫向来被认为难以控制，临床将大部分精力花在抗癫痫治疗上，诚然，有效控制癫痫是预防癫痫性痴呆最佳方法，也是我们提倡治疗癫痫性痴呆首先应控制癫痫的观点。但许多癫痫患者罹病经年，即使癫痫完全控制，其痴呆已显，积重难返，严重影响患者生活质量和重返社会。

癫痫性痴呆不同一般痴呆，笔者曾以单纯的化痰法、活血化瘀法治疗，效果并不满意。笔者曾于 1991—1993 年间观察 430 例各个季节的门诊及住院癫痫患者之舌下络脉，发现其血瘀证占相当比例，其舌下络脉异常率达 59.5%。脑为髓海,有赖肾精充养,癫痫日久,肾精不足,髓海失充,脉络空虚则神机失统;痰浊上泛,则清窍蒙蔽,神明不清;瘀血阻络,则脑海失养,神气逆乱。癫痫性痴呆病理演变过程,因缺乏系统的大样本观察,尚不明了,有待长期监测,自不在此数例可探知。补肾则髓海得满,健脾化痰则痰浊之源可清,祛瘀则瘀去络通,脑海充养,如此,神明自复。运用补肾化痰祛瘀法治疗癫痫性痴呆虽有一定疗效,但尚不理想,缺乏远期追踪,其机理亦未能进一步阐明。

3. AD 笔者曾经用 rTMS 治疗十几位患者,20 Hz 靶点 Cz,有短期疗效。有 75 名 AD 背外侧前额叶皮质(DLPFC)20 Hz 的 rTMS 治疗六周,认知能力改善。脑为髓海,元神之府,元神即精神意识思维活动,脑主神元,司知动,故补肾贯穿 AD 整个过程。我们评估中药参智灵口服液(SZL)对 91 例 AD 患者痴呆(BPSD)行为和心理症状影响,进行双盲对照,服用 SZL($n=45$)或安慰剂颗粒($n=46$)20 周,保持其他认知药物不变。第 0 周、第 10 周、第 20 周和第 25 周之间 BPSD 变化采用阿尔茨海默病行为病理学(BEHAVE - AD)评定量表和神经精神量表(NPI)、以日间活动(DA)、夜间活动(EA)和夜间活动(NA)为代表的去趋势波动分析(DFA)进行评估根据活动记录。与第 0 周相比,根据第 20 周 DFA 临床评分和 EA 和 NA 参数变化,SZL 口服液显著延迟 BPSD 发展。

4. 帕金森病痴呆/MCI 不同 PD 运动亚型的认知功能各异,姿势步态异常型(PIGD)认知受损明显高于震颤型(TD)和运动迟缓-肌强直型(BSID),进展更快,痴呆发生率更高。如抑郁,认知障碍也是 PD 冰山一角,PD 伴认知功能障碍(PD - MCI)有震颤、强直等内风之象,更兼头晕眼花、倦怠乏力、纳呆便溏、流涎、四肢不温、苔白腻、脉沉细等脾肾两虚、痰浊内停之象。PD - MCI 属中医颤证-善忘,呆病范畴,病位在脑,本虚标实,肝肾亏虚为本,痰瘀互阻为标。62%PD - MCI 在 4 年内发展为 PDD,尚无有效药物,针对不同时期不同程度 MCI,笔者分别采用以海马和还少丹为主的中医方法有效,并以 ERP 评估。

(1) PD - MCI:在浦东新区名中医项目附带课题还少丹治疗帕金森病伴认知功能障碍随机双盲临床和电生理研究中,笔者观察还少丹治疗 PD - MCI 临床疗效,并以 MoCA 和认知诱发电位评估,基础治疗加还少丹合剂:山茱萸 15 g,山药 15 g,茯苓 10 g,熟地黄 15 g,杜仲 10 g,牛膝 10 g,肉苁蓉 15 g,楮实子 10 g,小茴香 5 g,巴戟天 10 g,枸杞子 10 g,远志 10 g,石菖蒲 10 g,北五味子 10 g。晚近,我们评价以还少丹化裁的滋阴祛痰开窍方结合常规西药治疗肝肾阴虚型 PD - MCI 临床疗效,纳入 102 例肝肾阴虚型 PD - MCI 患者,随机分为治疗组 50 例和对照组 52 例,均给予多巴胺能药物替代治疗,在此基础上,治疗组患者给予滋阴祛痰开窍方口服,两组治疗周期均为 24 周,治疗前及治疗 24 周后评价两组患者 MoCA 量表评分、统一帕金森病评分量表(UPDRS)总分与运动功能部分(UPDRS - PartⅢ)评分;所有患者多巴胺能药物每日剂量均换算为左旋多巴等效剂量,比较两组患者的左旋多巴等效剂量变化。治疗后,两组患者 MoCA 评分较治疗前均降低($P<0.05$),而治疗组患者评分高于对照组($P<0.05$);两组患者 UPDRS 总分及 UPDRS - PartⅢ评分较治疗前均升高($P<0.05$),而治疗组患者 UPDRS 总分及 UPDRS - PartⅢ评分低于对照组($P<0.05$);两组患者左旋多巴等效剂量较治疗前均增加($P<0.05$),而治疗组患者左旋多巴等效剂量低于对照组($P<0.05$)。常规抗 PD 治疗基础上加服中药滋阴祛痰开窍方,能在一定程度改善 PD - MCI 患者认知功能,延缓 PD 疾病进展,减少多巴胺能药物服用剂量。

(2) 帕金森病痴呆(PDD):PDD 很难逆转,治疗棘手,自 1997—2000 年间笔者运用量表评估 PDD,12 例 PDD 兼头晕眼花、倦怠乏力、纳呆便溏、流涎、四肢不温、苔白腻、脉沉细等脾肾两虚、痰浊内停之象,舌象多见红绛,无痴呆的 PD 光剥苔和花剥苔居多,PDD 反多见腻苔,而裂纹舌比例增加,提示阴津耗损日渐,PDD 病机为脾肾两虚、痰浊痹阻。使用还少丹合温胆汤加味治疗其中 12 例,取得短暂轻微疗效。

5. 路易体痴呆(DLB)/认知功能障碍(NCDLB) 路易体病伴痴呆包括 DLB 和帕金森痴呆(PDD)。PDD 与 DLB 的病理学基础相同,皮质、皮质下和脑干中存在路易体。路易体痴呆早期波动性认知突出,其注意、工作性记忆和视知觉能力损害尤其突出,幻觉倾向早期发生,但与 DLB 相比,PD 的帕金森症状比认知功能障碍早 1 年以上出现。DLB 包括 NCDLB,表现为广泛认知、神经精神、睡眠、运动和自主神经症状,以波动性的认知功能障碍为特征,注意力、执行和视觉感受功能更易受累。我们自 2012—2014 年间运用量表评估 NCDLB,使用还少丹治疗 6 例 NCDLB 患者,均予多巴丝肼＋还少丹治疗,治疗前后测评 MoCA 量表,并运用 P300 潜伏期评估 NCDLB,P300 潜伏期均延长。自身治疗前后与比较对照相均有显著差异(P<0.05)。运用中西医结合综合治疗 NCDLB 有短期疗效,且缩短 P300 潜伏期,长期疗效尚不能过分乐观。病案:季某,男,58 岁,反应迟钝、记忆力下降 1 年余伴幻视 1 周,2017 年 9 月 25 日入院,1 年余前无明显诱因下出现反应迟钝、记忆力下降、寡言少语、动作迟缓,曾于外院诊为抑郁状态,服用相关抗抑郁药物后病情发展,后至笔者院门诊就诊,尚有幻视,1 周前遗尿。现症:神清,精神可,反应迟钝,较沉默,寡言少语,记忆力下降,行动迟缓,偶有幻视,纳寐一般,遗尿,大便尚调。舌淡,苔薄白,脉细。神经系统检查:神清,记忆力下降,四肢肌张力增高,四肢肌力 5-5-5-5,四肢腱反射(＋),病理征(－),头颅 CT 平扫示轻度脑萎缩,未查 MRI,诱发电位异常上肢体感诱发电位,正常下肢体感诱发电位,正常脑干听觉诱发电位,正常视觉诱发电位,异常事件相关电位;EMG＋NCV 示早期周围神经病变。诊断:路易体痴呆。四诊合参,当属痴呆-髓海不足证,治拟益肾填精,方如还少丹加减,近期有改善,远期疗效差。

6. 额颞痴呆　隐匿起病,缓慢进展。早期出现人格和情感改变,如易激惹、暴怒、固执、淡漠和抑郁等,逐渐行为异常,如举止不当、对事物漠然和冲动行为等,可出现双侧颞叶切除综合征,伴健忘、失语等。CT/MRI 见特征性局限性额叶和(或)颞叶萎缩,脑回窄,脑沟宽及额角呈气球样扩大,额极和前颞极皮质变薄,颞角扩大,侧裂池增宽。临床并不少见,但需要排除肌萎缩侧索硬化合并额颞叶痴呆,笔者曾遇 1 例额颞痴呆 1.5 年后出现 ALS 症候。

7. 急性一氧化碳中毒迟发性脑病　特别注意 CO 中毒后的假愈期。病案:毛某,女,67 岁,2007 年 2 月初诊。半年前 CO 中毒,高压氧治疗 2 周后出院,后出现帕金森综合征群和认知功能障碍、抑郁,按 PD 治疗无效,MRI 示双侧基底节区梗死。后用舍曲林加中药温阳补肾法及 rTMS 治疗(10 Hz,Cz)。以下是治疗前后的 P300 对照,后抑郁加重,智能无明显改善(图 13-2-1,见彩图)。

8. 亚急性联合变性(SCD)　笔者研究 SCD 大脑表现,对 10 例 SCD 患者进行临床观察及智能、情感量表检查,结果 SCD 大脑表现有智能障碍,以记忆力减退、痴呆为突出表现,部分存在幻觉、妄想等精神障碍,头颅 MRI 显示以侧脑室旁为主的白质 T2 高信号,T1 高或低信号。

9. 肌萎缩侧索硬化轻度认知功能损害(ALS-MCI)　ALS 患者常出现 MCI,各种亚型均有,程度较轻,以执行功能损害最常见,记忆力和注意力亦有损害,未发现视空间功能损害,延髓性麻痹是 ALS-MCI 危险因素。吴琪等研究 29 例 ALS 认知功能,正常 14 例(48.3%),MCI15 例(51.7%),未发现痴呆。15 例 ALS-MCI 中,执行功能损害 12 例,注意力损害 9 例,记忆力损害 8 例,未发现视空间功能损害;其中遗忘型(ALS-aMCI)1 例,非记忆单一领域损害型(ALS-sdMCI)6 例,多领域受损型(ALS-mdMCI)8 例。我们以 P300 评估 19 例 ALS 患者认知功能损害,采用 oddball 刺激序列检测 P300 进行评估,靶刺激叠加 200～500 次,分析时间 1 000 毫秒,同时与 28 例同期腕管综合征患者相对比,P300 之潜伏期差异有统计学意义(P=0.000),P300 之波幅差异具统计学意义(P=0.000)。

10. 正常压力脑积水(NPH)　脑积水是脑脊液在脑室系统和/或蛛网膜下腔内积聚,继发脑实质减少,脑室系统扩大,或蛛网膜下腔扩大,不涉及急性颅高压导致者。NPH 分特发性和继发性(SAH、脑膜炎、肿瘤以及手术),起病隐匿,进展缓慢,步态异常、痴呆和尿失禁三联征。NPH 是少数早期治疗可以逆转认知障碍的痴呆。CT 和 MRI 为普遍性脑室扩大,脑沟并不变窄或消失,或脑沟脑裂增宽。早期发现外科引流效果不错,可惜很大一部分患者发现已经病程很久,即使引流,症候很难纠正。吴迪等从症、证、病探究,确立脑积水从饮论治法则,用通窍逐饮汤改善脑脊液循环,减轻临床症状。王新志将 NPH 辨证分为虚瘀痰闭 4 个层面,认为虚痰瘀为因,闭为果,攻补兼施,分别施以对等比例的补虚、活血、祛痰、开窍治法,随证加减以使药直达病所,达到脾气健、肾气实、痰浊去、瘀水消、心窍开的治疗效果。国家中医药管理局脑积水(正常压力脑积水)诊疗方案中辨证论治分型:① 水瘀互结,壅塞脑窍证:化瘀利水,通络开窍,通窍活血汤合五苓散加减;② 脾虚水泛,脑窍不通证:健脾利水,芳香开窍,苓桂术甘汤合五苓散加减;③ 脾肾亏损,瘀阻脑窍证:健脾补肾,化瘀开窍,金匮肾气汤合真武汤加减。笔者认为 NPH 本虚标实,源于虚而生水,水聚于脑,由实而虚,肾虚髓亏,徒生痰瘀,故虚为因生水,水为果,又致虚痰瘀,如此互为因果,病机交织。最近 10 年,我们收治了 60 余例 NPH 患者,在甘露醇+激素基础治疗基础下,结合健脾补肾祛瘀化痰及头皮针的中西医结合多种治疗方案,收到比较满意效果,部分缓解了错过手术之机者的帕金森样综合征、小便障碍、MCI 的症状。临证笔者特别加用冰片、石菖蒲、益智仁、肉豆蔻、大黄酒炙,易于透过血脑屏障。

11. **麻痹性痴呆(神经梅毒)** 早期记忆力丧失、判断力减退与情绪不稳,精神障碍突出,后期智能全面衰退。近年来发病率不断上升,我们近年发现廿余例各种表现形式的麻痹性痴呆,可表现多发性病灶,也可有类似于边缘叶脑炎,多伴脑萎缩,大部分为气虚痰瘀型,运用益气化痰祛瘀治疗方法对麻痹性痴呆疗效不佳。可见《瞳孔异常》中以 MCI 为首发的蔡某。

12. **自身免疫性脑炎认知障碍** 可能出现在不同临床科室中,可以通过治疗逆转 MCI,具有重要治疗意义。笔者参加由陈向军教授和华山医院传染科牵头的脑炎 Improve 多学科联合研究中,多例自身免疫性脑炎伴认知障碍。

13. **克雅氏病(CJD)** 病理显示脑海绵状变,皮质、基底节和脊髓萎缩性变性。早期出现精神、视觉及运动症状等,有记忆力减退、定向力缺失、理解力、判断力、计算力下降及情绪不稳等,晚期痴呆。笔者在 20 世纪 90 年代曾收治 2 例以癫痫首发的疑似 CJD,进行性痴呆、癫痫、肌阵挛,EEG 呈特征性三相波,限于条件未能尸解。后在遇 1 例以 MCI 为首发的可能 CJD。

14. **偏头痛** 发作时常伴有记忆障碍,出现短暂性全面遗忘症,发作过后记忆恢复。发作间期与 MCI 关系研究很多,包括药物副作用特别是氟桂利嗪对认知和抑郁的影响。针灸治疗已经开始关注。笔者 2006—2009 年间曾经开展针灸对偏头痛伴 MCI 的 ERP 研究,有即时效应,由于肌电图仪器被毁而资料遗失。

15. **进行性核上性麻痹(PSP)** 我们观察中西医结合治疗 4 例 PSP 临床疗效,均予多巴丝肼、阿米替林和中药还少丹煎剂治疗,采用 oddball1 刺激序列 P300 检测其认知功能,靶刺激叠加 200～500 次,分析时间 1 000 毫秒。结果 4 例 PSP 中 2 例步态不稳症状略有好转,1 例效果不明显,1 例加重。P300 提示 P3 波潜伏期明显延长,波幅降低。中药还少丹煎剂治疗后 2 例 P300 潜伏期缩短,2 例未显示明显改善。运用中西医结合治疗 PSP 有部分疗效,P300 可以评估 PSP 的认知障碍,是一个较敏感而客观神经电生理指标。

16. **甲减** 针对甲减导致认知障碍(记忆力差、反应迟钝、注意力不集中、淡漠等),阳虚明显,补充甲状腺素和益气温阳法可改善。病案:贺某,男,52 岁,2020 年 7 月 1 日就诊,健忘、淡漠半年,发现甲减 1 年,未正规治疗,蒙特利尔认知评估量表(MoCA)23 分,益气温阳法+左甲状腺素钠片治疗 3 个月,MoCA 上升至 28 分;甲亢导致以阴虚阳亢为显。

17. **巨细胞动脉炎(GCA)** 近 5% 发生缺血性脑损伤,卒中和多发梗死性痴呆都是 GCA 神经系统并发症,继发于 GCA 的痴呆通常与 GCA 其他症状和体征同时发生。糖皮质激素可逆转 GCA 相关性痴呆,笔者长期观察 1 例 GCA 患者,MoCA 从 20→26 分。

参 考 文 献

[1] Maryam Iraniparast, Yidan Shi, Ying Wu, et al. Cognitive reserve and mild cognitive impairment: predictors and rates of reversion to intact cognition vs progression to dementia[J]. Neurology, 2022, 98(11): e1114 - e1123.

[2] Jia Longfei, Quan Meina, Fu Yue, et al. Dementia in China: epidemiology, clinical management, and research

advances[J]. The Lancet Neurology, 2020, 19(1): 81 - 92.

［3］ Atzeni F, Pipitone, Nicolò, et al. Rheumatic diseases and autoimmune vascular dementia[J]. Autoimmunity Reviews, 2017(12): 1265 - 1269.

［4］ Zwieten A V, Wong G, Ruospo M, et al. Associations of cognitive function and education level with all-cause mortality in adults on hemodialysis: findings from the COGNITIVE-HD study[J]. American Journal of Kidney Diseases, 2019, 74(4): 452 - 462.

［5］ 王丛东,蔡定芳,徐桂芝,等. 亚急性联合变性大脑损害的表现[J]. 临床神经病学杂志,2001,14(2): 105 - 106.

［6］ 中华医学会精神医学分会老年精神医学组. 老年期抑郁障碍诊疗专家共识[J]. 中华精神科杂志,2017,50(5): 329 - 334.

［7］ Elseline Hoekzema, Erika Barba-Müller, Cristina Pozzobon, et al. Pregnancy leads to long-lasting changes in human brain structure[J]. Nature Neuroscience, 2017, 20(Suppl. 20): 287 - 296.

［8］ 朱珠,王毅. 重症肌无力与认知障碍[J]. 临床神经病学杂志,2013,26(5): 388 - 390.

［9］ 高瑞,易晓淑,晏宁. 阿尔茨海默病患者认知功能与自主神经功能关系的研究进展[J]. 实用心脑肺血管病杂志, 2018,26(10): 14 - 17.

［10］ 王丛东,刘欣,王素娟,等. 进行性核上性麻痹 5 例报告[J]. 新乡医学院学报,2000,17(5): 364.

［11］ Manto M, Habas C. Cerebellar disorders: clinical/radiologic findings and modern imaging tools[J]. Handbook of Clinical Neurology, 2016(135): 479 - 491.

［12］ 万里姝,罗晓光,任艳. 丘脑小灶梗死的影像学定位与认知功能障碍的关系[J]. 中国临床医学影像杂志,2009, 20(4): 274 - 275.

［13］ 胡昔权,兰月,郑海清,等. 初发脑卒中后认知功能障碍的相关因素分析[J]. 中华医学杂志,2009,89(41): 2920 - 2923.

［14］ 杨前进,陈荣植,蒋智. 脑梗死急性期伴认知障碍患者 DSA 影像学特征分析[J]. 卒中与神经疾病,2018,25(5): 517 - 520.

［15］ Anthony D W, Benjamin J S, Itamar K, et al. Parietal lobe contributions to episodic memory retrieval[J]. Trends in Cognitive Sciences, 2005, 9(9): 445 - 453.

［16］ H M, Makhlouf A T, Fitzsimmons J, et al. Abnormalities in thalamo-cortical connections in patients with first-episode schizophrenia: a two-tensor tractography study[J]. Brain Imaging Behav, 2019, 13(2): 472 - 481.

［17］ 李梦,李国忠,钟镝. 脑皮质表面铁沉积研究进展[J]. 中国卒中杂志,2020,15(3): 320 - 326.

［18］ 甄祯,郭燕军. 脑淀粉样血管病及其相关认知功能障碍研究进展[J]. 中国现代神经疾病杂志,2019(8): 547 - 551.

［19］ 中国医师协会神经内科分会认知障碍专业委员会,《中国血管性认知障碍诊治指南》编写组.2019 年中国血管性认知障碍诊治指南[J]. 中华医学杂志,2019,99(35): 2737 - 2744.

［20］ Mori E, Ishikawa M, Kato T, et al. Guidelines for management of idiopathic normal pressure hydrocephalus: second edition[J]. Neurologia Medico Chirurgica, 2012, 52(11): 775 - 809.

［21］ Gavrilov G V, Gaydar B V, Svistov D V, et al. Idiopathic normal pressure hydrocephalus(Hakim-Adams syndrome): clinical symptoms, diagnosis and treatment[J]. Psychiatria Danubina, 2019, 31(Suppl 5): 737 - 744.

［22］ 中华医学会神经外科学分会等. 中国特发性正常压力脑积水诊治专家共识(2016)[J]. 中华医学杂志,2016,96(21): 1635 - 1638.

［23］ 田金洲,解恒革,王鲁宁,等. 中国阿尔茨海默病痴呆诊疗指南(2020 年版)[J]. 中华老年医学杂志,2021,40(3): 269 - 283.

［24］ G Román, Pascual B. Contribution of neuroimaging to the diagnosis of Alzheimer's disease and vascular dementia[J]. Archives of Medical Research, 2012, 43(8): 671 - 676.

［25］ Ane Murueta-Goyena, Rocío Del Pino, Marta Galdós, et al. Retinal thickness predicts the risk of cognitive decline in Parkinson disease[J]. Annals of Neurology, 2021, 89(1): 165 - 176.

［26］ 詹向红,刘紫阳,王同明,等. 长期肝气郁结遗忘型轻度认知功能障碍的静息态功能磁共振研究[J]. 中国中西医结合杂志,2021,41(8): 928 - 934.

［27］ 王丛东,邬渊敏,黄海军,等. 灯盏生脉胶囊治疗血管性认知功能障碍临床和电生理研究[J]. 世界中医药,2017, 12(6): 1375 - 1379,1383.

［28］ 中华医学会神经病学分会神经心理与行为神经病学学组. 常用神经心理认知评估量表临床应用专家共识[J]. 中华神经科杂志,2019,52(3): 166 - 176.

[29] 韩景献. 血管性认知障碍的中西医结合诊疗经验[J]. 中国中西医结合杂志,2019,39(12):1413-1414.

[30] 黄赛娥,薛偕华,林志诚,等. 针刺督脉对脑卒中后认知功能障碍患者事件相关电位的影响[J]. 亚太传统医药,2014,10(20):44-46.

[31] 周丹凤. "智三针"对老年认知功能影响的脑功成像研究[D]. 广州:广州中医药大学,2019.

[32] Choi Y, Jung I C, Kim A R, et al. Feasibility and effect of electroacupuncture on cognitive function domains in patients with mild cognitive impairment: a pilot exploratory randomized controlled trial[J]. Brain Sciences, 2021, 11(6): 756.

[33] Zhang Y, Chen S D, Deng Y T, et al. Identifying modifiable factors and their joint effect on dementia risk in the UK Biobank[J]. Nat Hum Behav, 2023, 7(7): 1185-1195.

[34] Adaikkan C, Middleton S J, Marco A, et al. Gamma entrainment binds higher-order brain regions and offers neuroprotection[J]. Neuron, 2019, 102(5): 929-943.

[35] 吴景芬,肖军,陈祥慧,等. 脑卒中部位与认知功能障碍的相关分析[J]. 临床神经病学杂志,2009(4):241-243.

[36] Spalletta G, Guida G, Caltagirone C. Is left stroke a risk-factor for selective serotonin reuptake inhibitor antidepressant treatment resistance[J]. J Neurol, 2003, 250(4): 449-455.

[37] Shrey Grover, Wen Wen, Vighnesh Viswanathan, et al. Long-lasting, dissociable improvements in working memory and long-term memory in old eradults with repetitive neuromodulation[J]. Nature Neuroscience, 2022(25): 1237-1246.

[38] 宋迎. 缺血性脑卒中患者认知功能障碍与病灶部位的相关性分析[D]. 天津:天津医科大学,2014.

[39] El-Sheik W M, El-Emam A L, EL-Rahman A A E A, et al. Predictors of dementia after first ischemic stroke[J]. Dement neuropsychol, 2021, 15(2): 216-222.

[40] 王厷东,庄国芳,邬渊敏,等. P300 评估益气祛瘀化痰法治疗脑卒中认知障碍[C]//中国医师协会中西医结合医师大会,2013.

[41] 王萍,王厷东,沈丽萍,等. 还少丹合剂治疗血管性认知功能障碍的临床研究[J]. 检验医学与临床,2017,14(A02):39-40.

[42] 张微微. 认知功能障碍与腔隙性脑梗死和脑微梗死[J]. 中华老年心脑血管病杂志,2017,19(4):337-339.

[43] Ishii K. Diagnostic imaging of dementia with Lewy bodies, frontotemporal lobar degeneration, and normal pressure hydrocephalus[J]. Japanese Journal of Radiology, 2019, 38(1): 1-13.

[44] 王厷东,管剑,等. 益气化瘀法治疗多发性梗塞性痴呆 7 例[J]. 湖北中医杂志,1996,18(3):27-28.

[45] Kwan P, Brodie M J. Neuropsychological effects of epilepsy and antiepileptic drugs[J]. Lancet, 2001, 357(9251): 216-222.

[46] Alessio A, Damasceno B P, Camargo C H P, et al. Differences in memory performance and other clinical characteristics in patients with mesial temporal lobe epilepsy with and without hippocampal atrophy[J]. Epilepsy and Behavior, 2004, 5(1): 22-27.

[47] 王厷东,蔡定芳. 补肾活血祛瘀治疗癫痫性痴呆 11 例[J]. 上海中医药杂志,2001,35(8):36.

[48] Xl A, Gq B, Chang Y A, et al. Cortical plasticity is correlated with cognitive improvement in Alzheimer's disease patients after rTMS treatment[J]. Brain Stimulation, 2021, 14(3): 503-510.

[49] 裘庆元. 三三医书(第一集)[M]. 北京:中国中医药出版社,1998.

[50] 阿尔茨海默病中医诊疗联合共识小组. 阿尔茨海默病的中医诊疗共识[J]. 中国中西医结合杂志,2018(18):523-529.

[51] Pan W, Wang Q, Shin K, et al. Shen-Zhi-Ling oral liquid improves behavioral and psychological symptoms of dementia in Alzheimer's disease[J]. Evidence-Based Complementary and Alternative Medicine, 2014(12): 913687.

[52] 范金成,李新明,郁东海. 上海浦东新区名中医集[M]. 上海:上海科学技术出版社,2018.

[53] 沈丽萍,乔向阳,王萍,等. 滋阴祛痰开窍方治疗肝肾阴虚型帕金森病轻度认知功能障碍患者的临床观察[J]. 上海中医药大学学报,2020(4):11-14.

[54] 王厷东. 还少丹合温胆汤治疗帕金森病痴呆的临床研究[C]//第四次全国中西医结合神经系统疾病学术研讨会论文集. 中国中西医结合学会,2002.

[55] Jpt A, Mk A, Pdjb A, et al. New evidence on the management of Lewy body dementia[J]. Science Direct, 2020(19): 157-169.

[56] 上海市浦东新区医学科研项目固本解郁法治疗脑梗死后抑郁症临床研究(PW2005A-28).

[57] 吴琪,黄林欢,姚晓黎,等. 肌萎缩侧索硬化患者轻度认知功能损害[J]. 中华神经科杂志,2011,44(6):400-404.

[58] 吴迪从饮论治成人脑积水[J]. 中医杂志,2017,58(4):340-343.

[59] 王博,王新志. 正常压力脑积水辨治思路探讨[J]. 中华中医药杂志,2021(5)：2760-2762.

[60] 中华医学会神经外科学分会,中华医学会神经病学分会,中国神经外科重症管理协作组等. 中国特发性正常压力脑积水诊治专家共识(2016)[J]. 中华医学杂志,2016,96(21)：1635-1638.

[61] Sechi E, Flanagan E P. Diagnosis and management of autoimmune dementia[J]. Current Treatment Options in Neurology, 2019, 21(3)：11.

[62] 王京京,王晓宇,张晓宁,等. 针灸对偏头痛伴抑郁/焦虑障碍患者认知功能影响临床研究[J]. 中国针灸,2021,41(6)：615-620.

[63] 沈丽萍,顾竞,陈雪莲,等. 中西医结合治疗进行性核上性麻痹的临床和神经电生理研究[C]//第十一次中国中西医结合神经科学术会议论文汇编,2015.

第三节　失　　语

一、概述

失语乃大脑语言功能区、补充区及其联系纤维的局部受损,导致口语和/或书面语言的理解、表达、复述、命名、阅读和书写等过程信号处理受损的一类言语障碍。此间需区分失语与构音障碍,对言语不清者需诊察其意识障碍、感觉缺损(听觉或视觉下降)、口咽肌无力、不自主运动或共济失调。先天或幼年疾病导致学习困难,造成语言机能缺陷也不属于失语症。

言语障碍又分为皮层性失语、经皮层性失语、皮层下失语。皮层性失语包括运动性失语、感觉性失语,经皮质性失语则包括经皮质运动性、感觉性及混合性失语,皮质下失语则包括丘脑性失语和底节性失语。

语言中枢包括听觉性语言中枢、视觉性语言中枢、运动性语言中枢和书写中枢等。听觉联络区又称次级听区听觉联络区,位于颞上回布罗卡42区和22区,听觉语言中枢位于优势半球颞上回后部后部BA42区即韦尼克区,感觉性失语为听力正常,但不能理解他人和自己的语言,讲话时用词不准确,缺乏逻辑,使人难以理解;视觉性语言中枢(阅读中枢)定位角回,失读即阅读理解困难,轻者可朗读文字,但出现语义错误,重者丧失朗读文字能力,但仍可书写;运动性语言中枢定位额下回后部,运动性失语患者发音器官正常,却不能说话,能听懂别人说话,写字和阅读;书写中枢定位额中回后部,失写症患者能抄写,但丧失书写能力,多合并运动性失语;非优势半球颞叶与声音、音乐记忆有关,非优势半球颞上回听联络区受损会引起声音失认、乐感丢失;失读定位于优势半球顶、枕、颞叶交界区病变累及文字信息加工相关皮质间联络纤维,无视力丧失时不能辨别书面文字和不能理解文字意义;传导性失语在外侧裂周围联系额下回后部(布罗卡区)和颞上回后部(韦尼克区)之间的弓状纤维(缘上回或深部白质内的弓状纤维病变),以复述障碍为主。

失语与读视听写有关,定位也相毗邻,布罗卡区紧邻中央前回唇舌功能区,韦尼克区紧邻颞横回、颞上回中部听觉中枢,优势半球角回(阅读中枢)紧邻枕叶视觉中枢,额中回后部(书写中枢)紧邻中央前回手功能区。

运动性失语与闭锁综合征均不能说话,能听懂别人说的话,闭锁综合征是去传出状态,定位脑桥基底部,多为基底动脉脑桥分支双侧闭塞,导致脑桥基底部双侧梗塞。大脑半球和脑干被盖部网状激活系统无损害,因此意识保持清醒,对语言理解无障碍,由于其动眼神经与滑车神经功能保留,故能以眼球上下示意与周围环境建立联系。但因脑桥基底部损害,双侧皮质脑束与皮质脊髓束均被阻断,外展神经核以下运动性传出功能丧失,表现为不能讲话,眼球水平运动障碍,双侧面瘫,舌、咽及构音、吞咽运动均有障碍,不能转颈耸肩,四肢全瘫,可有双侧病理反射。

临床失语症检查听说读写,根据流利性、听理解、复述就可快速判断失语类型。听：执行简单命令：让患者睁眼、闭眼、握拳等;左右定向：用左手摸右耳朵,抬右腿;执行复杂命令：按顺序摸鼻子、耳朵、眼睛;是非问题：门是开着的吗？说：对话、看图说话、复述、物体命名；读：给一张报纸，让患者读字；写：自动书写、抄写、听写等。量表检查相对客观，有波士顿诊断失语性检测（BDAE）量表、西方失语成套测验（WAB）、汉语标准失语检查法。

二、定向诊断

大部分非 CNS 疾病导致的失语，都是波及 CNS 的结果。

1. 内分泌代谢　糖尿病可能是丘脑失语的根源；非酮症高渗性昏迷；低血糖症；肝性脑病；肺性脑病；甲状腺功能亢进症。

2. 神经外科　颅脑外科手术后。

3. 精神科　精神分裂症；癔症性失语。

4. 中毒　CO 中毒迟发性脑病；乙醇中毒；氟乙酰胺：20 世纪 90 年代笔者遇多例，伴有癫痫，有失语后遗症。

5. 药物反应　慢心律；麻醉药；苯海拉明。

三、神经定位

布罗卡失语影响语言流利性，部分伴复述和命名能力轻度下降；韦尼克失语听理解语言能力受损，有些伴复述和命名能力轻度下降；传导性失语主要为复述障碍，听理解和言语流利正常；命名性失语是语言命名能力受损，听理解和言语流利性正常；失写症以书写能力受损为主，多数听理解、言语流利性和物体命名功能正常；失读是文字信息加工受损为主，为理解文字意义下降，须与感觉性失语相鉴别，大多数文字书写、言语流利性和物体命名功能正常。以上为传统失语分类，但大脑纵向的定位，如优势半球额下回后部及相应皮层下白质病变均可引起运动性失语，故 Benson 分类法更符合全面和立体的神经定位：外侧裂周围失语综合征包括运动性失语、感觉性失语和传导性失语；分水岭区失语综合征包括经皮质运动性失语、经皮质感觉性失语、经皮质传导性失语；皮质下失语综合征；完全性失语；命名性失语；非典型性失语；失读；失写。高素荣教授曾修订 Benson 失语分类法。几种失语定位都各有其特点，症状相互交叉，临床凭借失语症状只能粗略定位，要结合其伴随症状来进一步分析。

1. 小脑　注意与小脑缄默综合征（CMS）鉴别，CMS 的语言障碍以儿童多发，且多于小脑肿瘤手术后。

以下 2～4 为皮层下：皮质下失语症指丘脑、基底核、内囊、皮质下深部白质等部位导致失语，言语改变较皮质性失语症轻，严重的词语记忆障碍较为突出，如可表现为命名障碍。

传导性失语：外侧裂周围联系布罗卡区和韦尼克区之间弓状纤维（缘上回或深部白质内的弓状纤维病变），口语为流利型，以复述障碍为主。

2. 胼胝体　可逆性胼胝体压部病变综合征（RESLES），继发于抗癫痫药物毒性或突然撤药、低血糖、病毒感染、代谢紊乱和高原性脑水肿等；胼胝体缺血性卒中；急性播散性脑脊髓炎；MS。

3. 丘脑　丘脑枕/外侧后核和前/腹侧前核导致失语，前者与词汇语义不区分有关，但后者严重破坏词汇选择和/或自发的自上而下的词汇语义操作。

丘脑性失语：多缄默，音量小，声调低，发音尚清晰，自发性语言减少，不主动讲话，口语流畅性差；有错语，语义性错语多见，特别是命名时突出，也可有音素性错语；复述相对好，复述单词或短语较好，但句子越长复述能力越差；能理解单词、词组或简单句，对复杂的句子理解差；朗读较好，有书写障碍。

4. 基底节　失语和构音障碍均可发生，失语波及尾状核头部、壳核前上区等参与语言表达和接收区域,构音障碍源于发音器官肌张力增高、发音肌肉震颤。内囊、壳核病变所致失语均以口语表达障碍为主。

（1）基底核性失语：几乎包括所有失语类型。会话语言在流利性和非流利性之间,被称为中间型,听理解障碍及书写能力受损较重,书写障碍以描写障碍突出,复述相对较好,多数有语音障碍,语音低,构音障碍(发音含糊不清)、韵律异常(语音轻重及音调异常)、言语失用常见；命名障碍较常见。

（2）内囊、基底核：优势半球基底核或非优势半球基底核病变,其中尾状核头部、壳核前上区、内囊前肢为主要波及区域,两侧皮质下参与语言表达和接受活动。

（3）部位靠前如内囊、壳核：类似布罗卡失语,语言流利性降低,语速慢,理解基本无障碍,常用词不当,复述轻度受损。

（4）壳核后部：听理解障碍,讲话流利,语言空洞混乱而割裂,找词困难,类似韦尼克失语。

以下5～9为皮层。

5. 顶叶　缘上回和角回连同颞叶上部与语言有关,顶叶损害(右利者)表现为左侧半身自体局部认识不能、空间认识不能、穿衣失用、结构失用、空间失读、失计算等。左侧顶叶损害表现为结构失用、意想性失用、失写、失读等。

（1）顶下小叶(主侧)：失用、失写、失读等。

（2）顶叶综合征：即 Bianchi 综合征,又称失语-失用-失读综合征,顶叶卒中、肿瘤及外伤等均可引起,以大脑中动脉皮质支中之顶枕支闭塞常见,失语(感觉性失语)、失用和失读(伴有失写的失读),病变对侧偏身感觉消失、伴相应手和足触觉性失认,暂时轻偏瘫。

6. 额叶

（1）额下回后部(说话中枢)：即布罗卡失语、经皮质运动性失语,在优势侧布罗卡区附近,非流利型,启动困难、扩展困难,自发谈话严重受损而复述近于正常,伴有淡漠,反应迟钝、失用、结构障碍等,伴额叶失读。

（2）额中回后部(书写中枢)：失写。额叶癫痫辅助运动区如岛盖发作和背外侧部发作形式均可伴言语停止。

7. 颞叶

（1）颞上回前部：乐感丧失。

（2）优势半球颞上回后部(听话中枢)：经皮质感觉性失语。

（3）获得性癫痫性失语：又称兰道-克勒夫纳综合征,双侧颞区。

（4）格斯特曼综合征：主侧半球颞叶角回,手指认识不能,左右认识不能、失计算、失写四个症状,同时有精神症状、失语、色彩认识不能、视觉性定向力缺失、失读、结构失用等。

（5）命名性失语：以前定位于颞中回后部,流利型口语,自发性言语、听理解、复述、阅读和书写障碍轻,命名障碍较为突出,其实不止此范围。

8. 枕叶　颞上回后部包括颞叶、顶叶后部和枕叶侧面,可导致感觉性失语；枕叶失读。

9. 分水岭区　顶颞分水岭区为经皮质感觉性失语,复述相对保留,流利型口语,听理解缺陷(不能理解复述内容),错语为主,也有新语、空话及奇特语言等。

10. 颈内动脉　TIA 突发短暂的偏侧运动或感觉障碍为：单眼一过性黑蒙；短暂的失语(优势半球缺血)；突发失语的颈动脉夹层。

跨皮层和跨纵向的失语：经皮质混合型失语又称语言区孤立,非流利型口语,听理解、命名、阅读及书写均有严重障碍,但复述功能相对较好(可复述短句,不能复述长复合句)。

完全性失语：混合性失语,刻板言语,听理解严重缺陷,命名、复述、阅读、书写均不能。

（1）神经电生理定位：rTMS 很难精确定位,但导航经颅磁刺激技术(nTMS)能够产生时变磁场,对大脑特定区域的精准刺激,具有语言功能区定位的应用前景,在胶质瘤手术中提供语言功能区定位方法。

（2）神经影像定位：失语的经典大脑损伤区域，确定了失语影像定位的框架。随着影像学尤其 DWI 像高速发展，传统卒中失语定位已被赋予新的内容，我们可以依据临床表现快速定位，再与影像学相互印证。

（3）利手：一直是判断语言优势半球的方法，汉字为表意文字，与拼音文字不同，语言优势半球可能也会不同。400 例母语为汉语的卒中患者分析，右利手者优势半球多为左侧大脑半球，少数为右侧大脑半球；非右利手者优势半球仍多为左侧大脑半球，极少数为右侧大脑半球。

四、中西医结合神经定位诊疗

1. **中医认识**　许多文献将失语归于喉痹、瘖痱、失音和舌瘖等范畴，并不妥当。失音指语声嘶哑甚至不能发出声音，《内经》之瘖或瘖。瘖的病位在喉咙，故又称喉瘖，《说文解字》曰："瘖，不能言也。"《疡医大全》曰："舌瘖者，中风而舌不转运，舌强不能言是也。"《医学纲目》曰："知瘖，乃中风舌不能转运之类，但舌本不能转运语言，而咽喉声音则如故也。"包括暴病或热病后的失音、中风后失音及部分先天性发音困难者，吾以为更接近于构音障碍，而卒中失语也非"中风而舌不转运，舌强不能言"，中医失语文献的参考，需要扬弃。失语的病位在脑不在舌，这毫无疑问。

中医治疗失语的方法却很实际，活命金丹和至宝丹可治疗急性中风失语，而解语丹、资寿解语汤和地黄饮子用于中风后失语。Meta 分析中西医结合治疗脑卒中失语症运用频次较高中药为石菖蒲、远志、川芎、甘草、胆南星等，主要为补虚药、平肝息风药、活血化瘀药、清热药等。草木不能建功，故必借虫蚁入络搜剔络内久踞之邪，全蝎、蜈蚣、地龙、土鳖虫、水蛭等虫类搜风，具有搜风通络、行走攻窜和活血化瘀之功，其实白芥子味辛性温，善走经络，有祛风除痰、宣窍通络之功，笔者用之应验。牛黄可用于急性期失语，如安宫牛黄丸，牛黄熄风颗粒治疗缺血性中风失语疗效显著。

中药外用是接近结合病位的治疗，有解语丹制成冰药棒治疗卒中后失语症取得良效。笔者曾经单用冰片治疗急性卒中后失语有效，但缺乏大样本观察。

2. **针刺治疗**

（1）体针：传统体针以辨证取穴和局部舌部为主，局部舌三针（颈部廉泉穴上 1 寸及左右各 0.8 寸）、廉泉等。有以督脉合舌三针治疗，颇合定位取穴。

（2）舌针：常用舌根穴（下腭天突穴上）、金津、玉液。舌针金津玉液及舌面点刺法治疗中风后运动性失语 60 例，发现舌针提高其问答叙述、复述、命名、阅读、书写 5 项能力，金津玉液加舌面点刺法疗效 86.67% 优于单纯金津玉液放血法 73.33%，中风后 30 日内效果更好，基底节区失语效果优于顶、颞、枕、额者。针刺金津玉液联合解语丹加减方治疗风痰瘀阻型脑梗死后运动性失语有较好疗效。

（3）基于神经定位的头皮针：语言区的明确，促使临床能更精准地定位于头皮投射区治疗，而 rTMS 实践的疗效，使笔者更加对基于神经定位的失语针刺治疗充满信心，后面专门介绍头皮针＋rTMS 治疗命名性失语。失语的针灸定位治疗，不同于传统取穴模式。运用体表定位的电头针治疗脑卒中患者运动性失语，在解剖定位优势半球布罗卡区，明显改善其语言功能。对比分析经颅磁刺激（TMS）和经颅直流电刺激（tDCS）治疗左半球额叶损伤失语症，tDCS 对视图命名效果可能优于 TMS。病案：陈某，女，52 岁，右顶叶脑梗死，命名性失语，针刺右颞前线，效果不佳，加顶中线、右顶旁 1 线后明显好转。

五、相关疾病的失语定位诊疗

1. **命名性失语**　命名障碍与命名性失语概念不同，所有失语综合征中均表现不同程度的命名障碍，命名障碍还见于许多弥散性脑病。命名性失语是以命名障碍为主的一组失语综合征，以命名不能为主要特征,病灶可在优势半球不同部位,但如起病后急性期即表现典型的命名性失语特点,则病灶大多在优势侧颞中回后部或颞枕结合区,口语表达表现找词困难,缺乏实质词,常描述物品功能代替说不出的词,赘语和空话比较多,言语理解及复述正常或近于正常。近年来随着影像学发展,定位不局限于传统区域,通过动脉自旋标记序列,发现卒中后失语患者额下回盖部、额下回三角部、岛叶、左右侧缘上回、顶下叶6个脑区脑血流量下降可作为反映命名功能水平的客观量化指标。急性期命名性失语症多位于优势半球颞叶,弥散张量成像研究提示皮质下白质,尤其左侧额下回白质在命名加工中发挥重要作用。病案:袁某,女,68岁,2022年9月20日诊。1年前言语欠利,表现为对事物命名障碍而致言语謇涩,某医院诊断为腔隙性脑梗死。3日前,患者自觉言语欠利较前加重,遂至门诊就诊,舌暗,苔薄白,脉弦。头颅CT两侧额叶及基底节区腔隙性脑梗死。静脉滴注银杏叶提取物注射液、倍他司汀注射液和灯盏花素针活血通络,补阳还五汤,针刺取穴:项丛刺、百会、双脑户、风池、率谷、头维、合谷,留针60分钟,隔日1次,效果不明显。9月26日头颅MRI两侧额顶枕叶、放射冠区腔梗灶及缺血灶,脑白质变性,脑萎缩,左侧大脑中动脉及两侧大脑前动脉显影欠佳。9月28日始头皮针＋普通针刺,体针如前,头皮针取穴双侧顶枕带和额顶带,额旁2线,rTMS左前额叶区、双侧顶枕部,参数1-20-20-2(3日1次),次日即明显好转,9月30日已能将圆珠笔读成"铅笔",手机只能直指自己手机,放耳朵旁做听的动作。10月3日复诊能说出手机(图13-3-1)。

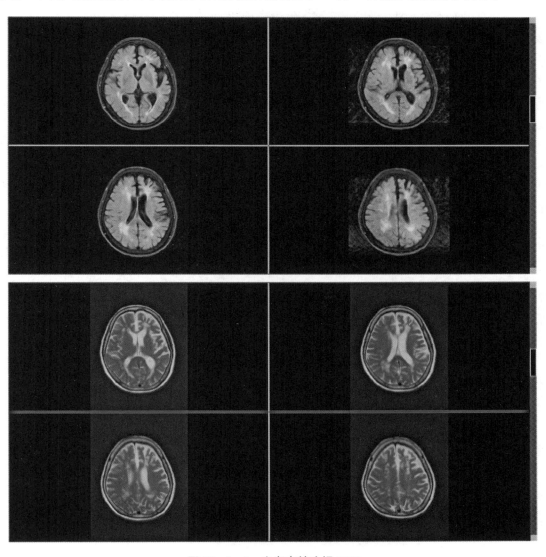

图13-3-1 患者袁某头颅MRI

2. 卒中后失语(PSA) 脑卒中导致优势大脑半球语言功能区受损的获得性语言障碍,表现为自发性语言障碍,包括非流利性失语、流利性失语,复述障碍,命名障碍,听理解障碍,阅读障碍,书写障碍。需与认知障碍、情绪障碍、构音障碍及言语失用与口颜面失用等症鉴别,根据病史、症状和语言学检查,结合头颅影像卒中病灶部位判断,排除其他原因语言障碍。诊断卒中后失语首先是否为失语,注意大部分人的语言优势半球位于左侧半球,语言检查包括自发讲话、听理解、复述、命名、阅读和书写 6 个部分;其次通过自发语、听理解、复述区分失语类型,最后判断失语严重程度。

多奈哌齐、吡拉西坦、加兰他敏、盐酸美金刚等药物治疗辅助传统语言疗法,疗效不尽人意,多巴胺替代和激动剂有效。亚急性期和慢性期非流利性 PSA 患者言语和语言疗法联合低频重复 TMS 治疗有效。0.5 Hz 的 rTMS 作用于右侧大脑半球布罗卡镜像区可显著改善脑卒中后恢复早期非流畅性失语患者的语言功能。顶颞前斜线下 2/5 及颞前线投影区位于与运动性失语病灶相关联的中央前回下部、额下回后 1/3 处(布罗卡区在头皮的功能投射区),在激活语言反应机制中起主要作用。根据大脑语言区功能定位,结合国际标准化头针取穴,采用头针电刺激兴奋卒中侧语言区和头针电刺激抑制非卒中侧语言区,观察对脑梗死后运动性失语患者语言功能恢复的影响,取顶颞前斜线下 2/5 及颞前线,对优势大脑半球病灶及病灶周围区、非优势半球镜像区或双侧半球结合,促进了患者语言功能重建和恢复。

3. 痴呆 阿尔茨海默病(AD)多出现感觉性失语症,错语多语突出,但智能的同时衰退,可能会掩盖失语而不被发现,早期以言语理解、书写、命名障碍及语义性胡言乱语为主要症状,晚期以输出障碍为主,出现缄默症状;书写障碍中,抄写障碍往往先于自发性书写障碍出现;言语理解障碍则以阅读理解障碍为主,命名动作较命名名词更为困难,复述语义先于语音受到影响。额颞痴呆病初期失语可为命名性失语,口语语汇日见贫乏,错误逐渐严重,最后完全失语。原发性进行性失语(PPA)常见于 AD 患者,包括流利型和非流利型失语。血管性痴呆言语障碍主要为皮层下失语,与定位直接相关。

4. 偏头痛 发作时常伴言语障碍,出现失语、失谈和失写等,在数分钟、天至数周内消失,发作间期基本无。偏瘫型偏头痛多在儿童期发病,成年期停止,偏瘫可为偏头痛的先兆症状,可伴偏侧麻木、失语。晚发型偏头痛为 45 岁以后发病,反复发作偏瘫、麻木、失语或构音障碍等,神经缺失症状刻板重复,持续 1 分钟至 72 小时,并伴头痛发作。

5. 癫痫 发作性失语仅见于意识清楚的患者,发作性言语致痫区多位于非优势半球,极少见于优势侧半球,对大声阅读的患者进行硬膜下电刺激证实语言代表区主要位于三个不同区域:额下回(布罗卡区)、缘上回与颞上回(韦尼克区)、颞底(Lüders),推测双侧语言支配或交叉语言支配的患者在右侧及左侧半球癫痫发作后均可能出现失语发作。

获得性癫痫性失语:儿童期发病,获得性语言功能衰退、失语,以听觉失认,约 80% 伴癫痫发作包括部分性发作和全面性发作。以听觉性失语为特征,能听到别人说话声音,但不能理解语言意义,已有书写或阅读能力也逐渐丧失。发作间期清醒脑电图背景活动多正常,异常脑电活动可见于单侧或双侧颞区单个或成簇棘波、尖波或 1.5~2.5 Hz 棘慢波综合,睡眠中连续棘慢波。

6. 交叉性失语 右利手者右侧大脑半球损伤引起的获得性语言障碍,主要分两类:镜像失语和非典型失语,运动性失语多见,少数感觉性失语。口语表达障碍大部分为非流利性失语,少数为流利性失语,常伴失用症及视觉-空间忽略。常见部位:内囊后肢、尾状核头部、内囊前肢、豆状核、屏状核、海马旁回、额叶及中央前回等,豆状核最常见。rTMS 刺激左侧韦尼克区可提高交叉性失语患者的听觉理解能力,刺激左侧布罗卡区增强语言表达能力。笔者曾经治疗 1 例右侧基底节梗死导致交叉性失语,经过 1 Hz 左侧布罗卡区每日 20 分钟的 rTMS 治疗,为期 10 日后,命名和找词能力明显提高。

7. 弥漫大 B 细胞淋巴瘤 病案:孙某,女,57 岁,2018 年因弥漫大 B 细胞淋巴瘤手术,后一直有经皮质运动性失语,头皮针双侧颞前线等,中医益气养阴,以大剂量人参为主的生脉饮+参苓白术散化裁,治疗后失语有好转,病情稳定,2022 年 3 月 9 日 MRI 示左侧额部术后改变与前相仿,脑干、两侧额顶枕叶、基底节区及放射冠区少量腔梗灶、小缺血灶;脑白质变性;脑萎缩。人参皂苷 aPPD 既能顺利通过血脑屏障到达脑部病灶,又和脑部靶点 14－3－3ζ 蛋白具有很强的结合能力,故人参皂苷 aPPD 对脑部病灶能发挥显效,如此例等大部分脑瘤患者,重用人参并非单纯扶正。而有脑部病灶患者,如选择人参皂苷辅助治疗,可首选人参皂苷 aPPD(图 13－3－2)。

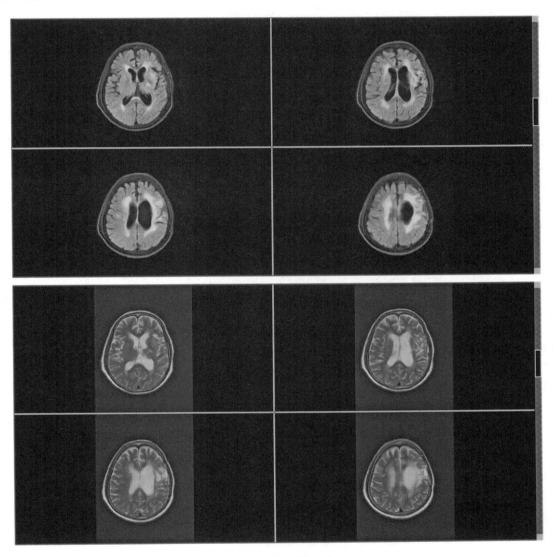

图 13－3－2　患者孙某头颅 MRI

参 考 文 献

［１］　邵书凤,于永华,丁静. 急性酒精中毒致一过性失语 1 例报告［J］. 中风与神经疾病杂志,1994(2)：9.
［２］　王维民. 下颌孔麻醉致暂时失语 1 例报告［J］. 口腔医学,2000(4)：52.
［３］　田海明. 慢心律引起运动性失语一例［J］. 中华内科杂志,1988,27(1)：53.
［４］　郭凯,姜冠华,周荣斌. 苯海拉明中毒致失语一例［J］. 中国全科医学,2012,15(32)：3799－3800.
［５］　高素荣. 失语症［M］. 2 版. 北京：北京大学医学出版社,2006.
［６］　Radanovic M, Almeida V N. Subcortical aphasia［J］. Current Neurology and Neuroscience Reports, 2021, 21(12)：

1 - 15.

［7］ Blum C A, Yaghi S. Cervical artery dissection: a review of the epidemiology, pathophysiology, treatment and outcome [J]. Arch Neurosci, 2015(2): e26670.

［8］ 杨印东. 脑卒中患者利手与语言优势半球的关系[J]. 中国组织工程研究, 2005, 9(44): 157 - 159.

［9］ 李博, 张松兴. 中西医结合治疗脑卒中失语症疗效的 Meta 分析及选方用药探讨[J]. 实用中医内科杂志, 2020, 34(6): 13 - 20.

［10］ 周义杰, 胡启洋. 解语丹冰药棒治疗卒中后失语验案 1 则[J]. 湖南中医杂志, 2019(7): 86.

［11］ 秦国振. 牛黄熄风颗粒治疗缺血性中风失语(风痰阻络型)的临床研究[D]. 济南: 山东中医药大学, 2014.

［12］ 鲍文, 穆燕芳, 谢财忠, 等. 督脉针刺合舌三针辅助言语康复训练治疗脑卒中后失语症疗效及作用机制探讨[J]. 针灸临床杂志, 2020, 36(6): 32 - 35.

［13］ 谢琰. 舌针治疗中风后运动性失语的临床研究[D]. 沈阳: 辽宁中医药大学, 2015.

［14］ 齐燕, 殷星, 赵晶晶. 针刺金津玉液联合解语丹加减方治疗风痰瘀阻型脑梗死后运动性失语的临床观察[J]. 中医药导报, 2016, 22(3): 88 - 90.

［15］ 江玉娟, 项蓉, 鞠海燕, 等. 体表定位电头针治疗脑卒中患者运动性失语的疗效观察[J]. 中西医结合心脑血管病杂志, 2015(15): 1715 - 1717.

［16］ 张大华, 汪洁, 卢洁, 等. 非侵入性脑刺激技术对复述功能正常的卒中后非流利性失语症患者视图命名能力的疗效对比分析[J]. 中国脑血管病杂志, 2021, 18(2): 84 - 90.

［17］ 叶靓, 商德胜, 张劼, 等. 卒中后失语患者语言相关脑区的脑血流灌注影像研究[J]. 中华神经科杂志, 2020, 53(9): 664 - 671.

［18］ 叶娜, 张玉梅. 卒中后命名性失语症脑损伤定位的研究进展[J]. 中国康复理论与实践, 2018, 24(8): 880 - 883.

［19］ 中华医学会神经病学分会神经康复学组, 中国康复医学会脑血管病专业委员会, 中国康复研究中心. 卒中后失语临床管理专家共识[J]. 中国康复理论与实践, 2022, 28(1): 15 - 23.

［20］ 沈滢, 殷稚飞, 周秋敏, 等. 低频重复经颅磁刺激治疗脑卒中后非流畅性失语的疗效观察[J]. 中华物理医学与康复杂志, 2016(38): 170 - 174.

［21］ 楼喜强, 刘襄, 刘春花, 等. 头针调衡电刺激治疗脑梗死后运动性失语疗效观察[J]. 中国针灸, 2021, 41(11): 1211 - 1215.

［22］ 贾伟丽, 刘琪, 李思奇, 等. 交叉性失语的研究进展[J]. 中国卒中杂志, 2019, 14(10): 1066 - 1071.

［23］ Feiyan Chen, Lin Chen, Weifeng Liang, et al. 14 - 3 - 3 ζ 作为脑组织中人参皂苷新靶点的鉴定和确认[J]. Journal of Ginseng Research, 2021, 459(4): 465 - 472.

第四节 抑　　郁

抑郁一直被认为是精神科症候。抑郁既是抑郁症主要症候,也可见于其他神经科疾病。笔者一直认为,从生物医学角度而言,焦虑可能是抑郁的另外一面,故焦虑就不再另辟一节。

一、概述

没有强有力证据表明抑郁有特定结构异常或功能异常,晚近发现与某些部位有关,且不同性别抑郁症患者存在脑区结构和功能差异。前额叶中,额内侧回异常致情绪失调,前额叶功能障碍与注意缺陷、精神运动迟滞、执行功能障碍等有关,且左侧前额叶通过激活边缘系统如杏仁核和海马缓解焦虑,抑郁症患者前额叶皮质体积明显下降;中脑腹侧被盖区中缝核群内 5 - HT 表达与抑郁核心症状密切相关;杏仁核与脑皮质连接最紧密,影响情绪反应和情感记忆,并导致抑郁;外侧缰核功能异常介导抑郁核心症状;复发性抑郁患者海马显著小于健康对照组,初发者无此现象;小脑在情绪调节中发挥作用。

按精神病性症状存在与否分精神病性与非精神病性,按生物学病症状明显程度分内源性与非内源性。

精神病理学研究中,以抑郁为核心的症状群包括焦虑、兴奋、激越、紧张、易激惹、言语速度等,但抑郁核心症状是情绪低落、对平时喜欢的事提不起兴趣。综合性医院患者更多表现躯体化症状,容易掩盖核心症状。躯体症状包罗万象,许多章节会涉及:失眠、早醒;极度疲乏;头痛、背痛等躯体疼痛;胸闷、心慌;耳鸣,出汗等。

抑郁的病理机制与生物学因素(遗传易感性,神经循环,神经生化)、心理(社会功能低下,神经症个性,抑郁病史)和社会(社会角色转化,社会家庭支持,负性生活事件)密切相关。神经生化因素与 5 - HT、去甲肾上腺素、多巴胺、γ-氨基丁酸等相关,相关神经递质变化是抑郁之果,还是因,笔者很疑惑。神经内分泌因素尤涉及下丘脑-垂体-肾上腺,可发现轴功能相关递质异常,高糖皮质激素血症,昼夜分泌节律改变,地塞米松脱抑制出现于半数抑郁症中。神经系统疾病伴发抑郁比例极高,某些神经系统疾病与和抑郁障碍可能有共同解剖基础和神经生化起源,如 PD 共病抑郁 7%~76%,30%~50%AD 伴抑郁,8%~48%癫痫伴抑郁,卒中后抑郁 20%~72%,MS 伴发率 19%~54%。

二、定向诊断

太多疾病可能伴发抑郁,定向诊断也许比定位更为重要,更多的定向诊断是原发病线索。

1. **精神科**　抑郁症四种生物型:焦虑、失眠和疲劳;衰弱、精力不足;无法感受到快乐;言语动作迟缓,伴失眠的焦虑。需与淡漠、焦虑和双相情感障碍鉴别。很多时候失眠是抑郁的冰山一角,反过来又加重抑郁。

2. **内分泌**　甲减。

3. **代谢病**　高钠血症早期烦躁,后期抑郁淡漠。

4. **肿瘤科**　广泛存在,甚至是中枢神经系统肿瘤首发症状。我们用自行设计问卷和 HAMD24 抑郁量表,调查上海浦东迎博社区 223 名癌症患者的抑郁症状患病率 38.5%,明显高于普通人群。

5. **妇产科**　产后抑郁;更年期抑郁应该是围绝经期抑郁,CCMD - 3 中列更年期综合征与文化背景有关,DSM - 5 和 ICD - 11 均无;经前情绪障碍。

6. **成瘾**　物质(药物)成瘾和行为成瘾如网瘾、酒瘾、性成瘾、毒品成瘾。减肥药大麻素受体拮抗剂利莫那班导致抑郁,2021 年 1 月 19 日,1 位减肥后患者因抑郁求诊,BAEP 之 Ⅰ-Ⅴ 波无法引出,停用减肥药,于左 DLPFC 区域头皮针针刺,一月后缓解。

三、神经定位

病灶部位与抑郁关系未有定论,研究结果往往矛盾,是选择性偏移,还是方法学缺陷? 有认为前部脑叶、颞叶、基底节、枕叶和皮层下脑萎缩可能是抑郁重要易感部位。笔者在国际上率先报告左侧前额叶皮层背外侧(DLPFC)经颅重复经颅磁刺激(rTMS)治疗可改善卒中后抑郁(PSD)的重症抑郁临床症状。有报道在右侧前额叶皮层背外侧 rTMS 治疗可加重焦虑抑郁症状,而焦虑患者激活大脑右侧前额叶背外侧功能,通过低频 rTMS 刺激右侧前额叶皮质,可减低该侧皮层兴奋性,还可使苯二氮䓬类受体敏感性提高。STARD 抑郁症研究中,生物分型基础与临床分型并不能完全重叠,四种抑郁症亚型不仅临床症状不同,对治疗反应也存在差异,如 1 型 rTMS 治疗有效率是 2 型、4 型的 3 倍。尽管药物治疗与神经定位似乎无关,但 rTMS 治疗却依赖于脑部特定靶点治疗,这就为提出抑郁的神经定位治疗提供可能性与必要性。脑深部电刺激术(DBS)治疗重度抑郁症的定位研究中,靶点核团的精准定位仍是 DBS 治疗关键,包括胼胝体膝下扣带回、腹侧内囊/腹侧纹状体、前脑内侧束和伏隔核以及丘脑底核脑等靶点。

1. **NMJ**　MG 伴发抑郁明显高于常人,与潜在中枢损害有关。

2. 自主神经　迷走神经刺激治疗抑郁症,是否通过自主神经通路未知。

3. 脑干　缝际核是脑内 5 - HT 神经元胞体集中处,蓝斑核释放去甲肾上腺素。

4. 丘脑　外侧缰核的一种蛋白可能导致抑郁症,不同丘脑皮层环路介导组织损伤和抑郁样状态导致疼痛超敏。

5. 小脑　小脑与前额叶皮层连接神经网络中的小脑认知情感综合征(CCAS)又称 Schmahmann 综合征。小脑后下动脉(PICA)损伤后 CCAS 抑郁比例高于小脑上动脉(SCA)。晚近认为小脑认知情感区域在后叶/蚓部和 7 - 8 叶。

6. 大脑

(1) 硬膜下:亚急性硬膜下血肿伴抑郁、痴呆、淡漠,20 世纪 90 年代笔者在心身科遇多例以抑郁为首发者。

(2) 脑膜:各类慢性脑膜炎;抑郁为首发的脑膜癌病。

(3) 皮层

1) 额叶:抑郁与前额叶尤其左前额叶有关。1992 年在心身科收治一位抑郁症患者,患者反复数次入院,坚称没有抑郁,最后一次住院笔者照例首先检查眼底,一看眼底视乳头已经水肿,即做头颅 CT 显示额叶脑膜瘤。① 额叶前部:大脑皮质 DLPFC 参与正性情绪产生和调节,DRPFC 参与负性情绪产生和调节,抑郁症通常左侧 DLPFC 功能异常减弱。Salvadore 等将 MRI 成像运用基于像素形态测定法对灰质分析,发现未治疗抑郁症发作期与健康受试相比,其 DLPFC、背内侧前额叶皮质区(DMPFC)和腹外侧前额叶皮质(VLPFC)区域灰质明显减少,与抑郁症缓解期患者相比,其 DLPFC、VLPFC、前扣带皮质(ACC)、楔前叶、顶下小叶灰质也减少,缓解期与健康受试者相比,无明显灰质减少区域。2008 年 FDA 批准 10 Hz 高频 rTMS 刺激左侧 DLPFC 治疗难治性抑郁症,Lam 等荟萃分析 24 项 rTMS 随机对照研究,rTMS 治疗难治性抑郁症有效率及治愈率 25% 和 17%,假刺激组有效率和治愈率 9% 和 6%。Schutter 30 篇双盲随机对照文献荟萃分析,高频 rTMS 刺激左侧前额叶治疗抑郁症优于假刺激。右额叶前部作为焦虑 rTMS 治疗定位靶点,随机双盲对照 25 名广泛性焦虑(GAD)成年患者,治疗组与对照组症状变化差异较明显,焦虑及抑郁均有统计学意义。故高频 rTMS 刺激左侧 DLPFC,可提高此区域兴奋性,左额叶前部是 rTMS 治疗抑郁的定位靶点。笔者对脑卒中后抑郁症(PSD)研究发现,rTMS 定位于左前额叶区治疗,明显改善 PSD 抑郁症状。鉴于此,临床上笔者在此区域取穴的头皮针治疗,也明显改善抑郁症状。② 额叶底部:破坏性病变致精神障碍、愤怒或木僵,严重致抑郁。

2) 颞叶:恐惧发作是中颞叶癫痫最常见情感现象,可能波及杏仁核、颞极(眶额皮层和额叶内侧皮层的强烈投射)及前扣带回。

3) 枕叶:首发未用药的重性抑郁患者枕叶 GABA 含量降低。

(4) 皮质下(不包括丘脑):抑郁症边缘叶——皮层环路涉及前额叶、岛叶、丘脑、基底节区、杏仁核、海马、扣带回,其最常见功能异常区是前额皮质区、膝下扣带回、皮质下海马区和杏仁核,而 DLPFC 与边缘结构脑区高度相关,对抑郁症和情绪调节发挥重要作用,是目前最常用 TMS 刺激靶点。锥体外系疾病中,焦虑抑郁常是 PD 早期甚至首发症状。约 1/3 路易体病伴抑郁,常有焦虑。同时其他内科疾病导致基底节改变,如我们发现特发性甲状旁腺功能减退也伴焦虑抑郁。较明确定位如下。

1) 海马:AD 早期征兆有抑郁,尤早发型 AD。晚近发现海马损伤是抑郁常见病理改变,大鼠后海马齿状回原位增值的新生细胞存活降低,分化为神经元比例下降,胶质细胞增加。应激影响海马齿状回颗粒下层神经发生率,抗抑郁剂促进海马神经重塑而发挥作用。MS 伴发抑郁也与海马有关。

2) 苍白球:一氧化碳中毒后迟发性脑病累及苍白球和深部脑白质,伴抑郁。

3) 豆状核:肝豆状核变性首发症状。病案:姬某,女,50 岁,情绪低落 1 年求诊,一直外院按抑郁证治疗,病情加重。检查除情绪低落,反应迟钝,无震颤,神经系统检查(一),发现 KF 环,最后确诊肝豆状核变性。

4)壳核:亨廷顿病常伴抑郁,偶发双相情感障碍。

小结一下,与抑郁定位有关神经核团:大脑皮质、皮层下、丘脑、下丘脑、垂体、脑干、基底核和小脑等,以 DLPFC 明确。

四、量表评估

抑郁生物学指标研究匮乏,缺乏客观具体的量化指标。临床有赖于量表,与定位无关,主要筛选和评定严重程度,指导中西医结合研究评价。但具体到各年龄段和相关基础病合并抑郁,自评量表能否客观反映? 过于关注量表评分变化,忽视人本身和社会心理因素,许多研究将认知功能障碍/言语障碍/精神病史/家族史除外,这部分高发人群实际上却可能是共病的高发人群。

汉密尔顿抑郁量表(HAMD)是最常用他评量表,主要对象是已确诊抑郁症患者,用以抑郁程度评定和判断预后,有 17 - 21 - 24 三个版本,使用时应严格界定。Zung 抑郁自评量表(SDS)评估疗效,流调用贝克抑郁自评量表(BDI)和抑郁自评量表(CES - D),专用于老年抑郁的美国流行病研究中心抑郁量表(CES - D - R)。临床药物试验量表有 Montgomery Asberg 抑郁症量表。

五、神经电生理评估

作为临床量表评估的补充,相对客观依据,如事件相关电位评估指标如 P300 波形、波幅、潜伏期,N400 潜伏期明显延长、波幅明显缩短,失配性负波(MMN)。

笔者运用 P300/CMCT/CSP 于治疗 PSD 评估,是中医和神经电生理学结合,曾经在 2006—2008 年间运用中医固本解郁法治疗脑梗死后抑郁症,以 HAMD 和 MMSE 结合 P300 指标进行评估,探讨中医药治疗脑梗死后抑郁症的机理,分为临床和神经电生理学两部分。将 69 例 PSD 分两组:舍曲林组;固本解郁法(越鞠丸加归脾汤化裁)加舍曲林组,分别有 30、32 例完成临床研究。观察固本解郁法治疗脑梗死后抑郁症患者疗效,并进行 HAMD 和 MMSE 评分,运用副反应量表(TESS)进行安全性评估。采用 oddball 刺激序列检测 P300,靶刺激叠加 200～500 次,分析时间 1 000 rrs。治疗结束后,固本解郁法加舍曲林组治疗后 P300 波幅上升和潜伏期缩短,均有显著性差异($P<0.001$)。比较两组治疗后 P300 波幅($P=0.042$),潜伏期比较($P=0.002$)有显著性差异($P<0.05$)。TESS 评分显示治疗无明显不良反应。中医固本解郁法治疗卒中后抑郁安全有效,P300 测定对评价中医固本解郁法治疗 PSD 是一个较敏感而客观指标。

P300 之潜伏期反映对刺激的评价时间,代表记忆背景更新或关闭的判断过程,随着年龄增长这种更新过程延迟,从而认知功能下降。P300 波幅(Amp)反映刺激传入大脑后大脑对信息加工时有效资源动员的程度,当脑结构受到破坏时,这种有效资源动员程度将降低。P300 波幅不仅反映高层次认知功能,也反映一定程度情感投入。研究结果显示,PSD 患者 P300 潜伏期较对照组显著延长,Amp 显著降低,表明患者无论是在对听刺激的评价时间上,还是在对信息加工时大脑有效资源动员程度上均较对照组差,反映出情感和认知功能降低。抑郁患者存在认知功能障碍,推测与抑郁障碍患者参与认知活动的神经电生理传导通路功能抑制,认知过程缓慢,皮层兴奋性下降,感知容量减少有关综上所述,认为 P300 测定对评价 PSD 患者情感是一个较敏感而客观指标,舍曲林可改善脑卒中后抑郁患者抑郁情绪和认知功能,神经电生理实验也证实此点。

病案:奚某,男,49 岁,右上下肢无力伴情绪低落、健忘 3 个月,左侧基底节区梗死,双颈动脉分叉后壁 3 枚强回声团,IMT1.4 mm。中药固本解郁法合舍曲林治疗,治疗前 P300 为 4.6 uV/373 ms,50 日后

6.1 uV/353 ms,抑郁和认知功能好转,动脉粥样硬化斑块未变化,MMSE 从 21 分→25.5 分,HAMD17 项从 24 分→16 分。治疗前后的 3 次 P300 对照(图 13-4-1,见彩图)。3 个月后停舍曲林,单用中药,6 月 P300 为 9.2 uV/320 ms,随访检测动脉粥样硬化斑块未变化,MMSE25.5 分→28 分,HAMD 从 16 分→11 分,情感和智能持续改善。

六、神经影像定位

抑郁诊断要排除器质性疾病,依赖于神经影像学检查,哪怕 CT 正常者,如症状持续不缓解反而加重,也要进一步检查。某女,39 岁,有长期抑郁症病史,一直服用盐酸氟西汀胶囊,头晕头胀恶心 7 个月求诊,无临床定位体征,头颅 CT 未见异常,后坚持要求其做 MRI,示四脑室占位。抑郁发生发展与多个脑区相关如前额叶、前扣带、海马等,在首次发病未服药 38 例抑郁症患者 3DT1 加权结构像磁共振成像扫描,采用形态学测量及感兴趣区方法,发现抑郁症右侧前扣带皮质,右侧中央前回及左侧中央旁小叶萎缩,其灰质体积明显低于对照组,右侧前扣带皮质灰质体积缩小可作为抑郁症早期影像诊断指标。

磁共振引导下导航定位 DLPFC,在抑郁发作患者 rTMS 治疗中能更精准定位。对 12 例抑郁发作患者在磁共振引导下定位与传统定位的 DLPFC 相距平均(17.42±9.62)mm,9 例导航定位者中 4 例临床痊愈。

七、中西医结合神经定位探索

1. 中医认识 古典文献中郁病绝不等同于郁症,更不是抑郁代名词,郁病与抑郁症、抑郁状态容易产生歧义。实际上,耳鸣、奔豚气、头晕头痛和失眠等章也包含抑郁的诊疗。临床抑郁似乎多归于肝郁,但肝郁到底是表象还是本源?使用疏肝解郁治疗抑郁状态,实效并不理想,更何况抑郁症的复发和复燃,合并的认知功能障碍,并没有很好地梳理、反思和解决。这牵涉到抑郁病位,当然在脑,证见于肝,涉及心、脾、肾,本虚标实,实证包括气郁、痰蕴、瘀血或气血上逆,虚证为肝肾阴虚,日久及阳。辨证分型治疗中,疏解郁肝法事实上的式微,尤其是难治性抑郁,柴胡疏肝散加减治疗仅对轻微者有效,是否仅为安慰剂效应?很多年前,笔者做过一些尝试,包括运用活血化瘀治疗灯笼病表现的焦虑抑郁有效。早先在观察固本解郁法改善 PSD 症状研究中,162 例 PSD 服用心脾解郁汤,对照组 150 例服用阿米替林,疗程均为 20 日,结果治疗组治疗 10 日、20 日后 HAMD 总分及 4 个因子评分均明显低于对照组($P<0.01$),心脾解郁汤较传统抗抑郁药对 PSD 疗效明显。

取长补短,有所取有所不取,中医诊疗抑郁的长处在于长程调理治疗,对短期和严重程度抑郁的控制,西医学已经非常成熟。而对抑郁患者的生活质量,伴发其他症状的研究,复发复燃的课题,正是现代精神医学的漏洞和软肋,中医可以于此处有所为,其中针刺治疗抑郁也大有希望。

对 SSRI 单药治疗与 SSRI 联合对乙酰氨基酚治疗队列研究中,联用对乙酰氨基酚时因抑郁而导致就诊风险显著更低,提示联用免疫调节剂可为抑郁患者获益。炎症可激活焦虑相关环路,降低奖赏环路连接,进而在抑郁发生发展中扮演着角色。IL-6 作为多效促炎性细胞因子,既可是促炎因子,也可为抗炎因子,可透过血脑屏障。血清 IL-6 等浓度与抑郁有关,IL-6 靶点药物可能成为抑郁症治疗新选择。实际上,中医痰湿血食火致气滞的五郁,在临床有其现实意义,很可能是抑郁的源头,也与笔者常使用交泰丸的思路不谋而合,就如以 HPA 轴为主线的肾水,心火也不可偏废。

交泰丸治疗抑郁尤合病焦虑有较大优势,最早见于《脾胃论·论饮酒过伤》,但并非治疗心肾不交。明确黄连、肉桂同用治心肾不交,为清代王士雄《四科简要方·安神》:"生川连五钱,肉桂心五分……治心肾不交,怔忡无寐,名交泰丸。"在交泰丸对抑郁模型实验中,交泰丸明显改善大鼠抑郁样行为及海马神经元损伤,可能与下调血清及海马致炎细胞因子 IL-1β,IL-6,TNF-α 和上调抗炎细胞因子 IL-4,IL-10 表达有关。笔者临床选用不拘原方,以方义组方,黄连:肉桂比例≥5,如果心火过旺,三黄其上,但加入大队补肾阴之品,肾水上济于心,制约心火,如此心肾相交。

2. 针灸治疗

(1)体针:罗和春的电针治疗抑郁可与阿米替林相媲美,体针常取足三阴经和冲任二脉穴位:关元、中极、子宫、三阴交、神门、百会、太冲、内关、肾俞、足三里、太溪、合谷。笔者体会神门、百会、太冲、内关和百会最佳。手法针刺内关穴调节脑干自主神经系统抑制兴奋性心血管反射反应,还能激活脑干以外大脑区域神经元包括伏隔核、杏仁核、丘脑核腹侧后部、下丘脑室旁核、下丘脑弓状核、背外侧内丘脑皮层等。

(2)神经定位取穴导向的头皮针:治疗抑郁,笔者以头皮针左额旁1、2线为主,PSD更以针刺+头皮针+中西药并用,联合治疗改善抑郁症状的效果更好。头皮针治疗抑郁有理论依据,PET 技术观察头针对正常人和抑郁症枕叶葡萄糖代谢的影响,5 例健康人和 12 例抑郁症均顶中线(MS5),额中线(MS1),双侧额旁 1 线(MS2)电针治疗,抑郁症两侧枕叶葡萄糖代谢较健康人增高,头针治疗后,两侧枕叶葡萄糖代谢降低趋势。

rTMS 对抑郁疗效肯定,FDA 批准在 DLPFC 以 rTMS 治疗重度抑郁,我们 16 年的 rTMS 实践也证明对抑郁包括 PD 抑郁和 PSD 都有肯定疗效,运用 rTMS+头皮针治疗,初步取得肯定疗效。我们有靶向药物吗?如上一段提出,肝郁是抑郁的表象还是结果,或者真的是本质?临床疏肝解郁法的式微,缘于疗效不尽人意。所有的神经定位也可以改变和突破,药物治疗可能并没有定位治疗概念,但 rTMS 和针灸治疗时不一样。基于 rTMS 治疗抑郁的实践和理论基础,笔者创立针灸定位治疗抑郁的模式,以神经定位取穴导向的头皮针为主治疗抑郁,头皮针左额旁1、2线为主,左额旁2线就接近于 DLPFC 区域。但头皮针的定位其实是为抑郁治疗提供靶点,是否为确切定位尚难定论。

3. 中西医结合定位诊疗探索 固本解郁法(越鞠丸加归脾汤化裁)治疗脑梗死后抑郁症的临床研究部分中,治疗结束后,两组的 HMAD 评分得出减分率下降,对 PSD 抑郁状态均都有改善作用,固本解郁法加舍曲林组更好,疗效显著性差异(P<0.05);两组 HAMD 评分为 13.31±3.28 和 15.30±4.61,差异统计学意义(P=0.038)。两组 MMSE 评分上升,固本解郁法加舍曲林组疗效更好,有显著性差异(P<0.05)。

此后又对 29 例 PD 抑郁患者随机分治疗组和对照组各 15/14,基础治疗相同,8 周,治疗组以模仿 Cz 和左侧 DLPFC 区的左顶中线、左额旁 1 线、左额 3 旁线,头皮针抽提法(紧提慢插相当于泻法)和文拉法新(25 mg,每日 2 次),对照组等量文拉法新。两组治疗前后 HAMD 评分显著性差异(P<0.05),治疗组差异更加显著(P<0.01),治疗组未出现不良反应,两组 P300 波幅↑和潜伏期缩短(P<0.001),两组比较 P300 波幅(P=0.002),潜伏期(P=0.01),显著差异(P<0.05),头皮针加文拉法新总有效率显著优于单用文拉法新组。

4. 从中西医结合角度进行抑郁的阴阳辨证 阴阳可谓中医的功能定位,精神分裂症分阴性和阳性症状两大类,阴性精神症状更难处理。抑郁诊疗中,阴阳也是随行随影,甚至是抑郁诊疗之纲,肝郁脾郁甚至心火等均可上溯至肾之阴阳,如甲减导致抑郁以阳虚论者,甲亢导致躯体化症状以阴虚主治。肝郁脾虚证模型动物下丘脑-垂体-肾上腺素(HPA)轴功能明显异常,柴疏四君汤显著调节 HPA 轴。肝郁、脾虚和肝郁脾虚 3 证大鼠均存在 HPAA 功能异常,肝郁证和肝郁脾虚证 HPAA 呈亢进状态,肝郁脾虚证还伴下丘脑及垂体反馈调节功能受损;脾虚证 HPA 呈功能低下状态。疏肝健脾之柴疏四君汤对此 3 证模型 HPAA 失常均有改善作用,以肝郁脾虚证最优。

一部分抑郁以阴虚为主,笔者在临床上运用交泰丸取其方义,重补肾水,轻泻心火。沈自尹曾提出肾阳虚证定位。抑郁存在 HPA 轴功能异常,起病存在应激因素,尤其早年的应激,个体轴功能存在异常,极小刺激即可引发生物学变化,这是一部分难治性抑郁症表现为阳虚抑郁的基础吗? 确实一部分难治性抑郁表现为阳虚为主,尤其与 HPA 轴有关,在沈自尹和王文健对 HPA 轴功能研究中,推论肾阳虚证主要发病环节在下丘脑,以药测证并证明唯有补肾药才能提高下丘脑 CRF 基因表达,首先在国内外对肾阳虚证阐明其物质基础后,对肾作了功能定位,发现肾的功能涵盖了神经内分泌免疫网络,补肾药可对以下丘脑为中心的众多分子网络群进行调控整合,加二仙汤可取得疗效。

鉴于此,在经久不愈的抑郁患者中,尤其是 PSD 和 PDD 中加入温阳补肾治疗后,往往获效。补肾中药能提高机体下丘脑-垂体-肾上腺皮质轴对免疫因子的反应性或反应能力。笔者对一部分经久不愈的内源性抑郁从阳虚论治,加二仙汤温阳为主治疗也取得疗效,有研究通过二仙汤对抑郁大鼠模型的干预作用及可能机制显示,二仙汤具有良好的抗抑郁及抗海马损伤效应,可能通过调控 CSF 中与核糖体、泛素介导的蛋白水解作用通路相关蛋白如 Rps19、Rps12、Rps14、Vim、UBA1,来缓解海马神经元损伤,改善抑郁症状。病案:戴某,女,65 岁,2021 年 9 月 6 日因四肢发抖、心悸、失眠 2 年诊,神志淡漠,抑郁,神经系统检查未见明显异常,苔薄白边齿痕,脉沉,甲状腺功能正常。一直外院疏肝解郁治疗无效,西区诊断:抑郁状态,中医诊断:郁病-阳气亏虚,改益气温阳中药加头皮针左额旁 1、2 线,1 周后诸症基本消失,继续治疗 3 个月痊愈回广西。

5. 非药物治疗　非药物治疗中的 rTMS 对抑郁疗效肯定,且高度依赖神经定位。FDA 批准 DLPFC 治疗重度抑郁,我们 16 年的 rTMS 实践也证明对抑郁包括 PDD 和 PSD 都有肯定疗效。既往包括我们的 rTMS 研究大都是高频刺激,目前低频也成为优化方案,低频及双侧 rTMS 可能有效并易接受,加速、同步及深部 rTMS 疗效并不优于伪刺激。美国临床经颅刺激学会建议:TMS 可治疗 DSM - 5 重性抑郁单次发作或复发患者,或抗抑郁药治疗临床效果不佳或耐受不良者,采用高频刺激,特定刺激部位为左前额叶。神经导航下 rTMS 可精准刺激,Brainsight 神经导航系统精准定位左侧背外侧前额叶 BA46(−44,40,29) 为 rTMS 刺激位点,位点选择基于 Fox 等研究:与膝下扣带回负相关越强的 DLPFC 位点 rTMS 刺激治疗抑郁效果越好,BA46 为最佳治疗位点。2021 年立体脑电图微创治疗一名严重难治性抑郁症的 36 岁妇女,10 个颅内电极导入前额、眶叶、杏仁核、海马等刺激,几分钟后抑郁即缓解,这是真正的定位治疗。经典的电休克治疗作为一线治疗适应于严重精神病性抑郁、伴精神运动性迟滞的严重抑郁。迷走神经刺激术治疗难治性抑郁症开展中。DBS 也有效。林礼伟等通过经角膜电刺激(频率 20 Hz,脉冲宽度 1 毫秒,振幅 100、200 或 500 μA)改善大鼠的抑郁症。

八、相关疾病的抑郁诊疗

系统分类研究各种类型的抑郁状态,神经系统疾病伴发抑郁状态的重点:PSD、PDD、ADD,还有脑外伤、脑瘤、MS,甚至 RLS、SCA 等。

1. 偏头痛　合并抑郁障碍常被忽视,而抑郁障碍患者中相当部分偏头痛也未被识别,这种忽视可能导致疗效不佳。偏头痛发作时常伴情绪改变,间期伴发抑郁常见,笔者在治疗偏头痛时视抑郁程度,常加小剂量抗抑郁药,往往事半功倍,尤其伴视觉先兆性偏头痛。长程针灸治疗预防偏头痛,医患双方都没有耐心,但针对偏头痛伴发的抑郁状态,可快速有效地解决问题。有报道针灸治疗偏头痛伴抑郁/焦虑障碍患者 19 例,8 周后头痛改善,焦虑及抑郁缓解。

2. 帕金森病　PD 共病抑郁流行病学 24%～70%,约 40%PD 病程中有抑郁,5%抑郁症状发生于 PD 运动症状出现前或运动症状出现的一年之内。PD 抑郁患病率 47%,发病率 1.9%,38%患者合并焦虑,门诊 PD 伴发抑郁比例高达 47%～57%。抑郁对 PD 患者造成的困扰甚至比运动障碍还要严重,PD 共病抑郁与 5 - HT 能中缝核及 NE 蓝斑退行性变,以及额叶纹状体及中脑边缘区多巴胺通路功能紊乱有关,PD

的睡眠紊乱多呈纵向病程,持续时间较长,伴抑郁的睡眠紊乱通常于近期出现。伴发抑郁者右侧杏仁核与前额叶功能连接减弱。单向抑郁伴发比例极高,与中脑相关核团尤其 5 - HT 和 NE 等神经递质有关。PD 伴抑郁焦虑,多乃心肾不交所致,吾多加交泰丸。基于共同的中脑神经解剖基础,抑郁可能是 PD 的前驱症状,病案:顾某,男,74 岁,2022 年 7 月 7 日就诊,患者在持续 8 年的抗抑郁治疗后再次门诊,出现活动迟缓四肢发抖等典型 PD 症状,左旋多巴替代治疗有效。

rTMS 结合头皮针治疗 PDD 有一定疗效。我们研究 rTMS 结合针刺治疗 PDD,已获上海市浦东新区科委医学科技专项资助。电针百会印堂为主治疗 PD 合并轻度抑郁临床有效,且电针与药物并用疗效更好。我们把 ERP 作为 PD 抑郁评价客观指标:CNV,P300,N400,MMN,进行电针前后 P300 潜伏期和波幅的比较。笔者早在 2010 年开始 rTMS 治疗 PDD 临床和神经电生理研究,16 例 PDD 患者在左前额叶背外侧皮层(DLPFC)进行 rTMS,假性 rTMS 为对照组,进行 HAMD 和 UPDRS 评分,rTMS 组治疗前后和两组治疗后 HAMD 评分差异均有统计学意义,rFMS 组治疗前后和两组治疗后 UPDRS 评分差异有统计学意义,TESS 评分显示 rTMS 无明显副反应,在 DLPFC 进行 rTMS 治疗能改善 PD 抑郁状态。

3. 脑卒中后抑郁　本病不等于卒中＋抑郁,研究认为脑卒中部位、年龄与 PSD 发生也有密切关系,也有认为与 PSD 无明显相关性。影像学研究显示 MRI 成像支持左侧边缘叶皮质-纹状体-苍白球-丘脑通路破坏参与 PSD 形成。额叶卒中后皮层萎缩是 PSD 可能与卒中后软化灶形成和皮层下血管病变相关。边缘叶-皮层-纹状体-苍白球-丘脑(LCSPT)神经环路包括皮层、基底核、丘脑、海马等多个部位,丘脑-垂体-肾上腺素轴激活均与抑郁症发生相关。优势半球和前部半球损害更易抑郁,左前额叶-皮质下环路受损、半卵圆中心和右侧岛叶白质信号异常也提示 PSD。小脑也可能参与 PSD 发生。

脑卒中病灶直接损害与心境调节有关的神经通路循环,引发抑郁症状产生。脑卒中后抑郁发病率明显高于其他躯体疾病伴发抑郁,脑部某些区域的 PSD 患病率较高,左半球尤其是左额叶接近额极区域或左侧基底节损伤,破坏与情绪相关的去甲肾上腺素(NE)和 5 - HT 传导通路,导致 PSD。去甲肾上腺素和 5 - HT 能神经元受体位于脑干,其轴突通过丘脑和基底节,然后环绕胼胝体及放射冠,由前向后,通过深层皮质到达额叶皮质,形成额颞叶-基底节-脑干腹侧环路,该环路负责调控情绪、睡眠、运动、神经内分泌、认知和性冲动,该通路损伤可导致 PSD,损伤部位破坏 5 - HT 和去甲肾上腺素传递通路,同时患者个性特征、个人精神病史及家族精神病史也会对 PSD 产生影响。Alexopoulos 在 1997 年提出血管性抑郁观点,认为当缺血灶累积到引起与情绪相关神经网络与通路的损害时,可引起血管性抑郁,血管性抑郁还包括亚临床症状,如被核磁共振诊断出脑梗死的患者所患抑郁。此外 PSD 还与中风后肢体瘫痪、生活能力下降、寂寞感、害怕增加家庭和社会负担等心理有关。

笔者在 16 年前的高频 rTMS 治疗 PSD 研究中,18 例 PSD 入选,随机、单盲、对照,左前额叶背外侧皮层(DLPFC)rTMS,假性 rTMS 对照组,rTMS 前后 HAMD 比较 $P=0.000\,9$,两组治疗后 HAMD 比较 $P=0.000\,2$,显著差异,rTMS 组 ADL 比较 $P=0.02$,两组治后 ADL 比较 $P=0.02$,rTMS 对 PSD 整体康复较好。这是国上际首次报道在 DLPFC 进行 rTMS 治疗,可能是 PSD 安全有效治疗方法。

我们通过文拉法辛治疗 PSD 的研究,并与阿米替林作比较,运用 P300 指标进行评估。71 例 PSD 随机分成研究组 36 例,用文拉法辛治疗,对照组 35 例用阿米替林治疗,疗程均为 12 周。观察其汉密尔顿抑郁量表(HAMD)和改良 Rankin 量表评分,并运用副反应量表进行安全性评估。采用 oddball 刺激序列检测 P300,靶刺激叠加 200～500 次,分析时间 1 000 毫秒。P300 之潜伏期在治疗组较对照组明显好转,与对照组比较差异有统计学意义($P=0.002$),P300 之波幅在治疗组较对照组明显好转,与对照组比较差异有统计学意义($P=0.041$),治疗结束后,两组 HAMD 评分为 13.53 ± 3.39 和 15.69 ± 4.19,差异有统计学意义($P=0.029$)。卒中后抑郁患者 P300 潜伏期显著延长,波幅显著降低.两组不良反应比较差异有统计学意义($P=0.016$)。文拉法辛治疗卒中后抑郁安全有效,不良反应较阿米替林轻,P300 是评估文拉法辛治疗 PSD 疗效敏感客观指标。

中医认为 PSD 是中风与郁病之合病。《素问·举痛论》曰:"余闻百病生于气也,怒则气上,喜则气缓,悲则气消,恐则气下,思则气结……"脑梗死后情志不舒,肝失调达,气失疏泄,而至肝气郁结,肝郁气滞又可至血行不畅,瘀血阻止;肝气横逆犯胃,至胃失和降;肝郁乘脾,使脾失健运,痰湿内生;痰瘀阻塞气机,导致气机郁结;肝郁抑脾,耗伤心气,心失所养,神失所藏而心神不宁,心绪低落,少动懒言,失眠易醒,食少纳呆。电针四关穴缓解 PSD 大鼠抑郁优于氟西汀,可能与激活 BDNF 及受体 TrkB 表达有关。《针灸大成》曰:"四关四穴,即两合谷,两太冲穴是也。"合谷为手阳明经原穴,泻之清热泻火,补之补气振赢;太冲是足厥阴经原穴,泻之疏肝理气,补之养肝血。针刺原穴能调整脏腑气血,通达三焦气机;太冲为冲脉之支别处,与冲脉、肾脉脉气相应。四关穴补泻,可镇静安神、调理冲任。

4. **癫痫**　由于老一代抗抑郁药物可能导致癫痫发作,故中医药治疗有独特价值,但疗效不佳,20 世纪 90 年代笔者做了一部分工作,后因调动工作而中断。国际抗癫痫联盟(ILAE)建议,轻度抑郁发作可以心理治疗;中度及重度抑郁发作首选 SSRIs;如抗抑郁药单药治疗失败,考虑联用突触前自受体抑制剂如米氮平或锂盐;再者文拉法辛与米氮平,联用喹硫平或阿立哌唑。

5. **亚急性联合变性(SCD)**　笔者曾经观察 10 例 SCD 大脑损害临床表现及智能、情感,进行 HDS、HAMA、HAMD 量表检查,发现 SCD 情感障碍以焦虑为主,抑郁也不少见,部分存在幻觉、妄想等精神障碍。病案:黄某,女,73 岁。1 年前无明显诱因下头晕不适,伴见乏力纳差、抑郁、焦虑,在外院按抑郁症治疗无效。2021 年 7 月 12 日头颅 CT 两侧基底节区及两侧放射冠区腔隙性脑梗死,脑白质变性,脑萎缩。入院神经系统检查:神清,颈软无亢,布鲁辛斯基征(一),克尼格征(一),眼震(一),四肢肌力肌张力正常,四肢腱反射对称无亢进,双侧霍夫曼征、巴宾斯基征(一),双下肢皮肤振动觉、位置觉、针刺觉减退,龙贝格征(±),曼氏征(+),血常规:白细胞 1.88×10^9/L,中性粒细胞 46.2%,淋巴细胞 49.8%,血红蛋白 61 g/L,因白细胞和血红蛋白过低,转外院血液科查血清铁 22.4 μmol/L,铁饱和度 75.7%,总铁结合力 29.6 μmol/L,维生素 B_{12}:56 pg/ml,内因子抗体 175.84 AU/ml,予肌内注射维生素 B_{12} 针 5 日后,7 月 19 日白细胞 3.0×10^9/L,血红蛋白 68 g/L,乏力纳差较前略有缓解,入院前已经停用抗抑郁药物,抑郁却明显好转,2023 年 8 月 2 日复诊面色红润,无抑郁表现。

6. **韦尼克脑病**　虽然以精神意识障碍、眼肌麻痹和共济失调三联征为典型表现,但抑郁并不少见,临床以抑郁为首发症状的韦尼克脑病并不少见。

7. **甲减**　常导致抑郁,但须与淡漠区分。中医研究瘿病抑郁症状的与阳虚有关,阳虚致郁,认为与温阳解郁理论相通。而温阳疏肝化痰法中药联合左甲状腺素钠片治疗桥本甲状腺炎伴甲状腺功能减退(桥本甲减)合并抑郁状态,60 例阳虚肝郁痰浊型中治疗组对 HAMD 评分降低作用明显优于对照组($P <$ 0.05)。笔者用温阳活血法加左甲状腺素钠片治疗有效。

病案 1:陆某,女,56 岁。明显焦虑抑郁 1 年,外院治疗不佳,门诊查血 T3、T4 明显升高,TSH 降低,温阳活血法加左甲状腺素钠片治疗缓解。

病案 2:李某,男,76 岁。四肢乏力 2 个月入院。神志淡漠,抑郁,话少。神经系统检查:右肢肌张力增强,肌力Ⅲ级,腱反射亢进,双下肢深浅感觉基本正常,病理征阴性。头颅 MRI 示左半卵圆区缺血灶,治疗后肌力Ⅳ级,抑郁依然,TSH 异常。中医表现为阳虚为主,后温阳活血法加左甲状腺素钠片治疗缓解。

8. **认知功能障碍**　以前抑郁与认知功能障碍是互为排他性诊断。85%～94%抑郁症患者抑郁发作期存在认知功能障碍,39%～44%在抑郁症缓解后仍然有认知功能障碍。常用抗抑郁药如舍曲林、文拉法辛等对认知功能障碍没有明显改善。尽管认知障碍也与脑岛萎缩有关,观察到脑岛萎缩和抑郁症状之间明显相关。

9. **肿瘤**　无论是中枢神经系统肿瘤还是其他恶性肿瘤,伴发抑郁症状很普遍,心理干预胜于药物治疗。癌症患者在姑息治疗中常见抑郁,欧洲癌症姑息治疗抑郁症管理指南中,心理治疗被认为强证据的高推荐级别。我们在上海市浦东新区最早的两个临终关怀医院中,在前期调查的基础上,选择伴抑郁状态的社区恶性肿瘤患者81例,随机分为2组,其中40例为对照组,仅进行常规康复治疗,41例为干预组,在常规康复治疗基础上实施心理干预疗法,比较治疗前和治疗后3个月2组患者HAMD评分,结果心理干预方案对于改善社区肿瘤患者的HAMD评分明显优于对照组($P<0.01$),心理干预可改善社区恶性肿瘤患者抑郁状态,增强其生活信心,提高其生命质量。

10. 抑郁状态 抑郁症定义:一种常见心境障碍,可由各种原因引起,以显著而持久的心境低落为主要临床特征。笔者参加《抑郁症中西医结合诊疗专家共识》讨论,认为抑郁症概念在精神科很严谨,神经科和中医科有大量类似患者,但不能完全符合CCMD-3或DSM-V,更何况还有病程限制。应给抑郁状态诊断一席之地,抑郁状态是指具有部分抑郁症特征,但不一定具有全部症状,另外病程还没达到抑郁症诊断标准。按CCMD-3标准其实是"抑郁发作"诊断标准:以心境低落为主,与其处境不相称,可以从闷闷不乐到悲痛欲绝,甚至发生木僵。严重者可有幻觉、妄想等精神性症状,某些病例的焦虑与运动性激越很显著。此种状态或许诊断抑郁障碍也妥当。

中医类似病名很多,与"癫证""脏躁"有关,卑慄也不仅仅是恐惧,部分梅核气和奔豚气也有关。临床分型太多,各型中医抑郁(障碍)的证型与轻中重度抑郁不一定有关,其实部分可能是CCMD-3中焦虑恐怖强迫状态等并病。

11. 新冠感染后抑郁焦虑 去年底今年初疫情期间,包括笔者自己,许多人感染后相当一段时间感到精疲力竭,笔者在2023年2—8月诊疗500余例所谓的长新冠综合征,多以益气养阴治疗基本恢复。2020年全球抑郁症总人数约2.46亿,其中5320万左右受疫情影响,焦虑症约3.74亿人,其中7620万人由疫情引起。新冠疫情后抑郁、焦虑发生率高达33.7%、31.9%。

参 考 文 献

[1] Russo S J, Nestler E J. The brain reward circuitry in mood disorders[J]. Nature Reviews Neuroscience, 2013, 14(9): 609-625.

[2] Janak P H, Tye K M. From circuits to behaviour in the amygdala[J]. Nature, 2015(517): 284-292.

[3] Proulx C D, Hikosaka O, Malinow R. Reward processing by the lateral habenula in normal and depressive behaviors[J]. Nature Neuroscience, 2014, 17(9): 1146-1152.

[4] Schmahmann J. The cerebellar cognitive affective syndrome[J]. Brain, 1998, 121(4): 561-579.

[5] 张利娜,王玥东,史以珏,等.223名社区癌症患者抑郁状况及影响因素研究[J].上海医药,2013(18):51-53.

[6] Shen J C. Cannabinoid CB1 receptors in the amygdalar cholecystokinin glutamatergic afferents to nucleus accumbens modulate depressive-like behavior[J]. Nature Medicine, 2019(25): 337-349.

[7] 王玥东,蔡定芳,李文伟,等. 高频重复经颅磁刺激治疗卒中后抑郁的临床研究[J].中华精神科杂志,2007,40(2):99.

[8] O'Reardon J P, Cristancho P, Peshek A D. Vagus nerve stimulation (VNS) and treatment of depression: to the brainstem and beyond[J]. Psychiatry, 2006, 3(5): 54-63.

[9] Zhu X, Tang H D, Dong W Y, et al. Distinct thalamocortical circuits underlie allodynia induced by tissue injury and by depression-like states[J]. Nature Neuroscience, 2021, 24(4): 542-553.

[10] Romer A L, Knodt A R, Houts R, et al. Structural alterations within cerebellar circuitry are associated with general liability for common mental disorders[J]. Molecular Psychiatry, 2017, 23(4): 1084-1090.

[11] 王志晔,潘锡近. 以抑郁症为首发症状的脑膜转病1例分析[J].中国误诊学杂志,2011,11(4):875.

[12] Salvadore G, Nugent A C, Lemaitre H, et al. Prefrontal cortical abnormalities in currently depressed versus currently remitted patients with major depressive disorder[J]. Neuroimage, 2011, 54(4): 2643-2651.

[13] Lam R W, Cban P, Witkins-Ho M, et al. Repetitive transcranial magnetic stimulation for treatment-resistant depression: a systematic review and Meta analysis[J]. Can J Psychiatry, 2008, 53(9): 621-631.

[14] Schutter D J. Antidepressant efficacy of high-frequency transcranial magnetic stimulation over the left dorsolateral prefrontal cortex in double-blind sham-controlled designs：a meta-analysis[J]. Psychol Med，2009，39(1)：65-75.

[15] Diefenbach G J，Bragdon L B，Zertuche L，et al. Repetitive transcranial magnetic stimulation for generalised anxiety disorder：a pilot randomised，double-blind，sham-controlled trial[J]. British Journal of Psychiatry the Journal of Mental Science，2016，209(3)：222.

[16] 宋哲，黄沛钰，邱丽华，等. 重性抑郁症首发未用药患者的枕叶 GABA 波谱研究[J]. 生物医学工程学杂志，2012，29(2)：233-236.

[17] 苏惠琳，王厹东. 特发性甲状旁腺功能减退与癫痫发作(附 10 例临床分析)[J]. 脑与神经疾病杂志，1998，(4)：251.

[18] Henn F A，Vollmayr B. Neurogenesis and depression：etiology or epiphenomenon[J]. Biol Psychiatry，2004，56(3)：146-150.

[19] Santarelli L，Saxe M，Gross C，et al. Requirement of hippocampal neurogenesis for the behavioral effects of antidepressants[J]. Science，2003(301)：805-809.

[20] 浦东新区医学科研项目固本解郁法治疗脑梗死后抑郁症临床研究(PW2005A-28).

[21] 刘晓丹，李凌盛，李朦，等. 基于形变的形态学测量对首次发病未服药抑郁症患者大脑灰质异常的研究[J]. 中华精神科杂志，2021，54(2)：104-110.

[22] 胡希文，李轶，马洁华，等. 磁共振导航定位高频重复经颅磁刺激治疗抑郁发作的初步研究[J]. 中国神经精神疾病杂志，2018，44(9)：551-554.

[23] 王厹东. 灯笼病验案[J]. 实用中医内科杂志，1992(1)：36.

[24] 刘庆宪，王厹东，宋永建. 固本解郁法论治脑卒中后抑郁症 162 例[J]. 安徽中医药大学学报，2001，20(6)：12-14.

[25] 梁如，殷佳，潘晔，等. 交泰丸对慢性温和不可预知性应激抑郁模型大鼠炎性细胞因子的影响[J]. 中草药，2018，49(5)：1100-1105.

[26] 侯冬芬，罗和春. 电针百会印堂治疗 30 例中风后抑郁患者临床疗效观察[J]. 中国针灸，1996，16(8)：23-24.

[27] 黄泳，唐安戊，李求实，等. 头针对正常人和抑郁症患者枕叶葡萄糖代谢的影响[J]. 云南中医中药杂志，2004，25(4)：37-39.

[28] Guo Z，Lin X，Samaniego T，et al. Fos-Cre ER based genetic mapping of forebrain regions activated by acupuncture[J]. The Journal of Comparative Neurology，2019，528(6)：953-971.

[29] 王厹东. 高频重复经颅磁刺激治疗帕金森病抑郁障碍临床和神经电生理研究[C]//第十一次中国中西医结合神经科学术会议论文汇编，2015.

[30] 王厹东. 上海市中西医结合治疗脑梗死重点病种建设项目(zxbz2012-20).

[31] 王桐生，阎玥，王玉杰，等. 柴疏四君汤对肝郁脾虚大鼠下丘脑-垂体-肾上腺皮质轴变化的调整作用[J]. 安徽中医学院学报，2009，28(3)：29-31.

[32] 赵荣华，刘进娜，李聪，等. 肝郁，脾虚和肝郁脾虚证模型大鼠下丘脑-垂体-肾上腺轴变化及柴疏四君汤的干预效应[J]. 中国中西医结合杂志，2015，35(7)：834-838.

[33] 沈自尹. 肾阳虚证的定位研究[J]. 中国中西医结合杂志，1997，17(1)：50-52.

[34] 沈自尹，王文健，俞瑾，等. 肾本质理论研究与临床应用[J]. 中国中西医结合杂志，2006(1)：94-95.

[35] 张新民，段元丽，沈自尹，等. 三类中药复方对侧脑室内注射 IL-1 大鼠下丘脑-垂体-肾上腺皮质轴反应状态的影响[J]. 中医杂志，2002，43(1)：59-62.

[36] 陆文君，牛婕，罗武龙，等. 基于脑脊液蛋白组学探讨二仙汤抗抑郁作用[J]. 中国中西医结合杂志，2022，42(10)：1231-1243.

[37] Fox M D，Buckner R L，White M P，et al. Efficacy of transcranial magnetic stimulation targets for depression is related to intrinsic functional connectivity with the subgenualcingulate[J]. Biological psychiatry，2012，72(7)：595-603.

[38] Scangos K W，Khambhati A N，Daly P M，et al. Closed-loop neuromodulation in an individual with treatment-resistant depression[J]. Nat Med，2021(27)：1696-1700.

[39] 李小娇，方继良. 迷走神经刺激术治疗难治性抑郁症脑影像研究进展[J]. 中国神经精神疾病杂志，2018，44(4)：242-245.

[40] Yu W S，Tse A C，Guan L，et al. Antidepressant-like effects of transcorneal electrical stimulation in rat models[J]. Brain Stimul，2022，15(3)：843-856.

[41] 王京京，王晓宇，张晓宁，等. 针灸对偏头痛伴抑郁/焦虑障碍患者认知功能影响临床研究[J]. 中国针灸，2021，41(6)：

615 - 620.

[42] 罗海龙,王颖,徐安定,等.脑卒中后抑郁的 MRI 研究进展[J].中国医学影像技术,2018,34(1):132 - 135.

[43] Wei N, Yong W, Li X, et al. Post-stroke depression and lesion location: a systematic review[J]. Journal of Neurology, 2015, 262(1): 81 - 90.

[44] Wang S, Sun H, Liu S, et al. Role of hypothalamic cannabinoid receptors in post-stroke depression in rats[J]. Brain Research Bulletin, 2016(121): 91 - 97.

[45] Pasi M, Poggesi A, Salvadori E, et al. White matter microstructural damage and depressive symptoms in patients with mild cognitive impairment and cerebral small vessel disease: the VMCI-Tuscany Study[J]. International Journal of Geriatric Psychiatry, 2015, 31(6): 611 - 618.

[46] 张利娜,王丕东,庄国芳,等.文拉法辛治疗卒中后抑郁的汉密尔顿抑郁量表与事件相关电位评估[J].脑与神经疾病杂志,2014(6):432 - 436.

[47] Kang Z, Ye H, Chen T, et al. Correction to: effect of electroacupuncture at siguan acupoints on expression of BDNF and TrkB proteins in the hippocampus of post-stroke depression rats[J]. Journal of Molecular Neuroscience, 2021, 71(10): 2165 - 2171.

[48] Wilson S J, Teixeira A L, Mula M, et al. ILAE clinical practice recommendations for the medical treatment of depression in adults with epilepsy[J]. Epilepsia: Journal of the International League against Epilepsy, 2022, 63(2): 316 - 334.

[49] 王丕东,蔡定芳,徐桂芝.亚急性联合变性的大脑损害[J].实用新医学,2000,2(9):784 - 785.

[50] 孔林,陈春宇,周文婷,等.瘿病(甲减类)抑郁症状的阳虚病机探讨[J].中国中医基础医学杂志,2018,24(8):1040 - 1042.

[51] 付仁婷,季兵,张琪,等.温阳疏肝化痰法治疗桥本甲减合并抑郁状态的临床研究[J].广州中医药大学学报,2021,38(5):895 - 899.

[52] Semkovska M, Quinlivan L, O'Grady T, et al. Cognitive function following a major depressive episode: a systematic review and meta-analysis[J]. The Lancet Psychiatry, 2019, 6(10): 851 - 861.

[53] Wu Y, Wu X, Wei Q, et al. Differences in cerebral structure associated with depressive symptoms in the elderly with Alzheimer's disease[J]. Frontiers in Aging Neuroscience, 2020(12): 107.

[54] Higginson H. The development of evidence-based European guidelines on the management of depression in palliative cancer care[J]. European Journal of Cancer, 2011, 47(5): 702 - 712.

[55] 张利娜,王丕东,史以珏,等.心理干预对社区恶性肿瘤患者抑郁状态的影响[J].蚌埠医学院学报,2014,39(6):749 - 751.

[56] 过伟峰,曹晓岚,盛蕾,等.抑郁症中西医结合诊疗专家共识[J].中国中西医结合杂志,2020(2):141 - 148.

[57] Santomauro D F, Herrera A M, Shadid J, et al. Global prevalence and burden of depressive and anxiety disorders in 204 countries and territories in 2020 due to the COVID-19 pandemic[J]. The Lancet, 2021, 398(11): 1700 - 1712.

[58] Salari N, Hosseinian-Far A, Jalali R, et al. Prevalence of stress, anxiety, depression among the general population during the COVID-19 pandemic: a systematic review and meta-analysis[J]. Global Health, 2020, 16(1): 57.

第五节　躁　狂

一、概述

躁狂患者存在中枢神经递质代谢异常和受体功能改变,5-HT 能缺乏可能是双相障碍标志,去甲肾上腺素功能活动增强也可能有关,还有多巴胺能和 γ-氨基丁酸功能活动异常,作用于这些神经递质的心境稳定剂可有效治疗躁狂症和双相障碍。神经内分泌功能尤下丘脑-垂体-肾上腺皮质轴和下丘脑-垂体-甲状腺轴功能失调参与发病,不良生活事件和环境应激事件也可诱发躁狂。

二、定向诊断

1. 精神科　按 CCMD-3 躁狂症以情感高涨或易激惹为主要临床相,伴精力旺盛、言语增多、活动增多,甚者幻觉、妄想、紧张等精神病性症状,躁狂发作时间一周以上。轻躁狂;复发性躁狂;双相障碍躁狂发作;精神分裂症;发作性控制不良/间歇性爆发性疾病;癫痫性精神障碍;人格障碍。

2. 药物反应　5-HT 综合征;恶性综合征;异烟肼、甲氢咪胍等。

3. 成瘾　物质滥用如冰毒;嗜酒;病理性醉酒。

4. 风湿科　狼疮脑病;神经白塞病。

5. 内分泌　低血糖;高血糖;甲状腺功能亢进;甲状旁腺功能减退或假性甲状旁腺功能减退;库欣综合征;抗利尿激素分泌异常综合征血钠低于 120 mmol/L。

6. 其他内科疾病　冠心病;风心病;尿毒症性脑病;肺性脑病;肝性脑病;血卟啉病。

7. 艾滋病,神经梅毒

三、神经定位

1. 自主神经　酒精戒断综合征:酒精刺激突然解除,脑内 γ-氨基丁酸抑制效应降低,与交感神经系统激活,戒酒后数日开始。

2. 脑干　脑桥中央髓鞘溶解症。

3. 间脑　韦尼克脑病急性起病有躁狂,累及脑室和灰质,MRI 示双侧丘脑和脑干对称性病变,第三脑室和导水管周围有对称性长 T2 信号影,乳头体萎缩。

4. 小脑　双相情感障碍有小脑结构差异。

5. 大脑

(1) 皮层:易怒、极度兴奋、紧张、去抑制、冲动控制能力差、不安和攻击性,多达 30% 脑损伤表现为攻击性和躁动。

1) 额叶:额叶前部:精神、情感、人格、行为障碍;额叶底部:破坏性病变致精神障碍、愤怒。

2) 颞叶:边缘系统:记忆与情绪障碍,如小细胞肺癌致副肿瘤综合征伴躁狂;颞极:边缘系统和颞极都参与人格形成,颞叶前部又称精神性皮质,双侧颞叶切除综合征的无恐惧与愤怒反应有关;颞叶肿瘤有躁狂、人格改变、情感障碍,摸索动作与强握反射;颞叶卒中以右半球有更多的情感精神障碍;颞叶癫痫表现烦躁不安、狂怒状态、攻击行为、恐惧、惊怕、狂躁、自杀观念,意识蒙眬状态有精神错乱等。左颞叶致痫灶常伴幻听、遗忘和复杂性运动自动症,右颞叶多以感觉性发作和人格解体为主。

(2) 皮质下:以基底节为主,可见于:帕金森病;帕金森综合征;Fahr's 病及综合征;亨廷顿舞蹈病小部分双相情感障碍;异染性脑白质营养不良:MRI 虎纹征和豹斑征即半卵圆中心白质病变的高信号区内出现放射状排列的线条状或点状低信号区,同时累及胼胝体膝部和压部;一氧化碳中毒迟发性脑病:急性 CO 中毒假愈期后出现精神症状脑白质半卵圆区和脑室旁白质受累;苯丙酮尿症;原发性胼胝体变性:胼胝体脱髓鞘病变,见于慢性乙醇中毒,男性多见,激越,精神错乱,进展性痴呆伴额叶功能释放体征。

X-连锁肾上腺白质营养不良:儿童或青少年起病,进行性精神运动障碍、视力和听力下降、肾上腺皮质功能低下。第九章第二节中肾上腺和脑白质营养不良患儿伴躁狂发作。

(3) 弥漫性:病毒性脑炎;自身免疫脑炎;阿尔茨海默病;额颞痴呆;CJD 早期约 50% 精神症状,20 世纪 90 年代初期笔者曾经发现 1 例以躁狂为主要表现的可疑 CJD,EEG 为典型三相波,后很快死亡。

（4）脑膜：脑膜炎；脑膜癌病有情感淡漠、反应迟钝、烦躁不安、幻觉，笔者 10 年前曾经在厦门会诊 1 位患者，以躁狂首发。

（5）蛛网膜下腔：SAH。

（6）硬膜下血肿：躁狂常被误诊为痴呆。

（7）硬膜外血肿：躁狂起病不少见。

四、中西医结合神经定位诊疗

1. 中医认识　中医每每将癫狂合述，其实癫证与狂证迥异。《内经》最早提出并详细描述狂症，至今对狂症的理论和临床研究，几多源出于此。笔者曾经探讨《内经》对狂的论述，病因上《内经》认为百病之生，皆缘于风寒暑湿燥火，然狂之生，几出于火，《素问·至真要大论》"诸躁狂越皆属于火"，景岳亦言"凡狂病多因于火"，历代论燥、痰、风等致狂，亦无不以为必挟火邪为虐。《内经》还认为狂症发病与季节、气候有关，《素问·生气通天论》有"因于寒，欲知运枢，起病如惊，神气乃浮，因于暑汗，烦则喘渴，静则多言"。七情内伤当然是另一端病因，《内经》认为喜、怒、悲、恐、惊、忧、思七情过伤是精神病发生之重要原因，提出五志、九气与精神病发生密切关系。

（1）躁狂病位：在脑。田野将狂证分为阳狂和阴狂，属阳属实为阳狂，属虚属阴为阴狂。狂证病机为阴阳两面，阳之病机包括邪入于阳、阳明病甚、阳盛、气并于阳、热入于肝、阳明火盛、心脾受热、痰蒙神志者、三焦邪实热盛、瘀血及芳草石药的不当使用等，治疗原则祛痰、通腑泄热、活血化瘀等；阴之病机为邪入于心、魄伤、阳气夺、阴不胜其阳、阴偏衰、水不治火而兼心肾微虚、心气衰、阳气衰、亡阳等，属阴、属虚居多，取温补魂阳、补益之法补心脾胃三经等法。阳狂可清可镇，阴狂则可温可补，补益和温里药物治疗阴狂。胡希恕认为"狂证多实，癫证多虚"，狂证病因与血瘀、气滞、痰凝有关，下法、吐法皆可愈之。胡的经验中，凡可吐下者，预后良好，尤其新得病者，选桃核承气汤、大柴胡汤加减，合桂枝茯苓丸；有似狂不狂、似癫不癫者，以苓桂术甘汤加朱砂、龙骨、牡蛎；大柴胡汤加龙骨、牡蛎；桂枝去芍药汤加龙骨、牡蛎试之有效，盖取"怪病当问水"也。笔者认为针刺治疗躁狂，可循内经旨意，《灵枢·癫狂》提出选穴多在手足太阳、手足阳明、手足太阴经和舌下、头部等。《灵枢·经脉》中提到治狂可取丰隆，后世多尊之，但效果不佳。

（2）十三鬼穴：最早由《千金翼方》提出："凡百邪之病，源起多途，其有种种形相，示表癫邪之端而见其病。""百邪所病者，针有十三穴。"高武《针灸聚英》加间使和后溪穴共计十五穴。王宏业等针刺 1 例患者，争吵后自觉全身肌肉紧张，项部和上背部有一硬团块聚而不散，胸闷不舒，两胁疼痛，入睡困难，服镇静药物效果差；就诊时烦躁，全身不适并不自主运动，语言不利，舌质暗红，苔黄，脉弦细；治拟调神通络，疏肝散结，取人中、风府、神庭、承浆、间使、后溪、大陵、阳陵泉、足三里、气海、行间、曲池、申脉、太溪、舌下中缝，针刺治疗 12 次后诸症消失。笔者曾仿其治疗多例，强刺激泻法，甚至点刺出血，有一定效果。鬼穴大多位于四肢末端，所属经脉均与元神之府的脑和主情志之心密切联系。

2. 神经定位诊疗　神经定位帮助躁狂诊断和鉴别诊断，判断预后，对治疗的指导意义有限。躁狂症和双相情感障碍治疗中，以情感稳定剂单药治疗为主，常用锂盐或丙戊酸盐等。若合并过度兴奋、暴力或精神症状混合发作，联合使用抗精神病药物治疗。如长期伴精神症状或精神病性躁狂，使用第二代抗精神病药物如利培酮、奥氮平、齐拉西酮。颞叶癫痫合并躁狂以卡马西平为佳。

神经定位对判断躁狂的预后和治疗方向有重要意义，有些定位直接指向原发病，其时，抗精神病药物治疗没有意义。病案：朱某，女，85 岁，2022 年 2 月 9 日就诊，脾气暴躁、胡语 4 日，无头痛头晕，双瞳等大等圆对光反射敏感，无神经定位体征，即刻颅脑 CT 提示蛛网膜下腔出血、两侧脑室内少量积血，转神经外科治疗（图 13 - 5 - 1）。

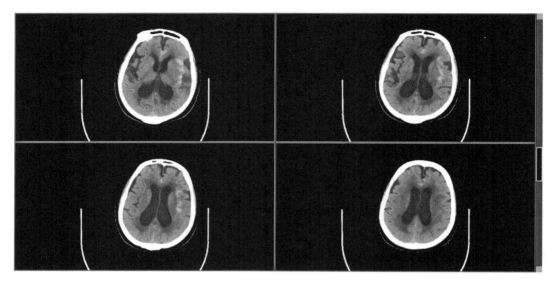

图 13 - 5 - 1　患者朱某颅脑 CT

五、相关疾病的狂躁诊疗

1. 卒中后躁狂　卒中的罕见表现,神经定位于丘脑、尾状核、颞叶、顶叶和额叶。躁狂似乎多与右侧病变相关,右利手、左半球为优势半球易有继发性狂躁。可预判发生躁狂的危险性,右侧大脑累及与边缘皮质相连区域,与晚发狂躁有关。注意与假性延髓麻痹导致的病理性哭笑相鉴别。利培酮和氯氮平均有效,中医药疗效不佳。病案:史某,男,80 岁,2022 年 3 月日 3 因胡语、嗜睡、头晕 3 日入院,伴尿频尿急,行走缓慢。MRI:两侧额顶颞枕叶、基底节区、放射冠区腔梗灶及小缺血灶,中脑萎缩。神经系统检查:嗜睡,胡语,赘述,反应迟钝,记忆力、计算力、定向力均下降,四肢肌力 5-5-5-5,双下肢肌张力增高,四肢腱反射对称无亢进,双侧掌颌反射(—)、霍夫曼征(—)、巴宾斯基征(—),双侧皮肤针刺觉、振动觉、位置觉对等,指鼻试验可,龙贝格征(+),舌淡红,苔薄白,脉弦,气虚血瘀证兼肝肾亏虚证。诊断:脑梗死;中医诊断:中风,阴狂。静脉滴注倍他司汀针改善脑循环、静脉滴注舒血宁针活血通络,静脉滴注地塞米松针及甘露醇针脱水;拟益气活血通络,方用补阳还五汤加减;头皮针＋普通针刺,隔日 1 次,取穴:双侧颞前线、顶颞前斜线、顶颞后斜线、百会、风池、率谷、头维。1 周后症状开始缓解,第 10 日胡语和嗜睡消失,神清,精神可,3 月 16 日出院(图 13 - 5 - 2)。

2. 韦尼克脑病　维生素 B_1 缺乏所引起,急性或亚急性起病,典型三联征:眼外肌麻痹、共济失调、精神障碍。

3. 帕金森病　中晚期 PD 患者的躁狂,注意多巴胺类、苯海索和金刚烷胺等药物治疗过程中的不良反应,除幻视、幻听,还有躁狂,停药即刻消失。PD 伴幻觉(黄昏幻觉)、梦魇(不仅仅是 RBD),冲动控制与病理性赌博也可能是部分药物不良反应。病案:陆某,男,83 岁,平素温文尔雅。2021 年 8 月 2 日因四肢发抖 10 年,胡语行为怪诞 1 周入院,10 年前无明显诱因下双下肢震颤,无力,活动不灵活,渐而波及上肢,震颤为静止性,写字变小,生活自理能力及生活质量逐渐下降,近几年逐渐进展,翻身、开步困难,走路前冲等,1 周前胡语,经常骂妻子。否认有相关家族性精神异常史。神经系统检查:四肢肌力 5 级,肌张力增强,静止性震颤,慌张步态,深浅反射无异常,锥体束征(—),自主神经功能正常,脑膜刺激征(—)。诊断:帕金森病伴躁狂。入院后有怪异行为,每日夜间频繁起床小便,半夜睡到近邻病床,伴理解、计算能力缺损,给予氯氮平治疗好转。

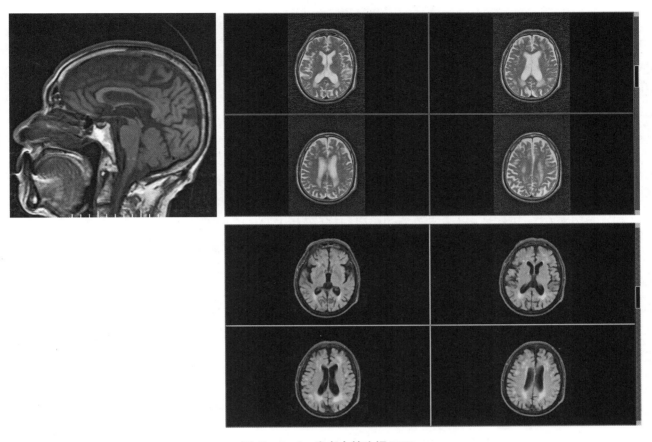

图 13 - 5 - 2　患者史某头颅 MRI

4. Fahr 综合征　头颅 CT 双侧小脑、基底节区钙化,部分精神障碍如抑郁、躁狂、强迫行为、攻击性、易激惹、淡漠、性别倒错、谵妄等。如"痉挛"一节中基底节钙化的孙某病例中,也伴有轻微躁狂和易激惹。

5. 癔症性精神病　我们曾经研究 30 例癔症性精神病患者,随机对其中 16 例在抗精神病药物治疗基础上联合心理治疗,另 14 例以单纯药物治疗为对照组,结果前者疗效明显优于后者,以认知心理疗法为主的心理治疗结合药物治疗对癔症性精神病不仅能有效控制精神症状,并能使患者在出院后对环境具有更好的心理顺应性和社会适应力。

参 考 文 献

[1] Ali M, Das S. "Neuro-psycho-BS": a case report of rare association with bipolar disorder[J]. Shanghai Archives of Psychiatry, 2018, 30(1): 376 - 379.

[2] Romer A L, Knodt A R, Houts R, et al. Structural alterations within cerebellar circuitry are associated with general liability for common mental disorders[J]. Molecular Psychiatry, 2018(23): 1084 - 1090.

[3] 王丛东.《内经》论狂探析[J]. 浙江中医学院学报, 1993(3): 8 - 9.

[4] 田野.《内经》"狂"证理论整理与研究[D]. 成都: 成都中医药大学, 2015.

[5] 胡希恕, 段治钧. 胡希恕《金匮要略》学习笔记[M]. 北京: 中国中医药出版社, 2014.

[6] 王宏业, 李平. 十三鬼穴浅析[J]. 上海针灸杂志, 2009, 28(6): 358.

[7] 李琼, 刘新. 中老年脑卒中患者激发躁狂心理的独立危险因素[J]. 中国老年学杂志, 2019, 39(9): 32 - 34.

[8] 周志良, 王丛东. 心理治疗对癔症性精神病的对照研究[J]. 中国心理卫生杂志, 1998, 12(4): 249 - 250.

第六节　强　　迫

一、概述

强迫症(OCD)主要表现为强迫思维和强迫行为,强迫症可以是独立疾病,也可作为症状存在于其他疾病中,具有焦虑障碍的基本特征:焦虑、强迫与反强迫交织的焦虑,DSM-Ⅲ、DSM-Ⅲ-R 和 DSM-Ⅳ 中均将其归类于焦虑障碍谱系,命名为强迫性焦虑障碍;因强迫症具有神经症性障碍的基本特征:起病常与心理社会因素有关、无精神病性症状和意识障碍、有自知力,ICD-10 归于神经症、应激相关障碍和躯体形式障碍中,命名为强迫性障碍;因强迫症有独特的强迫特性:持续性、侵入性、不必要的强迫思维、关注和反复强迫行为、难以自控,DSM-Ⅳ 中从焦虑障碍中分离出来,与躯体变形障碍、拔毛症、囤积障碍和抓痕障碍共称为强迫及相关障碍。

神经解剖基础为皮质-纹状体-丘脑-皮质环路,引起丘脑水平的门控功能缺陷,导致前额皮质和前扣带回高度激活,与脑内 5-HT 功能异常有关。遗传、社会心理因素包括心理素质、负性情绪、生活事件及家庭因素等,约 2/3 强迫症伴强迫人格。

二、定向诊断

1. 精神科　精神分裂症、抑郁症、焦虑症均可伴强迫症状;强迫症包括躯体变形障碍、抓痕障碍、囤积障碍、拔毛癖等。

2. 药物反应　第二代抗精神病药如氯氮平、奥氮平、利培酮、喹硫平均可致药源性强迫症状,以氯氮平最多;左旋多巴和普拉克索等出现冲动控制障碍和强迫行为如暴饮暴食、强迫性购物、性欲亢进和病理性赌博,甚至强迫手淫。

3. 莱施-奈恩综合征(自毁容貌症)　一种 X 染色体隐性遗传的先天性嘌呤代谢缺陷病,幼儿咬伤唇、手指,强迫性自残行为。

三、神经定位

1. 脑干　虽然无直接证据,但发现投射到脑干的皮层神经元而控制小鼠饮酒行为的皮质-脑干回路,可作为生物标志物预测小鼠日后产生的强迫饮酒行为。

2. 小脑　OCD 小脑局部脑血流(rCBF)灌注高,MRI 也发现 OCD 小脑结构及功能改变。

3. 丘脑　深部脑刺激靶点丘脑底核(STN)是基底神经节回路关键节点,参与强迫症边缘皮质区紧密相连。连续 STN-DBS 治疗 19 例难治性强迫症,24 个月随访,YBOCS 平均分提高 53。

4. 大脑

(1) 基底节:与强迫症最相关大脑区域,尤其很多锥体外系疾病如抽动秽语综合征(TS)、PD 和 MS,部分 Fahr's 综合征也伴强迫思维和行为。

(2) 皮层:额叶癫痫尤前额极区发作包括强迫性思维或起始性接触丧失。

神经影像定位:应用 MRI 形态学分析未经治疗 OCD 患者大脑灰质体积改变及其与临床症状相关

性,发现左侧距状裂周围皮质、右侧扣带回、左侧楔前叶的灰质体积改变构成 OCD 病理生理学基础,左侧距状裂周围皮质的灰质体积改变能客观反映 OCD 严重程度。23 例 PD 合并 OCD 的纹状体和丘脑区质子磁共振波谱技术研究,双侧纹状体和丘脑区 NAA/Cr 比值降低较不伴 OCD 者更明显($P<0.05$)。

四、中西医结合神经定位诊疗

1. 中医病位　中医典籍没有对应强迫的病名描述,将其等同于郁病、百合病等不妥,没有必要生搬硬套。谋虑、决断由肝和胆主管,《素问·灵兰秘典论》曰:"心者,君主之官也,神明出焉······肝者,将军之官,谋虑出焉。胆者,中正之官,决断出焉。"肝盛胆盛表现为多虑而犹豫不决,产生强迫性谋虑而犹豫决断,所谓强迫性思维和行为;胆主决断与心主神志关系密切;强迫与焦虑恐惧相关,"肾在志为恐,肾虚则恐惧不安"。故强迫病位在肝、胆、肾、心。

由此启发从胆论治强迫症,如温胆安神法,用温胆汤加味;疏肝利胆法,用逍遥散化裁;清热利胆法,用龙胆泻肝汤化裁。如上单用中医治疗强迫,虽有一定疗效,但不甚理想,须合用抗焦虑抑郁药方能起效,从最早的三环类氯米帕明、四环类麦普替林到 SSRIs 类均有效。

2. 针刺治疗帕金森病伴发强迫状态　此项目由上海市医学科技专项资助,顾竞领衔,探讨针刺治疗 PD 伴发 OCD 疗效,选取 2021 年 1 月至 2022 年 6 月 100 例 PD-OCD 患者,随机分为针刺组($n=50$)和西医组($n=50$),西医组给予左旋多巴治疗,针刺组在此基础上给予针刺治疗,采用益气镇惊、安神定志针刺法,即取穴为百会、印堂、四神聪、内关、神门、丘墟、大棱等,取仰卧位,消毒穴位皮肤后,以华佗牌一次性不锈钢针灸针进针,以平补平泻法留针 60 分钟后,共 3 个月。比较两组临床症状 UPDRS、YBCS、HAMA 评分,针刺组和西医组治疗后 UPDRS、YBCS、HAMA 评分低于治疗前,针刺组治疗后 UPDRS、YBCS、HAMA 评分低于西医组($P<0.05$);针刺组强迫状态改善率、PD 治疗有效率高于西医组($P<0.05$);针刺组和西医组不良反应率基本相同($P>0.05$)。此研究对 PD 伴发强迫状态患者给予西医联合针刺治疗,发现针刺组和西医组治疗后 UPDRS、YBCS、HAMA 评分低于治疗前,针刺组治疗后 UPDRS、YBCS、HAMA 评分低于西医组,针刺组强迫状态改善率、PD 治疗有效率高于西医组,该疗法可改善 PD 伴发强迫状态患者临床症状。

研究针对 PD-OCD 患者实施益气镇惊、安神定志的针刺法,百会穴(位于头顶正中,有开窍醒神、益气定志之效)、印堂(位于额部,有明目通鼻、宁心安神之效)、本神(位于发际上 0.5 寸、神庭旁开 3 寸,有吸湿降浊、化瘀通络之效)等为头脑要穴,针刺可起疏通患者脑部气血脉络之妙用,使脑脉得以濡养,脑内气血得以平衡通行;内关(位于手臂内侧,有理气止痛、补肾益髓之效)、丘墟(位于足背,有舒筋活络、疏肝利胆之效)、大棱(位于腕掌横纹的中点处,有养心安神、濡养肝脾之效)、神门(位于腕横纹尺侧端、尺侧腕屈肌腱的桡侧凹陷中,有定志镇惊、平肝熄风之效)等为肝肾要穴,补益肝肾、疏肝平肝、濡养肾精,使肾水充足得养肝木,气血得以通行全身,肝阳得以制约,肝风得以止熄。针刺头部相应穴位可改善大脑皮层功能、促进神经功能修复;针刺肝、肾、脾、胃等相应穴位可促进脏器功能恢复。故在西医治疗基础上联合针刺治疗,可能有效促进 PD-OCD 患者脑神经功能恢复,刺激神经元细胞激发肢体活动功能,促进黑质致密部 DA 能神经元功能修复,调节大脑皮层兴奋性,从而改善强迫症状。此外,研究结果显示针刺组和西医组不良反应率基本相同,表明西医联合针刺治疗不会增加 PD 伴发强迫状态患者食欲不振、恶心、呕吐、失眠等风险,与既往研究显示联合针刺治疗不会显著增加病患不良反应结论相似,提示良好安全性。

五、相关疾病的强迫诊疗

1. 强迫症(OCD)　常规治疗疗效不佳,rTMS 治疗 OCD 有效。OCD 背内侧前额叶皮质(DMPFC)和腹侧纹状体等区域的皮质-纹状体-丘脑皮质回路异常,这可能正是 rTMS 治疗靶点,20 名难治性 OCD 患者 20～30 次双侧 10 Hz DMPFC 区域 rTMS 治疗,10 名经 YBOCS 检查症状改善。

2. 抽动症合并 OCD 临床共病比例很高,30%～90%抽动症患者有强迫症状,提示可能有共同神经通路。有些症状如重复摩擦、反复拍击、反复触摸行为介于抽动和强迫行为之间,家族史研究发现两者在遗传上可能相关,可能为同一基因异常的两种表现形式,病理学研究基底神经节是其共同病变部位。但抽动症患者多有强迫行为而无强迫观念。抽动秽语综合征(TS)中,伴 OCD 比例更高更为严重。对辅助运动区(SMA)的 rTMS 治疗有效,6 名合并 TS 和 OCD 抽搐严重程度有显著改善($P=0.037$)。

3. 帕金森病 OCD PD 冲动控制障碍是在强烈欲望驱使下,难以自我控制而出现影响自身或他人的一组异常行为的疾病组合,包括病理性赌博、强迫性购物、性欲亢进、强迫性进食、病理性偷窃、拔毛症、病理性纵火和网络成瘾症等,都具有行动前无法控制的强烈欲望、冲动、兴趣,以及行动中的愉快感,且无明确目的性。需要与药物反应相鉴别,事实上,更多的 PD 强迫状态与替代治疗及受体激动剂有关,减少DAs 用量,换用金刚烷胺、MAB-O 抑制剂,抗精神病药物(利培酮、喹硫平、氯氮平)及情绪稳定剂(丙戊酸钠、锂剂)均可控制。

强迫性购物表现为无法控制、强烈的购物欲望,过度购物,置巨额债务于不顾,造成心理困扰。病案:吴某,女,65 岁,2020 年 8 月 12 日就诊,四肢发抖伴开步困难 4 年,加重伴不可抑制购物一月,常服多巴丝肼片 125 mg,每日 1 次,一月半前自行加至 250 mg,每日 1 次,四肢发抖伴开步困难明显好转,但不断要求买东西,甚至每日网购。考虑药物所致强迫性购物,遂减量多巴丝肼片至 187.5 mg,每日 1 次,加氯氮平6.25 mg,每日 2 次,3 日后缓解。

参 考 文 献

[1] 中华医学会精神医学分会《中国强迫症防治指南》编写组. 中国强迫症防治指南 2016(精编版)[J]. 中华精神科杂志,2016,49(6):353-366.

[2] Kim D D, Barr A, Lu C, et al. Supplementary material for: clozapine-associated obsessive-compulsive symptoms and their management: a systematic review and analysis of 107 reported cases[J]. Psychotherapy and Psychosomatics,2020,89(3):1-10.

[3] Sansone R A, Ferlan M. Pramipexole and compulsive masturbation[J]. Psychiatry-interpersonal & Biological Processes,2007,4(9):57-59.

[4] Siciliano C A, Noamany H, Chang C J, et al. A cortical-brainstem circuit predicts and governs compulsive alcohol drinking[J]. Science,2019(366):1008-1012.

[5] Perez S G, Mcdonald B, Spagna S, et al. A-67 measuring regional cerebral blood flow with single-photon emission computed tomography (SPECT) in obsessive-compulsive disorder[J]. Archives of Clinical Neuropsychology,2021,36(6):1109.

[6] 高帅帅,靳路,郑东晨,等. 强迫症患者小脑结构及功能磁共振技术研究进展[J]. 国际精神病学杂志,2021(2):206-208.

[7] Chabardes S, Krack P, Piallat B, et al. Deep brain stimulation of the subthalamic nucleus in obsessive-compulsives disorders: long-term follow-up of an open, prospective, observational cohort[J]. Journal of Neurology, Neurosurgery, and Psychiatry,2020,91(12):1-8.

[8] 马丽沙,徐曙,黄茹燕,等. 未经治疗的强迫障碍患者大脑灰质体积改变:基于 MRI 体素的形态学分析研究[J]. 中华神经医学杂志,2014,13(12):1198-1202.

[9] 李少华,倪秀莹,陈红兵,等. 帕金森病合并强迫症的磁共振波谱研究[J]. 重庆医学,2015,(18):2551-2553.

[10] 魏易琼,赖丽莎,薛丹,等. 磁敏感加权成像对针刺治疗帕金森病黑质致密带改变的评价[J]. 实用医学杂志,2021,37(10):1342-1345.

[11] 班维固,滕秀英,陆丽娜,等. 柴藤调神方联合解郁法针刺治疗帕金森病抑郁疗效观察[J]. 现代中西医结合杂志,

2022,31(6)：784 - 788.

[12] 吴林,张光彩,周晓晖,等. 针刺联合西药对肝肾阴虚型帕金森病患者 NT - 3、IGF - 1、DA 及炎性因子水平的影响[J]. 上海针灸杂志,2021,40(7)：814 - 819.

[13] Prasko J，B Pasková，R Záleský，et al. The effect of repetitive transcranial magnetic stimulation(rTMS)on symptoms in obsessive compulsive disorder. A randomized，double blind，sham controlled study[J]. Neuro Endocrinology Letters，2006，27(3)：327 - 332.

[14] Dunlop K，Woodside B，Olmsted M，et al. Reductions in cortico-striatal hyperconnectivity accompany successful treatment of obsessive-compulsive disorder with dorsomedial prefrontal rTMS[J]. Neuropsychopharmacology，2016，41(9)：1395 - 1403.

[15] Tobe R H，Bansal R，Xu D，et al. Cerebellar morphology in Tourette syndrome and obsessive-compulsive disorder[J]. Annals of Neurology，2010，67(4)：479 - 487.

[16] Bloch Y，Arad S，Levkovitz Y. Deep TMS add-on treatment for intractable Tourette syndrome：A feasibility study[J]. The World Journal of Biological Psychiatry，2016，17(7)：557 - 561.

[17] Ceravolo R，Frosini D，Rossi C，et al. Impulse control disorders in Parkinson's disease：definition，epidemiology，risk factors，neurobiology and management[J]. Parkinsonism Relat Disord，2009，15(S4)：S111 - S115.

第十四章

其 他 症 候

第一节 肌 痛

一、概述

肌痛是一个宽泛概念,与风湿免疫科交叉,包括躯干疼痛,确定肌痛的神经定位其实勉为其难。

二、定向诊断

评估肌痛,首先明确肌痛起病性质及触发因素,如急性起病考虑创伤、手术;病程迁延考虑药物相关、风湿性疾病、慢性感染或代谢性疾病等;累及肢体近端肌肉考虑原发性肌肉疾病、风湿性或关节病。

1. 生理性 过度锻炼牵拉如迟发性肌肉酸痛。

2. 风湿 系统性红斑狼疮(SLE):近端肌肉,以三角肌和股四头肌弥漫性肌痛、肌压痛、肌无力;类风湿关节炎有全身广泛性疼痛,多分布腕、手指和足趾等,伴晨僵及关节肿胀;混合性结缔组织病;风湿性多肌痛为急性或亚急性发病,近端肌群剧烈疼痛与僵硬,红细胞沉降率显著增快;纤维肌痛为全身弥漫性疼痛及发僵,为骨骼肌肉系统多处疼痛与发僵,特殊部位压痛点。

3. 免疫 干燥综合征可肌无力,有肌炎者少于 10%,少数纤维肌痛。

4. 内分泌代谢 甲状腺功能亢进;代谢性肌病中糖原累积病为运动后肌肉疼痛、肌无力、肌萎缩,肝大、低血糖,无 CK 增高,糖耐量和组织酶异常。

5. 泌尿系统疾病 肌球蛋白尿症:全身或局部肌痛,尿色红,尿肌球蛋白阳性。

6. 呼吸系统疾病 结节病部分骨骼肌受累,局灶性疼痛、肌肉压痛,痉挛或假性肥大,可扪及病变结节。

7. 感染 细菌、病毒感染能引起肌病如流感病毒 A 和 B 感染,儿童常严重肌痛,包括新冠病毒感染;风疹病毒感染或减毒风疹痘苗接种后可引起亚急性肌炎;流行性肌痛症系病毒感染,流行区内,呼吸痛及胸部肌肉压痛;嗜酸粒细胞性肌炎为亚急性起病,近端肌无力、肌痛、肌酶增高,EMG 肌源性改变、组织活检骨骼肌嗜酸粒细胞炎性浸润;慢性疲劳综合征包括慢性活动性 EB 病毒感染和特发性慢性疲劳综合征;急性多发性肌炎;间质炎症如肌筋膜炎。

8. 血管 变应性肉芽肿性血管炎早期常小腿肌肉痉挛,尤其腓肠肌痉挛性疼痛;结节性多动脉炎 30%~73% 肌痛,肌酸激酶正常;胞浆抗体相关小血管炎约 2/3 关节和肌肉受累。

9. 骨科 软组织：风湿性多肌痛定位软组织如肱二头肌腱鞘、肩峰下滑囊、颈椎和腰椎滑囊等，由炎症反应产生疼痛而致关节活动障碍。

10. 药物反应 不同药物损害部位各异，影响肌肉纤维、肌膜、神经肌肉接头等或同时累及多个部位。曲安西龙、倍他米松和地塞米松导致类固醇肌病，多起自下肢近端，肌痛明显；他汀类。

11. 精神科 躯体化障碍。

三、神经定位

1. 肌肉 多发性肌炎(PM)和皮肌炎(DM)：骨盆带肌及肩胛带肌最易受累，对称性四肢近端、颈肌、咽部肌肉无力、肌肉压痛和自发性肌痛，Ⅰ型单纯性 PM，Ⅱ型单纯 DM，Ⅲ型儿童及青少年 PM 及 DM，Ⅳ型 PM(或 DM)重叠综合征(硬皮病、类风湿关节炎、红斑狼疮、干燥综合征等)；肌筋膜痛综合征即局限性纤维炎，疼痛分布、僵硬感、压痛区域均局限，按压激发点疼痛发射到其他部位；横纹肌溶解：剧烈肌痛伴肌肉压痛和肿胀，CK 达正常 2 000 倍。

2. 神经肌肉接头 少数 MG 有肌痛。

3. 脊髓 急性脊髓炎。

4. 脊髓脑 僵人综合征早期仅为发作性肌痛。

5. 大脑 锥体外系如 PD；钩端螺旋体性脑膜炎有腓肠肌压痛。

神经电生理：多发性肌炎等肌电图自发性纤颤电位等。

四、中西医结合神经定位诊疗

1. 中医病位 不同的肌痛中医病位不同，PM 为肌痹，如有肌萎缩则为痿证，病位在脾；纤维肌痛综合征为周痹、气痹，病位在肝，《灵枢·周痹》曰："周痹之在身也，上下移徙随脉，其上下左右相应间不容空此内不在脏，而外未发于皮，独居分肉之间，真气不能周，故命曰周痹。"其乃真气不能周于分肉之间，但病因非风寒湿等外邪侵袭所致，与情志有关，《中藏经》曰："气痹者，愁思喜怒过多，则所结于上……宜节忧思以养气，慎喜怒以全真。"《医学入门》有："周身掣痛者，谓之周痹，乃肝气不行也。"肝者，罢极之本，肝郁日久则见疲乏无力，乃肝郁致痹。

纤维肌痛综合征又与筋相关，其核心症状弥漫性疼痛是筋痹的主要临床表现，与筋痹导致肝痹的非特异症状相符，故归属于筋痹。

2. 三焦辨证 湿恋三焦，湿重于热：身重疼痛，如三仁汤以杏仁、白豆蔻、薏苡仁为君，开上、畅中、渗下，通利三焦气机；痰湿阻滞于中上焦：二陈汤；湿热下注于下焦：风湿性关节炎(湿热症)、湿热腰痛等以《丹溪心法》之二妙散，苍术辛苦而温，最宜燥湿强脾，黄柏性味苦寒，善清下焦之湿热；四妙散见《成方便读》，二妙散加牛膝和薏苡仁清热利湿、通利筋脉。

3. 神经定位指导的针刺定位治疗

(1) 筋膜：中医经筋病包含肌腱、韧带、筋膜甚至周围神经等损伤为主的筋病和肌肉损伤为主的肉病，病位在肌肉，常见疼痛和运动障碍，如膝骨关节炎、肱骨外上髁炎、一部分中风后肌痛、扭挫伤等运动和神经系统患者，针刺中斜刺或平刺相较直刺更有疗效优势。从皮脉肉筋骨层次上而言，针刀曾经也是选择，尽管日渐式微。

(2) 脊髓和背部筋膜：针刺夹脊穴为主，背部筋膜炎针刺夹脊穴为主治疗腰背部肌筋膜疼痛综合征效果不错，有研究疼痛缓解度中度以上占 93.33%，疗效与利多卡因局部阻滞法相仿。

（3）脑部（丘脑，大脑）：头皮针为主，顶颞后斜线为下肢、上肢肌痛，顶旁2线主治肩、臂、手肌痛。如PD伴肌痛针灸治疗的选择，开始以夹脊效果差，最终以头皮针加夹脊穴电针治疗，头皮针贯穿全程，我们的科研《中药热熨对帕金森病肌肉骨骼性疼痛的护理》也主要针对肌肉骨骼疼痛。

五、相关疾病的肌痛诊疗

1. 帕金森病肌痛　PD相关慢性疼痛是常见且复杂的并发症，发病机制复杂。慢性疼痛影响60%～80%PD患者，早期/中度PD常见，比运动症状更影响生活质量，分五种类型：肌肉骨骼疼痛最多有66%，主要与肌肉僵硬和运动迟缓相关，伴肢体活动受限，冻结肩多于夜间疼痛；放射性/神经痛（34%）多于神经支配区痛；肌张力障碍相关性疼痛（16%）伴痛性痉挛，多见足部，青年型PD特征性临床表现，晚期PD患者晨起肌张力障碍发生率约15%，也可出现双相及剂峰肌张力障碍；中枢性疼痛（27%）为隐痛或不适感，任何部位；静坐不能性疼痛（23%）。PD疼痛可能比其他非运动障碍患者更令人痛苦，我们评估上海地区特发性PD患者相关疼痛的患病率，并确定其流行病学特征。采用结构问卷调查上海市12家医院1 058例特发性PD患者，收集其运动障碍严重程度、抗帕金森病治疗和疼痛相关观察结果，如疼痛发作时间点、持续时间和程度、身体定位、外部影响和疼痛治疗。分析结果约28%（296名受试者）PD有相关疼痛，与男性患者相比，女性疼痛患者年龄更高，PD发病时年龄更大，疼痛频率更高，在PD症状出现前疼痛频率更大，持续时间更长，早期疼痛发生率更高。早期男性较女性发病率高、年龄层级高、发病年龄高、疼痛频率高、疼痛先于运动障碍症状出现的频率高和疼痛持续时间较长，最常见骨骼肌疼痛，其次肌张力障碍疼痛。

肌肉骨骼疼痛是影响PD生活质量的重要因素，我们研究中药热熨护理对PD伴发肌肉骨骼性疼痛，可有效减轻PD患者骨骼疼痛程度，提高患者生活质量。选取2020年5月至2021年4月上海市浦东新区中医医院收治70例PD伴肌肉骨骼性疼痛患者，随机分为2组，对照组35例在多巴丝肼治疗基础上常规护理，治疗组35例在对照组干预基础上给予中药热熨护理5日。观察2组干预前后视觉模拟疼痛评分（VAS），帕金森患者生活质量问卷（PDQ－39）评分变化。结果干预后，2组患者VAS评分均明显降低（P 均$<$0.05），且治疗组明显低于对照组（$P<$0.05）；2组PDQ－39评分均明显升高（P 均$<$0.05），且治疗组明显高于对照组（$P<$0.05），治疗组临床有效率为97.1%（34/35），明显高于对照组80.0%（28/35），差异有统计学意义（$P<$0.05）。

2. 纤维肌痛（FM）　又称纤维肌痛综合征，以慢性广泛性肌肉骨骼疼痛为特征，常伴疲劳、无恢复性睡眠、认知障碍、抑郁和焦虑，患病率2%～4%，发病率仅次于腰痛和骨关节炎的肌肉骨骼相关疾病。临床缺乏对FM诊断认知，甚至认为并不真实存在，发病机制了解甚少。FM波及全身，广泛性疼痛点呈分散状态，很难准确定位，以颈部、肩部、脊柱和髋部最常见；疼痛程度时轻时重，即使休息也无法明显缓解，劳累、应激、精神压力及寒冷、阴雨气候等均可加重病情。2016年FM分类标准中5个全身疼痛区域，以疼痛涉及区域替代疼痛部位作为全身广泛疼痛诊断条件（5个区域至少4个疼痛，不包括颌、胸、腹部疼痛），简化躯体症状类型（头痛、下腹部疼痛或绞痛、抑郁）。风湿科常用抗抑郁药、NSAIDs及心理治疗。

中医将FM归为周痹、肌痹，外受风寒湿邪，内因阴阳失调，复加七情内伤，内外因素相互作用，最终导致气血运行不畅，痹阻脉络，而长期痹证导致五脏气机紊乱，又引发脏腑经络功能失调。FM多伴失眠及抑郁、焦虑等，可从郁证辨治。国家中医药管理局2017年版FM诊疗方案分2型：① 肝郁气滞：养血柔肝，疏肝理气，以逍遥散或柴胡桂枝汤加减；② 寒湿痹阻：散寒除湿，解肌通络，推荐蠲痹汤。

3. ALS肌痛　与活动能力下降、肌肉痉挛、肌张力增高和共病状态等相关，活动能力下降可导致肌肉骨骼疼痛及压力导致皮肤和软组织损伤。改变体位、辅助设备如特殊床垫、枕头和轮椅有助减轻或防止疼痛，非阿片类镇痛药和非甾体抗炎药可减轻肌痛。针刺对ALS肌痛有帮助，毕竟是创伤性治疗，慎用。

4. 风湿性多肌痛（PMR）　以近端肢体炎性疼痛为主要表现。王居易等认为 PMR 属痹病，风、寒、湿为外因，寒性凝滞为主因，自身体质因素、情志不畅、饮食不节等为内因，利用经络诊察太阴经、太阳经及厥阴经，手足太阴之合穴利湿，如尺泽穴附近通常压痛尤为明显，阴陵泉穴上下可及明显压痛、滞涩之感；手足太阳经之输穴、原穴散寒，如后溪穴常可及明显脆络和压痛，足太阳膀胱经京骨等处可及细小结节；手足厥阴经疏风调神，多用"四关"穴，即太冲配合谷以疏解一身之风，大陵和行间处常可诊察到脆络、压痛。

参 考 文 献

[1] 杨帆，贾园. 2010/2011 纤维肌痛诊断标准 2016 修订版[J]. 中华风湿病学杂志，2017,21(5)：359-360.

[2] 焦娟，殷海波，冯兴华，等. 纤维肌痛症中医病名探讨[J]. 中医杂志，2019,60(1)：20-23.

[3] 章海娟，涂明琦，周舒宁，等. 经筋病针刺角度与疗效关系的理论探讨[J]. 浙江中医杂志，2021(1)：53-54.

[4] 贾超，姜桂美，庄珣. 针刺夹脊穴为主治疗腰背部肌筋膜疼痛综合征的临床观察[J]. 广州中医药大学学报，2009,26(5)：447-449.

[5] 宋玉，吕桦，张亮，等. 上海地区帕金森病患者慢性疼痛及其有关影响因素的临床研究[J]. 中国临床神经科学，2014(6)：619-625.

[6] Pan W, Liu J, Wang Q, et al. Clinical study on chronic pain in Parkinson's disease patients in Shanghai, China[J]. Integr Med Int, 2014(1)：93-101.

[7] 蔡鸣春，顾炜萍，王尧东，等. 中药热熨护理对帕金森病伴发肌肉骨骼性疼痛的影响研究[J]. 现代中西医结合杂志，2022,31(14)：2009-2011.

[8] 中国纤维肌痛康复实践指南制订工作组，北京医学会物理医学与康复分会，中华医学会心身医学分会心身风湿协作学组. 中国纤维肌痛康复指南（2021）[J]. 中华物理医学与康复杂志，2022,44(1)：1-12.

[9] 吴庆军，张奉春，陈予暄. 纤维肌痛综合征的诊断和治疗进展[J]. 中华风湿病学杂志，2018(2)：134-137.

[10] Siegfried Mense, Simons D, Jonrussell I. 肌痛[M]. 郭传友译. 北京：人民卫生出版社，2005.

[11] 孙洁，李春颖，孟笑男. 王居易教授经络诊察治疗风湿性多肌痛的临证经验[J]. 中国针灸，2019,39(4)：419-422.

第二节　肉　　跳

一、概述

肉跳（muscle cramps）包括肌束震颤（fasciculation）、肌涟漪（rippling）和肌颤搐（myokymia）。肌束震颤是临床术语，指全身某些部位肌群肉眼可观测到的震颤，细者能感觉到但肉眼无法观察，简称束颤。纤颤是神经电生理术语，不能用于临床症候的表达，除了一种特殊情况——舌肌纤颤。肌颤搐指一群或一块肌肉在休止状态下呈现缓慢、持续、不规则波动性颤动，肉眼可见，见于特发性肌颤搐、神经性肌强直等。肌涟漪是叩击或牵张诱发的异常肌肉收缩，为运动诱发的肌肉僵硬、间歇性疼痛和痉挛，肌肉在叩击或收缩后伸展时可诱发持续性滚动收缩，犹如水面涟漪一般扩展，通常肢体近端肌肉如股四头肌和肱二头肌最明显。

肌束震颤是肌肉静息时单个运动单位不规则自发放电，为轴突支配一组肌纤维的不规则收缩，过度运动可以诱发，病理性肌束震颤通常伴肌肉无力和萎缩。肌颤搐是一个或几个运动单位重复放电引起的肌纤维自发性抽搐，皮下可见缓慢持续不规则的肌肉波纹状起伏或蠕动，肌纤维收缩沿肌纤维纵轴方向呈波浪样前进，如特发性肌肉颤搐为典型波动性、虫蠕状肌肉运动。肌涟漪可能是由于骨骼肌通道机械敏感或牵张激活。

从病理生理而言,肌束震颤是 MND 神经再生的标志。广义而言,下运动神经元瘫痪,波及脊髓前角细胞、前根以及运动神经病变,表现为肌力减退或完全不能活动,肌张力减低,深反射消失,肌肉萎缩,均可伴肌束震颤。临床以良性肌束震颤更常见。

二、定向诊断

1. 良性肌束震颤(BFS) 为广泛粗大的肌肉束性颤动,既可局限性,也可波及全身,波及肌束较为恒定,无进行性加重,无萎缩和肌无力,肌电图亦未见失神经改变。属生理性,男多于女,瘦多于胖。BFS 并不罕见,见诸正常人身上任意肌肉,束状肌为主,以眼睑、手臂、手、手指、腿和足部肌肉最常见,舌肌也可受累,发作性或持续性,情绪反应、发热、运动、压力、疲劳和咖啡因、浓茶甚至吸烟可加重。

2. 躯体化障碍 以束颤为首诊的躯体症状在神内科临床常见。DSM-5 躯体症状障碍概念承认此种躯体症状的真实性,且可与各个系统躯体疾病共病,如束颤既可能是 MND 症状,也可能是共病的焦虑抑郁状态。384 名 BFS 中许多是临床医生,与焦虑共病。

3. 药物反应 类固醇激素;抗胆碱能药物;他汀类;5-HT 综合征早期有肉跳。

4. 内分泌代谢 水电解质紊乱如低钾钠钙血症;甲亢;甲状腺毒性肌病;甲状旁腺功能亢进;低血糖;糖尿病。

5. 免疫 自身免疫性神经病变。

6. 血液科 贫血。

7. 中毒 有机磷中毒;钡中毒;杀虫剂;慢性汞中毒。

8. 食物 咖啡因、尼古丁、乙醇。

三、神经定位

1. 肌肉 进行性肌营养不良;特发性肌肉颤搐;涟漪样肌病见于肢带型肌营养不良 1C 亚型。

2. NMJ 有机磷中毒烟碱受体过度刺激可致舌肌震颤;早中期 MND 常肉跳,呈间歇性,并逐渐频繁,其乃肌肉失神经支配后,在神经肌肉接头处附近及它处出现大量乙酰胆碱受体,导致肌膜对乙酰胆碱受体超敏,晚期少有肌束震颤;MG 合并 Rippling 肌病可见肌涟漪。

3. 周围神经 周围神经病如糖尿病性或酒精中毒性、CMT、MMN 多伴肌束震颤。周围神经过度兴奋综合征(PNHS):原发性 PNHS 包括神经性肌强直、Morvan 综合征和痉挛-束颤综合征(CFS),有广泛临床症状和体征,无明显周围神经病变;继发性 PNHS 累及周围神经局灶或弥漫性疾病、中毒性神经病变及遗传性疾病。

4. 前根 脊神经前根压迫该节段的肌束性颤动和肌肉萎缩;吉兰-巴雷综合征。

5. 颅神经 舌下神经双侧损害。

6. 脊髓 前角细胞:当脊髓颈、胸段空洞波及前角时,出现手部鱼际肌、骨间肌及前臂诸肌无力、萎缩和肌束震颤。脊髓空洞症;ALS 首发症状可为肌束颤动和肌肉挛缩等,以延髓麻痹为首发约 1/4,早期肢体肉跳;脊髓压迫症晚期合并脊髓前角细胞损害,很难区分前根和前角。

7. 脑干

(1)延髓:延髓空洞症常从脊髓延伸而来,也可为首发部位,侵及延髓疑核、舌下神经核和三叉神经脊束核而吞咽困难,发音不清,舌肌萎缩及震颤甚至伸舌不能;进行性延髓麻痹见舌肌纤颤;MND。

(2)脑桥:累及面神经核有面神经支配肌肉的肌束颤动。

8. 大脑　CJD；以神经性肌强直表现的抗 CASPR2 抗体脑炎有肌纤维颤搐、束颤、肌痉挛等，表达在中枢神经和周围神经髓鞘纤维近结旁区。

四、神经电生理定位

肌电图：静息状态见束颤电位，可伴正锐波或纤颤电位；显示巨大电位不一定是 ALS 早期；肌颤搐在肌电图上为同一运动单位自发和重复放电，频率 2～60 次/秒，持续数秒钟，常见于慢性神经损伤轴突末端、放射性臂丛神经病、吉兰-巴雷综合征等脱髓鞘周围神经病、中毒性周围神经病、脊髓病、神经性肌强直等。肌涟漪为静自状态下插入电位轻度增加，涟漪样收缩时呈电静息。

PNHS 运动神经传导和 F 波测定时可有 M 波后放电和 F 波后放电；肌电图见自发神经性肌强直放电、肌颤搐电位或呈双联或三联或多联放电、痉挛放电、束颤电位。PNHS 肌电图自发放电在远端肢体肌肉中最明显，其中肌颤搐和神经性肌强直放电是 PNHS 特征性表现，常依据肌电图特征区分。肌颤搐放电由单个或多个运动单位组成、有规律、自发、分组重复放电，频率稍低，平均 30～100 Hz，并以规则的间隔重复突发，也可呈不规律的双联、三联或多个运动单位放电，运动单位动作电位时限和波幅正常。

五、中西医结合神经定位诊疗

1. 中医认识　最常见肌束震颤，谓筋惕肉瞤，指肌肉抽搐跳动，又云肉瞤筋惕，《杂病源流犀烛·冲脉病源流》曰："汗之伤血而引肝上逆，故头眩，汗不出，筋惕肉瞤。"乃体表筋肉不自主地惕然瘛动，源于《伤寒论·太阳病脉证并治》。自成无己《伤寒明理论》谓"必待发汗过多亡阳，则有之矣……发汗过多，津液枯少，阳气太虚，筋肉失养，故惕惕然而跳，瞤瞤然而动也"，皆因过汗伤阳，津血耗损、筋肉失养所致。过汗阳虚者面色㿠白，恶寒，汗出，手足厥冷，肌肉跳动，舌淡苔白，脉微，当予四逆汤；阳虚水泛则发热，头眩，心下悸动，筋惕肉瞤，身体振振站立不稳，舌淡苔白，脉沉，真武汤主之；因于血虚者以四物汤加减。事实上，临床屡试不验。

不同定位对应不同疾病，诊疗方案不同。周围神经导致者以养血滋阴、柔肝舒筋法有效；定位肌肉，从脾肾治部分疗效；定位前角细胞者如 MND，我们从脾肾论治，兼顾痰湿瘀，进行中西医结合探索，并以 ALS-SSIT 量表评估，更适合评估用中医治疗 ALS 的研究。

2. 针刺治疗　寻找病因，以针刺对症治疗意义不大。

3. 现代医学诊疗　躯体化障碍可与各个系统的躯体疾病共病，良性肌束震颤也可能合并躯体化障碍。从治疗而言，应该厘清不必为、可为和不可为，良性肌束震颤等生理性肌束震颤不需要治疗，其他的如周围神经病需要病因治疗，MND 和脊髓空洞症等很难获得满意疗效。

六、相关疾病的肉跳诊疗

1. 运动神经元病与肌束震颤　很多人将肌束颤动与 MND 变画等号，其实不然。

（1）血清肌酸激酶（CPK）与束颤关系：20 世纪 90 年代初，笔者注意到临床上偶有 MND 患者 CPK 轻度水平升高，初以为实验误差，随着这种"巧合"日趋增多，逐渐引起注意，并在 1998 年 8 月至 2000 年 11 月间留意连续观察 33 例 MND 患者，其中 23 例 ALS，2 例 PLS，6 例 SMA，2 例 PBP，结果发现 SMA 的血 CPK 及 CK-Mb、CK-MM 水平升高明显，较其他类型比例高，以迅速进展的 SMA 尤甚。

（2）MND 合并脊髓型颈椎病：笔者收集 12 例两病合并患者临床分析,发现两病并存者均年龄偏大,以波及高位颈髓居多,10 例有束颤,全部患者 EMG 均示胸锁乳突肌及 3 个以上肢体神经源性损害,均有广泛纤颤波、正尖波,并有巨大电位或波形偏宽大。胸锁乳突肌肌电图和上肢皮节体感诱发电位有助鉴别,脊髓型颈椎病手术治疗应视 MND 病情而定,贸然手术或颈髓外伤会加速 MND 进展。

（3）脊髓灰质炎后综合征：可以束颤为首发症状。病案：秦某,男,68 岁。10 个月前双上肢和右下肢有肌肉跳动感,继之双上肢逐渐出现乏力,伴有双手掌麻木。2015 年 3 月 23 日肌电图示神经源性损害肌电改变,累及上肢肌和斜方肌为主,左下肢部分肌见慢性损害改变,脊髓前角细胞损害可首选考虑,外院住院症状无明显缓解。4 月 13 日门诊收入院。追问病史,66 年前有小儿麻痹症,平日左下肢行走不利。刻下：双上肢、右下肢有肌肉跳动感,自觉双上肢乏力,双手掌麻木,胃纳可,夜寐可,二便尚调。查体：神清,双上肢外展、屈肘肌力 4-级,双手腕部掌屈、背屈肌力 5 级,左手指力 4 级,右手指力 3 级,左膝关节畸形,双下肢肌力 5-5-5-5,四肢肌张力正常。舌红,苔少,脉细。CT 示右侧颞叶大片梗死非责任病灶。四诊合参,证属肝肾亏虚之痿证,治拟滋阴清热、补益肝肾,方如虎潜丸合六味地黄丸加减,方中杜仲、续断、狗脊强壮筋骨,熟地黄、山茱萸、山药补肾,黄精、玉竹养阴,拟方如下：熟地黄 30 g,山茱萸 30 g,生山药 30 g,制白附 10 g,干姜 12 g,炙甘草 9 g,牡丹皮 30 g,神曲 10 g,鸡内金 15 g,杜仲 20 g,续断 20 g,狗脊 20 g,黄精 30 g,玉竹 30 g,未作针刺。4 月 18 日双上肢乏力情况较前略有好转,手掌麻木情况仍有,肌电诱发电位示：SSR 至 laf 延长,提示自主神经受损；认知功能障碍；VEP 通路延长；SEP 提示感觉通路尚可；BAEP 脑干功能受损。徐桂芝查房诊断脊髓灰质炎后 ALS,建议予利鲁唑等,加山莨菪碱 20 mg 静脉滴注减轻神经水肿作用,再予替扎尼定片 1 片,每日 3 次松弛肌肉,余治疗同前。上肢乏力和手掌麻木稍有好转,5 月 12 日出院。

2. 良性肌束震颤　极易误诊。病案：患者,男,33 岁,2000 年 1 月就诊,1998 年起出现肌肉肌束震颤,时缓时剧,曾诊为 MND 早期,但近两年来未见肌萎缩和肌无力,肌束震颤范围扩大,EMG 未见巨大电位、纤颤波、正尖波等,故除外 MND,诊断良性肌束震颤,随访至 2001 年 10 月未见任何进展,束颤依然。

3. 进行性肌营养不良　一例曾误诊为 SMA 病例：患者,男,66 岁,1999 年 2 月就诊。40 年前即双上肢无力伴肉跳,肌肉轻度酸胀感,并逐渐加重,两月后又趋稳定。1996 年上半年起觉双下肢无力,步态不稳,并日渐加重,神经系统检查：右口轮匝肌肌力下降,抬头肌力 4 级,双上肢肌力 3-4-4⁺-5⁻级,双下肢肌力 3⁺-4-4⁺-5⁻级,双肩及上臂、下肢近端肌肉萎缩,双侧翼状肩,鸭步,Gower 现象,肱二头肌、肱三头肌反射和桡反射均迟钝,双下肢膝踝反射亢进,双侧巴宾斯基征(-),无深浅感觉缺失,确诊进行性肌营养不良。

4. 特发性肌肉颤搐　青壮年好发,局限于腓肠肌,也波及上肢、面部和躯干部,为波动性蠕动状肌肉颤搐,活动后加重,休息放松时明显,EMG 示颤搐电位。需与 Kojewnikow 综合征相鉴别,2001 年笔者报道 12 例中 1 例曾误诊为特发性肌肉颤搐：男性,45 岁,1999 年 9 月出现双侧腓肠肌虫蠕状肌肉颤搐,活动后加重,休息放松更明显,睡觉时也有,EMG 示肌肉颤搐放电,予卡马西平治疗效果差,后加苯妥英钠基本控制。

5. 脊髓空洞症　可首发双手小肌肉萎缩,肌束颤动,进展为延髓麻痹,舌肌萎缩,锥体束征阳性,一般可凭节段性、不对称性和分离性痛温觉缺失来区别,MRI 可以佐证。但脊髓空洞症和延髓空洞症也可不伴典型之痛温觉分离,仅出现肌无力、肌肉萎缩和肌束震颤等。笔者曾遇 1 例误诊为 MND 而不伴感觉分离之脊髓空洞症患者：张某,女,18 岁,1999 年 1 月住院。1998 年 1 月起左下肢行走无力,轻度麻木感,2 个月后左上肢无力,且觉左上、下肢皮肤变红发冷,左下肢也发麻感,无束带感,无大小便障碍,无踩棉花感,1998 年秋天起觉行走易跌跤,进而不能行走。当地诊断 SMA,神经系统检查：双眼球轻微水平震颤,快相向注视侧,左瞳偏大,会聚差,双上肢远端肌肉萎缩,肱二头肌、肱三头肌反射和桡反射均迟钝,双下肢膝踝反射活跃,双侧巴宾斯基征(一),左 T4－T10 马甲型针刺觉减退,左手腕关节以下针刺觉轻度减退,触觉和振动、位置觉无缺失,颅颈交界 MRI 示脊髓空洞症伴小脑扁桃体下疝、延髓联合畸形(C5－T5 水平脊髓中央管扩大),最终确诊脊髓空洞症伴阿诺德-基亚里畸形,手术治疗效果不佳,也未进展。

参 考 文 献

[1] Ricker K, Moxley R T, Rohkamm R. Rippling muscle disease[J]. JAMA Neurology, 1989, 46(4): 405－408.

[2] Simon N G, Kiernan M C. Fasciculation anxiety syndrome in clinicians[J]. Journal of Neurology, 2013, 260(7): 1743－1747.

[3] Reed D M, Kurland L T. Muscle fasciculations in a healthy population[J]. Arch Neurol, 1963(9): 363－367.

[4] Blackman G, Cherfi Y, Morrin H, et al. The association between benign fasciculations and health anxiety: a report of two cases and a systematic review of the literature[J]. Psychosomatics, 2019, 60(5): 499－507.

[5] Bharath A. Chhabria, Ashish Bhalla. Tongue fasciculations in organophosphate poisoning[J]. N Engl J Med, 2016 (375): e47.

[6] Katzberg H D. Neurogenic muscle cramps[J]. Journal of Neurology, 2015, 262(8): 1814－1821.

[7] Caress J B, Paudyal B. Muscle cramps and fasciculations[M]. New York: Springer, 2014.

[8] Minetto M A, Holobar A, Botter A, et al. Origin and development of muscle cramps[J]. Exercise & Sport Sciences Reviews, 2013, 41(1): 3－10.

[9] 王娴,王丹丹,刘宇,等. 以神经性肌强直为主要表现的抗 CASPR2 抗体综合征 1 例[J]. 中国神经精神疾病杂志, 2019, 45(7): 435－437.

[10] 潘卫东,王厹东,郑煊璐,等. 肌萎缩侧索硬化中医疗效评价量表(ALS－SSIT 量表)的效能评价[J]. 神经病学与神经康复学杂志, 2021, 17(1): 13－18.

[11] 王厹东,徐蕴宜. 运动神经元疾病合并脊髓型颈椎病[J]. 脑与神经疾病杂志, 2001, 9(2): 106－107.

[12] 王厹东,徐桂芝. Kojewnikow 综合征 12 例报告[J]. 中华神经科杂志, 2001, 34(3): 13－15.

第三节　多　　汗

一、概述

多汗似乎与定位无关,中医多汗分阴阳两端即自汗盗汗,其实还有局部出汗,本身就可能有神经定位意义。与流涎、便秘等自主神经受损症候一样,神经科临床一直不重视出汗。20 世纪 90 年代看自主神经专著时,许多教授劝笔者放弃关注。然而中医学对汗证的观察却有独到之处,但如何在神经解剖生理背景下去解读,需要重新梳理。见微知著,很多自主神经系统损害所表现的其他症候,对神经系统病变的定位诊断有重要参考价值。

局部多汗多为交感神经损伤或异常反应,如乙酸胆碱分泌增多导致小汗腺分泌过多汗液。粟秀初通过作用于下丘脑、脊髓灰质侧角交感神经细胞和交感神经末梢的药物试验确定出汗的神经解剖部位。阿司匹林试验可通过下丘脑汗液分泌中枢引起全身广泛性汗腺分泌;大脑皮质损伤时常引起对侧单瘫性汗液分泌减少或消失;间脑或下丘脑损伤时常引起对侧偏身性(含头、面部)汗液分泌减少或消失;脊髓横断损伤服用阿司匹林后,由横断水平以上脊髓所支配区域依然出汗正常,横断水平以下区域汗腺分泌减少或缺如;注射匹罗卡品或使患者身体受热试验,横断水平以下区域仍出汗如常;脊髓侧角或前根损伤时,服用阿司匹林或身体受热后,病变脊髓段所支配区域皆不出汗,但匹罗卡品注射仍能出汗如常;交感神经节或周围神经病变时,口服阿司匹林、注射匹罗卡品或使其身体受热,其支配区域内皆不出汗,多呈完全性汗腺分泌障碍。

二、定向诊断

自发性多汗在非生理状态下出现,病因多数不明。

1. 生理　天气炎热、穿衣过厚、情绪激动、劳动、奔走、辛辣厚味烫热食物等;更年期。

2. 腮腺　局部创伤或疾病。

3. 内科　甲状腺功能亢进或减退症、糖尿病、肢端肥大症、肥胖症。

4. 精神科　躯体化障碍可有全身或一侧多汗;5-HT综合征有震颤伴大汗。

5. 中毒　铅及砷慢性中毒。

6. 传染科　结核病、伤寒等。

7. 药物　如感冒药降热出汗是驱邪途径,所谓发汗解表。抗精神病药治疗中的恶性综合征,有肌紧张、高热、意识障碍、自主神经系统症状(大汗、心动过速、血压不稳等)典型四联症。

三、神经定位

人体全身体表除黏膜外均有汗腺分布,主要受交感神经节后纤维支配。面部发汗受交感神经颈上神经节支配,上、下肢及躯干发汗受颈下神经节、胸节及腰节支配。发汗高级中枢在大脑皮质、丘脑下部、延脑及脊髓。

1. 肌肉　神经性肌强直。

2. 自主神经

(1)糖尿病自主神经病变。

(2)家族性自主神经功能障碍:又称赖利-戴综合征,无泪液、异常多汗、皮肤红斑、吞咽困难、偶发高热及舌部蕈状乳头缺失等,均为东欧犹太人。

(3)耳颞综合征:又称费雷(Frey)综合征,味觉出汗综合征,常于腮腺手术后或外伤后,支配腮腺的下颌神经耳颞分支节后副交感神经被切断,可能使支配汗腺分配的副交感神经再生。耳前下区耳颞神经感觉支分布皮肤每次咀嚼进食或刺激唾液分泌而出汗、潮红。参见"耳痛"一节。

(4)Morvan综合征:出汗过多,持续性肌肉活动(肌颤搐)、神经性疼痛。

(5)先天性多汗:局限于腋部、手掌、足跖等处,皮肤湿冷,与遗传有关如Spanlang-Tappeiner综合征。

(6)Honer综合征。

(7)颈交感神经:刺激产生一侧头面部多汗,炎症、肿瘤或动脉瘤刺激,颈交感性味觉性出汗常见于胸出口部位病变术后。

(8)胸交感神经干:交感神经切除、肺癌、脊椎骨瘤、锁骨下动脉瘤和甲状腺切除后,上纵隔内交感链与迷走神经邻近,交感神经干损伤后,迷走神经发出胆碱能性纤维至邻近交感神经干节前纤维,进食或吞咽后面、颈、躯干和上肢出汗。

(9)交感神经中枢:偏身性多汗,自主神经检查多汗侧皮肤温度低,皮肤划纹试验阳性。脑卒中后遗症偏瘫侧肢体多汗。

3. 周围神经　周围神经病尤其糖尿病周围神经病;急性多发性细纤维轴突性神经病。病案:患者,女,35岁,渐进四肢麻木7个月,1998年11月19日查房检查:远端袜套痛触觉下降,手足潮湿汗臭发凉,

EMG 正常,考虑细纤维受损:刺痛怕冷痛觉过敏,脚汗而不知觉,下肢重,远端末梢型破坏,定位于周围神经(感觉自主神经)细纤维轴突。

4. 神经根 急性神经根炎;神经根型颈椎病。

5. 颅神经 面神经炎,鼓索综合征为下颌下腺附近周围自主神经纤维损伤后,鳄泪综合征常于面神经损伤日久;三叉神经痛。

以下为中枢神经系统,间脑尤其丘脑、内囊、纹状体等损害:多为偏身多汗,一些偏头痛也可偏身多汗;脊髓、小脑、延髓等卒中、肿瘤、损伤、炎症及交感神经疾病均可引起全身性或局限性多汗。

6. 脊髓 节段性出汗,截瘫病变水平以上常出汗过多,受损平面以下不出汗。可见于脊髓空洞症、脊髓炎。

7. 脑干 卒中、肿瘤、炎症、脱髓鞘疾病等,尤其波及延髓迷走神经背核。

8. 间脑 间脑性癫痫多汗为阵发性;间脑发作引起发作性自主神经功能障碍和意识障碍,面色发红或发白、毛发竖立、行为紊乱、多汗、血压升高和下降等。

下丘脑多汗症:霍奇金病;糖尿病多汗症(低血糖发作);周围神经病上半身代偿性多汗症,下半身无汗;面、颈部味觉性多汗;压力和体位性多汗症为体位改变和侧卧位一侧身体受压出汗;特发性单侧局限性多汗症常见于面部或上肢的发作性局限性出汗。

9. 垂体 垂体瘤。

10. 大脑 大脑半球卒中常有不对称性出汗,尤内囊、纹状体等处。

四、神经电生理定位

1. 交感神经皮肤反应(SSR)用于糖尿病周围神经病中医治疗的评估 我们运用 SSR 研究补阳还五汤加减治疗糖尿病自主神经病变(DAN)的临床疗效,47 例糖尿病患者和 30 例健康者均进行 SSR 测定,将其中 36 例 DAN 患者按 SSR 可引出波形者 28 例随机分为两组,治疗组 15 例予补阳还五汤加减汤剂和甲钴胺口服,对照组 13 例以相同剂量甲钴胺治疗。DAN 中 SSR 异常率 63%,SSR 波潜伏期明显延长或缺失,波幅降低,治疗组和治疗对照组与健康对照组潜伏期测定相比差异有显著意义($P<0.01$)。补阳还五汤加减可不同程度减轻患者肢体麻木、疼痛及发凉等症状,减轻 DAN 之发作性晕厥、眩晕、心悸、多汗等症状,SSR 波潜伏期明显改善,治疗前后相比差异显著($P<0.001$),与甲钴胺治疗组对比差异显著($P<0.001$),治疗过程中均未发现明显不良反应。补阳还五汤加减治疗 DAN 有效,SSR 可作为评估疗效参考指标。

2. 帕金森病交感神经皮肤反应研究 我们研究 PD 患者自主神经功能,50 例 PD 患者按 Hoehn-Yahr 分级,检测其 SSR,并将结果加以比较,PD 组 SSR 测定异常率为 78.00%(39/50),SSR 波潜伏期明显延长,波幅降低($P<0.01$),发现 PD 患者存在自主神经功能损害,即使 Hoehn-Yahr 分级 1~2 期的早期 PD 患者也有自主神经功能损害,SSR 可作为判断 PD 患者自主神经功能障碍的参考指标。

3. 帕金森病与多系统萎缩 SSR 比较研究 MSA 患者 SSR 电位异常出现早,且多呈双侧改变,自主神经功能障碍更严重、更广泛。MSA 组 SSR 反应电位总异常率($P=0.018$)和双侧异常率($P=0.035$)均高于 PD 组,PD 组病程≤3 年者 SSR 电位异常率与病程>3 年者比较,差异有统计学意义($P=0.033$)。

五、中西医结合神经定位诊疗

1. 中医认识 汗为心之液,精气所化,中医出汗以自汗盗汗居多,非天气闷热服用发汗药及其他刺激因素而经常出汗为自汗,盗汗为入睡则汗出醒后汗止。自汗盗汗的病因病机可见:肺气不足,肌表疏松,表虚不固,腠理开泄;营卫不和,卫外失司;心血不足;阴虚火旺;邪热郁蒸可见肝火偏旺,或嗜食辛辣厚味,或素体湿热偏盛。脱汗多见心衰和虚脱。还有战汗、黄汗等。

(1)多汗的病位:虚实,阴阳,表里,寒热。虽然中医很难通过神经定位来指导多汗治疗,但是可以提供取象比类的依据。与部位相关的出汗,蕴含中医病位概念,如手脚多汗多因脾胃肾功能失调引起,谓局限性多汗症;头汗限于头部,既有生理性的儿童寐中头汗,更多因上焦邪热,或中焦湿热郁蒸所致,多见于阳明热症和湿热症;如大病之后或老年人气喘而头额汗出,则多为虚症;重病末期突然额汗大出,乃虚阴上越,阴虚不能附阳,阴津随气而脱之危象;偏汗或左或右,上半或下半身,风痰瘀湿之邪阻滞经脉,气血不和,多见于风湿或卒中偏瘫,偶有中风先兆为偏汗;手心出汗与交感神经兴奋如焦虑有关,也可见于肿瘤、内分泌代谢疾病。

(2)卫营气血的定位意义:营为里,卫为外,《濒湖脉学·四言举要》云"营行脉中,卫行脉外"为营、卫之别,营气行于体内而卫气行于体表,营卫不和指里外之气的不协调,乃自汗之病机。虚证当治以益气、养阴、补血、调和营卫;实证当清肝泄热,化湿和营;虚实夹杂据虚实主次而兼顾。自汗、盗汗均腠理不固、津液外泄,均酌加麻黄根、浮小麦、糯稻根、五味子、瘪桃干、煅牡蛎等固涩敛汗之品。

(3)阴阳虚实辨汗证:虚者多,自汗多属气虚不固;盗汗多属阴虚内热。但肝火、湿热等邪热郁蒸所致者为实;病程久者或病变重者阴阳虚实错杂。自汗久则可伤阴,盗汗久则可伤阳,形成气阴两虚或阴阳两虚。然哉盗汗非皆阴虚,胡希恕有"脉但浮而不紧,病仍在表,但津液有所丧失。热势更迫津外出,发为盗汗,故临床上切勿一见盗汗,辄用黄芪之类,可考虑以小柴胡加石膏汤,清其里热,盗汗可止。"冯世纶认为盗汗多属"三阳病",尤其多见于太阳病,以祛邪为主,不可滥用养阴益气闭门留寇,桂枝汤、葛根汤等可收效。

笔者还以内服+外用治疗多汗,局限性多汗症可用5%明矾液浸洗收功。

病案:刘某,男,74岁,2018年12月3日因大汗淋漓且烦躁不安首次入院,神经系统检查:神清,颈软无亢,反应略迟钝,布鲁辛斯基征(-)、克尼格征(-),颅神经(-),眼震(-)。四肢肌力5-5-5-5,四肢肌张力增高,双侧掌颌反射、霍夫曼征、巴宾斯基征(-),皮肤针刺觉、振动觉、位置觉、图形觉(-),指鼻试验、龙贝格征、曼氏征不能配合。MRI平扫示双侧侧脑室旁、半卵圆中心多发腔梗,双侧小脑、侧脑室体旁及豆、尾状核、丘脑异常信号灶,结合CT考虑钙化。PD病史8年许,多巴丝肼片125 mg,每日1次;卡左双多巴控释片25/100,每日2次;吡贝地尔片50 mg,每日3次;金刚烷胺0.1 g,每日3次;司来吉兰片5 mg,每日2次;腔隙性脑梗死病史1年,暂不服药;高血压病史10年许,缬沙坦分散片80 mg,每日1次。

12月6日仍大汗淋漓,烦躁不安,门诊用归脾汤加减无效,查体:对答时不切题,血压170/95 mmHg,四肢肌张力明显增高,肌力检查不能配合,考虑药物引起,故停用苯海索,予氯氮平1/4,每日3次,静脉滴注补充体液。舌红苔薄脉细,考虑PD晚期,阴虚风动,予熄风通络:生地黄30 g,阿胶6 g,白芍30 g,牡丹皮9 g,龟甲15 g,鳖甲10 g,玄参27 g,麦冬27 g,山茱萸30 g,五味子30 g,炙甘草15 g,3剂,家属自煎即服,针刺阳溪、阳谷、阳池,头皮针枕下旁线、顶颞后斜线、额中线。

12月7日主治医师查房:大汗淋漓及烦躁不安明显缓解,肢体颤动情况仍有,余无明显不适主诉。查体:神清,血压114/71 mmHg,四肢肌张力明显增高,肌力检查不能配合,舌红苔薄脉细。氯氮平片改为1/6,每日3次,停服缬沙坦。

12月10日主任医师查房:大汗淋漓及烦躁不安未再发生,震颤较前好转,余无明显不适主诉。查体:神清,对答切题,血压139/84 mmHg,四肢肌张力明显增高,肌力5-5-5-54,舌红苔薄脉细。

12月21日好转出院。后多次因为直立性低血压、震颤加重、晕厥、便秘等住院,2021年复诊查头颅MRI(图14-3-1)。

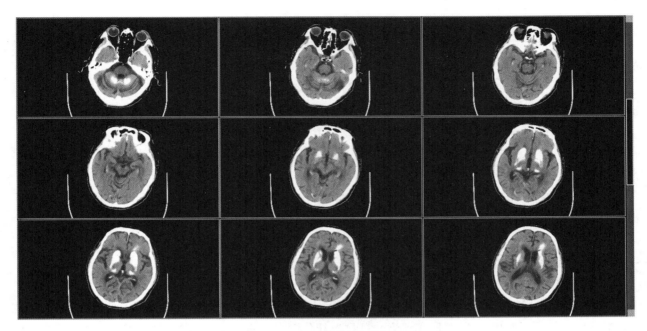

图 14-3-1　患者刘某头颅 MRI

2. 神经定位指导下的针刺诊疗

（1）自主神经：如寒邪所致手心出汗，取阳溪、阳谷、阳池。

（2）面神经：颅内外肿瘤直接或间接侵及或压迫神经丛而造成周围性面瘫，听神经瘤多见，面瘫＋共济失调及眼球震颤＋听觉改变＋同侧面部疼痛，听神经和三叉神经常同时波及，尚有耳鸣、耳聋及眩晕，中间神经受损可舌前 2/3 味觉减退及唾液、泪液分泌减少。脑桥小脑角病变尚可影响三叉神经、小脑半球及小脑脚，故有同侧面部疼痛或感觉障碍、肢体共济失调及眼震等。病案：曹某，女，76 岁，2021 年 2 月 5 日入院，发作性胸闷心慌汗出，眼干，一直考虑躯体化症状治疗无效。检查舌前 2/3 味觉减退，考虑脑桥小脑角占位及其手术后面瘫，中间神经受损合并躯体化症状，舌下络脉迂曲分叉，考虑手术机械损伤所致血瘀。针灸地仓、廉泉，氟哌噻吨美利曲辛 1 片，每日 2 次，补阳还五汤加减，虽然面瘫无改善，但是汗止，眼干缓解（图 14-3-2）。

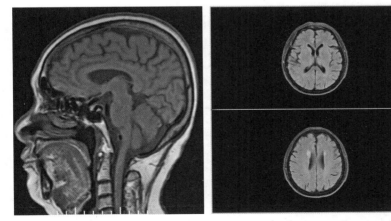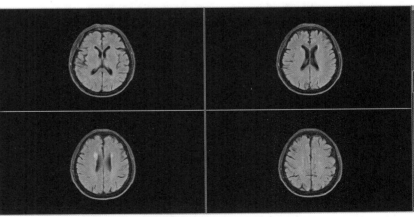

图 14-3-2　患者曹某头颅 MRI

（3）迷走神经背核：夏-德综合征等多为髓虚精亏，但风池和风府虽近病灶，效果不佳。

（4）丘脑内囊等脑部：头皮针治疗效果不佳，至今未发现特效穴位。

3. 西医学诊疗

（1）内服药物：抗胆碱能药物如阿托品,溴丙胺太林（普鲁本辛）、颠茄合剂等主要抑制全身性多汗；镇静剂。

（2）局部用药：四肢远端多汗可用 5％～10％甲醛溶液、3％～25％氯化铝、5％～10％枯矾等外搽,乌洛托品粉对手足多汗者最适用。

（3）放射治疗：手足掌多汗用深部 X 线治疗。

（4）肉毒毒素：选择性治疗腋汗、手掌多汗、足跖多汗症、味汗和颅面部多汗、腹股沟多汗等,对手掌多汗症疗效显著。

（5）手术治疗：交感神经节切除术用于顽固性局部多汗症尤其面部或手部多汗,外科手术治疗控制手部汗腺的交感神经位于 T2－T3；腋窝汗腺不受交感神经支配手术摘除；抽脂法除汗腺等。

六、相关疾病的发汗异常

1. 帕金森病发汗异常　PD 伴盗汗或自汗,也可无汗,躯干及肢体出汗减少而头颈部出汗增多,尚需注意治疗 PD 药物可导致出汗或少汗（苯海索）。PD 出汗分期有关的顺序：气虚,阴虚,阳虚。在探索中医治疗 PD 非运动症状中,发现与 SSR 有关。我们检查 16 例 PD 患者 SSR,晚期 PD 患者 SSR 异常率高,SSR 异常率以阳虚为主。丘脑底核深部脑刺激手术可减少帕金森病多汗。

2. 卒中出汗　与自主神经系统损害有关,尤其脑干延髓和丘脑、内囊较多,补阳还五汤＋仙鹤草益气活血,黄芪 50～100 g、仙鹤草 30 g 可有效治疗气虚血瘀之汗证。

参 考 文 献

［1］ 粟秀初. 自主神经系统疾病的诊断与治疗［M］. 西安：第四军医大学出版社,2010.
［2］ 王弯东,赵虹,庄国芳. 交感皮肤反应评估补阳还五汤加减治疗糖尿病自主神经病变［J］. 中医杂志,2010（S1）：142－143.
［3］ 陈雪莲,赵虹,王弯东,等. 帕金森病患者的交感神经皮肤反应（摘）［C］//第十一次中国中西医结合神经科学术会议论文汇编,2015.
［4］ 李彬,姜丹,王训,等. 帕金森病与多系统萎缩患者交感神经皮肤反应电位的比较研究［J］. 中国现代神经疾病杂志,2012,12（5）：603－607.
［5］ 冯世纶. 胡希恕讲伤寒杂病论［M］. 2 版. 北京：人民军医出版社,2009.
［6］ 孙青. 脑深部电刺激对帕金森病非运动症状影响的量化分析［D］. 济南：山东大学,2010.

第四节　口　　渴

一、概述

口渴不是经典神经系统症状,但与中枢神经相关。中医学中口渴是重要症状,包括相近的口干,口干欲饮和口干不欲饮的临床涵义有着巨大分野。王文健认为口渴 thirsty 与口干 dry mouth 是不同概念,口干舌燥和强烈喝水欲望概念交织。

1. 解剖生理　只有具有神经系统的动物包括人类,位于下视丘内的饮水中枢被刺激时才能产生口渴感。口渴解剖定位于肾脏、下视丘内饮水中枢和下丘脑处穹隆下器官(SFO)的渴觉中枢。SFO 位于第三脑室前背侧壁、海马连合腹侧穹隆柱分歧处,不受血脑屏障影响,终板(LT)的室周器官(CVOs)是感知两种致渴刺激的关键部位,SFO 和下丘脑终板血管区(OVLT)是前脑 CVOs,通过其下游脑靶来感知内部液体状态并调节液体摄入行为。William 认为视叶前神经元会让没有喝足够水的人感到不愉快。

2. 病理生理　口渴是本能,包含复杂的生理过程,由两种不同口渴导致:血液渗透压升高导致渗透压渴觉,驱使动物饮用纯水;体液流失引起低血容量性渴觉,则同时寻求水和矿物质以恢复血容量。低血容量渴觉压是体液的体积过少,导致血压下降,血液流经肾脏时,刺激肾脏释放出肾素,血管收缩素原变为血管收缩素,血液流回下视丘时,血管收缩素Ⅱ刺激渴觉中枢 SFO 产生饮水行为;渗透压渴觉为体液浓度过高,细胞外渗透压升高,刺激感受器引发饮水中枢兴奋产生渴觉。渗透性致渴和低血容量性致渴激活室周器官 CVO 中独特的细胞群组。Gizowski 认为细胞脱水达到一定程度后中枢神经发出补水求救信号。Zimmerman 发现小鼠 SFO 中表达一氧化氮合酶 1 的口渴神经元可控制小鼠何时喝水,并预测进食和饮水对血液渗透压影响。Yuki 光遗传学实验发现 SFO 中存在启动口渴的 CAMKⅡ 神经元和抑制口渴的 VGAT 神经元,当打开 CAMKⅡ 神经元时,缺水和不缺水小鼠都立即找水,不停地喝水,一旦关闭光照射,信号关闭,小鼠立即停止喝水。光刺激 CAMKⅡ 神经元并不会引发摄食行为,且光致渴仅局限于水,不会增加动物对于其他液体需求。VGAT 神经元试验表明这些神经元能关闭口渴感觉信号,光照打开这些神经元,缺水小鼠也停止喝水。

二、定向诊断

1. 代谢　天热、重体力劳动、失血、烧伤、呕吐、腹泻、高温(中暑)和低钾血证而大量出汗和食盐过多,高钙血症。

2. 内分泌　糖尿病伴尿多;尿崩症;甲亢。

3. 肾脏病　肾盂肾炎、血管球性肾炎、肾积水等。

4. 心血管　低血压。

5. 风湿免疫　干燥综合征累及外分泌腺体。

6. 血液科　如月经量较多和出血性溃疡导致贫血。

7. 口腔科　腮腺炎、慢性下颌下炎和口腔腺体结石导致唾液减少或成分改变。

8. 精神科　焦虑症常见的躯体化症状。

9. 放疗　颈部癌放射性口干症。

10. 药物反应　抗胆碱能药如苯海索为著;降压药;三环类如盐酸多塞平片;低效价抗精神病药物如氯丙嗪、硫利达嗪等及氯氮平多见,奥氮平也可见。

三、神经定位

1. 丘脑下部　与渴感有关神经元位于丘脑下部上方,是体液中渗透压改变的感受器,饮水后渗透压下降,渴觉消失。

2. 鞍区　垂体瘤累及垂体柄或垂体后叶,造成抗利尿激素分泌不足,引起尿崩症出现口渴、多饮、多尿。

3. 大脑

(1)下视丘:位于视丘下方、第三脑室的侧壁与底部及丘脑之间,饮水中枢。

(2)穹隆下器官(SFO):渴觉中枢。小鼠大脑有三个处理口渴区域:SFO、下丘脑终板血管区(OVLT)

和正中视前核(MnPO),共同在前脑中形成终板(LT),终板是参与口渴调节的主要结构。Yuki Oka等发现正中视前核是口渴调节中心,接收来自穹隆下器官的兴奋性输入信号,反之则不会。LT中有分层组装的口渴通路:正中视前核将来自穹隆下器官和下丘脑终板血管区的口渴信号整合一起,并传递到下游大脑区域,以诱导饮水行为。他们还发现人类大脑中可能存在口渴神经回路控制饮水行为激活和抑制,在血液补充水分前,抑制性神经元阻止饮水。

(3)皮层:高级渴觉中枢。

四、中医诊疗

1. 六经定位 《伤寒论》中有口渴的完整辨证治疗体系。

(1)太阳病:外感热病初期,温邪伤津,宜辛凉解表益阴;外寒内饮,乃水饮内停,气化不行,津液不生,宜温里化饮,方用小青龙汤;津敷不周,无需治疗,正气恢复,气机通畅,水津四布而口渴自除;太阳膀胱蓄水证,五苓散主之;饮热结胸为津伤胃燥,而邪热又与水饮互结于胸膈,津液难以布达,当泻热逐水破结,方用大陷胸汤。

(2)阳明病:在里,热盛伤津见26条"服桂枝汤,大汗出后,大烦渴不解,脉洪大者,白虎加人参汤主之";热与水结于下焦,如223条"若脉浮发热,渴欲饮水,小便不利者,猪苓汤主之"清热利水育阴;湿热交结于中焦见236条"阳明病……渴饮水浆者,此为瘀热在里,身必发黄,茵陈蒿汤主之"。

(3)少阳病:半表半里之间,少阳枢机不利96条"伤寒五六日……或渴,或腹中痛……小柴胡汤主之";少阳病兼水饮内结147条"伤寒五六日,已发汗而复下之,胸胁满微结,小便不利,渴而不呕……"三焦气机不达,气不化津,津不上承,宜和解少阳,温化水饮,方用柴胡桂枝干姜汤。太阳、阳明、少阳三阳合病,津液易伤,治当和解少阳,以小柴胡汤和解。

(4)少阴病:在里,寒化证口渴因阳虚无力蒸化,津不上承;热化证319条"少阴病,下利六七日,咳而呕渴,心烦不得眠者,猪苓汤主之"。乃少阴热化,耗伤津液,津液不足,水气不化,水热互结,津不上承,宜清热利水育阴,方用猪苓汤。

(5)厥阴病:上热下寒,上热则津液被灼口渴,326条"厥阴之为病,消渴……"治宜清上温下,方用乌梅丸。以口干口渴为突出表现的糖尿病称上消,其燥热伤肺为表象,实乃阴虚为本。

2. 从病位和病机诊疗 人体水液输布有赖于肾气蒸化和调控、脾气运化、肺气宣降、肝气疏泄和三焦通利,病位主要在肺脾肾,病机无非是涸与阻。涸分虚实,阴津亏损、脏腑热甚居多,实为肺热津伤、胃热炽盛,虚则肾阴亏虚、血虚失濡和脾肾阳虚,气化不足,水津不化,津不上承,补法为主;阻有湿阻、痰阻、瘀阻,祛湿、利水、化痰和活血化瘀,以通为用。肝肾阴虚之口干口渴,喝水不多,口干不欲饮;瘀血阻络则口干欲漱水而不欲咽;痰饮内停为口干喜热水,但又不多甚水入即吐;阳明热盛可口舌干燥,大渴欲饮;阳虚难以化气则愈喝愈渴。《伤寒六书·口干》:"邪热聚于胃腑,消耗津液,故口干、热而渴也。经曰少阴病,故口燥咽干者,急下之。若不口燥咽干而渴,脉沉者,急温之。又有漱水不下咽者,若见表证,必衄,为邪热在经也。以血气俱多,经中热甚,迫血妄行而作衄者,无表证,加之胸腹满而如狂者,又为蓄血在内者。"

病程可窥病因病机,口渴分暴渴和久渴,暴渴起病急暴,多为外邪化热伤津,初起多属实证热证;久渴起病缓慢,多由内伤阴虚,阳不化气,或痰湿血瘀中阻,津液不能上承而致。暴渴因津伤,属虚;久渴因瘀血痰湿阻滞,多属实。《内外伤辨惑论·辨渴与不渴》:"外感风寒之邪,三日已外,谷消水去,邪气传里,始有渴也。内伤饮食失节,劳役久病者,必不渴,是邪气在血脉中有余故也。初劳役形质,饮食失节,伤之重者必有渴,以其心火炽,上克于肺金,故渴也。"内伤口渴若喜冷饮,则属实热,喜热饮则属中寒。暴渴以实热为主,治宜清热泻火;津伤脉虚,治宜清热生津养液;大失血为主,治宜补气养血;久渴以阴虚为主,治宜滋补阴液,阳虚为主,治宜温阳补肾;瘀血为主,治宜活血化瘀;痰湿为主,治宜健脾化痰利湿。

3.针刺诊疗　有按肺、脾、肾分别取相应经络,手太阴肺经之鱼际穴,足少阴肾经之水泉穴,足太阴脾经之三阴交穴常用,太溪穴直下1寸为水泉穴。以上验证效果不佳。

目前很难进行中西医结合诊疗口渴,主要是无法在定位层面上汇通。

五、相关疾病的口渴诊疗

1.帕金森病口渴　笔者认为与分期有关,观察早中期阴虚者明显,晚期口渴部分不明显,部分以阳虚为主,加真武汤有效。Barbe等研究发现,各30例PD和健康对照组中87%PD唾液减少,对照组50%($P=0.001$),50%PD口干,对照组无一例口干($P<0.001$),问卷OHIPG-14与对照组比较,PD组明显口渴($P<0.001$)。口干有可能为PD患者服用苯海索等不良反应,需鉴别。

2.卒中后口渴　卒中口渴之辨,在于虚者肝肾阴虚或脾肾阳虚,阻导致津液流通不畅,阻者有三,湿阻、痰阻、瘀血阻滞,辨证论治方能有效。湿阻痰阻导致口渴,舌一般不红,舌苔多厚腻,瘀阻者舌暗。但要考虑是否累及丘脑下部、鞍区、下视丘、SFO等特殊部位,这些部位多以阳虚表现为主。病案:胡某,男,70岁,左侧肢体无力3年伴不自主动作加重1周,2023年2月27日入院,口渴甚剧。神经系统检查:神清,精神可,伸舌居中,指鼻可,眼球震颤(一),左侧肢体活动不自主动作,右侧肢体肌力5-5-5-5,左侧肢体肌力5-4-4-4,右侧肢体肌张力基本正常,左侧肢体肌张力稍亢进,四肢腱反射对称、无亢进,病理征未引出,舌暗,苔薄白,脉弦。头颅CT示左侧基底节区腔隙性脑梗死,右侧丘脑及颞枕叶软化灶。诊断:血管性舞蹈病;中医诊断:缺血性中风-气虚血瘀证,益气活血通络,自拟方:川芎15g,燀桃仁10g,红花9g,赤芍15g,当归15g,地龙6g,黄芪30g,生白芍15g,玄参15g,小蓟15g,伸筋草15g,人参片15g,仙鹤草15g,蜜麸炒枳壳12g,草豆蔻3g,炒芥子10g,诸症无明显改善出院。出院后门诊治疗,口渴更剧,无畏寒,考虑右侧丘脑为导致口渴责任病灶,虽然临床无明显阳虚症候,加淫羊藿10g,仙茅10g,附子10g,干姜6g,炙甘草9g,1周后复诊口渴明显缓解,但肌无力和不自主动作无改善。

3.脑外伤后口渴　脑外伤或神经外科手术后口渴,除创伤后身体处于应激状态,术后缺少限制排尿激素有关,尿崩症,抗利尿激素分泌不当综合征,也可能与脱水利尿剂治疗有关。临床多以肾阳虚为主,治以二仙汤有效。

4.干燥综合征　乌梅止痛、止渴、止咳、止泻、解虚热等,通用于治疗干燥综合征,在辨证基础上可加用乌梅,干燥综合征属无论实证虚证皆可配伍乌梅。病案:张某,女,71岁,口干2个月伴恶心欲呕,2016年6月29日初诊,自觉口干口渴口苦明显,舌麻舌痛,且有双眼睑下垂,晨轻暮重,胃纳可,夜寐不安,二便尚调,舌暗,苔白腻,脉弦滑。诊断干燥综合征,重症肌无力(Ⅰ型),辨证脾虚痰湿,以参苓白术散合二陈汤主之,加麦冬、生地黄、石斛以养阴生津,2周后复诊口干口渴依然,故加乌梅再2周后诉顿感津生。至2017年12月4日复诊诸症平稳,口干口渴不明显。

5.垂体瘤伴发口渴　多由脑垂体瘤扩大,多波及下丘脑或垂体柄造成。病案:桂某,女,25岁,肥胖闭经1年,发现垂体瘤,泌乳素轻度升高,近3个月口渴异常,畏寒,伴恶心呕吐,无头痛头晕,苔白边齿痕,质淡红,脉沉,为肝胃虚寒,浊阴上逆所致,予吴茱萸汤加减温中补虚、降逆止呕,吴茱萸9g,生姜3片,人参15g,大枣10g,炒白术15g,淮山药20g,白豆蔻5g,厚朴9g,2周后复诊口渴好转未净,恶心呕吐反而加剧,为水凌上脑,从支饮论治,加小半夏加茯苓汤利水蠲饮,降逆止呕,姜半夏9g,白茯苓30g,炙甘草10g,苍术10g,苏叶10g,旋覆花(包煎)10g,半夏散结除饮,生姜散逆止呕。此渴为痰饮停脑,脾气不升,津液无以至咽,甚至呕吐,故渴。加小半夏茯苓汤以调脾胃之升降,则津液自和,不治渴而渴自解,如《金匮要略·痰饮咳嗽病脉证并治》曰:"先渴后呕,为水停心下,此属饮家,小半夏加茯苓汤主之。"

参 考 文 献

［1］ William E. Allen，Laura A. De Nardo，Michael Z. Chen，et al. Thirst-associated preoptic neurons encode an aversive motivational drive[J]. Science, 2017(357)：1149 - 1155.

［2］ Augustine V，Lee S，Oka Y. Neural control and modulation of thirst, sodium appetite, and hunger[J]. Cell, 2020, 180(1)：25 - 32.

［3］ Pool A H，Wang T，Stafford D A，et al. The cellular basis of distinct thirst modalities[J]. Nature, 2020(588)：112 - 117.

［4］ Gizowski C，Zaelzer C，Bourque C W. Clock-driven vasopressin neurotransmission mediates anticipatory thirst prior to sleep[J]. Nature, 2016(537)：685 - 688.

［5］ Zimmerman C A，Lin Y C，Leib D E，et al. Thirst neurons anticipate the homeostatic consequences of eating and drinking[J]. Nature, 2016(537)：680 - 684.

［6］ Yuki，Oka，Mingyu，et al. Thirst driving and suppressing signals encoded by distinct neural populations in the brain [J]. Nature, 2015(520)：349 - 352.

［7］ Augustine V，Gokce S K，Lee S，et al. Hierarchical neural architecture underlying thirst regulation[J]. Nature, 2018 (555)：204 - 209.

［8］ 马国珍.《伤寒论》六经"口渴"浅谈[J]. 甘肃中医学院学报,2008,25(2)：16 - 18.

［9］ Barbe A，Heinzler A，Derman S，et al. Hyposalivation and xerostomia among Parkinson's disease patients and its impact on quality of life[J]. Oral Diseases, 2017(23)：464 - 470.

［10］ 欧永胜,薛鸾. 乌梅在干燥综合征中的应用[J]. 河南中医,2019(8)：1143 - 1146.

第五节　瘙　　痒

一、概述

瘙痒(pruritus)是可引起搔抓愿望的主观感觉。自发性瘙痒可能由快传导纤维传导,瘙痒只短暂局限在受刺激局部,刺激消失后瘙痒很快消失。痒性皮肤可能由慢传导纤维传导,瘙痒弥漫发生在刺激位点周围较大区域,持续时间较长。瘙痒的生理病理机制和神经定位,虽与疼痛类似但不尽然。本节主要讨论神经性瘙痒(NI),可与神经性疼痛(NP)同时出现。NI是难以克制的长期搔抓行为,不仅导致皮肤损伤和炎症,还导致睡眠障碍,严重影响生活质量。NI为强烈瘙痒感,难以抑制地搔刮,因外周过度刺激或中枢性瘙痒抑制通路破坏引起,注意与抓痕障碍(SPD)鉴别,后者系反复搔抓自己皮肤。

1. 解剖生理　瘙痒只能从皮肤和黏膜中被感觉到,痒的受体位于表真皮交界处游离无髓鞘神经末梢(初级神经元呈网络状分布),瘙痒神经传导途径:可能与疼痛通过共同神经通路传导,局部瘙痒刺激作用于局部痒受体→触突连接将刺激信号传导→脊髓后角细胞次级神经元→外侧脊丘索→对侧丘脑→皮质→产生痒觉。瘙痒初级传入神经的神经元定位于背根神经节,致痒原似乎是强力激活痒 CMi 神经而仅弱激活 CMH 神经物质。瘙痒次级传入神经轴突通过脊髓丘脑束(STT)延续至对侧丘脑组胺敏感 C 神经,投射到外侧丘脑腹侧后下方(VPI)核和腹侧后外侧(vVPL)核,伤害感受性 STT 神经元主要投射到内侧丘脑近中线(SM)核。

瘙痒只发生在皮肤,皮肤可非常准确地对有关刺激定位,没有发现瘙痒神经纤维,C 纤维可放大输入到中枢刺激。产生瘙痒的刺激与局部痒受体(游离神经末梢)有生物学活性化学介质,可分中枢性和外周性化学介质。瘙痒在皮肤中传导机制：未受损皮肤中,当点状刺激(如玻璃棉纤维)激活表皮内少数相邻感觉纤维时可引起瘙痒,相邻纤维无受累,同时激活将引起疼痛;周围感觉神经损伤后,少数异常表皮伤害感受器发放类似未受损皮肤放电曲线的自发动作电位,可模仿局灶性激活引起 NI;周围神经由于外周感觉神经损伤而退化,释放炎症介质如组织蛋白酶 S 引起瘙痒。

2. **病理生理** 已知瘙痒与疼痛有共同通路,但不等同一条通路。晚近 Mu D 等发现 GRPR(胃泌素释放肽受体)的瘙痒介导性脊髓神经元,通过谷氨酸能投射神经元(PN)与臂旁核(PBN)连接。脊髓背根神经节内发现痒觉传入的神经元,表达胃泌素释放蛋白,可介导瘙痒发生。进一步研究表明中脑导水管周围灰质中有表达速激肽的兴奋性神经元。

二、定向诊断

瘙痒诊断须了解详细病史包括完整过敏史和药物史：病程;全身、局限尤身体暴露区域位置;烧灼、刺痛和蚁走感的特点;阵发性、持续性、短期发作、夜间发作的频率;环境因素如冷热、潮湿和干燥;对睡眠影响;身体接触的个体瘙痒史;缓解瘙痒因素;异位性湿疹病史;外地旅游史。体格检查注意淋巴结(淋巴网状内皮系统恶性肿瘤),肝和脾肿大(淋巴网状内皮系统恶性肿瘤和副癌综合征的临床表现),有否细震颤(甲状腺功能亢进);存在黄疸和贫血体征;尤其注意外生殖区、指蹼、手掌尺侧、手腕、肘、腋窝和乳头。

1. **皮肤科** 皮肤干燥;昆虫叮咬反应;接触性皮炎;日光性皮炎;异位性湿疹;银屑病;脂溢性皮炎;疥疮;荨麻疹;扁平苔藓;瘢痕;表浅的真菌感染性疾病;慢性单纯性苔藓;系统性肥大细胞增多症。

2. **药物反应** 如阿片类、阿司匹林、青霉素和抗疟药,抗过敏药本身会诱发瘙痒;羟乙基淀粉沉积在 C-纤维引起医源性神经毒性远端神经变性和 NI。

3. **内科** 老年性皮肤瘙痒尤 70 岁以上 50％为 NI。干燥综合征多见;慢性肾病尤血透患者,急慢性肾炎、急慢性肾盂肾炎;阻塞性黄疸;缺铁性瘙痒;高血压、心脏病;内分泌：甲状腺炎,甲亢,甲减,糖尿病;真性红细胞增多症,髓性和淋巴细胞性白血病。

4. **风湿免疫** 皮肌炎;硬皮病。

5. **精神科** 所谓心因性瘙痒可能是躯体化障碍;寄生虫妄想症,强迫症,抑郁症,神经性厌食。

6. **肛肠科** 肛裂、直肠炎、痔核、肛瘘、肠道寄生虫病等。

7. **妇科** 外阴瘙痒多为外阴炎、白带增多、阴道滴虫或真菌感染所致;女性绝经后。

8. **肿瘤科** 瘙痒可能是恶性肿瘤先驱症状如霍奇金病、淋巴瘤、脑肿瘤等;与瘙痒位置有关如肛门瘙痒排除直肠、乙状结肠癌;泛发性瘙痒提示白血病、肺癌、食管癌;鼻孔奇痒可能脑肿瘤早期。

9. **生殖系统** 睾丸、卵巢病变。

10. **感染** HIV。

三、神经定位

NI 神经定位分周围性和中枢性,中枢包括脊髓后角(脑干三叉神经脊束核)、脊髓丘脑束、脑干三叉神经脊束核以及丘脑和皮层感觉中枢,周围包括脊髓背根神经节和神经根、颅神经。

(一)周围部分

肌肉,NMJ,周围神经,神经根,神经丛,神经干,脊髓背根神经节,自主神经和颅神经。

1. **肌肉** 皮肌炎;烧伤后瘢痕疙瘩。

2. NMJ　重症肌无力一般无,兰伯特-伊顿综合征部分出现。

3. 周围神经(包括脊髓背根神经节和神经根)

(1)广泛性小纤维多发性周围神经病:远端肢体早期受累,多发性神经病均可引起广泛 NI;糖尿病;特异性 NaV1.7 电压门控钠通道突变致阵发性 NI 和 NP;Ⅵ型胶原蛋白 5 链(COL6A5)突变引起埃勒斯-当洛(Ehlers-Danlos)综合征;干燥综合征致小纤维神经节病。

(2)局灶性单神经病:脊神经、神经丛或神经根内小纤维病变引起局灶性 NI;带状疱疹(颈部和上胸部水平多见);腰骶带状疱疹和神经根病多引起 NP;多发性内分泌腺瘤 2A 型;阴部神经痛。

(3)多发性神经病:反复刮擦或摩擦使瘙痒斑块受刺激后皮肤变色并形成苔藓样结节或溃疡性病变;麻风性神经炎。

神经卡压综合征:枕大神经卡压;正中神经卡压;桡神经卡压综合征:手部感觉异常为手背侧桡神经浅支受累;肩甲上神经卡压综合征;臀上皮神经卡压;闭孔神经卡压;肩甲上神经卡压综合征。

(4)神经根病:中年人肱桡肌瘙痒最常见原因有神经孔狭窄、椎间盘突出和椎管狭窄,压缩性比较多;带状疱疹(颈部和上胸部水平多见);GBS。

(5)神经丛病。

(6)颈髓背根神经节:C1 或 C2。

(7)周围神经高兴奋综合征(PNHS):以瘙痒为突出表现 2 例,为 Morvan 综合征,抗 CASPR2/LGI-1 抗体相关自身免疫性脑炎和神经性肌强直。

4. 颅神经　头面带状疱疹后瘙痒最常波及 V1——眼睛或前额;非带状疱疹相关三叉神经综合征常影响鼻翼附近上颌神经(V2)和下颌神经(V3)皮区间。三叉神经节或下部根部损伤后特征部位:鼻中线旁或颊部,鼻尖最突出;前筛窦神经对侧外鼻支受中间神经交叉支配;部分非典型性面痛。

(二)中枢部分

1. 脊髓　NI 可为脊髓病变首发症状,对早期诊断和预测复发有意义,也是部分脊髓发育不良信号。粟秀初根据神经解剖部位皮肤划纹功能障碍进行定位诊断,反射性皮肤划纹对病变定位诊断具有更多临床定位意义,血管扩张神经纤维发自每一个脊髓髓节,经后根走出而达周围血管,在周围神经、后根及脊髓髓节性病变时,在其支配相应区域内将不出现反射性皮肤划纹;当横贯性脊髓病变时,反射性皮肤划痕将有中断现象;其中断部位与横贯性脊髓病变所处髓节相一致,故可定出横贯性脊髓病变上界与下界。

(1)后角:脊髓内介导瘙痒发生的神经元在后角灰质,可分为组胺能或非组胺能。脊髓感觉神经节病:非长度依赖性瘙痒,感觉异常和神经根症状,包括由于大感觉纤维丢失引起 NP 和本体感觉性共济失调。

(2)脊髓丘脑束:脊髓-脊髓后角的瘙痒投射神经元,分为组胺能或非组胺能,缘于破坏深层椎板中抑制瘙痒的中间神经元、脊髓丘脑束损害。NI 在视神经脊髓炎和脊髓受累的视神经脊髓炎谱系病中不少见。

2. 脑干　三叉神经脊束核:我们观察 37 例 MS 中 7 例(18.9%)伴发作性瘙痒,脑干三叉神经脊束核损害比较多。

(1)延髓:可见瓦伦贝格综合征。

(2)中脑:见"面痛"节中笔者发现的"不安面综合征"。

(3)脑桥:部分脑桥卒中。

3. 丘脑　无直接证据,动物朊蛋白病谱系痒病(scrapie)以剧痒、共济失调为特征,病理变化在脑髓、脑桥、中脑和丘脑。

4. 大脑

(1)皮层下:笔者报道 11 例具有发作性症状的 MS 中,5 例伴瘙痒,可能是中枢神经脱髓鞘损害的神经轴索纤维之间神经冲动的横向扩散所致。

（2）皮层：笔者发现以瘙痒首发的脑血管炎，提示新的活动病灶，见本节第五部分。

1）神经电生理：肌电图、诱发电位、感觉定量检查有参考价值，可用于记录外周神经损伤。

2）瘙痒量表评定：瘙痒数字评分量表（NRS）。

3）神经影像定位：有人认为 MS 相关影像研究最大进步是发现皮层病灶。笔者个人体会，临床上越来越多的 MS 伴发癫痫、瘙痒等发作性症状都在指向 MS 的皮层损害，神经影像学有助于临床进行瘙痒定位，发现新病灶。

四、中西医结合神经定位诊疗

1. 中医认识

（1）辨证论治：《外科大成·诸痒》曰"风盛则痒"，《诸病源候论》曰"风瘙痒者，是体虚受风，风入腠理，与血气相搏，而俱往来，在皮肤之间。邪气微，不能冲击为痛，故但瘙痒也"。病机乃湿热蕴肤，不得疏泄；血虚肝旺，生风生燥，无外乎风、湿、热、瘀、虚，是故诸痒皆属于风为标，风盛则痒，血虚生风为本。治则：清热除湿，凉血祛风，养血平肝，润燥止痒。久病入络常加入活血化瘀之品，笔者常用药对有效：白鲜皮-地肤子，鬼箭羽-蝉蜕，防风-桂枝。

（2）中医病位：按理，瘙痒应隶属皮肤这个器官的经脉，多因风热之邪客于皮肤，留而不去；或衣领等长期刺激皮肤致生风化热；或情志不畅，气郁化火；或病久不愈，血虚风燥，皮肤失养。但没有皮肤这个定位的单位，皮肤在中医可为"表"，针灸学中某些腧穴可用于治疗皮肤疾病，比如风池、曲池穴，具有祛除风邪之用，常被用于伴瘙痒者，临床上并非屡试不爽，提示瘙痒并不是简单地定位于表，必须重新探索路径，瘙痒可为"表"，或半表半里。这是以症状为中心的临床诊疗回归，NI 的神经定位是一种临床思路，不是诊疗模式，NI 定位更多的是提供诊断线索，中西医结合诊疗 NI 需要重新梳理。

脏腑病位：心，肺。《素问·至真要大论》云"诸痛痒疮皆属于心"；肺癌中晚期皮肤瘙痒尤多，乃"肺主卫外"，小儿麻疹常并发腹泻，乃肺与大肠相表里。

2. 针刺治疗

（1）从风论治为通则：按中医辨证取穴，曲池为大肠合穴，胃俞、大肠俞为与大肠之背俞穴，公孙为脾之络穴，血海属脾经，为治荨麻疹之经验要穴，也蕴含肺与大肠相表里之意。《灵枢·终始》曰"痒者阳也，浅刺之"，针灸浅刺止痒在瘙痒性皮肤病中应用更广泛。

（2）头皮针：基于 NI 的中枢神经的调节机制，头皮针适于脑干丘脑等病变。然而不安腿综合征表现的瘙痒，笔者用头皮针治疗不及体针，原因不得而知。

（3）围刺法：又称围剿刺法、围针法，在病变部位周围包围式针刺，类似广义的阿是穴，为扬刺法的发展。《灵枢》为"毛刺"和"扬刺"，其"刺皮不伤肉"围刺法，主要特点一是多针，每一穴区或部位针刺数均超过 4 根，多则数十根，意在增强刺激量；二是围刺，即以病变部位或穴区为中心，一层或多层包围性针刺。最适于股外侧皮神经炎，其表现为股前外侧下 2/3 区感觉异常，如麻木、蚁行感、刺痛、烧灼感、发凉及沉重感等，以麻或木最多见，见"四肢发麻"一节。

3. 西医学诊疗

难治性瘙痒治疗以原发病治疗为主，定向有助于区分皮肤病或内科疾病（瘙痒是否伴皮疹）。对症治疗可使用抗癫痫药如卡马西平、氯雷他定、富马酸酮替芬、西替利嗪。局部用药包括辣椒素、表面麻醉剂、钙调磷酸酶抑制剂如他克莫司。参照神经痛诊疗，根据神经定位治疗 NI，也是选择阶梯诊疗的依据，有效剂量达到治疗水平非常重要。一种药物无效，可联用不同机制药物。侵入性治疗包括肉毒杆菌毒素 A 和介入治疗。已证实经皮神经电刺激可部分缓解局部性神经痛、灼热瘙痒。经颅直流电刺激、重复经颅磁刺激或硬膜外运动皮质刺激等。2008—2010 年间笔者曾经对数例 NI 进行 rTMS 治疗,可缓解局部灼热瘙痒。

五、相关疾病的瘙痒定位诊疗

1. MS/NMOSD　瘙痒最常见于面肩部及颈胸分布区域;瘙痒与脊髓受累节段有明显相关性,对病灶部位提示作用,57 例 AQP4 阳性 NMOSD 中,15 例(26.3%)合并神经性瘙痒,大部分位于颈部(66.7%),次之位于颈胸交界区(13.3%),三叉神经分布区(13.3%)及腰部皮肤(6.7%),与之对应,延髓颈髓交界至胸髓节段为最常见受累部位(40%),其次颈胸髓(26.7%)、延髓颈髓交界至颈髓(13.3%)、颈髓(6.7%)和胸髓(6.7%)。45 例 AQP4 阳性 NMO 患者中,44 例合并脊髓炎,12 例在横贯性脊髓炎 1 周内瘙痒,1 例以瘙痒为首发;3 例复发以瘙痒启动。胡学强等回顾 64 例 AQP4 阳性 NMOSD 患者,18 例合并瘙痒,脊髓炎病灶与皮肤瘙痒部位并不完全一致,部分 NMOSD 以瘙痒为首发表现,暗示急性脊髓炎发作。

笔者在 20 世纪 90 年代末研究 MS,发现其发作性症状并不少见,观察 37 例 MS 中 7 例(18.9%)伴发作性瘙痒,且往往预示病情变化先兆,似与病变部位相关,发现脑干三叉神经脊束核损害比较多,MS 的发作性症状,突发突止,历时短暂,刻板重复;可为首发症状,37 例 MS 中 7 例伴瘙痒(18.9%),痛性强直 4 例,Lhermitte 7 例。

2. 脑血管炎　以瘙痒表现和首发的脑血管炎未见临床报道。病案:孙某,男性,54 岁,2019 年 1 月 11 日就诊。发作性右上下肢瘙痒 3 日,伴恶心呕吐,既往脑血管炎史发作 9 次,代谢综合征。影像学发现脑内新发病灶(右侧大脑异常信号灶与 2018 年 4 月 23 日比较右侧大脑强化程度可疑略增高,新见右侧颞叶小环形强化灶)。益气化瘀治疗 3 个月效果差,尚有瘙痒和癫痫发作,即用益气散聚法治疗。黄芪 50 g,黄连 12 g,茵陈 15 g,泽泻 15 g,生蒲黄 30 g,生晒参 15 g,川芎 10 g,当归 15 g,赤芍 15 g,姜黄 15 g,制大黄 10 g,黄柏 10 g,栀子 10 g,生甘草 10 g,神曲 10 g,随诊加减。至今未再发作,血糖正常水平,体重减轻 7.5 kg。

此例脑血管炎的发作性瘙痒,提示新活动病灶,NI 与脱髓鞘性疾病有关。想到黄连解毒汤方出《肘后备急方》,名见《外台秘要》引崔氏方,日本运用其诊疗中风有效,这是外风学说的中兴,也许是脑卒中与代谢综合征的病因病机衔接。益气散聚法是王文健教授治疗代谢综合征的经验方,用于脑血管炎,是治病求本,也是治未病。脑血管炎本质上也是自身免疫自身攻击,神经定位的各个部位,中医治疗的方案不同,但肯定有共性,以脾虚为本的疾病谱可见 MG、GBS、CIDP、PM 等,从瘙痒为主表现的脑血管炎诊治延伸,结合学习王文健"类证同治"思想,也是益气散聚法在神经科领域的运用,随访至 2023 年 4 月未发作(以前几乎一月数次发作)。

3. 不安腿综合征(RLS)　2023 年 4 月 13 日上例孙某又来复诊,诉半月前始每日夜间睡前双下肢莫名不适感,但此次无瘙痒发作,考虑 RLS,加左旋多巴 62.5 mg,4 月 27 日复诊 RLS 消失。

定位于中脑的 RLS,也可能与瘙痒有关,虫爬样很难归于瘙痒,蠕动、牵拉确实有瘙痒类似表现,均在下肢深部,不在皮肤表面,夜间最明显最严重,双腿活动后,症状可部分或完全缓解。而阴部瘙痒也可能是不安腿综合征的变异,笔者遇一例,左旋多巴治疗有效。

4. 疱疹后神经痛　出现 NI 部位:疱疹脑炎以前额和前头皮最常受累;亨特综合征累及膝状神经节,表现为周围性面瘫。以上瘙痒常累及相关神经区域分布。

参 考 文 献

[1]　Mu D, Deng J, Liu K F, et al. A central neural circuit for itch sensation[J]. Science, 2017(357): 695 - 699.

［2］ Gao Z R，Chen W Z，Liu M Z，et al. Tac1-expressing neurons in the periaqueductal gray facilitate the itch-scratching cycle via descending regulation［J］. Neuron，2019(1)：45－59.

［3］ 陈琳，陈娜，王颖，等. 伴严重瘙痒的周围神经高兴奋综合征临床及电生理研究［J］. 中风与神经疾病杂志，2022，39(7)：613－617.

［4］ 粟秀初. 自主神经系统疾病的诊断与治疗［M］. 西安：第四军医大学出版社，2010.

［5］ 苏惠琳，王尢东. 多发性硬化之发作性瘙痒［J］. 浙江临床医学，1999，1(5)：341.

［6］ Seo W K，Kwon D Y，Seo S H，et al. Neuropathic pruritus following Wallenberg syndrome［J］. Neurology，2009，72(7)：676.

［7］ 王尢东，蔡定芳. 多发性硬化发作性症状［J］. 脑与神经疾病杂志，2001，9(2)：113-114.

［8］ 初曙光，李振新，陈向军，等. 多发性硬化：正确理解影像术语，选择合适影像检查［J］. 中国神经免疫学和神经病学杂志，2019，26(2)：77－79.

［9］ 乔美玲，曾若男，陈纯涛，等. 从"痒者阳也，浅刺之"论浅刺止痒［J］. 世界最新医学信息文摘，2019，19(86)：207－208.

［10］ 张卫国，王尢东. 针灸配合美多芭治疗不安腿综合征临床观察［J］. 浙江中西医结合杂志，2010，20(8)：480－481.

［11］ Manjunath，Netravathi，Jitender，et al. Is pruritus an indicator of aquaporin-positive neuromyelitis optica［J］. Multiple Sclerosis Journal，2017，23(6)：810－817.

［12］ Stumpf A，Ständer S. Neuropathic itch：diagnosis and management［J］. Dermatologic Therapy，2013，26(2)：104-109.

［13］ Xiao L，Qiu W，Lu Z，et al. Intractable pruritus in neuromyelitisoptica［J］. Neurol Sci，2016，37(6)：949－954.

［14］ Soonmee，Mabray，Marc C. CNS angiitis as a brain tumor mimic with a branching vascular abnormality on T2 MRI［J］. Neurology，2015，85(20)：1819－1820.

［15］ 何春燕，王文健，李玢，等. 益气散聚方治疗代谢综合征肥胖高危人群的临床研究［J］. 中西医结合学报，2007，5(3)：263－267.

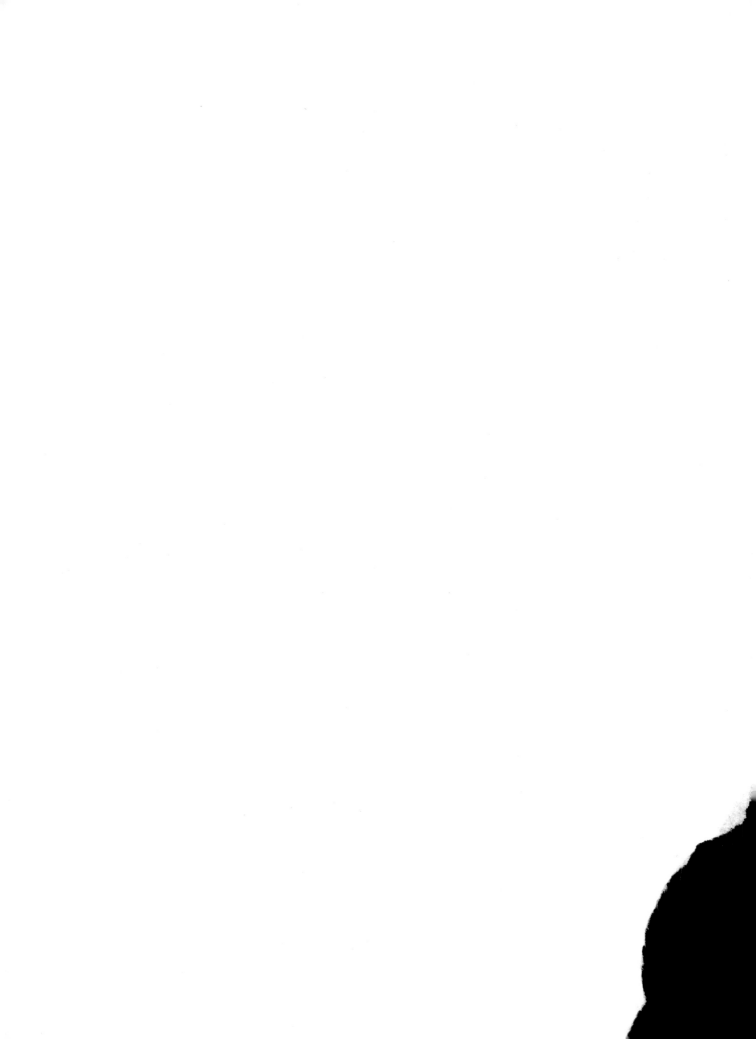

彩 图

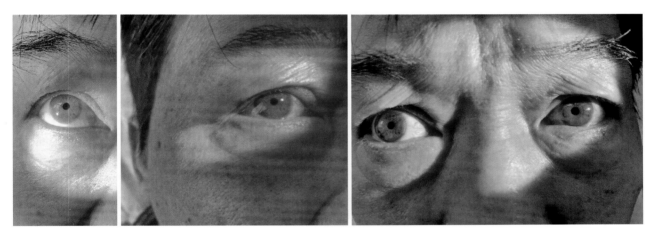

图 1-6-1　患者蔡某阿-罗瞳孔

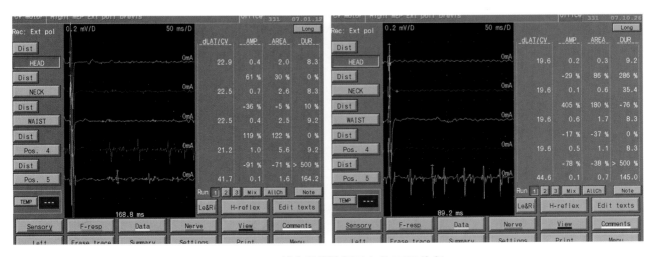

图 2-7-1　针灸促进脑梗死患者 MEP 恢复

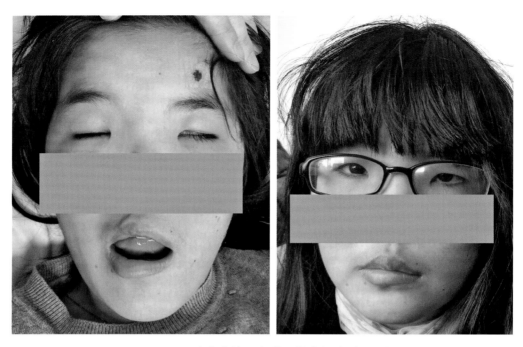

图 4-1-2　患者黄某面瘫-梅罗综合征（初诊、二诊）

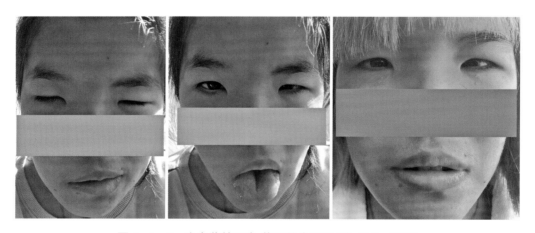

图 4-1-3　患者黄某面瘫-梅罗综合征（三诊、四诊、随访）

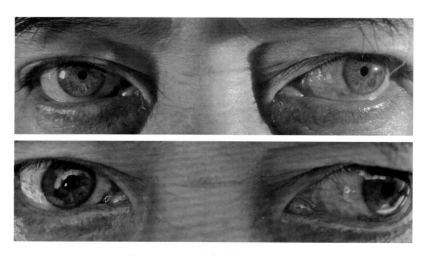

图 5-1-2　患者张某阿-罗瞳孔

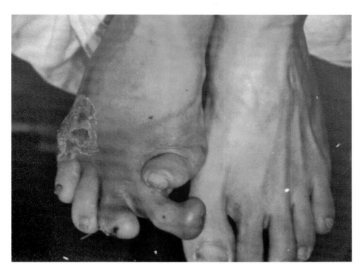

图 7-3-1 遗传性感觉神经根神经病患者足部

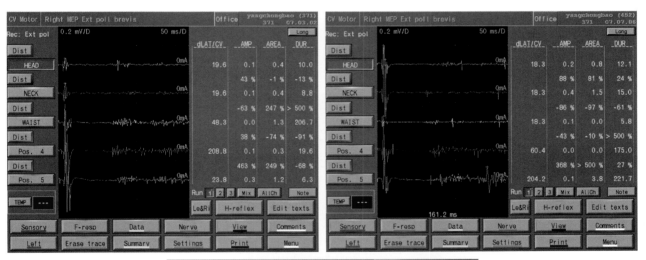

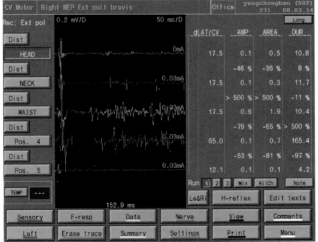

图 7-6-1 患者杨某脑梗死 MEP

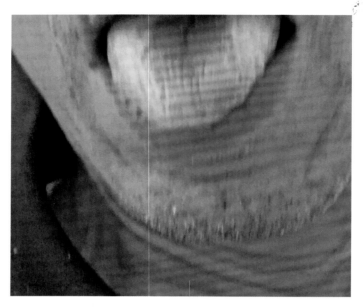

图 9 - 5 - 1　患者石某花剥苔中光苔

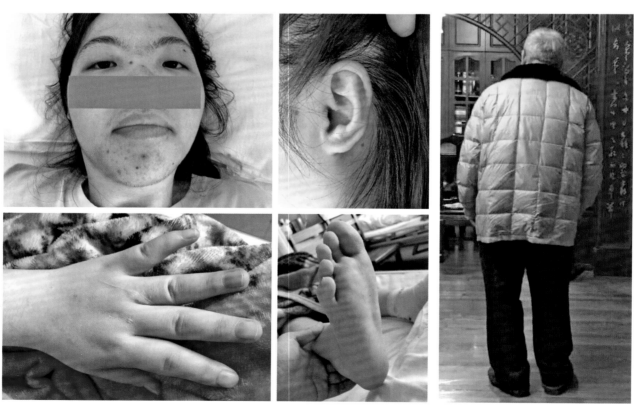

图 10 - 2 - 1　患者黄某科芬-劳里综合征　　　　　图 11 - 2 - 4　帕金森病的比萨综合征

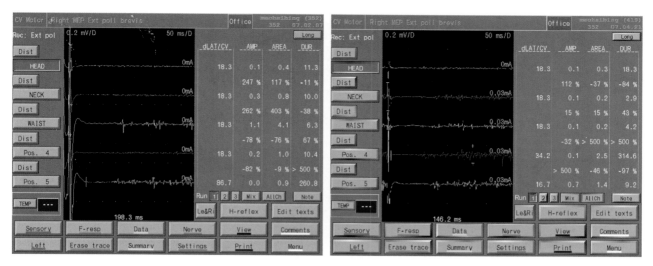

图 11-2-2　患者毛某治疗前后的右侧皮层 MEP 对照

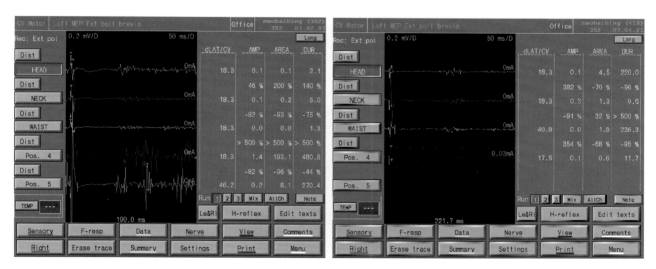

图 11-2-3　患者毛某治疗前后的左侧皮层 MEP 对照

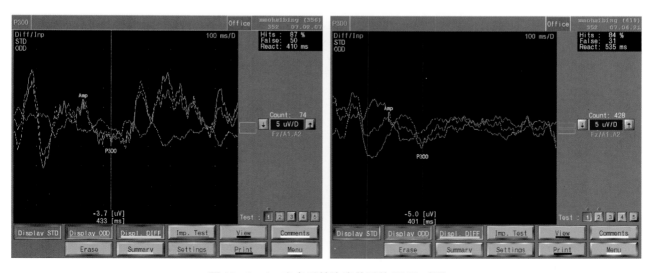

图 13-2-1　患者毛某治疗前后的 P300 对照

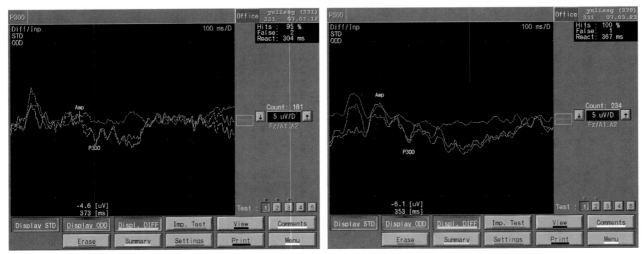

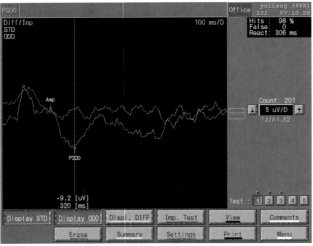

图 13‑4‑1　患者奚某治疗前后的 3 次 P300 对照